U0245762

背驮式肝移植

Piggyback Liver Transplantation

主　　编　叶启发

副 主 编　明英姿　叶少军　王彦峰　熊艳

编　　者　（按姓氏笔画排序）

万齐全	王　伟	王志梁	王炜煜	王彦峰	牛　英	方泽鸿
尹欣林	叶少军	叶启发	付　贞	乐　江	兰佳男	成　柯
朱　毅	乔兵兵	仲福顺	庄　权	刘　炼	刘忠忠	那淑芳
孙培龙	杜　冰	李　珂	李　玲	李　莉	李心怡	李岗山
李建国	肖　琦	吴双泉	何重香	何维阳	邹永康	宋学敏
初　令	张　盛	张　毅	张朋朋	张宗泽	张秋艳	张俐娜
陈　凯	陈　彪	陈莹莹	陈晚平	范　林	欧阳文	明英姿
岳朋朋	周　威	周　维	周大为	周治明	赵　杰	胡前超
胡晓燕	钟自彪	宫念樵	郭　晖	梁文进	彭贵主	曾　承
詹　佳	靖国庆	蔡方刚	熊　勇	熊　艳	潘玉凌	戴小明
戴永安						

编写秘书　黄　伟　熊　艳　那淑芳　付　贞

绘　　图　吴喜红〔线图〕　马凤溪〔彩图〕

人民卫生出版社
·北京·

版权所有，侵权必究！

图书在版编目（CIP）数据

背驮式肝移植 / 叶啟发主编 . —北京：人民卫生
出版社，2023.7
ISBN 978-7-117-33761-8

Ⅰ. ①背… Ⅱ. ①叶… Ⅲ. ①肝移植 Ⅳ.
①R657.3

中国版本图书馆 CIP 数据核字（2022）第 188912 号

人卫智网	www.ipmph.com	医学教育、学术、考试、健康，购书智慧智能综合服务平台
人卫官网	www.pmph.com	人卫官方资讯发布平台

背驮式肝移植
Beituoshi Ganyizhi

主　　编：叶啟发
出版发行：人民卫生出版社（中继线 010-59780011）
地　　址：北京市朝阳区潘家园南里 19 号
邮　　编：100021
E - mail：pmph @ pmph.com
购书热线：010-59787592　010-59787584　010-65264830
印　　刷：天津市银博印刷集团有限公司
经　　销：新华书店
开　　本：889×1194　1/16　印张：26
字　　数：824 千字
版　　次：2023 年 7 月第 1 版
印　　次：2023 年 10 月第 1 次印刷
标准书号：ISBN 978-7-117-33761-8
定　　价：218.00 元

打击盗版举报电话：010-59787491　　E-mail：WQ @ pmph.com
质量问题联系电话：010-59787234　　E-mail：zhiliang @ pmph.com
数字融合服务电话：4001118166　　　E-mail：zengzhi @ pmph.com

谨以此书献给

所有的肝移植供体与受体，
是你们的奉献让我们对背驮式肝移植有了点滴的认识！

谨以此书献给

所有从事器官移植事业的工作者，
希望对你们的临床医疗及实验研究有所裨益！

主编简介

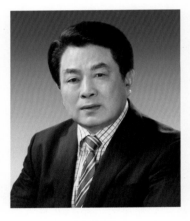

叶启发

医学博士,一级主任医师、二级教授,武汉大学中南医院移植医学中心首席专家、肝胆疾病研究院院长、移植医学中心主任,国家卫生健康委员会移植医学工程技术研究中心主任,国家人体捐献器官获取质量控制中心主任。兼任中国医院协会器官获取与分配工作委员会主任委员、中国医师协会器官移植医师分会副会长及移植器官质量控制专业委员会主任委员、中国人体器官捐献与移植委员会委员、湖北省肝胆疾病学会会长等。

开创了我国背驮式肝移植的先河,在国内率先开展自体肝移植,创建国际、国内领先技术 19 项;主持制定国际、国内指南、共识与行业标准 20 余项;创建中部地区首个国家级质量控制中心;组建了移植医学技术湖北省重点实验室、湖北省天然高分子生物肝临床医学中心,推动天然高分子生物医用材料转化,研究出 14 种天然高分子血液净化吸附材料,首创天然高分子生物肝体系。

主持国家自然科学基金等科研项目 50 余项,获湖北省技术发明奖一等奖、科技进步奖一等奖等 20 余项,获国家专利 30 余项,主编、参编论著近 20 部,发表论文 700 余篇,其中单篇 SCI 最高影响因子 32.086。指导研究生 160 余名,团队获"全国青年文明号""湖北省自然科学基金创新群体"等荣誉称号。个人荣获第三届国之名医"国之大医·特别致敬"奖、全国卫生系统先进工作者,享受国务院政府特殊津贴。

20世纪60年代，Starzl教授开展了首例人体原位肝移植。经过一代又一代专家学者的努力，肝移植技术快速发展，新技术不断涌现，如背驮式肝移植、劈离式肝移植、减体积肝移植、活体部分肝移植及与其他器官的联合移植等，拯救了成千上万终末期肝病患者。背驮式肝移植术式在1968年由Calne等首先提出，并在1989年由Tzakis等进行系统总结完善。该术式因保留了受体下腔静脉的完整性，减少了无肝期受体血流动力学波动与内环境紊乱，缩短了手术时间等优势，被广泛认可和推广。目前，背驮式肝移植在同期肝移植的占比越来越大，在肝移植手术技术领域中具有举足轻重的地位。

在我国肝移植事业的发展中，一大批杰出的肝移植领军人才呕心沥血，不断探索创新，在波澜壮阔的移植改革事业中奉献了自己的青春。著名移植学家叶啟发教授，是我国较早一批赴海外留学的外科医生之一，他在德国海德堡大学移植外科学习期间接触了背驮式肝移植，自此开始了30余年的背驮式肝移植临床实践生涯。20世纪90年代初期，他在裘法祖教授、夏穗生教授等的支持下，开展了我国首例改良背驮式肝移植，随后取得了肝移植患者超过20年的存活记录。叶啟发教授在此基础上创建了与此有关的十余种肝移植新技术。本书将系统地对这些技术进行介绍。

本书的编写秉承"基础知识全面、学术研究严谨、移植技术创新、临床病例经典、经验总结精辟"的理念，涵盖了从解剖、免疫、病理、药理等基础知识到开创性的改良术式，从背驮式肝移植的基础实验研究到多学科交叉融合，从经典临床病例分享到多种开创术式经验之谈，是叶啟发教授及其团队心血和智慧的结晶。

本书的面世，必将为肝移植领域人才培养、技术进步起到推动作用。在此，谨向为此书付出宝贵时间和智慧的专家同仁表示衷心的感谢和诚挚的敬意！我衷心希望随着我国移植事业的发展，后续更多肝移植基础研究人才、外科医师能参考此书，不断锤炼提升自身能力，赓续老一辈专家忘我奉献的精神，推动我国移植事业的发展，再创辉煌，勇攀高峰！

董家鸿

2023年6月

序言 2

  自 20 世纪 60 年代开展第 1 例人体原位肝移植以来,肝移植技术历经近 60 年的蓬勃发展,已成为多种终末期肝病的有效治疗手段。在肝移植技术的发展过程中,多种移植技术也不断涌现,其中背驮式肝移植被广泛认可和推广。随着经验的积累,背驮式肝移植占同期肝移植的比例越来越大,在肝移植领域占据重要的地位。为了培养专业性更强、手术技术过硬及知识更为全面的一流背驮式肝移植专科人才,亟需出版一部系统、全面的背驮式肝移植著作。

  我国肝移植事业的发展历经从动物实验到临床应用、移植技术的发展及公民器官捐献三次浪潮的推动,取得了巨大的成就。20 世纪 90 年代初期,为我国肝移植技术发展的第二次浪潮,叶啟发教授开展了我国首例背驮式肝移植,并打破了以前患者的存活纪录,引起了同行关注。本书凝集了从背驮式肝移植的基础实验研究到多学科交叉发展,从经典临床病例分享到开创多种术式的经验,是编写团队心血和智慧的结晶。

  本书可以满足广大基础研究人才、青年外科医师及移植专科队伍之所需。全书行文流畅、逻辑严谨,图文并茂,呈现了编者对背驮式肝移植的认识和领悟。在此,谨向本书的编者表示最诚挚的敬意,并向支持本书编写的同仁表示衷心的感谢! 愿我国移植事业的发展再创辉煌!

郑树森

2023 年 6 月

　　肝移植作为挽救终末期肝脏疾病患者生命的有效手段,自 1963 年 Starzl 教授实施第一例人体原位肝移植以来,历经 60 余年的发展,已在全球广泛开展和应用。

　　我国肝移植临床研究起步较晚,早期历经坎坷。1973 年开始动物实验研究,1977 年正式应用于临床,截至 1983 年共施行 57 例,但因适应证及疗效问题曾一度陷入停顿。20 世纪 90 年代,大批海外留学专家将国际先进理念和技术带回国内,掀起了我国肝移植的第二次浪潮。在此历史背景下,以叶启发教授为团队代表的专家克服了重重困难,创新了多种肝移植技术。1995 年叶启发教授团队在国内首次开展了改良式背驮式肝移植手术,在原有的经典式背驮式肝移植基础上,创新改良了多种手术方式,并将人 / 肝存活率提高到了国际先进水平。

　　目前我国肝移植领域的专科医生数量较少,还需培养更多的专业型人才。此外,有关肝移植专业的书籍大多来自国外的翻译版本,内容宽泛,针对一种手术技术进行详细论述的著作很少。因此,结合临床发展需求,叶启发教授结合自身近三十年的临床实践经验,组织编撰了本书。

　　本人竭诚推荐本书,相信本书的出版将进一步推动我国肝移植专科的发展,为肝移植领域从业人员及相关医学生提供学术参考和技术指导,并最终惠泽广大终末期肝脏疾病患者。

张宗明

2023 年 6 月

前　言

　　全球首例肝移植手术的成功开创了肝移植临床应用的先河,随后肝移植技术在世界各地蓬勃发展。相比之下,我国的肝移植临床实践开始比较晚,始于 20 世纪 70 年代末期。经过近 60 年的发展,肝移植技术日益成熟,已成为几乎所有终末期肝病的终极疗法。

　　器官移植作为一个全新的治疗手段,随着外科技术的提高、器官保存方法的改进、移植免疫基础理论研究的进展、移植病理技术的发展及新的免疫抑制剂不断推陈出新,不仅提高了患者的存活率,同时改善了患者的生存质量。1995 年我们在国内首次开展背驮式肝移植手术,随着病例数的积累,改进了许多手术方式,人 / 肝存活率已达国际先进水平。

　　肝脏作为一个实质性器官,其内部的静脉、动脉、胆管系统变异特别多,这也给肝移植工作者带来很多的困扰。编者试图根据中国人肝脏的结构特点,将多年背驮式肝移植的实践经验展现给广大的从事移植专业的医师和有兴趣的读者。本书编者均为长期工作在肝移植领域临床一线的外科医师、内科医师、病理医师和护理人员等相关科室经验丰富的专家,是一部凝聚了这些学者智慧结晶的著作。

　　全书共 16 章,内容涵盖了肝移植的解剖学基础、背驮式肝移植的动物实验和临床应用,以及体外流转技术、人工肝应用和肝移植领域的科研新进展等,几乎涉及肝移植的所有方面,是一部肝移植基础研究与临床实践相结合的经典著作。书中配有大量精美的手绘图片,让复杂的移植手术直观明了,内容深入浅出,贴近临床实际,充分显示了当今肝移植领域研究的新成果,适用于国内从事肝移植临床工作的医护人员、技术人员、科研人员、研究生及涉及肝脏疾病相关临床医师。

　　最后,对参与编撰、修订、审校,鼎力促成本书问世的全体编者及相关工作人员致以衷心的感谢!

　　由于书中涉及内容广泛,研究成果日新月异,加之编者知识难免有局限性和不足之处,望广大读者不吝指正!

叶启发

2023 年 6 月

目 录

目
录

第一章

背驮式肝移植历史沿革、现况和展望

- -

一、背驮式肝移植的历史沿革

自 1963 年 Starzl 首例肝移植成功以来,原位肝移植(orthotopic liver transplantation,OLT)得到了迅速发展和广泛应用,使许多终末期肝病患者的生命得以延续。但是 OLT 仍然存在一定的局限性,如完全阻断肝上、肝下下腔静脉(inferior vena cava,IVC)和门静脉导致腹腔脏器淤血、水肿,血流动力学紊乱,急性肾损伤等。鉴于此,进一步改进肝移植手术降低上述并发症的发病率,成为肝移植技术研究的重点。

1968 年,Calne 等首先描述了保留受体 IVC 的全肝切除术。1989 年,Tzskis 首次将保留 IVC 肝切除技术应用于肝移植中,相关研究发表于 *Annal of Surgery*。Tzskis 将其命名为背驮式肝移植(piggyback liver transplantation,PBLT),该论文的发表标志着 PBLT 这一新型肝移植技术的诞生。文中阐述了 PBLT 的基本特征,即在保留受体 IVC 的情况下行肝移植手术。相比于 OLT 技术,PBLT 技术保留了受体的 IVC,在供肝植入的过程中,根据手术需要,只需在暂时阻断、部分阻断或完全不阻断 IVC 的情况下进行肝脏流出道重建,最大限度降低了 IVC 长时间完全阻断对受体带来的不利影响,从而改善患者的预后。

与 OLT 技术相比,PBLT 技术的主要优势在于能充分利用供体和受体既有的组织,简化了供肝流出道的重建方式,减轻了无肝期受体全身血流动力学的紊乱,有利于针对不同患者进行相应的个体化手术治疗。

经过数十年的发展,PBLT 技术大体可以分为经典式 PBLT(classic piggyback liver transplantation,CPBLT 或 standard piggyback liver transplantation,SPBLT)和改良式 PBLT(ameliorated piggyback liver transplantation,APBLT)。CPBLT 即 Tzskis 最早提出的手术方案,是在保留受体 IVC 的同时,将受体肝静脉成形,与供肝肝上 IVC(suprahepatic IVC,SIVC)吻合,进行流出道重建,该技术目前多用于活体肝移植(living donor liver transplantation,LDLT)。而在 CPBLT 的基础上,衍生出许多 APBLT,如叶啟发团队改良的桥式背驮式肝移植(bridge piggback liver transplantation,BPBLT),门静脉半转位 PBLT 等,这些手术方式大多针对不同疾病的特殊性进行了个体化设计,有利于拓展手术适应证,让更多患者能够有机会得到治疗。PBLT 技术已经在全球许多中心得到广泛应用,仅法国 Montepellipr Cedex 的圣埃洛伊医院(Hospital Saint Eloi)消化外科至 1999 年已行 1 361 例 PBLT,David M Levi 也在 2016 年报道了迈阿密大学米勒医学院(University of Miami Miller School of Medicine)近 2 000 例 PBLT 临床病例。

20 世纪 90 年代起,PBLT 在中国也开始得到应用。1995 年,从叶啟发团队完成国内首例 PBLT 技术开始,至 2022 年 3 月全国已完成万余例,其中最长存活纪录超过 20 年。可以说,PBLT 技术已在国内众多肝移植中心成为常规。

大量的研究结果也证实了 PBLT 的临床价值,例如:西班牙、意大利和法国等医院相继报道了 PBLT 有关血流动力学、并发症及存活率等方面的系统研究。这些研究结果表明,在 PBLT 中,患者平均动脉压、下腔静脉压、肾灌注压、心脏指数及系统血管阻力指数均无明显波动;该术式在缩短冷缺血、热缺血时间及减少输血量等方面均较 OLT 有明显优势,术后 48 小时气管插管拔管率也较高;特别是对于术前已经存在肾功能损伤的受体,PBLT 对患者肾脏功能的保护作用较 OLT 技术是显而易见的。

PBLT 虽然较 OLT 技术有显著的优势,但是仍然存在一定的局限性,例如:在传统的 PBLT 中,供肝由于吻合口旋转,或压迫肝后 IVC(retrhepatic IVC,RIVC)可以引起自身的肝静脉流出道梗阻(hepatic venous outflow obstruction,HVOO),从而表现出临床上的急性或慢性巴德 - 基亚里综合征(Budd-Chiari syndrome,BCS),又称"布 - 加综合征"。1999 年,斯坦福大学首次在 *Transplantation* 上也报道了这种严重的与 PBLT 相关的并发症。2018 年,叶啟发团队在 *Ann Transplant* 总结了 202 例行 CPBLT 的病例,发现 HVOO 的术后发生率为 18%,从解剖学角度阐述了 PBLT 引起 HVOO 的原因。叶啟发团队发现,按照左、中共干肝静脉成形后与供肝 SIVC 吻合出现 HVOO 的概率最高达 23.5%。

为解决 PBLT 术后可能发生的 HVOO 相关急性或慢性 BCS 的问题,移植专家提出了许多改进方案。例如:针对肝右后间隙过大所致的 HVOO,可先缩窄肝右后间隙,然后填塞气囊或水囊进一步缩小肝右后间隙,最后将供肝的韧带进行固定,从而保证肝脏不会因为肝右后间隙过大向右侧旋转或倾斜引起流出道扭曲的问题(另外需要注意:在术后 2 周左右,移植肝与周围组织粘连固定后,再拔出气囊或水囊)。针对因供肝体积过大、肝右后间隙过小致供肝左倾的问题(此种情况较少),必须剖开右侧膈肌以扩大肝右后间隙,膈裂孔以疝气补片修复,或行减体积肝移植(reduced-size liver transplantation,RSLT)。

除上述情况外,针对 PBLT 流出道重建存在管道过长易扭转、管道口径偏小导致 HVOO,移植专家也提出改良式流出道重建方案。例如:供肝 RIVC 后壁 - 受体 RIVC 前壁正中分别行 3~5cm 梭形切口,然后行侧侧吻合;或将供肝 RIVC 的后壁 - 受体 RIVC 前壁正中分别行三角形切口,然后行等边吻合。这样的技术改良,既克服了上述缺点,同时也对供肝起到了固定作用。这一系列的改良技术已经在大部分 PBLT 中得到应用,将在本书相关章节进行详述。叶啟发将 PBLT 出现的 HVOO 分为 4 期:术中出现 HVOO,称为即期 BCS;术后 1 周出现 HVOO,称为急性 BCS;术后 1 周 ~1 个月出现 HVOO,称为亚急性 BCS,术后 1 个月之后出现 HVOO,称为慢性 BCS。术中即期、术后急性、亚急性 BCS 均需手术及时矫正,包括受体 3 支肝静脉呈三角形剖开与供肝 IVC 吻合,供体和受体 IVC 三角成形吻合、供体和受体 IVC 梭形成形吻合及供体和受体 IVC 半口与全口吻合或 OLT 均可获得满意的效果。而部分术后症状较轻的亚急性与慢性 BCS 也可通过受体体位疗法或吻合口支架予以矫正,若效果不佳,则可考虑手术。

二、展望

PBLT 还有十分广阔的发展和应用空间。例如:应用 PBLT 技术进行辅助性肝移植(auxiliary liver transplantation,ALT)治疗小肝综合征,或针对 BCS 患者行供肝与受体心房直接吻合的桥式 PBLT 等。许多在 CPBLT 技术基础上衍生出来的 APBLT,进一步拓展了 PBLT 技术的适应证。

但是 PBLT 技术也存在一些缺点,例如:术中第三肝门的解剖消耗时间较长,对于病情危重,凝血功能极差的肝衰竭患者,存在较大出血风险;另外,PBLT 虽然有许多改进的流出道重建方法,但仍然有出现 HVOO 严重并发症等的可能。如何进一步改进手术技术,结合先进生命支持技术(如体外膜肺氧合、肾替代治疗),在充分发挥 PBLT 优势的情况下,进一步拓展 PBLT 技术的适应证,值得进一步探索和研究。

(宫念樵 曾承 叶啟发)

第二章

肝脏解剖学与背驮式肝移植技术

　　肝脏是人体最大的实体消化器官,外观呈楔形,左右径约为 25cm,前后径约为 15cm,上下径约为 6cm。成人肝脏重量为 1 200~1 500g,占体重的 2%,新生儿占 5%。肝脏分上、下两面和前、后、左、右四缘。肝脏上面即膈面,下面与腹腔脏器相对,又称脏面,此面有左、右纵沟和中间的横沟,呈"H"形。横沟即为肝门,又称第一肝门,有肝管、门静脉、肝固有动脉、淋巴管和神经等出入。肝脏膈面腔静脉窝有肝左静脉(left hepatic vein,LHV)、肝中静脉(middle hepatic vein,MHV)、肝右静脉(right hepatic vein,RHV)和若干肝小静脉出肝汇入下腔静脉(IVC),称为第二肝门。在腔静脉窝下段有副右肝静脉及尾状叶的一些肝小静脉出肝,此处称第三肝门。Glisson 于 1654 年首次提出了肝脏解剖,即"四个管道,两个系统",即门静脉、肝动脉及肝管组成 Glisson 系统,肝静脉组成肝静脉系统。以肝静脉与门静脉分界为标志的 Couinaud 肝脏分段法将肝脏分为左右半肝、四扇区及八段。随着 PBLT 技术的广泛开展,熟悉肝静脉解剖结构知识至关重要。

第一节　肝门部解剖学

一、第一肝门解剖

　　在解剖学研究及临床实践中发现,第一肝门的解剖变异主要表现在肝动脉异常,占 7.5%~45.0%,正常肝动脉来源于肝固有动脉,其变异后肝左动脉直接来源于胃左动脉,肝右动脉直接来源于肠系膜上动脉,而胆总管和门静脉的解剖异常较为少见。

　　1966 年,Michels 对 200 例尸体肝脏进行解剖研究,将肝动脉变异分为替代肝动脉(replaced hepatic artery)和副肝动脉(accessory hepatic artery)两大类,其中替代肝动脉是指肝叶的血供完全由异常来源的肝动脉供应;副肝动脉是指在原有的肝动脉血供的基础上又存在供应同一肝叶的异常来源的肝动脉。Michels 又将肝动脉变异分为 10 种类型:Ⅰ型,正常型,肝固有动脉分出肝左、中、右 3 支动脉;Ⅱ型,替代肝左动脉起源于胃左动脉;Ⅲ型,替代肝右动脉起源于肠系膜上动脉;Ⅳ型,替代肝左动脉起源于胃左动脉,替代肝右动脉起源于肠系膜上动脉;Ⅴ型,副左肝动脉起源于胃左动脉;Ⅵ型,副右肝动脉起源于肠系膜上动脉;Ⅶ型,副左肝动脉起源于胃左动脉,副右肝动脉起源于肠系膜上动脉;Ⅷ型,替代肝右动脉与副左肝动脉或替代肝左动脉与副右肝动脉;Ⅸ型,肝总动脉起源于肠系膜上动脉;Ⅹ型,肝总动脉起源于胃左动脉。这种分型法被国际学术界视为肝动脉变异分型的基本标准。

1994年,在此基础上Hiatt分析1 000例肝脏手术患者的肝动脉解剖,将肝动脉解剖分为6型:Ⅰ型,正常解剖结构型,约占75.7%;Ⅱ型,替代肝左动脉或副左肝动脉起源于胃左动脉,约占9.7%;Ⅲ型,替代肝右动脉或副右肝动脉起源于肠系膜上动脉,约占10.6%;Ⅳ型,双替代型,即变异肝左动脉起源于胃左动脉及变异肝右动脉起源于肠系膜上动脉,约占2.3%;Ⅴ型,肝总动脉起源于肠系膜上动脉,约占1.5%;Ⅵ型,肝总动脉起源于腹主动脉,约占0.2%。肝动脉变异主要表现为Ⅱ~Ⅳ型,变异发生率为9.35%,其中替代肝左动脉或副左肝动脉起源于胃左动脉占3.74%;替代肝右动脉或副右肝动脉起源于肠系膜上动脉占2.34%;肝左动脉起源于胃动脉且肝左、右动脉起源于肠系膜上动脉占1.87%。此分型法为国际肝动脉变异分型的主要标准。

叶啟发团队自1995年以来通过对逾千例PBLT研究发现,肝动脉变异率高达23%,且变异复杂。鉴于肝动脉的血供是保证移植物存活及防止胆道并发症的必要条件,且肝动脉复杂变异,所以在供肝的切取和修整时必须保留所有入肝的肝动脉血管,并作适当修整,才能保证所有肝叶及胆道的血供。例如:在供肝切取时,紧贴胃小弯游离肝胃韧带以保留胃左动脉。来自肠系膜上动脉的替代肝右动脉或副右肝动脉大多起源于肠系膜上动脉起始部2~3cm,因此,切取供肝时保留3cm以上长度的肠系膜上动脉非常重要。在供肝修整时,仔细解剖出腹腔干和肠系膜上动脉的所有分支,必须保留所有向肝动脉走行的血管,以免损伤异位起源的肝动脉。在供体肝动脉变异时,肝动脉整形及重建的方法有所不同(图2-1-1)。例如:对于Ⅱ型变异,供肝修整应保留胃左动脉,用供体的腹腔干动脉和受体的肝动脉吻合;Ⅲ型变异可以采用

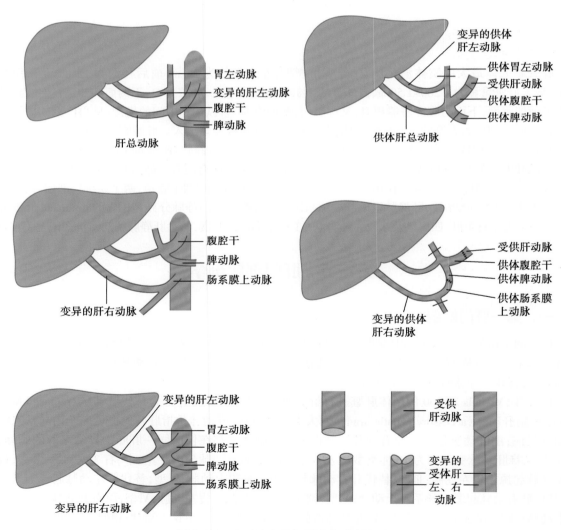

图2-1-1　肝动脉变异与重建方式示意图

供体的肠系膜上动脉与受体的肝动脉吻合;Ⅳ型变异可以将变异的两支肝动脉整形共干后与受体肝动脉吻合。良好的吻合技术可以减少肝移植术后肝动脉并发症的发生,保证移植肝的良好血供。

二、第二肝门解剖

CPBLT 流出道的重建方式为受体第二肝门肝静脉共干和供肝 SIVC 端端吻合,以避免 IVC 血流的阻断,因此需要熟悉第二肝门的解剖。通常情况下,第二肝门处有 RHV、MHV 和 LHV,大多数两两共干后汇入 IVC,其中以 MHV 和 LHV 共干最为常见,而 RHV 和 MHV 共干、3 支肝静脉共干及肝静脉分别汇入 IVC 少见。

根据 LHV 和 MHV 共干的形态有多种分类方法,Masselot 等仅根据共干的长度将其简单地分为共干短型、共干长型及共干缺乏型 3 种类型。但此种分类方法过于简单,不足以归类所有的共干类型。Nskamura 等于 1981 年提出肝静脉共干分为 5 型:A 型,共干的长度为 1cm 及以上,且距离 IVC 1cm 内无分支汇入;B 型,2 分支组成的共干距离 IVC 不足 1cm;C 型,3 分支组成的共干距离 IVC 不足 1cm;D 型,4 分支组成的共干距离 IVC 不足 1cm;E 型,肝静脉之间无共干存在。每种类型又包括很多亚型,这种方法分类显然复杂、实际应用困难。

叶启发团队在 PBLT 的实践中发现,由于静脉流出道的重建是受体肝静脉与供肝 SIVC 吻合,因此,受体肝静脉共干的长度和口径对手术的实施影响巨大,术中应根据不同的共干类型对肝静脉进行整形,以使其口径与供肝 SIVC 匹配。如Ⅰ型、Ⅱ型、Ⅲ型及Ⅳa 型可以将共干的肝静脉剪裁成形为大的口径与供体 SIVC 端端吻合,其他三型也可以劈开各个分支后成形,使之形成一个共同开口。但有时肝静脉解剖上的一些因素常影响这些技术的实施,如肝静脉共干口径小、肝静脉处于不同平面及肝静脉与 IVC 间的距离过短导致成形困难等;或因供体、受体血管口径不匹配、血管扭曲或移植肝压迫回流通道而导致不同程度的肝淤血、肿胀,此种由技术原因所导致的急性、亚急性、慢性 BCS 在国内外一些移植中心也很常见。因此,为克服解剖学上的限制,叶启发团队创建了多种改良的 PBLT 术式。目前较为常用的有将供体 SIVC 与受体肝后下腔静脉(retrohepatic inferior vena cava,RIVC)行端侧吻合;供体、受体的 IVC 行侧侧吻合;受体 IVC 前壁切开和供体 RIVC 沿纵轴剖开后行侧侧吻合。这些吻合方式在一定程度上解决了上述存在的一些问题,在流出道吻合的过程中,常需要部分或完全阻断 IVC,但这种改良的 PBLT 术式不会造成血流动力学与内环境紊乱。

三、第三肝门解剖

在右肾上腺静脉汇入 IVC 平面以上至肝静脉汇入 IVC 平面以下的 RIVC 段为第三肝门。1994—2000 年,叶启发团队对 294 例成人尸体肝解剖研究发现,肝脏与 RIVC 之间存在间隙,使 PBLT 技术下分离解剖切除病肝,并保留 RIVC 的手术方式成为可能,肝后间隙中由各肝段发出的肝短静脉直接汇入 IVC 的数目为 11~27 支,平均(19±8.50)支。Ger 报道发现肝短静脉数目可达 33 支,其中尾状叶汇入 IVC 的肝短静脉一般 4~6 支。肝短静脉粗短、壁薄,在手术操作的过程中易撕裂出血、空气栓塞,尾状叶解剖在 PBLT 保留 RIVC 的技术中尤为重要。Kumon 将肝的全尾状叶分成 Spigel 叶(固有尾状叶)、腔静脉旁部和尾状突三部分。随后 Couinaud 将 Spigel 也称为Ⅰ段左部(ⅠL),将腔静脉旁部和尾状突合称为Ⅰ段右部(ⅠR)。尾状叶为位于 IVC 前方的肝组织,与 IVC 联系紧密,有多支静脉汇入 RIVC,因此这些静脉的分离和切断也是 PBLT 的一个重要步骤。

由于第三肝门处的肝短静脉短且壁薄,因此在解剖时应特别谨慎。解剖第三肝门前应充分游离肝周韧带,左右翻转自下而上逐支离断,近腔静脉侧的断端可用 prolene 线缝扎。离断第一肝门后将肝脏向上翻起,可以充分暴露近第二肝门处的肝短静脉。PBLT 技术由于不阻断 IVC,具有血流动力学稳定等多种优点,在临床上已经得到广泛应用,但由于该技术要求保留 RIVC,手术要求高,操作难度增大,因此对相关解剖的掌握有助于手术的顺利进行。

值得指出的是,Tzakis 早期施行的 PBLT 技术在分离病肝前先建立门静脉或肠系膜上静脉至肝下下腔静脉(IHVC)的门静脉 - 腔静脉分流术,然后再进行病肝分离,目的在于防止切断受体门静脉后导致的胃肠淤血,见图 2-1-2。

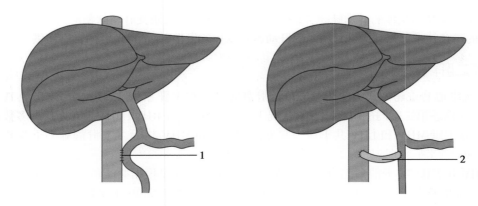

图 2-1-2 早期 PBLT，在分离切除病肝时需行门静脉 - 腔静脉分流术

1. 门静脉 - 腔静脉侧侧吻合；2. 门静脉 - 腔静脉架桥术（硅胶管）。

（叶啟发 杜冰 付贞）

第二节 肝静脉解剖的研究

肝静脉主要由 3 支大静脉组成，分别为肝左静脉（LHV）、肝中静脉（MHV）、肝右静脉（RHV），其肝外长度 0.5~1.5cm，其他大部分肝小静脉直接汇入下腔静脉（IVC）。

一、肝左静脉

肝左静脉（LHV）位于肝左外侧叶上段与下段之间的段间裂，收集第Ⅱ肝段、第Ⅲ肝段及部分第Ⅳ肝段血流，其肝外长度为（1.73 ± 0.28）cm，汇入 IVC 的直径为（0.85 ± 0.05）cm，收集 22.5% 肝脏血流。

Reichert 在解剖肝左外侧叶肝静脉时，发现 LHV 有 3 种不同的解剖变异：Ⅰ型，占 73%，特点是第Ⅱ肝段和第Ⅲ肝段静脉在脐裂形成 LHV 主干支，同时，收集第Ⅳ肝段后部静脉血流；Ⅱ型，占 14%，特点是第Ⅱ肝段和第Ⅲ肝段都有独立的大静脉，并在 IVC 水平处形成 LHV，此型每支静脉通道在汇入 LHV 前均收集源自第Ⅳ肝段后部静脉血流；Ⅲ型，占 13%，特点是第Ⅱ肝段和第Ⅲ肝段静脉合干形成 LHV，直接汇入 IVC，不接收第Ⅳ肝段血流。在此基础上，Dar 研究发现Ⅰ型变异占 75%，第Ⅱ肝段和第Ⅲ肝段静脉共干形成 LHV，与肝中静脉一同汇入 IVC；Ⅱ型变异占 14%~20%，第Ⅱ肝段和第Ⅲ肝段静脉各自汇入 MHV；Ⅲ型极为少见，第Ⅱ肝段静脉汇入 IVC，而第Ⅲ肝段静脉汇入 MHV。

我国学者赵振美根据肝左外侧叶的形态，将肝静脉汇入形式分为 4 型，分别为集中型（56.7%）、分散型（16.6%）、扩展型（10%）及扩大型（16.7%）。丁家明依据 LHV 主干的主要属支多少将肝静脉分为 6 型：Ⅰ型，2 个属支，占 12.5%；Ⅱ型，3 个属支，占 25%，其属支形式又可分为 3 个亚型；Ⅲ型，4 个属支，占 22.5%，其属支形式又分 3 个亚型；Ⅳ型，5 个属支，占 7.5%，按其属支形式分 2 个亚型；Ⅴ型，7 个属支，占 2.5%；Ⅵ型，LHV、MHV 共干型，占 16.67%。张振华根据 LHV 与其属支的解剖关系将其划分为 5 类：A 类，LHV 无较大属支，占 27.5%；B 类，LHV 仅接收左叶间裂静脉支汇入，占 22.5%；C 类，LHV 同时接收左叶间裂静脉支和左后上缘静脉支汇入，占 20%；D 类，LHV 仅接收左后上缘静脉支汇入，占 17.5%；E 类，无明显 LHV，占 12.5%。

Emond 提出的"三角技术"广泛应用于 1 型变异，2 型变异可以经单一吻合重建血管，3 型变异通常需采用静脉或髂动脉移植物作为导管进行血管重建，由于血管重建耗时，且延长缺血时间及阻断时间，同时辅助移植物血管过长容易引起扭曲、旋转，易发生流出道梗阻，因此 Veerankutty 提出采用"四边形补丁技术"，解决流出道梗阻问题，尤其对于第Ⅱ肝段和第Ⅲ肝段开口位置无法直接统一成形。

二、肝中静脉

肝中静脉（MHV）位于左内侧叶与右前叶，汇聚肝脏第Ⅳ肝段、第Ⅴ肝段和第Ⅷ肝段血流，其肝外长度为(1.54±0.16)cm，汇入 IVC 的直径为(1.06±0.22)cm，收集约32%肝脏血流。

MHV 汇入 IVC 的形式分为4型：Ⅰ型，MHV 与 LHV 共干汇入 IVC，即 Goldsmith Ⅰ型，最为常见；Ⅱ型，MHV 单独汇入 IVC，即 Goldsmith Ⅱ型；Ⅲ型为 MHV 与 RHV 合干，即 Goldsmith Ⅲ型；Ⅳ型，LHV、MHV、RHV 合干汇入 IVC。申雨娟研究114例尸体肝脏解剖，根据属支的数量将 MHV 分为3型：1支型占75.6%；2支型占19.2%；3支型占5.2%。张琳等研究发现1支型占86%；2支型占12%；3支型占2%。谭孝华发现1支型占76.7%；2~4支型占23.3%。MHV 汇入 IVC，MHV 及其属支在肝段的引流范围各有不同，1支型引流第Ⅳ肝段、第Ⅴ肝段、第Ⅷ肝段静脉；2支型主要引流第Ⅳ肝段、第Ⅴ肝段、第Ⅷ肝段静脉，并收集肝左叶的第Ⅱ肝段、第Ⅲ肝段静脉血。MHV 可分为3型：Ⅰ型，由第Ⅴ肝段和第Ⅳb 肝段的二级分支合干形成，第Ⅷ肝段和第Ⅳa 肝段静脉分支也汇入此主干，占59%(33/56)；Ⅱ型，呈单一主干，收集邻近组织静脉分支，贯穿于全程，占23%(13/56)；Ⅲ型，与Ⅰ型类似，但静脉主干分支与右侧支不均等地延伸入第Ⅴ肝段和第Ⅵ肝段，占18%(10/56)。不同的 MHV 分支类型，在第Ⅴ肝段的引流情况不同，Ⅰ型引流约56.1%，Ⅱ型引流约38.6%，而Ⅲ型引流约74.0%。

同时通过动态计算机体层成像(computed tomography，CT)检查 MHV 在第Ⅴ肝段和第Ⅷ肝段静脉分支分布情况发现，第Ⅷ肝段静脉分支有0~3支，平均1.33支，以单支为主，占64.1%(25/39)，平均直径(3.5±1.8)mm；第Ⅴ肝段静脉分支有0~3支，平均1.26支，以单支为主，占71.8%(28/39)，平均直径(4.5±1.7)mm。3D CT 显示96.2%的肝静脉有二级分支，79.4%的肝静脉有三级分支，第Ⅷ肝段一级分支2~3支，二级分支9~16支，三级以上分支33~40支。

Marcos 于2001年提出 MHV 分型对肝脏切除术重要性，通过对48例接受活体肝移植(LDLT)手术供体肝静脉的观察，根据属支不同将 MHV 分为3种类型：Ⅰ型(68%)分布于第Ⅳa 肝段和第Ⅴ肝段的 MHV 属支粗大，其直径几乎相等且引流面积近乎相同；Ⅱ型(17%)第Ⅴ肝段的引流静脉小而短，第Ⅳa 肝段的引流静脉细但引流区域略大；Ⅲ型(15%)近端早期出现属支，第Ⅳa 肝段和第Ⅴ肝段中出现一些中等大小的分支。Kawasaki 重建血管定义第Ⅳb 肝段静脉支配的两种模式：1型占37.7%，第Ⅳb 肝段静脉直接汇入MHV；2型占62.6%，第Ⅳb 肝段静脉直接汇入 LHV。保留 MHV 的右半肝移植物能确保移植物引流，但常见供肝第Ⅳ肝段静脉淤血，因此，对于 MHV 是否保留的右半肝移植目前仍存在争议。多个中心研究表明保留MHV 的右半肝移植术后肝移植物3年存活率为86.2%，不保留者则为74.8%，并发症发生率无统计学差异。

三、肝右静脉

肝右静脉(RHV)位于肝右前叶与右后叶之间的右叶间裂，收集第Ⅵ肝段、第Ⅶ肝段及部分第Ⅴ肝段、第Ⅷ肝段血流，其肝外长度为(1.58±0.12)cm，汇入 IVC 的直径为(1.17±0.12)cm，引流约42.0%的肝脏血流，其属支引流约6.8%。根据静脉主干长度、分支和引流的方式不同，RHV 分为4型：1型占20%；2型占40%；3型占25%；4型占15%。临床上，3支肝静脉形成共干后汇入 IIVC，其中 LHV、MHV 共干占87.5%~97%，长度1.5~3.5cm。MHV、RHV 共干与 LHV、MHV、RHV 共干后汇入 IVC 均占2.5%，LHV、MHV、RHV 分别汇入 IVC 占7.5%。肝后静脉汇入 IVC 间隙0.5~0.7cm，该间隙通过的肝短静脉分支为(19±8.50)支，直径为(0.1±0.05)~(0.6±0.35)cm。尾状叶汇入 IVC 属支一般为4~6支。

第三节　受体肝静脉解剖与背驮式肝移植技术临床应用探究

随着背驮式肝移植(PBLT)在临床广泛开展，研究肝静脉合干情况及其在 IIVC 分布及注入的解剖情况，对决定施行原位肝移植(OLT)技术至关重要。依据肝静脉注入 IVC 的不同解剖学特点将其进行分型，并根据上述分型来规范 OLT 类型，决定施行经典式 PBLT(CPBLT)或改良式 PBLT(APBLT)，或施行经典式原位肝移植(COLT)。

一、肝静脉汇入下腔静脉的解剖类型

在正常情况下，肝小叶中央静脉收集的静脉血汇入各级肝静脉分支，最终形成3支，即肝左静脉(LHV)、肝中静脉(MHV)和肝右静脉(RHV)，并在第二肝门处注入 IVC。然而这3支肝静脉往往并不恒定，

叶启发团队于 1989 年以来在 294 例尸体肝解剖基础上,根据肝静脉合干后汇入 RIVC 的解剖特点,将肝静脉解剖分为 5 型(图 2-3-1):Ⅰ型,即 LHV 和 MHV 合干型(left-middle hepatica vena),占 57.5%;Ⅱ型,即 RHV、MHV 合干型(right-middle hepatica vena),占 21.4%;Ⅲ型,即 LHV、MHV、RHV 共干型(left-middle-right hepatica vena),占 5.8%;Ⅳ型,即 LHV、MHV、RHV 分别汇入 IVC,其中Ⅳa 型为 3 支肝静脉处于同轴面,占 6.5%;Ⅳb 型为 LHV、MHV、RHV 处于非同轴面,占 7.1%;Ⅴ型,即肝段型,无恒定的 3 支肝静脉,各肝段均有 1~3 支肝短静脉直接汇入 IVC,占 1.7%。

依据叶启发团队对 414 例 PBLT 病肝切除术中第二、第三肝门的肝静脉解剖情况的统计,发现各型出现的比例具有一定的差异。其中Ⅰ型即 LHV、MHV 合干型比例最多,约占 55.07%;其次为Ⅱ型即 MHV、RHV 合干型,约占 20.29%;Ⅲ型为 3 支肝静脉汇合为一支主干后汇入 IVC,在 IVC 有一共同宽大的汇入口,约占 7.97%;Ⅳ型为 LHV、MHV、RHV 分别注入 IVC,在 IVC 表面有各自独立的开口,约占 14.96%,依据 3 支肝静脉汇入 IVC 的开口是否位于同一水平面,又可进一步将Ⅳ型分为Ⅳa 型和Ⅳb 型,Ⅳa 型也称同轴型,Ⅳb 也称为非同轴型,两者占比大致相当,分别为 7.73% 和 7.25%;Ⅴ型为 3 支肝静脉缺如,在第二肝门处找不到恒定的 3 支肝静脉,进一步游离发现各肝段以肝短静脉的形式分别回流各肝段的静脉血入 IVC,此型少见,约占 1.69%。

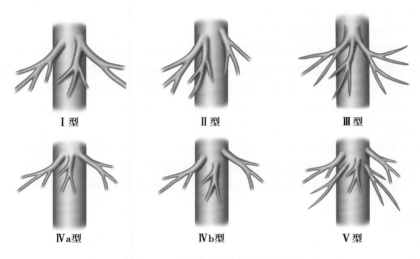

图 2-3-1　肝静脉解剖分型示意图

二、肝静脉解剖分型与肝移植手术技术特点

Ⅰ型(LHV、MHV 合干型):先结扎或缝扎 RHV,常规施行 CPBLT,因为吻合口偏左,易产生吻合口偏左的技术性肝静脉回流受阻,要求吻合口尽量偏右,术中需施加右膈与右肝床缩窄术,使供肝向左倾斜并固定镰状韧带及圆韧带。

Ⅱ型(MHV、RHV 合干型):先结扎或缝扎 LHV,常规行 CPBLT 将 MHV、RHV 成形后与受体 IVC 行端端吻合,很少发生移植肝肝静脉回流受阻,但应注意吻合的肝静脉与 IVC 不要过长,否则会致吻合口受压或扭曲,或回流段静脉过长扭曲致移植肝静脉回流受阻。

Ⅲ型(3 支肝静脉共干型):将共干的肝静脉与受体 IVC 行端端吻合。

Ⅳa 型(3 支肝静脉同轴型):将 3 支肝静脉成形后与供肝 SIVC 行端端吻合,如成形失败可直接行 COLT。

Ⅳb 型(3 支肝静脉非同轴型):很难行肝静脉成形,只能结扎或缝扎肝静脉,应用供体、受体 IVC 行端侧吻合或侧侧吻合,亦可行 COLT。

Ⅴ型(肝段型):由于各肝段形成肝短静脉,分支细,且又杂乱,与部分Ⅳb 型者一样,不能应用肝静脉成形,仅能将各肝静脉结扎或缝扎,应用供体、受体 IVC 行倒三角形切口或梭形正中切口的 APBLT,或行侧侧及端侧的 APBLT,亦可行 COLT。可根据肝静脉合干及注入 IVC 的解剖情况,分别施行 CPBLT 或 APBLT 和 COLT,既规范了施行 PBLT 技术类型,亦避免了不规范的手术技术导致的各种不良技术后果。

Ⅰ型、Ⅱ型、Ⅲ型、Ⅳa 型均适宜行 CPBLT,但技术上最困难的是吻合血管长度不易掌握,往往因吻合口血管偏长扭曲、压迫致术中即期、术后急性和慢性 BCS;而吻合口狭窄又是临床易发生的常见并发症。Ⅰ型由于施行 CPBLT 后,吻合口偏左,容易导致吻合口向右倾斜发生扭曲性肝静脉回流受阻;Ⅱ型可由于供体、受体 IVC 和肝静脉过长,致吻合口压迫性肝静脉回流受阻;Ⅲ型可常规施行 CPBLT,为 CPBLT 最佳解剖类型;Ⅳa 型易成形行 CPBLT,而Ⅳb 型只能应用供体、受体 IVC 行端侧吻合、侧侧吻合,或行 COLT,亦可将 3 支肝静脉裁剪形成倒三角形切口,再与供肝肝后 IVC（RIVC）形成的倒三角形吻合;Ⅴ型与部分Ⅳb 型必须行 APBLT,可行供体、受体 IVC 与 IVC 的三角形切口改良术、梭形切口改良术、半口或全口的 APBLT,亦可行 COLT。

值得注意的是,Ⅰ型和Ⅱ型占临床病例的 75.35%,行 CPBLT 在临床实践中取得了较好的疗效,但也发现约 20% 的患者术后供肝存在不同程度肿胀,从血流动力学角度看,与结扎的 RHV 或 LHV 不能及时代偿受体正常门静脉回流有关。如果移植肝高度肿胀,且测定门静脉压力高于 20cmH$_2$O（1cmH$_2$O=0.1kPa）,说明有移植肝肝静脉回流不畅,有小肝综合征倾向,在排除吻合口狭窄、扭曲、压迫等技术因素后,应当机立断改行供体、受体 IVC 与 IVC 的 APBLT 或 COLT。

三、肝静脉解剖分型的应用前景

随着劈离式肝移植（split liver transplantation,SLT）和活体亲属肝移植（living-related liver transplantation,LRLT）技术的发展,术前了解肝静脉的解剖越来越重要。应用彩色多普勒超声、3D CT、螺旋 CT、MRI 了解下腔静脉的解剖和肝静脉分型,术中 DSA、胆道造影有益于劈离肝和活体肝切线平面的确定。

肝静脉合干及汇入 IVC 解剖应用研究,为制订 PBLT（CPBLT 和 APBLT）手术方案提供了经验,随着 SLT、LRLT 技术的发展,要求对第Ⅳa 肝段、第Ⅴ肝段、第Ⅵ肝段及第Ⅶ肝段汇入 MHV 或直接汇入 IVC 的情况有更深入的了解,更进一步加强肝移植病肝切除过程中对肝静脉解剖结构的研究,促进 SLT 和 LRLT 的发展。

（叶啟发　范　林）

推荐阅读资料

[1] 叶啟发,李弦,明英姿,等. 肝静脉解剖与肝移植技术规范的临床研究（附 248 例报道）. 中华肝胆外科杂志,2013,19(5):325-328.

[2] 叶啟发,明英姿,成柯,等. 背驮式肝移植及其改良技术的临床应用. 中华消化外科杂志,2019,18(4):311-315.

[3] 张秋艳,范林,叶啟发,等. 再论背驮式肝移植技术改良. 中华肝胆外科杂志,2015,21(4):278-280.

[4] MAJNO P,MENTHA G,TOSO C,et al. Anatomy of the liver：an outline with three levels of complexity——a further step towards tailored territorial liver resections. J Hepatol,2014,60(3):654-662.

第三章

背驮式肝移植动物实验学

- -

第一节　实验模型建立

一、犬实验模型建立

犬的肝后腔韧带包绕肝后下腔静脉(RIVC),切除此韧带可暴露约 2cm 的 RIVC,适合作为背驮式肝移植(PBLT)手术的临床技术练习。

（一）犬的肝脏解剖概要

1. 位置及毗邻　犬的肝脏重量约占其体重的 3%,位于横膈下方,右侧与右肾毗邻,两者间有肝肾韧带。左外侧叶体积最大,与胃小弯和食管相邻。左中央叶、方叶和右中央叶在第一肝门的前方。胆囊附着于右中央叶左下方。肝下缘与肠道相邻。

2. 分叶及形态　犬肝脏分为 7 叶,以肝门为中心逆时针依次为舌叶、左外侧叶、左中央叶、方叶、右中央叶、右外侧叶和尾状叶。各肝叶形状不规则,除舌叶和方叶外,各叶中央钝厚,外缘薄锐。犬肝脏分膈、脏两面,膈面稍凸,脏面微凹,边缘呈圆弧状。尾状叶分膈、脏、背三面,膈面贴横膈及肝右外侧叶脏面,顺应其结构而圆滑稍隆,脏面有右肾压迹面,背面贴腹后壁。

3. 各叶根部融合方式　左外侧叶、左中央叶根部融合。方叶、右中央叶根部融合。右外侧叶、尾状叶和尾状叶乳头根部融合。深浅不一的叶间裂(与肝上缘的距离)由深至浅依次为舌叶和左外侧叶叶间裂、右外侧叶和右中央叶叶间裂、左外侧叶和左中央叶叶间裂、左中央叶和方叶叶间裂、右外侧叶和尾状叶叶间裂、方叶和右中央叶叶间裂。左外侧叶和左中央叶间、左中央叶和方叶间、方叶和右中央叶间的叶间裂至肝脏上缘的距离分别为 (8.6 ± 3.1) mm、(18.7 ± 6.5) mm 和 (33.5 ± 11.1) mm。

4. 肝脏的韧带　①镰状韧带:起于方叶和左内侧叶头侧交界根部,矢向止于膈肌;②冠状韧带:起于左外侧叶、左中央叶、方叶、右中央叶和右外侧叶膈面交界线,冠状位止于膈穹;③左(右)三角韧带:是冠状韧带的延续,左(右)三角韧带起于左(右)外侧叶,止于左(右)侧膈肌;④肝胃韧带:起于第一肝门,与左外侧叶共同遮盖舌叶,止于胃小弯;⑤肝十二指肠韧带:起于第一肝门,止于十二指肠,前窄后阔,内有肝动脉、门静脉和胆道,门静脉位于右侧,其左侧上方为胆道,下方为肝动脉,三者呈"品"字排列;⑥肝肾韧带:起于尾状叶,止于右肾上级,右肾上腺及其静脉包埋于此韧带中;⑦肝后腔韧带:起于尾状叶,向尾侧止于 RIVC 腹面达右肾静脉水平;⑧肝食管韧带:起于左外侧叶,止于食管。

5. 肝脏附属管道系统 犬肝脏附属管道包括 Glisson 系统和肝静脉系统。

(1) 肝动脉:肝总动脉起自腹腔干动脉,向右头侧走行,继之转向腹侧,位于肝十二指肠韧带内门静脉左侧及胆管下方。其分支比较特殊,与人类有较大区别,主要为分支顺序和分支血管管径大小不同。分支顺序依次为尾状叶动脉(发出舌叶动脉)、胃十二指肠动脉、肝固有动脉(肝固有动脉一般很短),肝固有动脉再发出左外侧叶动脉、左中央叶动脉和方叶动脉、右中央叶动脉和右外侧叶动脉。其中左中央叶动脉和左外侧叶动脉、方叶动脉和右中央叶动脉有共干。有时肝固有动脉缺如,在发出胃十二指肠动脉的同时发出各肝叶动脉。分支血管管径方面,胃十二指肠动脉较粗,相应进入各叶肝实质的分支动脉较细。

(2) 门静脉:由肠系膜上静脉和脾静脉汇合而成,沿途收纳胃十二指肠静脉回流,胃十二指肠静脉汇入点位于门静脉十二指肠上部和后部交界处,门静脉左前方。脾静脉一般分为上极和下极两支,在与肠系膜上静脉会合前形成一共干,沿途收纳胃左静脉血。门静脉分支较高,靠近肝脏分为左右两支,左支进入左外侧叶、左内侧叶、方叶、右中央叶,右支进入右外侧叶、尾状叶和舌叶,两支之间有交通支。门静脉与肝动脉及胆道在肝内形成 Glisson 系统,其分支全程相伴,在肝外极易游离各管道。

(3) 胆道:犬的肝外胆道与肝动脉伴行,也与人类有较大区别,分支方式与肝动脉相一致。胆总管在肝十二指肠韧带内,位于门静脉左侧上方及肝动脉上方,尾段被弥散的胰腺组织包绕,在十二指肠左背侧进入肠腔。

(4) IVC:肝下 IVC(IHVC)较粗,自右肾静脉汇入平面至第一支肝短静脉汇入处;RIVC 被尾状叶少许肝组织包绕,自第一支肝短静脉汇入处至肝左静脉(LHV)、肝右上静脉汇入处;肝上 IVC(SIVC)自 RIVC 上缘至膈肌。

(5) 肝静脉:汇入 RIVC 的肝静脉主要有 4~6 支,分别为 LHV 和肝中静脉(MHV)共干、右中央叶上静脉、右外侧叶静脉、尾状叶静脉。LHV 和 MHV 共干粗大,主要收集左外侧叶、左中央叶、方叶和大部分右中央叶静脉血,开口于肝后腔静脉头侧端左腹侧壁。右外侧叶上静脉细小,仅收集右中央叶右背侧部的静脉血,注入肝后腔静脉头侧端右腹侧壁。右外侧叶静脉较粗大,主要收集肝右外侧叶静脉血,注入 RIVC 中部腹侧壁。尾状叶静脉一般有一支较粗大,收集尾状叶和舌叶静脉血,注入 RIVC 后部腹侧壁。

(二)手术步骤

1. 供体手术

(1) 麻醉、开腹:选用成年杂种犬,雌雄不限,约 30 月龄,体重约 12kg。采用气管插管吸入麻醉或静脉 -吸入复合麻醉,麻醉术前 5~18 分钟常规给予 0.5mg 阿托品肌内注射,以防止术中呕吐、误吸。待麻醉诱导成功后,将其四肢固定,腹部手术区域备皮,并用碘伏彻底消毒。沿腹正中线和腹横线行"十"字切口,充分暴露腹部。

(2) 肝脏游离:游离肝周筋膜及韧带,离断肝镰状韧带,左、右冠状韧带及三角韧带。再依次解剖第一肝门、肝上、肝后及肝下腔静脉。分离门静脉表面的腹膜,后方置橡皮条备用。从腹腔动脉起始处开始游离肝动脉,分离腹腔干发出处主动脉周围组织,在腹腔干下方的主动脉上置橡皮套带。通过一个橡皮条将腹腔干轻轻向右侧牵拉,暴露并结扎离断脾动脉。游离胆总管,于十二指肠上方将其离断。游离门静脉主干约 5cm。在整个游离过程中注意尽可能避免反复翻动肝脏,以免造成肝组织的损伤,局部微血栓形成,影响供肝再灌注。游离肠系膜下动脉远端的主动脉 3~4cm,下置橡皮套带。于肝上及肝下腔静脉置橡皮套带。

(3) 肝脏灌注:静脉注射 2 000U 肝素后在主动脉分叉水平及其上方 2cm 处各放置 1 把阻断钳。切开两钳之间的动脉前壁,向主动脉近端插入 1 根 18 号导管,双重结扎固定。于脾静脉汇入门静脉处脾脏侧阻断门静脉,切开门静脉前壁,置入 1 根 18 号导管,结扎固定。开放主动脉插管放血 1 000ml,血液回收于含 ACD 的袋中准备输给受体犬。同时开始门静脉插管原位重力灌注 500ml 4℃ UW 液。在肝缘下2~3cm 即右肾上腺水平离断 IHVC,以便灌洗液顺利流出,肝表面及肝周置冰屑降温。若供肝不立即移植,还需冷藏保存,根据需要选用 UW 液或其他保存液灌注肝脏。

（4）供肝的切取：连同动脉起始部周围腹主动脉 Carrel 袖片离断腹腔动脉。于门静脉插管处肝侧离断门静脉，沿 SIVC 开口环切膈肌，注意缝扎膈静脉分支。于胸腔内膈环上方约 1cm 处离断 IVC，迅速将供肝取出，置于 4℃保存液中。

（5）供肝的修整：修剪 SIVC 周围膈环，修剪腹腔干周围的 Carrel 袖片及其他各支待吻合的血管。

2. 受体手术

（1）麻醉、开腹：选用成年杂种犬，雌雄不限，约 30 月龄，体重约 12kg。术前禁食 24 小时。采用气管插管吸入麻醉或静脉-吸入复合麻醉，麻醉术前 5~18 分钟常规给予 0.5mg 阿托品肌内注射，以防止术中呕吐及误吸。待麻醉诱导成功后，将其四肢固定，腹部手术区域备皮，并用碘伏彻底消毒。沿腹正中线行纵行切口，充分暴露腹部。

（2）颈外静脉及颈动脉插管：麻醉成功后，先在气管右侧做 1 个长约 6cm 的纵切口，暴露颈外静脉及右锁骨下静脉，向右锁骨下静脉内插入 1 根大号静脉导管，结扎固定，以此作为补液及测定中心静脉压的途径。于颈动脉内置 1 根导管监测动脉压。

（3）肝脏游离：受体肝脏的游离方法与供肝手术相仿。游离肝周筋膜及韧带，离断肝镰状韧带，左、右冠状韧带及三角韧带。再依次解剖第一肝门、肝上、肝后及肝下腔静脉。分离门静脉表面的腹膜，后方置橡皮条备用。游离肝动脉至胃十二指肠动脉分支处，并置橡皮套带。游离胆总管，靠近肝门部将其离断。游离门静脉主干约 3cm。游离肝上及肝下腔静脉并置橡皮套带。自下而上逐次游离、结扎及离断肝短静脉，注意右侧肾上腺静脉可能有 2 个分支。

（4）受体分流术：首先分离肠系膜下静脉及右肾平面以下的 IVC，将肠系膜下静脉与 IVC 行侧侧吻合（图 3-1-1），或以直径 6mm 硅胶管置入肠系膜下静脉及 IVC（图 3-1-2），钳闭门静脉后血流自肠系膜下静脉汇入 IVC，完成受体分流术。为了实施 PBLT，必须在病肝分离切除之前建立门静脉-腔静脉分流，在保留 RIVC 的基础上，保障胃肠道不发生淤血，以保证血流动力学与内环境稳定，确保手术安全性。

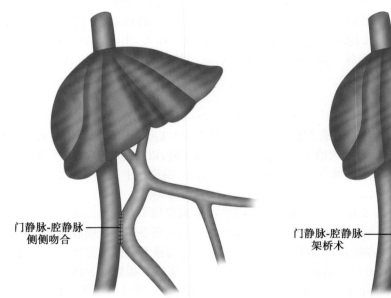
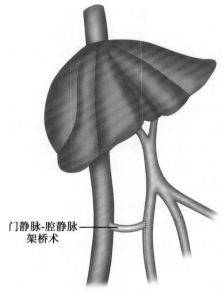

图 3-1-1　肠系膜下静脉与下腔静脉侧侧吻合　　　图 3-1-2　肠系膜下静脉与下腔静脉架桥

（5）切除受体肝脏：靠近肝门部结扎切断肝动脉，用血管阻断钳依次阻断门静脉、肝 IVC 及肝上腔静脉。靠近肝脏侧离断门静脉、肝 IVC 及肝静脉，完整保留受体的 RIVC，进入无肝期。根据习惯可以将 IVC 的开口修剪扩大为"倒三角形"；或将肝静脉的开口缝合，另外在腔静脉前壁做 1 个纵行开口。

（6）供肝植入手术：将供肝肝上腔静脉修剪扩大并与受体吻合口匹配，采用 4-0 的 prolene 线行端侧连续缝合，行端侧吻合，或行侧侧吻合。继之行门静脉端端吻合，仔细确定供体、受体门静脉纵轴的方位，以免扭曲。修剪供肝门静脉至合适长度,既保证缝合时无张力,亦不致因血管过长造成扭曲。先以 5-0 prolene 线连续缝合门静脉,完成门静脉前壁的吻合前注入肝素盐水。开放门静脉,开始供肝的再灌注。然后钳闭肠系膜下静脉至 IVC 的分流,从供肝 IHVC 放出高钾及毒性代谢产物的血液 50~100ml,结扎供肝 IVC,此时见肝脏颜色逐渐红润。开放 SIVC。供肝弹性良好,肠管无淤血。检查 RIVC 吻合口,若有漏血应及时修补。分别采用 2 把主动脉钳于肠系膜上动脉发出处上下方阻断主动脉,在肠系膜上动脉水平的主动脉右侧壁做一长约 8mm 的纵形切口,以 6-0 prolene 端侧连续缝合供肝腹腔动脉的 Carrel 袖片和受体主动脉。由于小肠血流被阻断,小肠缺血,故缝合必须迅速,吻合结束后,迅速放开主动脉阻断钳,肝动脉及肠系膜动脉搏动良好,肝脏色泽及张力更为满意。最后重建胆道,采用 6-0 prolene 线行胆总管端端吻合,T 管从吻合口上方引出。轻轻挤压供肝胆囊观察吻合口有无胆汁渗漏,若有及时修补。

(7)关腹:检查无出血,于右上腹和右下腹分别放置橡胶管引流,分层关腹。拔除颈静脉转流管,缝合颈部切口,手术结束。

(8)术后处理:术后早期需给予补液、预防性应用抗生素。苏醒后转至室温下,单笼饲养,更换清洁垫料。术后观察其活动,详细记录手术过程中的数据,包括供体和受体手术时间、修肝时间、SIVC 缝合时间、无肝期及肝冷缺血时间等。

(三)术后并发症

1. **腹腔内出血**　大出血以术中及术后 2~6 小时最多见,表现为进行性血压下降、持续引流血性液体、腹胀及血细胞比容降低。

2. **肝动脉血栓形成**　肝动脉较细,直径 3~5mm,吻合后易致狭窄及血栓形成。

3. **术中失血过多及血流动力学紊乱**　手术时间长,大量失血、渗血是导致血压下降死亡的主要原因。

4. **凝血功能障碍**　新肝再灌注后的凝血机制紊乱可引起大量渗血、出血,是再灌注后血流动力学变化的一个不可忽视的原因。

5. **肾功能障碍**　可能与术中出血、低血压、补液不足有关。补液量应在明确的血流动力学参数指导下进行,以保证有效的循环血量。

6. **其他**　肝静脉流出道梗阻、移植肝无功能及肝血供不足。

(四)犬肝移植模型的研究现状

Liu 等为缩短犬肝移植血管吻合的时间和无肝期,通过特制的金属环来吻合所有血管及胆道,使无肝期缩短约 5 倍;实验组与对照组术中输液量分别为(800.56 ± 60.56)ml 及(2 241.67 ± 390.78)ml,7 日生存率分别为 75.0% 及 37.5%,术后丙氨酸转氨酶(alanine aminotransferase,ALT)峰值分别为(1 116.41 ± 210.55)U/L 及(1 544.46 ± 286.27)U/L,术后天冬氨酸转氨酶(aspartate aminotransferase,AST)峰值分别为(1 176.95 ± 248.25)U/L 及(1 710.74 ± 252.27)U/L,术后血浆肿瘤坏死因子 -α 水平分别为(26.64 ± 10.84)ng/L 及(45.56 ± 10.78)ng/L,两组比较差异均有统计学意义(P<0.01)。因此,如实验对动物存活率要求高,可考虑采用金属套管的方法来提高成功率。Chkhaidze 等在犬肝移植手术中,IHVC 和门静脉阻断后,应用新的转流方法,即将 IHVC 和门静脉转流至 SIVC,可以提高手术成功率。

血流动力学变量观察表明,保留门静脉 - 腔静脉分流术有利于内环境的稳定,在 PBLT 前建立门静脉 - 腔静脉分流通路,既不影响血流动力学及内环境稳定,又避免了静脉转流术(venous bypass,VB)的各种弊端,并为无转流泵的单位施行肝移植找到了新途径,也为动物实验提供了新模型。

二、猪实验模型建立

猪肝移植手术最早是由 Gamier 及 Roy Calne 等于 20 世纪 60 年代报道,目前应用最广泛的术式主要是在其基础上进行的改良。由于猪的脏器解剖结构、大小和重量等与人类相似,且猪容易繁殖,价格低廉,故为训练临床肝移植医师良好的动物模型,且广泛应用于肝移植的相关研究。猪亦是临床异种肝移植的主要研究对象,运用现代分子生物学技术和基因工程技术生产的转基因猪供肝已能成功克服人体的超急性排斥反应,进一步研究主要致力于其他免疫学和生理学的差异。

（一）材料

选择体重为 20~40kg 的长白猪，供体、受体体积相似，雌雄均可。受体术前必须禁食 24 小时。若受体猪手术时胃肠道内有食物，则术后易发生肠麻痹、肠扩张，造成腹部膨隆，常致术后早期死亡，移植手术失败。建议术前 6 小时禁水。

（二）麻醉

可采用气管插管吸入麻醉或静脉 - 吸入复合麻醉，麻醉术前 5~18 分钟常规给予 0.6mg 阿托品肌内注射，以防止术中呕吐、误吸。麻醉的常见并发症为恶性高氧血症，表现为动物体温迅速上升、肌肉抽搐、肢体强直。此时应立即停止麻醉，并且不能继续使用该动物进行手术。

（三）供体手术

1. **麻醉、开腹** 供体猪仰卧固定，术区备皮。从剑突到耻骨联合做一长正中切口，雄猪切口下方应略偏右侧以防损伤阴茎，以湿盐水纱布覆盖保护肠管并推向左下腹。

2. **肝脏游离** 暴露 IVC，自肝下游离腔静脉表面腹膜、周围的脂肪和结缔组织及 IVC 与腹后壁的联系，解剖肝十二指肠韧带内的三联结构。小心分离门静脉表面的腹膜，后方置橡皮条备用。猪肝动脉较早发出数个分支，故宜从腹腔动脉起始处开始游离。分离腹腔干发出处主动脉周围淋巴囊，在腹腔干下方的主动脉上置橡皮套带。以 1 根橡皮条将腹腔干轻轻向右侧牵拉，暴露并结扎离断脾动脉，沿肝总动脉继续游离结扎胃十二指肠动脉及胃左动脉直至门静脉左缘。游离胆总管，于十二指肠上方将其离断。游离门静脉主干约 5cm，结扎门静脉。最后游离肝脏与周围组织的联系，离断肝镰状韧带、左、右冠状韧带及三角韧带。在整个游离过程中注意尽可能避免反复翻动肝脏，以免造成肝组织的损伤，局部微血栓形成，影响供肝再灌注。游离肠系膜下动脉远端的主动脉 3~4cm，下置橡皮套带。

3. **肝脏灌注** 静脉注射 3 000U 肝素后在主动脉分叉处左右髂总动脉水平及其上方 2cm 处各放置 1 把阻断钳。切开两钳之间的动脉前壁，向主动脉近端插入 1 根 22 号导管，双重结扎固定。与脾静脉汇入门静脉处脾脏侧阻断门静脉，切开门静脉前壁，置入 1 根 22 号导管，结扎固定。开放主动脉插管放血 1 000ml，血液回收于含 ACD 的袋中准备输给受体猪。同时开始门静脉插管原位重力灌注 500ml 4℃改良 Hartmamn 液。在肝缘下 2~3cm 即右肾上腺水平离断 IIVC，以便灌洗液顺利流出，肝表面及肝周置冰屑降温。若供肝不立即移植，还需冷保存，在灌注 Hartmamn 液后根据需要继续用 UW 液或其他保存液灌注肝脏。

4. **供肝的切取** 连带动脉发出处周围腹主动脉 Carrel 袖片离断腹腔动脉。于门静脉插管处肝侧离断门静脉，沿 SIVC 开口环切膈肌，注意在膈环左右后三侧通常有较为明显的 3 支膈静脉，要仔细缝扎，以免开放后出血，于胸腔内膈环上方约 1cm 处离断 IVC，迅速将供肝取出，置于 4℃生理盐水袋中。

5. **供肝的修整** 修剪 SIVC 周围膈环，修剪腹腔干周围的 Carrel 袖片及其他各支待吻合的血管。

（四）受体手术

1. **麻醉、开腹** 麻醉成功后，先在气管右侧做 1 个长约 6cm 的纵切口，暴露颈外静脉及右锁骨下静脉，向右锁骨下静脉内插入 1 根大号静脉导管，结扎固定，以此作为补液及测定中心静脉压的途径。于颈动脉内置 1 根导管监测动脉压。游离颈外静脉，下方置 2 根丝线，准备建立体外转流通道。受体猪切口同供体猪，湿盐水纱布包裹肠管并推向左下腹，游离 IHVC 与后腹膜间的联系，于 IHVC 下方置 1 根橡皮套带。游离肠系膜上动脉起始水平的腹主动脉段，于肠系膜上动脉上下方各置 1 根主动脉套带。注意不可过分向主动脉头侧分离。以免刺破胸膜腔引起气胸。

仔细分离肝十二指肠韧带内的肝动脉、胆总管及门静脉，靠近第一肝门结扎切断肝动脉，于胆囊管和肝总管的汇合处离断胆总管，游离肝周围各韧带。静脉注射 3 000U 肝素，以备建立体外静脉转流。门静脉通常选用 22 号或 24 号硅胶管，而颈外静脉选用 16 号或 18 号硅胶管；分别钳夹阻断以上 2 根硅胶管，中间连以一肝素预凝的硅胶管。先结扎右颈外静脉头端，尾侧用 1 个 Bulldog 夹阻断，然后于结扎线下方切开静脉。此时助手必须压住受体猪的胸廓以防突然吸气造成空气栓塞。

2. **静脉插管及转流** 将 1 根涂有 glycerine 的导管插入颈外静脉，移去锁骨上方的 Bulldog 夹，将导管向上腔静脉方向插入约 8cm，丝线结扎固定导管。此时应减少麻醉剂量。于门静脉下方穿过 1 根丝线，于十二指肠上方采用 1 个 Bulldog 夹阻断门静脉，近第一肝门处放置 1 把血管钳，于两钳间横行切开门静脉前壁,向肝脏侧插入 1 根 22 号硅胶管,注意插入时尽量减少失血。结扎固定门静脉导管,放开导管上的阻断钳,开始门静脉 - 颈静脉转流。观察肠管颜色,若仍呈粉红色,无淤血现象,表明转流通畅,否则应及时寻找原因。如常规行受体门静脉 - 腔静脉分流(图 3-1-1、图 3-1-2)术后再施行病肝切除术,可大大提高手术安全性。

3. 切除受体肝脏 于转流管肝侧离断门静脉。由于猪的解剖特点,其 IVC 肝内段被右肝叶紧密包裹,仅有一层内膜衬覆于其中,故切除右肝叶和游离暴露 IVC 十分困难,在处理第二、第三肝门时极易大出血。手术采用紧贴 IVC 的肝组织,自下而上逐步缝扎后切除肝脏,处理第二、第三肝门并清除残余肝组织,将 IVC 暴露足够的长度供移植时用。近肝切断胆总管、肝动脉和门静脉,完成整个切肝手术。

4. 供肝植入手术 后腹膜创面止血彻底。将供肝 SIVC 修整成 45° 斜面,并与受体 IVC 通过 3-0 prolene 线行端侧连续缝合。亦可行供体和受体 IVC 三角形切口或梭形切口重建流出道,以防止流出道不通或扭曲。仔细确定供体、受体门静脉的方位,以免扭曲。修剪供肝门静脉至合适长度,既保证缝合时无张力,亦不致因血管过长造成扭曲,血流不畅。先以 5-0 prolene 线连续缝合门静脉后壁,阻断门静脉转流管,然后小心拔除门静脉转流管,迅速以 Bulldog 夹阻断门静脉,注意尽量减少失血,然后完成门静脉前壁的吻合,开放门静脉,开始供肝的再灌注。

从 IHVC 放出高钾及毒性代谢产物的血液 100ml 后结扎该静脉并恢复门静脉血流,此时见肝脏颜色逐渐红润,弹性良好,肠管无淤血。检查肝后 IVC(RIVC)吻合口,若有漏血应及时修补。分别以 2 把主动脉钳于肠系膜上动脉发出处的上下方阻断主动脉,在肠系膜上动脉水平的主动脉右侧壁做 1 个长约 8mm 的纵形切口,以 5-0 prolene 线端侧连续缝合供肝腹腔动脉的 Carrel 袖片和受体主动脉。由于小肠血流被阻断,小肠缺血,故缝合必须迅速,吻合结束后,迅速放开主动脉阻断钳,肝动脉及肠系膜动脉搏动良好,肝脏色泽及张力更为满意。近来许多作者采用在显微镜下端端吻合供体和受体肝动脉,这样获取供肝时解剖动脉范围可作相应调整,同时受体不必阻断小肠血供,且手术更接近人体肝移植的术式。最后重建胆道,以 6-0 prolene 线胆总管端端吻合,T 管从吻合口上方引出。轻轻挤压供肝胆囊观察吻合口有无胆汁渗漏,若有则及时修补。检查无出血后,于右上腹和右下腹分别置橡胶管引流,分层关腹。拔除颈静脉转流管,缝合颈部切口,手术结束。

(五)术后并发症

对受体猪在死亡或出现严重并发症后进行解剖分析,发现肝移植后近期容易出现的并发症如下。

1. 腹腔内出血及血管性并发症 实验表明,大出血以术中及术后 2~6 小时最多见,表现为进行性血压下降、持续性引流血性液体、腹胀及血细胞比容降低。出血原因主要是由于手术操作失误及血管吻合不良引起,导致吻合口出血的主要原因是血管暴露游离不充分,吻合技术欠佳,缝合粗糙,血管对位不佳。吻合口少量渗血包括针距过大或血管壁撕裂,一般可以缝合修补止血。如果大血管吻合口漏血或出血量大,则需重新在吻合口两端放置无损伤血管夹,使吻合口处于无张力状态,再进行补针。此外,血管吻合错位、修剪不当及连续缝合时缝线收得过紧,容易造成吻合口狭窄或扭曲。纠正吻合口缩窄、扭曲的唯一方法是切除吻合口,重新缝合。

2. 肝上、肝后 IVC(SIVC、RIVC)的暴露和吻合困难 PBLT 中 SIVC 的吻合是肝移植手术操作中的难点,主要是因为 IHVC 在膈肌下的肝上段非常短,通常 1~3cm,切除肝脏后可供吻合的残端极短,SIVC 残端易发生回缩导致不得不切开膈肌与 SIVC 吻合。而强行吻合则使吻合口张力过大,容易撕裂。采用切开肝实质暴露肝静脉的方法,可使供吻合的 SIVC 延长至 2~4cm,大大提高了血管吻合口的质量。PBLT 中最大的困难是游离 RIVC 切肝时的出血,采取边钳夹缝合肝组织边游离 IVC 的方式,效果较为满意。

3. 肝动脉血栓形成 猪肝动脉较细,直径 3~5mm,吻合后易致狭窄及血栓形成。故肝动脉吻合时一定要保护血管壁,这对防止血栓形成至关重要。采用显微外科技术,前后壁采用间断缝合,可防止狭窄或血栓。

4. 术中失血过多及血流动力学紊乱 手术时间长,大量失血、渗血是导致血压下降死亡的主要原因。肝移植创伤大、手术时间长、出血量和补液量大及术中阻断门静脉和 IVC 等因素,对实验猪生理干扰十分严重,尤其是无肝期与新肝期的血流动力学变化很大,在无肝期回心血量减少达 50% 以上,易导致血压急剧下降以至死亡,故在术中尤其在无肝期及新肝期应严密监测血流动力学变化,应在血流动力学稳定的情况下进行下一步操作,并提前做好升压、加压输液等准备。

5. 凝血功能障碍 新肝再灌注后的凝血机制紊乱可导致大量渗血、出血,是再灌注后血流动力学变化的一个不可忽视的原因。在 OLT 转流过程中,使用肝素剂量过多,且术后对抗肝素效果较差,也导致术中、术后大量渗血。

6. 肾功能障碍 可能与术中出血、低血压、补液量不足有关。补液量应在明确的血流动力学参数指导下进行,以保证有效的循环血量。

7. 其他 移植肝无活力及肝血供不足。

三、大鼠实验模型建立

在供肝质量的研究中,大鼠肝移植术后生存率是最为有效的评价手段。1973 年 Sun Lee 首次使用显微缝合重建肝脏的各个管道,但这对于显微吻合技术要求过高,导致技术难以推广,随后各种改良及简化模型不断涌现,主要集中于肝脏的门静脉、SIVC、IHVC、胆总管等脉管的重建方式。

1979 年,Kamada 首次将袖套技术成功应用于大鼠原位肝移植(rat orthotopic liver transplantation,ROLT)手术中门静脉与胆道的重建,无肝期从以往的显微缝合法所需的 25 分钟缩短到 15~17 分钟,同时降低了胆道并发症的风险,术后 1 周生存率从 72% 提高至 83.3%,袖套技术也因此得到广泛应用。1980 年,Miyata 将袖套技术应用于 SIVC、IHVC 及门静脉的重建,即“三袖套”法,并对 20 只大鼠实施 OLT,术后 1 周存活率为 85%,2 个月存活率为 55%,此法明显缩短了术中无肝期,但其弊端在于套管容易造成 SIVC 扭转或狭窄,重建难度较大,难以推广。1983 年,Kamada 总结 530 只大鼠的 OLT 的经验,仅在 IHVC 与门静脉重建时采用袖套技术,即“二袖套”法,对 85 只大鼠实施 OLT,术后长期(>100 日)生存率达 95.3%,再次证实“二袖套”法的安全性和可靠性。

此后,学者们针对 SIVC 重建技术进行了进一步改进。Tan 将静脉内聚乙烯支架应用于 SIVC 的重建,无肝期用时(14 ± 2)分钟,术后 1 周存活率达 90%(27/30),2 个月的存活率为 70%(21/30)。Oldani 采用“快速连接”技术应用于三种肝静脉血管重建,SIVC 的重建仅用时(117 ± 20)秒,无肝期平均为(359 ± 27)秒,术后 10 日生存率为 80%(8/10)。Shi 采用钕铁硼材料制作微型磁环替换聚丙烯套管用于重建 SIVC,用时(0.91 ± 0.24)分钟,无肝期用时(5.63 ± 0.65)分钟,其术后 1 周生存率为 96.7%(29/30),1 个月生存率为 93.3%(28/30)。这些技术的改进,主要致力于进一步缩短无肝期,缩短肝移植手术用时,短期内可以获得良好的生存率,但对于长期生存率的研究报道较少。

大鼠背驮式肝移植(rat piggyback liver transplantation,RPLT)是基于大鼠原位二次肝移植(orthotopic retransplantation of liver,ORTL)技术变化而来。与 ROLT 先切除病肝再植入供肝不同的是,ORTL 是先植入供肝再切除受肝。对于 ROLT,须在 25 分钟内结束无肝期方可保证大鼠术后生存率。而 ORTL 对手术的技巧及熟练度要求大大降低。

单人裸视下手术,术后补常温生理盐水约 2ml。关腹时给予大鼠皮下注射头孢呋辛 16mg/kg+ 丁丙诺啡 0.1mg/kg 共 1.5ml,术后使用自制复温笼进行复温 1 小时,笼内 30~35℃热风 + 氧气供应。室温控制在(24 ± 2)℃,术后 2 小时给予乳酸林格液,术后 24 小时自由饮食,可进软质饮食,并及时观察大鼠精神状态,术中详细记录供体和受体手术、修整肝脏、肝冷热缺血、各管道重建、无肝期等时间。

(一)手术步骤

1. 供体手术

(1) 麻醉、开腹:采用 10% 水合氯醛以 30~50mg/kg 腹腔注射,待麻醉诱导成功后,将大鼠四肢固定。全腹备皮,并用碘伏彻底消毒,沿腹正中线和腹横线行“十”字切口,使用蚊式钳牵拉两侧腹壁,充分暴露腹部,使用湿盐水纱布包裹胃肠,将其移至左下腹,同时,将另一湿盐水纱布覆盖于右侧腹壁及剑突部位防止污染。

(2) 肝脏游离、胆道置管:固定剑突,从剑突下方游离肝周筋膜及韧带,注意切勿损伤 SIVC,钝性分离左膈下静脉后使用 7-0 血管缝合线于近肝侧结扎,待切取肝脏时再离断该血管,继续向左游离切断肝左韧带,肝食管血管丛暂不处理,剪开肝胃韧带、尾状叶包膜,游离尾状叶。游离胆总管,距离肝门部约 1cm 处剪开 1 个斜行小口,将胆管支架断端斜面朝下置入胆总管可最大限度地防止置管引起的胆管损伤或戳穿胆管。注意术后胆道并发症的发生与胆道置管的操作密切相关。置入深度为胆管支架的一半，然后用6-0丝线固定。

（3）IHVC及右肾上腺静脉丛游离：钝性分离IHVC血管表层结缔组织与筋膜，至左肾静脉水平以下，同时分离右肾静脉和位于IHVC后壁下的右肾动脉，精细分离右肾静脉后，采用7-0血管缝合线于入IHVC端结扎，注意不可同时结扎肾动脉和肾静脉，否则后续安装IHVC袖套时因动静脉残端的占位易引起袖套内血管狭窄，从而造成IHVC梗阻。同时，此处游离时应避免撕裂或剪破IVC，去除血管周围脂肪结缔组织，以缩短修肝时间。钝性分离右肾和肝脏之间的右肾上腺血管丛，采用6-0丝线于近肝处结扎。至此，肝脏的游离全部结束。

（4）肝脏灌注：供肝灌洗是否充分与肝移植的预后密切相关。腹主动脉灌洗可以使肝脏灌注的血流动力学更稳定，灌注液经过动脉系统进入腹腔脏器后经过肠系膜及脾静脉等汇入门静脉时，灌注液的压力已经得到缓冲，较直接从门静脉进行置管灌注更安全、简便。因此，应选择腹主动脉灌洗，首先钝性分离腹主动脉，自髂动脉分叉水平向远端留置长约2.5cm，腹主动脉置灌洗穿刺管，22G头皮针于游离后的腹主动脉中段向近心端穿刺，动脉夹固定，立刻剪破膈肌，打开胸腔，阻断钳阻断胸主动脉，剪开心脏，同时以2~3ml/min速度经腹主动脉灌入25U/ml肝素（4℃），累计20ml，待肝脏呈现土黄色，肝脏中流出的液体清亮时结束灌注。

（5）供肝第一肝门分离：钝性分离供肝第一肝门，包括门静脉、肝动脉及胆总管。为了方便门静脉袖套的安装，需仔细游离门静脉周围脂肪组织、胰腺组织和血管分支。自门静脉远心端向近心端开始游离肠系膜静脉分支、脾胃静脉分支及肝动脉，采用7-0血管缝合线于近门静脉分叉水平结扎、离断，并确保分叉处血管残端不影响门静脉套管。于门静脉与肠系膜分支交叉处行水平截断，第一肝门游离结束。此处应注意的是，对于直接用于肝移植的供肝，门静脉在肠系膜分叉处离断，门静脉预留的长度足以用于安装袖套。但是对于即将使用机械灌注的供肝，此时需要对门静脉进行置管，门静脉断离的位置一般在幽门静脉水平以下，因为灌注管道置入部分应被视为损伤的血管，在移植前修肝时会被切除以防止移植术后血管并发症。这种情况下，门静脉预留长度应延长。

（6）IHVC离断：自左肾静脉汇入下腔静脉上缘处水平离断IHVC，分叉水平一般开口较大，且预留较长，可以保证IHVC套管顺利置入。离断IHVC背侧的右肾静脉时，及时检查是否存在其他血管分支，丝线固定静脉丛是否牢固，检查完毕后，显微镊提起IHVC一端，于线结处离断右侧肾上腺静脉血管丛。

（7）供肝获取：向尾侧翻转肝脏，暴露肝脏后方，从上向下依次离断肝后韧带，包括肝食管静脉交通支，使肝脏完全游离。此时离断前述已结扎的左膈下静脉，剪开膈肌，靠近心脏下缘结扎离断上腔静脉，将肝脏连同膈肌环一同取出，迅速置于装有UW液（0~4℃）的低温保存盒，确保保存液浸没肝脏，等待进一步修整。

2. 肝脏修整 充分暴露IHVC、门静脉及胆管，确保肝脏各分叶保持正常生理解剖水平，并对血管周围及肝叶间多余的筋膜组织进行修整（如在体获取肝脏时已修整干净便可省略此步骤），以利于套管顺利置入。

门静脉置管，显微钳同时固定聚丙烯套管柄和门静脉，固定器将显微钳固定于修肝装置，以防止滑动，显微镊将门静脉管径撑开，并外翻固定于聚四氟乙烯管端口，最后使用6-0丝线固定。置门静脉套管期间，要注意由于门静脉较细，暴力操作可造成血管撕脱，因此，获取供肝时应预留套管部分的血管长度。

3. 受体手术

（1）麻醉、备皮：采用10%水合氯醛以30~50mg/kg腹腔注射，麻醉的同时腹腔注射配置好的阿托品溶液1ml/只，预防因麻醉诱导后呼吸道分泌物误吸导致的窒息死亡。麻醉诱导成功后，将大鼠四肢固定。全腹备皮，并用碘伏彻底消毒。

（2）开腹、肠道管理：在大鼠背部膈肌以上水平垫1支5ml注射器。沿腹正中线逐层打开皮肤层、肌层，上达剑突以上水平，下至耻骨联合以上约2cm水平。用1把弯钳固定剑突，并向头侧部牵拉固定，以便充分暴露IIVC视野，此操作不可影响大鼠自主呼吸。采用自制拉钩牵拉两侧腹壁，充分暴露腹部。用湿盐水纱布将胃肠道组织包裹，并移至左下腹与外侧腹部，充分暴露受体第一肝门，尽可能保证肠管组织留置于腹腔中，以免由于液体流失过多，影响体液平衡，同时可以维持一定温度，这对移植术后复温、恢复肠道血运有重要意义。最后,使用另一块湿盐水纱布覆盖于右侧腹壁和剑突部位,以防止术中污染。

(3) 受体肝脏游离:充分暴露受体肝脏手术视野,将 1 块湿盐水纱布覆盖于肝脏表面,便于术中牵拉。从剑突下方游离肝周筋膜及韧带,以顺时针方向游离肝周韧带及血管。先断开肝镰状韧带至 SIVC 水平,注意切勿损伤 SIVC,显微持针器钝性分离左膈下静脉后选用 7-0 血管缝合线于近肝侧结扎,待切取肝脏时再离断该血管,亦可采取游离左膈下静脉的 1/2 后使用血管缝合线进行两端缝扎,进行中间离断。继续向左游离、切断肝左韧带,结扎并离断肝食管血管丛,剪开肝胃韧带、尾状叶包膜,游离肝尾状叶。为防止游离肝尾状叶时对肝脏造成压迫导致淤血或出血,可将胃向受体右侧翻转以充分暴露胃后方,离断肝尾状叶胃韧带。采用“翻转法”可有效缩短韧带分离时间,同时避免了肝脏损伤及出血的风险。

(4) 第一肝门解剖:自左右肝管分叉处游离胆总管,远肝侧结扎带线长约 2cm,以便供体、受体胆总管重建,近肝侧直接离断,此时胆管离断后,向上牵拉近肝侧胆管使胆管尽量远离门静脉和肝动脉,向下牵拉远侧胆管使肝动脉暴露更加明显,仔细游离出肝动脉,两端结扎后中间离断。将门静脉游离至脾静脉水平,防止供体和受体门静脉套合时影响操作。

(5) IHVC 游离:用湿盐水纱布轻柔牵拉受体肝脏三角叶,充分暴露 IHVC,显微钳钝性分离 IHVC 血管表层结缔组织和筋膜,IHVC 血管分离至右肾静脉水平以下即可,不必分离过多,此处不需要分离右肾动脉。结扎右肾上腺静脉丛方法同供体操作。棉签将肝脏拨向左侧,使用显微血管剪剪开肝脏后方韧带,不宜太靠近膈肌以免剪破膈肌造成气胸。此时结束肝脏游离。

(6) 供肝植入:根据实验要求不同,以下步骤略有不同。因大鼠肝分叶较多,亦没有完整的第三肝门,不可能模拟人体保留 3 支肝静脉,因此无法施行大鼠经典式 PBLT(CPBLT)。

供肝获取方法基本相同,不同在于供体和受体的血管重建方法。在门静脉分叉下穿过 1 根 5-0 丝线备用;游离右肾,结扎、切断右输尿管,在 IVC 内侧结扎、切断右肾动脉(注意勿损伤右肾上腺动脉)。

(7) IHVC 及门静脉重建:靠近 IHVC 用微血管夹阻断右肾静脉,紧靠肾门剪开右肾静脉前壁,紧贴肾脏结扎右肾静脉,保留结扎线作牵引用,切除右肾。取出供肝,将供肝 IHVC 与受体右肾静脉行袖套吻合。在右肾静脉水平以上的 IHVC 后方预置 6-0 丝线,右肾静脉两端吊线时,尽量使两个吊线点均处于右肾静脉后壁,显微镊提起血管前壁时,两个吊线点和显微镊提起点呈等腰或等边三角形可方便血管袖套置入。在右肾静脉两端吊线,短暂松开门静脉止血夹,排出血管内少许微小凝血块,生理盐水冲洗管腔,显微持针器夹持袖套柄,8-0 显微缝合线固定右肾静脉断端两侧,显微镊提起右肾静脉前壁,将供体的 IHVC 袖套插入受体的右肾静脉管腔,6-0 丝线结扎固定。套合过程中,务必向供受侧血管中注水,防止气体残留进入肝脏。固定后若不确定牢靠与否,则可结扎两次,防止术后套管滑脱,6-0 丝线结扎固定袖套。此时注意结扎线须低于 IHVC 袖套上的结扎线,以防结扎线在血管中形成血栓。

门静脉重建步骤同 IHVC- 右肾静脉重建。门静脉重建后开放门静脉,可见肝脏迅速有血液灌注充盈,供体的 SIVC 有淡红色灌注液流出,排出约 0.5ml 的灌注液与血液的混合液体后,立即结扎肝短静脉并开放 IHVC,IHVC 中的血液使肝脏后灌注,此时肝脏血液灌注更加充分。再开放右肾静脉,使流出道通畅。

(8) 切肝:结扎受体肝固有动脉,向受体肝门静脉近肝端注入林格液 2~3ml,将肝内血驱入体循环,然后将受体肝分叶切除。切除过程中,采用钳夹法,逐步分叶、分步切除受体肝脏。

(9) 胆道重建:于受体的胆总管剪开小口,使用显微剪探查胆道情况,注意此操作应轻柔,尽量减少对胆管的损伤。在胆管后方预留结扎线,然后左手提起受体胆总管支架结扎线,右手将供体侧胆管支架置入受体侧,注意在钳夹胆管支架时须轻柔,否则易使胆管被夹瘪塌陷导致移植术后胆管狭窄,6-0 丝线结扎固定后与供体胆管预留的 2cm 线头打结。

至此,大鼠肝移植过程中各管道重建完毕。仔细检查腹腔有无出血点,防止术后慢性出血导致大鼠死亡。检查各个吻合口是否有漏血,检查无出血后将肠管复位。使用温热的生理盐水冲洗腹腔 3 次后将水吸干。

(10) 关腹:关腹前向腹腔中注入 2ml 林格液。对于腹膜及肌层切口处的渗血须认真对待,使用电凝充分止血。6-0 丝线连续缝合关闭腹膜及肌层,4-0 丝线连续缝合关闭皮肤层。关腹后给予大鼠皮下注射头孢呋辛 16mg/kg+ 丁丙诺啡 0.1mg/kg,共 1.5ml。

（二）术后处理

术后使用自制复温笼进行复温 1 小时,笼内 30~35℃热风 + 氧气供应。大鼠苏醒后转至室温下,单笼饲养,更换清洁垫料,术后饮水中给予葡萄糖生理盐水,术后 6 小时可进软质饮食。术后观察大鼠活动。详细记录手术过程中的数据,包括供体、受体手术时间,修肝时间,SIVC 缝合时间,无肝期及肝冷缺血时间等。

（三）术后评价

在受体手术过程中,记录每个部分的操作用时,包括无肝期,SIVC 缝合时间,门静脉、IHVC 重建及胆管重建时间等。同时记录手术成功率,将大鼠术后存活 24 小时以上定义为手术成功。术后每日观察受体的精神、饮食等状态。术中及术后死亡的大鼠要及时尸检,仔细检查每个静脉和胆管吻合口,以明确有无血管及胆管并发症,同时检查胸腔和腹腔有无感染灶。

（四）大鼠背驮式肝移植的特点及应用

1. **缩短无肝期** 与 ROLT 相比,RPLT 大大缩短无肝期。用"二袖套"法大鼠无肝期为 15~18 分钟,而"三袖套"法为 9~12.5 分钟。RPLT 的门静脉阻断时间仅 4 分钟左右,有利于减轻受体血流动力学等方面的病理生理改变。尽管植入肝与原位肝移植(OLT)有所不同,但其血供来源及回血走向均与 OLT 相符,因此可满足 OLT 的实验要求。

2. **简化了血管吻合** SIVC 位置深、管壁薄,对于新手而言,无论"袖套"法还是缝合法都较为困难。RPLT 采用结扎供体 SIVC,将供体 IHVC 与受体右肾静脉行袖套吻合,既省略了 SIVC 吻合,又使 IVC 始终保持通畅,其意义相当于体腔分流,避免了肾脏及下肢的淤血性损伤。

3. **便于进行移植肝的功能代谢研究** 以往进行供肝的功能代谢研究,一般通过颈外静脉插管至肝静脉开口处收集血液,但其中一部分血液来自下肢,不能准确反映肝脏的实际情况。而 RPLT 则可根据实验要求,在结扎 SIVC 时,将 1 根硅胶管置入肝内 IVC,此时收集的血样即全部来自供肝。

4. **术式易掌握** RPLT 虽然切除了右肾,但并不影响动物的生存期及生存质量。术后 8 周解剖时可见左肾代偿性增大。而经典的 Kamada 法虽然保全了右肾,但要以牺牲右肾上腺为代价(需结扎受体右肾上腺静脉)。RPLT 的最大优点在于一般外科操作的研究人员即可掌握,有助于更广泛地进行肝移植基础研究。

（范 林 张 毅 叶启发）

|||||||||| 推荐阅读资料

［1］GUARRERA J V,HENRY S D,SAMSTEIN B,et al. Hypothermic machine preservation facilitates successful transplantation of "orphan" extended criteria donor livers. Am J Transplant,2015,15(1):161-169.

［2］HENRY S D,NACHBER E,TULIPAN J,et al. Hypothermic machine preservation reduces molecular markers of ischemia/reperfusion injury in human liver transplantation. Am J Transplant,2012,12(9):2477-2486.

［3］LIN F,ZHEN F,YAN X,et al. Hypothermic oxygenated perfusion with defatting cocktail further improves steatotic liver grafts in a transplantation rat model. Artif Organs,2021,45(9):E304-E316.

［4］NAGAI K,YAGI S,UEMOTO S,et al. Surgical procedures for a rat model of partial orthotopic liver transplantation with hepatic arterial reconstruction. J Vis Exp,2013,(73):e4376.

［5］SCHLEGEL A,DUTKOWSKI P. Hypothermic liver perfusion. Liver Transpl,2015,21(Suppl 1):S8-S12.

［6］SCHLEGEL A,KRON P,DUTKOWSKI P. Hypothermic machine perfusion in liver transplantation. Curr Opin Organ Transplant,2016,21(3):308-314.

［7］SCHLEGEL A,KRON P,DUTKOWSKI P. Hypothermic oxygenated liver perfusion:basic mechanisms and clinical application. Curr Transplant Rep,2015,2(1):52-62.

［8］SHI Y，ZHANG W，DENG Y L，et al. Magnetic ring anastomosis of suprahepatic vena cava：novel technique for liver transplantation in rat. Transpl Int，2015，28（1）：89-94.

第二节　缺血再灌注损伤实验研究

　　肝脏缺血再灌注损伤（ischemia-reperfusion injury，IRI）是指从供体获取（热缺血）、冷保存（冷缺血）到植入受体后恢复肝脏血流（再灌注）全过程中发生的可逆或不可逆性肝损伤，是肝移植手术不可避免的过程，严重危害患者近、远期预后。肝脏 IRI 是一个动态的过程，其包含缺血（热缺血和冷缺血）和再灌注两个阶段，涉及的因素／途径包括无氧代谢、线粒体损伤、氧化应激、细胞内钙超载、肝脏库普弗细胞和中性粒细胞激活、细胞因子和趋化因子释放等。

一、肝脏缺血再灌注损伤发生机制

（一）缺血阶段

　　1. 无氧代谢和酸中毒　肝脏缺血期间，营养物质和氧气供应受阻，肝脏的代谢模式从有氧代谢转化为无氧代谢，ATP 的消耗导致 ATP 依赖的离子通道失效，缺氧使糖酵解加速，增加乳酸的形成，而后导致 H^+、Na^+ 和 Ca^{2+} 稳态的改变，对肝脏产生严重的损害。缺血还会通过 cAMP 依赖蛋白激酶的作用导致 cAMP 的大量增加，从而导致参与调节碳水化合物代谢的关键酶的磷酸化／失活，导致乳酸、酮体等酸性代谢物的积累，同时伴有线粒体氧化磷酸化功能减退，导致组织与细胞间 pH 降低，造成代谢性酸中毒，酸性代谢毒物会进一步损害细胞间的信号转导作用、体内细胞的稳态和 Na^+/K^+-ATP 酶的功能，引起线粒体损伤，导致微循环衰竭和细胞破坏。

　　2. 线粒体损伤　缺血阶段氧气的缺乏阻断了细胞内氧化磷酸化的过程，阻碍了 ATP 的产生，引起胞质离子的紊乱，最终导致线粒体膜通透性转变，线粒体肿胀，随后线粒体膜电位降低，允许高分子量分子（<1 500kDa）通过，最终导致线粒体解偶联、ATP 耗竭和膜电位的丢失，诱导细胞死亡。

　　缺血性损伤示意图见图 3-2-1。

（二）再灌注阶段

　　1. 细胞内钙超载　Ca^{2+} 是细胞内信号转导和细胞激活的重要信使，Ca^{2+} 的电化学梯度在维持机体钙稳态方面具有重要作用，细胞内钙超载可以激活细胞内的酶如钙蛋白酶、磷脂酶 C、蛋白激酶 C 等 Ca^{2+} 依赖性酶，诱导肝细胞坏死和凋亡。研究表明，细胞内 Ca^{2+} 的增加量是不均匀的，而是局部现象。非特异性钙通道阻滞剂可以抑制细胞内 Ca^{2+} 的升高，减少细胞损伤，因此 Ca^{2+} 内流在 IRI 过程中可能发挥重要作用。

　　2. 氧化应激　当肝脏恢复血液灌注后，活性氧（reactive oxygen species，ROS）和活性氮（reactive nitrogen species，RNS）大量形成，主要作用于蛋白质、酶、核酸、细胞骨架和脂质过氧化物，导致线粒体功能障碍和脂质过氧化，破坏蛋白质和细胞膜的完整性；也会损伤内皮细胞，破坏微血管系统的完整性。

　　氧化应激有 3 个主要来源，分别为电子传递链、NADPH 氧化酶和黄嘌呤氧化酶。在线粒体呼吸过程中，电子传递链可能发生断裂，导致超氧阴离子的形成。在长时间缺血时，线粒体功能发生障碍，导致在线粒体呼吸过程中更容易形成活性氧。在缺血期间，ATP 的降解最终导致细胞内次黄嘌呤的积累。与此同时，黄嘌呤脱

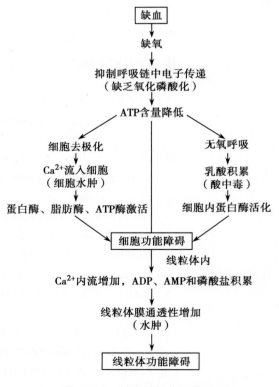

图 3-2-1　缺血性损伤示意图

氢酶(XD)转化为黄嘌呤氧化酶(XO),当氧供应恢复时,XO 将次黄嘌呤转化为超氧阴离子、过氧化氢和尿酸盐,增强氧化应激。

3. 库普弗细胞和中性粒细胞激活 库普弗细胞和中性粒细胞参与了肝脏的 IRI 过程。库普弗细胞和中性粒细胞可以合成并释放活性氧、炎性分子如肿瘤坏死因子 -α(tumor necrosis factor-α,TNF-α)和白介素 -1β(interleukin-1β,IL-1β),导致肝窦内皮细胞和免疫细胞活化,增强细胞间黏附分子 1(intercellular adhesion molecule-1,ICAM-1)/ 血管细胞黏附分子 1(vascular cell adhesion molecule-1,VCAM-1)的表达,从而促进中性粒细胞和内皮细胞的黏附、迁移和趋化,并积累和激活中性粒细胞,进一步使微血管和肝窦内皮细胞受损,使组织状况恶化。

4. 细胞因子和趋化因子 在肝脏 IRI 过程中,细胞因子具有抗炎和促炎双重作用。这种内源性促炎和抗炎分子的关键是 TNF-α,是触发炎症级联反应至关重要的因素。激活库普弗细胞,肝组织和远隔器官可以通过旁分泌信号和内分泌系统分泌 TNF-α。TNF-α 的功能:①可以过表达趋化因子和 ROS,激活核因子 κB(nuclear factor kappa-B,NF-κB),直接导致肝损伤;②与肝细胞表面的受体结合,上调趋化因子 ICAM-1、VCAM-1 和 P- 选择素的表达。其他重要的参与肝脏 IRI 细胞因子是 IFN-γ、IL-1β、IL-6、IL-12、IL-23、IL-10、IL-13、血管内皮生长因子和肝细胞生长因子。

5. 一氧化氮(nitric oxide,NO) NO 参与细胞活动的多个过程,如细胞活动的信号调节、调控微循环、抑制血小板聚集及抑制胱天蛋白酶(caspase)活性以防止细胞凋亡等,还参与了诱导调节性 T 细胞(Treg)的免疫抑制功能,可以抑制 Th1 增殖,促进 T 淋巴细胞(简称"T 细胞")凋亡。NO 的产生既可能是外源性的,也可能是内源性的,可以有效减轻肝脏 IRI。

6. 其他 组织因子(tissue factor,TF)在细胞免疫中发挥重要作用,在各种炎症介质(如内毒素、IL-1、TNF)刺激下细胞可在短时间内诱导出 TF,引起凝血,导致肝脏微循环功能不全,形成血栓,发展为散在坏死灶。此外肝脏 IRI 的各种机制间存在一个共同的联系,这些过程的关键分子的转录受 NF-κB 调控。NF-κB 在肝脏 IRI 过程中大量产生,起着重要的调节作用。

再灌注损伤示意图见图 3-2-2。

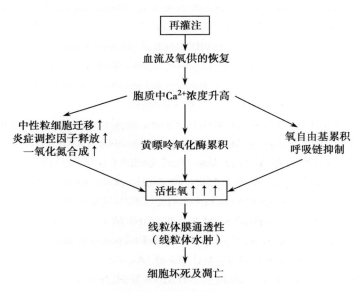

图 3-2-2 再灌注损伤示意图

二、肝脏缺血再灌注损伤的预防和治疗

目前针对肝脏 IRI 的处理主要有避免血流阻断、缺血预处理、药物治疗、物理治疗和基因治疗。避免血流阻断的治疗方式主要是通过对手术技术的改进以缩短血流阻断时间、减少出血及避免血流阻断,最典型的就是 PBLT 技术的改进,相较于 OLT,前者可以不用完全阻断腔静脉血流,手术过程中患者的血流

动力学更加稳定,受手术影响更小。

缺血预处理包括肝脏和远隔器官缺血预处理两种,主要是通过触发机体内源性保护机制,即诱导多种内源性保护物质释放,激活细胞内信号转导途径而发挥保护作用。

药物治疗主要包括 4 类:①细胞膜和细胞外抗氧化剂,如 α-生育酚、抗坏血酸、褪黑素、α-硫辛酸、铁螯合剂、曲美他嗪、植物酚类和中草药等;②细胞内抗氧化剂,如谷胱甘肽、N-乙酰半胱氨酸、布西拉明、超氧化物歧化酶、过氧化氢酶、别嘌呤醇等;③麻醉药物,如异氟烷、异丙酚等;④其他,如促红细胞生成素、硫化氢、艾地苯醌等。

物理治疗主要包括 3 类:①高压氧治疗;②低温治疗,亚低温(30~35℃)治疗,通过诱发机体内源性保护作用而抑制损伤性机制,可有效减轻肝脏 IRI 中的炎症反应、氧化应激等损伤,低温保存(如低温机械灌注)还可以显著减轻器官冷 IRI;③激光治疗。

基因治疗是目前较为热门的治疗方式,通过对靶基因进行基因层面的干预,起到调控肝脏 IRI 的作用。

肝移植手术方式对 IRI 也有一定的影响,PBLT 由于不完全阻断下腔静脉,避免了下腔静脉系统的广泛淤血及低灌注,减少了经典式 OLT IVC 完全阻断所致的静脉回心血量骤减,以及 IVC 复流后大量富含高钾酸性物质的下肢低温血回流造成的血流动力学紊乱及炎性细胞因子的产生,从而部分减轻 IRI。总之,对肝移植过程中 IRI 的预防及治疗仍需进一步的基础研究。

(乔兵兵 李珂 王伟)

‖‖‖‖‖‖ 推荐阅读资料

[1] 叶啟发,明英姿,成柯,等.背驮式肝移植及其改良技术的临床应用.中华消化外科杂志,2019,18(4):311-315.

[2] CANNISTRA M,RUGGIERO M,ZULLO A,et al. Hepatic ischemia reperfusion injury:a systematic review of literature and the role of current drugs and biomarkers. Int J Surg,2016,33(Suppl 1):S57-S70.

[3] DATTA G,FULLER B J,DAVIDSON B R. Molecular mechanisms of liver ischemia reperfusion injury:insights from transgenic knockout models. World J Gastroenterol,2013,19(11):1683-1698.

[4] ELTZSCHIG H K,ECKLE T. Ischemia and reperfusion-from mechanism to translation. Nat Med,2011,17(11):1391-1401.

[5] HE W,YE S,ZENG C,et al. Hypothermic oxygenated perfusion (HOPE) attenuates ischemia/reperfusion injury in the liver through inhibition of the TXNIP/NLRP3 inflammasome pathway in a rat model of donation after cardiac death. FASEB J,2018,32(11):6212-6227.

[6] HU C,LI L. Pre-conditions for eliminating mitochondrial dysfunction and maintaining liver function after hepatic ischemia reperfusion. J Cell Mol Med,2017,21(9):1719-1731.

[7] LOSADA D M,JORDANI M E,JORDANI M C,et al. Should preconditioning hyperbaric oxygenation protect the liver against ischemia-reperfusion injury? An experimental study in a rat model. Transplant Proc,2014,46(1):56-62.

[8] MUMIC F T,SILVEIRA M R,VILALVA K H,et al. Effect of irradiation with different laser wavelengths on oxidative stress of non-hepatectomized rats. Acta Cir Bras,2016,31(Suppl 1):40-44.

[9] NAKAZATO P,VICTORINO J P,FINA C F,et al. Liver ischemia and reperfusion injury. Pathophysiology and new horizons in preconditioning and therapy. Acta Cir Bras,2018,33(8):723-735.

[10] ROBERTSON F P,MAGILL L J,WRIGHT G P,et al. A systematic review and meta-analysis of donor ischemic preconditioning in liver transplantation. Transpl Int,2016,29(11):1147-1154.

[11] SAIDI R F,KENARI S K. Liver ischemia/reperfusion injury:an overview. J Invest Surg,2014,27

(6):366-379.

［12］STOKFISZ K,LEDAKOWICZ-POLAK A,ZAGORSKI M,et al. Ischemic preconditioning-Current knowledge and potential future applications after 30 years of experience. Adv Med Sci, 2017,62(2):307-316.

［13］SHUH M,BOHORQUEZ H,LOSS JR GE,et al. Tumor necrosis factor-α:life and death of hepatocytes during liver ischemia/reperfusion injury. Ochsner J,2013,13(1):119-130.

［14］SUYAVARAN A,THIRUNAVUKKARASU C. Preconditioning methods in the management of hepatic ischemia reperfusion-induced injury:update on molecular and future perspectives. Hepatol Res,2017,47(1):31-48.

［15］WANG W,XIAO Q,HU X Y,et al. Mild hypothermia pretreatment attenuates liver ischemia reperfusion injury through inhibiting c-Jun NH$_2$-terminal kinase phosphorylation in rats. Transplant Proc,2018,50(1):259-266.

［16］XIAO Q,YE Q,WANG W,et al. Mild hypothermia pretreatment protects against liver ischemia reperfusion injury via the PI3K/AKT/FOXO3a pathway. Mol Med Rep,2017,16(5):7520-7526.

［17］YAMANAKA K,HOUBEN P,BRUNS H,et al. A systematic review of pharmacological treatment options used to reduce ischemia reperfusion injury in rat liver transplantation. PLoS One, 2015,10(4):e0122214.

［18］ZENG C,HU X,HE W,et al. Hypothermic machine perfusion ameliorates inflammation during ischemia reperfusion injury via sirtuin-1-mediated deacetylation of nuclear factor-κB p65 in rat livers donated after circulatory death. Mol Med Rep,2017,16(6):8649-8656.

第三节　低温、亚低温、常温机械灌注肝质量优化与评估实验研究

一、背驮式肝移植的供体来源及动物模型的建立

公民逝世后器官捐献（China donation after citizens' death,CDCD）为我国器官移植供体的主要来源，根据心、脑死亡国际标准并结合我国国情将 CDCD 分为以下三类：中国一类（C-Ⅰ），国际标准化脑死亡器官捐献（donation after brain death,DBD）；中国二类（C-Ⅱ），国际标准化心脏死亡器官捐献（donation after cardiac death,DCD）；中国三类（C-Ⅲ），即中国过渡时期脑 - 心双死亡标准器官捐献（donation after brain death plus cardiac death,DBCD）。鉴于 DBD 及 DCD 均对供体器官功能有不利影响，因此建立相应的动物模型来探究不同类型供体器官损伤的内在机制十分必要。

1. 脑死亡动物模型的建立　2015 年国家卫生和计划生育委员会脑损伤质控评价中心发布的《脑死亡判定标准与技术规范（成人质控版）》规定："脑死亡是指包括脑干在内的全脑功能不可逆转的丧失"。脑死亡判定标准的确立能更加科学地判定死亡。目前，脑死亡在我国尚未立法。

目前最常用的脑死亡动物模型的建模方式为颅内加压法，即应用颅内留置可扩张性球囊管，利用注水或充气的方式增加颅内压，并通过压迫损伤全脑组织导致不可逆性损伤的方法。因为脑功能的丧失会导致模式动物呼吸功能及血压调节能力的部分丧失，脑死亡建模过程中需要利用呼吸机维持呼吸，同时监测模式动物的各项指标以在必要时采取干预措施。根据加压速度的不同可分为缓慢加压性脑死亡模型及暴发性脑死亡模型。

早期的脑死亡动物模型多为暴发性模型，即在 30~60 秒内急剧增加模式动物颅内压，造成脑组织的急性损伤的方式。暴发性脑死亡模型的不足之处在于，颅内压急剧升高会导致动物的血流动力学不稳定和充血性呼吸衰竭，此外颅内压突然升高可引起不可逆转的心肌损伤，部分实验动物死于心脏停搏或需要药物治疗，另有部分实验动物建模后因无法维持血流动力学平稳而不能用于研究。为了防止血压过度波动，经常使用血管活性药物来维持突发脑死亡动物的血压，而这类药物往往对许多器官都有毒副作用。

在此基础上，2007年有学者提出了缓慢加压式脑死亡模型的建立方法。缓慢升高的颅内压对血流动力学的影响较暴发性脑死亡模型小，且在建模过程中可维持动物血压的稳定。而颅内压升高速度的减慢导致了建模时间的延长，建模过程中的操作失误或各种不可预测的因素常导致动物死亡。同时由于颅内压检测手段的缺失，加压的速度往往存在偏差，导致动物模型个体差异较大，稳定性不足。对此，国内外学者在探索中进行了各种改良，主要包括应用颅内压测定探头检测颅内压，应用微量输液泵控制加压速度，改良颅骨钻孔工具减少操作损伤等，如今的缓慢加压式脑死亡动物模型已逐渐取代暴发性脑死亡动物模型，成为一种稳定有效的脑死亡模型建立方式。

武汉大学中南医院应用缓慢颅内加压的方式建立了家兔脑死亡模型，并监测模型建立过程中家兔的各项生理指标变化情况，模型成功的标志为家兔处于深昏迷状态，双侧瞳孔对光反射消失（检查两次以上），角膜反射消失，自主呼吸停止，脑电图波动消失。研究发现，家兔脑死亡诱导时间为(32±2)分钟，颅内加压过程中峰值平均动脉压(mean arterial pressure，MAP)及心率分别为(400.24±18.36)mmHg(1mmHg=0.133kPa)及(258±25.7)次/min，脑死亡状态极限维持时间为(600±120)分钟。在脑死亡维持过程中，分别于脑死亡2小时、6小时、8小时获取家兔血液标本及肝脏组织标本，采用HE染色观察肝脏形态学改变，发现脑死亡8小时时肝脏标本中出现中性粒细胞微脓肿及汇管区淋巴细胞浸润，同时血清白介素1β(IL-1β)及肿瘤坏死因子-α(TNF-α)均明显升高，提示炎症反应可能是脑死亡肝脏的损伤机制。此外，通过获取脑死亡6小时的肝脏标本蛋白质进行双向凝胶电泳，将脑死亡肝脏与假手术组表达差异在2倍以上的蛋白质点进行基质辅助激光解析离子化飞行时间质谱鉴定，进而通过检索美国国家生物技术信息中心(National Center for Biotechnology Information，NCBI)数据库鉴定出相应蛋白质并通过蛋白印迹法进行验证。结果显示脑死亡肝脏标本蛋白检测到(987±38)个蛋白质点，通过比较共有52个明显差异表达蛋白，与假手术组相比上调29个，下调23个。质谱显示表达水平变化较大的10个差异蛋白点分别为线粒体醛脱氢酶、过氧化物酶6、三磷酸肌醇依赖性蛋白激酶1、3-巯基丙酮酸巯基转移酶、乙醇脱氢酶、二氢嘧啶酶相关蛋白4、Runt相关转录因子1、无机焦磷酸酶、谷氨酸-半胱氨酸连接酶的调节亚基及细胞色素B$_5$。为了验证蛋白质谱结果，取不同脑死亡时间的家兔肝脏标本检测线粒体乙醛脱氢酶2(aldehyde dehydrogenase 2，ALDH2)的表达水平，结果显示ALDH2的活性形式随脑死亡时间延长呈下降趋势，而对应的肝细胞凋亡水平升高，而通过药物活化ALDH2可改善肝细胞损伤情况。

此外，叶啟发团队还成功建立了大鼠脑死亡模型，经检测发现脑死亡大鼠肝脏中蛋白磷脂酶2A(protein phosphatase，PP2A)活性明显升高，同时内质网应激水平上升，导致肝细胞凋亡增加造成肝损伤。在此基础上，该团队通过获取临床脑死亡12小时肝脏标本行RNA测序，结果显示脑死亡肝脏中细胞色素c水平升高，同时PP2A水平升高而Akt水平下降。随后，行蛋白印迹证实细胞色素c水平升高与细胞色素B5水平降低存在关联性，并介导肝细胞的凋亡，同时PP2A亦可通过调控PI3K-Akt通路介导肝细胞凋亡，而肝细胞凋亡可能是造成脑死亡肝功能损伤的关键因素。

2. 心脏死亡动物模型的建立　心脏死亡的动物模型建立主要采用静脉注射氯化钾诱导心脏停搏或开胸破坏胸膜腔负压后导致心脏停搏的方式。相较而言，静脉注射氯化钾诱导心脏停搏的方式更加迅速、准确，而高钾可能对供体器官产生影响。破坏胸膜腔负压导致心脏停搏的建模方式较为贴近临床，而其建模时间较长，且动物之间的个体差异较大，从窒息开始至心脏停搏的时间可能存在误差。

与DBD肝脏相比，DCD肝脏存在明确的血流停滞过程，对各潜在供器官的损伤较重，DCD肝移植过程中的损伤分为3个阶段，依次为获取前的热缺血损伤，保存或转运过程中的冷缺血损伤及恢复血流后的再灌注损伤。武汉大学中南医院采用剪开膈肌破坏胸膜腔负压的方法成功建立大鼠、小鼠心脏死亡模型并对肝脏损伤机制进行了探讨，进而经由体外静态冷保存或低温机械灌注，最终通过建立大鼠、小鼠肝脏体外灌注系统评估肝脏功能(图3-3-1)，证实自噬、炎症反应、氧化应激及细胞凋亡等调控通路均在DCD肝脏损伤过程中起不良影响，而通过低温机械灌注的方式可改善DCD肝脏质量。

在大鼠模型中，叶啟发团队发现DCD肝脏细胞凋亡水平明显增加，且肝组织中氧化应激标志物MDA、SOD含量明显升高，此外炎症通路标志物HMGB-1、TNF-α、IL-6等含量增加，同时肝脏中TXNIP/NLRP3炎性小体通路激活导致的无菌性炎症介导肝脏再灌注损伤；而低温携氧机械灌注(hypothermic oxygenated perfusion，HOPE)可抑制DCD肝脏中的氧化应激及无菌性炎症反应而改善DCD供肝质量。在

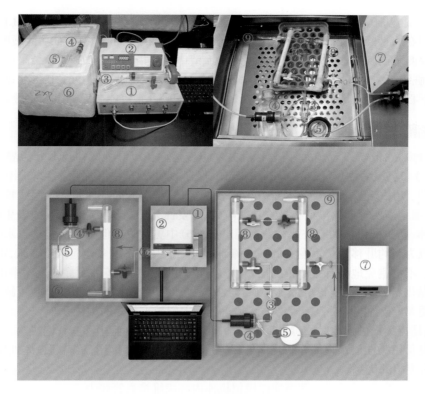

图 3-3-1　大、小鼠肝脏体外灌注系统

①BL420 生物机能检测系统;②微量注射系;③输液器滴斗;④压力感受器;
⑤低温灌注盘;⑥冰盒;⑦多轴微量蠕动泵;⑧小动物膜肺;⑨恒温水浴锅;箭
头所示氧合器。

小鼠模型中,研究发现热缺血期间肝脏内皮细胞和血小板表面 P 选择素表达增加,介导白细胞聚集及与内皮细胞之间的黏附,进而释放炎症因子诱导免疫反应;同时热缺血会诱导肝细胞内 ROS 水平升高介导氧化应激损伤肝脏。HOPE 可同时抑制两个途径减轻 DCD 肝脏损伤。同时在 HOPE 过程中检测到自噬相关蛋白 ULK1、ATG5 及 LC3B-Ⅱ表达增加,而在灌注液中加入自噬抑制剂后 HOPE 对肝脏的保护作用减弱,提示自噬活化可能是 HOPE 保护 DCD 肝脏的机制之一。

此外,一些简便易行且有效的预处理手段同样可减轻 DCD 肝脏损伤,叶啟发团队对多种预处理方式进行了探究,如采用辛伐他汀预处理发现 DCD 肝脏经历缺血再灌注损伤(IRI)后肝酶指标明显降低,且胆汁及 ATP 生成量增加,病理改变明显减轻,同时辛伐他汀处理组肝脏中 KLF2 及其靶基因 eNOS、TM 和 HO-1 表达升高,减轻 DCD 肝脏氧化应激及炎症反应;应用 32℃处理大鼠后建立 DCD 模型获取肝脏标本,结果显示亚低温预处理增加 DCD 肝脏缺血再灌注后 p-AKT 及 p-FOXO3α 的表达,减少细胞凋亡及炎症因子释放,而采用抑制剂抑制两者表达后同样抑制亚低温预处理对肝脏的保护作用;在肝脏缺血期间采用迷走神经电刺激,通过蛋白质组学分析发现肝脏 GSS 和 GST 表达明显升高,进而通过 GSS/GST 信号通路上调抗氧化性谷胱甘肽减轻 DCD 肝脏再灌注损伤。

3. 脑 - 心双死亡模型的建立　DBCD 在临床执行过程中与 Maastricht 标准的Ⅳ类相似,属于可控类型,符合脑死亡诊断标准。主要由于脑死亡法尚未建立,且家属不能接受在心脏跳动的情况下进行器官捐献。在判定为脑死亡,同时征得供体家属同意及相关机构审核通过后可撤除生命支持系统,待心脏停搏后实施捐献。

武汉大学中南医院在家兔脑死亡模型基础上建立了脑死亡后心脏死亡动物模型,即在渐进性颅内加压建立大鼠脑死亡模型后撤除家兔生命支持系统,观察脑死亡至心脏死亡过程中的生命体征变化。研究人员分别在脑死亡 4 小时、8 小时时撤除家兔生命支持,家兔心跳及 MAP 均随时间降低,并记录心脏停搏时间,发现 4 小时组心脏跳动时间为(16.2±5.8)分钟,8 小时组心脏跳动时间为(15.2±3.11)分钟,两组间并无差异。说明在去神经支配的情况下,给予升压药物及呼吸机辅助呼吸,心脏功能短时间内可维持正常,然而,通过检测不同脑死亡时间家兔心尖组织及血清中炎症指标结合 HE 染色结果证实,随着脑死亡时间的延长,心脏组织中炎症因子热休克蛋白(HSP)27、HSP70 及血液中 IL-6、IL-8 水平均明显升高,说明脑死亡状态下心脏组织还是发生了炎症反应,过长时间的脑死亡可能会影响供心质量。

二、机械灌注优化供肝质量的研究(低温、亚低温和常温)

为优化供肝质量,改善患者预后,器官保存技术也应运而生。肝脏保存技术分为静态冷保存(static cold storage,SCS)和机械灌注(machine perfusion,MP)保存两种,目前供肝保存主要采用传统的 SCS,该技术具有操作简便、使用安全、价格便宜及保存效果较好等优点,它的局限性表现为因线粒体、内质网功能紊乱、血管内皮细胞损伤等导致早期移植物功能障碍、原发性无功能和胆道局部缺血发生率显著升高,尤其是在老年供体、脂肪肝供体和心脏死亡器官捐献(DCD)中更常见。但随着肝移植技术的不断发展,供肝短缺越来越成为制约肝移植技术发展的一大障碍。边缘供肝越来越多地应用于临床,边缘供体尤其是无心跳供体器官不可避免地会有更严重的损伤,原发性移植肝无功能等并发症的发生率也会增加。为了更好地利用边缘供肝,迫切需要更好的器官保存技术减轻供肝的损伤。由于器官的短缺、保存技术的发展及更小更轻便 MP 装置的研发,MP 保存技术最近受到人们越来越多的关注。

MP 的本质是持续提供代谢底物、足够的氧气并且从移植物的细胞中移除代谢废物。这种情况下,在理论上可以恢复移植物任何预损伤并防止体外保存过程中的进一步损伤,从而延长体外保存时间。相比于 SCS,MP 具有突出的优势。

(1)维持血管床通畅,通过持续动态灌注模拟机体内环境维持血管张力。

(2)提高冲洗效果,可以更有效地将供肝内红细胞及无氧代谢产物冲出。

(3)动物实验证实,MP 能更有效地减少 IRI 所致的线粒体及细胞核损伤,还可以减少库普弗细胞的活化和内皮细胞的损伤。

(4)实时动态监测移植物功能,为评价供肝质量提供窗口期,血流动力学、血清生化和形态学等多种指标陆续被用于离体肝脏的质量评价。Obara 等发现,MP 期间监测肝动脉血压下降率可用于评价供肝术前质量。Perk 等用代谢组学方法证实灌注液中代谢组分的变化可以作为 DCD 供肝质量评价的理想参数。

(5)持续氧合和药物干预。传统的 SCS 由于缺氧易导致肝细胞空泡样变性和内皮细胞损伤,静态溶液中补充的氧气很难被肝脏摄取,而 MP 能很好地克服这些缺点,MP 过程中补充适当的氧气能减少氧自由基生成并恢复 ATP 水平和线粒体功能。另外,多项动物实验发现 MP 的同时加入硫化氢、一氧化氮等氧自由基清除剂能进一步减轻 IRI,改善移植后肝功能。

(6)扩展移植物保存时限及供肝池。Tolboom 等在大鼠肝移植模型中发现,热缺血时间为 45 分钟的供肝接受 SCS 4 小时后,受体大鼠在肝移植术后 12 小时全部死亡;而热缺血时间为 45 分钟的供肝接受 MP 4 小时后,受体大鼠在肝移植术后 4 周存活率可达 100%,这与接受相同热缺血时间的新鲜供肝的受体大鼠存活率一致。该结果证实 MP 在一定程度上可以逆转供肝的热缺血损伤,扩展供肝来源。此外,Vairetti 等发现 MP 可以逆转大鼠脂肪肝冷保存损伤。Monbaliu 等对废弃的人类肝脏进行研究,发现 MP 较 SCS 能更长时间地维持离体肝脏的形态及功能。

总之,作为一种器官保存技术,MP 不仅能够扩大供肝的来源而且优于传统的静态冷保存技术。

MP 根据灌注过程中维持温度的不同可以分为低温机械灌注(hypothermic machine perfusion,HMP)、亚低温机械灌注(subnormothermic machine perfusion,SNMP)及常温机械灌注(normothermic machine perfusion,NMP),维持温度分别为 4~6℃、20~34℃ 及 37℃。

(一)低温机械灌注对肝脏质量的优化与评估

低温机械灌注(HMP)由 Belzer 教授于 20 世纪 60 年代首先提出。HMP 是目前最为成熟的 MP 方案,并已在肾移植领域广泛应用。2009 年,哥伦比亚大学医学中心进行了世界上首次 HMP 的临床试验,并且证实相比于 SCS,HMP 显著降低了天冬氨酸转氨酶(AST)和丙氨酸转氨酶(ALT)等血清学指标,减少了原发性移植物失功、血管和胆道并发症,并且将平均住院时间从 15 日缩短到 10 日。近期又有研究证明

HMP 较 SCS 能显著降低 IRI 过程中的标志物,包括炎症因子、黏附因子等。

1. **HMP 在动物学研究中的进展与机制** MP 在动物肝脏中的研究取得了很大进展,但是大部分研究成果仍然处在动物实验阶段,仅少部分研究得到了临床转化。有研究者曾试图单纯利用肾脏 HMP 保存模型肝脏,结果证实并没有获得较好的保存效果。所以对于肝脏的 MP 保存并不能照搬肾脏的保存模型,而需要一套相对独立的 MP 保存模型。武汉大学中南医院率先搭建了基于 Lifeport 机的小动物肝脏 HMP 体系,为研究 HMP 改善公民逝世后器官捐献(CDCD)供肝分子机制奠定了实验基础:依据肝脏灌注压强、势能和水头损失之间的相关性,在保留 Lifeport 机自动化便携性的基础上研发了小动物肝脏 HMP 系统(图 3-3-2)。

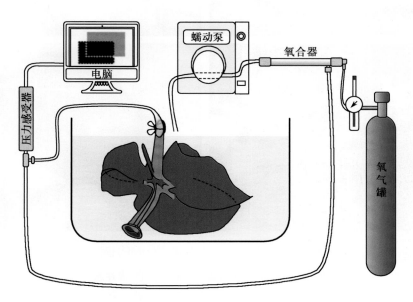

图 3-3-2　大鼠肝脏再灌注模型

为了评价 HMP 实验的效果,在大量实验基础上,应用线性回归分析模型拟合推导出不同室温下灌注液温度与循环水浴锅温度之间的线性公式:$T_{灌注液}=0.697\ 1\times T_{水浴锅}-1.194\ 2(R^2=0.932)$($T$ 为温度),成功实现了小动物肝脏灌注过程中对温度的精细调控,有利于构建体外动物肝脏再灌注模型。在该系统及模型的基础上通过大鼠等小动物实验已经证实 HMP 保存与单纯低温保存相比具有更好的效果,可以明显降低 IRI 后肝细胞坏死及 ALT 和 AST 的释放,增加胆汁的产生。

在大动物实验中同样证实了 HMP 的优越性。Vekemans 等通过猪实验模型证明,在各种 HMP 条件下,低流量氧合 HMP 是最佳的,在低流量灌注条件下 ATP 水平最高,SCS 条件下 ATP 水平最低,从而证明 HMP 保存对保护肝脏有更好的潜力。武汉大学中南医院通过建立猪肝脏 HMP 模型,探索了使用该技术的相关参数及条件,为临床转化应用研究奠定了理论基础,利用猪模型明确了离体肝脏 HMP 的最佳条件(肝动脉灌注压为 20mmHg,门静脉灌注压为 3mmHg,灌注液总流量不超过每克肝脏 0.5ml/min)(图 3-3-3)。

在以上系统及模型的基础上,通过大量的动物实验证明,HMP 主要通过以下方面发挥脏器的保护作用:①持续提供氧气和营养成分,清除肝内代谢产物。通过灌注液循环流动,对 CDCD 供肝持续提供氧气和营养成分,并清除了供肝内蓄积的 DAMPs 及活性氧,减轻供肝氧化应激损伤,减少 ATP 合成底物的消耗。②保护血管内皮细胞。HMP 通过流体剪切力刺激血管内皮细胞压力感受器上调 KLF2,抑制 TNF-α 和 IL-6 等促炎因子的合成,从而减轻低温导致的血管内皮损伤和再灌注后的炎症反应。③减轻线粒体损伤和氧化应激反应。HMP 提高供肝 SOD 的活性,刺激 Keap1/Nrf2-ARE 通路,稳定线粒体功能,发挥抗氧化作用。④减轻细胞凋亡损伤。与 SCS 比较,HMP 干预供肝后,NLRP3-caspase1 介导的肝细胞凋亡过程受到明显抑制。⑤减轻炎症反应。借助 HMP 技术对供肝循环供氧,维持组织细胞呼吸链正常功能,有利于 ATP 合成,同时 NAD$^+$ 水平的上升刺激 SIRT-1 表达增加,抑制 NFκB-p65 相关炎症通路的活性,减轻供

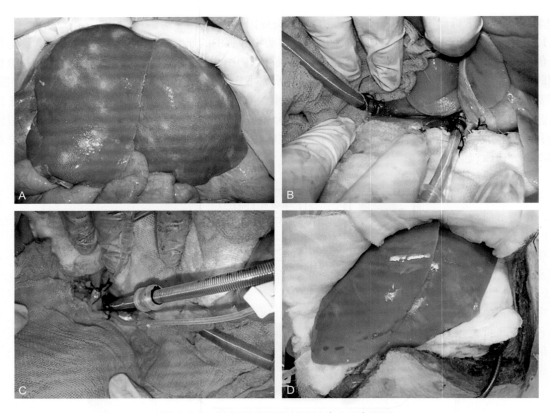

图 3-3-3　猪肝脏低温机械灌注（HMP）模型

A. 灌注前；B. 连接管道；C. 灌注中；D. 灌注后。

肝再灌注损伤。

2. **HMP 在临床的应用**　2009 年，Guarrera 团队开始了首个应用于临床肝移植的 HMP 研究。在这项研究中，20 例成人接受了经过 3~7 小时 HMP 后的肝移植并与 SCS 组进行对比。结果显示，HMP 组早期移植物功能不全（early allograft dysfunction，EAD）发生率为 5%，SCS 组为 25%。在这项研究中 HMP 表现出较高的安全性和可靠性。在随后的 5 年里，该研究团队完成了针对临床肝脏 MP 保存的随机对照研究。最终的结果显示，HMP 组 EAD 发生率为 19%，SCS 组为 30%（$P=0.384$）；1 年术后生存率分别为 85% 和 80%（两组差异无统计学意义）；但 HMP 组术后胆道并发症发病率明显低于 SCS 组（4% $vs.$ 13%，$P=0.016$），HMP 组术后住院日也明显低于 SCS 组［（13.64 ± 10.9）日 $vs.$（20.14 ± 11.12）日，$P=0.001$］。

Dutkowski 团队首次证实了 MP 对 DCD 供体肝脏的保护作用。在这项研究中，基于 OrganAssist 系列的 ECOPS 系统，DCD 供体肝脏首先经过常规的 4℃ 低温保存，随后在移植前 1~2 小时经门静脉进行低温氧合 MP，这项方案也被称为 HOPE 方案，即低温携氧机械灌注（hypothermic oxygenated perfusion，HOPE）。该研究证实，经过 HMP 保存后 DCD 供体肝脏在肝脏功能、肾脏功能、住院日及术后并发症方面都与 DBD 供体表现相当。该研究对于扩大标准供体的应用意义重大，但还有待进一步大样本的临床随机对照试验。

在前期动物实验研究的基础上，作者所在中心研发了便携式肝脏 HMP 原型机（图 3-3-4）。该原型机选用蠕动泵灌注将低温对肝脏的损伤降至最低，具有温度、压力和流量的实时监控与动态报警等功能，并实现了网络动态监测和定位功能，

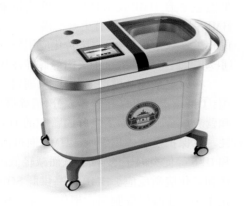

图 3-3-4　WU-DYX-2 型肝脏低温机械灌注原型机

同时搭载了自主研发的甲壳素/壳聚糖纳米材料用于吸附 HMP 过程中的供肝代谢产物、炎症因子、氧自由基及肝内残留毒素。该原型机的研发为安全开展 HMP 提供了设备保障。使用该原型机的临床小样本试验中，通过获取人肝组织进行高通量筛查发现 HMP 可通过细胞色素 P450 外源性物质代谢途径减轻供肝氧化应激损伤，保护肝脏。

(二)亚低温携氧灌注对肝脏质量的优化与评估

亚低温机械灌注(SNMP)的温度通常控制在 20~34℃，绝大多数选择 20℃或 21℃作为 SNMP 的研究温度，也有采用 28℃等其他温度进行 SNMP。在 20~25℃条件下的 SNMP，有可能消除低温诱导的损伤，而不需要氧载体(如红细胞)，在该条件下使用的灌注液首选 Krebs-Henseleit 溶液，也可使用改良的威斯康辛大学葡萄糖酸盐溶液、William's E 培养基、Polysol 灌注液等。相比之下，在接近 28~34℃的生理温度下，机械灌注通常需要氧载体来满足移植物的代谢需要。研究发现，在大鼠脂肪肝模型中，SNMP 与 CS 相比可以改善肝脏门静脉压力、组织 ATP 和肝脏胆汁生产量，显著改善肝功能。进一步研究发现，HMP 和 SNMP 相较于 CS 对大鼠脂肪肝都具有良好的保护作用，且 SNMP 相较于 HMP 对于脂肪肝的保护作用更佳。在 DCD 供肝保护方面，通过对比 CS、SNMP、NMP 发现，CS 组大鼠移植 4 周后全部死亡，而 SNMP 和 NMP 组的大鼠全部存活，证实了 SNMP 具有改善 DCD 肝脏 IRI 损伤的作用。此外，亦有研究发现 20℃的 SNMP 相较于 CS 具有显著的保护肝内胆管的作用。

在 SNMP 的保护作用机制方面，有学者发现，SNMP 可以显著抑制脂肪供肝中 HMGB-1 的释放，减轻局部和全身炎症反应，降低移植物原发性无功能(primary nonfunction，PNF)的风险。此外，SNMP 也能够引起低氧诱导因子 -1α(hypoxia inducible factor-1α，HIF-1α)的高表达，参与调节氧化应激和抗凋亡相关蛋白表达。叶啟发团队研究发现，亚低温可上调肝脏中冷诱导 RNA 结合蛋白(cold induced RNA binding protein，CIRP)的表达。CIRP 是哺乳动物中第一个被发现的冷休克蛋白，是一种 RNA 结合蛋白，属于冷休克蛋白家族中的一员。CIRP 能够在 1~3 小时或长至 12 小时的亚低温(31~33℃)环境下诱导表达，表明 CIRP 基因的激活是机体对亚低温环境最早的应答之一。RNA 结合蛋白被认为与 RNA 的新陈代谢有关，并在时间和空间等方面来调节靶 RNA 的表达。近年来的研究表明，RNA 结合蛋白参与基因的转录后调控过程。有研究表明，在缺血再灌注模型中，发现了与 CIRP 结合的靶 mRNA，并证明了可与 CIRP 稳定结合的靶 mRNA，表明亚低温诱导的 CIRP 可能通过稳定下游 mRNA 的翻译，减轻肝脏中缺血缺氧及氧化应激对组织的损伤。

(三)常温机械灌注肝脏质量优化与评估

1. **供肝保存**　与 HMP 相比，肝脏常温机械灌注(NMP)可通过提供氧及营养物质、维持灌注液的生理温度维持肝脏的正常生理状态，利用肝细胞可再生的特点修复已存在的损伤。这样可避免无氧代谢所造成的产物堆积，以及细胞损伤甚至破坏。

2002 年，Butler 等对猪的离体肝脏常温灌注保存 72 小时，保存后肝脏仍具有生理功能。进一步的研究表明，肝脏 NMP 的保存方法较冷储存和 HMP 有较明显的优势，能够更好地保护供体器官，保证器官正常生理功能。

目前器官保存多采用单器官灌注的方法。Chung 等将手术获取猪的肝脏和肾脏在同一 NMP 系统中保存，通过研究系统中电解质水平、酸碱平衡及有代表性的炎性细胞因子(IL-6、IL-8)水平的改变，发现肾脏作为一个有自我平衡功能的器官，引入肾脏有助于优化系统，提高系统稳定性，减少器官的炎性反应，同时对肝脏的生理状态无不良影响。该团队随后将灌注时间延长至 24 小时，发现虽然该系统较单器官保存有优势，但长时间的灌注过程仍需要葡萄糖、氨基酸等营养成分的足量供给，否则仍然会影响器官的质量。

2. **肝脏修复与调节作用**　肝脏 NMP 可以最大限度地模拟其在体的生理状态，在这种状态下肝组织能够再生以修复损伤。对于供体获取过程中造成的热缺血损伤，可以利用 NMP 的方法进行修复。

Boehnert 等通过猪肝脏热缺血 1 小时建立 DCD 模型，随后分别使用单独冷保存和冷保存加 NMP 的方法保存肝脏。通过检测相关指标，并行同种异体肝移植观察存活率。结果发现，与常规的冷保存方式比较，NMP 可以减轻肝实质及胆道的损伤，提高肝动脉灌注，保护肝脏功能。Izamis 等通过对 NMP 不同时间的效果比较，发现正常肝脏 NMP 5~6 小时可保持稳定状态；热缺血损伤的肝脏通过 NMP 2 小时可达最佳修复效果。

目前世界范围内,肝脏脂肪变尤其是非酒精性脂肪肝在成人的发病率达 1/3,直接影响供体肝脏的整体质量。尽管脂肪变的肝脏可以用于移植手术,但术后发生各种并发症及二次移植的概率较非脂肪变肝脏大。为此,Nagrath 等向 NMP 系统中加入具有脱脂功能药物的混合物灌注大鼠脂肪肝模型,证实这种方法能够有效地减少培养的肝细胞和被灌注肝脏内的脂肪含量,使用这种方法可一定程度地扩大供体肝脏的来源。

3. **肝脏功能评价**　肝脏 NMP 系统可以很好地模拟肝脏在体内的正常生理状态,同时便于观察和获取标本,因此被用于对肝脏损伤及保存效果的评估。

肝脏 NMP 的一般检测和评价项目包括组织氧耗量、血流动力学指标、肝脏合成功能、肝脏代谢功能、细胞损伤指标(ALT、AST、碱性磷酸酶、总胆红素)、灌注液血常规及血气分析、肝脏组织学评价等。其中肝脏合成功能主要检测白蛋白、补体、凝血因子V、尿素、合成胆汁体积;代谢功能包括葡萄糖、半乳糖等代谢状态。

胆汁是肝脏的产物之一,胆汁的特性能够反映肝脏的功能状态,但是目前对胆汁与肝脏损伤关系的研究较少。Habib 等为探究肝脏损伤程度与分泌胆汁性质的关系,首次利用质子磁共振波谱成像(proton magnetic resonance spectroscopy,¹H-MRS)的方法研究不同热缺血损伤程度的肝脏在 NMP 阶段分泌的胆汁,发现不同损伤程度的肝脏产生的胆汁中胆酸、乳酸、葡萄糖等成分的含量有所不同。虽然结果无统计学意义,但将胆汁成分作为评价肝脏损伤程度的一种潜在指标,为将来寻找评价肝脏损伤的新方法提供了方向。

对供体的需求量增加使得人们开始关注 DCD 供体的保存和使用。因 DCD 供体的损伤较严重,传统低温保存的方法已不能满足需要,所以 NMP 被重新重视。NMP 通过维持温度、供氧等条件模拟器官在体内的正常生理状态,维持器官正常代谢,并具有修复损伤的功能。动物实验证明,肝脏 NMP 的保存效果优于 SCS 及 HMP,同时 NMP 过程中可以修复前期热缺血造成的肝脏功能损伤,目前在临床上,NMP 已用于器官获取过程中维持灌注及离体肝脏的保存。NMP 可以模拟肝脏在体内正常的代谢活动,现在被广泛应用于肝脏的多项基础研究,利用 NMP 建立体外模型用以模拟肝脏的在体状态,具有操作简便、观察直观及费用低等优点。

(叶启发　兰佳男　周维　王伟)

||||||||||　推荐阅读资料

[1] BELLINI M I, NOZDRIN M, YIU J, et al. Machine perfusion for abdominal organ preservation: a systematic review of kidney and liver human grafts. J Clin Med, 2019, 8(8): 1221.

[2] BODZIN A S, BAKER T B. Liver transplantation today: where we are now and where we are going. Liver Transpl, 2018, 24(10): 1470-1475.

[3] BONACCORSI-RIANI E, BRUGGENWIRTH I, BUCHWALD J E, et al. Machine perfusion: cold versus warm, versus neither. Update on clinical trials. Semin Liver Dis, 2020, 40(3): 264-281.

[4] CLARKE G, MERGENTAL H, HANN A, et al. How machine perfusion ameliorates hepatic ischaemia reperfusion injury. Int J Mol Sci, 2021, 22(14): 7523.

[5] DENGU F, ABBAS S H, EBELING G, et al. Normothermic machine perfusion (NMP) of the liver as a platform for therapeutic interventions during ex-vivo liver preservation: a review. J Clin Med, 2020, 9(4): 1046.

[6] HE W, YE S, ZENG C, et al. Hypothermic oxygenated perfusion (HOPE) attenuates ischemia/reperfusion injury in the liver through inhibition of the TXNIP/NLRP3 inflammasome pathway in a rat model of donation after cardiac death. FASEB J, 2018, 32(11): 6212-6227.

[7] HEFLER J, MARFIL-GARZA B A, DADHEECH N, et al. Machine perfusion of the liver: applications beyond transplantation. Transplantation, 2020, 104(9): 1804-1812.

［8］KARIMIAN N,RAIGANI S,HUANG V,et al. Subnormothermic machine perfusion of steatotic livers results in increased energy charge at the cost of anti-oxidant capacity compared to normothermic perfusion. Metabolites,2019,9(11):246.

［9］KNIJFF L,VAN KOOTEN C,PLOEG R J. The effect of hypothermic machine perfusion to ameliorate ischemia-reperfusion injury in donor organs. Front Immunol,2022,13:848352.

［10］KRON P,SCHLEGEL A,MANCINA L,et al. Hypothermic oxygenated perfusion(HOPE) for fatty liver grafts in rats and humans. J Hepatol,2017,S0168-8278(17)32268-7.

［11］LASCARIS B,DE MEIJER V E,PORTE R J. Normothermic liver machine perfusion as a dynamic platform for regenerative purposes. What does the future have in store for us? J Hepatol, 2022,77(3):825-836.

［12］MERGENTAL H,LAING R W,KIRKHAM A J,et al. Transplantation of discarded livers following viability testing with normothermic machine perfusion. Nat Commun,2020,11(1): 2939.

［13］NASRALLA D,COUSSIOS C C,MERGENTAL H,et al. A randomized trial of normothermic preservation in liver transplantation. Nature.,2018,557(7703):50-56.

［14］NOSSER M,GASSNER J,MOOSBURNER S,et al. Development of a rat liver machine perfusion system for normothermic and subnormothermic conditions. Tissue Eng Part A,2020,26 (1-2):57-65.

［15］OKAMURA Y,HATA K,TANAKA H,et al. Impact of subnormothermic machine perfusion preservation in severely steatotic rat livers:a detailed assessment in an isolated setting. Am J Transplant,2017,17(5):1204-1215.

［16］SCHLEGEL A,PORTE R,DUTKOWSKI P. Protective mechanisms and current clinical evidence of hypothermic oxygenated machine perfusion(HOPE) in preventing post-transplant cholangiopathy. J Hepatol,2022,76(6):1330-1347.

［17］SOUSA D A SILVA R X,WEBER A,DUTKOWSKI P,et al. Machine perfusion in liver transplantation. Hepatology,2022,76(5):1531-1549.

［18］VAN RIJN R,SCHURINK I J,DE VRIES Y,et al. Hypothermic machine perfusion in liver transplantation-a randomized trial. N Engl J Med,2021,384(15):1391-1401.

［19］XIA Z P,WANG W,XIAO Q,et al. Mild hypothermia protects renal function in ischemia-reperfusion kidney:an experimental study in mice. Transplant Proc,2018,50(10):3816-3821.

［20］ZENG C,HU X,HE W,et al. Hypothermic machine perfusion ameliorates inflammation during ischemia reperfusion injury via sirtuin-1-mediated deacetylation of nuclear factor kappaB-κB p65 in rat livers donated after circulatory death. Mol Med Rep,2017,16(6):8649-8656.

第四章

公民器官捐献背驮式肝移植临床探讨

第一节　公民器官捐献背驮式肝移植的临床研究

相较于经典式原位肝移植（OLT），背驮式肝移植（PBLT）在切除病肝时保留肝后下腔静脉（RIVC）和3支肝静脉，并将3支肝静脉按照解剖分型进行成形，成形后与供体肝的肝上下腔静脉（SIVC）吻合建立肝静脉回流通道，将供体肝的肝下下腔静脉（IHVC）结扎封闭，其他通道吻合与OLT相同。PBLT因不全阻断受体RIVC，避免使用体外静脉转流，消除了因阻断IVC或使用体外静脉转流所导致的不良影响。1989年，Tzakis首次施行经典PBLT（CPBLT），但需在切除病肝前建立门静脉（portal vein，PV）-IVC分流。1995年，叶启发首次改良式PBLT（APBLT），弃用了PV-IVC分流，这种改良既节省了生物转流泵，也避免了转流所致的并发症，获得了良好的临床疗效和社会效应。本章将对国家卫生健康委员会移植医学工程技术研究中心（中南大学湘雅三医院、武汉大学中南医院）2010年1月—2019年6月成功实施公民逝世后器官捐献（CDCD）及肝移植患者进行分析，旨在阐述PBLT和肝移植新术式的临床疗效。

一、资料与方法

（一）一般资料

采用回顾性描述性研究方法，应用SPSS 20.0统计软件进行分析。正态分布的计量资料以均数±标准差表示，偏态分布的计量资料以范围（M）表示。收集国家卫生健康委员会移植医学工程技术研究中心（中南大学湘雅三医院、武汉大学中南医院）2010年1月—2019年6月实施的CDCD的患者947例，中南大学湘雅三医院442例，武汉大学中南医院505例（图4-1-1）。其中女性供体127例，占13.41%，男性供体820例，占86.59%，平均年龄（48.09±2.83）岁。供体原发病以创伤（44.19%）、脑血管意外（40.23%）及心血管意外（12.67%）为主，其他还包括肿瘤、中毒和缺氧性脑病（图4-1-2）。对器官质量进行评估后进行器官分配。共计798例CDCD来源的肝移植成功实施，其中中南大学湘雅三医院289例，武汉大学中南医院共509例（图4-1-3），其中女性受体186例（23.31%），男性受体612例（76.69%）。按照CDCD肝移植分类，将供肝来源分为脑死亡供体（DBD）、心脏死亡供体（DCD）和脑-心双死亡供体（DBCD），分别为277例（34.71%）、141例（17.67%）和380例（47.62%）（图4-1-4）。798例肝移植受体原发疾病以乙型

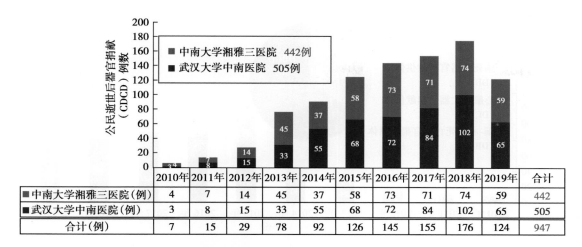

	2010年	2011年	2012年	2013年	2014年	2015年	2016年	2017年	2018年	2019年	合计
■中南大学湘雅三医院（例）	4	7	14	45	37	58	73	71	74	59	442
■武汉大学中南医院（例）	3	8	15	33	55	68	72	84	102	65	505
合计（例）	7	15	29	78	92	126	145	155	176	124	947

图 4-1-1　947 例供体来源（2010 年 1 月—2019 年 6 月）

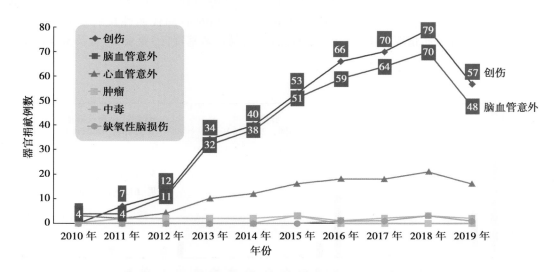

图 4-1-2　947 例供体原发病（2010 年 1 月—2019 年 6 月）

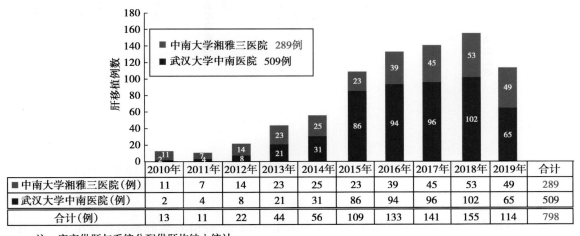

	2010年	2011年	2012年	2013年	2014年	2015年	2016年	2017年	2018年	2019年	合计
■中南大学湘雅三医院（例）	11	7	14	23	25	23	39	45	53	49	289
■武汉大学中南医院（例）	2	4	8	21	31	86	94	96	102	65	509
合计（例）	13	11	22	44	56	109	133	141	155	114	798

注：废弃供肝与系统分配供肝均纳入统计。

图 4-1-3　798 例肝移植分布情况（2010 年 1 月—2019 年 6 月）

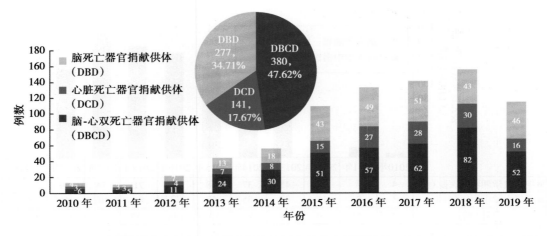

图 4-1-4　798 例肝移植按照公民逝世后器官捐献（CDCD）分类情况(2010 年 1 月—2019 年 6 月)

肝炎肝硬化、急性肝衰竭(包括急性肝衰竭、慢性加急性肝衰竭)和肝细胞肝癌为主。先将原发病总体归类于炎性肝硬化(503 例,占 63.03%)、肝癌(176 例,占 22.06%)和代谢性疾病及其他(119 例,占 14.91%)三大类,具体分布情况见图 4-1-5。本研究符合《赫尔辛基宣言》要求,患者及家属均签署知情同意书。

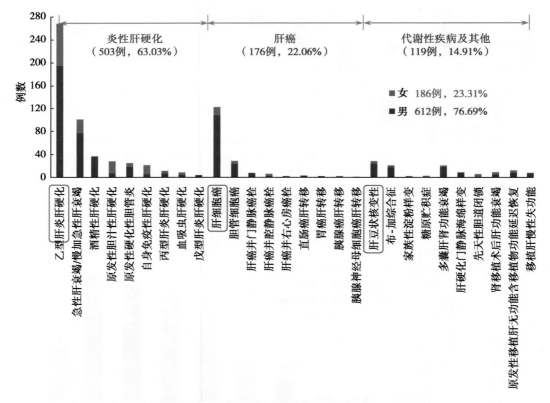

图 4-1-5　798 例肝移植受体原发疾病数据统计(2010 年 1 月—2019 年 6 月)

(二) 手术方式

以炎性肝硬化为原发病的受体,手术方式多采用 PBLT 或 APBLT,若肝脏血管存在变异者则根据实际情况选择最合适的改良式式;以肝癌为原发病受体采用 PBLT,若出现门静脉、肝静脉、RIVC 及心房癌栓时,则采用更为复杂的 APBLT 或腔静脉 - 心房吻合式肝移植(vena cava atrial anastomotic liver transplantation，VCAALT)；对于布 - 加综合征（BCS）、肝豆状核变性（又称 Wilson 病）等特殊患者亦采用 VCAALT，其他患者则根据实际情况选择最佳术式。具体手术步骤见第 11 章。

（三）围手术期处理

798 例受体收入院后，完善常规检查，改善患者一般状况，使患者肝功能 Child-Pugh 分级降低。术后进行对症营养支持治疗，按患者个体情况常规应用抗排斥反应药物等。追踪患者肝功能状况，符合出院标准后及时出院。采用门诊和电话方式进行随访，了解患者术后生存情况。

二、临床疗效

（一）生存率

以炎性肝硬化为原发病的受体、以急性 / 慢性加急性肝衰竭为原发病的受体、以肝癌为原发病的受体及以其他原因为原发病的受体 1 年、3 年、5 年生存率见表 4-1-1。若按照供体来源分类，DBD 肝移植受体、DCD 肝移植受体及 DBCD 肝移植受体 1 年、3 年、5 年生存率见表 4-1-2。

表 4-1-1　798 例肝移植患者生存率统计

原发病种类	例数（%）	1 年存活例数（%）	3 年存活例数（%）	5 年存活例数（%）
炎性肝硬化	402（50.38）	358（89.00）	338（84.08）	324（80.60）
急性肝衰竭 / 慢性和急性肝衰竭	101（12.66）	69（68.32）	63（62.38）	59（58.42）
肝癌	176（22.06）	165（93.75）	139（78.98）	135（76.70）
其他	119（14.91）	108（90.76）	98（82.35）	95（79.83）
合计	798（100）	700（87.72）	638（80.00）	613（77.00）

表 4-1-2　3 类肝移植患者生存率统计

分类	例数（%）	1 年存活例数（%）	3 年存活例数（%）	5 年存活例数（%）
国际标准化脑死亡器官捐献（DBD）	277（34.71）	249（89.99）	216（77.98）	209（75.45）
国际标准化心脏死亡器官捐献（DCD）	141（17.67）	109（77.30）	99（70.20）	95（67.38）
中国过渡时期脑 - 心双死亡标准器官捐献（DBCD）	380（47.62）	342（90.00）	342（85.00）	309（81.32）
合计	798（100）	700（87.72）	638（80.00）	613（77.00）

（二）原发性移植物无功能和移植物功能不良

原发性移植物无功能（primary nonfunction，PNF）标准：①移植术后 7~10 日移植物持续无活性或死亡；②丙氨酸转氨酶（ALT）>2 500IU/L，谷氨酸 <60mg/dl，国际标准化比值（international normalized ratio，INR）>2.5，胆汁生成量 <50ml/d；③持续脑昏迷；④不可逆性（顽固性）代谢性酸中毒；⑤持续且难矫正（顽固性）高血糖；⑥严重凝血功能障碍；⑦无胆汁分泌；⑧天冬氨酸转氨酶（AST）持续上升。

国内外研究发现，肝移植术后 PNF 发生率为 0.9%~7.2%，PNF 的发生与供体年龄、体重指数（body mass index，BMI）、脂肪肝、γ- 谷氨酰转肽酶（γ-glutamyl transpeptidase，γ-GT）、血清钠、酸中毒、热 / 冷缺血等有关，与受体 Child-Pugh 分级和终末期肝病模型（model for end-stage liver disease，MELD）评分密切相关。经统计分析发现，总体 PNF 发生率为 1.50%，PNF 引起的死亡率为 33%，多与继发性感染有关（表 4-1-3）。

表 4-1-3　原发性移植物无功能（PNF）相关并发症发生率

并发症	国际标准化脑死亡器官捐献（DBD）例数（%,n=277）	国际标准化心脏死亡器官捐献（DCD）例数（%,n=141）	中国过渡时期脑 - 心双死亡标准器官捐献（DBCD）例数（%,n=380）	合计（%,n=798）
移植物功能障碍（IPF）	8（2.89）	11（7.80）	14（3.68）	33（4.14）
原发性移植物无功能（PNF）	4（1.44）	8（5.67）	5（1.31）	17（2.31）
移植物抗宿主病（GVHD）	2（0.72）	1（0.70）	3（0.78）	6（0.75）
急性排斥反应（AR）	13（4.69）	9（6.38）	18（4.73）	40（5.01）

（三）移植物功能延迟或移植物功能不良

移植物功能不良（initial poor graft，IPF）标准包括：①ALT/AST/ 谷氨酸脱氢酶（glutamate dehydrogenase，GDH）>2 000IU/L 且凝血因子 V、凝血因子 Ⅷ术后 5 日持续升高；②术后 3 日持续监测 ALT+AST>1 500U/L；③术后 1 日、3 日、7 日、14 日 ALT、AST、胆汁量、凝血酶原活性大于基础值 4~8 倍；④术后 7 日 AST>1 500U/L，PT>20 秒，胆红素 >10mg/dl，INR>1.6；⑤术后 1~7 日 ALT 或 AST>2 500U/L，凝血酶原活性低于 50%；⑥术后 2 日 AST+ALT<285U/L 为正常，AST+ALT 285~986U/L 为功能一般，AST+ALT>986U/L 考虑为 IPF。

有报道，IPF 发生率为 8.7%~24.7%。武汉大学中南医院统计的病例中，IPF 发症发生率为 4.14%，IPF 引发的死亡率为 33%，成活率为 66.67%。死亡与 IPF 后继发感染直接相关，预防 EAD 后感染是手术成败的关键。

（四）肝移植术后感染

感染并发症有全身急性反应综合征（血行感染）（7.14%）、急性肺损伤（acute lung injury，ALI）或术后肺感染（postoperative pulmonary infection，PTPL）（7.76%）、腹腔感染（abdominal infection，AI）（4.89%）、急性坏死性胰腺炎（acute necrotizing pancreatitis，ANP）（0.75%）。与感染相关的并发症发生率高达 20.55%，引起的死亡发生率为 40.24%。而 SIRS、ALI、AI、ANP 分别占感染死亡率的 31.81%、36.36%、10.60% 和 9.09%。预防供受体潜在感染，预防血行感染、急性呼吸窘迫综合征（acute respiratory distress syndrome，ARDS），腹腔彻底引流，重视急性胰腺炎进展，及时精准治疗感染是减少感染、降低感染死亡的重要课题（表 4-1-4）。

表 4-1-4　感染并发症

并发症	国际标准化脑死亡器官捐献（DBD）例数（%,n=277）	国际标准化心脏死亡器官捐献（DCD）例数（%,n=141）	中国过渡时期脑 - 心双死亡标准器官捐献（DBCD）例数（%,n=380）	合计（%,n=798）
急性肾损伤（AKI）	4（1.44）	3（2.13）	8（2.10）	15（1.88）
全身炎症反应综合征（AIRS）	13（4.69）	16（11.34）	28（7.36）	57（7.14）
术后肺感染（PTPL）	15（5.42）	18（12.76）	29（7.63）	62（7.76）
腹腔感染（AI）	13（4.69）	9（6.38）	17（4.47）	39（4.89）
急性坏死性胰腺炎（ANP）	1（0.36）	2（1.14）	3（0.78）	6（0.75）
应激性胃溃疡出血（SGUB）	3（1.08）	2（1.14）	7（1.84）	12（1.05）
心脏停搏（CA）	2（0.72）	1（0.70）	3（0.78）	6（0.75）

（五）血管并发症

血管并发症为 5.76%。包括肝动脉血栓形成（hepatic artery thrombosis，HAT）、肝动脉假性动脉瘤（hepatic artery pseudoaneurysm，PHA）、肝动脉胆瘘（hepatic artery biliary fistula，HABF）、门静脉血栓形成（portal vein thrombosis，PVT），并发症发生率分别为 1.25%、0.37%、0.37% 和 1%。血管并发症还包括脾动脉盗血综合征

(splenic arterial steal syndrome, SATS) 1.25%、IVC 压迫（IVC compression, IVCC）0.75% 和 IVC 扭曲（IVC twist, IVCT）0.50%。血管并发症引发的死亡发生率为 19.56%，其中 HAT 为 6.52%、PHA 为 6.52%、HABF 为 2.17%、PVT 为 4.35%。尽管血管并发症仅占 5.76%，但死亡率高达 19.56%，因此，预防血管并发症仍是肝移植外科研究热点，对降低手术后近期死亡具有重大意义（表 4-1-5）。

表 4-1-5　血管并发症

并发症	国际标准化脑死亡器官捐献（DBD）例数（%，n=277）	国际标准化心脏死亡器官捐献（DCD）例数（%，n=141）	中国过渡时期脑 - 心双死亡标准器官捐献（DBCD）例数（%，n=380）	合计（%，n=798）
肝动脉血栓形成（HAT）	3（1.08）	2（1.14）	5（1.31）	10（1.25）
脾动脉盗血综合征（SATS）	3（1.08）	2（1.14）	5（1.31）	10（1.25）
门静脉血栓形成（PVT）	2（0.72）	1（0.70）	5（1.31）	8（1.00）
下腔静脉压迫（IVCC）	2（0.72）	1（0.70）	3（0.78）	6（0.75）
下腔静脉扭曲（IVCT）	1（0.36）	1（0.70）	2（0.52）	4（0.50）

（六）胆道并发症

胆道并发症为 5.62%，包括胆管结石（calculus of bile duct, CBD）、胆道吻合口瘘（biliary anastomotic leakage, BDAL）、胆道吻合口狭窄（anastomotic stenosis of bile duct, ASBD）、胆管狭窄（stenosis of bile duct, SBD）和肝动脉胆漏，发生率分别为 1.75%、0.75%、1.00%、1.75% 和 0.37%。胆管并发症的发生率与供体来源的种类有一定关联，经统计，三类供体中，DCD 来源的供体胆道并发症明显高于 DBD 和 DBCD 来源的供体，提示胆道并发症与器官的热缺血时间有密切联系（表 4-1-6）。

表 4-1-6　胆道并发症

并发症	国际标准化脑死亡器官捐献（DBD）例数（%，n=277）	国际标准化心脏死亡器官捐献（DCD）例数（%，n=141）	中国过渡时期脑 - 心双死亡标准器官捐献（DBCD）例数（%，n=380）	合计（%，n=798）
胆管结石（CBD）	3（1.08）	5（3.54）	6（1.58）	14（1.75）
胆吻合口瘘（BDAL）	1（0.36）	2（1.14）	3（0.78）	6（0.75）
胆吻合口狭窄（ASBD）	2（0.72）	2（1.14）	4（1.05）	8（1.00）
胆管狭窄（SBD）	5（01.80）	3（2.13）	6（1.58）	14（1.75）
肝动脉胆漏	0（0）	1（0.70）	2（0.52）	3（0.37）

（七）心脏停搏

心脏停搏常出现在肝硬化心肌病（cirrhotic cardiomyopathy）的受体中，肝硬化心肌病常有以下特点：①肝病病史 >20 年，年龄 >60 岁；②心脏停搏突发，无电解质和内环境紊乱；③既往无心血管病史和用药史；④心率偏慢，阿托品试验心率变化不大；⑤运动、容量负荷心排出量不能明显增加，静息射血分数 <55%；⑥心房扩大，QT 间期延长；⑦术后早期肺湿啰音，有肺水肿影像学证据；⑧检测 B 型钠尿肽（B type natriuretic titanium, BNP）和前体 BNP 增加，肌钙蛋白 I 增加。另外，伴有 RIVC 或心房血栓、癌栓者，术中栓子脱落亦可导致心脏停搏。心脏停搏是肝移植术中和术后近期严重而凶险的并发症，常见于术中肝血流开放后，由大量酸性代谢产物和高钾溶液回流心脏所致；而近年来发现肝移植术中和术后心脏停搏时有发生，考虑与肝硬化心肌病密切相关；因此，移植医师和心血管医师应重视肝硬化心肌病的检查和鉴别，降低心脏停搏的发生率。

（叶启发　付贞　胡前超）

||||||| 推荐阅读资料

[1] 李弦,范林,李玲,等.肝移植术后胆道并发症的病因、诊断及治疗.中华肝胆外科杂志,2013,19(6):469-472.

[2] 叶啟发,胡前超,钟自彪,等.289例中国公民逝世后器官捐献肝移植的临床疗效.中华消化外科杂志,2016,15(5):465.

[3] 叶啟发,明英姿,宫念樵,等.腔静脉-心房吻合肝移植治疗布加综合征的临床疗效.中华消化外科杂志,2019,18(4):342-346.

[4] ADDEO P,SCHAAF C,LEBAS B,et al. Three-vein piggyback technique and temporary portosaphenous shunt for liver retransplantation following caval replacement. Liver Transpl,2020,26(9):1195-1197.

[5] MASSAROLLO P C B,COELHO F F,BRESCIA M D G,et al. Long-term outcome of a modified piggyback liver transplantation technique using the recipient's right and middle hepatic veins. Transplant Proc,2020,52(5):1308-1311.

[6] NEMES B,GÁMÁN G,POLAK W G,et al. Extended-criteria donors in liver transplantation Part Ⅱ:reviewing the impact of extended-criteria donors on the complications and outcomes of liver transplantation. Expert Rev Gastroenterol Hepatol,2016,10(7):841-859.

[7] PRICE A,SCHWERTNER A,TRAN D,et al. Outcomes of transjugular liver biopsies for liver transplant recipients with bicaval and piggyback hepatic vein anastomoses. Acta Radiol,2021,62(12):1537-1547.

[8] YE Q,ZENG C,WANG Y,et al. Risk factors for hepatic venous outflow obstruction in piggyback liver transplantation:the role of recipient's pattern of hepatic veins drainage into the inferior vena cava. Ann Transplant,2017,22(9):303-308.

[9] YOON Y I,LEE S G,MOON D B,et al. Surgical techniques and long-term outcomes of living-donor liver transplantation with inferior vena cava replacement using atriocaval synthetic interposition graft for Budd-Chiari Syndrome. Ann Surg,2019,269(4):e43-e45.

第二节　公民器官捐献背驮式肝移植长远期疗效及相关并发症分析

肝移植是治疗终末期肝病的最佳手段。自肝移植问世以来,肝移植手术技术的提高、抗排斥反应药物的问世及整体医疗科学的发展使得肝移植术后长远期疗效得到极大的改善。目前制约肝移植的瓶颈是供体的缺乏,因此近20年,扩大标准供体(extended criteria donors,ECD)肝脏被广泛地应用于肝移植。相较于标准供体(standard criteria donors,SCD)肝脏,ECD长远期疗效较差,术后并发症的发生率相对较高。为了有效改善ECD肝脏质量,医学科学家们从受体评估、供体维护、器官获取、器官保存、围手术期治疗及长期治疗等方面入手,分析影响ECD术后疗效的诸多因素,并利用相关技术进行器官维护和治疗,如机械灌注(MP)、体外膜肺氧合(extracorporeal membrane oxygenation,ECMO),为移植医师提供了宝贵经验。因此,本文对国内外肝移植长远期手术疗效、并发症及相关干预手段进行总结。

一、肝移植长远期生存率

2013年,Yang曾统计当时多个国家肝移植2000—2013年间肝移植总体生存率情况,发现1年生存率为83%~88%,10年生存率为68%~72%,18年生存率为48%~56%。2015年,Agnes等报道2003—2014年间218例肝移植患者,3个月生存率为91%,1年生存率为83%,5年生存率为76%。我国目前PBLT术后最长存活纪录达20年,由叶啟发团队保持。2017年,其所在单位报道在2010—2016年间,成人肝移植术后 1 年、3 年、5 年累计生存率约为 85%、80%、77%。同年,Emmanouil Giorgakis 等报道,2004—2015 年,2 115 例肝移植(小儿 488 例,成人 1 627 例),总体 1 个月生存率为 97%,1 年生存率为 93%,2 年生存率为 91%,5 年生存率为 87%,10 年生存率为 83%。在 2018 年,Arianeb Mehrabi 等报道,2006—2014 年,611 例成人肝移植 1 年生存率约为 90%,2 年生存率约为 87%,3 年生存率约为 83%。

2019 年沈中阳团队报道指出,1998 年 9 月—2018 年 9 月,该团队完成及协助北京、上海、广州、深圳等单位开展肝移植累计超过 1 万例,其所在单位共完成各类型肝移植 7 043 例(成人 6 005 例,儿童 1 038 例),1998 年 9 月—2003 年 3 月,成人肝移植术后 1 年、3 年、5 年累计生存率分别为 83.1%、73.0% 和 69.0%,2003 年 3 月—2009 年 3 月分别为 85.3%、76.2% 和 72.1%,2009 年 4 月—2018 年 9 月分别为 87.5%、79.2% 和 75.1%;儿童肝移植术后 1 年、3 年、5 年累计生存率分别为 93.5%、92.2% 和 91.5%。由此可以看出,从 2000 年至今,世界范围内肝移植术后长远期生存率在逐渐提高,但升高幅度(升高幅度为 3%~5%)较低,多家单位长远期生存率大致相同,90 日生存率为 90%~95%,1 年生存率为 83%~89%,3 年生存率在 75%~85%,5 年生存率 70%~77%。

二、肝移植术后原发疾病复发

1. **肝癌复发转移** 肝细胞癌(HCC)是肝移植的适应证之一。2014 年,Agopian 等研究表明,进展期 HCC 肝移植术后 1 年的肿瘤复发率达 30%~60%,5 年生存率不到 30%。高复发转移率是影响受体远期存活的主要障碍。2008 年,Vivarelli 等对 106 例 HCC 肝移植受体进行随访 15 年,结果显示,影响整体存活率和肿瘤复发的首要因素为术后 1 年内环孢素 A(cyclosporin A,CsA)总用量。另外有研究表明,激素也可促进 HCC 肝移植术后复发。HCC 肝移植术后 3~6 个月停用激素,能明显降低肝癌复发率。对于单发的肝内复发灶或单发的肺转移瘤,能够手术切除者首选以手术切除为主的综合治疗。对于不能切除者,联合化疗、消融、介入治疗及免疫治疗等综合措施有助于延长患者存活时间和改善存活质量。

2. **乙型肝炎复发** 研究表明,接受肝移植的受体中有 12.23% 的远期存活受体会再次发生乙型肝炎病毒(hepatitis B virus,HBV)感染。肝移植手术已经成为治疗 HBV 导致的终末期肝病的有效手段。现阶段肝移植术后 HBV 感染的复发或再感染均较以前大大降低。

3. **自身免疫性肝炎(AIH)复发** AIH 是由自身免疫反应介导的急性或慢性炎症性肝脏疾病。本病多发于女性,男女患者比例约为 1∶7。欧美统计数据表明,因 AIH 而行肝移植者在儿童肝移植受体中所占比例为 2%~5%,在成人受体中为 4%~6%。最新大规模回顾性队列研究表明,AIH 患者行肝移植术后 1 年、5 年、10 年生存率分别为 88%、79%、65%。有研究表明,AIH 肝移植术后复发率为 16%~42%,平均复发时间为移植术后 4.6 年。复发相关因素研究表明,AIH 复发的危险因素包括受体肝脏炎症程度、慢性 AIH、HLA 基因型和术后免疫抑制治疗。

4. **原发性硬化性胆管炎(PSC)复发** PSC 好发于男性,来自欧洲肝移植注册机构的数据显示,PSC 肝移植术后 1 年、5 年和 10 年的受体生存率分别为 87.2%、78.2% 和 71.13%。同样 PSC 也存在移植后复发的问题。研究表明,PSC 在肝移植术后复发率为 10%~30%,中位复发时间为 3~5 年。

三、肝移植与突发的心肺功能障碍

1. **肝移植术后急性肺损伤(ALI)** 目前,肝移植术后 ALI 仍然是导致术后死亡及延长住院时间的重要因素。近 10 年来,肝移植临床取得了明显的进步,但术后肺部并发症包括 ALI 的发生率仍然很高。许多研究已证实,肝移植患者术后合并肺部并发症的比率高达 41.6%,其中 ALI 发病率为 34.2%~44%,ARDS 的发病率为 7.8%~20%,合并肺部病变者早期死亡率达 25%~41.7%。目前已证实终末期肝病患者常伴随肺部的并发症,其中低氧血症、肝肺综合征及肺动脉高压最常见。

2. **肝移植术后肺部并发症** 实体器官移植中肺脏是易发生非感染性并发症的器官之一,也是引起严重并发症及死亡的重要因素。据报道,肝移植术后肺部并发症的发生率为 42.1%~96.5%,已有文献报道胸腔积液发生率为 46.7%~96.5%、肺水肿发生率为 16.8%~17.2%、肺不张发生率为 12.1%~87.6%、肺炎发生率为 12.3%~29.9%。

3. **肝移植与肺水肿（PE）** 非心源性急性 PE 在肝移植术后频繁发生，给围手术期治疗带来困难。在接受肺移植的患者中，有 25% 在前 24 小时内突然出现相对良性的肺栓塞，而 18% 出现持续渗透性肺栓塞，持续时间超过 16 小时。这种弥漫性水肿可能与许多原因有关，包括急性液体超载、输血相关性急性肺损伤（transfusion-related acute lung injury, TRALI）、急性呼吸窘迫综合征和暴发性肝衰竭（fulminant liver failure, FLF）。潜在的病理与经腋窝静压平衡受损（漏出性 PE）或渗透性屏障受损（渗透性 PE）有关。

4. **肝移植术中、术后心脏功能障碍** 肝移植的患者年龄越大，疾病的严重程度越高，心血管并发症发生率越高。此外，在肝硬化疾病进展中有特定的心血管反应，这可能对肝移植受体带来负面作用。肝硬化心肌病是一种以心排血量增加和心室对压力反应降低为特征的疾病，存在多达 30% 的肝硬化患者中，因此对围手术期的管理提出了挑战。

冠状动脉疾病（CAD）的患病率在等待肝移植的人群中呈上升趋势，近 25% 的等待手术的患者有冠状动脉危险因素（高血压、高血脂）。据估计，肝移植术后心力衰竭的死亡率高达 15%，高达 56% 的患者在术后第 1 周出现肺水肿的临床或影像学证据。最近对美国 3.2 万例以上肝移植受体进行的一项大型分析显示，心力衰竭在移植后 90 日内占入院人数的近 25%。肝硬化心肌病的特征是变钝的肌力和变时性应激反应，和／或在肝硬化患者中没有其他已知心脏疾病的情况下，改变舒张期舒张功能并伴有电生理异常。据估计，40%~50% 的终末期肝病患者有肝硬化心肌病，但几乎所有患者都会表现出至少一种症状，最常见的是舒张功能障碍；在 30%~60% 的患者中存在 QT 间期延长。尽管有证据表明成功的肝移植逆转了肝硬化心肌病，但围手术期的应激反应可能加速心肌功能障碍，导致临床心力衰竭。

5. **ECMO 在肝移植中应用** ECMO 用于肝移植，包括供体维护和获取，受体术中心脏停搏或围手术期的治疗。2015 年，Valenza 分析了脑死亡供体获取中使用 ECMO 来维护供体心肺功能。近期疗效的研究表明，102 例肝移植中，采用 ECMO 来获取 DCD 肝脏的疗效较单纯 DCD 好，疗效接近于 DBD 肝脏。Fan 等，在静脉 - 动脉 ECMO（VA-ECMO）的辅助下完成 1 例肝移植手术，术后患者恢复良好，没有移植和 ECMO 诱发的相关并发症发生。该学者认为利用 ECMO 作为心脏循环功能支持是可行的，ECMO 不会增加出血的风险。ECMO 在保证肝移植受体手术及术后安全方面具有重要作用。

2016 年，Jaya Batra 等为了量化成人 ECMO 术后早期和 1 年生存率的影响因素，对纽约州 2003—2014 年接受 ECMO 治疗的 1 286 例患者进行回顾性队列分析，中位随访时间为 4.9 个月（范围 0~12 个月）。ECMO 使用率从 2003 年 8 家医院的 13 例增加到 2014 年 30 家医院的 330 例。与 2009 年以前接受 ECMO 治疗的患者相比，晚期患者年龄更大（54.4 岁 vs. 52.3 岁，$P=0.013$）且更可能有包括慢性肾病在内的严重疾病（25.2% vs. 13.2%，$P=0.02$）和肝病（20.0% vs. 10.7%，$P=0.001$）。在整个队列中，30 日死亡率为 52.2%（95% CI 49.5~54.9）。75 岁患者 30 日死亡率为 65.2%（73/112），需要心肺复苏的患者 30 日死亡率为 74.6%（91/122）。1 年生存率为 38.4%（95% CI 35.7~41.0）。在研究期间，30 日死亡率和 1 年生存率均有所改善。尽管合并症增加，ECMO 的预后仍有改善。

Gebhard Wagener 等学者利用 ECMO 对肝移植术中肝脏再灌注的患者心脏停搏进行抢救。该学者指出：术中心脏停搏是肝移植的一种严重并发症，预后不佳。大多数心脏停搏发生在新肝期，尤其是再灌注期，大多数由灌注后综合征或肺血栓栓塞事件引起。约 20% 的术中心脏停搏患者不能成功复苏，不能恢复自主节律和循环。在通过心肺复苏术恢复自主节律和循环的患者中，超过 12% 的患者将无法存活。随着心肺复苏持续时间的延长，术中心脏停搏的死亡率呈指数增长。如果不能迅速恢复心脏自主节律和循环，预后往往较差。VA-ECMO 作为心肺复苏的一种延伸，在许多临床应用中取得了不同程度的效果。该学者描述了一个成功应用 VA-ECMO 治疗灌注后心脏停搏的案例，并讨论了在肝移植过程中应用 VA-ECMO 作为抢救心肺复苏患者的实用价值。

四、肝移植与血管相关并发症

围手术期出血并发症和输血所带来主要副作用一直伴随肝移植整个过程。肝脏相关血管的血栓形成，如门静脉血栓形成和肝动脉血栓形成，全身血栓栓塞，以及中央静脉和肺循环血栓的形成，是导致 PNF 或危及患者生命的不良事件的原因之一。肝移植受体高凝状态及其相关并发症的发生率、分布和严重程度仍不清楚。Krzanicki 等回顾性评估血栓弹性成像的数据库，对 124 例肝移植受体进行观察发现，胆汁淤积型疾病患者有 42.9% 会出现高凝状态,原发性胆汁性肝硬化有 85.7% 会出现高凝状态,50% 暴发性肝衰竭和 37.5% 非酒精性脂肪肝患者会出现高凝状态。

另外,心内血栓形成(ITC)和肺栓塞(PE)的发生率虽然较低(1.2%~6.2%),但这些严重的并发症是成人肝移植过程中经常被忽视的死亡原因。肝动脉血栓形成(HAT)可在移植早期或移植后数月发生。据统计,HAT 在成人肝移植中的发病率为 2.5%~6%,在儿童肝移植中的发病率为 15%~20%。门静脉血栓形成(PVT)在肝移植受体中发生率为 4.9%~10.6%,其中以接受左侧活体半肝的儿童肝移植发生率最高。既往有门静脉血栓切除史,肝移植术后门静脉再栓的发生率较大(6%~40%)。Sharma 等比较了 78 例 PVT 患者和 78 例无 PVT 患者的术后并发症发生率发现,PVT 组移植术后原发无功能发生率明显高于无 PVT 组(9.0% $vs.$ 1.3%,P=0.063)。

深静脉血栓形成(DVT)是一种罕见的移植后并发症,以前的研究报道其发生率小于 3%,最近的研究报道其发生率为 3.5%~8.6%。Salami 等对 917 例肝移植患者进行回顾性分析,结果显示,在移植术后 1 年内静脉血栓栓塞的发生率为 4.58%,并且有 12 例(1.31%)患者均同时有 PE 和 DVT。肝移植术后难治性腹腔积液发病率为 5.9%~7.0%,其相关因素有:①性别,男性发病率较女性高;②术式,PBLT 易导致流出道梗阻;③丙型肝炎复发;④术前有难治性腹腔积液;⑤冷缺血时间较长;⑥肝小静脉闭塞症;⑦肝静脉流出道狭窄;⑧腔静脉吻合口狭窄等。

脾动脉盗血综合征(SASS)的产生是因为肝动脉内的血流过多地分流至脾动脉,导致肝脏低灌注,而引起一系列相关的综合征。据国内外相关文献报道其发生率约为 5.9%,与肝动脉狭窄(4.1%7.8%)及肝动脉栓塞(1.6%~8.0%)的发生率相近。88% 的 SASS 需要治疗,而未出现明显症状者可先予以观察。但一旦出现临床症状,并确诊 SASS 后,应尽快予以有效的治疗。恢复正常的肝动脉血流灌注、防止后续并发症继续发生是治疗肝移植术后 SASS 的基本原则。因此,一旦确诊为 SASS,就要及时处理,进行有效的治疗。治疗手段包括脾脏切除、脾动脉结扎、脾动脉干截流术及脾脏部分栓塞术。也可以选择应用间置血管将肝动脉与肾下动脉进行吻合。

五、肝移植与输血相关并发症

肝移植中输血所带来的损伤除了上文提及的高凝状态,还可以导致心肺功能损害,即输血相关性急性肺损伤(TRALI)和输血相关心脏超负荷(TACO)。在输血相关致死性并发症中,TRALI 和 TACO 占所有输血相关死亡的 62%。研究发现,2012 年因输血相关导致相关疾病的比例为 1/21 413,因输血导致死亡的比例为 1/322 580。输血所导致的病毒传播风险比为(1/130 万~1/2 800 万)。美国食品药品管理局发布的报告中指出,输血相关死亡最常见的原因是 TRALI,占所有输血相关死亡的 38%。TACO 是输血相关死亡的第二大原因,占所有输血相关死亡的 24%,其次是非 ABO 溶血性输血反应(14%)、ABO 溶血性输血反应(7.5%)、微生物感染(10%)和过敏反应(5%)。

1. **输血相关急性肺损伤(TRALI)** 多项研究发现,肝脏疾病是 TRALI 的一个重要危险因素。终末期肝病(ESLD)患者 TRALI 发生率为 29%,而非 ESLD 患者 TRALI 发生率为 1%。Clifford 等发现 TRALI 发生率很高的外科手术包括血管手术(2.7%)和移植手术(2.2%)。两项研究都发现了剂量反应关系,即输血量的增加与 TRALI 发生率的增加有关。TRALI 患者的住院死亡率为 28.9%,而无并发症的输血患者的死亡率为 2.5%。TRALI 是肝移植术后患者发生肺水肿的可能原因之一。肝移植所致肺水肿多为渗透性肺水肿,而漏出性肺水肿次之,提示为肺实质损伤而非心源性功能障碍。回顾性研究发现,肝移植中 TRALI 的发生率为 1.3%~1.4%,而所有发生 TRALI 的患者均有过大容量输血。Pretto 等发现,在肝移植中 TRALI 往往发生于再灌注后。TRALI 的发生与缺血再灌注后炎症介质的释放有关。

2. **输血相关心脏超负荷(TACO)** TACO 是由国际血液协会定义的。在输血后 6 小时内出现下列至少 4 种症状即可诊断:①急性呼吸窘迫;②急性肺水肿或肺水肿加重;③体液正平衡;④血压升高或心动过速。到目前为止,鲜见关于 TACO 在肝移植患者中大样本的研究,仅在 2017 年 Jeron Zerillo 有报道。作者认为接受肝移植的患者可能由于大出血和大量输血的高风险而增加了 TACO 的风险。其他危险因素包括肝肾综合征,但是需要进一步研究来阐明这些潜在的危险因素。

(叶启发　付贞　胡前超)

推荐阅读资料

［1］曹阳,张洪涛,彭伟,等.公民逝世后器官捐献肝移植发生肝动脉并发症的影响因素分析.中华消化外科杂志,2021,20(10):1055-1060.

［2］陈知水.中国肝移植技术的现状和进展.实用器官移植电子杂志,2020,8(6):417-420.

［3］戴清清,王国斌,黄帆,等.公民逝世后器官捐献肝移植70例:单中心临床分析.肝胆外科杂志,2020,28(1):22-26.

［4］季家祥,关鸽,孙延东,等.肝细胞肝癌肝移植受者术后生存及肿瘤复发临床分析.中华移植杂志(电子版),2020,14(3):143-148.

［5］刘新阳,张慧,郑智滢,等.313例原位肝移植受者术后早期肺部并发症危险因素分析.中华器官移植杂志,2022,43(3):141-145.

［6］王瑜,张瑞,王硕,等.肝移植患者围术期的输血管理.加速康复外科杂志,2020,3(2):92-96.

［7］叶啟发,胡前超,明英姿,等.三种类型的器官捐献供肝移植临床疗效及并发症的比较.中华器官移植杂志,2017,38(7):408-413.

［8］张全保,陈拓,陶一峰,等.不同移植标准下挽救性肝移植的疗效对比分析.中华器官移植杂志,2022,43(2):74-81.

［9］CHEN S,WANG T,LUO T,et al. Prediction of graft survival post-liver transplantation by L-GrAFT risk score model,EASE score,MEAF scoring,and EAD. Front Surg,2021,8:753056.

［10］HOGEN R,SEDRA A H,MOTAMED A,et al. The evolving role of ECMO in liver transplantation. Curr Opin Organ Transplant,2021,26(3):333-338.

［11］IYER M H,KUMAR J E,KUMAR N,et al. Transfusion-related acute lung injury during liver transplantation:a scoping review. J Cardiothorac Vasc Anesth,2022,36(8 Pt A):2606-2615.

第五章

肝移植免疫学

　　器官移植是治疗终末期疾病的有效手段之一。但是排斥反应是影响器官移植发展的重要影响因素。直到 20 世纪 40 年代中期,英国动物学家 Medawar 用家兔进行的一系列皮肤移植的实验研究证明,器官移植排斥的本质是受体的免疫系统对供体组织器官的免疫应答。Medawar 的研究揭开了移植免疫学研究的新领域。半个世纪以来,器官移植学的发展清楚地证明,移植免疫学基础研究的每一个进展都对器官移植的进步有重大的推动作用。移植免疫学的另一个重要突破是阐明了移植排斥的遗传基础。从 20 世纪 30 年代起,Snell 和 Gorer 对小鼠 H-2 抗原的深入研究为移植免疫学的研究开创了新的方向,同时也奠定了免疫遗传学的基础,其后免疫遗传学家发现的主要组织相容性复合体(major histocompatibility complex,MHC)抗原系统和人类淋巴细胞抗原(human lymphocyte antigen,HLA)配型为移植医学的发展作出了重要贡献。

第一节　排斥反应的细胞和分子基础

一、移植抗原

(一) 主要组织相容性抗原

　　组织相容性是指不同的个体间进行组织或器官移植时,供体和受体相互接受的程度。编码最强移植抗原的基因群即主要组织相容性复合体(*MHC*),其编码的抗原即 MHC 分子。MHC 具有广泛的多态性,其多态性是由等位基因的多态性和同型变异所决定的。MHC 主要表达在细胞膜表面,是引起同种移植排斥反应最主要的抗原。如何最大限度地减少存在于供体和受体细胞间组织相容性抗原的差异,是提高同种移植器官存活率、减少移植排斥反应和移植物抗宿主反应的关键。在人类,编码主要组织相容性抗原的 *MHC* 位于第 6 号染色体短臂,又称人类白细胞抗原(human leucocyte antigen,HLA)。人类 *MHC* 基因包含 224 个基因座,并且由于其高基因密度而与人类基因组的其他区域相区别,预测将近 57% 的 *MHC* 基因(128 个基因)被表达,并且 40% 的表达基因具有已知的免疫功能。传统上分为不同的非重叠区域,从着丝粒到端粒分别指定为Ⅱ区、Ⅲ区和Ⅰ区。

　　MHC Ⅰ类分子主要包括 HLA-A、HLA-B、HLA-C,而 MHC Ⅱ类分子主要是 HLA-DR、HLA-DQ、HLA-

DP。两类分子的许多结构特征是相同的：它们都是由彼此不同的两条肽链组成的跨膜糖蛋白二聚体，Ⅰ类分子有一条重链（α链）和一条轻链（β2微球蛋白）；Ⅱ类分子亦有两条链，分别为α链和β链，链与链之间以非共价键的形式相连，每一条链都有两个区。因此Ⅰ类、Ⅱ类分子有四个细胞膜外区，其中两个细胞膜近区具有典型的免疫球蛋白（immunoglobulin,Ig）样结构，两个细胞膜远区有独特的功能结构域，即肽结合区。然而这两类分子间也存在许多差异：Ⅰ类分子由一条分子量为45kDa的重链和一条分子量为12kDa的轻链（β2微球蛋白）组成，重链嵌入细胞膜中，由 MHC 中的基因编码，它可分成三个区，即两个细胞膜远区α1和α2及一个细胞膜近区（α3），轻链由非 MHC 中的基因编码，它组成第二个细胞膜近区，但不嵌入细胞膜内。构成Ⅱ类分子的α链、β链分子量分别为32kDa和28kDa。每条链亦有两个区（α1和α2、β1和β2），且均是跨膜分子，均由 MHC 中的基因编码。

MHC Ⅰ类分子几乎在所有有核细胞膜表面表达。体液中也存在 MHC Ⅰ类可溶性抗原，其主要来源是肝脏和淋巴细胞。MHC Ⅰ类分子在免疫系统中有识别自我和非我的功能，负责将内源性多肽（病毒或自身合成的蛋白）提呈给 $CD8^+$ 细胞毒性 T 细胞，在免疫系统抵抗病毒和肿瘤中起重要作用。新翻译合成的 MHC Ⅰ类分子α链在内质网与β2微球蛋白结合后，先与钙连接蛋白组成三聚体，以防未结合多肽的"空载"分子被降解。MHC Ⅱ类分子主要表达于 B 淋巴细胞（简称"B 细胞"）、抗原提呈细胞、巨噬细胞、树突状细胞、内皮细胞和上皮细胞等，另外，DAMPs 如 HMGB1 亦可以上调细胞 MHC Ⅱ类分子的表达。MHC Ⅱ类分子主要负责将外源性抗原（毒素或细菌蛋白）提呈给 $CD4^+$ 辅助 T 细胞，进而活化 T 细胞，活化的 T 细胞一方面增强 $CD8^+$ 细胞毒性 T 细胞的功能，另一方面诱导 B 细胞合成及分泌抗体，以清除外源性抗原。

MHC Ⅲ类包含与 HLA 基因没有结构或功能相关性的基因，MHC Ⅲ类分子不参与直接提呈抗原的作用，但参与抗原提呈的调控及免疫排斥的应答过程。MHC Ⅲ类区域还包含几个没有鉴定出功能的基因。

（二）次要组织相容性抗原

次要组织相容性抗原（minor histocompatibility antigen,MHA）一般仅引起较弱的排斥反应，但某些次要组织相容性抗原的组合能引起强而迅速的排斥反应。次要组织相容性抗原包括非 ABO 血型抗原及性染色体相关抗原。例如：男性 Y 染色体上有编码次要组织相容性抗原的基因，称为 H-Y 基因，女性受体可针对男性供体 H-Y 抗原产生排斥反应。另外，在不使用免疫抑制剂的情况下，即使主要组织相容性抗原完全相同的同胞兄弟姐妹间进行移植，仍会发生移植排斥反应，该现象由次要组织相容性抗原所引起，这些抗原可能定位在其他染色体上。由于组织配型技术的改进，在主要组织相容性抗原引起的排斥反应基本被控制后，次要组织相容性抗原引起的排斥反应可以提前预防。

（三）人类白细胞抗原

人类白细胞抗原（HLA）是编码人类 MHC 的基因。其位于 6 号染色体的短臂上（6p21.31），包括一系列紧密连锁的基因座，与人类的免疫系统功能密切相关。其中部分基因编码细胞表面抗原，成为每个人的细胞不可混淆的"特征"，是免疫系统区分自体和异体物质的基础。HLA 基因高度多态化，存在许多不同的等位基因，可精确调控后天免疫系统。

1. HLA 分子结构和功能 HLA Ⅰ类和Ⅱ类分子在结构、表达的细胞、处理抗原的来源及它们相互作用的 T 细胞功能上有所不同。

HLA Ⅰ类分子（A、B 和 C）是由β2微球蛋白（$β_2m$, 12kD）轻链以非共价结合的方式与α链（32kD）组成的异二聚体跨膜蛋白。α链由 3 个片段（α1、α2 和α3）组成，每个片段长度约 90 个氨基酸。α1 和α2折叠形成结合自身肽和非自身肽的裂隙。Ⅰ类分子是α3结构域与β2微球蛋白形成的非共价结合，并含有与 $CD8^+$ T 细胞上的分子结合的高度保守的α3免疫球蛋白样结构域。分子的羧基末端含有由 41 个氨基酸残基组成的疏水跨膜区和由 27 个残基组成的短细胞质尾。Ⅰ类分子的稳定表达需要组装由Ⅰ类α链、β2微球蛋白和结合的自身或非自身肽形成的三分子复合物。

HLA Ⅱ类分子 DR、DQ 和 DP 是由包含 32~34kD 的α链和 29~32kD 的β链的两条跨膜糖蛋白链组成的异二聚体。α2 和β2折叠形成肽结合裂缝。多态性残基主要位于α1 和β1 结构域，并参与肽结合及与 T 细胞受体的相互作用。Ⅱ类肽结合沟的末端是开放的，因此可以容纳 30 个残基或更长更大的肽。Ⅱ

类 α2 结构域中的一个环作为 CD4 分子的对接位点。α2 和 β2 结构域的羧基末端由短的疏水性跨膜区域组成,其将分子锚定在质膜中,随后是短的亲水性细胞质尾部。

肽结合 HLA Ⅰ类和 HLA Ⅱ类分子的结构基础:与 HLA Ⅰ类和 HLA Ⅱ类分子结合的多肽是由多肽中的特异氨基酸残基和互补氨基酸残基的相互作用所引导,互补氨基形成了裂隙底部的 β 链和裂隙侧面的 α 螺旋。目前主要在 HLA Ⅰ类分子的 α1 和 α2 结构域中发现了多态性和 HLA Ⅱ类分子的 αl 和 β1 结构域形成的肽结合口袋。多态性氨基酸侧链改变了 HLA 抗原的表面电荷、疏水性、大小和形状,并决定着特定的肽是否会与裂缝结合。适合这些肽的残基被称为锚定残基。广泛的多态性改变了每个 HLA Ⅰ类和 HLA Ⅱ类分子等位基因的肽结合特征,使得每个等位基因结合一组独特的肽。与 HLA Ⅰ类分子结合的肽长度一般为 8~10 个氨基酸。将肽的氨基端和羧基端埋入裂缝中,并通过一系列氢键与保守的重链残基结合。与 HLA Ⅱ类分子结合的肽较长(10~30 个氨基酸),并且以延伸的构象连接,肽的末端悬挂在裂缝的边缘上。肽是否结合给定的 HLA Ⅰ类分子等位基因是由形成抗原结合裂隙的锚定残基的氨基酸侧链决定的,因此,可被特定 HLA Ⅰ类分子等位基因结合的肽组通常具有共同的"序列基序"。

2. **抗原处理和提呈**　抗原处理和提呈是抗原提呈细胞以淋巴细胞可识别的形式在细胞表面表达抗原的方式。抗原处理包括蛋白质片段化(蛋白水解),片段与 HLA 抗原的结合及肽 -HLA 复合物在细胞表面的表达,使它们可以被 T 细胞上的 T 细胞受体(T cell receptor,TCR)识别。HLA Ⅰ类和 HLA Ⅱ类分子以不同的方式处理和提呈抗原。HLA Ⅰ类分子呈现在胞质中产生的细胞外来源的自身肽,而 HLA Ⅱ类分子主要但不限于细胞外来源的蛋白抗原。

HLA Ⅰ类分子提呈的肽的主要来源是由蛋白酶体将内源性蛋白质加工成的多肽。蛋白酶体是由在细胞的胞质中发现的大量蛋白酶复合物组成。蛋白酶体由 14 个具有广泛蛋白水解活性的亚基组成,并且具有将胞质蛋白质降解成肽的功能。针对蛋白酶体进行降解的蛋白质需要首先与被称为泛素蛋白的小蛋白质共价连接。然后,将蛋白质展开,去除泛素,并将蛋白质在蛋白酶体中降解成多种肽。两种蛋白酶体亚基 PSMB 9 和 PSMB 8 编码在Ⅱ类区域内,它们的活性特异性地被促炎细胞因子如 IFN-γ 所启动。因此,IFN-γ 激活的免疫细胞表达被称为"免疫蛋白酶体"的变体蛋白酶体,其特征在于独特的催化亚基。与标准蛋白酶体相比,免疫蛋白酶体具有更强的催化活性。最近的研究表明,这种免疫蛋白酶体的活性增强可以防止在炎症过程中降解底物的积累。

在 HLA Ⅰ类分子上加载肽是一个高度协调的过程,涉及存在于内质网(ER)中的数个伴侣蛋白质。在 HLA Ⅰ类分子的重链合成之后,其靶向 ER,与 ER 伴侣蛋白钙连接蛋白和 Grp78 结合。这些分子伴侣参与将 HLA Ⅰ类分子的多肽插入 ER 的内腔室,并引发重链折叠和链内二硫键形成。从钙连接蛋白解离后,HLA Ⅰ类分子重链与 β2 微球蛋白结合并与直系同源伴侣蛋白钙网蛋白结合,被并入肽负载复合物中。肽负载复合物负责将最佳肽加载到 MHC Ⅰ类分子上。肽负载复合物含有与抗原加工有关的转运蛋白(TAP 1 和 TAP 2)、跨膜糖蛋白相关蛋白、可溶性 ER 伴侣蛋白钙网蛋白和可溶性巯基氧化还原酶 ERp 57 的两个亚基。肽通过 TAP 1 和 TAP 2 分子转运到 ER 中。*TAP* 基因编码在 *MHC* 的 *HLA* Ⅱ类区域内,与 *PSMB 9* 和 *PSMB 8* 基因相邻。TAP 与内质网膜的细胞质侧多肽和位于腔表面的 HLA Ⅰ类分子结合。

在 ER 中,肽可以通过 ERA AP(或 ER-AP1)修饰结合Ⅰ类分子,ERA AP(或 ERAP 1)是专门的 ER 相关氨基酶,其识别肽羧基末端和修剪氨基末端,产生长度为 8~10 个残基的肽被称为 Tapasin 相关蛋白的 TAP 相关糖蛋白也被编码在 MHC 中,并且可促进 ER 中Ⅰ类分子的肽装载作用。Tapasin 相关蛋白将 HLA Ⅰ类分子与伴侣分子和巯基氧化还原酶 ERp 57 的 TAP 分子连接起来,它们一起形成肽负载复合物。Tapasin 相关蛋白稳定空的 HLA Ⅰ类二聚体,将其保留在 ER 中,直到通过肽负载复合物加载肽。HLA Ⅰ类分子可以依赖或不依赖蛋白酶的肽负载。与 HLA Ⅰ类分子结合的肽的主要组成成分包括来源于细胞内胞质产物的蛋白酶体降解的多种蛋白质(包括 HLA 分子本身)。然而,有的细胞,特别是巨噬细胞和树突状细胞(DC),可以捕获细胞外抗原,并通过一个称为交叉提呈的过程将这些抗原提呈给 CD8 T 细胞。在交叉提呈期间,通常认为 ER 的元件被并入吞噬体和内涵体中。交叉提呈对于提呈来自无病毒感染 DC 的多肽是重要的。交叉提呈也涉及对 DC 中不合成的自身蛋白质的耐受性。

HLA Ⅱ类分子提呈在细胞内裹泡中产生的肽。由 HLA Ⅱ类分子提呈的许多肽来源于外源抗原,但它们也可以通过自噬过程从细胞质中获得外源性抗原被内化,然后转运到溶酶体和包含半胱氨酸蛋白酶、组织蛋白酶 L 和组织蛋白酶 S 等蛋白水解酶的内涵体。HLA Ⅱ类分子在 ER 中与称为不变链(Ii)或 CD74 的蛋白质组装在一起。不变链阻断肽被装载到 ER 中的Ⅱ类分子上,并伴随着新合成的 HLA Ⅱ类分子进入 MCⅡ(一个特殊的发生肽加载的内涵体室)。在酸化的 MCⅡ区室中,不变链由组织蛋白酶介导的蛋白水解降解以产生 HLA Ⅱ类相关不变链肽或 CLIP。CLIP 结合到 HLA Ⅱ类分子的裂缝,裂缝内部被保护而免于降解。CLIP 需要被去除,以便使裂缝可以被细胞外蛋白质产生的肽所接近。HLA-DMA 和 HLA-DMB 在 HLA Ⅱ类区域内编码,起到催化 CLIP 的解离作用,并促进肽在载体的内吞作用。DM 的功能是确保肽和编辑复合物的有效结合,从而增加 HLA Ⅱ类分子稳定的肽结合剂的效果。DM 的活性可以通过另一个 HLA Ⅱ类编码蛋白进一步修饰,称为 HLA-DO,它可以作为肽编辑器,通过改变 DM 介导的 MHC Ⅱ类分子负载的最佳 pH 到更酸性的条件。与 HLA Ⅱ类分子结合的肽由被称为组织蛋白酶的蛋白酶产生,其存在于内涵体室中。不同的 APC 使用的组织蛋白酶库存在差异,这可能影响产生肽的性质。另外一种被称为 IFN γ 诱导的溶酶体巯基还原酶或 GILT 的溶酶体加工酶已经被确定用于提呈具有二硫键的抗原。研究表明,GILT 对 MHC Ⅰ类分子上病毒抗原提呈亦有重要作用。

细胞质和膜细胞蛋白也可以作为细胞蛋白正常转化的结果进入抗原提呈的Ⅱ类途径,该过程被称为自噬。在这个途径中,称为自噬体的 ER 衍生的囊泡中细胞质蛋白质被捕获,这些囊泡与溶酶体融合,细胞质蛋白被降解,并且可以像来自外源抗原的肽一样递送到 MHC Ⅱ类分子。蛋白质的自我加工和表达被认为在中枢耐受诱导过程中发挥重要的作用。除耐受性诱导外,研究还表明,一些病毒抗原可以通过 MHC Ⅱ类分子在细胞内进行交叉提呈,这一机制对于防止病毒病原体十分重要。

（四）血型抗原

ABO 血型系统是最早被发现的人类血型系统之一,也是应用最广泛、最具临床意义的血型系统。ABO 血型抗原除分布在红细胞表面外,还广泛存在于淋巴细胞、血小板及多数上皮细胞和血管内皮细胞膜上。组织细胞还能分泌可溶性 A、B 和 H 抗原进入唾液、泪液、尿液、胃液和羊水等多种体液。Jeyakanthan 等通过免疫组织化学法和流式细胞术发现,任何 ABO 血型的红细胞均表达Ⅱ型 ABH 抗原,A1 型和 A2 型红细胞还表达Ⅲ型和Ⅳ型抗原;心脏血管内皮细胞仅表达Ⅱ型 ABH 抗原,而不表达Ⅲ型和Ⅳ型抗原;进一步通过 ABH- 多聚糖微阵列分析发现,儿童体内缺乏针对Ⅱ型 A 抗原和Ⅱ型 B 抗原的抗体,这就解释了为何儿童 ABOi 心脏移植可不必进行预处理。上述研究提示,就同一个体而言,心脏血管内皮细胞与血液中红细胞表面表达的 ABH 抗原亚型并不一致。

在临床,有 3 种例外情况:①并非所有植入的器官都受血型抗体介导的排斥反应的影响,如肝脏可进行跨血型移植;②A 型血有两个亚型,为 A1 和 A2 亚型,O 型和 B 型血的个体可能不形成对 A2 亚型的抗体,因此,在这种情况下也可进行移植;③移植前,通过血浆置换法,清除受体的血型抗体,也可移植成功。这一方法已在国内外推广应用。

（五）组织特异性抗原

组织特异性抗原是指特异性地表达于某一器官、组织、细胞上的抗原,是独立于 HLA、ABO 抗原系统之外的另一种抗原系统,广泛分布于全身所有组织中。组织特异性抗原亦有多态性,目前在移植排斥中的作用越来越受到重视,但因为研究组织特异性抗原的技术存在一定的困难,所以对其研究尚无 HLA 抗原系统深入。首先分离纯化某一组织细胞技术困难,其次是该抗原在组织上的有限表达和分布不利于获得特异性抗体,如内皮细胞和皮肤的 SK 抗原。组织特异性抗原可能的来源有:①供体移植物脱落的抗原分子(可溶性);②移植物中"过客细胞";③移植物中脱落的组织细胞。

二、T 细胞对移植抗原的直接和间接识别

（一）直接识别途径

抗原提呈直接识别途径的特点是受体 T 细胞识别供体 APC 提呈的同种 MHC 分子 / 抗原肽复合物（CD4+ 细胞识别同种 MHC Ⅱ类分子、CD8+ T 细胞识别同种 MHC Ⅰ类分子）。即 T 细胞识别供体细胞表面完整的同种异体 MHC 分子。在早期急性排斥反应中,T 细胞主要通过此途径,参与直接识别途径的 T 细

胞占外周总 T 细胞的 5%~10%,是移植物细胞表面高密度的同种异体 MHC 分子诱导的强烈应答。在参与该反应的 T 细胞中,一些 T 细胞具有严格的肽段特异性,另有一些 T 细胞则识别结合于相同 MHC 分子上的不同肽段,此外还有一些 T 细胞则识别不结合肽段的空的同种异体 MHC 分子。肝脏是一个在免疫学上很有特点的器官,它含有丰富的树突状细胞(主要分布于胆管周围,是功能强大的专职 APC),还有不同数量的 B 细胞、T 细胞、自然杀伤(natural killer,NK)细胞及巨噬细胞等,而且在肝窦还有固定存在的活化供体巨噬细胞——库普弗细胞。上述这些所谓的供体“过路白细胞”是引起宿主同种反应性 T 细胞激活的主要来源。由直接识别方式所引起的受体 T 细胞活化是导致早期排斥反应的主要原因。

(二)间接识别途径

间接识别途径的特点是受体的 T 细胞受体(TCR)识别已经由宿主 APC 处理、提呈的供体同种抗原肽(如同种 MHC 分子或某些组织特异性抗原)并发生活化,这个途径再现 T 细胞的 MHC 限制性识别的生理过程。通常是供体的同种异基因抗原从移植物细胞上脱落后被受体 APC 摄取,经过加工处理,再由受体 APC 上 MHC 分子提呈给受体 T 细胞识别,从而启动受体 CD4$^+$T 细胞的活化与增殖,导致同种异体排斥反应。因为间接识别是由受体自身的 APC 通过外源性途径加工处理抗原,并以自身 II 类 MHC- 多态抗原复合体的方式提呈,而非内源性抗原的处理提呈,所以这种间接识别方式对受体 CD4$^+$Th 细胞的活化至关重要,因此在维持和增强移植排斥反应中尤其对后期发生的慢性排斥反应起重要作用。

三、激活 T 细胞的各种信号及共刺激分子

T 细胞通过 TCR 识别 MHC- 抗原肽复合物并激活、增殖和分化为效应细胞。该过程受多种信号的激发和调节,主要有抗原识别信号(第一信号)、激活信号(第二信号)和增殖信号(第三信号)等。

(一)第一信号

当经过加工处理的与 MHC 分子结合共同表达在细胞膜表面的外来抗原通过 APC 提呈给 T 细胞识别时,即成为 T 细胞活化的第一信号。一旦被 T 细胞识别为“非己”后,其脂质双层膜上的 TCR/CD3 结构即刻发生改变,从而激活一系列的蛋白酪氨酸激酶(protein tyrosine kinases,PTKs)。PTKs 具有活化多种信号通路的功能,其中最主要的是磷脂酶 C(phospholipase C,PLC)通路和 ras- 有丝分裂原活化蛋白激酶(ras-mitogen activated protein kinase,ras-MAPK)通路。

PLC 通路的活化可引起细胞膜上二磷酸磷脂酰肌醇(phosphatidylinositol diphosphate,PIP$_2$)的溶解,从而释放可溶性的三磷酸肌醇(inositol triphosphate,IP$_3$)进入胞质。IP$_3$ 与内质网的受体结合后,引起内质网钙离子的释放和细胞膜钙离子通道的开放,使膜外的钙离子内流,导致胞质内钙离子浓度升高,继而激活钙调神经蛋白(calcineurin,CN)。活化的 CN 又进一步使胞质内的 T 细胞活化核因子(nuclear factor of activated T cell,NFAT)去磷酸化后进入细胞核,与 DNA 分子链上细胞因子(如 IL-2、IL-4、TNF-α、IFN-γ 及膜蛋白 CD40L 等)的基因启动子结合,从而引起细胞因子的转录和表达。但此时 T 细胞所转录和表达的细胞因子量较少,也不完全,T 细胞仍处于静止期(G 0)。所以,第一信号是 T 细胞活化的早期信号。在这一信号途径中,CN 的活化是实现信号转导并最终导致 T 细胞转录合成细胞因子的必经通道。

目前用于抑制移植物排斥的免疫抑制剂如环孢霉素、他克莫司,可与各自在胞质的亲免素结合蛋白(immunophilin-binding protein)结合,抑制钙神经素中磷酸化酶的活性,并抑制 *IL-2* 基因的转录,因而称为钙神经蛋白抑制剂(calcineurin inhibitor)。

(二)第二信号

T 细胞接受 APC 提供的外来抗原(第一信号)刺激后,可能出现凋亡(apoptosis)、无反应(anergy)、免疫忽视(immunological ignorance)、部分活化(partial activation)及完全活化(full activation)。其中只有完全活化的 T 细胞才能介导移植排斥反应。T 细胞完全活化的标志是大量细胞因子的表达释放和细胞的克隆扩增,以及它所表现的效应功能。在第一信号刺激后,T 细胞的进一步活化需要共刺激分子和黏附分子的参与。共刺激分子和黏附分子是 T 细胞活化所必需的第二信号。第二信号不具有抗原特异性,但是如果无第二信号,很多基因(如 *IL-2* 基因)就不能发生转录激活,因而即使 T 细胞获得了抗原识别信号也不能进入增殖分化阶段,呈现一种“无能”的状态,甚至发生凋亡。目前已知协同刺激分子分为 3 个家族,分别为 B7-CD28 家族(Ig 超家族)、TNF 家族和细胞因子家族。其中 B7-CD28/ 细胞毒性 T 细胞相关抗原 4

(cytotoxic T lymphocyte associated antigen-4，CTLA-4）和 CD40/CD40L 是研究最多也是最为重要的两条共刺激通路。随着研究的不断深入，一些新的共刺激分子被不断发现，如 4-1BB/4-1BBL 和 ICOS/ICOSL，也显示出重要的作用。

1. **B7-CD28/CTLA-4 共刺激通路**　为目前研究最为广泛的第二信号通路。B7 分子主要分布在 APC，至少包括 B7-1（CD80）、B7-2（CD86）两个成员，静止的 APC 上 B7 分子表达量很少，被抗原激活后其表达量明显增多。B7 分子有 CD28 和 CTLA-4 两个受体，同属 CD28 家族，都位于 T 细胞表面。CD28 与 CTLA-4 的功能有明显差异，B7 与 CD28 结合产生正常的免疫应答，导致 T 细胞自分泌 IL-2 和其他细胞因子，能够促进 Th 细胞的增殖，并表达不同的细胞因子，进而引起效应 T 细胞、B 细胞和活化巨噬细胞的克隆扩增。而 B7 与 CTLA-4 结合对 T 细胞的免疫应答起负性作用，对 T 细胞活化产生"阴性"共刺激信号，抑制 T 细胞的活化，阻止同种移植排斥反应。目前，针对这一共刺激通路的抑制剂主要有人源化单抗，如抗 -CD80、抗 -CD86、抗 -CD28 及 CTLA-4-Ig。很多研究已经证实在啮齿类动物阻断这些共刺激通路的确可以延长移植物的存活时间。

2. **CD40/CD40L 通路**　B 细胞和 APC 表面结构性表达的 CD40 分子与其配体 CD40L（CD154）间的相互作用是另一重要的共刺激通路，它们分别属于 TNF 受体超家族和 TNF 家族成员。CD40 主要表达于成熟 B 细胞，也存在于血管内皮细胞、表皮树突状细胞、单核巨噬细胞、成纤维细胞、胸腺上皮细胞及造血前体细胞。CD40L 主要由活化的 T 细胞表达，其中 CD4$^+$T 细胞表达明显高于 CD8$^+$T 细胞，外周血嗜碱性粒细胞、嗜酸性粒细胞、B 细胞、NK 细胞、单核细胞及肥大细胞的表面也有少量表达。

在体液免疫中目前许多研究已证明：诱导并参与 B 细胞的活化和增殖、Ig 类型转换、抗体合成和分泌，在体液免疫中发挥重要作用。细胞免疫中，CD40/CD40L 在 T 细胞介导的免疫应答中参与了 T 细胞的活化、增殖和分化。T 细胞活化不仅需要 TCR 与抗原多肽 MHC Ⅱ类分子存在，同时需要一些协同刺激分子，如 CD20-CD80/86。CD40L 交联正性调控 APC 细胞 CD80/86 的表达，活化的 APC 又可以通过 B7 途径使 T 细胞表面的 CD40L 表达增强，进一步激活 T 细胞。研究表明，CD40L 及 TCR/CD3 复合物共同刺激，促进 CD4$^+$T 细胞在调节其他细胞生物学活性的同时自身也被活化，表达 IL-2R，进一步表达 CD40L，增强由抗 CD3 和植物血凝素（phytohemagglutinin，PHA）协同诱导的增殖效应，直接促进 Th1 类细胞因子 IFN-γ、IL-2 和 Th2 类细胞因子 IL-4、IL-5 和 IL-10 的产生。在 IL-12 诱导下 CD40/CD40L 交联能促进 Th0 细胞向 Th1 细胞转化，增强 IL-12 诱导 Th1 细胞产生 IFN-γ，对 Th2 细胞的作用则较弱。

抗原激活 CD4 细胞和 CD28 在 CD40L 的调节中具有双重作用：①通过 NF-AT 依赖信号诱导短暂的 CD40L 表达；②产生 IL-2 并上调 IL-2R，通过 IL-2 依赖信号维持 CD40L 交联起着关键作用。Howland 等在动物实验中比较了体内外缺乏 CD28 和 CD40L 时 T 细胞对抗原的反应，缺乏 CD28 共刺激时可防止 Th2 细胞分化，而缺乏 CD40L 时则防止 Th1 细胞产生，因此同时拮抗 CD28/B7 和 CD40/CD40L 通路可产生抑制移植排斥反应的协同效应，阻断 CD28/B7 通路可抑制原始的 T 细胞反应，而阻断 CD40/CD40L 通路则可抑制 Th1 细胞的分化和抑制 T 细胞的维持反应。

3. **ICOS/B7RP-1 通路**　可诱导共刺激分子（inducible costimulatory molecule，ICOS）是新近发现的表达于活化 T 细胞表面的共刺激分子，属于 CD28/CTLA-4 家族。其配体在小鼠为 B7RP-1，在人类为 B7-H2。与相应的 CD28 分别有 38% 和 20% 的同源性。Ozkaynak 等发现应用 ICOS-Ig 或抗 -ICOS 阻断 ICOS/B7RP-1 通路均可延长移植物的存活率，抗 -ICOS 与 CsA 联用可诱导永久性移植耐受。此外，在 CD40-CD154 通路阻断的条件下，慢性排斥反应的发生需要 ICOS-B7RP-I 的共刺激。Harada 等发现 ICOS 分子在 T 细胞活化和 Th1/Th2 细胞分化中起关键作用，阻断这一通路的效果与阻断时机相关，在没有 CD28 共刺激的情况下，ICOS 阻断对调节异体移植排斥反应的有益作用可见一斑。

4. **4-1BB/4-1BBL 通路**　4-1BB 是 1989 年发现的小鼠 T 细胞共刺激分子，属于 TNFR/NGFR 超家族成员。人类 4-1BB（hu4-1BB 又称 CD137）的配体分别为 4-1BBL 和 CD137L。4-1BB 既可提供共刺激信号诱导 T 细胞活化、增殖和分泌 IL-2、IFN-γ 等细胞因子，又可为淋巴细胞提供凋亡信号。研究表明，4-1BB 对 CD8$^+$T 细胞具有很强的促增殖作用。Wang 等在小肠移植时发现，CD137 是通过 CD8$^+$T 细胞而不是 CD4$^+$T 细胞介导排斥反应的，提出以往传统的共刺激分子不能彻底抑制排斥反应是因为还存有足够的不依赖于 CD28 和 CD154 信号的 CD8$^+$T 细胞，而 CD137 通路的阻断可抑制异基因抗原特异性的 CD8$^+$T 细胞的增殖和活化。

目前,尚无以第二信号作为目标的药物用于临床。CTLA-4-Ig 和抗 CD154 是有临床前景的药物,两者能阻断由共刺激分子提供的第二信号。

（三）第三信号

T 细胞接受第一信号和第二信号的刺激后,开始批量生产和分泌以 IL-2 为主的细胞因子和表达相关的细胞因子膜受体,并从静止的 G0 期进入活化的 G1 期。但此时 T 细胞仍不能顺利地进入细胞周期而实现有丝分裂和克隆增殖,T 细胞的进一步完全活化与增殖还需要第三信号的参与。T 细胞活化的第三信号是 T 细胞自分泌或旁分泌的细胞因子,如 IL-2、IL-4、IL-5、IL-7、IL-11、IL-15 及其他促生长细胞因子等。它们与 T 细胞膜上相应的受体结合后,可激活 Janus 家族激酶(Jaks),促使 PTKs 磷酸化,从而活化胞质内的许多信号转导通路。如 IL-2R 与配体接合后,启动多种 PTK 参与的信号并激活多种激酶,如免疫抑制剂西罗莫司作用的底物 TOR 激酶和与 Tac 相结合的 FK 结合蛋白(FK-binding protein,FKBP)。通过这些激酶,最终使周期素依赖性激酶(cyclindependent kinase,Cdk)中的 Cdk2 活化,并激活周期素 E(cyclin E)。周期素 E 是使细胞进入分裂周期并从 G1 期向 S 期转化的重要调节蛋白。正是由于 Cdk2 和周期素 E 的活化,T 细胞开始进入分裂周期。激活的 T 细胞 1 日可以分裂 2~3 次,由此产生大量子代细胞。这些细胞和亲代细胞一样,表达相同的 TCR,即对于当初提供第一信号的抗原肽和 MHC 等位基因分子具有高度的特异性。分化成熟的 T 细胞主要有三个亚群,分别为 CD4 Th1、CD4 Th2 和 CD8 CTL,介导细胞免疫和体液免疫。

T 细胞经过上述三个信号的活化与 DNA 合成后,不仅可大量表达和分泌多种细胞因子,还不断地进行分裂、增殖,实现克隆扩增,产生细胞免疫与体液免疫应答反应,最终攻击、破坏移植物。

四、细胞因子在同种移植排斥反应中的作用

细胞因子(cytokine)是指由淋巴细胞、单核巨噬细胞、成纤维细胞及内皮细胞等细胞产生的一类小分子可溶性蛋白或糖蛋白。抗体和补体不属于细胞因子。细胞因子的主要功能是作为细胞相互作用中的化学递质、促进细胞间的联系;细胞因子也是免疫系统中的一类非常重要的生物反应调节剂,参与炎症发生、创伤愈合、促进及抑制细胞生长分化及介导和调节天然和特异性免疫功能。按细胞因子所起的作用可分类为:①具有免疫调节活性的细胞因子,此类细胞因子数量最大,主要由巨噬细胞、NK 细胞和淋巴细胞产生,包括 TNF、IFN-γ 和 IL(IL-1、IL-2、IL-3、IL-4、IL-5、IL-6、IL-10 和 IL-12)等;②趋化性细胞因子(趋化因子),特指一组小分子量的细胞因子,它们主要参与吞噬细胞和淋巴细胞的游走和活化,在炎症反应中起核心作用;③具有造血生长活性的细胞因子,包括集落刺激因子、促红细胞生成素、促血小板生成素、干细胞因子、白血病抑制因子等。

虽然细胞因子种类繁多、产生的细胞和作用的靶细胞多样、生物学功能广泛,但是这些细胞因子的作用仍具有一些共同的特性:①通常以自分泌(作用于自身产生细胞)或旁分泌(作用于邻近的靶细胞)的形式作用于靶细胞,在生理状态下,绝大多数细胞因子只在局部起作用,作用时间短暂;②生物学效应强,在 pM(10^{-12}mol/L)水平就能发挥显著的生物学效应;③以非特异性方式发挥作用,不受 MHC 限制,即使是特异性抗原诱导产生的细胞因子发挥作用时也不表现抗原特异性;④与靶细胞上的高亲和力受体特异性结合后才能发挥生物学效应;⑤产生的多源性和作用的多效性,即单一刺激如抗原、丝裂原、病毒感染等可使同一种细胞分泌多种细胞因子,而一种细胞因子又可由多种不同类型的细胞产生并可作用于多种不同类型的靶细胞;⑥重叠的免疫调节作用,即不同的细胞因子可有相同或相似的生物学特性,如 IL-2、IL-4、IL-9 和 IL-12,都能维持和促进 T 细胞增殖;⑦以网络形式发挥作用,细胞因子并非孤立存在或单独发挥作用,可通过合成分泌的相互调节、受体表达的相互调控、生物学效应的相互影响而形成细胞因子网络。

（一）细胞因子与移植排斥反应

器官移植启动了十分复杂的由各种细胞因子参与的炎症反应,包括抗原依赖和抗原不依赖两种炎症反应。非抗原依赖炎症反应由移植物缺血或组织损伤引起。激活的中性粒细胞、巨噬细胞和 T 细胞可释放一系列细胞因子,如 IL-8、IL-2、TNF、IFN-γ、IL-1、IL-6 和 TGF-β,这些细胞因子基本上均可被白细胞浸

润抑制因子如 P 选择素所阻断。因此,这种损伤引起的炎症反应可能会减弱随后发生的急性排斥反应。在同种抗原依赖的过程中,受体 T 细胞通过直接识别和间接识别被激活后,可以产生各种细胞因子,产生的细胞因子还能进一步影响移植物的实质细胞和非实质细胞细胞因子的产生和细胞因子受体的表达。

体外实验已证实,IFN-γ 和 TNF 能影响内皮细胞上 MHC 分子和黏附分子的表达,激活的内皮细胞反过来又能激活 T 细胞,使 T 细胞参与的炎症反应得以维持和放大。在小鼠心脏移植中,移植后 3 日 T 细胞就成为移植物内的重要浸润细胞,其产生一系列细胞因子,包括 IFNs、IL-2、IL-4 和 TNF。由激活 T 细胞产生的 IL-2 在急性排斥反应中起重要作用,能引起 T 细胞和 B 细胞的增殖。IL-4 和 TNF 的协同作用进一步增强内皮细胞的激活,内皮细胞上血管细胞黏附分子 1(vascular cell adhesion molecule-1,VCAM-1)表达增加。VCAM-1 在 T 细胞浸润至组织时表达于内皮细胞表面,有利于将白细胞募集至炎症区域,发生免疫反应。此外,细胞因子能促进趋化因子基因的表达,有利于循环白细胞的聚集,如 TNF 或 IFN-γ 与 IL-1 刺激后产生 IL-8 和巨噬细胞趋化因子蛋白 -1。总之,在急性排斥反应过程中,细胞因子参与了移植物中 T 细胞的聚集、活化和游走。因此,临床可通过细胞因子、趋化因子干预 T 细胞的聚集、活化和游走而预防或延缓排斥反应的发生。

体外研究表明,特定 T 细胞亚群可通过其表型、功能和对其刺激物所产生的细胞因子的主要类型进行鉴别。CD4⁺Th 细胞群中,Th1 细胞主要分泌 IL-12、IFN-γ,主要促进细胞免疫应答,Th2 细胞主要分泌 IL-4、IL-5、IL-10,促进体液免疫应答。这两种亚群相互调节,即由 Th1 细胞产生的 IFN-γ 下调 Th2 细胞的扩增,由 Th2 细胞产生的 IL-4 下调 Th1 细胞的扩增。

研究表明,Th1 细胞因子与器官急性排斥反应相关,Th2 细胞因子可能在迟发型排斥反应及移植耐受中起作用。而移植受体长期存活需 Th1 细胞应答与 Th2 细胞应答的平衡。这些在细胞因子谱中的差异起初被认为是代表特异性 T 细胞亚群,但另一解释是特定的 T 细胞克隆受原始条件影响,可能在一定程度上依靠从 APC 和局部环境获得的共刺激信号而进行不同途径的分化。例如:在体外通过提供某一种特别丰富的细胞因子能克隆出 Th1 或 Th2 细胞,如 CD4⁺ 初始 T 细胞在 IL-4 的作用下成为 Th2 效应细胞,而在 IL-2 刺激下可分化为 Th1 效应细胞。这些细胞群在第二信号刺激下可特征性地分泌大量各自主要的细胞因子。

在 CD8⁺ 细胞毒性 T 细胞(Tc)中,Tc1 分泌 IL-2、IFN-γ,Tc2 主要分泌 IL-4、IL-5、IL-10,分别与 Th1、Th2 类细胞相似。调节 T 细胞(Tr)组成 T 细胞亚群的另一大类,其中 Tr1 细胞的抑制性作用主要被 TGF-β 和 IL-10 调节。Th3 细胞是另一类调节性的 T 细胞亚群,可以在骨磷脂基本蛋白质耐受的小鼠中分离,主要产生 TGF-β 和 IL-10 或单纯 TGF-β,不产生 IFN-γ、IL-4、IL-2 或 TNF。因此,抗炎性 CD4⁺T 细胞亚群主要产生 IL-10 和 / 或 TGF-β,并使免疫反应降到最低限度。

细胞因子与排斥反应的相关性是多方面的:①增强特异性异体活性 T 细胞、B 细胞克隆的分化增殖及细胞毒性 T 淋巴细胞(cytotoxic T lymphocyte,CTL)和 NK 细胞的分化、激活;②增强趋化作用和诱导黏附分子的表达;③增强 MHC Ⅰ类和 MHC Ⅱ类分子的表达;④对移植物细胞的直接细胞毒作用。因此,调节细胞因子活性,对控制移植排斥非常重要。

(二)细胞因子与辅助信号

未致敏 T 细胞的激活需要双重信号,第一信号是 T 细胞通过 TCR 识别由 HLA 分子提呈的抗原肽;第二信号又称为协同刺激信号,主要是来源于 APC 表面的 CD40L、B7-1(CD80)、B7-2(CD86)配体分子和表达在 T 细胞表面的 CD40 和 CD28 分子(受体)结合,以及一些黏附分子。虽然第二信号不具有抗原特异性,但是缺乏第二信号,很多基因(如 *IL-2* 基因)不发生转录激活,使获得抗原识别信号的 T 细胞不能进入增殖分化阶段,呈现"无能"状态。缺乏第二信号的 T 细胞还可发生凋亡。B7-CD28 和 CD40-CD40L 作为辅助信号在急性排斥反应中所起的作用已在动物中得到肯定。用 CTLA-4-Ig 和抗 CD40L 分别阻断 B7-CD28 和 CD40-CD40L 结合,在动物实验中证实可延长移植物存活时间。细胞因子虽然不是辅助信号,但可使第二信号的一些黏附分子表达增强。在小鼠心脏移植模型中,移植后 7~10 日即可发现 T 细胞细胞因子 IL-2、IL-4、IL-10、IFN-γ 和辅助分子 B7-1、B7-2 的转录表达增强,有利于 T 细胞的激活。

(三) 细胞因子与免疫豁免

机体某些解剖部位如角膜、眼前房、软骨、脑、胎盘滋养层、内分泌腺等均易接受同种或异种器官移植,而不发生或仅发生轻微的排斥反应,这种部位称为免疫豁免区,这种现象称为免疫豁免。免疫豁免产生的机制尚未完全阐明,除了免疫豁免部位抗原性弱、存在特殊屏障、高表达 FasL 等以外,细胞因子在免疫豁免中起十分重要的作用。如眼前房内有高浓度的 TGF-β,该部位的 APC 能在高浓度 TGF-β 环境中获取和显示抗原。TGF-β 促使 APC 分泌 IL-10,诱导免疫豁免。这种免疫豁免现象可用 IL-10 单抗消除,说明免疫豁免是由局部细胞因子参与并维持,改变细胞因子微环境可诱导或阻断免疫豁免。

(四) 细胞因子与免疫抑制剂

在大部分器官移植中,均会使用免疫抑制剂环孢霉素和他克莫司。这两种药物都能抑制 T 细胞功能和 T 细胞因子的转录,包括 IL-3、IL-4、GM-CSF、IFN-γ、IFN-γ、IFN-α。另一种免疫抑制剂 MMF 可抑制嘌呤补救途径(肌苷单磷酸脱氢酶)中的一些酶,导致嘌呤利用缺陷而影响淋巴细胞的增殖分化和功能发挥。

细胞因子的产生机制和生理作用很复杂,因为细胞因子在体内极少单独产生,单独起作用,因此,其在体外的作用并不能完全正确反映其在体内的作用。

五、体液免疫在同种移植免疫中的作用

有关体液免疫在移植排斥反应中的作用一直存在激烈的争论。以 Gorer 为代表,主张移植排斥反应由抗体介导的免疫所引起,而以 Peter Medwar 为代表的研究者认为移植排斥反应由细胞免疫引起。在过去的 40 年中,Peter Medwar 的细胞免疫理论被认为是正确的而被广泛接受,Gorer 的抗体理论则仅在近年才受到重视。目前,细胞免疫和体液免疫两种机制都参与移植排斥反应的理论越来越被人们所认识。当然,抗体是由细胞产生的,因此从这个意义上也可以说所有排斥反应都是细胞免疫造成的。但这两种理论的根本区别在于移植物的损害是由抗体的活动所致,还是由直接的细胞毒作用(即由 T 细胞、NK 细胞等细胞毒或迟发性超敏反应)所致。抗体对移植物损害作用的机制:大多数情况下,供体特异性抗体(donor specific antibodies,DSA)能特异性地与移植物中的 HLA Ⅰ类和 / 或 HLA Ⅱ类抗原结合,在补体存在的情况下,补体成分通过经典途径被激活,在移植某些部位(如移植物)引起中性粒细胞、单核细胞浸润等改变,造成靶抗原所在部位组织不同程度的损伤,引起程度不同的移植肾功能障碍。

近年的研究显示,体液免疫应答机制在移植物的排斥反应中有重要作用。除了移植前预存抗体所引起的经典的体液排斥——超急性排斥反应外,移植后产生的抗供体 HLA 抗体和非 HLA 抗体均可通过不同的机制介导免疫应答,造成移植物的损伤。传统的由抗体介导的体液排斥反应主要通过补体依赖机制导致移植物实质细胞的溶解破坏,而移植后产生的抗供体 HLA Ⅰ和 HLA Ⅱ抗体,以及非 HLA 抗体,如抗血管内皮细胞抗体、抗 MHC Ⅰ类血管抗原 A 抗体和抗 MHC Ⅰ类血管抗原 B 抗体、抗 mHA、抗供体自身抗原抗体等,还可通过补体非依赖机制,引起移植物实质细胞和血管内皮细胞上调表达抗凋亡蛋白 Bcl-2、Bcl-xL、A20、成纤维细胞因子受体及抗炎症基因血红素加氧酶 -1 等,从而抵抗补体依赖的细胞溶解,导致细胞增生和动脉硬化。因此,这些抗体的作用机制十分复杂,一方面可通过补体依赖机制介导急性排斥反应,造成移植物细胞溶解破坏;另一方面还可通过补体非依赖机制抵抗细胞凋亡、促使移植物的适应性调节,有利于移植物的存活;但同时也刺激细胞增殖、引起动脉硬化,最终导致移植物衰竭。

(成 柯 刘 炼)

‖‖‖‖‖‖‖‖‖ 推荐阅读资料

[1] 陈栋,魏来,蒋继贫,等. 肝移植后急性体液性排斥反应的诊断和治疗两例. 中华器官移植杂志,2014,35(8):451-454.

[2] 巩颖,郭晖,钟自彪,等. 肝移植后急性抗体介导的排斥反应一例诊断和治疗. 中华器官移植杂志,2018,39(8):479-481.

[3] 郭晖. 抗体介导的排斥反应病理学研究概要. 中华移植杂志(电子版),2012,6(2):45-49.

［4］WIECZOREK M，ABUALROUS E T，STICHT J，et al. Major histocompatibility complex（MHC）class i and mhc class ii proteins：conformational plasticity in antigen presentation. Front Immunol，2017，8：292.

［5］CHIN S M，KIMBERLIN C R，ROE-ZURZ Z，et al. Structure of the 4-1BB/4-1BBL complex and distinct binding and functional properties of utomilumab and urelumab. Nat Commun，2018，9（1）：4679.

［6］JEYAKANTHAN M，MELONCELLI P J，ZOU L，et al. ABH-glycan microarray characterizes ABO subtype antibodies：fine specificity of immune tolerance after ABO-incompatible transplantation. Am J transplant，2016，16（5）：1548-1558.

［7］JEYAKANTHAN M，TAO K，ZOU L，et al. Chemical basis for qualitative and quantitative differences between ABO blood groups and subgroups：implications for organ transplantation. Am J Transplant，2015，15（10）：2602-2615.

［8］VANDEN HOORN T，PAUL B，JONGSMA M L，et al. Routes to manipulate MHC class Ⅱ antigen present at icn. Curr Opinion Immunol，2011，23（1）：88-95.

第二节　肝移植排斥反应

肝移植被公认为是肝硬化患者出现急性不可逆性肝损伤、慢性终末期肝病、某些代谢性疾病和肝细胞肝癌时理想的治疗手段。在过去的 40 年中，肝移植已经从高风险的试验性手术发展成为遍及世界的具有极好预后的治疗方法，患者的 1 年、5 年生存率分别超过 90% 和 75%。但是，系列报道和数据集显示肝移植术后急性排斥率仍超过 30%。多数急性排斥反应发生在肝移植术后 3 个月内，而急性和慢性排斥反应均可于移植手术 3 个月后出现。肝移植慢性排斥反应的发生率比其他实体器官移植低，可能是因为肝脏本身具有再生性质，可利用保留的结构和功能有效修复损伤，而不随时间积累损伤。肝脏再生修复损伤的能力或许可以解释同种异体移植肝生存期短的问题，但不能解决急性排斥反应的问题。另外，HLA 抗体介导过程在肝移植排斥反应中相对不重要，这也是肝移植排斥反应与其他移植物排斥反应的另一个不同点。

一、移植肝免疫反应的特点

同种肝移植术后不可避免地会发生一系列移植免疫反应。但是，肝移植术后排斥反应的发生率及程度远低于其他实质性器官移植。当受体体内存在有针对供体的预存特异性抗体时，移植的肾或心脏将会发生超急性排斥反应，而移植肝则不会发生。目前，鲜见同种肝移植发生典型超急性排斥反应的报道。在紧急情况下甚至 ABO 血型不相容时，也可施行肝移植。即使协调性（concordant）异种肝移植也不发生超急性排斥反应，如 Starzl 在 1992 年和 1993 年分别施行 2 例供肝取自狒狒的异种临床肝移植，术后均未发生超急性排斥反应，受体分别存活 70 日和 26 日。只有非协调性异种肝移植时才会出现超急性排斥反应，如 Makowal 在 1993 年施行 1 例供肝取自猪的临床异种肝移植，术后出现超急性排斥反应。人们普遍认为肝脏是免疫学特惠器官，可以耐受抗体介导的免疫损害。此外，临床资料也显示被移植的肝脏对来源于同一供体的同时移植或以后移植的其他器官具有保护作用。肝脏在移植免疫学中的这些特殊现象引起了许多学者的研究兴趣。

肝脏耐受淋巴毒抗体引起的超急性排斥反应的机制并不完全清楚。目前认为可能与肝脏解剖组织结构的特点有关。肝脏是体内最大的器官，且代偿功能强，加之肝脏是双重血供，60% 来自门静脉，40% 来自肝动脉。它们的小叶间分支进入肝小叶，最后汇集成肝血窦，肝血窦直径比普通毛细血管大且结构特殊。肝的双重血供可以缓解和弥补由其中一支血管栓塞所造成的缺血损害；另外肝血窦细胞间有间隙，且壁细胞下无基底膜，是一种开放式循环，这些特殊的组织结构可最大限度地防止肝缺血损害；相反，其他器官如心脏和肾只靠动脉末端供血，当发生免疫排斥反应损害的毛细微血管出现栓塞时，就会造成缺血损害。在肝脏，从肝动脉分出的毛细血管微循环仅供应肝门组织和胆管分支，该系统闭塞也只会造成移植肝一部分(主要是胆管)损害,而不至于造成整个肝的衰竭。

此外,人和大鼠肝脏分泌可溶性(MHC Ⅰ类)抗原,这些抗原可能结合并中和循环中的抗体。在已致敏的大鼠肝移植术后,体内循环中细胞毒抗体很快减少,而在心脏移植后却相反。Fung 发现 3 例肝肾联合移植患者术后 1 周,未见供体的特异性抗体。由于人的肝脏能够分泌 MHC Ⅰ类可溶性抗原,因此这些抗原可能通过与抗体结合或中和免疫复合物从而保护移植物。然而,当大鼠大量输入供体特异性 MHC Ⅰ类抗原时并不能保护移植心脏。另一种解释是,库普弗细胞和内皮细胞能够灭活和清除免疫复合物,从而减少循环的抗体。库普弗细胞形成了一道封锁线,起到保护作用。在人体中,库普弗细胞可直接或间接通过结合免疫复合物起到中和淋巴毒抗体的作用。因此,肝脏可能成为使淋巴细胞毒性抗体、免疫复合物和辅助 CTLs 沉积的"沉淀池"。这些沉积物在接触抗原时是否有毒性,可能与抗体种类、滴度及库普弗细胞的活性有关。

1985 年,Houssin 报道致敏的大鼠接受原位肝移植术后也未发生超急性排斥反应。但其他研究的结果却相反,这些研究用皮肤移植使大鼠、猪和猴致敏,肝移植术后却发生了超急性排斥反应。以上结果提示肝的耐受性是有限的,并且可能与细胞毒抗体的滴度有关。此外,大量的循环免疫复合物可能影响库普弗细胞从循环中清除免疫复合物的能力,因此产生抗体介导的排斥反应。1987 年,Bird 报道了第 1 例肝移植超急性排斥反应,该病例淋巴细胞毒抗体呈强阳性。1992 年,Imagawa 也报道了 1 例肝移植术后的超急性排斥反应,该患者标准细胞毒交叉试验阴性,但流式细胞检测显示阳性。

由于肝移植极少发生超急性排斥反应,因此在临床上不排除细胞毒阳性患者接受肝移植。1992 年,Takaya 报道细胞毒阳性对临床肝移植有明显的不利影响,患者 1 年存活率下降 22%,术中血液制品用量也增加。丧失功能的移植肝病理学改变是急性胆管炎、中央小叶肝细胞水肿、胆管胆汁淤积,可能由动脉分支免疫损害造成缺血所致,因胆道的血供仅来自动脉。因此,淋巴细胞毒阳性与胆管并发症即胆管消失的排斥反应之间有一定的关系。Katz 等也发现淋巴毒阳性组 1 年移植肝存活率比阴性组下降 20%,早期排斥反应的发生率也增加。UCLA 组总结了 192 例肝移植患者术后 1 个月的失败率,发现淋巴毒阳性组显著高于阴性组,长期存活率阳性组也比阴性组低 20%。Karuppan 等发现预存抗体抗 HLA 特异性抗体与移植肝存活率有关,但与超急性排斥反应无关;非 HLA 特异性抗体与移植物存活无关。相反,Lobo 等发现患者预存有供体的抗 IgM 特异性抗体时,术后未发现超急性排斥反应,且 1 年存活率无显著差异。他们认为 Hussin 和 Fung 早期观察到的供体抗特异性抗体在循环中 24 小时内就消失了,但非 HLA 特异性抗体却持续存在。

移植肝不仅能耐受超急性排斥反应,而且能清除供体抗特异性抗体复合物,正因为肝的这个功能,所以它能保护来自同一供体的其他器官。对大鼠的实验结果表明,移植肝可使受体对供体特异无反应,受体因此能接受来自同一供体的皮肤、心脏或肾移植物,并能防止非肝移植物的排斥反应。肝脏和心脏或肾同时移植就可以防止心脏或肾的排斥反应,但皮肤移植需要与肝移植间隔至少 5 日。肝移植甚至能逆转 5~6 日前移植心脏的细胞性排斥反应。这种明显的耐受增强作用也能够逆转致敏状态(如清除循环中的同种移植抗原抗体和单核细胞)。但是在预致敏的受体中,移植肝的接受率也从 95% 明显下降到 50%。此外,只有切除受体自身肝脏才能产生耐受增强和免疫抑制作用,未切除受体肝脏的辅助性肝移植(ALT)几乎均发生排斥反应,且受体被致敏,然而产生该现象的原因尚不清楚。肝脏主要是通过非实质细胞产生免疫作用,如库普弗细胞,而肝细胞几乎无免疫作用。

但是,移植肝对同一供体的其他器官可能并无保护作用。近年 Saidman 等报道,肝肾联合移植术后淋巴毒试验阳性患者的存活率明显比阴性组低。高致敏的患者在进行肝肾联合移植前,还需采取一些预防措施以改善治疗效果,如增加血浆置换降低抗体滴度,使用大剂量肾上腺糖皮质激素和注射前列腺素 E_1,缩短移植物保存时间,提高手术质量等。据报道,经上述处理后,淋巴毒试验阳性肝移植患者的 6 个月存活率可基本接近阴性组。虽然短期存活率得到改善,但长期结果尚未可知。慢性排斥反应与淋巴细胞毒阳性有关,因此往往影响长期存活率。使用细胞抑制剂如环磷酰胺能降低慢性排斥反应的发生率。

综上所述,应尽可能选择淋巴细胞毒阴性的供体肝进行移植,紧急情况时可酌情放宽标准。在紧急需要时虽然可以取 ABO 血型不相容的供体肝进行移植,但增加了手术的危险性。在 ABO 血型不相容的情况下,移植肝出血性梗死的发病率比 ABO 血型相容时高 5 倍。少见的血型抗体系统如 Lewis 并不影响移植肝存活。ABO 血型一致时,移植肝的存活率比 ABO 血型相容时要高,而 O 型受体无论是不相容或不一致,均较其他血型的受体存活率高,其原因尚不清楚。Demetris 等发现在一组血型不相容肝移植病例中,移植肝微血管中出现固定的同种凝集素(isoagglutinin),出血性坏死的发生率比血型相容高 5 倍。所以应尽可能选择血型相容的供肝做肝移植。

在 HLA 配型用于器官移植早期时也曾较注重肝移植供体和受体间 HLA 系统的配合;但临床结果分析表明,HLA 配型程度与肝移植存活关系并无明显相关性,尤其是在应用环孢素 A(CsA)后,因此认为不需要根据 HLA 配型来选择供体和受体。然而英国剑桥组认为 MHC I 类抗原错配与慢性排斥反应有一定关系。

众所周知,在肾或心脏移植时,HLA 配型相符可明显提高受体和移植物的存活率,并减少急性排斥反应的发生,但 Markus 在 1988 年提出 HLA 配型相符者肝移植存活率反而较低,HLA 相符程度提高并不能改善移植肝存活率。相反,当 HLA-A、HLA-B 和 HLA-DR 无错配时,其存活率最差。美国 Pittsburgh 小组和欧洲移植组 1993 年也有类似报道,术后无论使用 CsA 还是他克莫司均不影响上述结果。Houssin 组 1990 年的研究表明,供体和受体 HLA I 类抗原相符时,肝移植术后乙型肝炎往往会复发。1993 年 Manez 报道供体和受体 HLA-DR 相同,肝移植患者术后巨细胞病毒(cytomegalovirus,CMV)肝炎发病较早,发病率较高,但与 HLA-A 和 HLA-B 无关。合并 CMV 肝炎者易发慢性排斥反应。换言之,HLA-DR 相符也是一种危险因素,因为 CMV 感染可以加速肝慢性排斥反应的进程。

Markus 等认为 MHC 相符提供了病肝复发的一定条件,因为受体原发肝病的某些免疫病理机制与 MHC 有关。Donaldson 也提出同样的假设,他们发现 HLA-DR 相符,A 和 / 或 B 位点错配者更易发生慢性排斥反应(胆管消失综合征)。他们认为 HLA-DR 抗原在胆管细胞上使其成为抗原提呈细胞,提呈错配的 HLA I 类抗原到受体的效应细胞。

HLA 配型与肝移植的结果出现上述反常的现象,即表现为正反两方面的双重作用有许多可能的解释。与其他器官同种移植一样,当 HLA-DR 相符时,排斥反应发生率较低,但反常的是 HLA-DR 和 HLA I 类抗原相符时患者或移植肝的存活率并未明显改善,这可能是由于移植肝功能丧失或患者死亡或其他原因(如技术或感染),而并不是发生排斥反应的结果。HLA 配型相符的患者原发病复发率高可能也是其原因之一。细胞免疫机制在原发病复发的过程中起着重要作用。诱发与 MHC 有关的免疫学介导的损害,如合并病毒(包括乙型肝炎病毒、CMV 和 EB 病毒)感染及自身免疫损害,这些病毒特异的细胞毒 T 细胞与 HLA 有关。当感染的靶细胞表达共同的 HLA 抗原时,这些淋巴细胞会造成更严重的损害。但是,肝移植术后要证明原肝病复发并不容易,仍需进一步观察,收集更多病例后再进行分析,其发病机制有待进一步阐明。

综上所述,肝移植免疫反应的特点是:①肝脏往往能耐受抗体介导的排斥反应,即使跨血型或淋巴毒交叉试验阳性肝移植术后也很少发生超急性排斥反应。尚不清楚耐受是否与肝脏体积大、结合的抗体达不到有效浓度,与抗体结合的抗原很快被调整或肝脏的其他作用有关。②移植肝 HLA 抗原配型的作用是双重的,即益处不明显,甚至可能有害,这可能反映 HLA 抗原配型在肝移植术后肝丧失功能。③肝移植术后有可能发生移植物抗宿主反应。④尽管肝移植手术困难,病情较重的受体手术近期结果比其他器官移植差,但存活 1 年的患者长期结果就明显要好,仅极少数患者因慢性排斥反应使移植肝功能丧失,即使术后发生数次排斥反应,但一般也不会造成肝的长期损害,这与肝有很强的修复和代偿能力,且肝比其他器官更易引起免疫耐受有关。⑤其他器官如果与肝一起移植,可取得比单个器官移植更好的效果,移植肝可减轻对同时移植的其他器官的排斥反应。

二、肝移植排斥反应的分类

根据临床上排斥反应发生的时间、病理学特征及病理生理机制,肝移植排斥反应主要分为以下三种。

(一)超急性排斥反应

超急性排斥反应通常是由受体体内存在针对供体特异性抗原的预存抗体引起。移植肝再灌注后,抗原抗体迅速结合,激活补体,引起级联反应,导致移植肝微血管内广泛血栓形成,可迅速破坏移植肝。

Kissmemey-Nielsen 等首先使用"超急性"来描述由于血液循环中预先存在的抗体直接识别供体移植物内的特异性抗原而提早发生的排斥反应。Teyasaki 等首先研究了此型排斥反应。血液循环中识别供体抗原的抗体可以是天然的 ABO 血型抗体，也可以是从前的移植物、输血或妊娠等提供的 HLA 刺激 B 细胞而产生的特异性抗体。术前通过严格的血液配型及体外交叉配型分析，可明显降低超急性排斥反应的发生率。

超急性排斥反应的细胞和分子机制：内皮细胞激活会造成预凝血状态，预存抗体在再灌注后即能与内皮细胞结合，并启动补体结合反应，从而造成微血管内广泛血栓形成，同时内皮细胞会合成一些血管痉挛多肽。这一系列反应破坏了血管内皮细胞，造成移植物微循环广泛栓塞，实质细胞缺血坏死；同时可刺激血管内皮细胞表达血管黏附分子，进一步介导白细胞附壁和游出，浸润至炎症部位。这样，心脏和肾移植器官局部缺血便不可避免。与之相比，肝脏对抗体介导的损伤具有较强的抵抗性。这可能与两方面有关：①肝的血液供应来源于肝动脉和门静脉，血管之间可以通过增加血流来相互补偿。肝微血管主要由没有基底膜的窦状间隙构成，间隙内有大量巨噬细胞、库普弗细胞等。该类细胞具有强大的吞噬清除复合物的能力。②肝脏可以释放大量可溶性 HLA I 类抗原中和大量抗体，以保护肝组织免受损伤。因而同种异体肝移植中超急性排斥反应极为少见，即使 ABO 血型不相容的同种异体肝移植，也罕见超急性免疫排斥反应的发生。

虽然个别临床肝移植可以克服 ABO 血型不相容的情况，使得移植肝成功存活，但 Demetris 等发现，ABO 血型不相容的肝移植物在最初的 30 日内丢失的危险度（11/24，46%）比 ABO 血型相容的对照组高（4/38，11%）。研究显示，产生的抗供体抗体确实可破坏肝移植物，导致急性移植物失功。组织病理学研究表明，发生超急性排斥反应的肝移植物有明显的出血、水肿、充血及坏死，且在肝实质内有 IgG 和抗体沉积，这些病例均被证实是抗体介导的排斥反应。

实验动物中排斥肝脏外观与临床排斥移植肝相似。肝脏可出现肿胀，颜色变黑，重量增加的现象。显微镜下可见主要血管闭合引起的局部缺血所致的急性损伤，出现嗜酸性坏死并伴随门静脉出血及轻度中性粒细胞浸润。Demetris 等发现，肝移植物排斥的病理标本中中性粒细胞成簇并伴窦状间隙纤维蛋白沉积和红细胞沉积，随后几日肝细胞开始出现坏死。目前，超急性排斥反应无法治疗，只能行再次肝移植。

（二）急性排斥反应

急性排斥反应是肝移植排斥中最常见的类型，主要是由于受体 T 细胞识别供体同种异体抗原，进而活化、增殖、分化，引发一系列免疫反应及效应机制，最终破坏移植肝。急性排斥反应主要损害肝脏 Gillison 鞘内结构（门静脉三联结构），即其靶细胞主要为肝内胆管上皮细胞及肝内肝动脉和门静脉分支的血管内皮细胞。Berman 总结了急性肝移植排斥反应的病理学表现：汇管区细胞浸润（包括淋巴母细胞或活化的淋巴细胞、中性粒细胞及嗜酸性粒细胞等），门静脉或中央静脉内皮细胞下炎症，胆管的炎症和损伤。

急性排斥反应早期主要损伤血管内皮及胆管上皮细胞而非肝实质细胞及肝窦间隙内皮细胞。其具体机制尚未明确，通常的解释是：①胆管上皮及血管内皮表面富含 MHC I 类和 MHC II 类分子，而肝细胞（人和小鼠）表面通常只表达少量 MHC I 类分子，不表达 MHC II 类分子；②急性排斥反应肝细胞表面的 MHC I 类分子表达会上调，但将肝细胞与致敏 T 细胞或 IFN-γ 等共同培养并不能诱导 MHC II 类分子表达，而 T 细胞对抗原识别主要依赖于 MHC II 类分子 / 抗原肽 /TCR 三聚体的形成；③当炎症损害达到相应程度后，肝实质细胞及肝窦内皮细胞可受累；④急性排斥反应通常早期已用免疫抑制剂进行了良好控制。

急性排斥反应可首次出现于移植后的数周或数月。目前，患者大多采用标准免疫抑制药物处理，常选择环孢素 / 他克莫司、皮质激素和霉酚酸酯的三联或二联治疗。急性排斥反应多发生在移植后的前几周，高峰期在移植后 5~14 日，偶见移植后 4 日发生典型改变，这可能与不完全或不完善的免疫抑制有关。最早可见的病理改变一般是炎症细胞浸润于汇管区，在肝的不同部位其浸润强度不同。因此，除非对患者进行系列检测，否则个别活检可能会造成误诊。浸润细胞大多数是淋巴细胞，常见一些具有大裸露核的大细胞，并有一个或多个突起，偶尔可见细胞有丝分裂。此外，还有巨噬细胞、嗜酸性粒细胞或中性粒细胞。胆管损伤有时被称为排斥反应胆管炎,最常见的表现是胆道上皮细胞呈空泡变性、核固缩或碎裂,并伴淋巴细胞或中性粒细胞浸润,偶见细胞处于有丝分裂相,损伤的主要部位是肝小叶中的小胆管。此外,单核细胞黏附于血管内皮细胞、浸润内皮基底,可引起血管内皮炎,多见于汇管区内小叶间动脉和中央动脉。

(三)慢性排斥反应

慢性排斥反应发生于 10%~20% 的肝移植患者,大部分在移植后几个月内,主要表现为闭塞性动脉内膜炎和胆管消失。肝移植慢性排斥反应可由多次急性排斥反应所致,亦可与急排斥反应无关,常导致晚期移植物丢失。肝移植慢性排斥反应尚无标准定义,从发病时间上看,急性排斥反应和慢性排斥反应之间有时间重叠,因而常称为胆管消失综合征或胆管消失性排斥反应。胆管消失综合征主要表现为进行性肝内小胆管破坏,伴肝动脉二、三级分支血管内膜及内膜下泡沫样巨噬细胞进行性浸润,导致泡沫细胞性或阻塞性动脉炎,进而引起已发生炎症反应的小叶间胆管及第三功能带的肝实质细胞(即靠近中央静脉的部分肝细胞,其血供较少,细胞对缺血损伤敏感性较强)的缺血性损害。运用现有的免疫抑制剂治疗慢性排斥反应通常无效(虽然近来有报道 Tac 对发生慢性排斥反应的部分肝移植患者有效),多需进行再次肝移植。

三、体液介导的排斥反应

体液性排斥反应(humoral rejection)又称抗体介导的排斥反应(antibody-mediated rejection,AMR)。肝脏作为免疫耐受特惠器官,以往认为很少发生排斥反应。随着细胞性排斥反应得到有效控制和体液性排斥反应发病机制研究的深入,体液介导的排斥反应已成为预防、诊断和治疗肝移植术后排斥反应的重要内容。近年临床资料报道,肝移植术后 AMR 多发生在 ABO 血型相容的供体、受体之间的肝移植,少数 ABO 血型相容的肝移植亦可发生,另可见于含有预存致敏的淋巴细胞毒抗体的受体。肝移植技术在我国发展迅速,术后 AMR 的发生率也随之增加,如在术后不能得到及时诊断和治疗,将严重影响患者的预后。

(一)肝移植术后发生抗体介导的排斥反应的病因

据国内外报道,成人肝移植术后 AMR 总体发生率为 0.6%~3.7%,其中 ABO 血型不相容者占 1/3~1/2,儿童肝移植受体 AMR 的发生率高达 33.3%。肝移植术后 AMR 可因抗体攻击移植物导致移植肝的严重损伤,其损伤程度主要取决于抗体的种类、滴度及其特异性。肝移植术后 AMR 的发生主要与两个因素有关。

1. 供体、受体的 ABO 血型不相容 术后 AMR 的主要因素。受体体内特异性抗体可与存在于供体肝脏血管内皮细胞、肝窦内皮细胞及胆管上皮细胞的抗原结合,抗原-抗体反应可因补体的激活对以上组织细胞造成损害,从而导致移植物的损伤,甚至引发移植物功能衰竭。

2. 免疫因素 术后 AMR 的根本因素。肝移植术后参与 AMR 的抗体可以是受体体内预存的抗供体特异性抗体(DSA),也称为受体的同种反应性抗体,也可以是移植后受体识别移植肝抗原后新产生的 DSA。值得一提的是,AMR 不仅是导致移植肝损伤的原因,也是引起移植物并发症的主要因素,如内皮细胞损伤引起的胆管和血管并发症及与急慢性细胞排斥反应之间的相互作用。

(二)肝移植术后发生抗体介导的排斥反应的临床及病理学特征

1. 肝移植术后发生 AMR 的临床特征 肝移植术后 AMR 的发生较肾移植术后超急性排斥反应较晚,常在术后数小时甚至数日才出现超急性排斥反应,主要表现为血清转氨酶急剧升高、血压下降、凝血功能障碍、进行性高胆红素血症、肾衰竭、血清补体活性下降和难治性血小板减少症,甚至急速发展为肝衰竭;影像学表现为肝实质坏死和门静脉血栓形成;血清学表现为供体、受体 ABO 血型不相容,HLA 或其他抗原系统不相容及相关 DSA 滴度升高。

2. 肝移植术后发生 AMR 的病理学特征 ABO 血型不相容的肝移植供体、受体发生的术后 AMR,大体标本上主要表现为肝脏明显肿大,体积可增大至正常肝脏的 2 倍,表面和切面可呈现槟榔样外观和出血状坏死区;术后即刻活检镜下可见肝组织出现出血或凝固性坏死病灶,血管病变主要表现为以中性粒细胞渗出为主的血管炎,血管内皮细胞水肿,血管内血栓形成,管壁纤维素样坏死。胆管壁呈缺血性坏死改变,部分小叶间胆管缺失。术后数日活检可见肝细胞缺血性坏死及血管内皮细胞水肿加剧。

ABO 血型相容的肝移植供体、受体发生的术后 AMR,病理改变程度较 ABO 血型不相容者轻,主要表现为肝细胞点状嗜酸性坏死或小灶状缺血性坏死,肝动脉及门静脉血管或其分支血管内膜炎,见图 5-2-1。

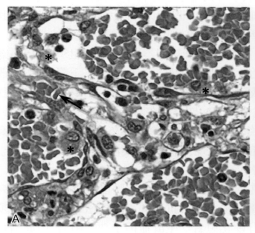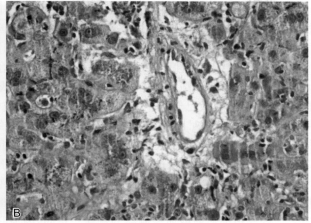

图 5-2-1　肝脏抗体介导的排斥反应(AMR)时病理表现

A. 微血管炎表现(HE 染色,×400);B. 中央静脉管周肝细胞点状嗜酸性坏死或小灶状缺血性坏死炎性表现
(HE 染色,×400)。

(三)肝移植术后发生抗体介导的排斥反应的分类及诊断

1. 肝移植术后发生 AMR 的分类　随着对 AMR 的临床、病理及免疫学研究的不断深入,其基本的分类及临床诊断标准逐渐明确。2003 年,由美国国立卫生研究院(National Institute of Health)组织的各学科专家结合 AMR 的移植术前检测技术及方法、临床综合诊断指标、临床治疗及基础研究进行了分组研讨,初步提出了一种新的 AMR 的分类方法,见表 5-2-1。

表 5-2-1　2003 年美国国立卫生研究院制订的抗体介导的排斥反应(AMR)分类

类型	名称	移植物失功能	循环中供体特异性抗体	C4d[①]	组织学变化
Ⅰ型	潜伏的体液性排斥反应	无	有	无	无
Ⅱ型	静息的体液性排斥反应[②]	无	有	有	无
Ⅲ型	亚临床体液性排斥反应[③]	无	有	有	有
Ⅳ型	体液性排斥反应[④]	有	有	有	有

注:此分类方法仅依据 AMR 的特性,不能作为制订治疗方案的依据。
① 移植物毛细血管内皮表面补体片段。
② 此类型可以是真性的亚临床性 AMR 或为"免疫适应"。
③ 此类型中大多数病例可能为亚临床排斥反应,细胞性与体液性排斥反应常混合存在。
④ 此类型的 AMR 可以是真性的 AMR 或与细胞性排斥反应、慢性硬化性病变等其他病变混合存在。

具体针对肝移植术后 AMR 的分类,根据 AMR 发生的时间顺序和严重程度分为超急性排斥反应、急性排斥反应和慢性排斥反应三种类型。超急性排斥反应受体因出现早期移植物功能障碍(early graft dysfunction,IPF)或移植物原发性无功能(PNF),需在移植术后 0~7 日内再次肝移植;急性排斥反应受体出现移植物早期衰竭(early graft failure,EGF)而需要在移植术后 8~90 日内再次肝移植;慢性排斥反应受体出现移植物晚期功能衰竭(late graft failure,LGF)而需要在移植术后 >90 日再次肝移植。根据发生 AMR 的原因分为原发性体液性排斥反应和继发性体液性排斥反应。原发性体液性排斥反应主要危险因素为供体、受体 ABO 血型不相容,严重者可表现为早期移植肝无功能,类似于超急性液性排斥反应;由预致敏的淋巴细胞毒性抗体引发的 AMR 症状稍轻,可表现为早期移植肝功能不良,类似于急性细胞性排斥反应。继发性体液性排斥反应多由移植后受体新产生抗体引起,通常发生于移植前缺乏 DSA 或交叉反应阴性的受体。

2. 肝移植术后发生 AMR 的诊断　肝移植术后 AMR 发生率逐年上升,若临床不能准确诊断并及时制订治疗方案,受体预后一般较差。由于肝脏 AMR 的组织学特征与手术过程中缺血再灌注损伤(IRI)和术后相关并发症有不同程度的重叠,如术后急性细胞性排斥反应和胆管阻塞等,因此其诊断必须有其他证据支持,并且排除其他可能引起移植物功能丧失的病因,而不能单纯建立在组织病理学的基础上。结合国际和国内研究的报道,移植肝 AMR 的诊断要点有:①早期移植肝功能不全;②相关组织学表现;③高水平 DSA;④肝组织弥漫性 C4d 线状强染色;⑤抗 AMR 治疗后,肝功能好转、DSA 水平下降、组织学改善和 C4d 沉积消失。对于高危受体(指发生于丈夫与妻子或孩子与母亲之间的同种异体移植,既往有妊娠、输血或移植病史,以及已知产生不相容的 HLA 特异性抗体),DSA 是否存在对于 AMR 的诊断并非必需,但对于低危受体,若同时出现 C4d 阳性和 AMR 的相关组织学表现即具有诊断意义。应注意的是,如高危受体发生移植肝功能丧失,即使没有检测到 DSA 和相关组织学表现,也应高度关注发生 AMR 的可能。

（四）肝移植术后发生抗体介导的排斥反应的治疗与预后

肝移植术后 AMR 的治疗仍处在探索阶段,从肾移植疾病中汲取的许多经验都可以应用于肝移植。治疗肝移植术后 AMR 的关键在于预防。由于每次输血都会输入各种抗原并增加致敏风险,因此必须减少患者在肝移植前血液或血液制品的输注。然而,因为肝硬化患者产生凝血因子功能障碍,因此治疗过程中需经常补充血液制品。据文献报道,使用血栓弹力图来评估凝血功能比使用血小板计数或国际标准化比值对肝硬化患者是否补充血液制品可能更有价值。

目前治疗 AMR 的药物或方法主要有类固醇、胸腺球蛋白、他克莫司、利妥昔单抗、蛋白酶体抑制剂(硼替佐米)、静脉注射免疫球蛋白(intravenous immunoglobulin,IVIg)和血浆置换等。轻度 AMR 通常单用类固醇治疗,因他克莫司和胸腺球蛋白可通过干扰 T 细胞和 B 细胞相互作用而降低受体免疫力,故也可联用这两种药物以达到更好的治疗目的。目前尚无治疗中重度急性 AMR 的方法,通常利妥昔单抗、蛋白酶体抑制剂、IVIg 和血浆置换联合应用。部分学者认为,早期急性 AMR 以记忆 B 细胞为主,浆细胞较少,反之亦然。由于利妥昔单抗靶向作用于 B 细胞,而蛋白酶体抑制剂主要作用于浆细胞,因此,对于早期 AMR 患者,应选用利妥昔单抗,而晚期急性 AMR 患者应选用蛋白酶体抑制剂。对于慢性 AMR 患者,最重要的干预措施是通过免疫抑制而达到治疗目的。移植后受体识别移植肝抗原后新产生的 DSA 是导致慢性 AMR 的最常见原因。他克莫司已被证明可减少新生成的 DSA,可作为首选治疗药物。另外有报道称类固醇可有效降低 DSA,故亦可他克莫司和类固醇联用。尽管肝移植术后 AMR 的治疗已取得很大进步,但还需综合病理学、组织学和免疫学多学科及临床实践进一步探索,以达到更好的治疗目的。

（熊　艳　郭　晖）

|||||||| **推荐阅读资料**

[1] 陈栋,魏来,蒋继贫,等.肝移植后急性体液性排斥反应的诊断和治疗两例.中华器官移植杂志,2014,35(8):451-454.

[2] 董辉,丛文铭.肝移植后抗体介导性排斥反应的进展.中华器官移植杂志,2014,35(8):501-511.

[3] 巩颖,郭晖,钟自彪,等.肝移植后急性抗体介导的排斥反应一例诊断和治疗.中华器官移植杂志,2018,39(8):479-481.

[4] 郭晖.抗体介导的排斥反应病理学研究概要.中华移植杂志(电子版),2012,6(2):45-49.

[5] LEE M. Antibody-mediated rejection after liver transplant. Gastroenterol Clin North Am,2017,46(2):297-309.

[6] LEFAUCHEUR C,LOUPY A. Antibody-mediated rejection of solid-organ allografts. N Engl J Med,2018,379(26):2580-2582.

[7] SANCHEZ-FUEYO A,STROM T B. Immunologic basis of graft rejection and tolerane folowing transplantation of liver or other solid organs. Gastroenterolog,2011,140:51-64.

第三节　ABO 血型、组织配型与肝移植

ABO 血型抗原和由主要组织相容性复合物基因编码的人类白细胞抗原(HLA)是进行不同个体之间的组织和器官移植的重要障碍。这两类抗原在人体的大部分细胞上表达,针对供体的 ABO 或 HLA 抗原的抗体可能对移植物造成严重损害。供体 HLA 抗原本身是排斥反应的主要靶目标。ABO 血型、组织分型和交叉配型不相容性在移植中的重要作用早在肾移植中就已得到认识。1955—1964 年间报道了很多 ABO 不相容的肾移植因受体循环中的抗血型抗体而发生迅速且不可逆排斥反应。尽管 ABO 抗原和 HLA 抗原及其抗体在器官和组织移植中的作用已被普遍接受,但它们在肝移植中的作用被认为是例外。与肾脏或心脏相比,肝脏是一个巨大的器官,并且具有双重血液供应和强大的再生能力,这使得肝脏较其他器官不易受到不可逆免疫损伤的影响。目前,ABO 抗原和 HLA 抗原在肝移植中的重要性仍然存在争议。与其他器官移植相比,ABO 抗原、HLA 抗原和交叉配型不相容性在肝移植中更为复杂。然而,最新数据表明这些不相容性影响肝移植的结果,并且有方法减小对其的影响。本节主要总结肝移植中 ABO 抗原HLA 抗原组织相容性的研究现状。

一、ABO 血型与肝移植

同种异体原位肝移植已成为治疗各种原因引起的终末期肝病的有效方法。自从 1963 年 Starzl 施行首例肝移植至今,全世界已完成 80 000 例以上,其中绝大部分为 ABO 血型相容性肝移植。供体和受体血型相同是最佳选择,供体和受体 ABO 血型相容也允许。血型相容即 O 型血供体的肝脏可移植给其他血型受体,但 O 型血受体不能接受其他血型供肝;A 型或 B 型血供肝可给 AB 型血受体,但不能接受非同血型的供肝。因此,人们熟悉的肝移植组织病理学包括急性、慢性排斥反应在内的多种严重并发症,都是关于 ABO 血型相容性肝移植。由于目前尚无类似人工肝的肝脏替代疗法,在急性肝衰竭等紧急情况下,如果等待血型相符的供肝,患者很可能会失去治疗机会。因此,在目前临床肝移植中,ABO 血型不相容(ABO-incompatible)仍占有一定的比例。美国器官分配网(United Network for Organ Sharing,UNOS)肝移植登记处的资料显示,7 000 余例成人肝移植中 ABO 血型不相容者占 3%,在 1 500 例小儿肝移植中占 7%。在欧洲,8% 的急诊肝移植为 ABO 血型不相容。近年来,随着活体肝移植的开展,供体、受体 ABO 血型不相容的情况也屡有出现。因此,在紧急或供体紧缺的情况下行 ABO 血型不相容的肝移植已逐渐被接受。

(一) ABO 血型不相容肝移植的现状

人类 ABO 血型抗原不仅存在于红细胞表面,也存在于移植肝脏的血管内皮、胆管上皮和肝窦内皮细胞表面,抗原可一直存在到移植术后 150 日左右,故 ABO 血型不相容肝移植术后容易发生抗体介导的免疫反应,攻击上述靶细胞并引起胆道、血管和肝叶坏死等并发症,导致移植物存活率明显低于血型相容组。Sanchez-Urdazpal 等报道 18 例 ABO 血型不相容肝移植组术后胆道并发症发生率为 82%(对照组为 6%),肝动脉血栓为 24%,细胞性排斥反应为 65%(对照组为 28%),患者 1 年存活率仅为 44%,而对照组为 78%。在 Reding 等报道的 70 例急诊肝移植中,38 例 ABO 血型相同者、16 例血型相容者和 16 例血型不相容的移植物 1 年存活率分别为 47%、38% 和 19%,再次肝移植率分别为 19%、7% 和 36%。鉴于血型不相容肝移植术后并发症较血型相容者多,且移植物存活率低下,早期很多移植中心对 ABO 血型不相容的肝移植持反对态度,或仅在急诊抢救患者时使用。

抗体介导性排斥反应和急诊状态可能是影响 ABO 血型不相容肝移植患者存活率的主要因素。Lang 等认为,ABO 血型不相容者效果不佳的原因有两个:①ABO 血型不相容肝移植多为急诊肝移植;②ABO 血型不相容相关的抗体介导性排斥反应。

Lang 等报道 6 例 ABO 血型不相容的肝移植患者术前及术后 7~15 日内予以血浆置换,随访 3~108 个月显示受体存活良好。Hant 等通过双倍全血浆置换、脾切除和四联免疫抑制剂处理 14 例 ABO 血型不相容的肝移植,术后 1 年和 5 年患者和移植物存活率分别为 74.1% 和 61.2%、74.1% 和 61.2%。

(二) 抗体介导性排斥反应

同种异体器官移植后发生抗体介导的排斥反应主要有两个原因:①受体体内存在抗供体 HLA 的特

异性抗体;②产生抗 A 和抗 B 凝集素。抗体介导性排斥反应(超急性排斥反应)一般发生于血管再通后数小时到数日,极易导致移植物功能丧失,药物治疗较难逆转,常需行再次肝移植。Gugenheim 等报道 17例 ABO 血型不相容肝移植患者,35%(6/17)患者在 0~11 日内发生抗体介导性排斥反应,病理学表现为移植物出血性坏死,导致移植物功能迅速丧失,5 例行再次肝移植。研究表明,受体术后血清凝集素滴度水平与移植物存活率关系密切。Haga 等报道在 41 例 ABO 血型不相容的肝移植患者中,凝集素 IgM 高滴度组和低滴度组的移植物 1 年存活率分别为 38% 和 70%。

抗体介导性排斥反应在病理学上主要表现为门静脉和胆管区大量的出血性渗出,肝内动静脉内皮细胞和窦状小管细胞内有明显的 IgM、补体 C1q 和纤维蛋白原沉积。有学者将 ABO 血型不相容肝移植发生急性排斥反应的病理标本、ABO 血型相容肝移植的急性排斥反应标本及 ABO 血型不相容但无急性排斥反应的标本比较,发现后两者并无上述物质的沉积。Haga 等研究了 41 例 ABO 血型不相容肝移植病理标本后认为,门静脉周围组织水肿和坏死是严重体液性排斥反应的早期组织学改变。病理上可见门静脉壁上的胶原基质变得不够紧密且轮廓不清,无泡沫细胞和纤维原细胞增殖,门静脉和肝窦区少量红细胞浸润,炎症细胞(主要是中性粒细胞和嗜酸性粒细胞)主要浸润门静脉壁并少量进入肝窦区,门静脉周围组织呈凝固性坏死,并在一些病例中可见纤维蛋白沉淀于肝血窦区。

多个中心研究发现,在 ABO 血型不相容的肝移植中,受体为小儿或血型为 O 型预后较好。Lb 等报道受体为 O 型组和非 O 型组的患者 1 年存活率分别为 64.2% 和 13.3%。分析原因可能为:O 型血受体主要产生 IgG 抗体,非 O 型血受体主要产生 IgM 抗体,而抗体介导的排斥反应主要因受体产生针对供体的 IgM 抗体,所以 O 型血受体移植肝易存活。小儿受体(特别是 <2 岁)体内 IgG、IgM 抗体滴度较低,预后较好。Varela-Fascinett 等报道了 28 例 ABO 血型不相容的儿童肝移植,2 岁以下患儿的 10 年生存率为 81.3%。Ega 等报道 <1 岁、1~8 岁、8~16 岁和 >16 岁 ABO 血型不相容的肝移植术后 5 年存活率分别为76%、68%、53% 和 22%,认为 1 岁以下小儿进行 ABO 血型不相容的肝移植是相对安全的。

(三)ABO 血型不同肝移植的治疗对策

ABO 血型不同的肝移植可增加抗体介导的排斥反应、血管内血栓形成、缺血性胆道并发症和移植物失功的发生率。近年来已报道了多种方法防治上述并发症,如去除受体凝集素、免疫抑制剂治疗,预防性应用抗淋巴细胞免疫球蛋白和脾切除等。

1. 血浆置换疗法或血浆免疫吸附法　目的是清除受体血中的 A、B 凝集素,以达到防止发生排斥反应的目的。术前检查受体凝集素,如果高于 64:1,应在术前 1 周开始,将受体洗涤红细胞和 AB 型血的血浆(如 O 型血受体可采用供体同型血浆)替换受体原有的血液成分,总交换量为 200ml/kg。术后随时监测凝集素滴度变化,当高于 64:1 时继续用此法治疗。一般认为,肝移植术后 2 周内保持血清凝集素滴度水平 ≤1:8 可有效地减少抗体介导的排斥反应的发生,凝集素滴度水平 ≥1:16 可增加 ABO 血型不相容肝移植术后发生抗体介导性排斥反应的危险性。

Hant 等报道 14 例患者中 3 例虽然术后 2 周内经历多次全血浆置换,滴度仍呈高水平,但未见抗体介导的排斥反应发生,其解释为血浆置换去除了大部分抗体和补体成分;其次,肝脏本身似乎能耐受高滴度凝集素的环境。术后即使存在较高的凝集素滴度水平也极少发生抗体介导性排斥反应,这种免疫现象被称为"适应性调节",是指同种异体移植物能在这种针对供体的抗体和补体的环境中存活的能力。这与抗体介导的排斥反应的靶细胞——内皮细胞的功能有关。内皮细胞能上调某些保护基因表达,包括编码血加氧酶 -1、*A20*、*Bcl-2*、*Bcl-xl* 等基因,阻断内皮细胞相关的前炎症反应,从而抑制排斥反应的发生。

免疫吸附法可达到和血浆置换相同的效果。Troisi 等报道对 2 例血型不相容的肝移植患者术前给予抗原特异性免疫吸附剂(Glycosorb)5~7 个剂量,IgM 和 IgG 均降至低水平(0~8 日),术后给予他克莫司、吗替麦考酚酯和抗 Tac 单抗注射液抗排斥反应,随访 13 个月供肝存活良好,无抗体介导性排斥反应和细胞性排斥反应发生。

2. 免疫抑制治疗　为配合血浆交换疗法,有效控制血中凝集素水平,术前 7~10 日开始口服环磷酰胺进行抑制治疗,以抑制骨髓功能,防止凝集素的产生。术前 1~2 日起口服环孢素或他克莫司。术中分别在开放移植肝门静脉及肝动脉血供的基础上给予甲泼尼龙 10mg/kg。术后可用肝移植常规免疫抑制剂治疗。近年来多数学者推荐采用四联免疫抑制治疗,即环磷酰胺或吗替麦考酚酯、醋酸泼尼松、CsA 或他克莫司、OKT3 联合应用。也有报道术后抗体介导的排斥反应可以通过灌输抗淋巴细胞免疫球蛋白联合血浆交换治疗。如出现环孢素的毒副作用,或发生肾衰竭,则可用 OKT3 替换环孢素直至出院。如怀疑有排斥反应,则需肝活检确诊。轻度排斥反应采用激素冲击疗法,重度排斥反应需用 OKT3 10~14 日,并用他克莫司替换 CsA 或增加他克莫司用量。近来有报道使用利妥昔单抗(抗 CD20 单克隆抗体)通过选择性清除 B 细胞可有效降低抗 ABO 抗体滴度,在 ABO 血型不同的肝移植中能安全有效地预防和治疗体液性排斥反应。

3. 脾切除 脾切除对预防排斥反应有一定的作用,但同时也有一定的副作用,在长期使用免疫抑制剂的情况下,受体易发生不可控制的严重感染,特别是小儿。另外,脾切除术后,血小板于术后 1 周明显升高,增加了血管内血栓形成的发生率。Shimazu 等对 7 例 ABO 血型不相容的肝移植患者术中进行脾切除,术后 7 例患者生存良好,无抗体介导性排斥反应发生。对于小儿 ABO 血型不相容的肝移植,不主张常规进行脾切除。

4. 血管内药物灌注 门静脉和肝动脉进行器官内灌注治疗可减轻肝脏内抗体介导性排斥反应,改善局部微循环,使移植物得到长期存活。Tanabe 等报道,除常规免疫抑制剂外,通过门静脉置管灌注甲泼尼龙、前列腺素 E_1 和甲磺酸加贝酯(丝氨酸蛋白酶抑制剂),2 例患者分别存活 30 个月和 12 个月,无排斥反应和血管并发症发生,肝功能良好。Nakamura 等则通过肝动脉内灌注治疗,效果良好。

综上所述,谨慎施行 ABO 血型不相容的肝移植及规范化的围手术期治疗,对提高 ABO 血型不相容肝移植的疗效具有重要意义。

二、人类白细胞抗原配型与肝移植

肝移植是否与其他器官移植一样需要术前进行 HLA 抗原检测及通过组织配型来选择供体、受体,供体、受体 HLA 位点对肝移植预后是否有影响,迄今都还存在争议,需要进一步研究揭示 HLA 对肝移植的影响。从目前肝移植临床的实际应用来看,术前供体、受体的选择不需要像肾移植那样检测针对供体的特异性预存抗体,也不需考虑供体、受体 HLA 配型的程度。总体来说,HLA 配型相符可减少免疫排斥反应,但另一方面也可能促进与排斥反应无关的其他免疫反应导致的移植肝功能丧失,特别是自身免疫性或感染疾病的复发。

(一)人类白细胞抗原与肝移植总体存活率的相关性

目前,已明确供体、受体 HLA 位点相符能明显提高移植肾的存活率,但在肝移植中却没有定论,肝移植 HLA 配型是否有必要一直存在争论。Neumann 等报道了采用新型免疫抑制剂和新的配型技术分析 HLA 配型对肝移植结果及相关免疫学不良事件的影响。该研究对 924 例肝移植 HLA 配型进行回顾性分析,基础免疫抑制剂采用 CsA 或他克莫司,随访 1~144.8 个月(平均 66 个月);CsA 和他克莫司两组 1 年移植肝存活率(88%)和 5 年移植肝存活率(78.7%)无明显差异;HLA 位点配型越好发生急性排斥反应越少,然而 HLA 位点相容的数量并不影响移植肝总的存活率。该研究还发现,对于受体不同的原发疾病其影响是不同的:HLA 配型对慢性乙型肝炎受体肝移植有明显影响,受体与供体 HLA 位点相符数量越多,移植肝效果越好;反之,原发性硬化性胆管炎受体如果 HLA-DR 有 1 个或 2 个位点相符,肝移植术后移植肝存活率反而明显较低;此外,自身免疫性肝炎也是 HLA 配型越好存活率越低。研究者认为,肝移植术前有必要检测供体、受体的 HLA 配型,因为某些抗原影响某些肝病的预后,如自身免疫性疾病的复发。

Kasahara 等分析了 321 例活体亲属小儿肝移植,发现 HLA 配型并没有明显作用,HLA(A、B 和 DR)无位点错配组及 1 个、2 个和 3 个位点错配组 5 年移植肝存活率 [分别为 100%(n=10)、78.9%(n=19)、86.2%(n=87)和 82.9%(n=205),P=0.525]及其排斥反应发生率均未见明显差异,但是发现发生激素耐药而需要使用 OKT3 的 6 例及发生慢性排斥反应的 2 例均只在供体、受体 3 个位点错配组中出现;总体他克莫司血药浓度和撤除激素均无差异,在移植肝慢性功能减退期可接受的肝功能水平在无位点错配组所需的他克莫司浓度较低,发生致命移植物抗宿主病的 1 例 HLA 配型完全相符。HLA 配型的好处可能在于可以根据配型程度作为免疫抑制剂撤除或调整剂量的参考。

Sieders 等报道,在小儿肝移植 HLA 配型没有显著的优点,HLA-DR 相符反而常合并肝门纤维变性。

Campos 等报道,活体供肝移植 HLA Ⅱ类抗原 DRB1 和 DQB1 相符者急性排斥反应发生率较高;HLA Ⅰ类抗原与排斥反应发生率无关。

Doran 等回顾性分析 446 例肝移植流式细胞术测定 HLA、淋巴细胞毒交叉试验和免疫球蛋白的影响:HLA 错配对延长移植肝的存活率的作用影响显著($P<0.01$),但对有自身免疫性疾病者作用相反($P<0.005$),HLA 错配增加急性排斥反应发生率;淋巴细胞毒交叉试验阳性对 3 个月($P<0.000\ 1$)和 1 年($P<0.001$)移植肝存活率有显著影响;流式细胞交叉试验(flow cytometry cross-matching,FCXM)阳性对慢性排斥反应($P<0.01$)和急性排斥反应($P<0.010$)有影响,受体具有 HLA-A1、B8、DRB1*0301 抗原则有更严重的急性排斥反应($P<0.005$),受体接受 ABO 血型相容但不相同血型供肝是发生慢性排斥反应明显的高危险因素($P<0.01$);在肾移植,血清高 IgA 特别是含有 IgA 抗 Fab 是有益处的,但对肝移植没有明显作用,并且作用可能相反,至少对急性排斥反应($P<0.005$)如此。该研究提出,HLA 配型对有自身免疫性疾病受体和其他受体是有区别的,对急性排斥反应和慢性排斥反应影响也是不同的,证实了免疫因素的重要性。

Muro 等报道了肝移植术前供体、受体补体依赖的细胞毒交叉试验阳性对肝移植存活率的影响。该研究回顾性分析 268 例肝移植细胞毒交叉试验和 HLA 抗体[流式细胞检测 PRA(flow PRA)]对移植肝存活的影响:5.2% 细胞毒交叉试验阳性组急性排斥反应发生率与阴性组未见差异,细胞毒交叉试验阳性组也未发生慢性排斥反应,但是移植肝存活率明显较低,其中大多数在术后 1 年内(一般在 3 个月内)移植肝丧失功能;移植肝 1、3 和 5 年存活率细胞毒交叉试验阴性组(254 例)分别为 72.5%、61.6% 和 59.8%,阳性组(14 例)分别为 28.6%、28.6% 和 21.4%,差异有统计学意义($P=0.001\ 6$)。从此结果也可以看出,细胞毒交叉试验阳性组移植肝绝大部分在 1 年内丧失功能。事实上 flow PRA 阳性与细胞毒交叉试验检测结果相符。结果表明受体预存有抗供体抗体与移植肝存活率直接相关。

Matinlauri 等使用肝移植受体术前保存的 48 份血清和术后 3 周供体血清与供体冻存的脾细胞作 T 细胞 IgG 的 FCXM,使用术前的血清进行 T 细胞 IgG FCXM 与移植时补体依赖的淋巴细胞毒交叉试验进行比较,评价急性排斥反应和 1 年、3 年、5 年的移植肝和患者的存活率:FCXM 检测阳性率为 33%(16/48),而互补依赖性淋巴细胞毒交叉配型(complement-dependent lymphocytotoxic cross-matches,CDCXM)检测阳性率为 13%(6/46);术后发生急性排斥反应的中位时间 FCXM 阳性组为 29 日(13~101 日),阴性组为 22 日(7~157 日),差异无统计学意义;急性排斥反应发生率在 16 例(50%)术前 FCXM 阳性者与 6 例(50%)术前 CDCXM 阳性者间差异也无统计学意义;术后移植肝排斥反应发生率术前 FCXM 阳性(8/21,38%)高于术前 CDCXM 阳性者(3/21,14%),但差异无统计学意义($P>0.1$);移植肝和患者存活率在 T 细胞 IgG FCXM 阳性和阴性组比较差异无统计学意义,且与急性排斥反应发生率也无关。

Donaldson 等报道,如供体高滴度抗 HLA Ⅰ类特异性抗体,则 50% 合并胆管消失综合征(或慢性排斥反应),并提示同种抗体损害肝移植术后胆管。然而其他报道则认为 HLA 抗体与移植肝存活率无关。但以往曾报道淋巴细胞毒交叉试验阳性和高滴度抗 HLA 抗体会增加成人移植肝丢失率(即肝功能丧失发生率)。此外,Girnita 等发现抗 HLA 抗体与小儿肝移植排斥反应相关。另外,若无抗 HLA 抗体则移植肝功能稳定,且易于撤除免疫抑制剂。

(二)人类白细胞抗原与移植后病毒性肝病复发相关性

肝移植受体在移植前后的病毒感染直接影响移植肝远期生存率,HLA 与病毒感染的免疫作用近年来被重视。匹兹堡大学医学中心 Manez 等在 20 世纪 90 年代的研究资料显示,31 例乙型肝炎病毒(HBV)感染的肝移植受体中有 14 例移植后复发,53 例丙型肝炎病毒(hepatitis C virus,HCV)感染的受体中术后有 27 例复发;复发病毒感染受体中 42% 为与供体的 HLA-B 相容,而没有复发的受体中与供体 HLA-B 的相容率只有 20%;同时发现肝炎的 HLA-A、HLA-DR 和 HLA-DQ 的相容与否无显著相关性。研究者认为,供体 HLA 配型对受体移植后的巨细胞病毒(CMV)肝炎、HBV 和 HCV 肝炎的复发有影响。供体和受体 HLA 配合可能会降低排斥反应,但会增加病毒感染的机会,其机制可能与 HLA 介导的细胞免疫反应相关;MHC 对淋巴细胞抑制反应却造成受体肝移植术后 CMV、HBV 和 HCV 易感性提高,使受体易感染病毒,并因病毒再次感染而引起移植肝损伤。从长远来看,虽然 HLA 配合降低了受体的急性细胞性排斥,但是病毒再次感染复发可引起同种移植肝损伤,因此,供体、受体的 HLA 相容程度高与移植物存活率低有关。

Neumann 等于 2002 年报道了 84 例 HBV 导致肝硬化晚期而接受肝移植的受体和完整的配型数据，受体移植肝的 1 年和 5 年存活率分别为 90.5% 和 80.4%；20 例 OLT 失败，其中有 15 例归因于 HBV 感染复发。研究者观察到的 HLA-A 和 HLA-B 相容程度高的受体移植物的存活率显著提高，而 HLA-DR 相容程度并不影响移植物预后或病毒感染的转归。在供体、受体 HLA-A 和 HLA-B 相容的肝移植中发生再次感染的概率明显降低（$P<0.05$）。与 HLA-B 不相容且再次感染的受体相比，1 个或 2 个 HLA-B 位点相容且再次感染的受体中移植物存活时间延长。该研究结论认为，HLA 相容降低了 HBV 再次感染的概率并且提高了移植物的存活率。因此，可以认为在 HBV 感染晚期肝移植受体中，HLA-A 和 HLA-B 相容程度高与移植物存活率提高有关联。

（三）人类白细胞抗原与肝移植移植物抗宿主病

移植物抗宿主病（graft versus host disease，GVHD）是在近年肝移植中被提出的临床并发症。2004 年，Cambrige 医学院肝移植中心 Taylor 等报道，肝移植发生 GVHD 的受体死亡率超过 85%；肝移植后 GVHD 发生的机制是受体不能识别外源性供体抗原，而供体却具有识别、应答和排斥受体的免疫反应。即供肝来源的免疫活性细胞经移植肝进入免疫抑制低下的受体造血系统并且种植和生长，与受体组织抗原发生细胞性免疫反应的一系列严重临床并发症。当供肝为 HLA-A、HLA-B、HLA-DR 纯合子时肝移植术后 GVHD 发生率较高，也见于供体、受体之间 HLA 全相同的 OLT。研究提出，移植前进行 HLA 分型对预防 GVHD 的发生有重要的临床指导意义。同年，巴黎大学 Cochin 医院肝移植中心 Calmus 亦报道活体供肝移植（living donor liver transplantation，LDLT）后发生致死性 GVHD 的受体，并讨论 HLA 纯合子供体移植给 HLA-A、HLA-B、HLA-DR 单倍型相同受体的可行性。该例肝移植的供体与受体是父子关系（儿子捐献给父亲），供体 HLA 分型 HLA-A、HLA-B、HLA-DR 位点均为纯合子，并与受体有一条单倍型相同；肝移植后 35 日发生急性 GVHD。另外还分析了 LDLT 后发生 GVHD 的 5 例受体，这些受体与供体之间均为 HLA-A、HLA-B、HLA-DR 纯合子的单倍型相同。研究提示，HLA 纯合子供体易与移植受体之间 HLA 出现 HLA-A、HLA-B、HLA-DR 半相容，导致 LDLT 后 GVHD 发生的风险极高。因此，移植前供体和受体的 HLA 分型非常重要，LDLT 应尽可能排除 HLA-A、HLA-B、HLA-DR 纯合子的供体。

2004 年 Key 等回顾性分析 1995—2003 年间 453 例有完整 HLA 配型数据的尸体肝移植，从中探讨 HLA 相容与 OLT 后 GVHD 发病率的关系。研究发现，453 例受体中接受 HLA-B 相同供肝的 14 例患者中有 3 例（21%）发生急性 GVHD，而接受 HLA-B 不相容的 262 例受体中仅有 1 例（0.4%）术后发生了 GVHD（$P<0.001$）。研究还发现，供体与受体之间 HLA-B 相容而 HLA-A 和 HLA-DR 不相容是肝移植术后发生 GVHD 的一个明显的高危因素（$P<0.001$），显然供体和受体之间 HLA-B 相容有可能使肝移植术后发生急性 GVHD 的概率升高。Smith 等也持同样观点，认为 HLA Ⅰ类分子（HLA-A 和 HLA-B 位点）3~4 个抗原相同增加肝移植术后 GVHD 的风险。

（四）人类白细胞抗原抗体与肝移植

已知高度致敏受体血清中存在抗 HLA 抗体可直接杀死移植肾细胞引起超急性排斥反应。在肝移植中，部分研究显示，细胞毒交叉试验（complement dependent cytotoxicity，CDC）阳性的肝移植受体没有发生排斥反应，也不影响移植物长期存活，因此 CDC 阳性不被认为是肝移植的禁忌证；这是由于许多因素影响肝移植物的长期存活，如肝脏释放可溶性人类白细胞抗原 G（soluble human leukocyte antigen G，sHLA-G）形成免疫复合物；库普弗细胞对免疫复合物的吞噬作用；肝脏双重血液供应和独特的窦状隙血管；补体和靶细胞有共同来源时补体介导的溶解效率下降等。Chauhant 等研究 16 例肝移植术后受体，发现 7 例有针对抗 HLA Ⅰ类抗体的抗独特型抗体，4 例有抗 HLA Ⅱ类抗体的抗独特型抗体（其余未检出），患者均未发生移植后排斥反应，表明在移植后立即产生抗独特型 HLA 抗体可能有助于抑制 HLA 抗体介导的移植肝损伤。

2003 年，Sugawara 等则报道，观察到 CDC 阳性的肝移植受体发生早期排斥反应的概率增加，但是可通过严格监护和介入处理等治疗逆转。通过分析连续 123 例 LDLT 病例以讨论 CDC 对肝移植术后排斥反应和受体存活率的影响，发现 T 细胞 CDC 阳性受体（$n=12$）在 LDLT 后 6 周内发生排斥反应的概率高（67%），使用大剂量甲基泼尼松龙或抗 T 细胞单克隆抗体治疗可以抑制排斥反应，因此提出 CDC 阳性对肝移植受体的存活率没有明显影响，CDC 阳性不应作为 LDLT 禁忌证。

有学者研究发现,如果 HLA 抗体滴度很高就可引发肝移植术后的严重排斥反应,并在动物实验中和临床肝移植受体中得到证实。2002 年,Ratner 等报道了 1 例肝移植受体血清中含有抗供体 HLA-B17 的抗体,抗体滴度为 1∶32,在肝移植术后发生超急性排斥反应。Suh 等调查汉城大学 1999—2001 年 LDLT 43 例,采用微量淋巴细胞毒和流式细胞 CDC,评估移植物体积对肝移植的影响,其中 4 例 CDC 阳性受体并发多器官功能衰竭且死于移植后早期排斥反应,结果表明微量淋巴细胞毒和流式细胞 CDC 强阳性受体 LDLT 时应慎重考虑。

(五)人类白细胞抗原与肝移植术后巨细胞病毒复发的相关性

Manez 等报道,HLA-DR 无错配者增加移植肝 CMV 肝炎发病率,虽然 HLA 相容可减少移植肝急性细胞排斥反应,但 HLA-DR 无错配者移植肝早期出现 CMV 肝炎,可引起慢性移植肝受损。提示 HLA-DR 相容增加移植肝 CMV 肝炎发病率,可能通过 HLA-DR 限制性针对病毒抗原,包括 CMV 免疫学机制。

(六)人类白细胞抗原与移植肝自身免疫性肝病的相关性

不同人种和地区的自身免疫性肝病相关基因位点有其特异性,如北美和北欧为 *HLA-DRB1*0301*、*DRB1*0401*;日本、中国和墨西哥为 *HLA-DR4*;南美儿童为 *DRB1*1301*。HLA 配型在自身免疫性肝病肝移植中具有双重作用,配型好可减少排斥反应。

(陈晓平　刘　炼)

‖‖‖‖‖‖‖‖‖　推荐阅读资料

［1］HAGA J,SHIMAZU M,WAKABAYASHI G,et al. Liver regeneration in donors and adult recipients after living donor liver transplantation. Liver Transpl,2008,14(12):1718-1724.

［2］MATINLAURI I H,HOCKERSTEDT K A,ISONIEMI H M. Equal overall rejection rate in pre-transplant flow-cytometric cross-match negative and positive adult recipients in liver transplantation. Clin Transplant,2005,19(5):626-631.

［3］MURO M,MARIN L,MIRAS M,et al. Liver recipients harbouring anti-donor preformed lymphocytotoxic antibodies exhibit a poor allograft survival at the first year after transplantation:experience of one centre. Transpl Immunol,2005,14(2):91-97.

第四节　肝移植与免疫耐受

移植后排斥问题目前仍无很好的解决方法,通过诱导产生对供体的特异性免疫耐受为最理想的解决方案。啮齿类动物免疫耐受诱导已获得成功,但在人类却并不理想。移植物接受通常指在免疫抑制剂作用下被移植器官有功能地存活,而在低免疫抑制或无免疫抑制时移植物功能正常,则称为移植物免疫耐受。一直以来,专家学者都认为肝脏与其他器官相比具有"免疫特惠"特点,发生排斥反应的概率较低,尤其是发生体液排斥,但近年来越来越多的研究表明,肝移植术后排斥反应的发生率仍然超过 30%。由此,诱导免疫耐受是目前解决排斥问题最好的方案之一,本节将对肝移植与免疫耐受的最新研究进行概述。

一、肝移植免疫耐受现象

肝脏易于诱导移植免疫耐受,在一些同种异体肝移植动物(如小鼠、部分大鼠和猪)模型中,受体可以在无免疫抑制处理的情况下,长期接受供体移植。1965 年,Garnier 等报道,在同种异体猪肝移植模型中,不需要免疫抑制治疗的情况下,移植肝能够自然存活,且受体表现为对供体抗原特异免疫无反应性。在犬、狒狒和人的同种异体肝移植中,虽然必须使用免疫抑制剂才能防止排斥反应,但免疫排斥反应通常较轻,易于控制。在临床肝肾联合移植的患者中,肾移植的超急性排斥反应发病率明显减少。但对多器官移植受体的临床研究结果显示,肝肾脏联合移植与单独肾移植比较,两者肾移植物的存活率无显著差别。

在小鼠实验模型中,同种异体肝移植诱导免疫耐受的状态可以通过随后移植供体皮肤、心脏等来验证:预先移植 B10 小鼠(H-2b)肝脏的受体小鼠(C3H 小鼠,H-2k)于移植后 40 日左右排斥 B10 小鼠皮肤移植物,而未预先移植 B10 小鼠肝脏的 C3H 小鼠于移植后 11 日左右排斥 B10 小鼠皮肤移植物;预先移植 B10 小鼠肝脏的 C3H 小鼠长期接受 B10 小鼠心脏移植物(>100 日),未预先移植 B10 小鼠肝脏的 C3H 小鼠于移植后 10 日左右排斥 B10 小鼠心脏移植物。

若经过门静脉输注供体白细胞,可诱导皮肤、胰腺、小肠等移植物免疫耐受。将移植物静脉与门静脉吻合可诱导移植物免疫耐受;相反,将移植物静脉与腔静脉吻合则其诱导移植免疫耐受的作用消失。

二、肝移植免疫耐受发生的机制

肝移植免疫耐受现象和供体骨髓细胞移植所建立的混合性造血嵌合体后获得的免疫耐受一致。混合性嵌合体能诱导跨越 MHC 屏障的免疫耐受,而使受体长期接受移植物。这种免疫耐受是由供体来源的细胞诱导受体删除供体反应性胸腺细胞群所建立。由于肝脏具有足够的干细胞,可以使致死性射线照射的受体造血系统得以重建。因此,肝移植也许能引起类似的混合性造血嵌合体。然而,这种可能性很小,因为在肝移植前对受体进行胸腺切除术,并没有阻止受体对移植肝的长期接受。所以,肝移植免疫耐受的建立可能不依赖于胸腺(主要为外周免疫耐受),而混合性造血嵌合则依赖于胸腺细胞克隆删除(主要为中枢免疫耐受)。

目前对肝移植免疫耐受的机制仍不是十分清楚,其发生的机制可能包括:①移植肝内浸润细胞的凋亡诱导免疫耐受;②Th1/Th2 细胞因子介导免疫耐受;③调节性 T 细胞诱导免疫耐受;④过客细胞诱导免疫耐受;⑤微嵌合体诱导免疫耐受。

(一)移植肝内浸润细胞的凋亡诱导免疫耐受

过继性转移动物实验显示,移植肝可能诱导供体反应性 T 细胞的早期外周清除,移植术后几个月可诱导抑制性细胞。免疫耐受的移植肝中浸润细胞凋亡(细胞程序性死亡)远远超过排斥性异体移植肾中的浸润细胞凋亡,证实受体异体反应性淋巴细胞的外周清除在肝移植免疫耐受中起重要作用。但是,肝移植引起的供体 T 细胞的早期清除是不彻底的,在移植肝的受体 T 细胞中可检测到供体异体反应性 CD4$^+$T 细胞或细胞毒性 T 细胞的存在。

Bohmig 等用一种短链脂肪酸下调了 APC 共刺激分子的表达,使 T 细胞不能活化,导致 T 细胞凋亡。Penderet 提出在靶器官中使自身和同种反应的 T 细胞活化诱导细胞凋亡是免疫耐受的主要发生机制。进一步分析指出:当已活化的自身反应 T 细胞进入靶器官时,主要由非专职 APC 使之再活化,在产生明显的靶器官损害之前通过 Fas(CD95)途径由活化诱导凋亡而被清除,是因为再活化的 T 细胞不能从非专职 APC 获得足够的共刺激信号从而上调与 Bcl-2 相关的抗凋亡蛋白表达。在周围淋巴器官则相反,T 细胞由专职 APC 再活化,接受足够的共刺激信号,Bcl-2 相关的抗凋亡蛋白表达上调并抑制 CD95 途径引起的凋亡,从而允许 T 细胞以记忆 T 细胞存活、增殖。Penderet 采用异体反应性 T 细胞的凋亡模型来解释同种移植物的不被排斥,也用以解释 MHC 不相符的肝移植不发生排斥。

以上观点虽然能较好地解释器官移植的免疫耐受,但不能解释皮肤、心脏、肾移植的耐受不如肝移植容易诱导和肝移植的特殊性。Crispe 认为肝脏是细胞死亡的"坟墓",即肝脏是清除活化、凋亡 T 细胞的场所。凋亡细胞在肝内的聚集是一个主动过程,肝窦内皮细胞(liver sinusoidal endothelial cell,LSEC)、库普弗细胞和肝细胞均能够诱导细胞凋亡。Lu 等发现移植肝内可迁徙的 DC 能表达 FasL,从而诱导同种异体反应的活化 T 细胞的凋亡。Weleret 等发现肝脏分泌的转化生长因子 P 可以诱导 T 细胞凋亡,可能也参与了调节 T 细胞的反应。这些有助于解释肝移植免疫耐受的特殊性,如"分离免疫耐受"。

近年研究表明 APC 的抗原提呈能力不是一成不变的,而是与 APC 的成熟程度和受刺激状况密切相关。在炎症因子作用下,APC 的 MHC Ⅰ 类分子合成增加、半衰期延长、结合抗原能力增强,同时提供共刺激信号的能力大大增强。而在 IL-10 的作用下,APC 共刺激信号弱表达并能诱导免疫耐受。这表明细胞因子在调节 APC 的抗原提呈能力及免疫反应方向等方面起着至关重要的作用。

在同种异体移植时给予供体凋亡细胞,受体的 APC 在一些特异性的凋亡细胞的识别和结合受体如 CD36、CD14、a$_v$β$_3$ 等的协助下迅速吞噬凋亡细胞,可以避免细胞破裂损伤周围组织。可能因凋亡细胞能快速被 APC 吞噬,其抗原被浓集在 APC 内,因而能够短时提供大量供体抗原,有效地被提呈;凋亡细胞通过其主动调节免疫反应的作用,使 APC 调节细胞因子由 Th1 型(如 IL-12、TNF-α)向 Th2 型(如 IL-10)转化,并在局部形成高浓度。凋亡细胞造成局部免疫抑制环境,使受体 APC 共刺激信号表达被抑制,抑制了 T 细胞的激活,使相应的 T 细胞克隆失能,从而诱发供体特异性的免疫耐受。T 细胞凋亡引起移植物免疫耐受的观点已得到多数学者的赞同。

最近 Sun 等提出了一个新观点:肝脏是特异性地吞噬凋亡细胞的场所,凋亡细胞有局部免疫抑制作用,吞噬了凋亡细胞的肝脏 APC 在局部免疫抑制的环境下给 T 细胞提呈抗原,从而诱导了对被吞噬抗原的免疫耐受。以上观点能较好地解释肝移植免疫耐受的特殊性,值得引起重视。

（二）Th1/Th2 细胞因子与移植免疫耐受

尽管肝移植物存在免疫激活和排斥反应的早期信号——血清中肝脏损害标志物一过性增高,但该排斥反应具有自限性,肝脏渗出及其相关病理可逐渐消失。免疫耐受移植肝局部炎症反应发生迅速,移植后 1 日可观察到 IL-2 表达的增加和 IL-2 受体表达细胞的快速积聚。相反,在肾或皮肤排斥反应中的炎症反应是迟发的,因为直到肾移植后 3 日和皮肤移植后 5 日,IL-2 mRNA 均没有显著增加。与肝移植免疫耐受相比,移植肾和移植皮肤的 IFN-γ mRNA 和 IL-2 受体表达细胞增加也同样发生较晚。细胞因子 IL-2 和 IFN-γ 通常与排斥反应有关,而在肝移植免疫耐受的情况下,其增加比排斥时还明显。受体脾脏淋巴结中 IL-2 和 IFN-γ mRNA 的大量增加只发生在肝移植免疫耐受的情况,而在肝移植排斥过程中动物的淋巴组织 IL-2 和 IFN-γ mRNA 的增加很有限。

免疫激活与免疫耐受相关联的另一种情况是抗 CD3 抗体诱导的免疫耐受。该抗体可使大鼠同种异体移植物长期存活,诱导免疫耐受,并用于临床以防止或逆转移植排斥反应。将该抗体注入体内后不久,T 细胞被激活并表达 IL-2 受体,增加细胞因子(如 IL-2、IFN-γ 和 IL-4)基因的表达;随后这些细胞发生凋亡。抗 CD3 抗体诱导的 T 细胞免疫耐受的过程中各种事件的顺序与前述移植肝诱导免疫耐受相似,但两者之间的直接关系尚待确定。

阻断 B7-CD28 或 CD40 共刺激途径使野生型小鼠发生移植免疫耐受,但在 IL-2 或 IFN-γ 基因失活的小鼠,两者不能诱导免疫耐受。在 IFN-γ 基因失活的小鼠,同种异体心脏移植物存活时间缩短。在使用抗 CD4 和抗 CD8 单克隆抗体延长移植物存活时间的小鼠实验模型中,也观察到类似情况。用 IL-2 中和抗体处理野生型小鼠可抑制心脏移植免疫耐受。IL-2 在移植免疫耐受中的作用可能是调节 T 细胞增殖和编码 T 细胞的程序性凋亡,而 IFN-γ 的作用是限制 T 细胞在对异体抗原反应中的扩增。

（三）过客细胞与移植免疫耐受

通过检查受体淋巴组织细胞能够发现耐受的移植肝免疫反应的快速激活和其后自发性恢复的可能原因。可以观察到供体白细胞从移植物快速迁移出来并进入淋巴结,继而细胞因子 IL-2 和 IFNγ 在这些组织中大量增多,受体反应性 T 细胞发生凋亡的过程。在皮肤移植排斥反应中,可发现移植物引流淋巴结的状态与移植物的排斥反应密切相关,有限的供体细胞迁移到淋巴结,但没有早期细胞因子增加的证据。已有的证据表明,移植物免疫耐受与供体白细胞快速迁移到受体淋巴组织,以及其后这些组织中大量免疫细胞激活有一定的相关性,免疫耐受依赖于供体白细胞向受体淋巴组织的迁移及其诱导受体异体反应性 T 细胞快速完全激活。去除过客白细胞的移植肝易发生排斥反应,供体白细胞在肝移植耐受的形成过程中具有重要作用,其机制与供体细胞迁移和受体淋巴组织免疫激活有关,额外给予供体白细胞可以恢复肝脏移植物诱导免疫耐受的作用,也可恢复供体细胞迁移和随后的免疫激活。

（四）调节性 T 细胞引起的移植免疫耐受

Li 等通过小鼠肝移植模型发现肝移植术后 CD4+CD25+Treg 扩增,表明其在诱导或维持"自发性"肝移植耐受中起关键作用,随后大量研究证实,调节性 T 细胞(regulatory T cell,Treg)在防止移植后排斥反应和诱导免疫耐受中起着核心作用。肝移植免疫耐受由多种机制共同作用而建立,肝内固有细胞如肝窦内皮细胞、库普弗细胞等,通过分泌大量细胞因子和激活相应抑制通路等来实现,而包括上述细胞在内的参与肝移植免疫的细胞作用大多与 IL-10 有关,这是一种经典的抗炎介质,发现肝脏非实质细胞中的 IL-10 通路对于抑制排斥反应至关重要。而 IL-10 的产生和作用靶点与 Treg 有紧密联系。此外,肝移植排斥反应在很大程度上是由 T 细胞介导的,Treg 的转移可以用来限制免疫介导的对炎症肝脏的损伤。以上研究充分表明了 Treg 与肝移植免疫耐受之间有紧密联系,并且 Treg 在免疫耐受形成中扮演着重要的角色,利用 Treg 解决肝移植免疫排斥的问题正在成为研究的热点。

Treg诱导肝移植免疫耐受的机制包括：①通过细胞间接触抑制抗原提呈细胞的功能或成熟,通过减少CD80/86共刺激分子的表达,直接影响树突状细胞的抗原提呈,以穿孔素和颗粒酶依赖的方式直接杀伤抗原提呈细胞;②通过诱导细胞凋亡来破坏靶细胞;③通过腺苷途径引起代谢紊乱,可以刺激色氨酸降解为犬尿氨酸,抑制效应T细胞的功能;④Treg可被激活,分泌抗炎细胞因子,如IL-10、TGF-β、IFN-γ和IL-35来抑制附近的CD8$^+$T细胞功能和免疫应答;⑤竞争性消耗存活的细胞因子,抑制效应细胞的激活,同时组成表达高亲和力的IL-2受体,它是IL-2的接收器,IL-2是一种强有力的T细胞增殖和辅助细胞分化的诱导剂,对记忆T细胞的生存和功能是必需的,通过消耗IL-2可控制效应细胞的增殖;⑥依赖于Treg上CTLA-4的表达,Treg与CD80/CD86高亲和力结合,并通过内吞作用调节其表达,减少效应细胞的激活。

（五）微嵌合体诱导免疫耐受

建立异基因嵌合体可诱导形成针对供体的特异性免疫耐受,可能是克服器官移植排斥的有效途径。临床上发现一些长期存活且停用免疫抑制剂的器官移植受体,可被认为是产生了移植物对宿主的适应,即建立了有效耐受。这种情况与经典"耐受"不同,其产生是一个主动过程,是宿主和移植物间长期相互作用、相互适应并相互接受的结果。嵌合的诱导可能与某些免疫调节机制的产生有关:①嵌合细胞中的过客白细胞包括APC,可能因缺乏共刺激信号而导致T细胞克隆无反应性（无能）,即外周免疫无反应性;②供体淋巴细胞在受体体内发生嵌合,可能是由于对供体器官具有细胞毒作用的前体Tc克隆的凋亡或被清除的结果;③受体抑制性T细胞和Treg的主动抑制作用,促进嵌合产生;④Th1和Th2间平衡发生变化,导致所分泌的细胞因子谱改变,有利于嵌合形成;⑤嵌合的供体细胞中存在抑制性或调节性细胞,包括Treg和调节性DC,抑制受体T细胞活性或诱导受体T细胞耐受。

嵌合现象与免疫耐受之间存在某种联系,但目前尚无充分证据表明嵌合与免疫耐受之间存在必然的因果关系。供体器官进入受体体内可打破受体免疫系统固有的平衡状态。供体细胞从移植器官向受体体内迁移并长期存活,形成嵌合,可反映供体和受体间经历复杂的相互作用而达到新的平衡。这一过程受多种因素影响,包括中枢及外周免疫器官、免疫细胞和因子,其中免疫抑制剂是引起这一现象的因素之一。

研究发现,在免疫抑制剂的辅助下,许多方法可以有效地促进与移植免疫耐受相关的嵌合体形成。包括应用CTLA-4 Ig联合ICAM-1抗体阻断B7-CD28等共刺激途径,可诱导抗原特异性的免疫耐受,有效延长同种异体移植的存活时间,也可以检测到嵌合的形成。某些非细胞毒性的抗CD4和抗CD8单克隆抗体可诱导相应CD4$^+$T细胞和CD8$^+$T细胞的耐受,从而被成功地用于治疗同种移植患者,具有良好的效果。研究耐受嵌合现象的关系,将为免疫耐受的诱导提供新的启示。

三、免疫抑制剂对移植免疫耐受的抑制作用

在肝移植实验模型中,移植肝可以使受体对随后供体皮肤移植物发生免疫耐受,但在移植物周围使用甲泼尼龙琥珀酸钠可以阻断其发生。皮质类固醇治疗也能使在没有免疫抑制情况下发生免疫耐受的移植肝发生排斥反应。在心脏移植动物模型中,同时阻断B7-CD28和CD40的共刺激途径可诱导移植免疫耐受,但在共刺激阻断过程中,CsA免疫抑制剂可阻止免疫耐受的发生。

免疫抑制可能对移植物的免疫耐受既有好的作用,又有坏的作用。免疫抑制具有防止排斥反应相关的免疫激活的作用,从而使临床移植成功,移植物不被排斥。其他的一些生物效应可能是通过抑制早期免疫激活而抑制免疫耐受的建立。免疫抑制性药物对移植器官诱导免疫耐受的抑制作用,也许是大多数临床器官移植受体需要终身免疫抑制的原因,也是临床排斥反应引起器官移植失败的原因。因此,有必要在移植免疫耐受动物模型中筛选免疫抑制药物,以研究对抑制免疫耐受作用最小的药物。

激活相关或大剂量抗原诱导的移植免疫耐受动力学不同于移植排斥反应,免疫排斥相关的移植物激活比免疫耐受相关的受体淋巴组织中的免疫激活慢。通过这种时相的差异,对移植受体延迟使用免疫抑制剂能够防止这些药物对激活相关的免疫耐受的不良反应,但这些药物仍保留阻止与排斥反应相关的免疫激活。在临床应用小鼠抗人CD3单克隆抗体治疗肾移植排斥反应的多中心分析结果表明,在抗CD3单克隆抗体之后使用CsA改善了移植肾的存活率。

四、诱导移植肝免疫耐受的途径及方法

基于移植排斥和耐受的机制,肝移植主要有下列诱导耐受的方法。

(一)基因治疗

基因治疗方法:①转 *CTLA-4-Ig* 基因诱导免疫耐受;②转移供体 *MHC* 基因诱导免疫耐受;③转移 Th 类细胞因子诱导免疫耐受。Olthoff 等用小鼠 *CTLA-4-Ig* 基因的重组腺病毒灌注冷藏保存的大鼠移植肝,在移植肝冷缺血期间体外转染 1 小时,移植肝及受体血液中均有 CTLA-4-Ig 分子表达,移植肝存活超过 120 日。

肝移植中基因治疗的重点在于诱导特异性免疫耐受,使免疫抑制作用特异化和局部化。在肝脏植入受体前,体外预先用高浓度、大剂量载有外源基因的载体处理,从而获得基因的高表达。靶基因有 *MHC*、*DC* 等。载体有病毒和非病毒载体,其中腺病毒载体的应用最为广泛。腺病毒可通过 TGF-β 的表达抑制 Th 类细胞因子的产生,也可转入 *IL-10* 基因来延长移植物的存活,并阻断受体对腺病毒抗原的免疫应答,从而延长载体的存活期限。

(二)阻断共刺激分子

T 细胞激活需要两个信号:①抗原与 MHC-TCR 复合体提供的第一信号;②由共刺激分子和可溶性分子提供第二信号。若仅有第一信号,缺乏第二信号,T 细胞将进入无能状态或出现免疫耐受,甚至出现程序性死亡。各种单克隆抗体就是通过阻断这一过程中的不同环节而发挥免疫抑制作用及诱导免疫耐受。研究表明,阻断 T 细胞共刺激通路可能是促进抗原特异性耐受的有效方法。缺乏共刺激信号时,可能诱导供体特异性免疫耐受而不影响受体其他免疫。CD28/B7 和 CD40/CD40L 共刺激信号途径被认为与 T 细胞激活最为相关,目前研究多集中在抗 CD28 单抗的应用方面。实际上 CD40/CD40L 通路是更早期的分子事件,它们的结合可以上调 CD28/B7 分子的表达,从而促进 CD28/B7 的结合,因此对抗 CD40L 单抗的应用研究可能具有更为重要的价值和意义。*CTLA-4-Ig* 基因的转入是迄今应用最多的方法。CTIA4 是 CD28 的结构类似物,通过基因转导构成重组融合蛋白 CTLA-4-Ig,可阻断最重要的共刺激信号分子 CD28/B7,从而延长移植物的存活时间。

(三)阻断细胞间黏附分子途径

黏附分子已被证明在移植免疫反应中有重要作用:①黏附分子促进白细胞穿过内皮并浸润到移植部位;②黏附分子协同抗原提呈细胞上的 MHC 抗原复合体传递信息,激活 T 细胞;③黏附分子协同效应细胞(如自然杀伤细胞)杀伤移植物细胞。对血管化器官的排斥反应由 T 细胞介导,Th 细胞的抗原识别不仅需要 T 细胞受体结合供体抗原,而且需要黏附分子相互作用的调节信号,白细胞功能相关抗原 -1 (lymphocyte function associated antigen-1,LFA-1)和细胞间黏附分子 -1(intercellular adhesion molecule-1,ICAM-1)是这种黏附分子受体的配体。研究发现,抗 ICAM-1 和抗 LFA-1 抗体一次性联合使用对大鼠肝同种移植物有明显免疫作用,抑制 LFA-1 和 ICAM-1 之间相互作用可减轻 T 细胞介导的移植器官免疫反应。用抗 ICAM-1 单抗或 ICAM-1 反义寡核苷酸阻断 ICAM-1 与 LFA-l 结合,可诱导移植耐受。

(四)应用供体骨髓细胞、脾细胞或血液

如前所述,Starzl 理论认为骨髓细胞、脾细胞或血液在免疫耐受诱导中的作用是所谓的细胞放大作用。目前常用的策略是在器官移植的同时或稍后注射供体骨髓细胞或血液细胞。注射途径可以是经外周血管,也可以经门静脉或在胸腺内。

(五)树突状细胞在免疫耐受中的作用

在从移植物的细胞迁移到受体的过程中,DC 是最主要的,其作用是捕捉抗原并将其信息传递给 T 细胞或 B 细胞,使之产生免疫效应。DC 既能引导 T 细胞识别其捕获的抗原并进行攻击,又能提示 T 细胞忽略其捕获的抗原,后者的效果是免疫耐受需要的结果和研究的方向。Thomson 和 Khoury 分别从同种移植模型和试验性自身免疫病中发现,缺少 CD40、CD80、CD86 这样的协同刺激分子是 DC 具有致耐受性的原因。IL-10 处理过的 DC 前体能抑制协同刺激分子的表达和 IL-12 的产生,并且改变 Th 细胞对 Th2 细胞的免疫反应。DC 还能直接抑制 T 细胞或引起 T 细胞的凋亡。

DC 的嵌合现象被认为是形成免疫耐受的基础,而肝脏中有大量的 DC,所以成为研究免疫耐受的重

点。DC 可以通过粒细胞 - 巨噬细胞集落刺激因子（granulocyte-macrophage colony-stimulation factor,GM-CSF）的刺激在体外增生。近年研究者从普通鼠肝脏的非实质细胞中分离出 DC 前体,在体外用 GM-CSF 刺激后成熟,且具有 DC 的免疫学特征。与从普通鼠血液、骨髓或脾脏增殖来的 GM-CSF 刺激性 DC 相比,大部分肝脏来源的 GM-CSF 刺激性 DC 前体很少表达或不表达细胞表面 MHC Ⅰ类分子抗原,不能激活未激活的同种反应性 T 细胞。同时,这些细胞呈现了与未成熟 DC 相同的噬菌活性,肝脏来源的 DC 前体可以在体外通过细胞外基质蛋白 I 型胶原（ertracellular matrix protein type Ⅰ collagen）处理而成熟,肝脏源性（也包括其他源性）DC 的重要特征就是在活体内能迁移至外周淋巴组织的 T 细胞依赖区。Thomson 等从鼠肝非实质细胞中分离出 DC 前体进行培养,待其成熟后再注入受体鼠,在淋巴结和脾的 T 细胞区发现了注入供体的细胞,证明肝脏源性的 DC 在活体淋巴组织内的迁移和驻留的特性,对另一组接受注射的鼠进行不同种系之间的原位肝移植（OLT）,在受体鼠的骨髓和脾脏中发现有注入细胞主要亲水区（major hydrophilic region,MHR）特征的类分子细胞。

（六）调控辅助性 T 细胞亚类

Th 细胞分为 Th1 和 Th2 两个亚类。Th1 类细胞因子能介导细胞免疫促进细胞毒性作用,Th2 类细胞因子则可下调 Th1 细胞及 CTL 活性。Th1 类细胞因子占优势可增强排斥反应,Th2 类细胞因子占优势则可减弱排斥或调节免疫反应。因此,诱导宿主 Th1 类应答向 Th2 类应答转化可起到降低急性排斥反应的作用,也是诱导移植免疫耐受的策略之一。IL-10 具有下调 Th1 细胞分泌 Th1 类细胞因子、拮抗 Th1 类细胞因子诱导 Th1 细胞向 Th2 细胞偏移、改变 T 细胞亚群和诱导同种异体特异性耐受的作用。

（七）接种 T 细胞疫苗

诱导耐受 T 细胞疫苗（T cell vaccine,TCV）是由特异性抗原活化的 T 细胞经体外刺激增殖后加以灭活（如抗原或有丝分裂原激活、戊二醛或丝裂霉素 C 处理及射线照射等）而成。将 TCV 接种到相应的自身免疫病动物模型或患者体内,可使机体获得相应自身免疫病的抵抗力或症状改善。应用 TCV 诱导移植耐受是目前移植耐受研究的新领域和新策略,具有较强的临床可行性。有实验研究报道,TCV 可延长同种移植物的存活时间,其作用机制是降低受体针对移植抗原特异性 T 细胞的应答能力,促进受体 B 细胞产生 TCV 特异性抗体,上调受体抗 TCV 独特型 T 细胞及促进 Th1 型反应向 Th2 型反应的转变等。由于体外培养可使抗原致敏的 T 细胞大量扩增,因此从器官移植受体外周血中获取、制备足够数量的供体抗原特异性 T 细胞用于免疫接种,具有可行性。TCV 可诱导特异的免疫抑制,且尚未发现明显的副作用。因此,诱导耐受 TCV 有可能成为预防和治疗移植排斥反应或诱导移植耐受的一种有效方法。

（八）主要组织相容性复合物肽段诱导免疫耐受

供体 MHC 分子是引起排斥反应的主要抗原。供体抗原被受体 APC 加工处理成多肽后被 T 细胞识别并活化,介导特异性排斥反应。动物和临床研究已证实,受体 APC 所提呈的供体 MHC 肽段较为单一,即受体的同种抗原特异性 T 细胞仅识别少数几个主要的 MHC 分子表位。这就有可能利用人工合成的特定 MHC 肽段,封闭受体同种抗原特异性 T 细胞的 T 细胞受体,阻断排斥反应或诱导免疫耐受。

上述诱导移植耐受的途径和方法很多尚处于实验阶段,甚至还有不同的结果出现,免疫应答的复杂性决定了诱导免疫耐受的复杂性和困难性,但值得进一步研究。

（成 柯 张 盛）

推荐阅读资料

［1］HUANG H,LU Y,ZHOU T,et al. Innate immune cells in immune tolerance after liver transplantation. Front Immunol,2018,9:2401.

［2］JEFFERY H C,BRAITCH M K,BROWN S,et al. Clinical potential of regulatory T cell therapy in liver diseases:an overview and current perspectives. Front Immunol,2020,7:334.

［3］JIANG Y,QUE W,ZHU P,et al. The role of diverse liver cells in liver transplantation tolerance. Front Immunol,2020,11:1203.

［4］LEE J C,MEHDIZADEH S,SMITH J,et al. Regulatory T cell control of systemic immunity and immunotherapy response in liver metastasis. Sci Immunol,2020,5(52):eaba0759.

[5] NI X,TAO J,BARBI J,et al. YAP is essential for treg-mediated suppression of antitumor immunity. Cancer Discov,2018,8(8):1026-1043.

[6] ŚLEDZIŃSKA A,VILA DE MUCHA M,BERGERHOFF K,et al. Regulatory T cells restrain interleukin-2- and blimp-1-dependent acquisition of cytotoxic function by CD4(+) T cells. Immunity,2020,52(1):151-166.e6.

[7] TANAKA A,SAKAGUCHI S. Regulatory T cells in cancer immunotherapy. Cell Res,2017, 27(1):109-118.

[8] TEDESCO D,GRAKOUI A. Environmental peer pressure:CD4(+) T cell help in tolerance and transplantation. Liver Transpl,2018,24(1):89-97.

[9] YU J,LIU Z,LI C,et al. Regulatory T cell therapy following liver transplantation. Liver Transpl, 2021,27(2):264-280.

第五节　背驮式肝移植常用免疫抑制剂及精准基因治疗

时至今日,肝移植术作为一种针对各种终末期肝病最有效的治疗方式已被广泛接受。然而由于肝移植涉及面广,影响其疗效的因素众多,如何提高疗效一直是移植医学界研究的热点和难点。基因理论与技术的进步已广泛用于解释免疫抑制剂的个体差异、移植术后高血压、高血脂、乙型肝炎肝癌复发等并发症的研究。本节将从 PBLT 常用免疫制剂、基因理论和技术角度,阐述目前移植术后免疫抑制剂抗排斥治疗的方案,并结合移植术后并发症精准基因治疗的临床实践,提出 PBLT 后抗排斥及精准基因治疗的新思路。

一、糖皮质激素

糖皮质激素(glucocorticoids)属于肾上腺皮质激素类,可由机体肾上腺皮质分泌或人工合成。生理剂量下糖皮质激素对人体的物质代谢,如糖代谢、水和电解质代谢起重要的调节作用,还参与人体应激反应。在超生理剂量,即药理剂量的情况下,糖皮质激素不仅可以对机体代谢产生影响,还可发挥抗炎和免疫抑制等作用,被广泛应用于多种炎症及自身免疫性疾病的治疗,如系统性红斑狼疮、支气管哮喘、荨麻疹等。同时,其作为移植术后最常用的抑制免疫排斥的药物,是目前肝移植术后基础免疫抑制方案中的重要药物。

(一)药理作用及其机制

作为免疫抑制剂,糖皮质激素对免疫功能的抑制作用主要体现在以下方面:①特异性诱导淋巴细胞核 DNA 降解;②诱导 CD4/CD8 双阳性的未成熟淋巴细胞凋亡;③影响淋巴细胞的物质代谢,减少淋巴细胞 DNA、RNA 和蛋白质的生物合成,减少淋巴细胞跨膜转运葡萄糖、氨基酸、核苷酸;④直接或间接抑制核转录因子 κB(nuclear factor-κB,NF-κB)的活性,而 NF-κB 过度激活可导致炎症细胞和炎症因子激活,参与免疫排斥反应的发生。

糖皮质激素药理作用的主要实现路径是经典的胞质糖皮质激素受体(cytosolic glucocorticoid receptor, cGCR)介导的基因组作用(图 5-5-1)。醋酸泼尼松有良好的脂溶性结构,很容易穿过细胞膜,与胞质中糖皮质激素受体(glucocorticoid receptor,GCR)结合。GCR 存在两种亚型,分别为 GCRα 和 GCRβ,两者为 GCR 同一转录产物的不同剪切形式。GCRα 结合糖皮质激素后产生经典的激素效应;GCRβ 无法与糖皮质激素结合,而是作为 GCRα 的弱显性抑制剂发挥作用。在没有配体的情况下,GCRα 与伴侣蛋白,如热休克蛋白 90(heat shock protein 90,HSP$_{90}$)结合,在细胞质内与其他几种蛋白质组成多蛋白复合体,这种复合体封闭或掩盖了受体的 DNA 结合域,并避免对核 DNA 产生效应;当糖皮质激素与 GCR 结合后,该复合体的构象发生变化,HSP$_{90}$ 解离,糖皮质激素与 GCR 结合,激活 GCR;激活的 GCR 易位至细胞核内调控基因表达,从而实现免疫抑制。

糖皮质激素的抗炎作用主要由基因组效应发挥作用:①与糖皮质激素反应原件(glucocorticoid responsive element,GRE)结合,诱导抗炎因子表达,如脂皮素 1、NF-κB 抑制蛋白 IκB;②与负性糖皮质激

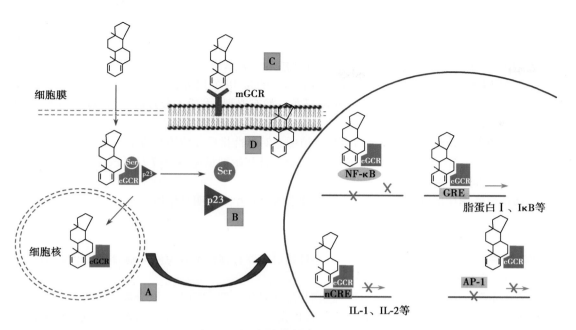

图 5-5-1　糖皮质激素的药理作用

cGCR. 胞质糖皮质激素受体；mGCR. 膜糖皮质激素受体；Scr. 酪氨酸激酶；NF-κB. 核转录因子 κB；IL. 白介素。

A. cGCR 介导的基因组作用；B. cGCR 受体外成分介导的信号通路；C. mGCR 介导的信号转导；D. 非特异性非基因组作用。

素反应元件（negative glucocorticoid responsive elements, nGRE）结合，抑制促炎因子表达，如 IL-1 和 IL-2；③直接或间接与调控促炎因子表达的转录因子结合，如激活蛋白 1（activator protein 1, AP1）、NF-κB 和干扰素调节因子（interferon regulatory factor-3, IRF-3）；④与上述转录因子竞争共激活蛋白。

以上经典 cGCR 介导基因组作用可以较好地解释糖皮质激素抑制免疫功能的作用，但对临床上观察到的糖皮质激素迅速效应（几秒钟到数分钟内）无法解释，且转录抑制剂或蛋白合成抑制剂均不能阻断这种快速效应。因此存在不同于经典的基因组效应的"非基因组效应"：①cGCR 受体外成分介导的信号通路，如前所述，GCR 在激活前是位于胞质中与某些激酶和热休克蛋白结合的多蛋白复合体，在与糖皮质激素结合后，HSP$_{90}$ 等信号分子解离，解离后的 HSP$_{90}$ 进一步激活某些信号通路（如酪氨酸激酶 Src 信号通路）产生快速效应；②膜糖皮质激素受体（membrane glucocorticoid receptor, mGCR）介导的信号转导，多种细胞膜上存在 mGCR，在与糖皮质激素结合后激活细胞内第二信使，调控细胞内蛋白磷酸化水平，引起细胞对外界刺激的快速反应；③非特异性非基因组作用，高浓度糖皮质激素可以直接插入生物膜结构，尤其是细胞膜和线粒体膜，从而改变膜的理化性质和膜蛋白的生物活性，产生快速效应。

糖皮质激素通过上述机制抑制人体免疫功能，在预防与治疗器官移植术后的免疫排斥反应中发挥重要作用。

（二）药代动力学特征

糖皮质激素经口服、注射、局部给药等均可吸收。口服可的松或氢化可的松后 1~2 小时血药浓度达到峰值。氢化可的松吸收入血后，超过 90% 与血浆蛋白可逆性结合，其中约 80% 与皮质激素结合蛋白（corticosteroid-binding globulin, CBG）结合，10% 与白蛋白结合，结合后糖皮质激素暂时失去生物活性。给药后主要分布在肝脏，其次是血浆、脑脊液、胸腔积液和腹水，肾和脾中分布最少。糖皮质激素在肝脏中转化代谢方式：第 4 位碳原子（C_4）与第 5 位碳原子（C_5）的双键加氢后被还原；随后第 3 位碳原子（C_3）上的酮基由羟基取代，进而羟基和葡萄糖醛酸或硫酸结合后灭活，变成水溶性代谢物，约 95% 经肾脏由尿排出，其余从肠道排出。可的松与泼尼松等第 11 位碳原子（C_{11}）上的氧需在肝脏经 11β- 羟类固醇脱氢酶（11β-HSD 酶）作用下转化为羟基，即转变为可的松龙与泼尼松龙才可发挥药理作用。因此严重肝功能不全的患者只能用氢化可的松或泼尼松龙。

（三）临床应用

糖皮质激素治疗是预防和治疗器官移植排斥反应的主要措施。

1. 肝移植围手术期　肝移植手术中静脉推注 500mg 甲泼尼龙，术后第 1 日 240mg，随后每日递减 40mg。术后第 7 日改为口服泼尼松或甲泼尼龙。如有必要，术后 1 个月后口服泼尼松（龙）5~10mg/d（或甲泼尼龙 4~8mg/d）维持。

2. 肝移植急性排斥反应治疗　现阶段各移植中心对急性排斥反应治疗方案无明确的冲击疗法标准。建议第 1 日静脉推注 500~1 000mg 甲泼尼龙冲击，第 2 日开始剂量递减，5~7 日后改为口服泼尼松 20mg/d维持，具体维持时间视病情而定。

3. 肝移植慢性排斥反应治疗　糖皮质激素冲击治疗对疗效无明显作用。

二、钙调磷酸酶抑制剂

钙调磷酸酶抑制剂（calcineurin inhibitor，CNI）是目前器官移植术后免疫抑制治疗的重要药物，主要包括环孢素 A（CsA）、他克莫司等。

CsA 又名环孢菌素，是一种高效免疫抑制剂，是从真菌代谢产物中提取分离而来，由 11 种氨基酸组成的具有中性环状结构的多肽。20 世纪 70 年代山德士公司（Sandoz company）在进行无细胞毒性免疫抑制剂筛选时发现环孢素。1978 年，CsA 被成功用于肾移植术后免疫抑制治疗。CsA 成为肾脏、肝脏、心脏等多种器官移植术后预防和治疗免疫排斥反应的重要药物，使得临床实体器官移植进入一个崭新时代。

他克莫司（tacrolimus）是于 1984 年首次从土壤真菌的肉汤培养基中提取的大环内酯类化合物，实验室命名为 FK506。他克莫司作为一种 CNI，能有效保护移植器官，提高移植物存活率，降低急性排斥反应发生率。目前，他克莫司在临床上已成为肾脏、肝脏等实体器官移植手术后的一线免疫抑制剂。此外，他克莫司也可用于类风湿关节炎、狼疮性肾炎、特异性皮炎等自身免疫性疾病的治疗。

CNI 药物治疗窗窄、个体间药代动力学差异大，药物作用受患者年龄、器官功能、术后状况、药物相互作用等多种因素影响。在肝脏和肠黏膜中他克莫司经 CYP3A4 和 CYP3A5 进行脱甲基和羟化作用代谢，体内转运与多药耐药 1（multidrug resistance 1，*MDR1*）基因编码的 P- 糖蛋白（P-glycoprotein，P-gp）有关。研究表明，他克莫司血药浓度受相关基因多态性影响较为显著。利用基因测序检测患者基因型，有助于调整他克莫司使用剂量，提高疗效，减少不良反应。

（一）药理作用及其机制

虽然他克莫司在结构上与 CsA 迥然不同，但两者作用机制相似，均通过抑制 T 细胞活化、B 细胞反应等发挥作用。他克莫司抑制 T 细胞活化增殖的作用强度较 CsA 强 50~100 倍。CsA 进入淋巴细胞与环孢素结合蛋白（cyclophilin protein，CyP）结合形成 CsA/CyP 复合物，CsA/CyP 可抑制钙调磷酸酶（calcineurin，CaN）活性，从而抑制 Th 细胞活化及促炎因子的基因表达。他克莫司与 T 细胞内的 FK506 结合蛋白 12（FK506-binding protein 12，FKBP-12）结合，形成复合体与 CaN 结合后，可有效抑制 CaN 的肽脯氨酰顺反异构酶活性，进而抑制活化 T 细胞核因子（nuclear factor of activated T cell，NF-AT）去磷酸化和核转位，导致 IL-2 等细胞因子的基因转录被抑制，且降低 T 细胞活化。此外，他克莫司还可以通过干预树突状细胞成熟及其抗原提呈功能，诱导 T 细胞无能、调节性 T 细胞（Treg）产生等，发挥间接免疫调控作用，诱导免疫耐受（图 5-5-2）。

（二）药代动力学特征

CaN 抑制剂具有高度脂溶性，在胃中溶解性不佳，当与食物一起服用时，其吸收率会下降。口服给药后，主要在空肠和回肠吸收，可在肝脏和小肠经细胞色素 P450（cytochrome P450，CYP450）酶系统代谢，代谢产物大部分通过胆汁排泄，少部分从尿中排出，不足 1% 的药物以原形排出。首过效应明显，口服吸收个体差异较大。

参与 CaN 抑制剂代谢的 CYP 亚型主要为 CYP450-3A（CYP3A）酶系中的 CYP3A4 和 CYP3A5。研究报道，*CYP3A4*1B* 基因多态性发生在亚洲人的突变频率低，*CYP3A5* 基因第 3 内含子 6986 位点腺嘌呤（A）

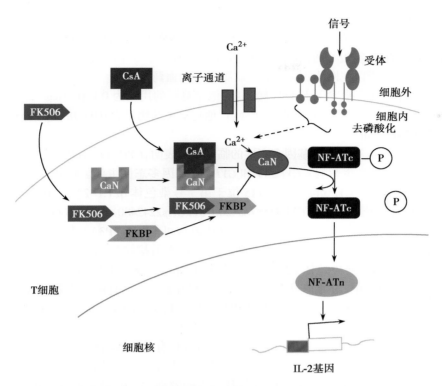

CsA. 环孢素 A；FK506. 他克莫司；CaN. 钙调磷酸酶；FKBP.FK506 结合蛋白；
NF-ATc. 活化 T 细胞的核因子（细胞质）；NF-Atn. 活化 T 细胞的核因子（细胞核）。

图 5-5-2　钙调磷酸酶抑制剂药理作用及其机制

突变为鸟嘌呤（G）单核苷酸多态性是引起 CYP3A5 酶活性差异的主要原因。若该位点单核苷酸突变，导致转录的核糖核酸插入部分内含子 3，则在 109 位点会提前出现终止密码子，最终翻译出无功能的蛋白片段，从而使 *CYP3A5* 纯合子（*3/*3）个体肝脏和肠道内 CYP3A5 蛋白表达和活性显著下降。文献报道，*CYP3A5*3* 在中国人的突变频率高达 77%。因此，检测 *CYP3A5* 基因多态性能帮助临床选择适合的术后维持剂量，制订他克莫司个体化用药治疗方案，从而提高总体术后生存率。

（三）临床应用

1. **适应证**　肝、肾、骨髓及小肠等移植术后抑制机体免疫排斥反应的预防和治疗。临床研究发现，他克莫司有亲肝效应，可能有助于肝细胞的再生和修复。他克莫司适用于肝功能尚未完全恢复的移植患者及 CsA 中毒时的转换治疗和难治性排斥反应的治疗。

2. **禁忌证**　妊娠、哺乳期妇女及对本品或其他大环内酯类药物过敏，对胶囊制剂中其他成分过敏。

3. **用法用量**

（1）口服途径：起始剂量为 0.075~0.15mg/（kg·d），分两次（早晨和晚上）口服。最好是在空腹或至少在餐前 1 小时或餐后 2~3 小时口服。

（2）静脉途径：若受体不能口服，首剂需静脉给药，总量 0.01~0.05mg/（kg·d），24 小时持续静脉滴注。临床应根据血药浓度调整用药剂量。

目前，最常用的目标全血谷浓度为 5~20ng/ml。移植术后第 1 个月，目标全血浓度为 10~15ng/ml，第 2、3 个月为 7~11ng/ml，3 个月以后为 5~8ng/ml，并维持在该水平。

应在肝移植患者移植术后 24~48 小时内首次给予他克莫司，肾功能不全的患者可根据自身情况推迟给药。一般推荐口服给药，无法口服或胃肠外给药的患者才考虑静脉用药。但应视情况尽快（一般2~3 日内）转为口服给药。从静脉用药转为口服给药时，首次口服给药应在停止静脉用药后 8~12 小时内给予。每日两次口服，给药间隔应为 12 小时。在维持治疗期间，在对患者排斥反应和其耐受性进行综合评估的基础上调整他克莫司的给药剂量。

（3）CsA 与他克莫司的转换治疗：对于由 CsA 转换为他克莫司治疗的肝移植受体，建议 CsA 停药 24 小时后开始服用他克莫司，空腹给药，或至少餐前 1 小时或餐后 2~3 小时口服。在转换治疗时，由于 CsA 素清除率可能会受影响，所以在换药后应该继续监测 CsA 的血药浓度。

他克莫司推荐用药剂量：①因排斥反应转换者，他克莫司的用量为 0.1~0.15mg/（kg·d），分两次给药，目标全血谷浓度为 5~15ng/ml；②因 CsA 毒性转换者，他克莫司的用量为 0.05~0.1mg/（kg·d），分两次给药，目标全血谷浓度为 5~8ng/ml。

4. 个体化治疗　目前，有关患者基因多态性的临床研究表明，*CYP3A4*、*CYP3A5* 及 *MDR1* 基因多态性可能会对 CsA 药代动力学产生影响。*CYP3A4* 和 *CYP3A5* 基因多态性主要影响其表达量和催化活性，从而影响 CsA 的药代动力学。*CYP3A4* 和 *CYP3A5* 位于第 7 号染色体 q21.1~22.1。在目前发现的 *CYP3A4* 和 *CYP3A5* 的不同基因多态性类型中，*CYP3A4*18b*（20070T>C；rs2242480）和 *CYP3A5*3*（6986A>G；rs776746）变异出现频率较高。基于临床研究，推测 *CYP3A4*18b* 基因可能与 CYP3A4 表达或酶活性有关，并可能参与 CsA 药代动力学个体间变异。*CYP3A5*3* 则导致 mRNA 剪接缺陷，引起 CYP3A5 不稳定和非功能性表达。*MDR1* 位于人第 7 号染色体 q21.1 上，其产物 P-gp 是一种 ATP 依赖性膜转运体，广泛分布于肾、肝脏、小肠、大肠等组织中，对药物吸收、分布和消除都有影响。已有研究结果显示，*MDR1*（1236C>T；rs1128503）、*MDR1*（2677G>T/A；rs2032582）和 *MDR1*（3435C>T；rs1045642）的变异均可影响 CsA 的药代动力学。

在药效学方面，有研究表明，*CYP3A4*18B/*18B* 型患者具有较低的给药后 2 小时 CsA 剂量调整浓度（$P<0.05$）。也有研究认为，患者 *CYP3A4*18B* 等位基因与给药后 2 小时剂量调整浓度和 CsA 剂量调整谷浓度间不存在显著相关性。国外对 *CYP3A5*3* 与环孢素药效动力学的研究表明，*CYP3A5*3* 变异与给药后 2 小时 CsA 剂量调整浓度之间无显著相关性。另有研究表明，*MDR1*（1236C>T、2677G>T/A、3435C>T）的变异与 CsA 剂量要求和剂量调整谷浓度间亦无显著相关性。因此，以上基因多态性位点对 CsA 在药效学方面的影响还需进一步研究验证。2015 年我国发布的《药物代谢酶和药物作用靶点基因检测技术指南（试行）》建议，临床医师根据患者 *CYP3A5*1/*3* 基因型调整他克莫司起始剂量：*CYP3A5*3/*3* 基因型患者他克莫司的起始剂量为 0.075mg/（kg·d）；*CYP3A5*1/*3* 和 *CYP3A5*1/*1* 基因型患者他克莫司的起始剂量为 0.15mg/（kg·d）。同时，基于中国人群，指南制定了他克莫司的用药剂量公式：

他克莫司稳定剂量 =5.409-2.584×CYP3A5GGa-1.732×CYP3A5GAb+0.279×MDR1C1236Tc+0.205× MDR1G2677Td-0.163×donor type-0.149×CCBf-0.140×infectiong-0.197×hypertension

注：CYP3A5GG，AA=0，GG=1；CYP3A5AG，AA=0，AG=1；MDR1C1236T，CC=0，CT 或 TT=1；MDR1G2677T，GG 或 GT=1，TT=2；donor type：活体移植 =1，其他 =0；CCB：合并使用钙通道阻滞剂 =1，不合并 =0；感染（infection）：感染 =1，未出现 =0；高血压（hypertension）：高血压 =1，未出现 =0。

在对移植术后患者进行 CsA 治疗时，不仅要考虑有效预防急、慢性排斥反应，还要尽量减小由于 CsA 治疗而引起的副作用，制订个体化治疗方案。同时要根据术后联合使用的其他免疫抑制剂的种类和剂量及不同病程阶段特点，确定 CsA 的最佳浓度。最终提高药物疗效及患者用药安全性，这对临床治疗具有重要的指导意义。

三、吗替麦考酚酯

吗替麦考酚酯（mycophenolate mofetil，MMF）是霉酚酸（mycophenolic acid，MPA）的半合成物。1995 年美国食品药品管理局（Food and Drug Administration，FDA）批准该药用于肾移植排斥反应的预防和治疗。1998 年、2000 年和 2001 年 MMF 分别被批准用于预防成人心脏、肾脏和儿童肾移植后的急性排斥反应。临床试验表明，MMF 在肝移植的应用也具有良好的疗效。

研究表明，与硫唑嘌呤（azathioprine，AZA）相比，MMF 使移植物存活率更高。与 CNI 相比，MMF 不诱导纤维化转化生长因子 β 的产生，对肾脏无害。大量临床研究证明，MMF 具有保护肾功能的作用。

（一）药理作用及其机制

1. 免疫抑制作用　嘌呤的合成主要通过两个途径：从头合成途径和补救途径。大多数人类细胞可通过上述两个途径合成鸟嘌呤核苷酸,而淋巴细胞主要依靠从头合成途径。MMF口服后,在胃部被吸收,随后迅速被酯酶水解为活性物质MPA,MPA能可逆性、选择性、非竞争性抑制鸟嘌呤从头合成途径的限速酶次黄嘌呤单核苷酸脱氢酶(inosine 5'-monophosphate dehydrogenase,IMPDH)。因此,MPA抑制鸟嘌呤核苷酸的从头合成途径,阻断了DNA合成,特异性抑制了T细胞和B细胞增殖,进而抑制淋巴细胞聚集及抗体生成,而不抑制大多数非淋巴细胞,减少了肝、肾、骨髓的不良反应。此外,MPA诱导活化T细胞的凋亡,从而实现免疫抑制的作用(图5-5-3)。

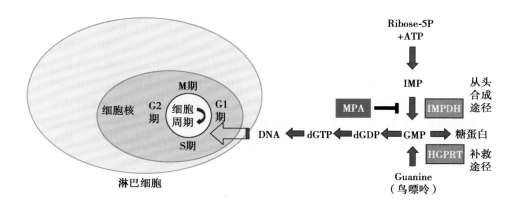

图 5-5-3　吗替麦考酚酯药理作用及其机制

2. 其他药理作用　MPA还能抑制树突状细胞成熟、诱导单核巨噬细胞分化、降低IL-1的表达、增强IL-1受体拮抗剂的表达、抑制黏附分子表达和淋巴细胞和单核细胞募集。MPA还消耗四氢生物蝶呤,通过诱生型一氧化氮合酶减少一氧化氮产生。通过上述机制,MMF发挥抗炎作用,可减轻急性和慢性排斥反应。MMF还具有抑制动脉平滑肌细胞增殖的作用。通过降低高密度脂蛋白氧化和巨噬细胞聚集,MMF延缓移植物动脉粥样硬化的发生和发展。MMF能与其他药物如缬更昔洛韦,协同治疗巨细胞病毒感染。在动物实验中,MMF还与血管紧张素转化酶抑制剂或血管紧张素II受体阻滞剂协同治疗肾病。这种联合作用也许能用于阻止慢性移植肾、红斑狼疮和糖尿病肾病患者病情恶化导致的终末期肾脏疾病。

(二) 药代动力学特征

MMF口服后,在胃部被吸收后,迅速被酯酶水解为活性物质MPA。在52分钟~2小时内达到第一个MPA血药峰值,然后很快下降。MPA主要在肝脏由尿苷二磷酸葡萄糖醛酸转移酶(UDP-glucuronosyltransferases,UGT)介导代谢为无药理活性的7-O-葡醛酸苷(mycophenolic acid glucuronide,MPAG)和少量的微小产物[包括具有潜在药理活性的酰基-葡醛酸苷(mycophenolic acid acylglucuronide esterase,AcMPAG)、酚-7-O-葡醛酸苷(phenolic 7-O-glucoside,MPA Gls)、6-O-去甲基麦考酚酸(6-O-desmethyl-MPA,DM-MPA)],并通过转运体分泌入胆汁。MPAG在胆汁中通过肠道菌群的葡糖醛酸酶分解重新转化为MPA,重吸收入血,形成肠肝循环。因此,服药6~8小时后出现第二个MPA血药峰值。MMF口服生物利用度为94%,在健康志愿者体内的血浆清除率为10L/min。MPA的平均表观半衰期为16~18小时,>90%以MPAG的形式随尿液排出。MPA的药代动力学参数受多种因素影响,包括饮食、肾功能、肝功能、基因多态性、种族等。

(三) 临床应用

1. 适应证　目前,临床上MMF主要用于治疗器官移植、免疫性肾病、消化系统免疫性疾病、风湿免疫性疾病、重症肌无力、系统性红斑狼疮及自身免疫性溶血性贫血等疾病。近年来,MMF在自身免疫性皮肤病治疗中的应用也越来越广泛。

2. 禁忌证　对MMF或MPA成分过敏患者禁止使用。以下人群应谨慎或避免使用:育龄期,哺乳期和怀孕女性;慢性肾功能损害的患者;老年患者(>65岁);苯丙酮尿症和次黄嘌呤鸟嘌呤磷酸核糖转移酶缺乏症的患者;使用其他免疫抑制剂或免疫功能受损或有潜在严重的胃肠道疾病的儿童患者,尤其是2岁以下的儿童。中性粒细胞计数减少或严重肾功能损害患者应注意控制给药剂量。

3. **用法用量** 美国肝病学会和美国移植学会 2012 年实践指南指出,目前还没有一个可靠的标准界定肝移植受体免疫抑制剂的有效浓度。因此,需要根据临床症状、实验室检查结果及组织学反应来决定药物的选择和药物的剂量。MMF 现多为经验用药,需对 MPA 进行血药浓度监测,结合临床疗效和不良反应,调整给药剂量。中国人 MMF 推荐剂量较西方人低,为 1.5~2.0g/d,分两次空腹口服。

4. **个体化治疗** 可能与 MPA 代谢相关的分子包括哺乳动物羧酸酯酶(carboxylesterases,CESs)、UGT、OATP、P-gp、MRP2、BCRP。哺乳动物 CESs 属于 α/β 水解酶家族的成员,在多个动物种属间广泛存在,能作为 I 相药物代谢酶催化水解多种内源和外源物质,从而影响药物的代谢。如上文所述,UGT 介导 MPA 的代谢。其中,UGT1A8、UGT1A9 主要与 MPAG 的形成有关,UGT2B7 主要与 AcMPAG 的形成有关。MPAG 转运体包括有机阴离子转运多肽(organic anion transport polypeptide,OATP),OATP 由 SLOC 基因编码,是人和动物体内重要的跨膜转运体,对药物的代谢有重要作用。ABCB1 基因编码 P-gp,P-gp 广泛分布于全身组织器官,影响临床上大部分药物的体内转运。ABCC2 基因编码 MRP2,MRP2 介导许多阴离子排泄入胆汁,其改变能影响许多药物的清除作用。ABCG2 基因编码 BCRP,BCRP 在多种正常组织中有表达,在胎盘和肝脏组织中表达较高,作为异种转运蛋白发挥作用,可能在化疗药物的多药耐药中起作用。

药物基因组学研究发现,不同个体编码药物代谢酶、药物转运体和药物作用靶点的基因序列的不同,会导致对相同药物代谢能力的差异,其中多由单核苷酸多态性(single nucleotide polymorphism,SNP)决定。

目前已报道的 MMF 的 SNP 位点有 CES2、UGT1A1(*1、*6)、UGT1A6(*1、*2)、UGT1A7(*1、*2、*3)、UGT1A7T622C、UGT1A8(*1、*2、*3)、UGT1A9I399C/T、UGT1A9-118(dT)9/10、UGT1A9C-440T、UGT1A9T-275A/C-2152T、UGT2B7C802T、UGT2B7C211T、UGT2B7(*1、*2)、SLCO1B1(*1a、*1b、*15)、SLCO1B3T334G、SL-CO2B1、ABCB1C3435T、ABCB1C1236T、ABCC2C-24T、ABCC2C3972T、ABCC2G1249A、ABCG2C421A。可能与 MPA 及其代谢产物药代动力学有关的位点有 UGT1A9、UGT1A8、UGT2B7、SLCO1B3,还有一些位点尚未观察。SNP 与 MPA 代谢的关系有待更加深入研究。

四、西罗莫司

西罗莫司(sirolimus)又称雷帕鸣(rapamycin,RPM),是一种从吸水链霉菌(streptomyces hygroscopicus)提取出的大环内酯类免疫抑制药物,分子式为 $C_{51}H_{79}NO_{13}$。1977 年,人们发现西罗莫司具有免疫抑制作用。1989 年,将其作为抗器官移植排斥的新药试用。1999 年,美国 FDA 允许将其用于临床治疗肾移植排斥反应。

(一)药理作用及其机制

西罗莫司的化学结构与他克莫司很相似,且都在 T 细胞胞浆内与 FK506 结合蛋白(FKBP)结合,但其药理作用和不良反应却与他克莫司完全不同。西罗莫司与 FKBP-12 结合生成免疫复合物,可阻断细胞因子与受体结合后的信号转导途径,其中包括哺乳动物雷帕霉素靶蛋白(mammalian target of rapamycin,mTOR),使 T 细胞及其他细胞由 G1 期至 S 期的进程受阻。mTOR 可抑制 4E-BP1 蛋白从而激活翻译:4E-BP1 可在细胞 G0 期与 mRNA5′ 结合蛋白 eIF-4E 结合,导致其活性降低,进而抑制翻译过程。但 mTOR 直接促使 4E-BP1 磷酸化,使其与 eIF-4E 亲和力降低,减轻对翻译过程的抑制效果。另外,mTOR 促进 p70s6k 蛋白磷酸化导致 S6 核糖体蛋白合成增加,从而参与激活 T 细胞(图 5-5-4)。此外,西罗莫司可显著抑制多种细胞对血管内皮生长因子(vascular endothelial growth factor,VEGF)刺激的反应,也可以通过影响癌细胞生长依赖的 PKB/PI3K 信号转导通路发挥抗肿瘤作用。

(二)药代动力学特征

西罗莫司口服的表观生物利用度约 15%,但其在体内吸收速度较快,达峰时间为(1.4 ± 1.2)小时。西罗莫司被肝脏代谢,以细胞色素(CYP)的亚型 CYP3A4 为主要代谢酶,进行 O- 脱甲基及羟化代谢。代谢物主要经胆汁从粪便排泄,而通过肾脏排出的药物或其代谢产物仅占 2.2%。

(三)临床应用

1. **适应证** 西罗莫司主要用于器官移植术后预防和治疗自身免疫病,并具有抗肿瘤作用,可抗肝癌、乳腺癌、骨肉瘤、淋巴癌等。此外,西罗莫司药物洗脱支架能有效降低冠心病患者冠状动脉的再狭窄率。研究发现,西罗莫司能改善结节性硬化复合症(tuberous sclerosis complex,TSC)或淋巴管平滑肌

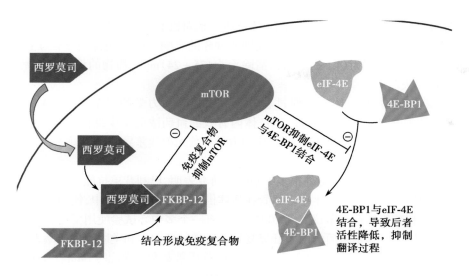

图 5-5-4　西罗莫司药理作用及其机制

瘤病（lymphangioleiomyomatosis，LAM）患者的肺功能。适用于 13 岁及以上接受肾移植的患者，预防器官排斥。

2. 禁忌证　严重骨髓抑制（白细胞计数 <3 000/mm³，血小板计数 <75 000/mm³）；高脂血症（甘油三酯 >4.6mmol/L，总胆固醇 >7.8mmol/L）；孕妇及可能妊娠者；对西罗莫司、西罗莫司的衍生物或西罗莫司口服溶液中任何成分过敏。

3. 用法用量　成人首次负荷剂量 6mg，随后的维持量为每日 2~3mg，每日一次，肝功能不全者维持量应减少 1/3。术后早期血药谷浓度维持在 10~15ng/ml，3 个月后维持在 5~10ng/ml。若作为慢性移植肾肾病（chronic allograft nephropathy，CAN）转换治疗，用法为：①立即停药法，停 CNI 当日给予 RPM 3~4mg 负荷剂量，然后 2mg 维持；②快速减量法，第 1 日 CNI 减量 50%，重叠使用 RPM 2mg，1~2 周彻底停用 CNI。转换初期应监测其血药谷浓度，参考范围为 5~15ng/ml。与他克莫司联合应用时，其血药浓度保持在 5~10ng/ml 即可；与微乳化 CsA 合用时，西罗莫司浓度宜维持在 5~15ng/ml，同时将后者减量，但浓度应维持在 50~150ng/ml。

五、抗淋巴细胞球蛋白

抗淋巴细胞球蛋白包括两大类，即单克隆抗淋巴细胞球蛋白和多克隆抗淋巴细胞球蛋白。巴利昔单抗是一种人/鼠嵌合性单克隆抗体，多用于肾移植预防急性排斥反应，国内用于肝移植较少。目前，临床上多使用多克隆抗体，包括抗胸腺细胞球蛋白（antithymocyte globulin，ATG）和抗淋巴细胞球蛋白（anti-lymphocyte globulin，ALG），用于预防和治疗免疫排斥反应。

（一）药理作用及其机制

巴利昔单抗是通过使用遗传学手段将小鼠抗 CD25 抗体的可变区 Fab 段和人 IgG1 的恒定区（fragment crystallizable，Fc 段）构建而成，能与 IL-2 受体的 α 亚单位（cluster of differentiation 25，CD25）特异性结合，并抑制 IL-2 介导的 T 细胞活化和增殖，从而发挥预防急性排斥反应的作用。

ALG 是由人淋巴细胞或胸腺细胞，胸导管淋巴细胞或培养的淋巴母细胞免疫动物（兔、马、猪等）的血清经分离获得的免疫球蛋白。其中，用胸腺细胞免疫动物得到的制品称为抗胸腺球蛋白（anti-thymocyte globulin，ATG）。ATG 是作用于 T 细胞的特异性生物性免疫抑制剂，可识别多种 T 细胞表面活性分子，选择性地与 T 细胞结合，在补体的参与和 Fc 段依赖性调理素的作用下，使外周血中的 T 细胞裂解凋亡。

（二）药代动力学特征

巴利昔单抗终末半衰期为（7.2 ± 3.2）日，正常人体清除率为（41 ± 19）ml/h。在血浆巴利昔单抗浓度超过 0.2μg/ml 时，就能完全拮抗 IL-2 受体。当血药浓度降至 0.2μg/ml 以下时，CD25 抗原表达在 1~2 周内恢复到治疗前水平。研究显示,在成人患者中,体重或性别对巴利昔单抗分布容积或清除率无具有临床意义的影响;消除半衰期不受年龄(20~69岁)、性别或种族的影响。PBLT患者中,本药呈稳态分布,其分布容积为(7.5±2.5)L,半衰期为(4.1±2.1)日,清除率为(75±24)ml/h,药物的消除主要是经引流的腹水和手术后的出血而丢失。

作为超长半衰期药物,ATG体内代谢过程符合一级消除动力学的二室模型。ATG的达峰时间为(4.8±0.7)日,消除半衰期为(29.7±2.6)日,ATG体内有效的血药浓度至少维持90日。我国试验所得药代动力学参数与国外报道一致,提示ATG的药代动力学参数无种族差异性。

(三)临床应用

1. 单克隆抗淋巴细胞球蛋白 国外很多中心临床研究表明,巴利昔单抗能显著降低肾移植急性排斥反应发生率,而不增加不良反应的发生率。尽管在活体供体肝移植(LDLT)中,使用巴利昔单抗已被描述为安全选择,但是其利弊仍然存在争议。到2022年,仅有一个多中心试验使用了巴利昔单抗的免疫抑制治疗方案,预防活体供体肝移植术后的丙型肝炎复发。通常与环孢素和类固醇皮质激素为基础的二联免疫抑制剂治疗方案(成人和儿童),或长期环孢素、类固醇皮质激素和硫唑嘌呤/MMF为基础的三联免疫抑制剂治疗方案(仅成人)联合使用。

成人推荐剂量:标准总剂量为40mg,分两次给予,每次20mg。首次20mg应于术前2小时内给予,第2次20mg于移植术后4日给予。如果发生术后并发症,如移植物失去功能等,则应停止第2次给药。

体重≥35kg的儿童:总量为40mg,分两次给予,每剂20mg。体重<35kg的儿童:总量为20mg,分两次给予,每剂10mg。首次应于术前2小时内给予,第2次用药应于移植术后4日给予。如果发生术后并发症,如移植物失去功能等,则应停止第2次给药。

2. 多克隆抗淋巴细胞球蛋白 适应证:主要用于针对排斥反应高风险的肾移植受体的诱导治疗;用于术后难治性或耐激素性的加速性排斥反应,也可直接进行ATG或ALG冲击治疗,使用疗程为5~7日;可用于治疗再生障碍性贫血。

禁忌证:急性感染、异种蛋白过敏、免疫功能极度减退、血小板严重缺乏及孕妇。

用法用量:目前,临床常用兔ATG、马ATG和猪ATG三种。有研究报道,小剂量兔ATG与猪ATG在各种实体器官移植受体中使用安全有效。①预防急性排斥反应:肾、胰腺、肝移植后,兔ATG每日1~1.5mg/kg,连用2~9日,累计剂量2~13.5mg/kg;马ATG每日15mg/kg,连用14日,再隔日一次,连用14日,共21剂。②治疗急性排斥反应:兔ATG每日2~5mg/kg,连用3~14日,累计剂量2~7.5mg/kg;马ATG每日10~15mg/kg,连用14日,再隔日一次,连用14日,共21剂。③治疗激素耐受的急性排斥反应和急性移植物抗宿主病时,每日2~5mg/kg,连用5日;猪ATG每日20~30mg/kg,共5剂,每剂间隔2~3日。静脉滴注时,应先慢后快,开始速度5~10滴/min,如10分钟后无不良反应,再逐渐加速。输注期间需对患者进行密切的临床症状观察及血液学检查,治疗1~2周后需进行肾功能检查。在使用后的前几日,发生这些症状时应暂时减少剂量。

(四)注意事项

巴利昔单抗既不会增加因器官移植患者的基础疾病所导致的不良事件,也不会增加因同时服用免疫抑制剂或其他药物所发生的不良事件。在两项对照试验中,接受推荐用量的巴利昔单抗的363例患者的不良事件发生率与359例接受安慰剂的对照患者相比,两者无差别。两组最常见的不良事件(>20%)为便秘、尿路感染、疼痛、恶心、外周性水肿、高血压、贫血、头痛及高血钾。该结果与94例接受巴利昔单抗推荐剂量的非对照性试验的结果相似。在静脉注射巴利昔单抗期间及以后,未见细胞因子释放综合征出现,故不必使用激素预防。

六、移植术后高血压精准基因治疗

由于免疫抑制剂的使用等原因,肝衰竭患者移植术前高血压的发生率为10%~30%,移植后血压可骤升75%。肺移植术前高血压发生率为19.4%,术后血压可在3年内升高70.1%。移植术后高血压若不能有效控制,可能使心血管并发症风险显著升高,而心血管事件(cardiovascular event,CVE)是移植术后死亡的主要原因。从1999年首次颁布的《中国高血压防治指南》的试行版到2021年的修订版,均强调了高血压治疗个体化的重要性。遗传因素是患者对降压药物敏感程度的决定性因素，对于长期进行免疫排斥治疗的移植患者，基因测序结果可进一步指导抗高血压药物的合理使用，降低患者对药物产生的不良反应。

（一）临床上常用的降压药及相关代谢基因

根据 2021 年最新修订的《高血压合理用药指南（第二版）》，降压药分为利尿药、肾素 - 血管紧张素 - 醛固酮系统（renin-angiotensin-aldosterone system，RAAS）抑制剂、肾上腺素受体拮抗剂、钙通道阻滞剂和交感神经抑制剂。其中，β 受体拮抗剂、血管紧张素转化酶抑制剂（angiotensin-converting enzyme inhibitor，ACEI）和血管紧张素 II 受体阻滞剂（angiotension II receptor blocker，ARB）是临床上最常用的降压药，本文重点阐述与之相关的个体化治疗方案。

1. β 受体拮抗剂的个体化用药 β 受体拮抗剂能与去甲肾上腺素神经递质竞争 β 受体，从而降低血压。这类代表药物有普萘洛尔、拉贝洛尔等。不良反应包括恶心、呕吐、腹泻、血小板减少等，甚至可诱发哮喘和停药反跳等严重的不良反应。β 受体拮抗剂在体内主要通过 CYP2D6 代谢酶代谢为无活性产物。如该代谢酶发生突变，将引起药物浓度变化。就 *CYP2D6* 的多态性而言，中国汉族人群，*CYP2D6*10* 等位基因 IM 型占 57%。CYP2D6 各表型的酶表达及功能之间具有显著差异（表 5-5-1）。由此，相同药物剂量下，*CYP2D6*10* 纯合子个体酶活性减弱，对药物口服清除率降低，代谢减缓，血药浓度升高 3~60 倍，降压效果显著，毒副作用增强。β_1 肾上腺素受体为 β 受体拮抗剂降压作用的主要靶受体，而编码 β_1 受体的基因 *ADRB1* 具有多态性，影响 β_1 受体的 Gs 蛋白偶联，改变腺苷酸环化酶的活化程度，进而影响受体功能，引起疗效的差异。*ADRB1* 突变型（C/G）使受体的腺苷酸环化酶更易活化，从而对药物更加敏感，降压效果更显著（表 5-5-2）。

表 5-5-1 CYP2D6 基因型及其临床意义

基因型	表型	临床用药建议
CYP2D6*1/*1	正常代谢型	使用常规剂量，或较高剂量
CYP2D6*1/*10	中间代谢型	使用常规剂量
CYP2D6*10/*10	弱代谢型	使用较低剂量
CYP2D6*2	超速代谢性	使用较高剂量

表 5-5-2 ADRB1 基因型及其临床意义

基因型	表型	临床用药建议
G1165G	敏感性正常	常规剂量
G1165C	敏感性略高	使用略低剂量
C1165C	敏感性较高	使用较低剂量

2. ACEI 的个体化用药 血管紧张素转化酶（angiotensin-converting enzyme，ACE）是血管紧张素 II 生成的限速酶，其活性决定血管紧张素 II 的生成量。ACEI 类药物主要通过抑制 RAAS 中的 ACE，使血管紧张素 II 的生成减少，血管扩张，血压下降，代表药物有卡托普利、依那普利等。ACEI 常见不良反应包括干咳、血管神经性水肿、肾脏损伤等。如运用不当，将对移植患者造成严重的损害。*ACE* 基因突变，将会影响患者血清 ACE 活性及水平，而影响 ACEI 的降压效果。*ACE* 基因第 16 内含子上有一段 287bp 的插入 / 缺失突变［insertion（I）/deletion（D）］，片段缺失活性明显低于片段插入的活性（II<ID<DD）。*ACE* 基因的插入 / 缺失突变导致转化活性明显增强，血清 ACE 水平升高，活性上升，受抑制程度相对较强，降压效果显著（表 5-5-3）。患者服用相同剂量雷米普利，基因型为 *ACE-D* 的患者，血压下降明显。

3. ARB 的个体化用药 ARB 选择性与血管紧张素 II 的 1 型受体（angiotensin type 1 receptor II，AT1R）结合，阻滞血管紧张素 II 的缩血管作用，降低血压，代表药物有氯沙坦、缬沙坦等。ARB 类药物可能对肾功能造成影响，从而影响移植手术预后。临床常用的药物氯沙坦、缬沙坦、厄贝沙坦等在人体均

表 5-5-3　*ACE* 基因型及其临床意义

基因型	表型	临床用药建议
D/D	酶活性增高	推荐使用贝那普利、福辛普利
I/D	酶活性正常	适用所有血管紧张素转化酶抑制剂类药物
I/I	酶活性降低	推荐使用依那普利、咪达普利

经过 CYP2C9 代谢,其中氯沙坦代谢为活性羧酸代谢产物而发挥主要疗效,而缬沙坦和厄贝沙坦经代谢失活。目前发现 *CYP2C9*3* 是亚洲人群中的常见突变,可导致酶活性降低,药物代谢能力降低。*CYP2C9*3* 患者在使用 ARB 类药物时,血药浓度要较野生型患者高(表 5-5-4)。编码 ARB 类药物的作用靶点受体 AT1R 的基因是 *AGTR1*。*AGTR1* 基因具有基因多态性(*1166A>C*),影响与 G 蛋白的偶联。*AGTR1* 基因突变型(C/A)使 AT1R 受体对 ARB 类药物更加敏感,舒张压和收缩压降低程度较野生型更高(表 5-5-5)。

表 5-5-4　*CYP2C9* 基因型及其临床意义

基因型	表型	临床用药建议
CYP2C9*1/*1	强代谢者	常规剂量
CYP2C9*1/*3	中间代谢者	使用较低剂量
CYP2C9*3/*3	弱代谢者	使用极低剂量

表 5-5-5　*AGTR1(1166A>C)*基因型及其临床意义

基因型	表型	临床用药建议
A1166A	敏感性正常	常规剂量
A1166C	敏感性略高	使用略低剂量
C1166C	敏感性较高	使用较低剂量

(二)高血压的基因测序精准治疗

移植术后在高血压的治疗过程中,因患者自身基因多态性而导致药物代谢和药物作用靶点敏感程度不尽相同,导致用药时不能有效控制高血压并较好防治并发症。所以,通过基因测序找到并判断药物代谢及靶点受体的基因类型,是实现个体化用药的关键。

在临床上,通过 PCR/ 寡核苷酸芯片杂交法检测三类高血压药物(ARB、β 受体拮抗剂、ACEI)的 5 个基因位点 *CYP2D6*10*、*CYP2C9*3*、*ADRB1*(1165G>C)、*AGTR1*(1166A>C)、*ACE*(I/D)的基因多态性,通过对患者高血压相关基因测序,有助于分析患者对药物的敏感性,能更好地协助临床个体化治疗用药,选择降压药物的种类及剂量,达到合理用药、减少毒副作用的目的,为解决移植术后难治性高血压及提高高血压的控制率提供了一条新的思路。

七、移植术后高血脂精准基因治疗

实体器官移植受体在术后成为高脂血症的高危人群,血脂异常导致的心血管疾病已成为移植器官衰竭和受体死亡的主要原因之一。研究数据显示,肝移植患者存在不同程度的血脂代谢异常,发生率高达 40%~66%。HMG-CoA 还原酶抑制剂,即他汀类药物,能有效降低肝脏合成胆固醇的能力,是器官移植受体调节血脂的首选药,其治疗效果和毒副作用分别与载脂蛋白 E(apolipoprotein E,*ApoE*)和肝脏药物转运体(solute carrier organic anion transporter family member 1B1,*SLCO1B1*)基因多态性密切相关。通过对以上基因进行检测,从药效动力学和药代动力学两方面对患者进行全面评估,针对基因的个体差异,制订合理的用药方案,有利于控制患者血脂水平,以延长移植器官存活期,提高移植患者的生存率。

（一）药物选择

ApoE 是血浆中主要的脂蛋白之一，作为多种脂蛋白的结构蛋白，在脂类的运输和代谢中起重要作用。ApoE 有 E3（野生型）、E2、E4 三种异构体，主要区别在于三者氨基酸序列 112 位和 158 位不同。三种异构体受 ε2、ε3、ε4 三个等位基因调控，人群中存在 6 种基因表型：3 种纯合子（ε2/ε2、ε3/ε3、ε4/ε4）和 3 种杂合子（ε3/ε2、ε4/ε2、ε4/ε3）。研究发现，他汀类药物降低低密度脂蛋白胆固醇（low density lipoprotein cholesterol，LDL-C）的疗效与 ε2 等位基因的数量存在明显的正相关，且在服用同等剂量的他汀类药物后，ε2 基因型携带者 LDL-C 降低程度显著高于 ε4 基因型携带者。临床常根据患者基因型制订不同的用药方案，以达到最佳疗效（表 5-5-6）。

表 5-5-6 ApoE 基因型及其用药提示

基因型	用药提示
ε2/ε2、ε2/ε3	有效：阿托伐他汀、普伐他汀、洛伐他汀、普罗布考、辛伐他汀、瑞舒伐他汀
ε2/ε4、ε3/ε3	有效：阿托伐他汀、普伐他汀、洛伐他汀、普罗布考、辛伐他汀、瑞舒伐他汀
ε3/ε4、ε4/ε4	有效：阿普罗布考、辛伐他汀、效果欠佳：阿托伐他汀、普伐他汀、洛伐他汀、瑞舒伐他汀

（二）个体化给药

他汀类药物需经有机阴离子转运多肽 1B1（organic anion transporting polypeptide 1B1，OATP1B1）转运至肝细胞发挥药效。转运体活性改变将影响他汀类药物的血药浓度及药效。OATP1B1 的编码基因为 SLCO1B1，定位于 12p21.2，位于 4 号外显子的 388A>G（rs2306283）和 5 号外显子的 521T>C（rs4149056）是最常见的突变，由其组成的单倍型包括野生型 SLCO1B1*1a（388A/521T）及突变型 SLCO1B1*1b（388G/521T）、SLCO1B1*5（388A/521C）、SLCO1B1*15（388G/521C），其中 SLCO1B1*1b 和 SLCO1B1*15 在中国人中的突变率分别为 59.9% 和 14.0%。数据显示，rs2306283 和 rs4149056 野生型携带者，在服用他汀类药物后，肌病发生率和危险度均明显低于突变体。研究发现，SLCO1B1*5、SLCO1B1*15 两种突变型通过影响 OATP1B1 在肝细胞基底膜的定位过程，导致肝脏对他汀类药物摄取能力降低，血药浓度上升，增加他汀类药物的肌毒性和横纹肌溶解症的发生风险。目前，临床上可通过对 SLCO1B1 基因型的检测，对他汀类药物的肌毒性进行预测，为该药物个体化用药提供可靠依据，预防移植术后有关肌病的发生（表 5-5-7、表 5-5-8）。

表 5-5-7 SLCO1B1 基因型及其临床意义

基因型	临床意义
SLCO1B1*1a/*1a、SLCO1B1*1a/*1b、SLCO1B1*1b/*1b	正常肌病风险，可以考虑使用较大剂量他汀类药物
SLCO1B1*1a/*5、SLCO1B1*1a/*15、SLCO1B1*1b/*15	中度肌病风险，建议使用中等剂量他汀类药物
SLCO1B1*5/*5、SLCO1B1*5/*15、SLCO1B1*15/*15	高度肌病风险，可以考虑使用较低剂量他汀类药物

表 5-5-8 他汀类药物降脂疗效和每日用药量

降脂强度	每日用药量
高强度（每日剂量可降低 LDL-C≥50%）	阿托伐他汀 40~80mg，瑞舒伐他汀 20mg
中等强度（每日剂量可降低 LDL-C 25%~50%）	阿托伐他汀 10~20mg，瑞舒伐他汀 5~10mg，氟伐他汀 80mg，洛伐他汀 40mg，匹伐他汀 2~4mg，普伐他汀 40mg，辛伐他汀 20~40mg，血脂康 1.2g

注：LDL-C，低密度脂蛋白胆固醇。

八、移植术后乙型肝炎复发的精准基因治疗

肝细胞癌（hepatocellular carcinoma，HCC）是全球第五大肿瘤，也是癌症相关死亡的第三大原因。乙型肝炎病毒（HBV）感染和 HCC 的关系密切，此类 HCC 是我国和东南亚国家、非洲国家最常见的

恶性肿瘤之一。我国每年由乙型肝炎发展到肝癌的新发病例占全球的 55%,肝癌患者人数占全球的 40%~50%。肝移植作为一种全肝切除技术,为不可切除的肝癌根治性治疗带来了希望,但是由于目前仅有甲胎蛋白血清学、正电子发射计算机体层显像(positron emission tomography and computed tomography, PET/CT)影像学等方法检测肝移植术后肿瘤转移复发情况。大量患者确诊复发与转移时,已错过最佳治疗时机,严重影响了患者的长期生存。因此,有效防止肝癌肝移植术后肿瘤转移复发已成为亟待解决的问题。

变异是生物适应环境的重要方式,HBV 有较高的变异性。作为肝癌产生的重要诱因,HBV 变异、逃逸是促进肝癌发生发展的关键机制。前期研究发现,一方面,HBV 通过缺乏有效碱基对的逆转录实现复制,易发生自然变异;另一方面,由于供体异基因的侵入、终身服用免疫抗排药物等原因,加剧了肝癌肝移植患者 HBV 的免疫逃逸,从而使 HBV 在体内隐匿性大量复制,引起肝硬化和 / 或肝癌的转移复发。因此,检测乙型肝炎变异、预测乙型肝炎致肝移植肝癌复发的风险,尽早采取有效措施进行针对性干预,对肝移植患者预防肝癌复发、改善肝移植预后具有重要意义。

HBV 基因组包括 4 个开放阅读框(open reading frame,ORF),包括 S 区、C 区、P 区、X 区。其中,前 C 区基因(nt 1814-1900)主要负责编码 HBeAg,翻译为蛋白质后分泌到细胞外,指导 HBV 复制增殖。《2019 感染性疾病相关个体化医学分子检测技术指南》指出,HBV 最常见和最具有临床意义的突变(包括核苷类药物耐药突变)主要有 M204V、M204I、L180M、A181T/V、N236T 等耐药突变和 1896 突变及基本核心启动子(base core promoter,BCP)区 A1762T/G1764A 双突变。各耐药位点突变与抗乙型肝炎治疗药物的敏感性存在显著相关性(表 5-5-9)。变异率高达 57.6% 的 HBV 变异毒株为在病毒基因组前 C 区末端 1896 位发生的 G1896A 突变,使色氨酸(UGG)变异为终止密码子(UAG),从而使前 C 区的启动转录终止,病毒无法表达 HBeAg,在血清学上表现为 HBeAg 阴性,而此时病毒复制并未停止,即免疫逃逸。BCP 区是 C 区转录的重要调控区,影响 HBeAg 的表达和 HBV 的复制。BCP 区 1762、1764 双突变具有连锁反应,两位点突变率高达 37.1%。两位点突变具有 2 种功能,即通过增加 HBV 前基因组 mRNA 转录而增加 HBV 的 DNA 复制,通过减少前 C 区基因转录而降低甚至缺失 HBeAg 的表达,与 HBV 的致病性及重症肝炎、肝硬化和肝癌的发生密切相关(表 5-5-10)。

表 5-5-9　HBV 基因型耐药与药物敏感相关性

基因突变	药物敏感性水平				
	LAM	LdT	ETV	ADV	TDF/TAF
野生株	S	S	S	S	S
M204V	R	S	I	I	S
M204I	R	R	I	I	S
L180M+M204V	R	R	I	I	S
A181T/V	I	I	S	R	I
N236T	S	S	S	R	I
L180M+M204V ± I169T ± V173L ± M250V	R	R	R	R	S
L180M+M204V/I ± T184G ± S202I/G	R	R	R	S	S

注:LAM,拉米夫定;LdT,替比夫定;ETV,恩替卡韦;ADV,阿德福韦酯;TDF/TAF,替诺福韦酯;S,敏感;I,不敏感;R,抵抗(耐药)。

表 5-5-10　HBV 突变位点对乙型肝炎肝癌风险提示

突变位点	风险提示
1762/1764	患者发展为肝硬化、肝癌有中度风险
1896	患者发展为肝硬化、肝癌有中度风险
1762/1764/1896	患者发展为肝硬化、肝癌有高度风险

因而,针对 *M204V*、*M204I*、*L180M*、*A181T/V*、*N236T* 等耐药位点的检测,可确定是否存在乙型肝炎治疗耐药,对临床选择精准敏感抗乙型肝炎治疗药物,预防移植后乙型肝炎复发具有重要意义。针对 HBV 前 C 区 *G1896A* 和 BCP 区 *A1762T/G1764A* 变异检测,可在基因水平提前预测肝移植隐匿性乙型肝炎复发的风险,同时也可解释临床移植术后 HBeAg 检测持续低水平而 HBV DNA 检测高浓度的现象。

九、移植术后乙醇耐受能力精准基因评估

乙醇在体内主要代谢途径为乙醇氧化为乙醛,乙醛氧化形为乙酸。乙醛脱氢酶 2(aldehyde dehydrogenase 2,ALDH2)是乙醛氧化为乙酸的限速酶。*ALDH2* 基因位于第 12 外显子,*ALDH2* 第 487 位发生谷氨酸到赖氨酸突变,可使 *ALDH2* 基因丧失酶活性。ALDH2 酶活性改变,导致乙醛代谢生成乙酸受阻,直接导致毒性物质乙醛在体内蓄积损伤肝脏,导致脂肪肝、肝硬化,甚至肝癌等病变。移植术后乙醇耐受能力检测不仅可有效观察术后移植肝的代谢能力,而且对预测移植术后并发症或肝癌复发有指导意义。

ALDH2 基因的突变多态性也与饮酒人群对乙醇的敏感性有一定关联。大量调查发现,*ALDH2* 基因突变人群饮酒后,因血液中的乙醛浓度迅速增高,产生特异性面红反应,且伴有头晕、心悸、呕吐、恶心等一系列症状,少数人群显得尤为严重。研究发现,*ALDH2* 基因突变与日本男性高血压呈负相关。*ALDH2* 基因突变也会影响硝酸甘油代谢,但如果突变基因型携带者有意减少饮酒量,降低心血管系统疾病发生率,则可使其保持在一个相对稳定的状态。不同 *ALDH2* 基因型与人群对硝酸甘油和乙醇代谢存在相关性(表 5-5-11)。基因型为野生纯合子(*ALDH2*1/*1*)的人群乙醛代谢解毒能力良好,乙醛脱氢酶活性为 100%,提示乙醇代谢能力强。基因型为突变杂合子(*ALDH2*1/*2*)的人群乙醛代谢解毒能力较差,乙醛脱氢酶活性为 13%~14%,提示移植术后肝癌、食管癌等消化系统肿瘤复发风险较高。基因型为突变纯合子(*ALDH2*2/*2*)的人群乙醛代谢解毒能力极差,乙醛脱氢酶活性为 2%,提示移植术后肝癌、食管癌等消化系统肿瘤复发风险高。

表 5-5-11　*ALDH2* 基因型与乙醇代谢能力和硝酸甘油代谢能力的关系　　　　单位:%

基因型	中国人分布频率	乙醇代谢能力	硝酸甘油代谢能力
*ALDH2*1/*1*	61	100	100
*ALDH2*1/*2*	32	13~14	8~15
*ALDH2*2/*2*	7	2	6~7

对于肝移植术后患者而言,肝脏功能的评估除了常规的肝功能、肝炎病毒及纤维化等检查,乙醇耐受能力的评估也是不可或缺的手段,对于移植肝患者的长期存活具有重要意义。

(乐江　李玲　那淑芳)

推荐阅读资料

[1] 程文立.《2018 年欧洲高血压管理指南》解读. 中国全科医学杂志,2019,22(21):2519-2523.

[2] 国家卫生计生委合理用药专家委员会,中国医师协会高血压专业委员会. 高血压合理用药指南(第二版). 中国医学前沿杂志(电子版),2017,9(7):128-126.

[3] 国家卫生计生委医管中心加速康复外科专家委员会. 中国肝移植围手术期加速康复管理专家共识(2018 版). 中华普通外科杂志,2018,33(3):268-272.

[4] 马麟麟. 中国器官移植受者血脂管理指南(2016 版). 器官移植,2016,7(4):243-254.

[5] 中国医师协会器官移植医师分会,中华医学会器官移植学分会肝移植学组. 中国肝移植受者代谢病管理专家共识(2019 版). 中华移植杂志(电子版),2019,13(3):87-194.

[6] 中华人民共和国国家卫生和计划生育委员会. 药物代谢酶和药物作用靶点基因检测技术指南(试行)概要. 实用器官移植电子杂志,2015,3(5):257-267.

［7］中华医学会感染病学分会,中华医学会肝病学分会. 慢性乙型肝炎防治指南(2019年版). 肝脏,
　　2019,11(4):5-27.

［8］中华医学会器官移植分会,中国医师协会器官移植医师分会. 他克莫司在临床肝移植中的应
　　用指南(2010版). 器官移植,2010,1(11):696-698.

［9］中华医学会器官移植分会,中国医师协会器官移植医师分会. 中国器官移植受者的高血压诊
　　疗指南(2016版). 器官移植,2016,7(4):255-262.

［10］中华医学会器官移植学分会,中国医师协会器官移植医师分会. 中国肾移植排斥反应临床诊
　　疗指南(2016版). 器官移植,2016,7(5):332-338.

［11］中华医学会器官移植学分会,中国医师协会器官移植医师分会. 中国肾移植受者免疫抑制治
　　疗指南(2016版). 器官移植,2016,7(5):327-331.

［12］中华医学会器官移植学分会,中华医学会肝病学分会. 中国肝移植乙型肝炎防治指南(2016
　　版). 中华器官移植杂志,2016,37(11):686-692.

［13］BIRDWELL K A,DECKER B,BARBARINO J M,et al. Clinical pharmacogenetics
　　implementation consortium（CPIC）guidelines for CYP3A5 genotype and tacrolimus dosing. Clin
　　Pharmacol Ther,2015,98(1):19-24.

［14］European Association for the Study of the Liver. EASL clinical practice guidelines:liver
　　transplantation. J Hepatol,2016,64(2):433-485.

［15］HORSLEN S P,SMITH J M,AHN Y,et al. OPTN/SRTR 2019 annual data report:intestine.
　　Am J Transplant,2021,21(Suppl 2):316-355.

［16］NI L H,TANG R,YUAN C,et al. FK506 prevented bone loss in streptozotocin-induced diabetic
　　rats via enhancing osteogenesis and inhibiting adipogenesis. Ann Transl Med,2019,7(12):265.

［17］NGUYEN L S,VAUTIER M,ALLENBACH Y,et al. Sirolimus and mTOR inhibitors:a review
　　of side effects and specific management in solid organ transplantation. Drug Saf,2019,42(7):813-
　　825.

［18］WOILLARD J B,LABRIFFE M,DEBORD J,et al. Mycophenolic acid exposure prediction using
　　machine learning. Clin Pharmacol Ther,2021,110(2):370-379.

［19］OURA T,HOTTA K,LEI J,et al. Immunosuppression with CD40 costimulatory blockade plus
　　rapamycin for simultaneous islet-kidney transplantation in nonhuman primates. Am J Transplant,
　　2017,17(3):646-656.

［20］SCHIJVENS A M,TER HEINE R,DE WILDT S N,et al. Pharmacology and pharmacogenetics
　　of prednisone and prednisolone in patients with nephrotic syndrome. Pediatr Nephrol,2019,34(3):
　　389-403.

［21］SHIHAB F,CHRISTIANS U,SMITH L,et al. Focus on mTOR inhibitors and tacrolimus in
　　renaI transplantation:pharmacokinetics,exposure-response relationships,and clinical outcomes.
　　Transpl Immunol,2014,31(1):22-32.

［22］VANGEWALLE J,LUYPAERT A,DE BOSSCHER K,et al. Therapeutic mechanisms of
　　glucocorticoids. Trends Endocrinol Metab,2018,29(1):42-54.

第六章

肝移植病理学

- -

第一节　移植肝病理学检查的基本方法

　　肝移植是一项综合医学工程,是多学科、多专业相互融合和相互协作的医疗过程,其涉及的学科及专业包括移植外科学、免疫学、药物学、影像学和护理学等。其中病理学在肝移植中具有独特的作用,其贯穿于肝移植的全过程,在受体原发性肝病的诊断、供体肝质量评估和肝移植术后多种并发症的明确诊断方面的作用是目前其他诊断方法难以替代的。本节主要对移植肝病理学检查的基本方法进行概述。

一、移植肝的大体解剖检查

　　对失功能的移植肝病理学检查的目的是确定导致其失功能的准确原因,其基本检查内容为:①移植肝大体标本称重及体积测量;②肝脏外观检查,注意观察和记录移植肝的外观颜色、硬度,表面有无明显的结节、坏死灶等;③在剖开移植肝前检查肝门部位各级管道吻合口的通畅情况,检查血管断面有无血栓栓塞等异常;④移植肝的解剖检查。将移植肝的肝门向下平放到解剖台上,由上向下对肝门分别间隔2cm左右等距离切开肝脏(图6-1-1),观察各剖面的颜色、质地、硬度、有无结节及其大小,有无坏死,肝脏内主要血管及其断面有无栓塞和胆管分支有无异常等。

　　随着肝移植外科技术的迅速提高,为更好地利用供肝资源以解决供肝短缺的矛盾,除原有的经典式肝移植术式外,近年来逐渐开展了背驮式肝移植(PBLT)、减体积及劈裂式部分肝移植及活体亲属部分肝移植等新术式,甚至为治疗累及两个或两个以上器官的终末期疾病,开展了包括肝脏在内的多器官移植(multiple organ transplantation)和器官簇移植(cluster organ transplantation),如肝胰联合移植、肝小肠联合移植、腹部肝胰十二指肠器官簇移植和全腹器官簇移植等。因此,送检的失功能移植肝的解剖结构已经因移植手术而发生改变,尤其是移植肝动静脉血管和胆管等管道结构随着新的吻合方式的应用而发生了明显改变,有时由于受体血管畸形、管腔狭窄等原因需要将受体2支或多支血管修整形成共干后再与移植肝血管吻合,并且为保证后续移植的顺利,切除的失功能移植肝的管道常较短小,这些均增加了大体标本的检查和取材的困难,这时建议务必与实施移植手术的外科医师协同检查大体标本,在移植医师的指导下暴露管道结构并取材,这对于移植术后近期因血栓栓塞、血管或胆管吻合不良所致的血管或胆管狭窄、

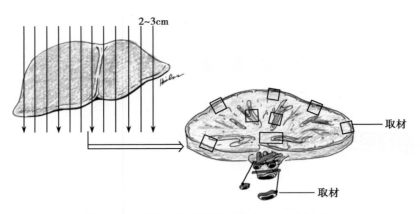

图6-1-1　移植肝大体标本的检查与取材示意图

扭曲等所致的移植肝失功能标本的检查及明确诊断尤其必要。

现代医学影像学是移植术后早期发现和诊断肝血管和胆管外科并发症的最有力工具,病理医师在检查移植肝大体标本时应了解和参考临床影像学检查的相关情况。对于失功能移植肝切除前已经施行过穿刺活检者,应观察活检诊断并与移植肝脏大体标本检查结果相对照。

此外,在处理移植肝大体标本时应注意,手术切除的移植肝标本最好置于不加任何液体的玻璃、塑料、金属容器或塑料袋中,装载并注明该移植受体个人基本信息后立即以新鲜状态送病理科,这样的新鲜标本便于制备冷冻切片进行抗体介导性排斥反应指标 C4d 的免疫荧光染色。如果标本不能及时送至病理科,建议将装有标本的容器置于 4℃冰箱内减缓标本的自溶或必要时予以 10% 福尔马林固定液送检。病理科收到移植物大体标本时,应迅速进行病理学大体检查和取材,以免标本发生自溶等变化而直接影响后续的未加固定液的镜下诊断。

二、移植肝的活检检查

(一)移植肝活检的时机

1. 移植前活检(pre-im plantation biopsy)　主要用于从组织病理学的角度评估供肝质量,即观察供肝有无供肝炎症、纤维化、肝细胞脂肪变、肝细胞坏死、肿瘤和感染等异常,与供体的临床指标和获取供肝时的肉眼检查信息相互补充共同判定供肝质量和决定供肝取舍。其活检方法主要采用楔形活检,也可以采用穿刺活检。

2. 零时活检(zero-hour biopsy)　是在术中血管吻合未开放血流前对移植肝进行活检,目的是观察供肝是否存在炎症、坏死等病变,并观察肝脏的缺血损伤情况,并且留取活检肝组织为后续病理学诊断提供组织学对照资料。活检方法可以采用楔形活检或穿刺活检。随着对供肝病变认识的深入,零时活检已经无法通过肝脏质量的判定来指导临床对供肝的取舍,因此在决定供肝是否适合移植时应更多地借助移植前活检。

3. 移植后活检　是指在移植肝功能指标出现异常时,采用肝穿刺活检的方法,诊断导致移植肝功能异常的原因,并明确指导临床予以针对性治疗。依据活检的时机分为指征性活检(indication biopsy)和计划性活检/程序性活检(protocol biopsy)两种类型:前者是在移植肝功能指标异常时的任何时机立即活检诊断;后者(图 6-1-2)为无论移植肝功能指标是否出现异常,严格依据确定的时间点进行活检,通常的活检时间点为移植术后 1 个月、3 个月、6 个月、12 个月和 24 个月等,其目的是早期发现一些隐性的并发症,如亚临床急性排斥反应,并及时干预治疗以预防其进展为慢性排斥反应。

(二)移植肝活检的方法

1. 楔形活检(wedge biopsy)　是指在直视下,采用手术尖刀直接在肝缘部位切取大小约为 $1.5mm^2$ 的三角形或楔形肝组织供病理学检查。通常用于对供肝的组织病理学评估。

2. 穿刺活检　在移植肝的病理诊断中,经临床体格检查、血液生化及影像学检查后,对移植肝在超声、CT 引导下经皮穿刺活检进行明确诊断、判断病变程度、指导临床治疗及治疗后评估治疗效果,其成功率可达 83%~100%。

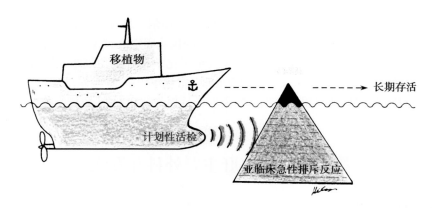

图 6-1-2 移植肝计划性活检示意图

（1）适应证与禁忌证

1）适应证：①不明原因的转氨酶升高，可能原因包括急性和慢性排斥反应、免疫抑制剂的肝毒性损伤、移植肝病毒性肝炎、肝脏原发性疾病在移植肝的复发或新发性肝病等；②不明原因的黄疸，在排除肝外阻塞性黄疸及溶血性黄疸等情况下，肝穿刺活检有助于确诊多种原因造成的黄疸；③疑有移植肝肿瘤复发者，尤其是微小病灶，影像学资料难以明确诊断时；④在上述明确诊断及针对性治疗后，再次活检以评估治疗效果。

2）禁忌证：①有出血倾向者，如凝血功能异常，出、凝血时间延长，血小板明显减少等；②移植肝周围存在化脓性感染；③难以配合穿刺等。

（2）方法与步骤

1）术前准备：完善相关的实验室检查，包括血常规，血小板计数，出、凝血时间及凝血酶原时间（prothrombin time，PT）检测；向受检者及家属说明检查的意义及基本程序；准备相关器械如穿刺针、消毒与麻醉用品，依据活检目的选择并准备肝活检标本相关固定液，如常规 10% 中性福尔马林固定液及电镜检查标本戊二醛固定液等。

必要时通过超声或 CT 扫描确定肝上界、下界及胆囊位置，尤其是在儿童肝移植、辅助性肝移植（ALT）或减体积肝移植（RSLT）时。

临床移植肝穿刺部位多选择在腹中线或腋前线第 7、8、9 肋间隙的肝浊音区。目前临床多采用 Tru-Cut 穿刺针，其主要由外套管和针芯组成，通常采用 16 号或 18 号针。外套管具有切割组织的功能，同时还可保护针芯上取物槽内的标本。针芯尖端处有凹陷的取物槽，一般长 2cm。

2）穿刺方法及步骤：移植受体取仰卧位或左侧卧位，手置于头侧，以超声确定穿刺点及进针路径，测量好进针深度。通常穿刺点尽量选择肝右前叶、右后叶，并注意避开肝脏大血管、肝下缘较薄的锐利面、膈顶、结肠肝曲及胃十二指肠区。常规消毒、铺巾，2% 利多卡因局部麻醉皮肤、皮下组织及肌层。右手持穿刺枪，左手装入穿刺针，以右手按说明步骤穿刺，注意保持左手处于无菌状态。嘱患者平静呼吸后屏气，以左手扶住针尖刺入皮肤，按超声确定的方向和深度，右手缓缓进针，逐层刺入，进入腹腔时有落空感，至肝表面后，有轻微抵触感。保持穿刺针稳定，扣动穿刺枪的扳机，完成穿刺动作，迅速拔出穿刺针，以无菌纱布局部压迫止血。取得移植肝组织标本后送病理检查。肝脏穿刺后受体需卧床观察 1 小时。

3）移植肝穿刺后可能的并发症：大出血是最严重的并发症，处理不及时可能导致休克或死亡。多与适应证掌握不当、操作不规范、患者动作配合不好等有关。其他并发症还包括疼痛、胆漏、周围器官表面划伤、气胸和感染等。

（3）移植肝穿刺组织的评估和处理：满意的移植肝穿刺活检标

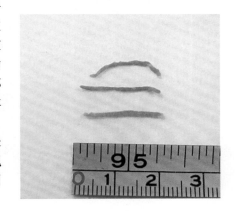

图 6-1-3 移植肝穿刺活检标本肉眼观

本应长 1~2cm（图 6-1-3）。将组织标本直接固定于 10% 中性福尔马林固定液，也可以应用特殊的固定液如 Helly 固定液、Carnoy 固定液或酒精 + 甲醛 + 醋酸混合的快速固定液（FAA）等，当考虑为糖原蓄积症时则应用无水乙醇固定液。对于需要冰冻切片进行免疫组织化学（简称"免疫组化"）染色或电镜观察时，可以将肝活检组织条分切为适当的组织段进行相应处理。常规组织脱水、浸蜡处理，石蜡包埋，连续切片，厚 3~4μm。除常规 HE 染色外，还可根据鉴别诊断需要进行相关特殊染色、免疫组化染色等。

（初 令　熊 艳　郭 晖）

第二节　移植肝主要外科并发症

一、移植肝血管并发症

肝移植术后最严重的并发症为血管并发症，主要包括肝动脉血栓栓塞、肝动脉狭窄和门静脉栓塞和狭窄。血管并发症是导致移植肝原发性无功能甚至受体死亡的主要原因，严重者必须再次移植以挽救患者生命。

（一）移植肝肝动脉并发症

1. 移植肝肝动脉血栓栓塞

（1）病因及发病机制：肝动脉血栓栓塞在肝移植术后的发生率为 2%~8%，其发生后导致受体的死亡率高达 20%~60%。其中在儿童肝移植受体发病率高达 10%~25%。移植肝肝动脉血栓栓塞的发生时间多见于术后 1 个月，也可发生于术后 1~3 年的较长期存活患者，可能是由于长期动脉血流异常或多种原因引起的动脉内膜增厚及管腔狭窄所致。肝动脉血栓形成的主要原因是排斥、缺血时间长、血液凝固性增高、肝动脉异常、血管细小、肝动脉供血异常等。

（2）临床表现：主要包括肝衰竭、延迟性胆漏和反复细菌感染。术后数日至 2 周肝动脉完全栓塞导致 PGF，只有行血管重建或再次移植才能挽救患者生命；延迟性胆漏是由于缺血损伤及供肝胆道坏死所致，一般发生于术后 7 日至 2 个月；随后可并发反复的胆道细菌感染。

对该并发症首选的诊断方法为肝动脉彩色多普勒超声检查，并应进一步行肝动脉造影检查以明确诊断及制订治疗方案。

（3）病理学：病理学检查并非移植肝肝动脉血栓栓塞等外科并发症的诊断手段，但可以结合影像学检查在必要和可行的情况下行移植肝穿刺活检，以进一步协助明确诊断。移植肝穿刺活检中的表现取决于移植后活检的时间、血栓的严重程度及其范围等因素。轻者可见移植肝以肝小叶中央静脉为中心的肝细胞胆汁淤积和肝细胞缺血性坏死；严重者表现为弥漫性缺血性坏死（梗死）（图 6-2-1）。对于因肝动脉血

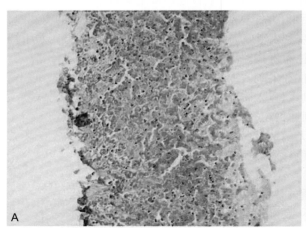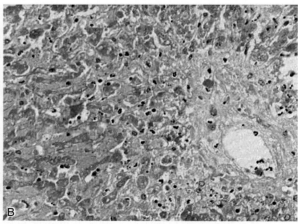

图 6-2-1　移植肝肝动脉血栓栓塞所致移植肝坏死

移植肝穿刺活检标本内可见广泛的肝细胞缺血性坏死（A. HE 染色，×200；B. HE 染色，×400）。

栓栓塞而行二次肝移植的切除移植肝,可见肝脏表面局域性梗死灶及镜下的大片梗死。

PBLT 中肝动脉血栓栓塞所致的另一个重要并发症是缺血性胆道坏死,累及肝内较大胆管;此外,肝上腔静脉狭窄、痉挛或栓塞可以引起布-加综合征(BCS),组织学表现为移植肝流出道梗阻,肝脏呈淤血性改变。

2. 移植肝肝动脉狭窄 发生率为 1.4%~5.3%。肝移植术后的肝动脉狭窄通常发生在吻合口或血管重建后动脉的扭曲处。原因为手术损伤、吻合口过窄或冷保存时间过长等相关的血管损伤等。其可能导致隐匿性移植肝无功能、轻微肝动脉狭窄,常表现为轻度肝功能异常,严重者还可伴有胆道并发症。如果不予以处理,约半数发展为完全闭塞或血栓形成,导致移植肝缺血性梗死和移植肝衰竭。

(二)移植肝门静脉并发症

移植肝门静脉并发症包括门静脉血栓栓塞和门静脉狭窄。在成人 PBLT 中发生率为 0.5%~3%,而小儿活体供肝肝移植术后门静脉狭窄发生率可高达 8%~22%。

1. 移植肝门静脉血栓栓塞 比肝动脉血栓栓塞少见,发病率仅为 1%~3%。

临床表现为肝移植术后 1 个月内出现下肢不明原因水肿、腹水、静脉曲张出血、脑病及多器官衰竭。

其危险因素主要为门静脉扭曲、门静脉过长、吻合口狭窄等手术技术因素,以及再次肝移植、排斥反应、高凝状态、移植前存在门静脉血栓或 BCS。移植术前门静脉存在血栓者,移植术后门静脉并发症的发生率高达 12.5%。

对该并发症的诊断主要依靠多普勒超声检查及动脉造影,注意门静脉期表现,可明确显示血栓位置及范围。

2. 门静脉狭窄 常见原因为门静脉的吻合技术因素。临床表现无特异性,取决于吻合口狭窄的程度,轻者无任何临床征象,重者可出现肝功能异常和上消化道大出血或顽固性腹水等门静脉高压表现。

对该并发症的诊断首选彩色多普勒超声检查,狭窄一般发生于吻合口处,直径小于 8mm。吻合口狭窄不一定有临床意义,但如有临床症状,或经门静脉测压,狭窄两侧压差过大者才需处理。

二、移植肝胆道并发症

随着肝移植外科技术的显著提高,胆道并发症逐渐成为移植肝的主要并发症。其发生率为 10%~40%,通常为 20% 左右。胆道并发症分为胆管吻合口并发症(外科吻合口部位)和非吻合口并发症(移植肝内胆管分支损伤)。

(一)胆管吻合口并发症

胆管吻合口并发症多见于儿童肝移植受体,可能与儿童胆道细小相关。临床表现为移植术后早期胆瘘。部分学者认为胆漏很少是由于技术原因所致,而多是由于肝动脉血栓栓塞或急性排斥反应所致,受体可表现为腹膜炎症状,肝胆亚氨基二乙酸(HIDA)扫描和胆道造影可以明确诊断。除胆道吻合口狭窄外,胆道狭窄或梗阻还可能是由于胆泥淤积于胆道所致。

(二)非吻合口并发症

1. 病因和发病机制 非吻合口并发症多指肝内胆管损伤(intrahepatic biliary injury)。肝移植术后肝内胆管损伤主要与缺血/再灌注损伤有关,也称为弥漫性非吻合性胆管狭窄(diffuse nonanastomotic biliary stenosis)、移植肝胆管病变(graft cholangiopathy)、缺血性胆管病变(ischemic cholangiopathy)或缺血性胆管炎(ischemic cholangitis)等。目前已知的危险因素包括心脏死亡器官捐献(DCD)供肝、严重的缺血再灌注损伤、ABO 血型不相容肝移植、急性和慢性排斥反应的免疫损伤、丙型肝炎病毒(HCV)复发等。缺血性胆道并发症一般出现在移植后 2~6 个月,表现为肝内胆管狭窄或扩张,胆道造影检查的表现与原发性胆汁性肝硬化(primary biliary cirrhosis,PBC)类似。由于常合并感染,肝内可有一处或多处脓肿形成。严重的缺血性胆道并发症需要考虑再次肝移植。

2. 病理学 显微镜下,肝内胆管损伤的组织学表现与非移植肝的胆道梗阻基本相同。急性胆道梗阻表现为汇管区水肿、假胆管增生、不同程度胆汁淤积及中性粒细胞浸润,假胆管增生和肝小叶中央区胆汁淤积及单纯的缺血再灌注损伤更加显著。病变进一步加重则表现为胆管上皮变形、萎缩及脱落伴少量炎症细胞浸润。对缺血性胆道并发症再移植时切除的肝脏检查发现,较大及中等大小的胆道上皮有坏死及溃疡形成,同时常合并细菌或真菌感染。

(初 令 熊 艳 郭 晖)

第三节 移植肝缺血和缺血再灌注损伤

移植肝的缺血和缺血再灌注损伤简称缺血/再灌注损伤,即移植肝在切取和植入过程中由于血供中断及通过血管吻合重建和恢复血液循环后,血液再次灌注进入肝脏组织,整个过程所形成的移植肝内以肝实质细胞为主的缺血、缺氧损伤,以及有多种细胞和炎症因子参与的一系列连锁反应性的病理损伤过程。这一损伤来源于供肝的血液中断、供肝切取后的冷保存和运送及血管吻合后血流开放与灌流这三个连续的阶段。该损伤是器官移植手术过程中难以避免的、固有的损伤过程,为肝移植围手术期主要的并发症之一,严重者可导致临床上出现移植肝原发性无功能甚至需要再次肝移植。

缺血/再灌注损伤时,移植肝的肝实质细胞、肝窦间隙内皮细胞和胆管上皮细胞是其主要损伤靶部位。轻者表现为肝细胞小泡性脂肪变性(microvesicular steatosis,MiS)和水变性(图 6-3-1);重者可形成中央静脉周围局灶性或肝细胞桥接样坏死(图 6-3-2)和中性粒细胞浸润。

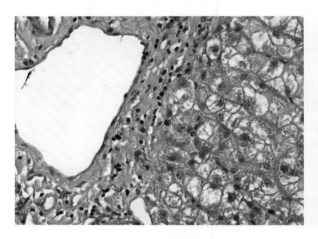
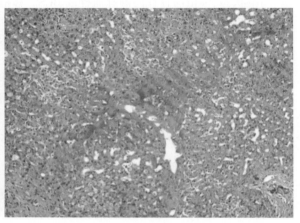

<table>
<tr><td align="center">图 6-3-1 移植肝轻度缺血/再灌注损伤</td><td align="center">图 6-3-2 移植肝重度缺血再灌注损伤</td></tr>
</table>

移植肝部分肝细胞小泡性脂肪变性和部分肝细胞水变性(HE 染色,×400)。   移植肝中央静脉周围肝细胞缺血坏死(HE 染色,×200)。

(初 令 熊 艳 郭 晖)

第四节 移植肝排斥反应

移植肝排斥反应既往分为超急性、急性和慢性排斥反应。1994 年国际胃肠病学会依据排斥反应的免疫病理损伤机制,提出将移植肝排斥反应分为急性体液性排斥反应(humoral rejection)、急性细胞性排斥反应(cellular rejection)和慢性排斥反应(chronic rejection,CR)。最后这一分类得到了 Banff 移植病理学会议的广泛认同且其诊断分级和计分得到广泛应用。

一、移植肝体液性排斥反应

(一)病因和发病机制

抗体介导的排斥反应(AMR)简称体液性排斥反应,主要由抗体、补体等多种体液免疫成分的作用所致的排斥反应。目前,越来越多的实验研究和临床观察结果表明,体液免疫不仅在超急性排斥反应中,而且在急性排斥反应甚至 CR 中均发挥了重要的作用。体液性排斥反应主要有两种发病机制:①过敏排斥反应,即受体因输血、妊娠及前次移植等原因而形成预存的抗供体人类白细胞抗原(HLA)的抗体,其与移植抗原结合后激活补体,释放缓激肽等血管活性物质,损伤血管内皮,形成血管炎、血栓及组织缺血坏死;②移植后移植抗原刺激受体 B 细胞产生抗供体 HLA 抗体,这些抗体通过激活补体及抗体依赖性的细胞介导的细胞毒(antibody-dependent cell-mediated cytotoxicity,ADCC)作用清除移植物而形成排斥反应。

严重的体液性排斥反应见于临床超急性排斥反应,其病理学特征为动脉管壁纤维素样坏死,血栓形成,移植物缺血性或出血性坏死,间质内明显水肿及大量中性粒细胞浸润。急性体液性排斥反应的主要特征为移植物内血管分支尤其是细小动脉血管内皮炎,导致内膜水肿,进而使血管内皮细胞明显肿胀,严重者动脉分支管壁呈纤维素样坏死。对于体液性排斥反应的诊断,以往通常进行 IgG、IgM 等和补体 C3、C1q 等成分的免疫荧光染色分析,但这些指标缺乏特异性。近年来主要应用补体片段 C4d 的免疫荧光组织化学(简称"免疫荧光组化")或免疫酶组织化学(简称"免疫酶组化")染色进行明确诊断。

由于肝脏特殊的免疫学功能和研究技术有限,目前认为肝移植体液性排斥反应较少见,但对术后近期出现的移植物原发性无功能或功能不良,在排除已知的可能因素的前提下,体液性排斥反应是一个必须值得关注的重要因素。

与移植肾脏和心脏的体液性排斥反应相比,对于移植肝体液性排斥反应的病理学研究并不充分,目前基本的诊断依据包括三个方面,即移植肝功能的减退、检测到供体特异性抗体(DSA)水平升高和 C4d 免疫组化染色阳性。

(二)病理学

病理学上,急性体液性排斥反应或称为早期阶段的体液性排斥反应表现不一,典型的病理学特征包括汇管区水肿及中性粒细胞和嗜酸性粒细胞浸润;汇管区间质内的毛细血管腔内单核巨噬细胞和嗜酸性粒细胞淤积(微血管炎表现);肝细胞水肿、气球样变和肝细胞内胆汁淤积。

对于 ABO 血型不相容的 PBLT 受体,急性体液性排斥反应的表现常较为严重,表现为肝窦内红细胞及中性粒细胞淤积,中央静脉和小叶间静脉内微血栓栓塞,肝小叶内灶状肝细胞坏死。严重者肉眼可见移植肝肿大,呈深红色至紫黑色,肝重量明显增加。镜下常见大面积的肝细胞出血性坏死区域;血管变化包括肝动脉分支及门静脉分支的血管内膜炎甚至内膜水肿导致血管管腔狭窄及管壁纤维素样坏死。

由于肝脏独特的结构及免疫学特性,体液性排斥反应的组织学特异性指标 C4d 在移植肝内沉积的部位和强度在既往的研究报道中结论常不一致。目前基本明确 C4d 沉积和表达的部位更多见于门管区纤维组织间质内的毛细血管内皮,部分则表达于汇管区纤维组织,少数为肝窦内皮阳性表达。部分研究者认为肝活检标本冷冻切片及 C4d 免疫荧光组化染色优于甲醛固定及石蜡切片的免疫酶组化染色(图 6-4-1),可见 C4d 免疫组化染色在诊断移植肝体液性排斥反应中的意义尚存争议。其明确诊断应结合肝功能检查、组织病理学变化、C4d 染色特点和复查术后受体 DSA 并综合诊断。

二、移植肝急性细胞性排斥反应

(一)病因和发病机制

细胞介导的排斥反应(cell-mediated rejection,CMR)简称细胞性排斥反应,是排斥反应中主要的效应机制,即抗原提呈细胞通过对移植抗原的提呈作用启动排斥反应,迟发型超敏反应性 CD4$^+$T 细胞[迟发型超敏性 T 细胞(delayed type hypersensitivity T lymphoctye,TDTH)]通过引发迟发型超敏反应性炎症促进排斥反应,而细胞毒性 CD8$^+$T 细胞[细胞毒性 T 淋巴细胞(cytotoxic T lymphocyte,CTL)]通过直接杀伤靶细胞形成排斥反应,这一过程中,还有巨噬细胞、NK 细胞等多种细胞的参与。细胞性排斥反应主要的病理学特征为移植物组织间质内或多或少的单个核炎症细胞的浸润,进而可见浸润的炎症细胞损伤移植物实质结构成分。这里浸润的单个核细胞(mononuclear cell)是一个总称,其中包括 T 细胞、B 细胞、巨噬细胞和 NK 细胞等,其中主要的是大量 CD8$^+$T 细胞,以区别急性感染时的中性多形核白细胞。浸润的炎症细胞的数量随排斥反应的程度而变化,依据急性排斥反应的程度,移植物内浸润的炎症细胞由少数散在

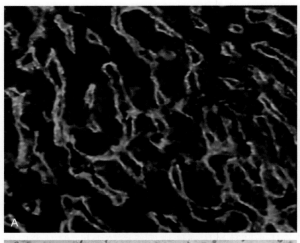
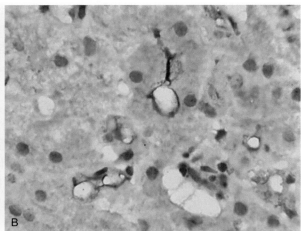
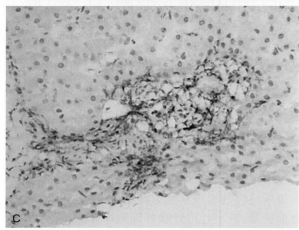

图 6-4-1　移植肝体液性排斥反应 C4d 免疫组化染色

A. 肝窦内皮弥漫性 C4d 阳性(免疫荧光组化染色，×200)；B. 少许肝窦内皮 C4d 阳性(免疫酶组化染色，×200)；C. 汇管区内纤维组织 C4d 阳性(免疫酶组化染色，×100)。

浸润到大量密集浸润。进而这些炎症细胞可以浸润移植物的实质组织，形成移植物内细胞性排斥反应的特征性组织学表现。对于肝移植，表现为移植肝小叶间胆管上皮炎。

此外，部分病例同时可见移植物内血管分支尤其是细小动脉等内皮上有淋巴细胞贴附形成血管内皮炎。急性细胞性排斥反应时，由于血管内皮损伤，炎症细胞渗出，部分液体成分也可渗出，常导致移植物间质水肿。在部分进展阶段的慢性排斥反应(CR)病例中，出现慢性病变的同时也常见明显的急性排斥反应的组织学表现，表明急性排斥反应也是导致 CR 的重要致病因素。

（二）病理学

移植肝急性细胞性排斥反应在病理学上具有三种形态学特征：①汇管区内炎症细胞浸润(portal tract inflammation)（图 6-4-2）；②胆管炎性损伤(bile-duct damage)或排斥性胆管炎(rejection cholangitis)，即小叶间胆管上皮层内淋巴细胞浸润（图 6-4-3）、胆管上皮细胞空泡变及胞核消失，严重者胆管上皮坏死、脱落；③肝动脉及门静脉分支的血管内皮炎，表现为血管分支周、内皮下或内皮层内可见淋巴细胞（图 6-4-4），严重者内膜水肿致血管管腔狭窄，这一特征为诊断急性细胞性排斥反应最具特异性的表现。

由于活检的局限性，单次活检常难以同时观察到上述三种病变，应对活检肝组织连续切片以便于观察多个不同层面的汇管区。急性细胞性排斥反应病理学诊断中最关键的特征为血管内皮炎，但由于穿刺活检的局限性，有时在活检肝组织内未见血管结构或血管结构无异常。在缺乏血管内皮炎表现时，则须依据多数汇管区炎症和 50% 以上小叶间胆管的炎性损伤来确立体液性排斥反应的诊断。急性细胞性排斥反应时肝细胞坏死并不常见，但严重者可见汇管区周边肝细胞坏死或因血管病变致肝细胞出血性或缺血性坏死。

有学者很早即认识到移植肝急性细胞性排斥反应中还具有一种"中央静脉周围炎(central perivenulitis,

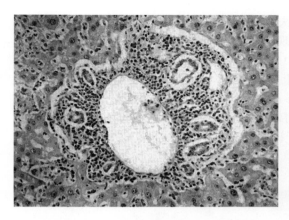

图 6-4-2　移植肝急性细胞性排斥反应 1

汇管区内大量淋巴细胞浸润（HE 染色，×40）。

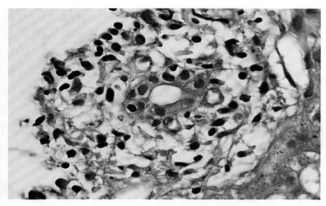

图 6-4-3　移植肝急性细胞性排斥反应 2

汇管区内小叶间胆管上皮内淋巴细胞浸润呈胆管上皮炎表现（HE 染色，×400）。

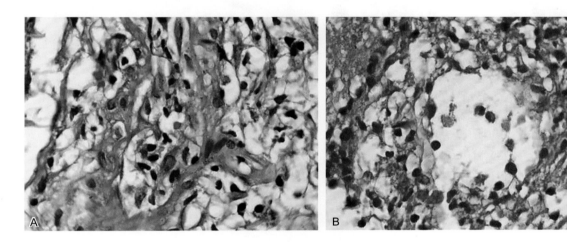

图 6-4-4　移植肝急性细胞性排斥反应 3

A. 移植肝汇管区内小叶间动脉分支的动脉血管内皮炎（HE 染色，×400）；B. 小叶间静脉分支血管内皮炎表现（HE 染色，×200）。

CP）"或称"孤立性中央静脉周围炎（isolated central perivenulitis）"的病变类型。近年来这一病变逐渐得以重视且发现其可能合并有体液性排斥反应损伤机制。CP 主要表现为中央静脉周围及内皮下淋巴细胞浸润、中央静脉周围肝窦淤血及出血、中央静脉周围肝细胞（Ⅲ带肝细胞）坏死脱失（图 6-4-5）。CP 可与汇管区急性细胞性排斥反应的三种病变同时存在也可单独出现。

三、移植肝慢性排斥反应

移植肝慢性排斥反应（CR）常表现为移植肝末梢胆管的消失，Ludwig 等 1989 年提出了"胆管缺失性排斥反应（ductopenic rejection，DR）"，但由于移植肝 CR 在病理学上不仅有胆管消失，同时还有慢性移植物动脉血管病表现，故"慢性排斥反应"仍是最适合的称谓。

移植肝 CR 具有独特性，包括发生率明显低于其他移植器官，肝移植术后 5 年 CR 的发生率为 4%~8%，而肾、心脏、肺及胰腺移植后 CR 的发生率高达 30%~50%。此外，近年来研究发现有部分移植肝 CR 病变可以逆转，组织学上可见消失的胆管出现再生，其机制可能是由于肝脏特殊的免疫特性及胆管独特的再生能力，但尚待深入研究。

移植肝 CR 的病理学特征包括两个方面，即闭塞性动脉血管病（obliterative arteriopathy，OA）或称泡沫细胞性动脉血管病(foam cell arteriopathy)和末梢胆管消失。其中动脉病变是最关键的病理特征,但因受累动脉主要为中等至大口径的动脉分支,肝活检难以发现,因此活检组织中对 OA 的判定主要依据间接组织学证据,即肝小叶中央肝细胞的缺血性变化如小叶中央肝细胞脱失(drop out)。胆管缺失病变为直径<75μm 的细小胆管尤其是小叶间胆管损伤,表现为胆管上皮萎缩变薄、细胞固缩甚至胆管上皮消失,病理学上称为 DR,临床常称为胆管缺失综合征(vanishing bile duct syndrome, VBDS)。胆管缺失性排斥必须是在活检肝组织中 50% 以上汇管区内小叶间胆管消失才可以有效诊断。上皮细胞标志物——细胞角蛋白(cytokeratin, CK)即 CK7 和 CK19 等免疫组化染色有助于识别萎缩的胆管(图 6-4-6)。严格的 CR 诊断应是临床检查与连续活检病理学观察相结合的综合诊断。

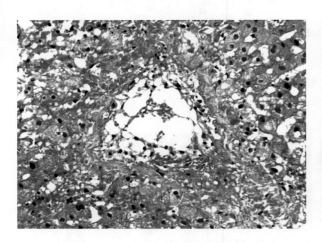

图 6-4-5　移植肝中央静脉周围炎

中央静脉内皮淋巴细胞浸润及内膜水肿,管周淋巴细胞浸润和肝细胞明显出血坏死(HE 染色,×200)。

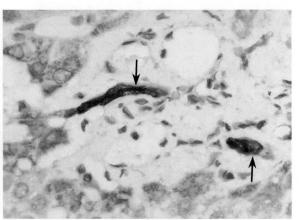

图 6-4-6　移植肝慢性排斥反应

汇管区内小叶间胆管上皮明显萎缩呈条索状(箭头)(CK19 免疫酶组化染色,×400)。

(初 令　熊 艳　郭 晖)

第五节　移植肝即期、急性、亚急性、慢性布 - 加综合征

　　Budd(1945 年)和 Chiari(1899 年)分别报道了因肝静脉炎引起的肝静脉血栓形成病例的临床和病理特点,后来将肝静脉阻塞引起的症候群称为巴德 - 基亚里综合征(BCS),即布 - 加综合征。另外,肝段下腔静脉阻塞引起的肝静脉血回流障碍而出现的临床症候群也称为 BCS。根据病因 BCS 分为原发性和继发性。Plessier 等根据发生的速度分为暴发(即期)、急性、亚急性、慢性 BCS。

一、流行病学和病因学

　　原发性 BCS 多见于亚洲和南非,主要是由于下腔静脉和肝静脉的阻塞性病变所致。此病在西方国家多发生于 30~40 岁女性,在亚洲多发生在 45 岁左右的男性。Ageno 等最近报道发病率约为 2/100 万,此病发病率不高,但死亡率非常高,如果不处理,70% 的患者在 1 年内死亡,90% 的患者在 3 年内死亡。在欧洲和北美洲继发性 BCS 更为常见。目前认为 BCS 和多种因素有关,常与机体高凝状态、下腔静脉解剖学的变化、肿瘤、骨髓增生性疾病、感染、用药、妊娠及损伤等有关。

二、临床表现

　　腹水和肝大是最常见的临床征象。临床表现与阻塞部位有关,肝静脉阻塞者主要表现为腹痛、肝大、压痛及腹水;下腔静脉阻塞者在肝静脉阻塞临床表现的基础上,常伴下肢水肿、下肢溃疡、色素沉着,甚至下肢静脉曲张。有半数以上的患者因腹水而就诊。对于有高凝倾向,或肝内、肝周有肿瘤的证据,伴肝大、

腹水,且治疗效果欠佳者应怀疑 BCS 的可能。临床诊断 BCS 简单概括为"一黑""二大""三曲张"和"二多":"一黑"为下肢皮肤色素沉着;"二大"为肝、脾淤血性肿大;"三曲张"指胸腹壁静脉、大隐静脉、精索静脉曲张;"二多"指中青年发病多,男性发病多。但值得一提的是部分患者可以完全无症状,少部分患者表现为暴发性肝衰竭(FLF)。

三、背驮式肝移植继发布 - 加综合征

由于背驮式肝移植(PBLT)受体肝静脉成形后口径与供肝的差异有时较大,吻合时易形成环形狭窄、肝静脉成形时由于肝静脉成形共干偏向下腔静脉(IVC)一侧,对侧肝后空隙过大而使移植肝倾斜导致流出道扭曲受阻、肝静脉 - 腔静脉吻合后形成孤立血管蒂,使肝脏悬挂在腔静脉轴,左右摆动度较大,易形成扭转。供肝较大压迫腔静脉等原因也可使移植肝流出道梗阻,导致 BCS。叶启发根据 PBLT 重建肝静脉流出道梗阻发生的时间将其分为 4 期,分别为即期 BCS、急性 BCS、亚急性 BCS 和慢性 BCS。

（一）即期布 - 加综合征

即期 BCS 为开放移植肝血流后,发现移植肝肿胀,吻合后的门静脉充盈、肿胀、张力高,调整移植肝与流出道的位置后移植肝充血、肿胀改善;因回心血量不足,使血压偏低,中心静脉压低。

（二）急性布 - 加综合征

急性 BCS 发生于术后 1 周内。此型患者临床表现与急性肝炎和急性重型肝炎非常近似:骤然发作腹痛、腹胀,随即出现肝大和大量腹水,腹壁静脉扩张;伴不同程度的肝脏功能损害。重症患者出现休克或肝衰竭迅速死亡。

（三）亚急性布 - 加综合征

亚急性 BCS 发生于术后 1 周 ~1 个月。临床表现最为典型,腹水是基本特征,见于 90% 以上的患者。腹水增长迅速,持续存在,多呈顽固性腹水。多数患者有肝区疼痛、肝大、压痛。下肢水肿往往与腹部、下胸部及背部浅表静脉曲张同时存在,是诊断本病的重要特征。约 1/3 的患者出现黄疸和脾大。

（四）慢性布 - 加综合征

慢性 BCS 发生于术后 1 个月。除部分患者由急性 BCS 转为慢性外,多数患者呈隐匿性起病。症状和体征缓慢出现,开始为上腹不适或腹胀,随后逐渐发生肝大、腹水和腹壁静脉扩张,少数患者有轻度黄疸。病程可经历数月或数年。病程较长者,有脾大和食管静脉曲张,甚至呕血和黑便。合并下腔静脉阻塞的患者,胸、腹侧壁静脉怒张十分明显,血流方向自下而上。双侧下肢水肿,小腿皮肤有棕褐色色素斑点,重症患者有下肢静脉曲张,甚至足踝部发生营养性溃疡。双侧下肢静脉压升高。若为肿瘤所致的下腔静脉阻塞,则出现肿瘤本身所致的肿块和疼痛、脏器浸润或肿瘤转移所致的肝大、黄疸、消化道功能障碍及咳血、胸痛等。

四、病理学

BCS 不直接影响肝实质,肝脏组织学变化受多种因素的影响。

1. **阻塞程度** 如为完全性阻塞,则肝内组织学改变比较均匀一致;不完全性阻塞时,组织学变化差异较大。

2. **阻塞的病因** 如为血液凝固性增高,各级肝静脉均可见程度不同、新旧不一的血栓形成,血管壁也可有增厚及内皮损伤;膜性梗阻时则血栓形成少见,血管壁可有不同程度的增厚。

3. **阻塞的病程** 急性阻塞时,中央静脉和肝窦淤血、扩张、出血,小叶中央区肝细胞萎缩、破坏或消失(图 6-5-1);淤血区旁,肝细胞可发生脂肪样变;在门静脉周围,肝细胞呈再生现象。肉眼可见肝大,表面光滑略呈紫红色,切面暗红灰黄相间呈"槟榔肝"状。亚急性阻塞时,可见小叶中央静脉壁增厚,呈纤维性变,肝细胞萎缩和小叶间纤维组织增生;周围肝细胞再生更加显著时,形成假小叶结节。慢性阻塞时,产生广泛的纤维化病灶,阻塞血管轮廓不清。受累区肝细胞的改变以变性和增生为主,正常肝小叶结构被破坏,由纤维组织和再生小结节替代,晚期宽带的纤维化使小叶结构变得不清晰,有部分患者形成肝硬化。

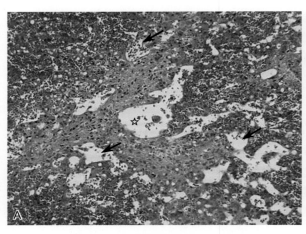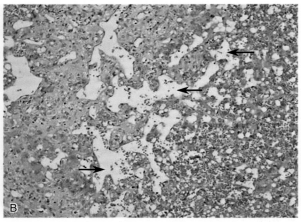

图 6-5-1　移植肝布-加综合征,移植肝活检组织内中央静脉分支管腔扩张及肝窦扩张淤血

A. 中央静脉扩张(星号)及肝窦扩张淤血(箭头)(Masson 染色,×100);B. 肝窦扩张(箭头)(Masson 染色,×100)。

五、临床及实验室检查

(一)肝功能

急性 BCS 丙氨酸转氨酶(ALT)、天冬氨酸转氨酶(AST)升高,血清胆红素增加,血清蛋白减少,凝血酶原时间(PT)延长,部分患者有碱性磷酸酶(ALP)升高。亚急性 BCS 肝功能可基本正常或轻度异常。慢性 BCS 的肝功能变化类似肝硬化。

(二)血液学

急性 BCS 血常规可有白细胞升高,部分患者有多血症,表现为血细胞比容和血红蛋白增加。亚急性及慢性 BCS,除显性红细胞增多症外,一般无明显变化。

(三)腹水检查

BCS 时腹水蛋白浓度常达 2.5~3.0g/L,也可低于此值,并发自发性腹膜炎时出现相应改变。

(四)其他辅助检查

1. **腹部超声**　腹部超声检查是一种简便、安全、有效的方法,可以对多数患者作出正确诊断,诊断符合率可达 94.4%。超声是无创伤性且最早、最快发现本病的检查方法,因而被称为"前哨检查"。

2. **下腔静脉造影**　既能明确诊断又能确定类型,而且能为制订治疗方案提供良好的依据,故称其为"金标准"检查。

3. **CT 检查**　可鉴别静脉回流受阻的原因,是先天性异常还是继发于肿瘤、血栓等。不足是无法显示下腔静脉隔膜,肝内侧支血管的显示也不如超声和 MRI。

4. **MRI 检查**　具有多平面、无创的特点,可帮助辨别相关静脉回流受阻是由于先天性异常还是由于肿瘤、血栓等。不足是鉴别血流迟缓与血栓有一定困难。

5. **肝活检**　BCS 时肝脏组织学均可呈现特征性变化,只要临床症状排除心源性因素,肝活检一般都可作出明确诊断。然而,该检查不能确定阻塞的性质、部位和范围,不能代替血管造影检查。有严重出血倾向和大量腹水时,行肝穿刺有一定危险,故不宜作为术前常规检查项目。

急性 BCS 大多有腹痛、肝大压痛和腹水三联征,慢性 BCS 患者有肝大、门体侧支循环和腹水三联征。实时超声和多普勒超声可以对 85% 以上的患者提示 BCS,BCS 的确诊有赖于肝静脉和/或下腔静脉造影及肝活检。

六、治疗

在治疗前明确下腔静脉综合征的病因、阻塞部位、程度及侧支循环状况,有利于选择治疗方案。目前达成共识的治疗方式有抗凝治疗、血管内治疗以恢复血管通畅(血管成形术、支架植入和局部溶栓)、经颈静脉肝内门体静脉支架分流术,原位肝移植是 BCS 最后的治疗方式。

(一)内科治疗

内科治疗为非手术疗法,包括支持和对症治疗、抗凝和溶栓疗法、针对病因对症治疗。

(二)外科手术

对慢性 BCS 患者,经积极内科治疗病情无明显好转时,可考虑外科手术,以恢复下腔静脉血流。

1. 原位肝移植　可用于治疗终末期 BCS。1976 年,Putnam 等首次将原位肝移植用于 BCS 的治疗。1988 年,Campbell 等报道 17 例术后长期抗凝治疗,3 年累积生存率达 88%。国内亦有学者报道原位肝移植治疗 BCS。

2. PBLT 并发的 BCS　有学者提出处理原则,简述如下。

(1) 即期 BCS:术中发现 BCS 应及时处理。严重者立即拆开肝静脉回流道,根据回流道梗阻不畅的原因予以矫正。

(2) 急性和亚急性 BCS:可先经保守治疗如抗凝溶栓处理,也可用介入的方法行腔内球囊扩张并放置支架,密切观察患者腹部体征及肝功能恢复情况,若有相应并发症应急诊手术吻合肝静脉回流道,必要时进行二次肝移植。

(3) 慢性 BCS:一般经介入或分流术可解决。

(初令　熊艳　郭晖)

第六节　肝移植术后药物性肝损伤

药物性肝损伤(drug induced liver injury,DILI)是指临床上为营养、治疗目的而使用的药物所致的肝细胞药物毒性损伤,严重者造成肝功能异常和肝细胞结构改变,即引起药物性肝病(drug induced liver disease)。肝移植术后或移植肝药物性肝损伤(drug induced liver allograft injury,DILAI)主要是肝移植术后,为改善受体营养、预防和治疗排斥反应及移植术后感染等,应用的制剂和药物所致的移植肝细胞药物毒性损伤,其中主要是各种免疫抑制剂所致的移植肝药物性损伤。

在肝移植中,免疫抑制剂等 DILI 是除免疫性损伤(排斥反应)以外的非免疫性损伤因素中非常重要的一个方面,作为移植医师不仅应了解免疫抑制药物延长移植物存活的有利方面,同时也应了解其可能的毒副作用。而作为移植病理医师,不仅首先应了解这些药物在移植后应用的基本情况,同时更应了解这些药物应用后可能发生的对移植物实质细胞的毒性损害及其组织学表现特征,以协助临床医师在活检后诊断与鉴别诊断免疫抑制药物毒性损伤。

一、肝移植术后具有肝损伤作用的药物

(一)免疫抑制剂

肝移植术后应用免疫抑制剂的基本策略包括:①多种免疫抑制剂的联合用药;②针对受体吸收和顺应性差异的个体化治疗;③维持量保持稳定;④不应随意调换免疫抑制剂种类。

目前肝移植术后预防排斥反应的免疫抑制剂有 4 类药物:①钙调磷酸酶抑制剂(calcineurin inhibitor,CNI),包括环孢素 A(CsA)和他克莫司(TAC);②抗细胞增殖类药物,包括硫唑嘌呤(AZA)、吗替麦考酚酯(MMF);③西罗莫司靶分子(target of rapamycin,TOR)抑制剂,如西罗莫司(sirolimus,SRL);④肾上腺糖皮质激素类药物、甲泼尼龙、泼尼松等;⑤抗淋巴细胞类药物,包括抗淋巴细胞球蛋白(ALG)、抗胸腺细胞球蛋白(ATG)、抗 CD3 单克隆抗体 OKT3、抗 CD25 单克隆抗体如巴利昔单抗(basillximab)和达利珠单抗(daclizumab)、抗 -CD52 单抗如阿仑单抗(alemtuzumab,campath-1H)。

目前,肝移植术后临床所使用的免疫抑制方案均是以 CsA 或 TAC 为基础免疫抑制剂,联合应用其他类型药物的联合用药方案。联合用药方案由于药物间有协同和相加作用,不仅减少了用药剂量,提高了抗排斥反应效应,而且可最大限度降低药物的毒副作用。联合用药有二联、三联、四联方案,其中三联用药为最常见的预防排斥反应方案,三联用药方案有两种基本选择,即 CsA+MMF+Pred 或 TAC+MMF+Pred,目前国内多数肝移植中心以此两种方案为主。主要免疫抑制剂的临床应用时间及基本的免疫抑制作用

机制见表 6-6-1。

表 6-6-1　主要免疫抑制剂的临床应用时间及基本的免疫抑制作用机制

免疫抑制剂类型	临床应用开始时间	免疫抑制机制
皮质激素	1960 年	阻断淋巴细胞、巨噬细胞及树突状细胞等多种抗原提呈细胞的细胞因子基因转录
硫唑嘌呤（AZA）	1962 年	通过抑制 DNA 或 RNA 而阻断骨髓内细胞的嘌呤合成
多克隆抗淋巴细胞球蛋白	20 世纪 60 年代后期	淋巴细胞调理作用、清除淋巴细胞及补体介导的细胞溶解
环孢素 A（CsA）	20 世纪 80 年代早期	通过钙调磷酸酶作用抑制 T 细胞内 IL-2 的合成和分泌
OKT3 单克隆抗体	20 世纪 80 年代早期	与 T 细胞表面受体复合物结合后借助细胞清除、受体封闭而形成免疫抑制
他克莫司（FK506）	20 世纪 90 年代早期	通过钙调磷酸酶作用抑制 IL-2 的合成
吗替麦考酚酯（MMF）	20 世纪 90 年代后期	通过抑制次黄嘌呤单核苷磷酸脱氢酶（IMPDH）而抑制嘌呤合成和淋巴细胞增殖
西罗莫司（SRL）	20 世纪 90 年代后期	通过抑制 IL-2 介导的信号转导而阻碍细胞周期的运转及细胞增殖
抗 IL-2 单克隆抗体	20 世纪 90 年代后期	与 IL-2 受体结合拮抗 IL-2 受体介导的细胞活化反应

1. 硫唑嘌呤（AZA）　是 6- 巯基嘌呤（6-MP）的衍生物。6-MP 在细胞内转化为硫代次黄嘌呤核苷酸，后者假性反馈抑制次黄嘌呤核苷酸的合成，从而阻断淋巴细胞 DNA 的合成，导致细胞死亡。AZA 只作用于免疫应答的早期（感应阶段），对所有分裂活跃细胞均有抑制作用，总的来说，AZA 抑制细胞免疫比抑制体液免疫的作用强。

AZA 的毒性反应个体差异较大且具有剂量依赖性，主要的毒副作用为骨髓抑制所致的白细胞减少、血小板减少、巨幼红细胞性贫血，恶心、呕吐等胃肠道反应及肝毒性。其肝功能损伤已获得公认，肝移植临床应用早期因大剂量应用 AZA 导致移植肝失功能和受体死亡的情况并不少见。随着目前对 AZA 应用经验的积累和其 DILI 的认识加深，AZA 导致的肝损伤已经少见，但一旦发生常比较严重，常进入损伤的终末阶段。因此早期发现和诊断是其治疗的关键。某些药物与 AZA 合用可加重 AZA 的 DILI，这些药物包括别嘌呤醇、抗结核药物异烟肼、CsA 和环磷酰胺等。此外，AZA 可增加机体感染和肿瘤发生率；通过抑制精母细胞的分化引起少精症或无精症。某些药物如别嘌呤醇与 AZA 合用会加重后者的毒副作用。

2. 环孢素 A（CsA）　是 1970 年由 Thiele 和 Kis 从真菌属 *Tolypocladium inflatum gams* 提取出来的一种环状多肽。CsA 的免疫抑制机制为对移植排斥反应中具有关键性作用的 T 细胞的高度选择性抑制作用。同时对 B 细胞增殖也有抑制作用，一方面可阻止 B 细胞增殖，也可以促进 B 细胞凋亡；另一方面可以通过抑制 Th 细胞的功能间接抑制 B 细胞进展为浆细胞产生抗体的功能。CsA 经肠道吸收后广泛分布于体内各种组织，尤其是富含脂肪组织的器官如肝脏、胰腺、肾脏、皮肤脂肪组织等及含有丰富淋巴组织的脾脏、淋巴结等部位。CsA 在肝脏内经肝细胞内质网及细胞色素 P450 氧化酶水解转化为约 15 种代谢产物，其没有单一的代谢途径，大部分代谢产物经胆汁由粪便排泄，仅 6% 由尿液排泄。

CsA 多与其他免疫抑制药物联合应用，其优点主要为增强免疫抑制效果并可减少 CsA 的剂量以减轻其毒性反应。其中两联用药为 CsA+ 激素、CsA+AZA、CsA+MMF；三联用药为 CsA+AZA+ 激素，不能耐受 AZA 者可改用 CsA+ 环磷酰胺 + 激素或 CsA+MMF+ 激素；四联用药为 CsA+ALG+AZA+ 激素。CsA 主要的副作用常呈剂量依赖性，减量后可减轻；包括急慢性肾毒性、肝毒性、高血压、神经毒性、牙龈增生和多毛症等。肾毒性是 CsA 最显著的毒副作用。

3. 他克莫司（TAC）　是 1984 年由日本藤泽（Fujisawa）制药公司在天然免疫抑制剂的筛选过程中从土壤真菌 *streptomyces tsukubaensis* 的肉汤培养基中分离的一种大环内酯类化合物，1987 年发现它具有极强的免疫抑制作用。其分子式为 $C_{44}H_{69}NO_{12}H_2O$，分子量为 822。TAC 可选择性抑制 Th 淋巴细胞在受到抗原刺激后分泌释放多种细胞因子,包括抑制白介素(IL)-1、IL-2、IL-3、IL-4、IL-6、IL-7、IL-8、γ干扰素(interferon-gamma,IFN-γ)及IL-2受体(IL-2 receptor,IL-2R)的表达。抑制CTL的产生,以及抑制Th细胞依赖性B细胞的增殖,从而对导致移植物排斥反应的因素产生特异性及有效的抑制作用。其免疫抑制的具体机制与CsA类似,TAC作用于T细胞活化的G1期,抑制T细胞活化后伴随而来的Ca^{2+}依赖性信号传导。TAC进入细胞后与胞质内的配体——FK结合蛋白(FKBP)结合后形成复合物,该复合物对被活化的淋巴细胞第二信号传递及神经碱钙(calcineurin)的蛋白磷酸活性呈抑制作用,此外所形成的复合物也阻碍活化T细胞核因子(NF-AT)的产生,而NF-AT具有启动调控因子形成的基因转录作用。由此,TAC通过阻止细胞对同种异体抗原的反应而起到免疫抑制作用。TAC主要在小肠壁和肝脏代谢,其中大部分经肝细胞内细胞色素P-450酶系统(P-450ⅢA)代谢,代谢产物大约有15种。这些代谢产物主要经胆汁排泄。

自20世纪90年代TAC作为免疫抑制剂应用于临床以来,与CsA相比较,TAC可明显降低肝移植术后急性排斥反应的发生率,且肝毒性损伤发生率也明显低于应用CsA者,因此肝移植术后TAC逐渐取代CsA,形成常规应用的TAC+MMF+Predonine三联免疫抑制方案,随后撤减Pred过渡为TAC+MMF二联方案。其中MMF对移植肝也没有明显的药物毒性作用。

TAC主要的副作用为肾毒性、神经毒性,以及可致高血糖,高剂量时会出现肝毒性损伤。另外少数移植受体可以出现腹泻、恶心、呕吐等消化道症状;激动、焦虑、情绪波动和思维紊乱等精神症状;高脂血症、高磷血症、高尿酸血症、低钙血症、低蛋白血症等代谢异常;白细胞减少、低血红蛋白贫血、凝血机制不良等淋巴造血系统的功能障碍;关节疼痛、小腿痉挛、肌肉痛、骨质疏松等肌肉-骨骼毒副作用。罕见牙龈增生、多毛症等反应。

（二）抗生素、抗真菌药、抗结核药和抗病毒药物

与肾和心脏移植等其他器官移植相比,肝移植术后感染发生率更高,其感染率为47%~80%,且原发或继发感染是导致肝移植受体死亡的主要原因。多重耐药菌感染是其感染的特点。由于肝移植受体原发病多为重型肝炎、肝硬化和肝癌,术前患者全身情况差,多合并营养不良,且肝移植手术较其他移植手术复杂,手术时间较长,且术中无肝期需阻断下腔静脉易造成肠道菌群易位,特殊的手术方式如Roux-en-Y胆肠吻合术及胆道梗阻和胆道放射性检查如胆管造影或内镜逆行胆胰管造影(endoscopic retrograde cholangiopancreatography,ERCP)等因素使得术后更容易发生腹腔和胆道、手术伤口、肺、尿道甚至血液感染。肝移植术后感染主要包括细菌、病毒、真菌和结核感染。其中细菌是肝移植术后严重感染的主要病原体,发生率为35%~70%。细菌感染多发生于术后2个月之内,常见为切口感染、肺炎、尿路感染、腹腔感染、输液导管感染等,术后定期进行血、尿、痰、切口分泌物、胆汁、腹腔引流物的细菌及真菌培养,可早期发现感染,并有针对性地选用抗生素,是防治感染的有效手段。

真菌感染与全身衰竭、抵抗力差及广谱抗生素的长期使用关系密切。真菌感染以白念珠菌感染最常见,其次为曲霉菌感染。肝移植术后发生真菌感染的受体死亡率非常高,达25%~69%,曲霉菌感染更高达80%~100%。病毒感染主要是巨细胞病毒(cytomegalovirus,CMV)感染,多发生于术后3个月内及发生排斥反应时。

肝移植受体在免疫抑制药物治疗期间对结核杆菌的易感性增高,而且体内原有潜伏的结核病灶也容易复发,极少数患者是通过供体肝内存在隐性结核而感染。一旦术后高烧且常规抗生素治疗无效,应高度怀疑结核杆菌感染。胸片提示结核或在受体的痰、尿、血或骨髓中找到抗酸杆菌时应立即给予联合抗结核治疗。一般采用异烟肼、利福平和吡嗪酰胺或乙胺丁醇联合用药。异烟肼、利福平和吡嗪酰胺具有肝毒性等副作用并有可能加重免疫抑制剂的毒副作用。

（三）静脉营养制剂

因肝脏恶性肿瘤、肝硬化等终末期肝病等导致患者肝移植术前存在严重营养不良,胃肠道出血等导致胃肠道消化吸收功能障碍,以及肝移植术后近期移植肝脏功能尚未完全恢复等原因,移植术后短期内为促进肝移植受体的机体恢复和提高抗感染能力,需要通过胃肠外静脉途径为其提供全部营养物质,即全胃肠外营养(total parenteral nutrition,TPN)支持。TPN输入的营养制剂包括葡萄糖-脂肪乳剂、平衡氨基酸、多种水溶性及脂溶性维生素和钾、钠、氯等电解质。静脉营养过剩可致肝内胆汁淤积、小叶中央肝

细胞气球样变,长期应用可致肝纤维化。

二、移植肝药物性肝损伤的主要致病机制

肝移植术后移植肝脏取代病肝成为药物在体内代谢的最主要场所。目前药物导致的肝损伤机制尚未完全明了,已发现的可能机制主要有内源性肝毒性即固有型(可预测性肝毒性药物所致)和特异质型反应(非预测性肝毒性药物所致)两类,随着近年来新药临床筛选有严格的要求和程序,使得可预测性肝毒性药物很少能通过临床试验进入临床应用,因此临床药物性肝损伤(DILI)主要为非预测性肝毒性药物所致,其 DILI 机制进一步分为代谢异常和过敏反应两种(表 6-6-2)。

表 6-6-2   药物特异质型反应所致肝损伤的主要机制

特异质型	潜伏期	过敏反应主要的临床表现 (皮疹、发热和嗜酸性粒细胞增多)	对再度接受药物的反应
代谢异常	不定,1 周~1 年以上	无	延迟出现(数日、数周或更长)
过敏反应	1~5 周内	常有	迅速出现(1~2 剂量后)

(一)毒性代谢产物的作用

药物在肝细胞内通过细胞色素 P450 氧化作用,代谢转化为一些有毒产物,如亲电子基、自由基和氧自由基,与大分子物质如核酸等共价键结合,一方面,造成细胞膜的脂质过氧化,破坏细胞膜的完整性和细胞膜 Ca^{2+}-ATP 酶系统,使细胞内外 Ca^{2+} 稳态丧失,最终导致肝细胞坏死;另一方面,亲电子基、自由基和氧自由基与肝细胞蛋白质结合后形成新抗原,诱导变态反应损伤。

(二)药物源性胆汁淤积

正常生理状态下,胆汁由肝细胞产生,首先排入毛细胆管,进而通过小叶间胆管、胆管直至胆总管排入小肠发挥生理功能。药物所致的肝内胆汁淤积主要是在肝细胞水平的胆汁流障碍。肝细胞水平的胆汁成分是由肝窦摄入肝细胞内,依赖中高度胆汁酸的分泌,成为胆汁流依赖胆汁酸的机制,其依赖于肝细胞基侧膜的转运体及产生 ATP 的钠泵共同作用将血液内的胆汁酸输入肝细胞,然后通过细胞质内的被动扩散和微泡转运至毛细胆管附近以便排出。毛细胆管水平的胆汁形成也需要多种转运体,包括依赖 ATP 的单价胆汁酸转运体和多价胆汁酸转运体,而药物可通过干扰胆汁酸的摄取、干扰毛细胆管膜上转运体的功能及破坏毛细胆管骨架结构而影响胆汁分泌,导致胆小管损伤和胆汁淤积,这一机制在胆汁淤积形成中具有重要作用。CsA 和 TAC 都具有干扰肝细胞和毛细胆管膜上胆汁酸转运体的作用,可导致以胆汁淤积为特征的 DILI。

(三)免疫反应/变态反应损伤机制

免疫反应/变态反应损伤的具体机制包括:①药物经细胞色素 P450 分解后的中间代谢物与多种肝脏内蛋白质和 DNA 结合形成复合物即新抗原,后者经免疫活性细胞识别和产生自身抗体借助 ADCC 引起自身免疫性肝损伤;②药物化学成分诱导机体产生抗药物某种化学成分的抗体,形成抗原抗体复合物并在肝内沉积后导致损伤;③激活库普弗细胞、星状细胞、巨噬细胞并释放炎症因子而加重肝脏损伤。

(四)引发对药物反应的个体差异性反应

年龄、性别、营养状态、妊娠、慢性酒精滥用、内分泌功能差异及细胞色素 P450 的基因遗传变异情况等均可导致应用药物后肝功能出现异常。

三、移植肝药物性肝损伤的临床特点

严格遵循前述的免疫抑制剂的应用原则可以尽量避免 DILI,但肝移植术后需长期服药,不可避免地会在部分受体引起不同程度的 DILI。随着免疫抑制剂研发的快速发展,多种新型、高效的免疫抑制剂得以在临床肝移植中应用,以及多种免疫抑制剂联合应用和经验的积累,使得肝移植术后免疫抑制剂 DILI 的临床特点常不明显且缺乏特异性,有时与移植术后其他并发症混合存在,给鉴别诊断造成困难,导致

DILI持续、隐匿存在,从而成为阻碍移植肝获得长期存活的一个比较重要的非免疫因素。

DILI的临床表现不一,从无症状的轻微肝脏生化功能改变到急性暴发性肝衰竭出现肝昏迷甚至死亡。DILI涉及几乎所有肝损伤类型,包括急性DILI和慢性DILI。急性DILI是指由药物本身或其代谢产物引起的肝脏损害,病程一般在3个月以内;慢性DILI是指病程一般在6个月以上的DILI。

四、移植肝药物性肝损伤的临床诊断

DILI临床诊断的基本内容包括:①有与DILI发病规律相一致的潜伏期,初次用药后出现肝损伤的潜伏期一般为5~90日,有特异体质反应者潜伏期可<5日,慢代谢药物导致肝损伤的潜伏期可>90日。停药后再次服用药物后出现肝细胞损伤的潜伏期≤15日,出现胆汁淤积性肝损伤的潜伏期≤30日。②停药后异常的肝功能指标可逐渐恢复。肝细胞损伤型的血清ALT峰值水平在8日内下降>50%(高度提示),或30日内下降≥50%(提示);胆汁淤积型的血清ALP或TB峰值水平在180日内下降≥50%。③借助医学影像学检查、肝穿刺活检病理学等特殊检查排除了其他可导致肝损伤的病因或疾病。④再次用药反应阳性。有再次用药后肝损伤复发史,肝酶活性水平升高至少大于正常值上限的2倍。符合以上诊断标准的①+②+③,或前3项中有2项符合,加上④,均可确诊为DILI。由此可见,病理学诊断仅是DILI中的一个必要环节,并非最终的诊断,只有将病理学诊断与其他检查相结合以排除其他致病因素才能建立准确的DILI的诊断。

目前对DILI仍无公认的、统一的诊断标准。国际共识意见的RUCAM简化评分系统(表6-6-3)在肝移植DILI临床诊断中也可参考运用。

表6-6-3　RUCAM简化评分系统

指标	评分
1. 药物治疗与发生肝损伤的时间关系	
① 初次治疗5~90日;后续治疗1~15日	+2
② 初次治疗<5日或>90日;后续治疗>15日	+1
③ 停药时间≤15日	+1
2. 撤药反应	
① 停药后8日内ALT从峰值下降≥50%	+3
② 停药后30日内ALT从峰值下降≥50%	+2
③ 停药30日后,ALT从峰值下降≥50%	0
④ 停药30日后,ALT峰值下降<50%	−2
3. 危险因素	
① 饮酒或妊娠	+1
② 无饮酒或妊娠	0
③ 年龄≥55岁	+1
④ 年龄<55岁	0
4. 伴随用药	
① 伴随用药肝毒性不明,但发病时间符合	−1
② 已知伴随用药的肝毒性且与发病时间符合	−2
③ 有伴随用药导致肝损伤的证据(如再用药反应等)	−3
5. 除外其他非药物因素	
主要因素包括甲型、乙型或丙型肝炎,胆道阻塞,酒精性肝病,近期有血压急剧下降史	

指标	评分
6. 其他因素　本身疾病并发症及巨细胞病毒、EB 病毒或 Herpes 病毒感染	
① 除外以上所有因素	+2
② 除外 6 个主要因素	+1
③ 可除外 4~5 个主要因素	0
④ 除外主要因素 <4 个	−2
⑤ 高度可能为非药物因素	−3
7. 药物肝毒性的已知情况	
① 在说明书中已注明	+2
② 曾有报道但未在说明书中注明	+1
③ 无相关报道	0
8. 再用药反应	
① 阳性(再用药后 ALT 升高 >2 倍正常值上限)	+2
② 可疑阳性(再用药后 ALT 升高 >2 倍正常值上限,但同时合并使用其他药物)	+1
③ 阴性(再用药后 ALT 升高 <2 倍正常值上限)	−2

注:总分 >8 分为极有可能有关,6~8 分为很可能有关,3~5 分为可能有关,1~2 分为可能无关,0 分为无关。
ALT,丙氨酸转氨酶。

五、移植肝药物性肝损伤的病理诊断

虽然多数肝移植 DILI 尤其是移植后主要应用的药物如免疫抑制剂、抗生素、抗病毒药物等 DILI 的病理组织学特征缺乏特异性且多数为轻微损伤,但移植肝活检病理学观察仍然是明确诊断中必需的环节,活检病理学诊断的作用在于通过直接获取移植肝组织进行 DILI 的病理组织学观察,同时排除导致移植肝功能异常的缺血/再灌注损伤、胆道并发症、排斥反应和感染等其他因素,最终再结合血药物浓度监测结果及药物调整或停用后肝功能恢复情况予以确立诊断。

(一) 脂肪变性

DILI 可造成移植肝细胞出现小泡性脂肪变性(MiS)和大泡性脂肪变性(macrovesicular steatosis,MaS)。肝移植术后急性排斥反应治疗时部分病例需用大剂量糖皮质激素如醋酸泼尼松、醋酸泼尼松龙或甲基泼尼松龙予以冲击治疗,可导致移植肝细胞出现 MaS(图 6-6-1)。少量肝脂肪变性一般无临床意义,但如果

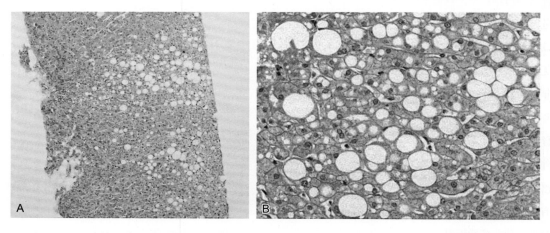

图 6-6-1　移植肝应用大剂量甲基泼尼松龙予以抗急性排斥反应冲击治疗后所致药物性肝损伤

肝细胞出现明显大泡性脂肪变性(A. HE 染色,×100;B. HE 染色,×400)。

为弥漫性脂肪变性常恢复较慢且容易导致肝内胆汁淤积。

（二）病毒性肝炎样反应和慢性肝炎

病毒性肝炎样反应（viral hepatitis-like reaction）是药物性肝炎中最具争议的病变,无论在临床表现还是病理改变上均非常相似。轻者表现为肝细胞肿胀、水变性,形成类似于病毒性肝炎的毛玻璃样或羽毛样肝细胞(图6-6-2),电镜下为增生的光面内质网;部分可见嗜酸性小体(图6-6-3);肝细胞可有点状或微小灶状肝细胞坏死。重者出现桥接样坏死、大块性肝细胞坏死等,且患者死亡率高。

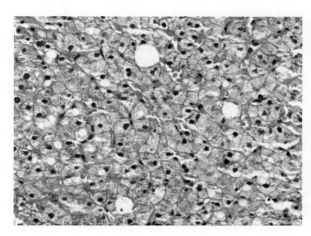

图 6-6-2　移植肝药物性肝损伤所致类似病毒性肝炎样反应 1

多数肝细胞肿胀,部分肝细胞形成羽毛样肝细胞(HE染色,×400)。

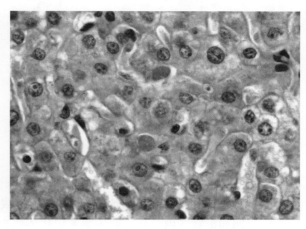

图 6-6-3　移植肝药物性肝损伤所致类似病毒性肝炎样反应 2

少数肝细胞形成嗜酸性小体(HE染色,×1 000)。

药物引起的慢性肝炎多为无症状或仅有轻微的血清转氨酶升高,多由于肝移植受体长期暴露和多次接触某种药物所致。病理学上多表现为非特异性局灶性肝炎伴汇管区和小叶内淋巴细胞、浆细胞浸润(图6-6-4)。多次接触或长期服用阿司匹林、异烟肼等可以形成慢性肝炎表现。

（三）肝内胆汁淤积

肝移植术后多种药物均可致肝内胆汁淤积,这也是肝移植DILI最常见的病理学表现。药物引起的肝内胆汁淤积有两种类型:①以汇管区小叶间胆管内胆汁淤积为特征,伴汇管区内中性粒细胞、嗜酸性粒细胞和淋巴细胞等炎症细胞浸润,患者常伴有全身症状如发热、皮疹或关节疼痛等,降血糖药物、抗甲状腺素药物等常引起该型胆汁淤积;②肝细胞和毛细胆管内胆汁淤积,以肝小叶中央带最为显著,且肝小叶广泛受累,而肝小叶内和汇管区内炎症轻微。移植肝DILI绝大多数为第二类胆汁淤积,往往成为移植肝活检组织中最常见的病理改变。停药后胆汁淤积可持续存在数月甚至更长时间,仅少数病例进展为胆汁性肝硬化。

肝移植术后应用CsA作为免疫抑制剂者常易出现以肝细胞内和毛细胆管内胆汁淤积为主的变化(图6-6-5)。TAC肝毒性损伤作用显著低于CsA,但部分受体也出现与CsA类似的肝内胆汁淤积。同时CsA和TAC也可同时形成肝细胞轻微的病毒性肝炎样表现,可见肝细胞肿胀、胞质毛玻璃样或羽毛样改变,少数病例可见肝细胞点状或微小灶状坏死。CsA和TAC引起的肝损伤多为同时具备肝细胞损伤和肝内胆汁淤积的混合型改变。

（四）肝细胞坏死

DILI所致的坏死肝细胞中可有区带状坏死(zonal necrosis)、弥漫性坏死(diffuse necrosis)和大块状坏死(massive necrosis)等不同类型。肝细胞区带状坏死为不同药物导致的肝小叶不同区域的区带状坏死,坏死区域可以位于肝小叶中央区带、中间带或周围带。一般情况下,肝细胞区带状坏死周边炎症反应轻微,炎症细胞浸润不多,坏死周围肝细胞常存在水变性和脂肪变,提示坏死肝细胞在前期损伤变

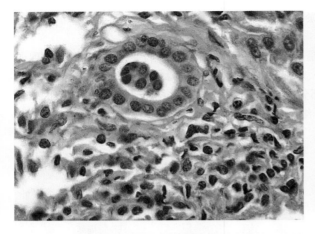

图 6-6-4　移植肝药物性肝损伤所致类似病毒性肝炎样反应 3

汇管区内有少数淋巴细胞和浆细胞浸润（HE 染色，×1 000）。

图 6-6-5　移植肝环孢素 A 引起的药物性肝损伤

多数肝细胞内细小颗粒状胆汁淤积（HE 染色，×1 000）。

性的基础上进展为坏死。肝细胞弥漫性坏死常又称为非特异性肝炎（nonspecific hepatitis），类似于病毒性肝炎，表现为散在多个肝细胞点状坏死（图 6-6-6）或肝细胞灶状坏死（图 6-6-7），坏死灶内常有单个核炎症细胞浸润和汇管区内炎症。肝细胞大块状坏死为大量全小叶肝细胞坏死，坏死区可残留肝小叶结构轮廓。

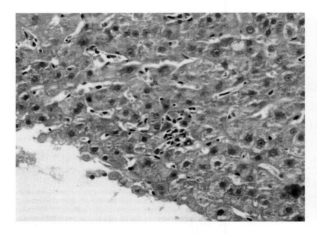

图 6-6-6　移植肝药物性肝损伤 1

肝细胞点状坏死，周边有数个淋巴细胞浸润（HE 染色，×400）。

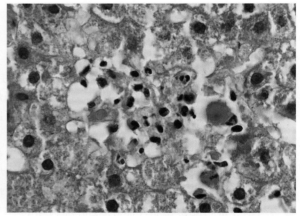

图 6-6-7　移植肝药物性肝损伤 2

肝细胞灶状坏死，坏死灶内有少数中性粒细胞和淋巴细胞浸润（HE 染色，×1 000）。

　　在目前肝移植术后临床合理用药的情况下，药物所致的肝细胞明显坏死者并不多见。肝移植术后应用 AZA 所致严重肝损伤者可出现肝小叶中央肝细胞片块状坏死。抗生素中的红霉素（erythromycin）可导致肝细胞局灶性坏死，伴汇管区以嗜酸性粒细胞浸润为特征的炎症。磺胺类药物导致严重肝损伤时可出现大块性肝细胞坏死。抗结核药物异烟肼导致的肝损伤与病毒性肝炎的表现非常类似，轻者仅有肝细胞变性和局灶性坏死，重者才出现桥接样坏死甚至大块性坏死。而 CsA 和 TAC 很少造成上述明显的肝细胞坏死。

（五）肝血管病

　　肝移植术后应用免疫抑制剂 AZA 偶可造成移植肝血管病，主要为肝紫癜病（peliosis hepatis）和肝小静脉闭塞症（hepatic veuo-occlusive disease，HVOD）。移植肝血管病为药物造成移植肝内广泛的小静脉分支内皮细胞损伤和肝窦壁的支架功能丧失而出现的一系列病变。早期肝窦呈海绵状或囊腔状扩张和淤血,可与正常肝血窦和中央静脉沟通,活检病理学表现为肝窦明显扩张淤血(图6-6-8)和肝内胆汁淤积,易误诊为肝窦充血。病变进一步发展可见肝小叶中央充血甚至出血、肝小叶中央肝细胞片块状坏死。

HVOD 为肝小静脉尤其肝小叶中央静脉损伤所致的血管内皮下水肿,管壁胶原纤维增生增厚(图6-6-9)并最终使小静脉管腔闭塞。肝小叶中央区显著充血和出血,随后进展为肝纤维化和肝硬化。临床表现与 BCS 相似。

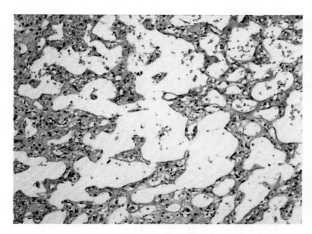

图 6-6-8　移植肝紫癜病

肝窦显著扩张(HE 染色,×200)。

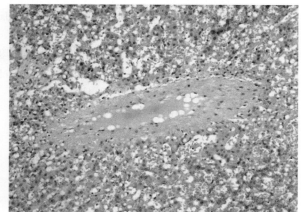

图 6-6-9　移植肝肝小静脉闭塞

中央静脉管壁增厚,小叶中央肝窦明显淤血(HE 染色,×200)。

(初 令　熊 艳　郭 晖)

第七节　移植肝复发性病毒性肝炎

移植物复发性疾病(recurrent disease)即器官移植后原有导致自身实质器官功能衰竭的疾病在移植物上复发,再次导致移植物的功能减退甚至衰竭。原有疾病的复发是肝移植术后常见的并发症,其组织学形态与其他并发症相似,因而此类疾病的病理学诊断必须首先具有原有疾病明确的病理学诊断,其次是具有移植物的病理学诊断,两者结合才能确立移植物复发性疾病的病理学诊断。

一、移植肝复发性乙型肝炎

肝炎病毒相关的肝硬化是进行肝移植的主要适应证,其中丙型肝炎病毒(HCV)相关肝硬化常是肝移植的主要原因(在美国和欧洲占 30%~45%),其次是乙型肝炎病毒(HBV)相关肝硬化(在美国占 5%~10%)。若没有预防措施,移植后乙型肝炎和丙型肝炎的复发几乎达 100%,乙型肝炎患者 5 年生存率只有 50%,目前预防性用特异的免疫球蛋白和核苷类似物 10 年存活率可以达到 70.9%。

(一)临床表现

肝移植已经成为治疗 HBV 相关性终末期肝病的有效手段,但是肝移植术后乙型肝炎复发仍然严重影响患者术后生活质量和长期生存。移植术后未出现乙型肝炎复发的患者生存率明显高于复发的患者,在没有预防措施的情况下,肝移植术后乙型肝炎的复发率高达 90% 以上。患者通常于移植后 6~8 周出现临床症状,如恶心、呕吐、食欲减退、黄疸等,确诊依靠肝细针穿刺活检。

(二)发病机制

HBV 是一种 DNA 病毒,在临床上重要的蛋白有三种,分别为乙型肝炎表面抗原(hepatitis B surface antigen,HBsAg)、乙型肝炎核心抗原(hepatitis B core antigen,HBcAg)和乙型肝炎 e 抗原(hepatitis B e antigen,HBeAg)。目前 *HBV* 基因分型有 A、B、C、D、E、F、G、H 8 种,主要基因型地域分布有差异。肝移植术后乙型肝炎复发与很多因素有关,包括受体的种族、HLA 表型、移植前 HBV 复制状态、供体 HLA 表型和组织相容性,以及手术前的处理(包括抗病毒药物和免疫抑制剂的应用,耐药性和病毒变异)。另外一些基因突变也与移植后乙型肝炎复发和预后有关。Angus 等发现具有前核心区病毒基因突变的乙型肝炎患者容易发生移植后乙型肝炎复发和早期的移植物功能丢失。随访研究证实基础核心启动子突变提示乙型肝炎相关肝癌患者肝移植术后生存期短且预后差。目前乙型肝炎免疫球蛋白(hepatitis B immunoglobulin,HBIG)和核酸类似物联合应用使乙型肝炎复发率降低到 5%~10%,5 年存活率达 80%。通过肝组织活检对移植物的组织学评估是评价肝脏疾病复发比较可信的方法,连续的肝组织活检可能在肝移植受体生化指标正常时识别亚临床组织学变化并通过随访评估疾病的进展,移植肝程序性活检的价值已得到大家的认同。

(三)病理诊断

乙型肝炎复发后,可引起移植物不同性质和程度的病理学损害,包括轻度自限性肝炎、慢性活动性肝炎、急性重症肝炎,其中纤维淤胆型肝炎(fibrosing cholestatic hepatitis,FCH)最严重,预后最差,为特异性的终末期临床病理特征。前期肝脏病理学典型特征有不同程度和范围的肝细胞肿胀、气球样变性、点状或小片状坏死,汇管区程度不等的炎症细胞浸润,肝细胞及小胆管胆汁淤积不明显,病史较长、病情较重的汇管区纤维增生比较明显。早期肝脏形态亦可无明显变化,免疫组化可能显示少数肝细胞 HBcAg 阳性。进入感染期后,表现为肝小叶结构紊乱,肝细胞气球样变、嗜酸性变或嗜酸性坏死、点状坏死,库普弗细胞增生及汇管区炎症细胞浸润,随着病变继续进展还可以出现桥接样坏死或纤维化,演变为慢性肝炎,最后进展为肝硬化。肝移植术后乙型肝炎暴发性复发的病理特点:广泛融合性的肝细胞坏死,小胆管增生,胆汁淤积,汇管区有纤维化形成,免疫组化示 HBsAg(图 6-7-1)及 HBcAg 阳性表达。

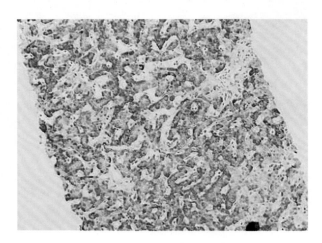

图 6-7-1 移植肝复发性乙型肝炎

多数肝细胞呈乙型肝炎表面抗原(HBsAg)阳性(免疫组化染色,×200)。

乙型肝炎复发中的特殊类型即 FCH,是肝移植的严重并发症之一,预后极差,通常在 8 周内因肝衰竭死亡。FCH 的主要组织学特征为:①在较短时间内出现汇管区周围广泛的纤维化,可见不成熟的纤维组织沿肝窦伸延呈薄线状,贯通小叶中心与汇管区,正常肝小叶结构消失,肝细胞大小不等呈结节状增生;②可见大量的毛玻璃样肝细胞,胞质内有大量病毒抗原;③胆汁淤积,毛细胆管和肝细胞内明显胆汁淤积,并可见胆栓形成;④肝细胞的改变主要表现为较多异常增大的肝细胞呈灶状分布,可见不同程度的胆色素沉着、气球样变;⑤肝脏炎症反应不明显,无或仅有轻度汇管区和小叶炎症;⑥可有不同程度的碎屑样或桥接样坏死,病变肝细胞内可有不同数量的嗜酸性小体。

(四)鉴别诊断

乙型肝炎复发与急性排斥反应的鉴别:①发病的时间,急性排斥多发生在移植术后 6 周内,急性肝炎一般在 2 个月以上,在 2 个月内出现肝功能异常一般不考虑肝炎复发;②病变定位不同,急性排斥病变主要在汇管区,复发肝炎病变主要在肝小叶,而且无急性排斥反应的三联征。

FCH 与 CMV 性肝炎及肝移植术后慢性排斥反应鉴别:CMV 性肝炎的典型表现为小叶内坏死,肝细胞周围可见微脓肿或微肉芽肿,细胞核内或偶尔在细胞质内可见嗜酸性 CMV 包涵体,周围有一亮晕,而FCH 没有。慢性排斥反应以小胆管消失为特征,而 FCH 小胆管上皮可见增生,但增生的胆管上皮闭合,见不到管腔形成。

二、移植肝复发性丙型肝炎

由于 HCV 存在于血液中,并可侵袭移植肝脏,超过 95% 的因 HCV 感染而行肝移植的患者于移植后

4周内重新出现丙型肝炎,因此,肝移植术后丙型肝炎复发是一个难以解决的问题。病毒在肝开放血流再灌注后几小时以后就开始复制,HCV RNA在肝移植术后48小时就可以在血清中检测到,4~7日后HCV RNA水平可达到并超过移植前水平。目前认为 *HCV* 基因1型尤其是1b型比其他基因型在移植术后更具侵袭性,且复发率高,预后差。有报道HCV阳性的肝移植患者,术后移植肝功能衰竭的发生率及病死率明显高于抗HCV阴性患者。

（一）丙型肝炎复发的病理表现

丙型肝炎复发病理上可表现为急性肝炎组织学改变。肝组织可以表现为坏死性小叶炎,肝细胞可以有点、灶状坏死,也可以有不同程度的MaS或嗜酸性变。肝小叶内及汇管区常伴有大量淋巴细胞浸润,有时可形成淋巴滤泡。肝组织也可表现为界板炎或出现碎屑状坏死,常伴有不同程度的肝纤维化,后期可发展为肝硬化。诊断丙型肝炎时,除组织学改变外还要结合血清学检查,即血清HCV RNA阳性。

少数患者(<10%)复发后也可以表现为胆汁淤积性肝炎,病理表现为胆汁淤积、肝细胞水肿、气球样变、肝小叶排列紊乱并伴有纤维化。在术后5~10年,有8%~30%的患者进展为肝硬化。因此,丙型肝炎患者肝移植术后有必要定期行肝穿刺组织学检查以判定肝炎复发的情况及严重程度。

（二）鉴别诊断

肝移植术后的急性排斥反应与丙型肝炎均可出现汇管区炎症细胞浸润,两者同时出现时会使肝组织病理学改变更为复杂。二者的鉴别点:①发生时间,急性排斥反应发生时间相对更早,一般为1个月内;②形态学改变,汇管区浸润的炎症细胞急性排斥反应为混合性,经常可见嗜酸性粒细胞,并伴有明显的胆管上皮炎和静脉内皮炎,而丙型肝炎汇管区浸润以淋巴细胞为主,伴有肝细胞的损伤,如肝细胞的脂肪变性和嗜酸性变;③HCV RNA和HCV抗原的检测,有时丙型肝炎也会出现胆管损伤伴门静脉淋巴细胞和多形核细胞浸润等改变,有时肝移植术后丙型肝炎复发病理表现与急性排斥反应类似,很难鉴别。因为治疗急性排斥反应的激素会加重丙型肝炎患者的病情,很多病理学家对有HCV感染的移植患者在诊断急性排斥时相对比较保守,因而HCV感染患者急性排斥反应发生的频率和时间比较长,此类患者发展为移植后特发性肝炎的危险性明显增加。

（初令 熊艳 郭晖）

第八节 肝移植术后复发性肿瘤

由于肝癌有较高的恶性程度、发病率及较差的疗效而被称为"癌中之王",其发病率具有地域性,我国是肝癌的高发地区。其发生与各地区生活方式及周围环境有关,近年来随着慢性肝病患者的增多,发病率有趋向年轻化的趋势,发病高峰为30~50岁,男性多于女性。肝移植是肝癌根治性治疗的重要手段之一,但移植后肿瘤复发成为提高移植长期疗效的瓶颈。肝癌肝移植患者肿瘤复发率约为40%,而且这类患者肝癌复发是死亡的主要原因,且大部分发生在术后2年内,确诊肿瘤复发后中位生存时间一般不超过1年。

一、肝癌复发的相关机制

多中心研究证实类固醇类激素在肝移植术后的肝癌复发过程中起重要作用,类固醇很可能促进肝癌复发,可能与抑制免疫炎症反应、抑制恶性细胞凋亡、促进恶性细胞迁移有关。不使用类固醇的肝癌肝移植患者HBV DNA水平、年龄及Milan标准、肿瘤大小及是否多发都可能是肿瘤复发的危险因素。部分研究报道肝癌患者进行小肝移植复发率高。回顾性临床数据提示用部分肝进行的活体肝移植(LDLT)比公民逝世后捐献肝移植肿瘤复发率高;但另有报道提示部分LDLT和公民逝世后捐献肝移植供体肝癌复发没有明显差异。

Lee等研究发现符合Milan标准的肝移植中,活体小肝移植和公民逝世后捐献肝移植肝癌复发无差别,若超出Milan标准,LDLT患者预后差。肝癌的病理分级特别是分化差的肿瘤与移植后肿瘤复发密切相关,另外肿瘤复发与肿瘤血管侵犯相关。肝移植患者发生微血管侵犯(microvascular invasion,MVI)也可显著降低移植术后3年无瘤生存率和3年总生存率。另外有报道发现,术前肝肿瘤细针穿刺活检可用于预测肝肿瘤复发;但Court等研究发现细针穿刺活检肝癌分级与手术标本肝癌分级存在不一致性,提示术前的肝癌细针穿刺标本肿瘤分级不能作为筛选能否进行肝移植的指标。术后肿瘤复发是影响肝癌肝移植受体术后远期生存的关键性问题。Han 等认为术后甲胎蛋白（alpha fetoprotein，AFP）变化趋势是影响移植后受体生存的重要危险因素，术后 AFP 重新升高或居高不下提示肿瘤复发或肿瘤残留可能。我国有研究提示 AFP>1 000ng/ml、巨块型或弥漫型肝癌、肿瘤 MVI 是影响肝癌肝移植预后的独立危险因素，具有两种或两种以上危险因素的受体应慎行肝移植治疗。目前，不同的移植中心制订了不尽相同的肝癌肝移植受体选择标准，以肿瘤大小和数目为主要判别参数的 Milan 标准和加州大学旧金山分校（University of California，San Francisco，UCSF）标准，均简单、客观，适于临床采用。我国上海肝癌肝移植协作组根据实际情况制定了上海标准，在不降低生存率和无瘤生存率的情况下，扩大了肝癌肝移植的适应证的范围，使更多的肝癌患者从肝移植中受益。

二、大体及组织病理学分类

（一）大体病理分类

肝癌肝移植术后复发的病理特点同原发性肝癌（primary hepatic carcinoma）。传统的肝癌病理分类是 Eggel 分类法，将其分为巨块型、结节型和弥漫型，该分类主要适用于已有临床表现的中晚期肝癌。发现亚临床肝癌或直径 <5cm 的小肝癌后，国内肝癌病理协作组在 Eggel 分类基础上提出分型，分别为：①块状型，包括单块状型、融合块状型、多块状型；②结节型，包括单结节、融合结节、多结节；③小癌型；④弥漫型。

1. **块状型** 肿瘤直径≥5cm，占肝癌总数的 50% 以上，瘤内可有出血坏死，有些可有肿瘤周边的假包膜。本型约占原发性肝癌的 30%，因多伴有肝硬化，预后相对较好。

2. **结节型** 常形成圆形结节，多数大小不等，突出肝脏表面，遍及全肝，多并发肝硬化。肿瘤结节呈灰白色或灰黄色，也可呈棕红色。本型约占全部肝癌的 2/3，预后较差。

3. **小癌型** 肿瘤直径 <3cm，且为单个存在，一般有完整的包膜，恶性程度低，基本上是早期肝癌。手术切除率高，预后好。

4. **弥漫型** 表现为均匀散在微小结节，分布于整个肝脏，结节大小较一致，一般不超过肝小叶的大小，常与肝硬化同时存在，较少见，约占原发性肝癌的 5%，发展快，预后差。

（二）组织病理学分类

依据传统肝癌组织来源可以分为 3 类，即肝细胞癌（hepatocellular carcinoma）、肝内胆管癌及混合癌。

1. **肝细胞癌** 癌细胞类似肝细胞，分化差者，癌细胞异型性明显，呈多边形，胞质丰富，呈颗粒状，明显嗜酸性染色，有时可见胆汁小滴，胞核大深染，可见较多核分裂，癌细胞排列呈条索状或巢状，其间血窦丰富，无其他间质。此型最常见，占肝癌的 80%~90%。

2. **肝内胆管癌** 癌细胞起源于肝内胆管上皮。大体上可为结节型、巨块型、弥漫型和浸润型等，很少合并肝硬化。其组织结构多为腺癌或单纯癌。癌细胞较小，胞质清晰透明，胞质中无胆汁，形成大小不一的腺腔，间质多而血窦少。此型比较少见。

3. **混合癌** 癌组织中既有肝细胞癌又有胆管细胞癌结构。此型最少见。

（三）肝细胞癌的组织病理学分型及其特点

1. **肝细胞癌的组织形态学分型** 由类似肝细胞的肿瘤细胞组成，按其组织形态及生长特点可以分为：①小梁型（板状），肿瘤细胞呈条索状排列，宽度不一。该型在中 - 高分化肝细胞癌中常见。②假腺样型和腺泡型，多呈腺样结构，常混有小梁状结构，腺样结构多由单层肿瘤细胞组成，有的与胆小管样结构类似。③实性型，血窦样腔隙不明显，呈裂隙样，使肿瘤呈实性外观。④硬化型，沿血窦腔隙有明显的纤维化，肿瘤小梁有萎缩。⑤其他结构，如紫癜型、菊形团样结构等。

2. **肝细胞癌的细胞形态学分型** ①多形性细胞，细胞形状、核大小和染色有明显差异，可出现瘤巨细胞，见于低分化癌；②透明细胞，瘤细胞胞质透明，有时难以与转移性肾癌区分；③肝细胞样细胞，细胞呈多边形，胞质丰富，嗜酸性，类似肝细胞，该型最常见；④其他，如肉瘤样变、脂肪变等。

3. **肝细胞癌的病理组织学分级** ①高分化，似正常肝细胞，有轻微异型，细胞核质比增高，排列成小梁状，常有脂肪变，常见于早期小肿瘤；②中分化，肿瘤细胞中度核异型，排成小梁状，厚度为 3 个或 3 个以上细胞宽度，嗜酸性增加，常见于直径 >3cm 的肿瘤；③低分化，实性生长，无明显腔隙，瘤细胞有明显多形性；④未分化，细胞形态极不规则，高度异型。近年来随着免疫标记物的应用，提出了双表型肝癌，实质上是肝细胞癌的特殊亚型,形态学表现为典型的肝细胞癌,且可同时显著表达肝细胞癌和胆管癌的标志物,因有双重表型特征而更具有侵袭性,亚型诊断依靠免疫组化检测。

另外,肝移植患者除了原有肿瘤的复发,由于免疫抑制剂的应用,增加了病毒相关肿瘤(皮肤乳头状瘤和鳞状细胞癌、宫颈癌、卡波西肉瘤)的发生,这些肿瘤特点参见相关专著。移植后淋巴增生异常性疾病(post transplantation lympho-proliferation disorder,PTLD)为器官移植后持续免疫缺陷下发生的一种由增生性到肿瘤性的淋巴系统增殖,包括良性多克隆性淋巴细胞增生及明显的单克隆性恶性淋巴瘤。其发病率及发病时间依移植器官的种类不同而有差异,肝移植患者 PTLD 的发生率为 1%~2%,小儿达 8%。现认为 PTLD 与 EBV 感染及免疫抑制剂造成的免疫缺陷密切相关。大多数 PTLD 起源于 B 细胞单克隆恶性增殖。典型的病理改变为淋巴组织中有大量浆细胞样 B 细胞,并常有局灶性坏死。1997 年世界卫生组织(World Health Organization,WHO)将 PTLD 分为四类:①早期非破坏性 PTLD;②多形 PTLD;③单形PTLD;④经典型霍奇金淋巴瘤等其他少见型。

(熊艳　郭晖)

第九节　肝移植其他常见的感染并发症

感染也是肝移植常见的并发症,发病率在 50% 以上,常见于移植术后早期,术后免疫抑制剂的应用增加了感染的概率,包括巨细胞病毒(CMV)、EB 病毒(EBV)、单纯疱疹病毒、水痘疱疹病毒、腺病毒、细菌和真菌感染等。本节主要介绍病毒感染。

（一）巨细胞病毒肝炎

常见于肝移植术后 1~2 个月。病变主要位于肝小叶,中性粒细胞围绕被 CMV 感染的肝细胞形成微脓肿,在肝细胞、内皮细胞质和胞核内的病毒包涵体有诊断意义,另外还可以有微小肉芽肿。

（二）EB 病毒肝炎

多数发生于移植术后 6 个月,特点为单核细胞增多症样组织学外观,汇管区内见异型淋巴细胞浸润,可有肝细胞肿胀和点状坏死。免疫组化或聚合酶链式反应(polymerase chain reaction,PCR)检测 EBV-DNA 或原位杂交检测 EBV-DNA 等可以协助诊断。

（三）单纯疱疹病毒和水痘疱疹病毒感染

以肝小叶内境界清楚的凝固性坏死为特征。

（四）腺病毒感染

多见于儿童肝移植受体,以散在分布的由巨噬细胞构成的痘样肉芽肿为特征。

（五）细菌、真菌感染

多发生于 1 个月内,表现为汇管区水肿、中性粒细胞浸润为主的胆管炎。

另外,由于技术问题或其他因素引起的移植肝血管、胆道并发症、原发性胆汁性肝硬化(PBC)、原发性硬化性胆管炎(PSC)及自身免疫性肝炎(AIH)的复发对移植肝的存活都有重要的影响。

(熊艳　郭晖)

第十节　移植肝复发性自身免疫性肝病

自身免疫性肝病是由免疫因素所致的肝脏损伤甚至肝衰竭,肝移植是自身免疫性肝病的最佳治疗手段,但因受体的体内致病因素持续存在而易复发。移植肝中复发性自身免疫性肝病包括自身免疫性肝炎(AIH)、原发性胆汁性肝硬化(PBC)和原发性硬化性胆管炎(PSC)。

一、自身免疫性肝炎

AIH 在肝移植术后的复发率较高,为 8%~68%,平均为 20%~30%。

肝移植术后影响复发性 AIH 的危险因素主要包括免疫抑制剂不足、过早撤除激素、受体自身病肝的炎症级别和 HLA 类型。

明确诊断移植肝复发性 AIH 的依据为：①受体原发病为 AIH；②肝移植术后再次出现原发病 AIH 相应的临床表现，包括肝功能指标异常，自身抗体包括抗核抗体（antinuclear antibody，ANA）、SMA、抗肝肾微粒体抗体（anti-liver-kidney microsomal antibody，anti-LKM）和 / 或抗肝细胞胞质 1 型抗体（anti-liver cytosol antibody type 1，抗 LC-1 抗体）滴度水平升高（>1∶160）；③出现相应的病理学特征；④排除了病毒性肝炎（尤其是 HCV 感染）、药物性肝损伤（DILI）和排斥反应。

移植肝复发性 AIH 的病理学特征与受体原发 AIH 相似，包括门管区与肝小叶交界处的界板性炎症细胞浸润（图 6-10-1），炎症细胞主要为淋巴细胞和多数浆细胞；肝细胞菊形团样增生；肝小叶内的炎症和多处肝细胞凋亡；有时也会形成类似迟发性急性排斥反应的中央静脉周围浆细胞浸润及中央静脉周围炎的表现，严重者可以形成肝细胞桥接样坏死。

二、原发性胆汁性肝硬化

PBC 是一种较为少见的、免疫损伤的靶部位位于肝脏汇管区内小叶间胆管上皮细胞，可导致小叶间胆管上皮损伤并进展为肝纤维化的慢性肝病。肝移植术后 10 年时复发性 PBC 的发生率为 21%~37%，其发病时间为肝移植术后 3~5.5 年。其中 95% 患者有抗线粒体抗体（anti-mitochondrial antibody，AMA）。

病理学上表现为汇管区内小叶间胆管周围炎症细胞浸润和小叶间胆管上皮炎，其中汇管区的炎症细胞可见大量浆细胞；小叶间胆管上皮炎性损伤中，常可见多数淋巴细胞浸润及破坏胆管上皮细胞呈所谓的"绚丽的胆管损伤（florid duct lesion）"表现（图 6-10-2），进而导致汇管区内纤维组织和假胆管增生，肝小叶结构紊乱甚至肝硬化。

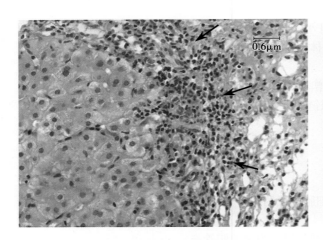

图 6-10-1　移植肝复发性自身免疫性肝炎

在汇管区和肝小叶交界处特征性的界板性炎症细胞浸润（箭头）（HE 染色，×200）。

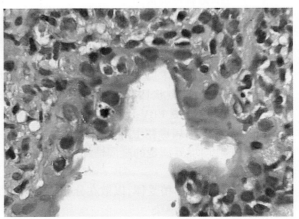

图 6-10-2　移植肝复发性原发性胆汁性肝硬化

肝小叶间胆管上皮淋巴细胞浸润呈小叶间胆管上皮炎表现（HE 染色，×1 000）。

三、原发性硬化性胆管炎

PSC 在肝移植术后 5 年的复发率为 20%~25%。病理学表现为汇管区内小叶间胆管周围纤维组织呈同心圆样 / 洋葱皮样增生增厚，最终导致胆管狭窄甚至闭塞，肝小叶中央肝细胞内胆汁淤积，汇管区周围纤维化并进展为桥接样肝纤维化和肝硬化。

（熊艳　郭晖）

第十一节　供肝的组织病理学评估

随着我国公民逝世后捐献器官移植的展开，供肝质量是决定移植后肝脏和受体长期存活的决定性因素之一。公民捐献供肝在移植前可以通过了解供体年龄、死亡原因、体重指数（body mass index，BMI）等捐献时相关信息和临床肝移植医师在获取供肝后对肝脏进行肉眼观察判断等方法初步判断供肝质量,但只有进一步借助供肝活检及病理学评估才能最终明确肝内病变性质及其程度,以协助临床综合分析并决定取舍。

一、供肝活检的时机其相应的活检类型

供肝活检的时机主要选择在供体肝脏获取后至移植手术前,即移植前活检。此时供肝处于灌注和组织修整过程中,可对肉眼发现的异常病变部位及时活检,也可以对正常表现的供肝进行常规活检。此外,在获取供肝时,也可以对肉眼发现的异常进行活检即获取时活检(procurement biopsy)。这两个时机的活检均可以明确判断供肝病变性质及程度并指导临床综合决定供肝取舍。

零时活检是在肝移植血管吻合完成后取肝组织活检,此时虽然可以了解供肝病变性质和程度,但已经无法决定供肝取舍。

二、供肝活检方法

供肝活检方法可以采用肝缘的楔形活检和穿刺针穿刺活检。由于肝脏为实质性器官,所以便于进行楔形活检。因为通过此方法易于获得足量的、更具代表性的肝组织供组织病理学观察,且切口可用电凝等方式止血处理,方便且安全,是供肝活检首选的方法。楔形活检通常采取大小 1.5cm² 左右的楔形肝组织块。穿刺针活检相对于楔形活检而言获取的组织量较少,通常为直径 0.5~1mm、长度 1.5~2.0cm 的组织条,可观察的范围相对较小,并不是最佳的供肝活检方法。

三、供肝活检组织病理学处理方法

活检标本切片方法可以有冷冻切片(frozen section,FS)和甲醛固定石蜡切片(paraffin section/permanent section,PS)两种选择。前者是临床肿瘤等术中快速诊断的首选,部分研究者认为其能准确诊断肝脂肪变性并评估病变程度,与 PS 诊断的结果接近;但部分研究者认为肝细胞内糖原容易使 FS 高估 MiS 的程度,而且也有研究者报道应用 FS 后油红 O 染色及形态学分析可判断脂肪变细胞的比例,但在实际的快速评估并非适用。

随着快速组织学制片技术的成熟,PS 与 FS 相比并不过多耗费诊断时间,且甲醛固定 PS 更便于良好地保存肝细胞形态,更有利于在短时间内准确判断肝细胞脂肪变尤其是 MiS 及 MiS 和 MaS 混合存在时。Frankel 等通过对肝脏大体解剖标本穿刺观察,针对供肝活检穿刺部位、标本数量等进行了研究。该研究发现,供体年龄和 BMI 并不能提示供肝质量;MiS 常与 MaS 混合存在;不同肝叶和同一肝叶内不同部位的单次穿刺活检足以准确反映肝内情况;多次和多部位活检可提高判断的准确性。

四、供肝脂肪变性的病理评估

供肝的组织病理学评估主要集中在对肝脂肪变性的评估。有研究显示,约 7% 的潜在供肝均具有约 30% 的肝脂肪变性。目前已知,严重的肝脂肪变性将直接导致术后 PGF 进而使移植失败甚至受体死亡,因此准确评估供肝质量是肝移植成功的首要环节。

供肝脂肪变性依据脂肪变性肝细胞的形态分为 MiS 和 MaS 两种类型(图 6-11-1),其中 MiS 的组织病理学特征为单个肝细胞内有 1 个甚至多个脂肪小泡,但脂肪小泡的大小明显小于肝细胞核,肝细胞核的居中位置不会发生变化;MaS 为肝细胞胞质明显被单个或多个大脂肪泡占据,由于脂肪滴巨大往往将肝细胞核推挤到一侧的胞膜边缘,肝细胞内的脂肪空泡明显大于肝细胞核。此外,依据肝脏

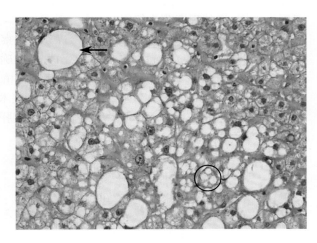

图 6-11-1　供肝移植术前活检 1

小泡性脂肪变性(Mis)(圆圈)和大泡性脂肪变性(Mas)(箭头)肝细胞的形态特征(HE 染色,×200)。

中脂肪变性肝细胞所占的比例将其程度分为轻微（≤10% 肝脂肪变性）、轻度（10%~25% 肝脂肪变性）、中度（25%~50% 肝脂肪变性）和重度（≥50% 肝脂肪变性）（图 6-11-2）。

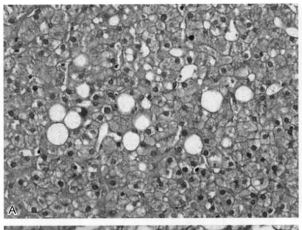

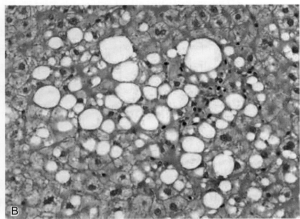

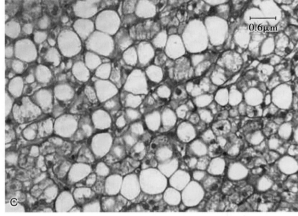

图 6-11-2　供肝移植术前活检 2

A. <30% 的肝脂肪变性（HE 染色，×200）；B. 30%~50% 的肝脂肪变性（HE 染色，×200）；C. ≥50% 的肝脂肪变性（HE 染色，×200）。

　　严重的供肝肝细胞 MaS 是明确导致肝移植术后 PGF 的主要指征。脂肪变性的程度主要依据 MaS 肝细胞的数量分为轻度（<30%）、中度（30%~50%）和重度（>50%）。对于 MaS 程度达 30%~60% 者应密切结合供体年龄、缺血时间、受体的 MELD 评分及其危重程度考虑是否适合作为供肝。有些中心的研究报道则更为谨慎，将其程度分为轻微（<10%）、中度（10%~30%）和重度（>30%），建议供肝的肝细胞 MaS>30% 者应弃用。Fishbein 等报道应用活检和冷冻切片观察供肝脂肪变性情况，结果显示肝脂肪变性的临床危险因素为供体肥胖和 / 或高 BMI 及外伤死亡，经准确评估后弃用中 - 重度 MaS 的肝脏，但应用了中 - 重度 MiS 的供肝予以移植，术后 1 年受体存活率和移植肝的有功能存活率分别为 80% 和 72.5%，与普通肝移植接近，术后 PNF 的发生率为 5%，供肝 MiS 可在术后逐渐消失。Marsman 等研究显示，应用超过 30% 肝脂肪变性供肝移植可显著降低术后 4 个月时移植肝和 2 年时受体的存活率。

（郭　晖　熊　艳）

‖‖‖‖‖‖‖‖‖ 推荐阅读资料

［1］巩颖，郭晖，钟自彪，等．肝移植后急性抗体介导的排斥反应一例诊断和治疗．中华器官移植杂志，2018，39（8）：479-481.

［2］熊艳，郭晖，岳朋朋，等．移植病理学在器官移植供体评估中的应用．武汉大学学报（医学版）专刊，2021，42（2）：32-40.

［3］AGENO W，DENTALI F，POMERO F，et al. Incidence rates and case fatality rates of portal vein thrombosis and Budd-Chiari syndrome. Thromb Haemost,2017,117(4):794-800.

[4] CHEN W,ZHENG R,ZUO T,et al. National cancer incidence and mortality in China,2012. Chin J Cancer Res,2016,28(1):1-11.

[5] CHENG Y F,YU C Y,OU H Y,et al. Living donor liver transplantation:the Asian perspective, Section 1. Image evaluation of fatty liver in living donor transplantation. Transplantation,2014,97 (Suppl 18):S3.

[6] COURT C M,HARLANDER-LOCKE M P,MARKOVIC D,et al. Determination of hepatocellular carcinoma grade by needle biopsy is unreliable for liver transplant candidate selection. Liver Transpl,2017,23(9):1123-1132.

[7] DEMETRIS A J,CRAWFORD J M,ISSE K,et al. Pathology of liver and hematopoietic stem cell transplantation//ODZE R D,GOLDBLUM J R. Odze and Goldblum surgical pathology of the GI tract,liver,biliary tract,and pancreas. 3rd ed. Philadelphia:Elsevier,2015.

[8] GHAZIANI T,SENDI H,SHAHRAZ S,et al. Hepatitis B and liver transplantation:molecular and clinical features that influence recurrence and outcome. World J Gastroenterol,2014,20(39):14142-14155.

[9] GOVAERE O,KOMUTA M,BERKERS J,et al. Keratin 19:a key role player in the invasion of human hepatocellular carcinomas. Gut,2014,63(4):674-685.

[10] GRUS T,LAMBERT L,GRUSOVA G,et al. Budd-Chiari syndrome. Prag Med Rep,2017,118 (2-3):69-80.

[11] LEE E C,KIM S H,SHIM J R,et al. Small-for-size grafts increase recurrence of hepatocellular carcinoma in liver transplantation beyond Milan criteria. Liver Transpl,2018,24(1):35-43.

[12] LU XY,XI T,LAU W Y,et al. Hepatocellular carcinoma expressing cholangiocyte phenotype is a novel subtype with highly aggressive behavior. Ann Surg Oncol,2011,18(8):2210-2217.

[13] MACKIEWICZ A,KOTULSKI M,ZIENIEWICZ K,et al. Results of liver transplantation in the treatment of Budd-Chiari syndrome. Ann Transplant,2012,17(1):5-10.

[14] O'LEARY J G,MICHELLE SHILLER S,BELLAMY C,et al. Acute liver allograft antibody-mediated rejection:an interinstitutional study of significant histopathological features. Liver Transpl,2014,20(10):1244-1255.

[15] SEBAGH M,CASTILLO-RAMA M,AZOULAy D,et al. Histologic findings predictive of a diagnosis of de novo autoimmune hepatitis after liver transplantation in adults. Transplantation, 2013,96:670.

[16] WU T J,CHAN K M,CHOU H S,et al. Liver transplantation in patients with hepatitis B virus-related hepatocellular carcinoma:the influence of viral characteristics on clinical outcome. Ann Surg Oncol,2013,20(11):3582-3589.

[17] YANG P C,HO C M,HU R H,et al. Prophylactic liver transplantation for high-risk recurrent hepatocellular carcinoma. World J Hepatol,2016,8(31):1309-1317.

第七章

背驮式肝移植的适应证、禁忌证

第一节 概　　述

目前,国际上肝移植术式以经典式原位肝移植(OLT)和背驮式肝移植(PBLT)为主。经典式 OLT 术中需要切除病肝肝后下腔静脉,下腔静脉的阻断可引起回心血流的急剧减少,肾脏血液回流障碍,从而产生全身血流动力学不稳定,影响术中生命体征的稳定。PBLT 经 Tzakis 等的改进,在无肝期不需要施行门静脉或下腔静脉转流术,术中无下半身躯体严重淤血,对肾功能、血流动力学影响小,术后恢复快。Belghiti 等将供肝肝后下腔静脉与受体下腔静脉行端侧吻合,大大降低了 PBLT 流出道梗阻的发生率。因此,该技术深受临床肝移植专家的青睐。

一、适应证

各种终末期肝病引起的急性和慢性肝衰竭或终末期肝病,预计在 6~12 个月无法避免死亡者都是肝移植手术的适应证。主要包括如下类型。

1. 慢性肝病引起的终末期肝硬化

(1)病毒性肝炎肝硬化:常由乙型、丙型肝炎病毒引起,容易转为慢性活动性肝炎、肝硬化。

(2)酒精性肝硬化:乙醇在肝内通过三种途径氧化代谢成乙醛,对肝脏有直接毒性作用,可以造成肝细胞的变性坏死,进而引发纤维化,可进展为肝硬化。

(3)药物性肝硬化:药物性肝病是由于药物及其代谢产物在肝脏排泄过程中干扰肝细胞代谢,对肝细胞主要结构产生毒性作用及免疫变态反应所致。根据发病机制可分为内源性肝毒性(可预测性肝毒性药物所致)和特异性反应(非预测性肝毒性药物所致)两类。

(4)寄生虫性肝硬化:①血吸虫肝硬化,血吸虫成虫和虫卵在门静脉系统刺激宿主产生免疫应答,引起局部炎症、坏死、肉芽肿,堵塞血流、破坏血管结构,最终引起门静脉高压、肝硬化;②肝包虫病(也称肝棘球蚴病),肝泡状棘球蚴病呈"类癌"样浸润性生长,侵犯肝脏、胆道系统、血液循环系统,中央部分呈液化、坏死,引起胆道炎症反复发作。

(5)重度脂肪肝性肝硬化:大量的脂肪滴储存在肝细胞内,损害肝细胞功能,导致肝硬化。

（6）自身免疫性肝病：包括自身免疫性肝炎（AIH）、原发性胆汁性肝硬化（PBC）和原发性硬化性胆管炎（PSC），以及这三种疾病中任何两者之间的重叠综合征均可导致胆汁性肝硬化、门静脉高压、肝衰竭。

2. 急性肝衰竭（acute liver failure） 病毒感染、药物中毒、毒性物质中毒、循环障碍等原因常引发急性肝衰竭，暴发性肝衰竭（FLF）是指患者在发病后 2 周内发生急性、严重、广泛、大量的肝细胞坏死，表现为急性肝衰竭所致的出血、昏迷、无尿等一系列严重症候群，发病快、进展快且死亡快。在我国其原发病主要为乙型肝炎，药物性病因较少见。由于急性 FLF 病情危急，因此此类患者肝移植的手术时机掌握很重要，应考虑肝性脑病的严重程度、病程长短、凝血功能状态、脑水肿及肝体积等。

3. 胆汁淤积性肝病

（1）原发性胆汁性肝硬化（PBC）：是一种肝内外胆管炎症和纤维化为特征的慢性胆汁淤积性肝病，最终导致胆汁性肝硬化、门静脉高压、慢性肝衰竭。病因可能与免疫及遗传相关，好发于中年女性，95% 的患者血清中可检测出高浓度自身抗体（如 AMA 阳性），病理学检查特征是非化脓性破坏性胆管炎，表现为胆管肉芽肿性病变。

（2）原发性硬化性胆管炎（PSC）：表现为反复发作的胆管炎，可见肝内外胆管瘢痕形成，病因可能与免疫及遗传相关，多见于男性，呈进行性发展，常合并炎性肠道疾病，实验室检查可见 ALP 升高，铜代谢异常，血浆 IgM 水平升高，AMA 阴性等。

（3）先天性胆道闭锁（biliary artesia，BA）：是新生儿阻塞性黄疸最常见的原因之一。其病理特征为胆管的进行性炎症和肝纤维化，发展速度快，涉及肝内外胆管。虽然通过 Kasai 手术（即肝门空肠吻合术）能够改善肝内外胆道的梗阻，但多数患儿仍发生进行性肝内胆管破坏和肝纤维化，最后发展为肝硬化和门静脉高压。根据肝门区残留的肝管可以将 BA 进行分型：A 型，残留肝管直径≥150μm；B 型，残留肝管直径 <150μm；C 型，无开放的肝管。在国外 BA 是小儿肝移植最常见的指征。有研究比较 BA 患儿活体 PBLT 和经典式非转流全肝移植术后早期肝功能变化，结果显示，活体肝移植（LDLT）和全肝移植术后早期肝功能均恢复良好。因此，活体 PBLT 技术可以有效缓解供肝短缺的矛盾，缩短等待供肝的时间。BA 患儿先行肝门空肠吻合术，然后进行肝移植治疗已经成为大部分学者的共识。但如果术后管理及供肝来源和肝移植水平有确切的保证，一旦确诊，应及早行 PBLT。

4. 代谢性肝病

（1）糖原累积病（glycogen storage disease，GSD）：为一组器官或组织中糖原含量过多或结构异常的遗传性疾病。糖原分解过程中某一种酶的先天性缺陷，使糖原不能正常分解，可在不同的器官（肝、肾、心、骨骼肌）中大量沉积。

（2）淀粉样变性：主要由脏器和组织受到淀粉样蛋白的浸润及其继发的功能紊乱所引起。本病引起的综合征包括与神经组织有关的症候群，伴有手指和足感觉异常的周围神经病，直立性低血压、勃起功能障碍、出汗异常的交感神经功能紊乱，自主神经受累所致的胃肠功能紊乱，以及与充血性心力衰竭有关的症候群，包括具有室壁僵硬、顺应性下降及室间隔增厚以右心室衰竭为主的限制型心肌病，以及较少见的双侧心室衰竭的扩张型心肌病。

（3）α1-抗胰蛋白酶缺乏（alph-1-antitrypsin deficiency，AATD）：为常染色体隐性遗传病，最常见于儿童代谢性疾病，以血清中 α1-抗胰蛋白酶浓度水平下降为特征，该酶缺乏引起肝损害、肝硬化或肝衰竭，具体原因尚未明。

（4）肝豆状核变性（hepatolenticular degeneration，HLD）：又称 Wilson 病，是一种常染色体隐性遗传的铜代谢障碍所引起的肝硬化和脑变性疾病，由于大量铜盐沉积于肝脏引起肝组织损害，肝脏通常缩小，质地坚硬，属大结节性肝硬化。

（5）血色病（hemochromatosis）：为一罕见的代谢病，属于染色体隐性遗传病。在基因失常的基础上有铁代谢紊乱使小肠吸收铁过多，铁质沉积于肝、胰、心、肾、脾、皮肤等引起细胞破坏、纤维组织增生及脏器功能损害，表现为皮肤色素沉着、糖尿病和肝硬化。这类疾病在损害肝脏功能的同时，其他脏器功能也受到了损害，并且有些脏器功能的损害是不可逆的，不会因为肝移植手术的完成而恢复。肝脏最终发生硬变、门静脉高压、肝功能不全、急性 FLF。在条件允许的情况下应及早选择肝移植，现已成为仅次于先天性 BA 的第二类常见的肝移植适应证。

（6）Crigler-Najjar 综合征：是由于尿苷二磷酸葡萄糖醛酸转移酶缺乏引起的非结合型胆红素在全身累积的疾病。分完全型（Ⅰ型）和不完全型（Ⅱ型）：Ⅰ型为常染色体隐性遗传，通常早期快速出现严重的未结合型胆红素血症，伴有核黄疸，引起神经系统损害，未及时治疗者死亡风险极高；Ⅱ型为常染色体隐性和显性遗传，轻度高胆红素血症，不会引起神经系统并发症，且预后较好。

5. 肝脏恶性肿瘤 国际上较常用的肝癌肝移植选择标准为 Milan 标准：单一癌灶直径≤5cm 或癌灶数目≤3 个，每个癌灶直径≤3cm；不伴血管及淋巴结的侵犯。有报道显示，符合该标准的肝癌肝移植病例 3 年以上生存率高于 80%，而不符合该标准的肝癌肝移植病例 3 年生存率低于 50%。

肝癌肝移植 UCSF 标准：单一癌灶直径≤6.5cm 或肿瘤数目≤3 个，最大直径≤4.5cm，总的肿瘤直径≤8cm；不伴血管及淋巴结的侵犯。

肝癌肝移植日本京都大学标准：肿瘤数目≤10 个，肿瘤最大直径≤5cm，维生素 K 缺乏或拮抗剂Ⅱ诱导的蛋白质（protein induced by vitamine K absence or antagonist-Ⅱ，PIVKA-Ⅱ）≤400mAU/ml。患者不适宜肝切除，排除肝外转移或大血管浸润，不限肿瘤数量及大小。

目前国内尚无统一标准，已有多家单位和学者陆续提出了不同的标准，包括杭州标准、上海复旦标准、华西标准和三亚共识等，其中杭州标准加入了血清学及组织学分级：肿瘤没有大血管侵犯和肝外转移，累计肿瘤直径≤8cm，或累计肿瘤直径 >8cm，术前血清 AFP≤400ng/ml 且肿瘤组织学分级为高或中分化。各个标准对于无大血管侵犯、淋巴结转移及肝外转移的要求都比较一致，但是对于肿瘤大小和数目的要求不尽相同。

6. 其他

（1）巴德 - 基亚里综合征（BCS）：又名布 - 加综合征，在我国北方发病率较高，是指下腔静脉肝段和 / 或肝静脉流出道血流受阻引起的下腔静脉和 / 或门静脉高压症。BCS 病情复杂，自然预后差，随着病情发展可出现肝衰竭、肝性脑病、食管 - 胃底静脉曲张破裂出血等，PBLT 可有效改善上述症状，明显延长患者生存时间。

（2）先天性多囊肝长期病变可发生继发性改变如肝硬化、结节性退化、胆管增生等。

二、禁忌证

1. 绝对禁忌证 ①难以控制的全身性感染；②肝内外有难以根治的恶性肿瘤；③难以戒除的酗酒或吸毒；④有严重的心、脑、肺、肾等重要脏器器质性病变，不能耐受重大复杂手术；⑤不可控制的心理疾病和精神疾病，依从性差；⑥不认可肝移植治疗。

2. 相对禁忌证 ①巨大的肝细胞肝癌或胆管细胞癌；②合并预后不佳的疾病，如心肌病等；③广泛的门静脉血栓或栓塞致肝脏血流灌注不足；④既往有复杂的上腹部手术及肝胆手术史，导致手术操作困难；⑤胆道感染所致的败血症；⑥既往有精神病病史；⑦下腔静脉闭塞或缺失；⑧人类免疫缺陷病毒感染。

三、手术时机

对于各种终末期肝病引起的急性和慢性肝衰竭或终末期肝病患者，如何判断预后和掌握恰当的手术时机是一大难点。过早手术可能会错过内科保守治疗逆转的机会，同时使紧缺的供肝没有得到有效的利用；过晚手术又会使围手术期难度加大，并发症和医疗费用增加，手术成功率和患者生存率下降。有研究表明，重症监护病房（intensive care unit，ICU）依赖期重型肝炎患者的肝移植成功率只有 50% 左右。即便手术成功，其住院费用也要增加至 1.5 倍以上。因此，掌握肝移植手术时机尤为重要。

肝炎引起的 FLF、严重肝外伤、急性药物性肝衰竭、肝切术后急性肝衰竭等，常规内外科治疗无法治愈，预计短期内死亡风险高，可作急诊肝移植。获得预期良好生存率的急诊肝移植的具体时间目前没有明确结论。Emond 认为当出现肝性脑病进行性加重，脑水肿治疗 1~2 日无明显改善时应紧急行肝移植手术；O'Grady 则认为患者出现肝性脑病，V 因子降低 20% 时，90% 患者预后不良，应紧急手术。

对于亚急性、慢性加急性肝衰竭患者病情病危,内科治疗后病情继续进展,应尽早实施肝移植手术,等待肝移植期间患者接受人工肝治疗,可为移植手术创造良好条件。

对于良性终末期肝病,包括慢性活动性病毒性肝炎、自身免疫性慢性活动性肝炎和药物性肝炎引起的终末期肝硬化,患者处于肝功能失代偿期,且耐受手术,可考虑择期行 PBLT,移植后患者可获得较高的生存率。但如果出现并发症,如食管 - 胃底静脉曲张破裂出血、肝肾综合征、肝性脑病、严重凝血功能紊乱、自发性腹膜炎、代谢性骨病、细菌性胆管炎和进行性营养不良等,提示病情严重,应尽早行肝移植手术。

对于肝恶性肿瘤患者手术时机的选择,需术前评估有无肝外转移及复发概率。无法切除的肝巨大肿瘤、肝内多发转移肿瘤、小肝癌合并肝硬化等原则上提倡尽早行肝移植手术;肿瘤远处转移的患者已失去手术时机。

四、影响肝移植预后的危险因素

1. **病因** 被公认为是最重要的独立预后因素,在所有重型病毒性肝炎中,甲型和戊型肝炎的预后最佳,乙型和丁型肝炎较差,丙型肝炎最差。所以对于甲型和戊型急性重型肝炎,应由内科充分治疗,只有进入 ICU 依赖期,内科治疗无望时才进行肝移植。对于乙型和丁型急性和亚急性重型肝炎,在内科积极治疗的基础上,如病情在一定时间内无好转趋势,应在进入 ICU 前进行肝移植。对于乙型和丁型慢性重型肝炎,一经确诊应立即考虑肝移植,因为这类患者即使经内科积极治疗后病情好转,其总的生存预后仍然很差。对于丙型重型肝炎一经确诊应立即准备行肝移植。美国肝病学会和美国移植学会认为:暴发性肝衰竭患者应尽快施行肝移植,这可能与美国以丙型肝炎为主要病因有关。在重型肝炎中,病毒重叠感染较为常见,移植时机应按预后最差的病因处理。

2. **年龄** 也是重要的预后危险因素之一。英国 King's College 标准认为:年龄 <10 岁或 >40 岁是预后差的标志。我国学者研究认为年龄≥38 岁的病死率明显高于年龄 <38 岁者,可以作为影响肝移植预后的独立预后因素。

3. **肝性脑病** 一般认为肝性脑病的程度越重,病死率越高。入院时 0~Ⅱ期肝性脑病患者的病死率为 20%,而Ⅲ期、Ⅳ期肝性脑病患者的病死率高达 80%。乙型重型肝炎出现肝性脑病期病死率更是高达 90%,且病死率与肝性脑病程度呈正相关。肝性脑病被认为是影响肝移植的独立预后因素。

4. **总胆红素（total bilirubin,TB）** 国内外研究均表明血清胆红素升高程度和病情的严重程度呈正相关。据我国重型肝炎攻关协作组统计,TB>342μmol/L 者病死率为 42.2%,TB 为 342~513μmol/L 者病死率为 64.1%,TB>513μmol/L 者病死率为 87.5%。国外学者认为血清 TB>300μmol/L 可以作为多因素预后指标之一,而我国学者认为 TB>416μmol/L 与预后密切相关,TB>416μmol/L 者病死率为 76.3%,可作为影响肝移植的独立预后因素。

5. **凝血酶原时间（PT）** 国外学者认为 PT>100 秒可以作为独立预后因素;PT>50 秒,可以作为多因素预后指标之一。我国学者研究表明,PT 超过正常对照 17.3 秒时,病死率 93.5%。因此认为 PT 超过正常对照 17.3 秒可以作为影响肝移植的独立预后因素。

6. **其他非独立因素** V因子水平小于正常对照值的 30%,血肌酐 >300μmol/L,肝体积 <700ml 和肝活检存活肝细胞 <50% 等。

在充分考虑病因、病情和病程的情况下,当有年龄≥40 岁、肝性脑病、血清胆红素 >400μmol/L 和 PT 超过对照组 17.3 秒（或 PT>100 秒）中的 1 个因素时,患者病死率很高,应行肝移植;在具备任何 2 个及以上因素时,患者死亡危险性极高,应尽早进行肝移植。当患者 TB>300μmol/L、PT>50 秒、血肌酐 >300μmol/L、V 因子水平小于正常对照组的 30%、肝体积缩小和肝活检存活肝细胞 <50% 中的任何 3 个因素时,应行肝移植。但在实际工作中,各个肝移植中心很难完全按上述标准选择患者。因为肝癌术前病情的判断主要依靠影像学检查,无论术前影像学检查如何详细,仍有 15%~30% 的肝癌分期被低估。另外,肝脏肿瘤分化、微血管浸润、手术技术及术后应用免疫抑制剂的种类和剂量等都影响肝脏肿瘤患者的预后。目前尚无统一的肝移植治疗肝癌的标准。国内多家中心总结报道肝癌 PBLT 的适应证为:肿瘤符合上述标准,但肿瘤未侵犯、包绕第二肝门及下腔静脉,下腔静脉内无癌栓。

总之,随着肝移植手术技术和术后监护水平的提高,预防原发病复发手段的增多及其水平的提高,一些相对禁忌证已演变为适应证,且取得了较好的效果。但毕竟手术复杂,创伤大,并发症多,故应全面综合分析,采用个体化手术原则,最终确定是否为患者施行肝移植手术,并选择最合适的手术时机,以期达到最理想的手术效果。

(明英姿 赵 杰 付 贞)

||||||||| 推荐阅读资料

[1] FORNER A,REIG M,BRUIX J. Hepatocellular carcinoma. Lancet,2018,391(10127):1301-1314.

[2] HERNANDE-GEA V,DE GOTTARDI A,LEEBEEK F W G,et al. Current knowledge in pathophysiology and management of Budd-Chiari syndrome and non-cirrhotic non-tumoral splanchnic vein thrombosis. J Hepatol,2019,71(1):175-199.

[3] HARPAVAT S,GARCIA-PRATS JA,ANAYA C,et al. Diagnostic yield of newborn screening for biliary atresia using direct or conjugated bilirubin measurements. JAMA,2020,323(12):1141-1150.

[4] ISLEK A,KESKIN H,AKSUNGUR N,et al. Acute-on-chronic liver failure in children:a single-center experience. Exp Clin Transplant,2021,19(7):686-692.

[5] LAROCHE S,MAULAT C,KITANO Y,et al. Initial piggyback technique facilitates late liver retransplantation-a retrospective monocentric study. Transpl Int,2021,34(5):835-843.

[6] MAHMUD N,SUNDARAM V,KAPLAN D E,et al. Grade 1 acute on chronic liver failure is a predictor for subsequent grade 3 failure. Hepatology,2020,72(1):230-239.

[7] MEHTA N,BHANGUI P,YAO F Y,et al. Liver transplantation for hepatocellular carcinoma. working group report from the ILTS transplant oncology consensus conference. Transplantation,2020,104(6):1136-1142.

[8] SARIN S K,CHOUNDURY A,SHARMA M K,et al. Acute-on-chronic liver failure:consensus recommendations of the Asian Pacific association for the study of the liver(APASL):an update. Hepatol Int,2019,13(4):353-390.

[9] SHEN T,LIU Y,SHANG J,et al. Incidence and etiology of drug-induced liver injury in mainland China. Gastroenterology,2019,156(8):2230-2241.e11.

[10] SHIMAMURA T,AKAMATSU N,FUJIYOSHI M,et al. Expanded living-donor liver transplantation criteria for patients with hepatocellular carcinoma based on the Japanese nationwide survey:the 5-5-500 rule-a retrospective study. Transpl Int,2019,32(4):356-368.

第二节 暴发性肝衰竭

暴发性肝衰竭(FLF)又称急性肝衰竭,是一种预后极差、病死率极高的临床危重症。FLF既往采用内科治疗,病死率高达80%以上,亟待更有效的干预手段来提高生存率。肝移植技术应用于临床治疗终末期肝病已有50多年的历史,挽救了许多在以往完全没有生存可能的患者。由于多数患者病程早期全身其他器官系统无太大的损害,因此理论上FLF患者较其他终末期肝病患者是更理想的受体,且已被临床实践所证实。但有些FLF患者完全可以通过内科治疗获得康复。因此做好FLF患者术前评估及移植术后的预后判断,对于制订最佳治疗方案、实现供体资源最优化配置有重要的意义。

一、病因及预后

临床上诱发FLF的病因多样且存在明显的地域差异,大致可以分为以下几类。

（一）病毒感染

能诱发 FLF 的病毒最常见的是乙型肝炎病毒（HBV），占病毒性 FLF 临床病例的 90% 以上。其他可导致 FLF 的病毒还包括丙型肝炎病毒（HCV）、巨细胞病毒（CMV）、EB 病毒（EBV）、柯萨奇病毒及埃柯病毒等。

（二）肝细胞毒性反应

肝脏是药物代谢的主要脏器，多种药物使用过量或使用不当均可能导致 FLF。常见的包括对乙酰氨基酚、抗结核药等。对乙酰氨基酚过量服用导致的 FLF 西方国家排在第 1 位，而我国抗结核药物导致的病例在临床较多见。另外食用某些有毒的菌类、重金属甚至动物胆囊（如鱼胆）导致的 FLF 临床也有报道。

（三）其他

其他较少见的病因还有暴发性威尔逊病性肝衰竭（fulminant Wilson's disease，FWD）、BCS、妊娠急性脂肪肝及急性缺血性肝衰竭等，还有相当一部分为隐源性肝炎。

不同病因的 FLF 预后不一，病因被认为是最重要的独立的预后决定因素，如妊娠急性脂肪肝引起的 FLF 预后最好，病毒性 FLF 自然存活率不超过 20%，而对乙酰氨基酚中毒的自然存活率可高达 60%；FWD、BCS 导致的 FLF 病死率极高，预后极差，一旦确诊应考虑行肝移植；急性肝静脉血栓形成因回流受阻导致的 FLF 最佳治疗方案为减压术（如门 - 腔侧侧分流）而非肝移植。因此，了解病因对于是否采取肝移植非常重要。

二、病理学及临床表现

FLF 的病理学表现为肝细胞呈一次性坏死，坏死面积大于等于肝实质的 2/3，或亚大块坏死，或桥接样坏死，伴存活肝细胞严重变性，肝窦网状支架不塌陷或非完全塌陷。病肝呈体积进行性缩小、被膜皱缩的大体表现。患者主要症状为严重疲乏无力、中毒性鼓肠、进行性加重的黄疸、腹水、出血倾向及肝性脑病，随着病程的进展，可出现全身性瘀点、瘀斑、上消化道出血、严重感染、难以纠正的电解质紊乱及心、肺、肾等重要脏器功能受损甚至衰竭。

三、诊断依据

FLF 的临床诊断需要依据病史、临床表现和辅助检查等综合分析。综合美国肝病研究学会（American Association for the Study of Liver Disease，AASLD）2005 年、中华医学会感染病学分会和中华医学会肝病学分会 2012 年发布的诊断标准，FLF 的诊断标准应包括急性起病，2 周内出现Ⅱ度及以上肝性脑病（按Ⅳ度分类法划分）并出现以下表现者：①极度乏力，并有明显厌食、腹胀、恶心、呕吐等严重消化道症状；②短期内黄疸进行性加重；③出血倾向明显，全身泛发瘀点、瘀斑；PT 延长 6 秒以上，国际标准化比率（international standardization rate，INR）≥1.5 或凝血酶原活动度（prothrombin activity）≤40%，且排除其他原因；④肝脏进行性缩小。

四、肝移植时机及受体评估

FLF 进展迅速，早期处理可以挽救患者的生命。但如果肝移植过早介入，可能使本可以通过内科保守治疗获得康复的患者，陷入终身服用抗排斥药物及因此带来的巨大经济压力之中。因此把握好肝移植时机，对患者的预后至关重要。

FLF 患者接受肝移植的时机基本上采用预后评定，目前有多个类似标准，较常采用的是 Clichy 标准和英国皇家医学院标准（King 标准）。Clichy 标准是病毒源性 FLF 的专用标准，鉴于我国的 FLF 患者通常由病毒性肝炎导致，采用 Clichy 标准更符合我国情况。但该模型仅适用于单个病因，且要求进行 V 因子水平的测定，这在一定程度上限制了其更加广泛的应用。King 标准认为病因与年龄是决定预后的重要因素，非甲型、非乙型肝炎，药物中毒所致的 FLF，10 岁以下和 40 岁以上的患者预后极差，应行肝移植。国内 FLF 的病因主要为重型乙型肝炎，患者大多数为青壮年，发病前身体状况一般很好，但病死率却高达 80%~90%，因此在我国年龄不应作为限制移植的主要因素。

按照经验,如果患者在肝衰竭的同时伴有严重酸中毒、Ⅲ级以上的进行性脑病、血流动力学不稳定,则恢复的可能性极小,应尽快行肝移植;FLF发病到出现严重脑水肿、多系统器官衰竭(multiple system organ failure,MOSF)及严重感染并发症之前的窗口期很短,结合上述标准,应尽量争取在严重并发症出现之前完成肝移植,以免影响肝移植的效果。应当注意,一旦发生严重的并发症如难以控制的脑水肿、败血症、严重肺部感染、明显门静脉主干血栓或血管变异、合并有肝脏恶性肿瘤或心肺功能的严重损害,肝移植则应慎重。

五、肝移植术后处理

FLF患者接受肝移植后,如果供肝功能启动良好,除外技术性并发症如出血,全身状况将较快进入好转期。最显著的变化在于凝血功能的逐步纠正,但脑水肿、肝性脑病即使在肝功能完全正常的情况下还会持续一段时间。因此,FLF肝移植的术后处理除了抗排斥、抗感染的常规治疗外,术前的各种并发症仍是治疗的重点。术前肾功能受损的患者一般不用他克莫司而改用西罗莫司以减轻肾毒性。术前已经陷入肝昏迷的FLF患者,术后可出现长达1~2个月的肝性脑病期,应该引起重视。患者主要表现为交流和认知障碍,丧失读、写和语言能力,但1~2个月后多可以逐渐恢复而不留后遗症,其间脑细胞营养药物的使用是否有效尚未见相关研究。

FLF伴发的肾功能不全多为功能性病变而非器质性病变,因此在供肝发挥作用,维持好血流动力学和内环境稳定后,有望在短期内恢复。特别要注意围手术期液体的管理,尽早达到液体负平衡可以降低肺部感染的概率、促进肠道功能恢复及改善肾功能,是患者顺利康复的关键。早期适当使用血管活性药物、补充利尿药及充足的白蛋白有利于液体负平衡。

FLF进展迅速,病情凶险,据美国匹兹堡大学医学中心统计资料,FLF的内科治疗存活率仅为14%。美国急性肝衰竭研究组(Acute Liver Failure Study Group,ALSCF)和Farmer等的统计资料都表明,接受肝移植术后FLF的生存率已达80%~90%。国内有报道显示,FLF患者肝移植术后1年生存率超过90%、5年生存率可达75%。本中心回顾性分析采用PBLT治疗15例FLF患者的临床资料。随访结果显示,术后1年生存率87%(13/15)。但FLF的肝移植目前尚存在手术时机选择、术前的处理及术中关键技术使用等方面的分歧,这也是疗效报道相差较大的主要原因。尽管有上述分歧,但目前较统一的认识是:充分的术前准备、恰当的移植时机选择及术中关键技术的合理使用是提高生存率的关键。

(陈晚平　付　贞　梁文进)

|||||||||| 推荐阅读资料

[1] 中华医学会感染病学分会肝衰竭与人工肝学组,中华医学会肝病学分会重型肝病与人工肝学组.肝衰竭诊治指南(2012年版).实用肝脏病杂志,2012,16(3):210-216.

[2] BELLI LS,DUVOUX C,ARTZNER T,et al. Liver transplantation for patients with acute-on-chronic liver failure(ACLF)in Europe:results of the ELITA/EF-CLIF collaborative study(ECLIS). J Hepatol,2021,75(3):610-622.

[3] CHOLANKERIL G,JOSEPH-TALREJA M,PERUMPAIL B J,et al.Timing of hepatitis C virus treatment in liver transplant candidates in the Era of direct-acting antiviral agents. J Clin Transl Hepatol,2017,5(4):363-367.

[4] MENDIZABAL M,SILVA M O. Liver transplantation in acute liver failure:a challenging scenario. World J Gastroenterol,2016,22(4):1523-1531.

[5] SUGAWARA K,NAKAYAMA N,MOCHIDA S. Acute liver failure in Japan:definition, classification,and prediction of the outcome. J Gastroenterol,2012,47(8):849-861.

[6] SUNDARAM V,KOGACHI S,WONG R J,et al. Effect of the clinical course of acute-on-chronic liver failure prior to liver transplantation on post-transplant survival. J Hepatol,2020,72(3):481-488.

［7］VERMA N，MEHTANI R，DUSEJA A. Universal definition and prognostication in acute-on-chronic liver failure-an unmet need！ J Hepatol，2022，76（1）：241-242.

第三节　原发性胆汁性肝硬化

一、概念

原发性胆汁性肝硬化（PBC）是自身免疫性肝胆疾病之一，发病原因不明，可能与 $CD4^+$ T 细胞异常激活和 IFN-γ、IL-18 等细胞因子分泌增加有关。该病主要以肝脏非化脓性炎症，肝内胆管损伤为主，病情进展到后期，会导致肝硬化、肝衰竭。可伴有其他自身免疫性疾病，如干燥综合征、系统性红斑狼疮、硬皮病等。流行病学显示，PBC 的发病有明显性别差异，男女比例约 1：10，发病年龄 35~60 岁。我国一般人群 PBC 患病率为 49.2/10 万，40 岁以上女性高达 155.8/10 万。由于该病没有理想的治疗方法，病情进展至后期，预后极差。

二、临床表现

PBC 患者临床表现主要以肝胆疾病为基础的病症。患者早中期以肝脏非化脓性炎症、肝内胆管损伤为主，表现为疲乏、食欲缺乏、皮肤瘙痒、黄疸。如并发其他自身免疫性疾病，可有各自疾病的表现。晚期以肝硬化、门静脉高压为主，患者表现为黄疸、腹水、上消化道出血等。

三、诊断

PBC 与 PSC 的诊断有相似之处。目前主要依靠临床症状、实验室检查、影像学检查及肝脏组织病理学检查来确诊。

（一）实验室检查

1. **生化检测**　以碱性磷酸酶（ALP）、谷氨酰转肽酶（GGT）增高为主，丙氨酸转氨酶（ALT）、天冬氨酸转氨酶（AST）轻度升高，胆红素水平的升高且以直接胆红素升高为主。

2. **抗体检查**　抗线粒体抗体（AMA）检测 ≥1：40，另外，抗 gp210 抗体和抗 sp100 抗体也时常升高。

（二）影像学检查

目前临床常用的评价肝功能的影像学检查技术有 CT 和 MRI，近年来肝胆特异性对比剂钆塞酸二钠（Gd-EOB-DTPA）注射液在临床应用逐渐增多。Gd-EOB-DTPA 增强 MRI 既可用于诊断肝脏局灶性病变，也可用于评价肝细胞功能及胆道形态。肝脏瞬时弹性成像技术已被 WHO 及各国指南推荐为评估肝纤维化程度的非创伤性检查方法。国内学者研究表明，FibroTouch、FibroScan 检测 PBC 患者的肝硬度值都与肝脏病理学分期有很好的相关性，且二者诊断 PBC 各期硬度值的差异无明显差别，诊断 PBC 各期纤维化均具有较好的灵敏度和特异度，诊断效能相差不大。

（三）病理学检查

肝穿刺组织病理学检查是判断各种肝脏疾病病变程度的"金标准"。肝脏组织病理学检查显示，早中期汇管区非化脓性炎症，有淋巴细胞浸润，肝内细小胆管损伤，肉芽组织形成等；晚期有肝脏纤维结缔组织增生，假小叶形成。

四、治疗

对于 PBC 的治疗包括内科药物和外科手术治疗。目前药物治疗主要以长期服用熊去氧胆酸为主，也可应用熊去氧胆酸联合糖皮质激素类药物或免疫抑制剂。对于熊去氧胆酸治疗不佳的患者，可应用 6-d 乙基鹅去氧胆酸（OCA）、贝特类药物，部分患者联合抗病毒药物治疗效果较好。PBC 进展到后期，必须进行肝移植手术才可挽救患者生命，肝移植 5 年生存率高达 80%。

对于 PBC 的肝移植治疗，如何把握该病的肝移植手术指征和时机是提高手术成功率和术后远期生存率的关键。目前,国内对于肝移植治疗 PBC 尚无统一标准,其手术指征与其他原因导致的良性终末期肝病相同。目前主要参考 Neuberger 归纳的肝移植治疗 PBC 的两个手术指征:①难以控制的乏力、瘙痒或其他症状造成生活质量严重下降;②若不实施手术预计存活时间少于 1 年。但上述标准描述过于模糊,在临床工作中不易掌握。

目前用于评价 PBC 患者预后的评分系统有很多,其中 Mayo 危险评分因使用简便得到广泛应用,有报道称 Mayo 危险评分达到 7 分时应行肝移植,超过 7.8 分的患者术后死亡率、ICU 观察时间及住院时间均明显增加,超过 9.9 分的患者术后 4 个月内存活率仅为 57%。另外,从上述 PBC 的移植指征来看,此类患者往往一般状况已经很差,这无疑增加了手术风险。近年来,越来越多的证据表明,PBC 肝移植后的存活率与术前患者一般状况显著相关。对于 PBC 患者尤其是年轻的患者,经过严格、规范的内科治疗后,病情仍呈进行性发展时,应尽早考虑进行肝移植治疗,以免贻误手术时机,但尽量避免患者在合并严重感染或其他脏器功能衰竭的情况下施行肝移植手术。

(叶啟发　胡前超)

||||||||||| 推荐阅读资料

[1] 陈林,刘宁,金晶兰,等. 原发性胆汁性胆管炎肝移植术后预后研究现状与挑战. 临床肝胆病杂志,2021,37(4):955-958.

[2] 陈莎,段维佳,尤红,等. 亚太肝病学会《原发性胆汁性胆管炎临床诊疗指南》推荐意见. 中华肝脏病杂志,2022,30(2):196-198.

[3] 郭志超. 浅析肝移植治疗原发性胆汁性肝硬化. 医学信息,2015,(16):191.

[4] 韩丹,张洁,靳二虎,等. 钆塞酸二钠增强 MRI 评价原发性胆汁性胆管炎患者肝功能的可行性研究. 磁共振成像,2017,8(5):337-342.

[5] 雷柳洁,唐映梅. 原发性胆汁性胆管炎的药物治疗进展. 临床肝胆病杂志,2017,33(6):1188-1191.

[6] 张程,卢永康. 47 例原发性胆汁性肝硬化的临床分析. 东南国防医药,2016,18(1):82-83.

[7] 张玉果,赵素贤,周光德,等. FibroTouch、FibroScan 与原发性胆汁性肝硬化分期的相关性分析. 中华肝脏病杂志,2016,24(12):902-906.

[8] Gulamhusein A F, Hirschfield G M. Primary biliary cholangitis: pathogenesis and therapeutic opportunities. Nat Rev Gastroenterol Hepatol, 2020, 17(2):93-110.

[9] Shah R A, Kowdley K V. Current and potential treatments for primary biliary cholangitis. Lancet Gastroenterol Hepatol, 2020, 5(3):306-315.

[10] Tsuneyama K, Baba H, Morimoto Y, et al. Primary biliary cholangitis: its pathological characteristics and immunopathological mechanisms. J Med Invest, 2017, 64(12):7-13.

第四节　原发性硬化性胆管炎

一、概念

原发性硬化性胆管炎(PSC)是一种慢性胆汁淤积性肝胆疾病,并伴有进行性肝内外胆管纤维化狭窄。PSC 具体病因尚不明确,但普遍认为其与自身免疫、遗传及感染等因素有关。PSC 最终可导致胆汁淤积性肝硬化、肝衰竭、门静脉高压等。国内外流行病学显示,PSC 好发于男性,男女比例约 2∶1,发病呈一定的区域性,西方国家该病发病率约为 10/10 万,以往研究表明,亚洲国家发病率相对较低,约为西方国家的 1/10,但最近几年该病的发病率逐渐增长。PSC 患者确诊时中位年龄为 40 岁,10 年存活率约 65%,儿童和老年人偶发。

二、临床表现

PSC 的临床表现各不相同,且无特异性,发病隐匿,进展缓慢,症状出现时间较晚,无症状期可达 10 年之久。患者大多数会出现不明原因的黄疸、右上腹隐痛、皮肤瘙痒等胆汁淤积的表现。部分患者有乏力、食欲缺乏、体重减轻,或伴有上消化道症状(恶心、呕吐)。胆管炎急性发作时,上腹部疼痛加重,可伴有发热。PSC 最终进展为肝硬化、门静脉高压,可出现持续性黄疸、上消化道出血、肝衰竭等。PSC 常合并炎症性肠病,如溃疡性结肠炎、克罗恩病,另外,也会合并有慢性胰腺炎、类风湿关节炎、干燥综合征等,因此除了肝胆疾病症状外,这些患者还会出现腹痛、腹泻、关节疼痛等症状,在临床上,往往因这些症状掩盖了 PSC 的症状而导致漏诊。

三、诊断

PSC 的发病特点限制了对该病的早期诊断。绝大部分患者在出现症状后 2 年才获得诊断。目前临床主要依靠典型的胆汁淤积的表现、实验室检查及影像学检查来确诊。

(一)实验室检查

1. **生化检测**　常以总胆红素(TB)、ALP 升高为主,占 85%~90%,ALT、AST、GGT 轻度升高,占 65%~70%。

2. **抗体检查**　如 IgM 和 IgG,部分患者可出现 IgM 和 IgG 的升高,另外抗平滑肌抗体(anti-SMA)、抗中性粒细胞胞质抗体(antineutrophil cytoplasmic antibodies,ANCA)、抗内皮细胞抗体(anti-endothelial cell antibody,AECA)、抗核抗体(antinuclear antibodies,ANA)等多种抗体也会增高,虽然以上抗体对 PSC 的诊断并不具有特异性,但有助于合并症的筛查诊断。值得一提的是,核旁型 ANCA(paranuclear ANCA,p-ANCA)对 PSC 诊断的具有较高特异性。

(二)影像学检查

1. **超声检查**　是胆道疾病首选的影像学检查方法。根据病变受累部位和范围 PSC 可分为肝内胆管型、肝外胆管型及混合型。PSC 患者超声检查可显示肝内散在片状强回声及胆总管管壁增厚、胆管局部不规则狭窄等变化,并可显示胆囊壁增厚程度、胆汁淤积情况及肝内三级胆管的扩张情况等。《2021 年原发性硬化性胆管炎诊断及治疗指南》及《2015 年美国胃肠病学会临床实践指南:原发性硬化性胆管炎》中提出:常规超声结合病史可以协助肝内外胆管结石、胆管癌、继发性胆管炎及术后胆道狭窄等与 PSC 有相似临床症状疾病的鉴别;但对于不典型肝内胆管局限型 PSC 及肝外胆管下段局限型 PSC 的诊断还有不足之处。超声作为广泛开展的临床检查,可用于对 PSC 疾病的初始筛查。另外,超声内镜检查(endoscopic ultrasonography,EUS)对 PSC 的诊断具有补充作用,可发现胆总管壁增厚、门静脉高压征象、肝内胆管扩张和肝脏肿块影等病变征象。EUS 联合十二指肠镜下胆管腔内超声对 PSC、伴发胆管癌的诊断及了解疾病关联部位情况有重要意义。

2. **磁共振胰胆管造影(magnetic resonance cholangiopancreatography,MRCP)**　是诊断 PSC 最主要的手段,其典型影像学特征为局限性胆管狭窄和囊状扩张,呈"串珠样"改变,显著狭窄的胆管在 MRCP 上显影不佳,表现为胆管多处不连续或呈"虚线"状,病变较重时可出现狭窄段融合,小胆管闭塞导致肝内胆管分支减少,其余较大胆管狭窄、僵硬似"枯树枝"状,称"剪枝征",肝外胆管病变主要表现为胆管粗细不均,边缘毛糙欠光滑。对 PSC 的诊断,MRCP 灵敏度接近 80%,特异度大于 80%,但对早期 PSC 患者,胆汁淤积较轻,胆道轻度扩张或不扩张,会影响 PSC 的诊断。

3. **内镜逆行胰胆管造影(endoscopic retrograde cholangiopancreatography,ERCP)**　是诊断 PSC 重要手段之一。其诊断的特异度及灵敏度均高于 MRCP,但由于 ERCP 是一种有创检查,操作有一定难度,限制了其在 PSC 诊断中的推广。PSC 在 ERCP 上的典型表现为肝内胆管"串珠样"改变、肝外胆管"囊状憩室样"改变。但大多数 PSC 表现为胆管呈"枯枝样"变(胆管变细、变疏、僵直)或肝内胆管呈"剪枝征"(分支减少变细)。

(三)病理学检查

PSC 的诊断一般依据肝功能检测[提示慢性胆汁淤积的指标出现异常变化(尤其是血清 ALP 的升高)]

及胆管成像[显示肝内、肝外胆管的多灶性狭窄,既可单纯累及肝内胆管或肝外胆管,也可二者均累及]。肝组织活检不作为 PSC 诊断所必需的检查项目。但对于胆道影像正常的小胆管型 PSC,组织活检可作为一种诊断手段。根据肝组织活检可将 PSC 分为 4 期:Ⅰ 期为门静脉期;Ⅱ 期为门静脉周围期;Ⅲ 期为纤维间隔形成期;Ⅳ 期为肝硬化期。Ⅰ~Ⅱ 期可见肝门区及肝门周围炎症性改变(炎症细胞浸润、胆管上皮细胞及肝细胞坏死等病理表现);Ⅲ~Ⅳ 期可见肝脏纤维形成及肝硬化改变(桥接样坏死、纤维间隔增生、假小叶形成等病理表现)。

（四）推荐诊疗意见

《2021 年原发性硬化性胆管炎诊断及治疗指南》的诊断推荐意见:①对疑诊 PSC 的胆汁淤积患者,胆管影像学检查应首选 MRCP;②对疑诊 PSC 患者,应进行血清 AMA 和 IgG4 检测,以除外原发性胆汁性胆管炎(PBC)和 IgG4-SC;③对诊断不明确、可疑小胆管型 PSC 或可疑重叠其他疾病的患者可行肝组织活检,不建议将肝组织活检作为 PSC 的常规诊断手段;④对于胆汁淤积并具有“枯枝样”“串珠样”等典型胆管影像学改变的患者,排除继发性胆管炎后可诊断为大胆管型 PSC;⑤胆管影像学无异常的胆汁淤积患者,若肝脏病理显示典型“洋葱皮样”胆管纤维化或硬化,可诊断为小胆管型 PSC;胆管影像学无异常的胆汁淤积患者,肝脏组织学提示小胆管纤维化,同时合并 IBD 者也可诊断小胆管型 PSC;⑥内镜治疗或需胆管活检以排除胆管癌者,可行 ERCP;ERCP 术前应预防性使用抗菌药物。

四、治疗

对于 PSC 的治疗主要以内、外科治疗为主。

目前内科主要采取保肝、利胆和免疫抑制治疗,药物主要为熊去氧胆酸、糖皮质激素、免疫抑制剂。中药在 PSC 的治疗中有一定的补充作用,如甘草、丹参、苍术等。另外要针对并发症进行治疗,如并发溃疡性结肠炎,可加用柳氮磺吡啶(SASP)。内镜治疗对 PSC 有一定的疗效,ERCP 对 PSC 除了有诊断意义外,还可以通过切开十二指肠乳头并加以引流,达到降低胆道压力,促使黄疸消退的作用,有利于肝功能的恢复,中短期疗效满意,但不会改变疾病的进展及结局。

外科手术治疗,如非肝移植的外科治疗也只能减轻患者的症状,但并不能逆转病情。肝移植是 PSC 唯一有效的治疗方法。肝移植治疗 PSC 的疗效:移植后 5 年生存率可达 85%,但疾病复发率为 10%~27%,发生在移植术后 6 个月~5 年。肝移植治疗 PSC 时的胆道吻合方式主要为胆道-空肠吻合术和胆道端端吻合术两种。有研究表明,这两种胆道吻合方式的受体 1 年生存率、移植物 1 年存活率、术后胆道并发症发生风险及 PSC 复发率等没有明显的差异。

肝移植手术时机:内科治疗无法缓解症状并进行性加重、中度及以上肝硬化、肝内胆管病变为主型、胆管可疑癌变。《2021 年原发性硬化性胆管炎诊断及治疗指南》推荐:MELD 评分≥15 分或 CTP 评分 C 级的肝硬化失代偿期的 PSC 患者应行肝移植评估;PSC 患者肝移植术后仍应密切监测其疾病复发。

（叶启发　胡前超）

||||||||| 推荐阅读资料

[1] 冯双午,张秋宁,王小虎. 原发性硬化性胆管炎的治疗进展. 兰州大学学报(医学版),2021,47(3):84-90.

[2] 高沿航,牛俊奇. 2015 年美国胃肠病学会临床实践指南:原发性硬化性胆管炎. 临床肝胆病杂志,2015,31(8):1198-1201.

[3] 史瑞. 肝移植术后原发性硬化性胆管炎复发. 中外医疗,2010,29(8):177.

[4] 王璐,韩英. 原发性硬化性胆管炎诊治进展. 中国医学前沿杂志(电子版),2020,12(2):7-12.

[5] 杨松,李玥. 原发性硬化性胆管炎的诊断与鉴别诊断. 内科理论与实践,2022,17(1):24-28.

[6] 张鲁洲. 肝移植治疗原发性硬化性胆管炎中胆道-空肠吻合与胆道端-端吻合的 Meta 分析. 实用器官移植电子杂志,2014,2(2):102.

［7］中华医学会肝病学分会 . 原发性硬化性胆管炎诊断及治疗指南(2021). 中华肝脏病杂志,2022,
30(2):169-189.

［8］DYSON J K,BEUERS U,JONES D E J,et al. Primary sclerosing cholangitis. Lancet,2018,391
(10139):2547-2559.

［9］PROKOPIČ M,BEUERS U. Management of primary sclerosing cholangitis and its complications:
an algorithmic approach. Hepatol Int,2021,15(1):6-20.

［10］Yokoda R T,Carey E J. Primary biliary cholangitis and primary sclerosing cholangitis. Am J
Gastroenterol,2019,114(10):1593-1605.

第五节　慢性病毒性肝炎

对于慢性病毒性肝炎感染进展为终末期肝病患者,PBLT 是有效的治疗方案。目前国内外在慢性病毒性肝炎诊疗方面已有了很大的进展,而临床上进展为肝硬化失代偿期的主要是乙型肝炎和丙型肝炎。本节内容主要探讨这两种慢性病毒性肝炎进展为肝硬化失代偿期后的治疗方案选择,以及采取肝移植手术的适应证和禁忌证。

一、乙型肝炎

(一)流行病学

近年来,随着病毒性乙型肝炎疫苗的使用,乙型肝炎病毒(HBV)感染的发生率较 20 世纪有了一定程度降低。然而,从乙型肝炎表面抗原(HBsAg)阳性携带者数量来看,HBV 依然处于国际常见流行病榜单前列。据 WHO 报道,全球约 2.57 亿例慢性 HBV 感染者,非洲地区和西太平洋地区占68%。全球每年约有 88.7 万例死于 HBV 感染相关疾病,其中肝硬化和原发性肝细胞癌(HCC)死亡患者比例分别占 52% 和 38%,同时 HBV 也是所有病毒性肝炎中感染率最高的一类,东南亚和西太平洋地区一般人群的 HBsAg 阳性率分别为 2%(3 900 万例)和 6.2%(1.15 亿例)。2014 年,中国疾病预防控制中心对全国 1~29 岁人群乙型肝炎血清流行病学调查结果显示,1~4 岁、5~14 岁和 15~29 岁人群 HBsAg阳性率分别为 0.32%、0.94% 和 4.38%。据估计,目前我国一般人群 HBsAg 阳性率为 5%~6%,慢性HBV 感染者约 7 000 万例,其中 CHB 患者 2 000 万 ~3 000 万例。研究表明,HBsAg 阳性者约有 25%会导致肝硬化,同时 50% 的成人 HCC 因慢性乙型肝炎演变而来,几乎所有小儿 HCC 的起因为 HBV感染。

(二)乙型肝炎病毒概述及发病机制

HBV 属嗜肝 DNA 病毒科,为直径 42nm 的球形颗粒,又称 Dane 颗粒。其结构包括双层衣壳和核心:外层衣壳由 HBsAg、前 S1 和前 S2 抗原组成;内层衣壳由 HBV 核心抗原(HBcAg)组成;核心内有双股部分环状 DNA 和 DNA 多聚酶。HBV 的 e 抗原(HBeAg)由 C 基因区编码,是 HBV 复制和有传染性的标志。HBV 侵入人体后,借助前 S1 和前 S2 抗原与肝细胞膜上的受体结合,吸附于肝细胞表面,脱去外层衣壳后进入肝细胞,再脱去内层衣壳,HBV 的双股 DNA 进入细胞核成为共价闭合环状 DNA(covalently closed circular DNA,cccDNA),为 HBV 复制的主要转录模板。

在 HBV 的复制过程中,HBV 使用逆转录来复制其 DNA 基因组,其突变率比其他 DNA 病毒高 10 倍,使得病毒的变异十分频繁,引起肝炎反复、疾病进展,甚至可能影响疫苗效果、耐药株传播等一系列问题。而现有治疗措施对 cccDNA 效果轻微,难以清除病毒。病毒自身的特点和患者免疫系统的状态决定了治疗现状:干扰素(IFN)和核苷(酸)类似物抗病毒治疗难以清除病毒。正因如此,近年来涌现出了多种免疫治疗方式,如树突状细胞疫苗、多肽治疗性疫苗、DNA 疫苗、细胞因子等,均旨在增强机体免疫应答以清除病毒。这些治疗方式和现有方法联用或许更为有利,但它们的疗效及安全性有待进一步确认。

HBV 是一种容易发生变异的 DNA 病毒,HBV 在人体是以野生株和各种变异株混合形式存在,HBV变异可以使病原学性状、复制和表达、免疫机制、临床表现和临床类型等发生改变。

（三）临床诊断

肝区钝痛、食欲缺乏、恶心、呕吐、黄疸等，许多患者肝大，典型的蜘蛛痣提示肝脏病变慢性化程度较重。实验室检查丙氨酸转氨酶（ALT）升高是肝脏病变活动的敏感标志，可准确反映肝脏病变的活动性。血清白蛋白、胆固醇、胆碱酯酶和凝血酶原水平下降提示肝脏合成功能受损。随病程迁延可进展至肝硬化，出现腹水、脾大、腹壁静脉曲张等肝硬化相应表现。

传统 HBV 血清学标志物包括 HBsAg、抗 -HBs、HBeAg、抗 -HBe、抗 -HBc 和抗 -HBc IgM。HBsAg 阳性提示 HBV 感染；抗 -HBs 为保护性抗体，阳性提示具备 HBV 免疫力，见于乙型肝炎康复期及接种乙型肝炎疫苗者；抗 -HBc IgM 阳性多见于急性乙型肝炎，慢性 HBV 感染急性发作多表现为低水平阳性；抗 -HBc 总抗体主要是抗 -HBc IgG，只要既往感染过 HBV，不论病毒是否被清除，此抗体多为阳性。HBV DNA 定量检测主要用于评估 HBV 感染者病毒复制水平，是抗病毒疗效评判的重要指标。在抗病毒治疗过程中，获得持续病毒学应答可显著控制肝硬化进展和降低 HCC 发生风险。

（四）肝移植治疗方案选择

由于 HBV 感染的高发病率，以及转化为肝硬化和 HCC 的高概率性，对于慢性乙型肝炎进展为终末期肝病患者，包括晚期肝硬化及 HCC 患者，肝移植已成为能够挽救其生命的有效甚至唯一的措施。对于 HBV 感染患者，应合理选用抗 HBV 方案，减少移植肝再感染 HBV 的风险。其具体方案主要取决于肝移植术前的 HBV DNA 定量水平。如移植前 HBV DNA 定量阴性，则提示再感染风险低，可在术前尽早使用强效低耐药的核苷（酸）类药物［nucleos(t)ide analogues，NAs］，即恩替卡韦、TDF 或 TAF，预防 HBV 再激活，术后无须加用乙型肝炎免疫球蛋白（HBIG）。如移植前 HBV DNA 阳性，则提示再感染风险高。术前尽早使用强效低耐药的 NAs 以降低 HBV DNA 水平，术中无肝期应静脉注射 HBIG，术后除了长期应用 NAs 外，还应联合应用低剂量 HBIG 持续 0.5~1.0 年，此后再继续单用 NAs。

二、丙型肝炎

（一）流行病学

1989 年由 Kuo 等在感染后的猿猴血清中克隆分离出丙型肝炎病毒（HCV）。世界卫生组织统计显示，2015 年全球有 7 100 万人有慢性 HCV 感染，39.9 万人死于 HCV 感染引起的肝硬化或肝细胞癌。2006 年，我国结合全国 HBV 血清流行病学调查，对剩余的血清标本检测了抗 -HCV 抗体，结果显示 1~59 岁人群抗 -HCV 阳性率为 0.43%，在全球范围内属低流行地区，由此推算，我国一般人群 HCV 感染者约 560 万人。如加上高危人群和高发地区的 HCV 感染者，估计约 1 000 万人。全国各地抗 -HCV 阳性率有一定差异，以长江为界，长江以北地区（0.53%）高于长江以南地区（0.29%）。

国内一项荟萃分析显示，全国一般人群抗 -HCV 阳性率为 0.60%（0.40%~0.79%）；儿童抗 -HCV 阳性率为 0.09%~0.26%；孕产妇抗 -HCV 阳性率为 0.08%~0.50%；吸毒人群（包括社区或公共场所的毒品吸食者、静脉药瘾者、自愿或强制接受戒毒或美沙酮治疗人群）的抗 -HCV 阳性率为 48.67%（45.44%~51.89%）；血液透析人群的抗 -HCV 阳性率为 6.59%；男同性恋人群抗 -HCV 血清阳性率约为 0.84%。

（二）丙型肝炎病毒概述及发病机制

HCV 是小分子单链 RNA 病毒，其核苷酸序列长度为 9 600 个碱基，所编码的蛋白质经过蛋白水解过程形成 HCV 结构蛋白和非结构蛋白。病毒结构基因序列变异较大，导致 HCV 存在明显的变异性和多态性。HCV 可分为 6 种基因型：1 型全球流行；4 型主要分布于中非地区；2 型主要分布于非洲西部；3 型和 6 型主要分布于亚洲东部 / 东南部，*HCV* 基因 1h 型和 2a 型在我国较为常见，其中以 1b 型为主，约占 56.8%；其次为 2 型和 3 型，基因 4 型和 5 型非常少见，6 型相对较少。不同基因型患者的治疗应答、复发率有所差异，另外研究发现在 1a 型和 1b 型患者中，HCV 抑制剂的抗病毒效果及耐药性也存在差异。

（三）临床诊断

大多数患者临床表现为乏力、厌食、腹胀、腹泻、肝区钝痛、黄疸等症状，可出现肝大、脾大、血管痣（蜘蛛痣）、肝掌等体征。实验室检查血清转氨酶可升高，其中 ALT 升高反映肝脏病变的活动性；血清白蛋白、胆固醇、胆碱酯酶和凝血酶原水平的下降提示肝脏合成功能受损。随病程迁延可进展至肝硬化，出现腹水、脾大、静脉曲张等肝硬化相应表现，部分患者进展为 HCC。

病毒血清学检查显示抗 -HCV 抗体和 HCV RNA 阳性。抗 HCV 抗体是诊断 HCV 感染的重要指标，其中抗 HCV-IgM 产生远早于抗 HCV-IgG，可以作为早期诊断 HCV 感染的指标，HCV-RNA 水平反映 HCV 在体内的复制情况。慢性丙型肝炎的诊断依据：HCV 感染超过 6 个月，或有 6 月以前的流行病学史，或发病日期不明。抗 -HCV 及 HCV RNA 阳性，肝组织病理学检查符合慢性肝炎；或根据症状、体征、实验室及影像学检查结果综合分析，亦可诊断。

（四）肝移植治疗方案选择

丙型肝炎相关终末期肝病是肝移植的手术指征，对于 HCV 患者进展为肝衰竭时，肝移植是唯一有效的根治手段。肝移植患者移植前抗病毒治疗可改善移植前的肝功能及预防移植后再感染，移植后抗病毒治疗可提高生存率。丙型肝炎患者肝移植术后随访 5 年的复发患者大部分都会发生相关的移植物疾病，所以移植术后有效的抗病毒治疗方案是防止肝移植术前丙型肝炎复发的关键。

目前慢性 HCV 感染者的抗病毒治疗已经进入直接抗病毒药物（direct antiviral agent，DAA）的泛基因型时代。优先推荐无干扰素的泛基因型方案，除失代偿期肝硬化、DAAs 治疗失败等少数特殊人群外，其在已知主要基因型和主要基因亚型的 HCV 感染者中都能达到 90% 以上的持续病毒学应答（sustained virological response，SVR），并且在多个不同临床特点的人群中方案统一，药物相互作用较少，也不需要联合利巴韦林（ribavirin，RBV）治疗，因此。泛基因型方案的应用可以减少治疗前的检测和治疗中的监测，也更加适合于在基层对慢性 HCV 感染者实施治疗和管理。

对于等待肝移植且 MELD 评分 <18~20 分的患者，应在移植前尽快开始治疗并在移植前完成全部治疗疗程。治疗后进一步评估获得 SVR 后的肝功能改善情况。如果肝功能改善明显，患者甚至可能从移植等待名单中移除。等待肝移植且 MELD 评分 ≥18~20 分患者应首先进行肝移植，移植后再进行抗 -HCV 治疗，但是，如果等待时间超过 6 个月，可根据具体情况在移植前进行抗 -HCV 治疗。等待肝移植且肝功能失代偿的患者，肝移植前治疗方案同失代偿期肝硬化患者。对于无肝硬化或代偿期肝硬化的等待肝移植患者，应在肝移植前开始抗病毒治疗，以预防 HCV 复发及移植后并发症。如果需要立即肝移植，也可在肝移植后进行抗病毒治疗，也可获得较高 SVR 率。

（方泽鸿　梁文进）

推荐阅读资料

［1］中华医学会肝病学分会，中华医学会感染病学分会．丙型肝炎防治指南（2019 年版）．中华传染病杂志，2020，38（1）：9-28．

［2］中华医学会感染病学分会，中华医学会肝病学分会．慢性乙型肝炎防治指南（2019 年版）．中华肝脏病杂志，2019，27（12）：938-961．

［3］AASLD-IDSA HCV Guidance Panel. Hepatitis C guidance 2018 update：AASLD-IDSA recommendations for testing, managing, and treating hepatitis C virus infection. Clin Infect Dis, 2018, 67（10）：1477-1492.

［4］FORD MM, IVANINA E, DESAI P, et al. Geographic epidemiology of hepatocellular carcinoma, viral hepatitis, and socioeconomic position in New York City. Cancer Causes Control, 2017, 28（7）：779-789.

［5］LOCARNINI S, HATZAKIS A, CHEN D S, et al. Strategies to control hepatitis B：public policy, epidemiology, vaccine and drugs. J Hepatol, 2015, 62（1 Suppl）：S76-S86.

［6］ANGEL M M, SANDRA F. Therapy implications of hepatitis C virus genetic diversity. Viruses, 2020, 13（1）：41.

［7］European Association for the Study of the Liver. EASL recommendations on treatment of hepatitis C：final update of the series. J Hepatol, 2020, 73（5）：1170-1218.

［8］ANSALDI F, ORSI A, STICCHI L. Hepatitis C virus in the new era：perspectives in epidemiology, prevention, diagnostics and predictors of response to therapy. World J Gastroenterol, 2014, 20（29）：

9633-9652.

［9］MUKHERJEE R，BURNS A，RODDEN D，et al. Diagnosis and management of hepatitis C virus infection. J Lab Autom，2015，20（5）：519-38.

［10］DI LELLO F A，CULASSO A C，CAMPOS R H. Inter and intrapatient evolution of hepatitis C virus. Ann Hepatol，2015，14（4）：442-449.

第六节 代谢性肝病

　　肝脏是糖类、蛋白质及脂类等代谢物质合成和降解场所，若致病因素导致肝脏内代谢通路出现障碍或特异性酶缺陷引起肝脏原发性或继发性损害称为代谢性肝病。根据致病因素的来源可分为遗传性代谢性肝病和获得性代谢性肝病：遗传性代谢性肝病是一类在基因缺陷的基础上导致代谢异常的疾病，常见的有 α1 抗胰蛋白酶相关病、Wilson 病、肝糖原贮积症、高酪氨酸血症等等，尽管其发病率不高，但是由于疾病谱广，受累人群并不少见；获得性代谢性肝病是一类由后天因素导致的肝脏代谢异常引起的肝脏损伤，主要分为酒精性肝病和非酒精性肝病。

一、α1 抗胰蛋白酶缺陷

（一）概述

　　α1 抗胰蛋白酶（α1-antitrypsin，AAT）是肝细胞中位于第 14 号染色体上的两个等位基因合成的 52kDa 糖蛋白。AAT 特异性作用于中性粒细胞的丝氨酸弹性蛋白酶，在人血清中提供 >90% 的抗蛋白酶活性。1963 年，Laurell 和 Eriksson 在高加索人发现的一种遗传性疾病，血清中 AAT 浓度低，伴随肺气肿和 / 或肝纤维化、肝硬化，由此命名为 AAT 缺乏症（AAT deficiency，AATD）。AATD 是一种尚未被完全认知的常染色体隐性遗传性疾病。最早发现和最常见的缺陷是 342 位点突变（*Glu342Lys*），突变不影响蛋白质的合成，但导致构象严重改变，使蛋白质滞留在内质网且分泌障碍。积聚的蛋白质在生理降解途径是超负荷的，最终的结果是组织损伤和细胞死亡。部分肝功能损害被肝细胞再生所抵消，无法抵消的细胞则发生纤维化，导致后续肝硬化，甚至肝癌。如果婴儿期出现 AATD，大多数会出现短暂性黄疸，少数患儿发生暴发性肝衰竭导致死亡或只能行肝移植治疗。在新生儿发生胆汁淤积症的患者中，约 80% 在 18 岁以前保持健康，只有 3% 在 12 岁以前因肝硬化死亡。

　　AAT 相关肝病的临床病程和生化特征表现各异，可在婴幼儿期被发现，此期可无肝脏病变，直至成年后出现慢性肝病表现，出现临床症状的高峰期在中年。临床研究发现，96% 的 AATD 相关病变发生在 *Pi*ZZ* 纯合子中，严重的 AATD 使患者易发生各种不同类型的疾病，特别是肺气肿、儿童早发性黄疸性肝炎、暴发性肝衰竭和成人不同类型的肝脏疾病。严重的 AATD 主要发生在北欧、西欧和中欧的高加索人，有较高的患病率（1：2 000~1：5 000）。据统计，在英国，3.5% 儿童肝移植和 1.1% 成人肝移植原发病与之有关，是 3.2% 成人肺移植及 10% 因肺气肿行肺移植的主要病因。

（二）治疗

　　目前还没有针对肝脏 AATD 的特异性治疗方法，近几十年来研究 AATD 治疗的进展如下，但尚有待进一步考量。

　　1. 刺激自噬清除内含物的积累　Perlmutter 等采用了美国食品药品管理局（FDA）批准的药物卡马西平刺激降解途径以清除细胞内 AAT 聚合物。

　　2. 促进 AAT 的分泌以改善肺部病理表现　异羟肟酸（suberoylanilide，SAHA）增加上皮细胞系分泌的 AAT 达到 50% 野生型 AAT 分泌水平。但是这种方法还有待在疾病的动物模型中评估。

　　3. 增强补充 AAT 疗法　吸入 AAT，可使其到达肺泡区域，但肺上皮屏障将限制 AAT 进入肺间质；静脉注射可加强局部浓度，减少弹性蛋白酶活性和 LTB4 的释放，但多次操作在临床尚不具有较好的可行性；肌内注射是目前最成功的给药方式，I 期临床试验已经完成。1987 年，美国 FDA 在 Gadek 等的支持下，目前批准了销售 Prolastin（纯化 AAT，从拜耳实验室的人血清中获得），用于肺气肿和严重 AAT 缺乏成人的替代治疗。

4. 基因治疗 经典基因治疗是将正常基因插入具有基因突变患者的细胞。对动物 *AAT* 基因治疗的研究使用了反转录病毒、腺病毒、腺相关病毒和脂质体载体转染细胞，含有 *AAT* 基因的重组腺相关病毒载体（recombinant adeno-associated virus，rAAV）已经被证明能够达到更高的 AAT 治疗水平。

5. 干细胞 诱导多能干细胞（induced pluripotent stem cell，iPSC）是将分化的或成熟的细胞，重新遗传编码为胚胎样状态，产生无限的自体治疗细胞。可被用于修正 AATD 纯合子个体基因的点突变。此外，修正后的 iPSC 可分化成肝细胞样细胞，移植到小鼠肝脏中，提供持续的 *AAT* 基因的表达，但是具有在长期培养 iPSC 期间可能出现其他突变的风险。在临床实践中筛查其安全性必不可少。

6. 肝移植、肺移植 肝、肺移植是目前治疗 ATTD 的唯一有效途径，肝细胞不再产生异常蛋白聚集，术后 ATT 水平恢复正常，且能检测到正常供体的 *ATT* 基因型。Paradis 等将严重的 ATTD 患者肝移植指征定义为：①胆汁淤积难以消退、反复出现；②肝功能进行性损害，凝血因子减少。对儿童伴有食管 - 胃底静脉曲张破裂出血者，不宜行分流手术。另外，肝移植宜早，在肺功能尚可耐受时及未出现高手术风险的并发症时进行手术较好。

二、肝豆状核变性

（一）概述

肝豆状核变性（hepatolenticular degeneration）又称 Wilson 病，是一种常染色体隐性遗传病，是肝细胞内铜蓝蛋白（ceruloplasmin，CP）合成障碍及铜在胆汁中的排泄障碍，过量的铜在肝、脑、角膜等组织脏器中沉积而起病。本病好发于青少年时期，发病年龄 4~50 岁，大多在 10~25 岁出现症状，男性稍多于女性。该病以肝脏和脑损伤为主要临床表现，预后不良甚至危及生命。

（二）临床表现

本病主要以肝脏、神经系统损伤为主。肝脏损伤常表现的临床症状为食欲变差、恶心、呕吐、发作性黄疸，肝硬化时可有肝大、脾大、腹水等；神经系统表现为震颤、发音及构音障碍、步态不稳、肌强直及精神症状等；肾脏损害可出现氨基酸尿、高钙尿、肾性糖尿或肾小管性酸中毒等；其他表现包括角膜 K-F 环、皮肤变黑、流涎、骨质疏松等。

（三）诊断

主要依据临床表现和影像学检查来诊断。

1. 实验室检查 CP 降低（<0.2g/L），血铜降低（<0.63mg/L），尿铜升高（>10μg/d），ALB 降低（<35μg/L），TBIL 升高（>17.1mol/L），ALP 升高（>220U/L），ALT 升高（>40U/L）。

2. 影像学检查 常用于诊断的影像学检查有腹部超声、颅脑 CT 和 MRI。腹部超声是肝脏疾病的首选影像学检查，可观察到弥漫性肝损伤、肝硬化、胆囊壁增厚、水肿，伴或不伴胆囊增大、脾大、腹水等。颅脑 CT 可显示病变部位低密度。颅脑 MRI 典型表现是内囊、基底节部位信号异常，T_1WI 呈低信号，T_2WI 呈高信号。

3. 基因学检查 基因测序结果显示 *ATP7B* 变异。

4. 诊断标准 ①肝病史或肝病征 / 锥体外系病征；②血清 CP 显著降低或肝铜增高；③角膜 K-F 环；④阳性家族史。符合上述 4 条中的 3 条可诊断。符合 2 条则可能是 Wilson 病，结合实验室指标提示铜代谢异常，包括 24 小时尿铜排泄增多、血铜减少，D- 青霉胺治疗有效，予以诊断。

（四）治疗

治疗目的在于恢复人体组织适当的铜平衡。治疗方法包括减少铜吸收，增加铜排泄，必要时肝移植。目前，药物治疗主要以 D- 青霉胺为主，通常要长期用药；也可应用四硫钼酸盐与三乙烯四胺二盐酸盐联合作为起始用药方案。但是，药物治疗只能起暂时缓解症状的作用，并不能根治，必须肝移植才可挽救患者生命。早期进行肝移植，可采用原位辅助性肝移植，但到后期，合并有肾脏损伤时，可采用肝肾联合移植。肝移植疗效较好，总体 5 年生存率高于 85%，且越早移植效果越好。

三、高尿酸血症

（一）临床表现

原发性高尿酸血症起初大都无任何症状，但部分可演变而诱发急性关节炎、痛风石、肾结石及尿酸肾病,该病也与肥胖症、高血压、冠心病明显相关。高尿酸血症本身不是一种病理条件,但尿酸结晶沉淀于关节间隙内促使痛风性关节炎症状加重,接受环孢素 A(CsA)治疗的肾移植和心脏移植患者一般在移植后 17~60 个月发生痛风性关节炎,且常伴有痛风石沉淀。

(二)治疗

对器官移植后发生痛风性关节炎患者的治疗方案应慎重选择,对普通的痛风患者常用秋水仙碱或非甾体抗炎药(non-steroidal anti-inflammatory drug,NSAID),由于后者对肾具有不良反应,应用 NSAID 时应注意监测肾功能。若痛风性关节炎反复发作,应停止使用 CsA。别嘌醇(一种治痛风的药物)不能与硫唑嘌呤合用,因为它对黄嘌呤氧化酶有抑制作用,容易导致严重的骨髓抑制。

四、肝糖原贮积症

(一)概念

糖原贮积症(glycogen storage disease,GSD)是一组由先天性酶缺陷所导致的遗传性代谢性疾病,由于调控糖原分解和糖异生的各种酶缺陷导致过量的糖原累积在肝及肌肉等组织而发病,其发病率为 1/(20~43)万。常见的临床表现为肝大、低血糖、身材矮小、高乳酸血症、高尿素血症及高脂血症等。本病的最终治疗目的是预防低血糖、避免神经系统损伤和远期并发症,保证患儿正常生长发育。治疗的基本措施是饮食调节,近年来多应用生玉米淀粉稳定血糖水平。如果饮食控制失败或肝腺瘤有恶变可能,则需进行肝移植。

(二)分型及治疗

GSD-Ⅰ型:为常染色体隐性遗传疾病,因肝、肾和肠黏膜上缺乏葡萄糖-6-磷酸激酶导致糖原累积过多而发病。典型 GSD-Ⅰ型的患者在新生儿期可表现为肝大、低血糖和乳酸性酸中毒、多汗、易激惹,甚至抽搐发作。如未经正规治疗,常出现生长发育迟缓、满月脸。若无明显低血糖表现,患者智力发育相对正常。实验室检查显示低血糖和乳酸血症、高脂血症、肝酶正常或轻微升高。肝脏组织学显示肝细胞糖原和脂肪堆积,而肝纤维化较少发生。远期并发症包括痛风、肝腺瘤、骨质疏松症、肾脏疾病,以及大多数存活到成年的患者身材矮小。根据临床表现和异常的乳酸和血脂升高,诊断性给予胰高血糖素或肾上腺素导致血糖轻微升高或不升高可作出初步诊断。通过肝组织活检测定酶活性、葡萄糖-6-磷酸激酶或转位酶基因的方法可以明确诊断。

GSD-Ⅰ型肝移植适应证为代谢控制不良、生长迟缓及肝脏肿瘤等。单中心研究显示,GSD-Ⅰ型行肝移植术后可迅速纠正代谢异常和出现快速追赶现象,移植后 4 年死亡率小于 10%。然而中性粒细胞减少症、肾衰竭、痛风及肺动脉高压并不能通过肝移植来改善,这可能是影响移植后患者长期存活率的主要原因。GSD-Ⅰ型成年患者进展性肝脏肿瘤是肝移植最常见病因,肝腺瘤的发生率随着年龄的增加而增加,在 20~30 岁时其发生率高达 50%~80%,且有转变成肝癌的风险。因此,GSD-Ⅰ型并发肝脏多发性腺瘤被认为是肝移植的适应证。

CSD-Ⅱ型:也称为酸性 a-葡糖苷酶缺乏症,又称庞贝病(Pompe 病)。GSD-Ⅱ型是一种罕见的常染色体隐性遗传的进展性溶酶体贮积病,是目前所知唯一属于溶酶体贮积病的糖原贮积病。编码酸性 α-葡糖苷酶(acid alpha-glucosidase,GAA)的基因——CAA 基因(MIM 606800)位于 17g25.3,由于 GAA 基因突变,溶酶体内 CAA 活性缺乏或显著降低,糖原不能被降解而沉积在骨骼肌、心肌和平滑肌等细胞的溶酶体内,导致溶酶体肿胀、细胞破坏及脏器功能损害,并引起一系列临床表现。根据发病年龄、受累器官和疾病进展速度,临床上将 CSD-Ⅱ型分为婴儿型和晚发型两大类。CSD-Ⅱ型发病率为 1/50 000~1/40 000 活婴,但存在种族及地区差异性。2006 年人重组酸性 α-葡糖苷酶(rhGAA)正式应用于 GSD-Ⅱ型治疗后,患者的预后明显改善。

GSD-Ⅲ型:又称为 Cori 病,是由于糖原脱支酶缺乏而使糖原分解不完全导致大量异常结构的糖原分子在肝脏内沉积而致病。GSD-Ⅲa 型受累的脏器包括肝脏和肌肉,而 GSD-Ⅲb 型仅累及肝脏。在 GSD-Ⅲ型患者中ⅣS32-12A>G 突变具有轻微临床症状,而 3965delT 和 4529insA 突变与疾病严重程度和临床症状的早期发作相关。这种疾病通常会影响到肝脏和肌肉,然而有 15% 的患者仅影响肝脏。临床表现与 GSD-Ⅰ型相似,患者在儿童时期出现肝大、低血糖症、高脂血症和生长发育迟缓。然而,在 GSD-Ⅲ型中,血乳酸和尿酸水平是正常的,肝脏相关酶水平升高。肝脏组织学特征是肝细胞肿胀。确诊需在肝脏或肌肉中进行酶学分析,或进行突变分析。对有症状的患者给予频繁喂食并补充生玉米淀粉。GSD-Ⅲ型患者在肝纤维化早期具有自限性,随着年龄的增长代谢异常有所改善,并在青春期后消失。GSD-Ⅲ型并发肝腺瘤的发病率远远低于GSD-Ⅰ型,目前鲜见腺瘤向癌症转变的报道。很少有报道此型患者并发肝硬化和肝癌,其发病率低于4.5%。对于GSD-Ⅲ型患者行肝移植的关注点在于肌病和心肌病的持续发展对移植术后长期生存率的影响。

GSD-Ⅳ型:又称为Anderson病,由分支酶缺乏引起。此型患者在出生后的第1年可出现肝大和生长发育迟缓。自1984年报道首例肝移植成功治疗GSD-Ⅳ型以来,截至2017年共报道24名儿童患者因GSD-Ⅳ型肝硬化导致肝衰竭接受肝移植手术,其中2例患儿接受了2次肝移植:1例因移植物无功能,另1例因ABO血型不相容发生排斥。24例患者中有9例死亡,对其余15例患儿术后平均随访时间13.5年,仅2例发生心脏、神经系统和肌肉并发症。肝移植是此型患者一种有效的治疗方式。

GSD-Ⅵ型和GSD-Ⅸ型:是由肝磷酸化酶和磷酸化酶激酶缺乏导致的两种不同类型的疾病。患者不出现高尿酸血症或高乳酸血症。临床表现为肝大、轻度低血糖、高脂血症和酮症的一种良性疾病。无高乳酸血症或高尿酸血症。大部分患者呈良性经过,治疗的主要方法是高碳水化合物的饮食喂养。GSD-Ⅸ型是由于缺乏磷酸化酶激酶而致病,而临床影像学检查则依赖于所累积的脏器。由于与X连锁的磷酸化激酶在肝脏组织和红细胞、白细胞中酶活力缺失,但在肌细胞中酶正常,因此多数患儿会出现生长发育迟缓和肝大。低血糖症较少发生或程度较轻。随着年龄增长症状有所改善。

五、家族性高胆固醇血症

(一)概述

家族性高胆固醇血症(familial hypercholesterolemia,FH)是一种最常见且严重的常染色体单基因显性遗传性疾病,也是最早被明确其临床和基因特征的脂代谢紊乱性疾病。FH主要病理基础是低密度脂蛋白2受体(low density lipoprotein 2 receptor,LDL2R)基因突变,引起细胞膜表面的LDL2R缺如或结构功能异常,导致肝脏对血循环LDL清除障碍,血浆胆固醇浓度升高并在组织内过度淤积,最终导致动脉粥样硬化(atherosclerosis,AS)等临床症状。虽然高胆固醇血症和AS是危害FH患者的主要临床表现,但促使患者就医的却是表皮黄色瘤、关节、肌腱肿胀和膨大等。

(二)临床诊断

对遗传代谢缺陷病进行及时筛查诊断并正确治疗,是衡量一个国家医学发展水平的重要指标。临床医师可对FH患者从生物化学检测和影像学方面进行诊断和鉴别。

1. **血清胆固醇水平诊断** 血脂升高达到以下水平者均为可疑FH:年龄≤16岁时,TC≥6.7mmol/L,LDL-C≥4.6mmol/L;年龄>16岁时,TC≥7.5mmol/L,LDL-C≥5.2mmol/L,但TG≤2mmol/L。纯合子患者常在儿童期出现特征性表皮黄色瘤,且首先就诊于皮肤科,而杂合子患者由于不完全符合上述诊断标准而得不到明确诊断。

2. **跟腱高分辨率超声诊断** 跟腱低回声及跟腱厚度的增加可作为FH跟腱黄色瘤的定性指标,因此超声检查是一种无创性随访FH患者的有效手段。跟腱厚度平均(13.4±5.9)mm(6~20mm),跟腱声像图呈不均质的低回声,与腱周脂肪组织分界不清。实时空间复合超声对杂合子患者的跟腱黄色瘤厚度和低回声区域进行检查,来评估患者情况,相对高分辨率超声是更有效的手段。

3. **心血管系统影像学诊断** 马展鸿等对临床诊断的FH纯合子患者进行影像学分析,其特征如下:胸片显示左心受累表现,见双肺淤血、左心房和心室增大等;超声心动图可见主动脉瓣上狭窄比冠状动脉受损更常见,狭窄程度与年龄无关,但与TC水平升高呈正相关;心血管造影示冠状动脉开口部受累为著;MRI示主动脉壁的增厚及斑块形成,年龄越小,管壁增厚越明显;电子束CT(electronic beam CT,EBCT)可观察动脉管壁的厚度及钙化分数,对杂合子患者可见中等冠状动脉钙化。

4. **基因诊断** 以DNA为基础的遗传学检查比生物化学方法更加可靠,可得出是或非的简单回答,是鉴别FH患者致病基因及其家族成员是否受累的决定性手段,能够提高FH患者诊断的可靠性,早期识别出FH患者,早期确诊对于患者在致命性AS发生之前进行治疗非常重要。

FH 的分子病理基础主要是 *LDL2R* 基因突变所致细胞膜表面 LDL2R 蛋白缺如或功能异常。由于 FH 病因和发病机制不同，患者对降脂药物的敏感性也不同，因而对 FH 患者的诊断治疗提出了新的挑战。FH 的临床治疗包括三种主要治疗模式。首先是采用健康的生活方式及使用他汀类药物和依泽替米贝控制血脂。Cuchel 等提出 FH 治疗中建议 LDL-C 控制的目标为成人 <1.8mmol/L 和儿童 <3.5mmol/L。欧洲动脉粥样硬化协会（EAS）建议，有心血管事件风险的儿童 LDL-C 目标也应为 <1.8mmol/L。如果患者存在 LDL 受体激活或载脂蛋白 B 发生突变，也可以使用 PCSK9 抑制剂。另一种治疗方法是脂蛋白血浆置换。体外清除血液中的脂质是降低 LDL-C 的一种有效的紧急策略。然而，由于在脂蛋白血浆置换间歇的几日内 LDL-C 会快速反弹，以及频繁的脂蛋白血浆置换治疗会导致一些患者的生活质量下降和治疗费用增加，因此使用并不广泛。目前普遍认为 LDL-C 代谢的主要器官是肝脏，肝移植一度被认为是一种成功的治疗策略，其理论基础是可以持久、长期地降低 LDL-C 水平，但其临床长期预后尚存在诸多问题。

由于供体短缺、肝移植手术并发症和死亡率高，以及终身应用免疫抑制治疗也可能导致药物引起的血脂异常，使得这种方案难以作为主要的治疗手段。

即使肝移植可使 LDL-C 显著降低，然而 FH 患者一旦出现血管病变，肝移植手术可能无法减缓主动脉瓣疾病的进展速度，通常需要心肝联合移植。Mlinaric 等荟萃分析 23 项报道共纳入 90 例 FH 患者行肝移植，研究观察到 63.3% 的患者肝移植术后心血管疾病负担与肝移植前相当。在他们中心也观察到同样的现象，11 例行肝移植的患者观察到心血管并发症和疾病进展，其中 6 例因心力衰竭死亡，然而在 5 例行心肝联合移植患者中没有出现死亡，其中 1 例在无心血管疾病的情况下进行心肝联合移植，存活了 20 年。因此对于 FH 患者来说，抓住机会进行肝移植至关重要。为了防止严重动脉粥样硬化和主动脉瓣狭窄的发展，应在不可逆的血管疾病发生之前考虑行肝移植和早期积极降低 LDL-C。

六、高酪氨酸血症

（一）高酪氨酸血症的临床特点

Ⅰ型高酪氨酸血症又称为肝肾酪氨酸血症，是一种常染色体隐形遗传性疾病。该病最常见于斯堪的那维亚和加拿大的魁北克地区，新生儿发病率为 1/120 000~1/100 000。该病的发生是由于遗传缺陷导致酪氨酸代谢中的代谢酶——延胡索酰乙酰乙酸水解酶（fumarylacetoacetate hydrolase，FAH）缺乏。该病的临床特征是严重的肝肾损害及其症状、神经性危害、伴有低磷血症的佝偻病等，分为急性型和慢性型，均以血浆酪氨酸浓度持续升高为特征。

（1）急性型：多发生在婴儿期，多为暴发性肝衰竭（FLF），临床表现为易激惹、发热、呕吐、腹泻、低血糖及血便、血尿等出血倾向，体格检查有肝、脾、肾肿大，皮肤、黏膜瘀点、瘀斑等。病理检查显示肝大、肝内多发性细小硬化结节、胆管上皮增生、肝细胞脂肪变性等。由于肝功能进行性恶化或 FLF，患儿多在 2 岁之前死亡。

（2）慢性型：多在 1 岁以后发病，可独立存在，也可由急性型转化而来。临床表现有门静脉高压症状、肝功能失代偿症状（如黄疸、腹水、低蛋白血症、凝血酶时间延长等）、肾小管性肾病、抗维生素 D 性佝偻病和严重生长发育障碍。40% 患儿伴有严重的急性周围神经系统病变，称为神经危象，主要临床表现为呕吐、麻痹性肠梗阻、双下肢剧痛和肌无力，但无神经轴突病变或继发性脱髓鞘病的特征。神经危象是高酪氨酸血症的主要致死原因。另外，40% 的患儿 2 岁前可发现肝脏恶性肿瘤，多在 10 岁前死亡。

（二）高酪氨酸血症的临床特点

对于高酪氨酸血症婴儿出现 FLF 者，由于保守治疗基本无效，应及时予以急诊肝移植，才能挽救患儿的生命。Esquivel 等报道 1 岁以下的高酪氨酸血症伴 FLF 患儿接受肝移植术后 1 年存活率达 80%。对于出生不久的患儿，可先用控制饮食的方法暂时维持肝功能，在将近 1 岁时实施肝移植，在技术上更容易实现。对于肝脏病变已发展到终末期阶段的慢性高酪氨酸血症患儿，只要没有肝移植的手术禁忌证，应立即考虑行肝移植。对于肝脏病变尚未发展到终末期的患者如何确定肝移植的适宜时机尚无明确定论。由于慢性高酪氨酸血症患儿在 2 岁时有较高的肝癌发生率，有报道为 37%，而且控制饮食治疗并不能预防肝癌的发生。有研究对 9 例高酪氨酸血症患儿虽然给予严格的饮食控制，但有 5 例先后发生了肝癌。因此，大多数学者主张应在肿瘤发生前实施肝移植，才能取得较高的长期存活率，推荐到 2

岁时应考虑行肝移植，有的甚至主张在 1 岁时即应考虑肝移植，以防肝功能恶化的可能。

（叶启发　彭贵主　成柯　肖琦）

推荐阅读资料

［1］关兆杰，臧运金，李威，等．接受纯合子家族性高胆固醇血症供肝的多米诺肝移植6年随访研究．中华肝脏病杂志，2012，20（11）：863-864.

［2］王蓓．家族性高胆固醇血症临床治疗的新进展．心血管病学进展，2014，35（6）：699-703.

［3］张建慈，孙丽莹，朱志军，等．酪氨酸血症I型行肝移植一例报告．中华器官移植杂志，2017，38（10）：619-621.

［4］BHATTACHARYA K，MUNDY H，LILBURN M F，et al. A pilot longitudinal study of the use of waxy maize heat modied starch in the treatment of adults with glycogen storage disease type I：a randomized double-blind cross-over study. Orphanet J Rare Dis，2015，10：18.

［5］BOERS S J，VISSER G，SMIT P G，et al. Liver transplantation in glycogen storage disease type I，Orphanet. Journal of Rare Disease，2014，9：47.

［6］BOUCHECAREILH M，HUTTA D M，SZAJNERA P，et al. Histone deacetylase inhibitor（HDACi）suberoylanilide hydroxamic acid（SAHA）mediated correction of alpha-1 antitrypsin deficiency. J Biol Chem，2012，287（45）：38265-38278.

［7］CRYSTAL R G. Augmentation treatment for α1 antitrypsin deficiency. Lancet，2015，386（9991）：318-320.

［8］DAWWAS M F，DAVIES S E，GRIFFITHS W J，et al. Prevalence and risk factors for liver involvement in individuals with PiZZ-related lung disease. Am J Respir Crit Care Med，2013，187（5）：502-508.

［9］DE SERRES F，BLANCO I. Role of alpha-1 antitrypsin in human health and disease. J Intern Med，2014，276（4）：311-335.

［10］JANCIAUSKIENE S M，BALS R，KOCZULLA R，et al. The discovery of α1-antitrypsin and its role in health and disease. Respir Med，2011，105（8）：1129-1139.

［11］MAYORANDAN S，MEYER U，HARTMANN H，et al. Glycogen storage disease type III：modified Atkins diet improves myopathy. Orphanet J Rare Dis，2014，9：196.

［12］ROSCHER A，PATEL J，HEWSON S，et al. The natural history of glycogen storage disease types VI and IX：long-term outcome from the largest metabolic center in Canada. Mol Genet Metab，2014，113：171-176.

［13］STOCKLEY R A，TURNER A M. α-1-antitrypsin deficiency：clinical variability，assessment，and treatment. Trends Mol Med，2014，20（2）：105-115.

［14］STOLLER J K，ABOUSSOUAN L S. A review of α1-antitrypsin deficiency. Am J Respir Crit Care Med，2012，185（3）：246-59.

［15］TECKMAN J H. Liver disease in alpha-1 antitrypsin deficiency：current understanding and future therapy. COPD，2013，10（1）：35-43.

［16］VAN GOOR F，HADIDA S，GROOTENHUIS P D，et al. Correction of the F508del-CFTR protein processing defect in vitro by the investigational drug VX-809. Proc Natl Acad Sci U S A，2011，108（46）：18843-18848.

［17］WANG D Q，FISKE L M，CARRERAS C T，et al. Natural history of hepatocellular adenoma formation in glycogen storage disease type I. J pediatr，2011，159（3）：442-446.

［18］WEWERS M D，CRYSTAL R G. Alpha-1 antitrypsin augmentation therapy. COPD，2013，10（1）：64-67.

第七节　酒精性肝病

酒精滥用是一个世界性的问题,据统计,酗酒与200多种疾病密切相关,每年约有300万人死于酒精相关性疾病,是西方国家青壮年死亡的主要原因之一。近年来,随着我国社会经济的发展和人们生活水平的不断提高,酒精所致的肝脏损伤也呈逐年上升趋势,酒精性肝病已经成为我国仅次于病毒性肝炎的第二大肝病。

一、概述

酒精性肝病(alcoholic liver disease,ALD)是由于长期大量饮酒引起的一种肝脏疾病,初期表现为酒精性脂肪肝,继而向酒精性肝炎、酒精性纤维化及酒精性肝硬化进展,最终发展为急、慢性肝衰竭,肝细胞癌(HCC)及其相关并发症,严重危及患者生命。近年来,ALD已成为我国的常见病及多发病之一,目前ALD的发生率为8%~10%,ALD一直是导致肝硬化的最主要病因,对严重酒精性肝硬化及肝衰竭患者应考虑行肝移植治疗。

二、临床特征

饮酒量是影响ALD发生的最主要致病因素,但饮酒年限、饮酒方式、性别、种族、肥胖、肝炎病毒感染、遗传因素及营养状态等亦是其危险因素。ALD的临床诊断需结合饮酒史、临床表现、相关生化检测及影像学检查结果。

(1)饮酒史:5年以上的饮酒史,折合乙醇量男性≥40g/d,女性≥20g/d;或2周内大量酗酒史,折合乙醇量≥80g/d。

(2)临床症状:ALD的临床症状依据不同的肝病变程度而各异,早期可无症状,继而可出现非特异性消化道症状(右上腹胀痛、食欲不振、乏力、消瘦、轻度黄疸等),随着疾病进展,可出现严重黄疸、门静脉高压症、肝性脑病、自发性腹膜炎等。此外,ALD患者尚可伴有心肌病、胰腺炎、营养不良、精神神经症状等并发症。

(3)实验室检查:血清ALT、AST、GGT及平均血细胞容积(mean corpuscular volume,MCV)升高,且AST/ALT>2是ALD的特征性变化。

(4)影像学检查:提示存在弥漫性脂肪肝、肝硬化。

(5)排除中毒性肝损伤、自身免疫性肝病及嗜肝病毒感染等。戒酒是ALD治疗的基础及先决性条件,在其基础上,对ALD患者进行积极营养支持治疗(1.2~1.5g蛋白、维生素B、维生素C、维生素K及叶酸)可显著改善其预后;ALD治疗上无特异性药物,糖皮质激素对ALD的疗效尚不确切,且长期应用会并发伤口难以愈合、严重感染及胃肠道出血。腺苷蛋氨酸、丙烷基硫脲嘧啶、秋水仙碱及水飞蓟宾等药物在改善ALD患者临床预后中的作用尚未得到相关循证医学证据的支持。肝移植仍是目前酒精性肝硬化晚期失代偿及急性重症酒精性肝炎药物治疗无效患者的唯一延长生存时间的治疗方式。

三、背驮式肝移植治疗酒精性肝病的受体评估及术后管理

ALD患者长期酗酒可导致酒精性肝硬化,病情进一步恶化可引起严重黄疸、顽固性腹水、反复食管-胃底静脉曲张破裂出血、肝性脑病、自发性腹膜炎等并发症。当ALD患者Child-Pugh评分达到C级和/或MELD评分≥15分时应考虑行肝移植治疗。此外,既往观点认为:急性、过量酒精摄入导致的急性酒精性肝炎并非肝移植的适应证,但对药物治疗无效的上述酒精性肝炎患者的1个月死亡率高达30%~40%,6个月死亡率高达75%。Drs Dureja等的研究结果亦证实:早期肝移植可显著改善对糖皮质激素无效的急性酒精性肝炎患者的预后。因此,在建立合理纳入及排除标准的前提下,肝移植可选择性地作为治疗酒精性肝炎的合理措施。

对ALD患者进行详细的术前评估及维护是必不可少的,目前大多数移植中心将"6月规则(即受体术前戒酒6个月以上)"作为基本移植标准,但上述规则目前正受到越来越多的质疑。Schneekloth等的研究结果证实:因急性、过量酒精摄入导致的急性酒精性肝炎患者移植术后近远期生存率与术前戒酒6个月

以上的酒精性肝硬化患者比较无显著差异。肝移植术前对受体进行戒酒后心理适应性评估也是必不可少的。此外,长期酗酒不仅损伤肝功能,同时也会对心脏、肾脏、胰腺、中枢神经系统造成损伤,因此,受体移植术前尚需进行相应的超声、心电图、血尿素氮、肌酐、头颅及胰腺 CT 等检查。

ALD 患者肝移植术后近远期疗效与其他原因导致的终末期肝脏疾病无显著差别,但肝移植术后死亡原因却存在差异。原发性肿瘤、心血管疾病及社会因素是导致 ALD 患者肝移植术后死亡的 3 大风险因素; ALD 受体移植术后原发性肿瘤的发生率是非 ALD 移植患者的 1.5~2.0 倍;因此,移植术前及术后应对上述因素进行详细评估并制订相关处理措施。免疫抑制剂的应用目前仍是防治移植排斥反应的唯一有效方式,为降低原发性肿瘤发生风险,对于 ALD 受体,制订移植术后免疫抑制方式时应适度减少钙调磷酸酶抑制剂的用量,并增加西罗莫司抑制剂的用量。

(孙培龙　肖　琦)

||||||||| 推荐阅读资料

[1] ADDOLORATO G, BATALLER R, BURRA P, et al. Liver transplantation for alcoholic liver disease. Transplantation, 2016, 100(5): 981-987.

[2] ALLAMPATI S, MULLEN K D. Long-term management of alcoholic liver disease. Clin Liver Dis, 2016, 20(3): 551-562.

[3] European Association for the Study of Liver. EASL clinical practical guidelines: management of alcoholic liver disease. J Hepatol, 2012, 57(2): 399-420.

[4] GALLEGOS-OROZCO J F, CHARLTON M R. Alcoholic liver disease and liver transplantation. Clin Liver Dis, 2016, 20(3): 521-534.

[5] GERMANI G, ZANETTO A, FERRARESE A, et al. Orthotopic liver transplantation in alcoholic liver disease patients. Rev Recent Clin Trials, 2016, 11(3): 253-259.

[6] ROSATO V, ABENAVOLI L, FEDERICO A, et al. Pharmacotherapy of alcoholic liver disease in clinical practice. Int J Clin Pract, 2016, 70(2): 119-131.

[7] TESTINO G, BURRA P, BONINO F, et al. Acute alcoholic hepatitis, end stage alcoholic liver disease and liver transplantation: an Italian position statement. World J Gastroenterol, 2014, 20(40): 14642-14651.

[8] STICKEL F, DATZ C, HAMPE J, et al. Pathophysiology and management of alcoholic liver disease: update 2016. Gut Liver, 2017, 11(2): 173-188.

第八节　巴德 - 基亚里综合征

巴德 - 基亚里综合征(BCS)又称布 - 加综合征,被定义为从小肝静脉到下腔静脉和右心房连接的任何水平的肝静脉流出道阻塞,但不包括由于某些心脏病如缩窄性心包炎、严重右心衰竭引起的肝脏充血或静脉闭塞性疾病(窦性阻塞综合征)。

一、病因及发病机制

肝静脉阻塞通常是由血栓引起的,也可能是由于外部压迫(肿瘤、脓肿、囊肿)和下腔静脉内的内膜导致的膜性闭塞所致。肝静脉流出道梗阻导致肝窦压力增高和门静脉高压。门静脉淤滞和充血造成邻近肝细胞的低氧性损伤。之后出现小叶中心纤维化,结节性再生性增生,最终发生肝硬化。

BCS 从阻塞物的病理性质上可分为血栓性、膜性和纤维狭窄性。西方国家以肝静脉血栓性阻塞为主,大多有明确的基础病因,与口服避孕药、妊娠及红细胞增多症和骨髓异常增多症、抗磷脂综合征、阵发性血红蛋白尿等血液疾病有关;而在亚洲和南非地区则以下腔静脉膜性阻塞和隔膜的形成多见,其原因尚不完全明确。

二、临床表现

BCS 的临床表现取决于肝静脉阻塞的程度和部位,病程进展速度及是否有静脉侧支循环建立。根据病程的进展可分为暴发性、急性、亚急性和慢性四种。暴发性 BCS 患者黄疸进行性加重,迅速出现肝性脑病、肝肾综合征、自发性腹膜炎等,多数患者死亡迅速。急性 BCS 患者出现类似急性肝炎和急性重型肝炎症状,如顽固性腹水、肝脏坏死伴脾大和黄疸等。亚急性综合征最为常见,其起病较为隐匿,因为门静脉和肝静脉侧支循环的建立减轻了肝窦内压力,所以腹水和肝坏死可能是最轻微的。急性 BCS 时,主要肝静脉的血栓形成是常见的,而在亚急性 BCS 中,血栓仅在 1/3 的患者中存在。慢性 BCS 表现为肝硬化并发症。几乎所有的 BCS 患者都存在腹痛、肝大和腹水。然而,有报道称,由于肝内大血管和门体旁路的建立导致肝窦减压,无症状的肝静脉血栓形成患者中也有 20% 发生 BCS。

三、诊断

(一)实验室检查

暴发性和急性 BCS 的血清 ALT 和 AST 水平可能超过正常范围上限的 5 倍,而亚急性 BCS 血清 ALT 和 AST 的增加幅度较小。血清 ALP 和胆红素水平也有不同程度的升高,同时人血白蛋白也下降。腹水检查显示总蛋白水平超过 2.5g/dl,白细胞通常低于 500 个 /μL。需要通过血液学检查,如凝血酶原时间(PT)、活化部分凝血活酶时间(APTT)、纤维蛋白原测定等评估血液高凝状态。

(二)影像学检查

灰阶超声结合肝脏多普勒成像诊断 BCS 的灵敏度和特异度达 85% 以上,是疑似 BCS 的首选检查方法。常见的 BCS 声像图表现为脾大(78%)、肝实质不均匀(76%)、尾状叶肥大(67%)、腹水(56%)和肝外侧支循环(44%)。肝静脉无血流信号及血流停滞、逆转或湍流,位于肝静脉口附近侧支循环(蜘蛛网状外观)等都可以提示 BCS。当超声诊断存在困难时,CT 或 MRI 是诊断 BCS 的二线有效方法。CT 扫描能够评估腹水的量、腔静脉开放和肝静脉通畅的程度及尾状叶是否肥大。MRI 能够更好地显示下腔静脉的长度,并且可以区分急性、亚急性和慢性 BCS。BCS 的三线检查方法是静脉逆行插管静脉造影和肝组织活检。静脉造影是一种特殊的检查方法,可用于评估流出道阻塞的程度,还可以进行压力测量。当非侵入性影像学检查未能确诊 BCS 时,X 线静脉造影和肝组织活检才被考虑使用。静脉流出道梗阻的组织病理表现是中心性充血、出血和细胞坏死,窦状扩张伴或不伴中央静脉闭塞和充血性肝硬化。

四、治疗

BCS 一经诊断,必须立即纠正静脉血栓形成的潜在危险因素。指南提出,药物治疗是一线治疗方案(包括抗凝治疗、基础疾病的治疗、门静脉高压并发症的对症治疗),血管成形术 / 支架植入术是二线治疗方案(患者对药物治疗无反应时),经颈静脉肝内门体分流术(transjugular intrahepatic portosystemic shunt,TIPS)是下一步治疗方案(当患者对药物治疗无反应和不适合血管成形术 / 支架植入术时)。当 TIPS 治疗失败时,肝移植常被作为 BCS 最后的治疗手段,对于 BCS 导致的肝衰竭、严重肝硬化、肝性脑病患者且使用门体分流术或非手术治疗方式的治疗尝试失败者,肝移植可能是唯一有效的治疗途径。相比于公民捐献肝移植(DDLT),接受活体供肝移植(LDLT)的 BCS 患者的肝静脉重建手术更困难,特别是对于需要重建肝静脉吻合口的患者。两项关于肝移植患者预后的研究显示 5 年生存率达到 80%。虽然肝移植在 BCS 的治疗中取得了很好的效果,甚至优于其他肝移植适应证,但影响 BCS 患者长期生存的直接因素是引起 BCS 的血液学方面的相关疾病,因此需注意肝移植术后 BCS 的高复发率,可能需要再次肝移植,对此类患者建议终身服用抗凝药物。

有研究通过回顾性分析 18 例行肝移植手术的 BCS 患者,根据 BCS 患者肝静脉与腔静脉病变特点及其侵犯范围,选择不同 VCAALT 手术方式,包括桥式 PBLT、心房悬吊式肝移植、腔静脉切除桥式肝移植。结果显示,18 例患者手术时间为(6.0 ± 1.3)小时,术中出血量为(1 264 ± 435)ml。1 例患者术后因严重感染死于双肺弥漫性炎症和败血症。18 例患者术后住院时间为(18 ± 5)日,随访时间为 3.0~60.0 个月,中位随访时间为 51.7 个月。3 例患者分别于术后 1 年、3 年、5 年死于急性排斥反应、胆道并发症、移植物慢性功能丧失。18 例患者术后 1 年、3 年、5 年生存率分别为 88.9（16/18）、83.3（15/18）、77.8（14/18）。根据患者不同情况选择不同 VCAALT 手术方式治疗 BCS 安全可行，疗效较好，有利于患者长期生存。

综上所述，对 BCS 患者首先进行抗凝，针对基础病因治疗，以利尿、改善肝功能作为基础治疗，其次对较短范围的狭窄考虑腔内血管成形术/支架植入术，再次考虑 TIPS，最后考虑肝移植。每一步治疗方法的选择应该由前一步的治疗效果及反应决定。

（叶啟发　何维阳）

推荐阅读资料

［1］黄洁夫．对"腔静脉-心房吻合肝移植治疗布加综合征的临床疗效"的点评．中华消化外科杂志，2019，18（4）：347.

［2］王学浩．对"腔静脉-心房吻合肝移植治疗布加综合征的临床疗效"的点评．中华消化外科杂志，2019，18（4）：347.

［3］叶啟发，明英姿，宫念樵，等．腔静脉-心房吻合肝移植治疗布加综合征的临床疗效．中华消化外科杂志，2019，18（4）：342-346.

［4］ARA C，AKBULUT S，INCE V，et al. Living donor liver transplantation for Budd-Chiari syndrome：overcoming a troublesome situation. Medicine（Baltimore），2016，95（43）：e5136.

［5］ASL A A，LANKARANI K B，NIKEGHBALIAN S，et al. Post liver transplant complications of Budd-Chiari syndrome. Indian J Gastroenterol，2021，40（3）：281-286.

［6］IBACH M，EURICH D，DOBRINDT E，et al. Orthotopic liver transplantation for Budd-Chiari syndrome：observations from a 30-year liver transplant program. Medicina（Kaunas），2021，57（8）：821.

［7］PANDEY Y，VIJAYASHANKER A，CHIKKALA B R，et al. Living donor liver transplant for Budd-Chiari syndrome without caval replacement：a single-center study. Exp Clin Transplant，2021，19（8）：799-805.

［8］SHARMA A，KESHAVA S N，EAPEN A，et al. An update on the management of Budd-Chiari syndrome. Dig Dis Sci，2021，66（6）：1780-1790.

［9］WONG-LUCIO P，MORENO-FRANCO P，CANABAL J，et al. Post-cardiac injury following liver transplantation for Budd-Chiari Syndrome. Prog Transplant，2021，31（1）：91-92.

第九节　肝脏肿瘤

对于肝脏肿瘤患者，PBLT 是有效的治疗方案。目前国内外在使用肝移植手术治疗各类肝脏肿瘤方面已有了很大的进展。本节主要探讨肝脏肿瘤的类型、病因、诊断及采用肝移植方案治疗的情况。

一、肝脏良性占位性病变

（一）肝包虫病

1. **概述**　肝包虫病又称肝棘球蚴病，是一种由棘球绦虫的蚴感染所致的常见于畜牧区的寄生虫病，主要分布于南美、东欧、中东、俄罗斯和我国的西北、西南等地区。肝包虫病主要通过直接感染、粪口传播等方式感染，感染后致病绦虫可寄生于人体肝、肺、脾、肾等多种脏器，其中肝寄生最为常见（70%），其次为肺（20%），在脾（6%）、心脏（2%）、肾（2%）和大脑（<2%）中较为少见，绝大部分患者为单个器官感染，也有10%~15% 的患者可出现多器官联合感染。

2. **临床表现**　感染早期，因病变增长较慢或受免疫反应的影响，患者可无任何临床表现。随着囊肿逐渐增大，患者可逐渐出现周围脏器的压迫症状，主要表现为肝大、腹部不适或疼痛。当囊肿增大压迫胆道时，患者可出现梗阻性黄疸、腹痛、厌食和皮肤瘙痒等症状。当肝脏顶部囊肿增大时，可上抬膈肌影响患者呼吸。当囊肿增大压迫门静脉时,患者可出现门静脉高压,表现为腹水、脾大等表现。当囊肿增大压迫第二肝门时,患者可出现下腔静脉回流受阻、下腔静脉血栓形成、BCS 等表现。当肝左叶囊肿增大压迫胃时,可引起患者腹部胀满不适,长期发病者可出现全身营养障碍和贫血。

囊肿破裂是肝包虫病最常见的并发症。可出现一系列过敏性并发症,表现为荨麻疹、黏膜水肿,严重时可出现致死性过敏性反应;可导致腹腔内多脏器出现包虫囊肿,出现腹胀甚至肠梗阻等表现;可引起梗阻性黄疸、胆管炎甚至出现胰腺炎等表现。同时还可出现继发性感染,发病率为 5%~8%,多由胆漏引起,最常见的致病菌为大肠埃希菌、肠球菌和草绿色链球菌。患者主要表现为发热、肝区疼痛和肝大,全身及局部表现一般较轻,严重者可并发败血症导致死亡。

3. **诊断** 肝包虫病的诊断需结合病史资料、实验室检查和影像学检查结果。

(1) 病史资料:需了解患者是否居住在或既往曾居住于包虫病流行病区,既往有无去过该病流行病区,有无与犬、羊等动物接触病史。

(2) 实验室检查:①包虫感染可诱导患者体内抗体表达增加,主要包括 IgG(IgG1 和 IgG4)、IgM、IgA、IgE。但也有 30%~40% 的患者不出现抗体增加的表现。②包虫囊液皮内试验和补体结合试验,前者阳性率可达 90%~95%,后者可达 70%~90%。

(3) 影像学检查

1) X 线检查:对肝包虫病的诊断意义不大,只有约 30% 的患者可见外囊钙化,钙化影通常呈环形或弧形。

2) 超声检查:是肝包虫病的首选检查方式,可精确诊断约 90% 的患者。超声可显示囊肿的部位、大小和形态结构。不同发育阶段囊肿的超声表现不同。

3) CT 检查:是肝包虫病的常用检查方法,能对囊肿精确、清晰地定位,能清楚地显示囊肿的大小、数目和形态结构,能显示囊肿与周围结构的解剖关系。据文献报道,其对肝包虫囊肿的诊断准确性可达 94%。

4) MRI 检查:较少应用,作为超声或 CT 检查的补充手段,在囊肿破溃进入胆道系统时诊断意义较大。

4. **治疗** 肝包虫病以手术治疗为首选方式,药物治疗多为辅助手段。手术治疗原则:摘除内囊,避免囊液外溢,防止复发;尽可能消灭残腔,处理和预防并发症的发生。手术治疗的常见方法如下。

(1) 摘除术:包括肝包虫内囊摘除术、肝包虫外囊摘除术和肝包虫外膜内外囊完整摘除术。

(2) 肝部分切除或肝叶切除术:是目前主要的手术方式之一,对局限于一叶的多发囊肿适用;囊腔引流后经久不愈,以致遗留瘘管;囊肿感染后形成厚壁的慢性脓肿;手术复发的厚壁囊肿合并囊内感染或血性肉芽肿;外囊残腔内胆漏长期带管或反复清创不愈;囊肿局限于肝左外侧叶或右半肝,体积巨大,单一,囊壁坚厚或钙化不易塌陷,而病侧肝组织已萎缩等情形。

(3) 肝移植:包括 OLT、PBLT 和自体肝移植,多用于中晚期,病灶难以根治性切除的患者。

(二) 多囊肝

1. **概述** 多囊肝(polycystic liver disease,PLD)是一类罕见的基因病,通常指含有超过 20 个囊肿的肝脏。流行病学研究将其分为三类,包括常染色体显性 PLD、常染色体显性多囊肾病(autosomal dominant polycystic kidney disease,ADPKD)伴 PLD 和常染色体隐性多囊肾病(autosomal recessive polycystic kidney disease,ARPKD)伴 PLD。PLD 患者病情呈进行性发展,肝脏每年可增大 0.9%~3.2%,最大可达正常肝脏体积的 10 倍。

2. **临床表现** PLD 患者早期多无症状,往往是在体检时或因其他疾病进行相关检查时发现。患者的症状主要由肿大的肝脏引起,多数有症状的患者为超过 50 岁的女性,肿大的肝脏压迫腹部和胸腔脏器产生相关临床表现,包括上腹部疼痛、腹胀、腹部不适、胃食管反流、早饱、恶心、呕吐、消化不良、呼吸困难和背痛等症状。此外,随着病情的持续发展,还可出现囊肿感染、囊肿破裂出血、囊肿压迫门静脉导致门静脉高压、囊肿压迫下腔静脉或肝静脉导致肝脏流出道梗阻、囊肿压迫胆道导致梗阻性黄疸等多种并发症。

3. **诊断** 目前,PLD 的诊断主要依赖影像学检查,实验室检查亦可作为诊断的辅助检查手段。腹部超声、CT 或 MRI 检查发现肝脏内有超过 20 个囊肿即可诊断。绝大多数患者实验室检查一般无肝酶水平的异常改变,严重的 PLD 患者可有血清 γ-GGT 和 ALP 水平升高,当囊肿压迫胆道时可有总胆红素水平升高。45% 的多囊肝患者可有糖类抗原 19-9(carbohydrate atigen 19-9,CA19-9)水平升高,且 CA-199 升高水平与 PLD 体积呈正相关。此外,其他肿瘤标志物如糖类抗原 125(carbohydrate antigen 125,CA125)、癌胚抗原(carcinoembryonic antigen,CEA)和甲胎蛋白(alpha fetoprotein,AFP)也可有所升高。

4. **治疗** PLD 的治疗包括保守治疗和手术治疗两种,治疗的目的在于缩小多囊肝体积,缓解患者症状,改善患者生活质量。

保守治疗主要以药物治疗为主,包括生长抑素类似物、mTOR 抑制剂和熊去氧胆酸。

手术治疗包括:①囊肿穿刺和硬化治疗,最常用的硬化剂是无水乙醇,其次是米诺环素和四环素,此类手术治疗复发率高;②囊肿开窗引流术治疗,包括腹腔镜下和开腹囊肿开窗引流术,其中前者是目前国内外治疗 PLD 最常用的手术方式,但对深部囊肿和弥漫性囊肿为手术禁忌;③肝局部或肝叶切除术,主要适用于病变累及数段或数叶的患者,是目前治疗 PLD 的主要方法之一,术后应至少保留 25%~30% 的正常肝实质;④肝移植,包括 OLT 和 PBLT,肝移植是严重 PLD 患者最有效的根治手段。肝移植治疗严重 PLD 的指征是患者出现重度肝功能不全,严重影响生活质量,以及出现严重的门静脉高压、重度营养不良。

(叶啟发 王 伟 梁文进)

二、肝脏恶性肿瘤

本部分内容就目前肝脏恶性肿瘤行肝移植治疗的适应证展开分析,鉴于 PBLT 的优点,其应用范围越来越广泛。对于肝脏恶性肿瘤,PBLT 是最佳的治疗方案,但对肿瘤侵犯第二或第三肝门的患者,通常不建议行 PBLT。由于肝癌肝移植术后 3 年内复发率高,相比于其他良性肝脏疾病治疗效果差,加上供体来源短缺,肝脏恶性肿瘤适应证的选择越来越重要。

对于肝细胞癌(HCC)合并肝硬化,肝移植是唯一能治愈和长期存活的手段。但是由于 HCC 发展迅速,大多数肿瘤在确诊时已经失去了手术时机,只有 15% 左右的患者得到根治性切除,术后 1 年复发率高达 50%~75%,2 年复发率高达 85%。而进展期 HCC 的生存率不足 10%~20%,因此目前则多数选择较早期 HCC,肝肿瘤移植术后 10 年总体生存率为 12%~30%。

对于 HCC 肝移植的适应证,目前仅限于下列共识:①肝移植是治疗肝脏恶性肿瘤尚未合并肝外转移的有效方法;②疗效等同于或优于肝切除,尤其对于合并肝硬化患者;③只有肝移植才能彻底消除肝脏的基础病变,如肝硬化、PSC 等以防止进一步产生新的肿瘤病灶;④在病例选择中如单个病灶直径 <5cm、多个肿瘤直径 <3cm、结节数 <3 个、意外癌等效果较好,甚至可以长期无瘤生存;⑤即使是进展期肝脏恶性肿瘤,肝移植作为姑息治疗,其疗效也较其他方法好。

我国极少有进展期 HCC 肝移植术后生存期超过 1 年的病例报道。武汉大学移植中心有 2 例进展期 HCC 患者,肝移植术前 AFP 均为阴性,且预防性行经导管动脉化疗栓塞术(transcatheter arterial chemoembolization,TACE)治疗,行 PBLT 后,均存活超过 3 年,其中 1 例 68 岁,肿瘤直径 8cm 因靠近第二肝门,行肝移植术后 1.5 年检查发现贲门癌再次手术切除,活检病理结果显示贲门癌转移,患者最终存活达 3 年 11 个月;另 1 例弥漫性 HCC 患者存活已超过 12 年,未见肿瘤转移,多次复查各项指标均正常。

对于肝癌患者,目前的共识是选择肿瘤早期合并肝硬化患者行肝移植治疗。本节就肝脏恶性肿瘤中最多的 HCC、胆管癌(cholangio carcinoma)、转移性肝癌肝移植及儿童常见的恶性肝肿瘤肝移植适应证的选择和治疗选择进行论述。

(一)肝细胞癌

1. **肝移植的受体选择** 有学者认为,肝移植 2 年 HCC 复发率高达 85%,5 年存活率不足 30%~40%,术后免疫抑制剂的应用,加速了残存肿瘤的肝内和肝外复发和转移,并且全球范围内供肝严重短缺,国际上越来越少地将紧缺的供体应用于 HCC 肝移植。但也有学者认为 HCC 患者可以行肝移植,基于如下考虑:①目前肝脏的切除和综合治疗疗效不满意,5 年生存率为 14%~30%,甚至可低于肝移植术后;②肝移植不仅切除了 HCC 也消除了肝硬化,避免了在肝硬化的基础上再发生新的肿瘤;③由于受肝硬化肝脏储备功能的限制,往往难以彻底切除 HCC,加上相当多的 HCC 是多中心发生的,确诊时已经失去了切除的机会;④肝硬化本身无特殊治疗且后续并发症多,而肝移植可大大降低肝硬化的并发症,术后生活治疗明显高于肝癌合并肝硬化的常规治疗;⑤手术技术的改进和围手术期监护水平的提高,使得肝移植的围手术期死亡率明显低于肝硬化合并 HCC 切除患者。

HCC 患者是否行肝移植或肝切除,应综合考虑多方面因素,肝切除和肝移植不应是互相竞争的,而是互相补充的。对于无肝硬化的 HCC 或纤维板层性肝细胞癌(fibrolamellar hcpatocellular cacinoma,FLC)且能够切除者应首选肝切除,其长期存活可达 40%~60%,而仅对肝切除后的术后晚期肝内再发且肿瘤缓慢生长的患者行肝移植。相反对于 HCC 合并肝炎病毒感染导致肝硬化的患者,由于切除术后同样有较高的复发率,肝移植是其最佳治疗方案。然而由于肿瘤的分级和分期与肝移植术后的结果直接相关,肝移植的手术时机选择非常关键。目前许多移植中心应用 Milan 标准选择 HCC 患者进行肝移植:①单个癌灶直径≤5cm,癌灶数≤3 个,每个直径≤3cm;②不半血管及淋巴结的侵犯。由于 Milan 标准简单易行,且患者术后无瘤生存率明显高于肝切除患者,美国器官分配网(UNOS)于 1998 年开始将 Milan 标准作为筛选肝癌肝移植受体的主要依据。

但 Milan 标准有如下缺陷:①标准过于严格,将许多可能通过肝移植得到根治的进展期 HCC 患者拒之门外;②符合 Milan 标准的小 HCC 行肝移植与肝切除相比,总体生存率无明显差异;③没有将合并的肝脏基础病变、微血管浸润等因素考虑在内。即 2002 年的 UCSF 标准拓宽了 Milan 标准,其建议为:单个肿瘤,直径≤6.5cm 或肿瘤数目≤3 个,每个癌灶直径≤4.5cm,总的肿瘤直径≤8cm,不伴血管及淋巴结的侵犯。应用该标准可以获得与 Milan 标准相近的效果。

至于进展期肝癌,由于其早期复发和低长期生存率,目前认为不是理想的适应证。Marsh 等总结了匹兹堡大学医学中心 407 例 HCC 肝移植的经验,指出如果严格按照 Milan 标准或 UCSF 标准,将有 27%~49% 的进展期 HCC 患者失去本来可以获得的手术获救机会。故提出匹兹堡改良 TNM 分期标准,见表 7-9-1。2002 年的 UNOS 标准综合考虑患者 HCC 的进展、肝功能和全身状况,结合新的 HCC 分期标准(表 7-9-2)和终末期肝病模型(model for end-stage liver disease,MELD),建立了 HCC 肝移植器官分配评分系统。国内普遍认为对于经济情况好、家属或患者强烈要求者,尤其是年轻患者,结合我国国情,肝移植仍不失为一种较好的治疗方法,可以很好地延长患者的生存时间和改善患者的生存质量。

表 7-9-1　匹兹堡改良 TNM 分期标准

分期	血管侵犯	受累肝叶	肿瘤大小	淋巴结受累	远处转移	移植适应证
Ⅰ期	无或仅有微血管侵犯	不限	≤2cm	无	无	是
Ⅱ期	仅有微血管侵犯	单叶	>2cm	无	无	是
ⅢA 期	无	双叶	>2cm	无	无	是
ⅢB 期	仅有微血管侵犯	双叶	>2cm	无	无	是
ⅣA 期	有大血管侵犯	不限	不限	无	无	否
ⅣB 期	不限	不限	不限	任一为阳性	任一为阳性	否

表 7-9-2　美国器官分配网(UNOS)肝细胞癌分期标准

分期	肿瘤个数	肿瘤大小	适应证
T_1 期	单个	≤1.9cm	是
T_2 期	单个或 2~3 个	单个肿块≤3cm	是
T_3 期	单个或 2~3 个	至少 1 个 >3cm	否
T_{4a} 期	≥4 个	不限	否
T_{4b} 期	有大血管侵犯,肿瘤大小及数目不限		否

如上所述,国内各家移植中心都有进展期 HCC 长期生存的报道,甚至有无瘤生存的病例。但大血管侵犯、门静脉癌栓和远处转移普遍认为是肝移植的禁忌证,故术前应进行详细的影像学检查以排除淋巴结转移大血管侵犯和门静脉癌栓远处转移的病例。对于合并肝硬化的小 HCC 如肝功能代偿允许,加上供体缺乏,应首选肝切除,考虑到术后肿瘤复发风险较高,建议肝移植作为切除后复发的补救措施。该建议受到国内外的普遍赞同。对于意外癌和 FLC,术后病理证实肝移植效果较好,但术前对于 HCC 的穿刺细胞学检查因有引起针道转移的可能,大多数学者并不提倡。故对于此类 HCC 应遵循肝硬化或 HCC 肝移植的手术适应证选择。而对于 FLC 因发现时常是进展期,移植效果未必好。

2. **HCC 肝移植围手术期治疗方案**　在 HCC 患者等待肝源期间,1 年内肿瘤将增长 70%,一半的患者将因此失去肝移植机会。因此,等待肝源期间应采取积极的治疗措施,抑制肿瘤进展。Majno 等研究术前 TACE 治疗 111 例 HCC 肝移植受体。对于肿瘤直径 >3cm 患者,54%(19/35)治疗后肿瘤直径缩小超过50%,其 5 年无瘤生存率为 71%。肿瘤全部坏死占 28%(15/54),5 年无瘤生存率为 87%。有人认为术前TACE 对血管的刺激可能会增加移植后肝动脉并发症及肝周化学性炎症反应而加大手术难度等。而作者认为影响并不大,肝移植的血管并发症主要与血管的吻合技术有关,也与 TACE 血管的选择有关。而对于肿瘤直径 <5cm、肿瘤数 ≤3 个的患者尤其是有肿瘤包膜不适 TACE 的患者,经皮乙醇注射(percutaneous ethanol injection,PEI)或射频消融、微波消融等治疗对于延缓肿瘤的发展、延长等待时间和减少手术操作引起的肿瘤脱落导致肿瘤转移都有益处。全身化疗的实际效果尚未得到证实,有人支持术前和术后全身化疗,以减少肿瘤的转移。

3. **HCC 肝移植术后复发的原因及治疗选择**　叶啟发团队通过回顾性分析 166 例原发性肝癌患者实施改良背驮式肝移植(APBLT)的临床疗效,结果显示 APBLT 术后 1 年、3 年生存率分别为 56.6%、37.9%;术后肿瘤复发率为 45.8%,中位复发时间为(338±78)日,与其他移植中心所报道的大宗原发性肝癌原位肝移植病例随访数据相近。HCC 肝移植术后复发常见的部位是肝、肺、骨和肾上腺,也有学者报道移植术后 HCC 的复发以肝外首先复发多见,复发的时间大部分发生在术后 2 年内,确诊肿瘤复发患者中位生存时间一般不超过 1 年。移植术后 HCC 复发严重影响患者预后,是制约肝移植技术发展的瓶颈。

影响肝移植术后 HCC 复发的因素有很多,主要包括以下几个方面。

(1) 乙型肝炎病毒(HBV)基因型:HBV 包括 A~H 共 8 个基因型,这 8 个基因型的分布呈地域差异性。A 型多见于北欧国家,D 型多见于东欧、地中海和中东国家。B 型和 C 型主要发生在远东和东南亚国家,包括中国、日本等。有研究发现感染 HBV C 型的 HCC 患者肝切除术后复发风险高于 HBV B 型的患者,可能与 HBV C 型肝炎病毒基本核心启动子区 T1762/A1764 突变率较高相关。

(2) 肝癌直径与癌结节数量:研究显示,HCC 直径 >7cm 及 5~7cm 移植后的 5 年生存率分别为 34% 和 55%,因此,肿瘤直径 >7cm 与 HCC 复发明显相关。同时,肝内 1 个、2 个和 3 个癌结节的 5 年生存率分别为 68%、58%、和 42%,并且 1~3 个与 >7 个癌结节之间的 5 年生存率差异有统计学意义。因此,HCC 直径与癌结节数量对移植后肝癌复发存在相关性。

(3) HCC 组织学分级:肝癌肿瘤组织学分级反映了肿瘤的恶性程度,同时也与肿瘤微血管浸润密切相关。有研究报道,高分化肿瘤的微血管浸润率为 12%,中分化和低分化肿瘤分别为 29% 和 50%。

(4) 肿瘤细胞微转移:一般指非血液系统恶性肿瘤在发展过程中播散并存活于血循环、骨髓、淋巴系统等循环组织器官的微小肿瘤细胞灶,患者常无明显临床症状,并且 CT、MRI 和普通病理检查等常规检查都难以发现。目前认为肝移植术后复发肿瘤来源于 HCC 的微转移,微转移灶的形成包括术前已存在和术中因挤压、搬动肝脏或肿瘤的破裂造成肿瘤细胞的转移。

(5) 免疫抑制剂的使用:有研究显示,移植术后与 HCC 复发有关系的免疫抑制剂主要是类固醇激素,并发现如果术后持续使用类固醇激素与 6 个月内停用者比较,HCC 复发的危险性前者几乎是后者的4 倍。

(6) 循环肿瘤细胞(circulating tumor cell,CTC):CTC 是指由原发部位的肿瘤细胞游离并释放到循环血液中的一类细胞。其可在原发灶之外转移种植,形成新的肿瘤病灶。同时,循环血液中 CTC 的存在也是导致 HCC 肿瘤复发的关键因素。因此,对于 CTC 的动态监测可实时了解肝移植术后肿瘤的复发情况。

由于肝移植术后 HCC 复发临床特征多样化,针对不同肿瘤患者应积极制订个体化的综合抗癌治疗方案,以期提高疗效。目前治疗方案主要包括以下几方面。

(1)肝内复发病灶:如果病灶位于一侧肝叶,应根据肿瘤大小、位置、患者肝功能及全身状态等综合评估,如有手术切除适应证,最好选择手术切除病灶,以达到肿瘤根治性切除。如果没有手术适应证,则可行彩超引导下射频消融或 PEI 治疗。肝脏多发病灶可行 TACE 治疗和 / 或化疗。如果肝内病灶多发,以上治疗方案疗效不佳时,排除远处脏器转移,可以考虑再次行肝移植。但是,再次肝移植风险性大,无论是手术打击还是肿瘤转移复发概率,都是对再次肝移植的很大考验。有学者总结 9 例再次肝移植病例,结果显示再次肝移植更容易发生血管侵犯、肿瘤复发出现时间较初次肝移植更早。因此,对于目前供肝肝源紧张的局面,再次肝移植需慎重考虑。

(2)有肿瘤复发远处转移:对于肝内单结节病灶或单纯肺、肾上腺转移的局部病灶,可以行局部根治性切除或使用经动脉化疗栓塞(TACE)等非手术治疗方式。对于广泛转移者治疗方案主要采用全身放化疗。目前临床上常用的肝移植术后全身辅助化疗药包括阿霉素、顺铂、5- 氟尿嘧啶和吉西他滨及分子靶向药物索拉菲尼等。有学者将超 Milan 标准的 HCC 患者在肝移植术后分为两组,实验组每日两次口服索拉菲尼 400mg,对照组每日口服卡培他滨 1 500mg,每个疗程使用 14 日后休息 2 周。结果发现超 Milan 标准的 HCC 患者在肝移植术后预防性使用索拉菲尼可能会减少或推迟 HCC 复发,延长患者的生存期。全身化疗药物的协同使用可以抑制肿瘤细胞生长及新生血管形成,抑制肿瘤的发展,延缓病情进展。同时,新型靶向药物的研发与应用为 HCC 药物治疗带来了希望。但是全身化疗药物对 HCC 患者也具有一定的毒副作用,因此,还需要进一步研究和临床观察来改善化疗药物的疗效。

(3)免疫抑制治疗:目前认为类固醇激素和钙调磷酸酶抑制剂(CNI)的使用可增加 HCC 的复发率,如何把握好免疫抑制治疗在免疫排斥和肿瘤复发中的平衡,是目前临床治疗的难点。多项前瞻性研究表明,西罗莫司可以通过抗肿瘤新生血管形成抑制原发性和继发性肿瘤的生长,显著降低肝移植术后 HCC 复发,延长患者术后生存时间。有研究将西罗莫司联用索拉菲尼的综合治疗方案应用于 12 例肝移植术后 HCC 复发患者,结果显示肿瘤复发的中位生存期达 13.5 个月,两者的协同作用有望改善患者生存时间,但是其长期治疗效果仍待进一步验证和探究。

(二)胆管癌

胆管癌主要分为两种:一种来源于周围胆管、肝内胆管,由肝内的细小胆管发生,称为胆管细胞癌(cholangiocellular carcinoma,CCC);另一种发生于肝外胆管,多位于肝门的主要胆管分叉处,称为肝门部胆管癌(BDC),又称 Klatskin 瘤。这两种胆管癌在临床表现、预后和治疗方法上不同。

CCC 患者多发生于无硬化的肝脏,应首选肝切除。大量的事实证明,对于无法切除的进展期 CCC,即使肝移植行综合治疗,包括放疗和化疗等,移植后很早就发生脱落肿瘤细胞复发,总体的移植效果较差,故有人提出进展期 CCC 是肝移植的禁忌证。

对于胆总管下段的 BDC,阻塞性黄疸常是首发症状,发现较早,其切除率较高,而且有治疗性内支架可以缓解症状。多选择胰十二指肠切除,对于不能切除的患者行内支架治疗。肝门部 BDC 多首选肝门切除或合并部分肝切除,随着血管重建技术提高,即使进展期肝门部 BDC 侵犯主要的血管也可以手术切除。然而后者因发现时多已经严重侵犯肝门结构、肝动脉和门静脉,手术切除率低。对不能切除的 BDC 无特效的治疗方法,放疗和化疗均不敏感,预后极差,患者多在 3~4 个月内死于肝衰竭,部分患者即使行姑息性引流,也只是缓解症状,并不能延长生存时间。故理论上对于不能切除的肝门部 BDC,肝移植是唯一可以使患者获得长期存活的治疗方法。

BDC 肝移植术后肿瘤复发是术后死亡的主要原因,大部分 2 年内复发,甚至有报道复发的平均时间为 14.3 个月(2~49 个月),而影响其复发的主要因素是肿瘤的 UICC 分期、肝门淋巴结转移、血管侵犯等。资料显示,UICC Ⅰ、Ⅱ期 BDC 患者肝移植术后 3 年存活率达 55.6%,5 年存活率为 44.4%,而Ⅲ、Ⅳ期 BDC 患者的存活均未超过 3 年。以上均为术后的回顾性研究,但真正的术前准确分期很难做到,其适应证的选择也只能按上述标准。

总之,肝内 BDC 首选肝切除,因效果差不建议行移植;对于肝外 BDC,应首选切除或内支架减轻黄疸;对于不能切除的肝门部 BDC,应争取早期行肝移植;对远处转移或周围脏器侵犯者,因扩大切除和移植效果较差,不建议行肝移植。

（三）转移性肝癌

转移性肝癌大致分为两种：神经内分泌型和非神经内分泌型。肿瘤部分肝切除可能是有效地缓解症状的方法，但常难以彻底切除。神经内分泌型转移性肝癌肝移植多为小宗病例报道，Routley 等报道 11 例神经内分泌肿瘤包括类癌（分泌 5-羟色胺）和其他 APUD 肿瘤（apudomas）肝移植，1 年和 5 年生存率分别为 82% 和 57%。6 例肿瘤复发，1 例死于移植并发症，4 例存活无复发。所有患者症状明显缓解。最长存活患者在报道时已经 106 个月。Iwatsuki 报道的 22 例神经内分泌肿瘤肝转移肝移植，3 年无病存活率为 45%，匹兹堡大学医学中心也报道 22 例病例无病存活率为 45%，其他报道术后复发率为 67%。综合临床资料，神经内分泌肿瘤肝转移后肝移植患者总的原始无复发存活率为 35%~45%。

目前 Steiniger 等 1998 年报道了一项最大的单中心序列研究。该研究纳入 30 例继发性肝癌肝移植患者，患者分别存活 41 个月、43 个月和 14 年，5 年生存率为 16%，对于原发肿瘤无淋巴结转移的中位生存率可以提高到 32 个月。虽然研究者认为结果并不令人满意，但依然认为肝移植是目前治疗继发性肝癌最好的方案，然而其观点并不被其他研究支持。Lehnert 等 1998 年报道了 103 例神经内分泌型转移性肝癌肝移植，大部分病例的原发肿瘤位于胰腺或小肠，并有不同程度的内分泌活动；大部分病例移植前都经历了手术、药物或放疗。患者 5 年总存活率为 47%，无瘤生存率为 24%。

总之，对于内分泌型肿瘤肝转移患者，如内分泌现象严重、经内科综合治疗无效、肝转移灶无法切除但无肝外转移病灶，可选择行原发灶切除联合肝移植手术，以此来缓解内分泌活动引起的各种并发症、提高患者生活质量和远期生存率，少部分患者还可达到临床治愈。但对于此类患者，在肝移植术前应行全面的影像学评估以排查肝外转移病灶，对于肝移植术前存在的原发灶应尽量彻底清除。有人提出多脏器切除联合多脏器移植甚至串簇移植，但此类手术患者死亡风险较高。

对于非内分泌型肿瘤肝转移患者，因原发肿瘤大部分来源于结直肠肿瘤，移植效果较差。目前多不主张行肝移植。Pichlmayr 等报道了 43 例非内分泌型肿瘤肝转移患者肝移植手术，其中 30 例肿瘤原发灶来自结直肠，肝移植术后 2 年生存率不到 10%，无患者存活达 5 年。鉴于目前结直肠癌肝转移患者的多学科综合治疗效果显著、治疗手段多样，结直肠癌肝转移患者行肝移植手术的临床疗效有了很大改善，但综合考虑肝移植供体缺乏、移植治疗费用高、移植后肿瘤复发等多种因素，对于非内分泌型肿瘤肝转移患者，应慎重考虑选择肝移植手术。

（四）其他少见的肝脏原发恶性肿瘤

其他少见的考虑可以行肝移植的肝脏原发肿瘤包括肝母细胞瘤（hepatoblastoma，HPB）、间质肿瘤［肉瘤（sarcoma）］、肝血管肉瘤（hemangiocarcoma）、儿童肝癌和上皮样肝血管内皮瘤（epithelioid hemangioendotheliona，EHE）。因为这类肿瘤较少，肝移植的经验也是仅限于个案或小宗病例报道。

HPB 是儿童最常见的肝脏恶性肿瘤，其发生率为 3.8/1 000 000，大部分发生于 5 岁以下儿童，目前首选治疗方案是行肝肿瘤切除术，总体生存率仅为 20%。因其对化疗敏感，通常选择化疗和手术切除。对于手术不能切除患者，全肝切除行肝移植理论是最好的治疗，如果没有肿瘤残留，表现为 AFP 正常，一般认为无肿瘤残留的病例 2 年复发的概率很低，故理论上只有存活超过 2 年的病例有望治愈。

EHE 是一种来源于血管内皮的肿瘤，多见于少年和青年，常为多中心起源，多不能切除，然而因其生长缓慢和转移较晚的特点使其成为肝移植的适应证。1988 年，Marino 等陆续报道了肝移植，总体的经验是 5 年无瘤生存率为 76%，效果较好，故认为 EHE 行肝移植是合理的。

关于儿童肝癌肝移植，有报道称 36%（5/14）的患儿存活超过 1~5 年，也有长期存活病例，目前世界上存活最久的也是儿童肝癌（意外癌）肝移植，但因为儿童肝癌多合并母体垂直传播肝炎，而且发现时多为晚期，普遍效果较差。

（李岗山　王　伟　梁文进）

‖‖‖‖‖‖‖‖　推荐阅读资料

［1］温浩,李海涛.肝包虫病的外科手术及药物治疗进展.中国动物保健,2017,19(7):29-32.

［2］彭志海,孙红成.肝移植术后肝癌复发.中华消化外科杂志,2016,15(5):444-447.

［3］王晓雷,郝文超,刘志军,等.肝包虫病误诊为肝囊肿原因分析及文献复习.临床误诊误治,2017,30(2):4-6.

［4］郑多安,龚仁华,姜世涛.肝包虫病的诊治方法研究进展.解放军预防医学杂志,2016,34(3):451-453.

［5］张萌,叶启发,钟自彪,等.原发性肝癌肝移植的研究进展.中华消化外科杂志,2017,16(2):215-220.

［6］周淑英.浅谈肝包虫病的临床诊断与治疗.医药前沿,2017,7(1):132-133.

［7］ALGHOFAILY K A,SAEEDAN M B,ALJOHANI I M,et al. Hepatic hydatid disease complications:review of imaging findings and clinical implications. Abdom Radiol(N Y),2017,42(1):199-210.

［8］ASWANI Y,HIRA P. Imaging spectrum of hydatid disease:usual and unusual locations. Pol J Radiol,2018,83:e160.

［9］OLAIZOLA P,RODRIGUES P M,CABALLERO F J,et al. Genetics,pathobiology and therapeutic opportunities of polycystic liver disease. Nat Rev Gastroenterol Hepatol,2022,19(9):585-604.

［10］PAKALA T,MOLINA M,WU G Y. Hepatic echinococcal cysts:a review. J Clin Transl Hepatol,2016,4(1):39-46.

［11］SRINIVAS M R,DEEPASHRI B,LAKSHMEESHA M T. Imaging spectrum of hydatid disease:usual and unusual locations. Pol J Radiol,2016,81:190-205.

［12］SIA D,VILLANUEVA A,FRIEDMAN S L,et al. Liver cancer cell of origin,molecular class,and effects on patient prognosis. Gastroenterology,2017,152(4):745-761.

［13］MAZZAFERRO V,GOREN A,ROAYAIE S,et al. Liver resection and transplantation for intrahepatic cholangiocarcinoma. J Hepatol,2020,72(2):364-377.

［14］SINDHI R,ROHAN V,BUKOWINSKI A,et al. Liver transplantation for pediatric liver cancer. Cancers(Basel),2020,12(3):720.

［15］WANG W,WANG C,XU H,et al. Aldehyde dehydrogenase,liver disease and cancer. Int J Biol Sci,2020,16(6):921-934.

第八章

背驮式肝移植术前准备

- -

第一节 受体术前评估

在决定对患者施行背驮式肝移植(PBLT)手术之前,应该对患者作出更全面和详细的评估,主要包括解剖、病因、感染、肿瘤、合并的疾病,以及对各重要脏器的评估,明确是否有明显的医学和心理学方面的禁忌证。

一、常规术前评估检查

为了匹配大小合适的供肝,需对受体的体重、身高和肝脏大小进行必要的测量。肝脏具有"免疫豁免"的特性,肝移植术后的排斥反应与肾移植和心脏移植相比,发生率低,程度轻且容易治疗和逆转,因此组织配型一般只基于 ABO 血型相配,HLA 配型、PRA 可供参考。血清巨细胞病毒(CMV)抗体阴性的受体,最好接受 CMV 阴性的供体肝脏。CMV 阳性的供体肝移植给 CMV 阴性的受体,术后 CMV 感染的机会明显增加。年龄不是肝移植的禁忌证。

PBLT 受体常规术前检查中实验室检查项目包括血常规、肝功能、肾功能、电解质、凝血功能、心肌酶谱、高敏肌钙蛋白、脑钠肽、血氨、血型 + 输血前检查;病毒性筛查[(甲型肝炎病毒(HAV)、乙型肝炎病毒(HBV)、丙型肝炎病毒(HCV)、CMV、EB 病毒(EBV)、单纯疱疹病毒(HSV)、BK 病毒(BKV)、人类免疫缺陷病毒(HIV)]、梅毒、结核菌素试验(purified protein derivative,PPD)、真菌 D 葡聚糖(G)试验、GM 试验;肿瘤标记物[甲胎蛋白(AFP)、维生素 K 缺乏或拮抗剂 II 诱导的蛋白质(PIVKA-II)、癌胚抗原(CEA)、糖类抗原 19-9(CA19-9)、糖类抗原 125(CA125)],循环肿瘤细胞(CTC);HLA 型,群体反应性抗体(population reactive antibody,PRA);甲状腺功能试验;自身免疫性抗体、铜蓝蛋白水平;微生物培养:血、尿、痰、引流液等;影像学检查项目包括肺部 CT、心电图、超声心动图、胃十二指肠镜检查、结肠镜检查(如果患者超过 55 岁)、腹部 CT(平扫 + 血管成像)及肝体积测定、腹部超声、肺功能试验;必要时可行脑电图、冠状动脉造影、MRI、PET/CT 等检查。

二、肝脏和胆管系统

对肝脏和胆管系统的评估主要是为了明确肝脏的原发病和排除恶性肿瘤。由于肝脏原发病的不同,关系着肝移植术前和术后的不同治疗方法,以及术后原发病的复发情况,所以术前明确诊断原发病是必要的。

在血液学检查方面,应常规进行的检查有:①HBV 血清学标志,如乙型肝炎表面抗原(HBsAg)、乙型肝炎表面抗体(HbsAb)、乙型肝炎 e 抗原(HBeAg)、乙型肝炎 e 抗体(HBeAb)、乙型肝炎核心抗体(HbcAb)及 HBV DNA;②HCV,包括 HCV-Ab 和 HCV RNA;③抗核抗体(ANA);④抗线粒体抗体(AMA);⑤抗平滑肌抗体(ASMA);⑥EBV 抗体;⑦CMV 抗体;⑧AFP、PIVKA-Ⅱ、CA19-9、CA125 和 CEA;⑨HIV。

对于巴德 - 基里亚综合征(BCS)、酒精性肝硬化及其他原因不明的肝病患者,需要行肝脏活检病理检查。由于 HCV 从感染至抗体产生有一较长的潜伏期,所以对于 HCV-Ab 阴性的患者,可对活检肝组织行 PCR 检查来明确有无 HCV 感染。

许多肝硬化患者都合并肝细胞癌(HCC),所以患者必须接受超声、CT 或 MRI 检查,以明确有无肝细胞癌的存在。循环肿瘤细胞检查 CTC 对肝癌转移有一定的参考意义。

硬化性胆管炎可能合并胆管癌,CA19-9、CA125 检查有助于明确诊断。必要时可以行经内镜逆行胰胆管造影(ERCP)及胆管脱落细胞检查。

门静脉和肠系膜静脉血栓不是肝移植手术的禁忌证,但是会给肝移植手术带来困难,所以彩色多普勒超声检查门静脉和下腔静脉是必要的,不但可以明确有无血栓,也可以明确是否存在门静脉高压及门静脉、脾静脉的直径和血流方向。

有时需要行 ERCP 或经皮穿刺肝胆道成像(percutaneous transhepatic cholangiography,PTC)来明确胆管系统是否正常。

三、心血管系统

肝移植时,患者常会面临极大的血流动力学改变,所以术前需对受体的心血管系统进行评估,特别是对于年龄大于 60 岁的患者,以及有吸烟史、家族心脏病病史、糖尿病病史和高血压病史的患者。

冠心病患者经冠状动脉搭桥术后,如果左心室收缩功能正常,也可以行肝移植手术。酒精性肝硬化患者必须检测左心室功能以排除心肌病变,如果已有心肌病变,则不宜行肝移植手术。一些系统性疾病,如红斑狼疮、结节病、血色素沉着症,都需要进行详细的心脏检查。

心脏瓣膜病如果已引起肺动脉高压,则应视为禁忌证。

对于心电图有异常表现者,如左束支传导阻滞、左心室肥厚或 ST-T 改变,可行运动阶梯试验。心电图 QT 间期离散度的异常及各导联之间 QP 间期的变异是心肌在复极化过程中的异常反映,如果 QP 离散度达 0.09 秒,说明心肌有严重的病变,术后容易发生心脏并发症。代谢性疾病往往合并有心肌的病变,所以应对这类患者术前检查 QT 间期离散度。

四、呼吸系统

大部分慢性肝病患者都存在不同程度的肺功能异常,约 50% 的不吸烟患者和 75% 有吸烟史的患者存在肺弥散功能的损害。自身免疫性肝病和原发性胆汁淤积型肝硬化常伴有肺间质的纤维化。术前肺部疾病的存在会增加术后肺部并发症的发生率。

在肝移植术前,对患者应常规行肺功能检查。肺弥散功能损害的患者,应行动脉血气检查。如果动脉血氧分压低于 10.67kPa(80mmHg)(1mmHg=0.133kPa),吸纯氧不能纠正,则需行肺活检。对于原发性肺动脉高压的患者,则应行肺活检和心导管检查。如果患者合并严重的进展性原发性肺病,肺功能不能纠正,则不宜行肝移植手术。功能性肺部疾病(如哮喘)和继发于肝衰竭的肺功能不全(如肝肺综合征、腹水或营养不良)不影响肝移植术后的存活率。

五、肾功能

血肌酐、肌酐清除率、肾图是反映肾脏功能的一个灵敏的指标。如果血清肌酐大于 30mg/L(约 340μmol/L),手术死亡率明显升高。肝肾综合征在肝移植术后可以得到纠正,此时血清肌酐升高并不影响术后存活率。但是必须排除肾脏本身的疾病。如果终末期肝病患者同时合并严重的肾实质性疾病,则需行肝肾联合移植。

六、慢性感染性疾病

肝移植术前应常规行结核菌素试验,如果怀疑结核病时,应行骨髓、痰和腹水的结核菌培养。如果结核病处于活动期,术前必须进行至少 3 个月治疗,但最好治疗 1 年以上。

化脓性感染如骨髓炎、鼻窦炎、牙龈炎、压疮、直肠周围的炎症和脓肿,在术前必须彻底治愈。治疗包括抗生素的应用和必要的外科引流。

梅毒和淋病不是手术禁忌证,但术前必须给予彻底治疗。如果感染有 HIV,不管是否已发展为获得性免疫缺陷综合征(acquired immunodeficiency syndrome,AIDS),都被视为相对禁忌证。

真菌感染也应在术前给予治疗。

麻疹、流行性腮腺炎和风疹病毒的免疫学测定亦是必要的,如果抗体阴性,患者术前应该接种疫苗。HBsAg 阴性的患者也应在术前进行免疫接种。同时,术前最好能应用脊髓灰质炎、白喉和破伤风的免疫增强剂。

七、凝血功能

终末期肝病的患者,由于凝血因子Ⅱ、Ⅴ、Ⅶ、Ⅸ、Ⅹ和纤维蛋白原合成减少,以及由于纤维蛋白溶酶抑制因子减少,导致纤维蛋白溶解作用增强,血小板数量减少和功能障碍,都会造成凝血功能的异常。在肝移植手术前,应常规行凝血酶原时间(PT)、活化部分凝血活酶时间(APTT)和血小板计数的检查。如果这些检查有异常,则需行更详细的检查,如凝血因子Ⅴ、Ⅷ的测定。如果这种凝血功能异常在输注各种凝血因子后可以得到纠正,则不影响肝移植手术的进行,而且对于大部分患者,肝移植术后,凝血功能的异常可以立即得到纠正。

八、胃肠道疾病

原发性硬化性胆管炎合并溃疡性结肠炎时,有发生结肠癌的危险,术前必须加以排除。另外,粪便隐血试验阳性和年龄大于 45 岁的患者都应常规行结肠镜检查。

活动性消化性溃疡不是肝移植手术的绝对禁忌证。术后免疫抑制剂的使用是影响肝移植术后患者存活率的关键因素,而现有的免疫抑制剂均为脂溶性的,并需胰酶参与。所以有学者将慢性胰腺炎和其他影响胃肠吸收功能的疾病列为相对禁忌证。粪便脂肪含量测定采用 D- 木糖吸收试验,可用来评估胃肠吸收功能。

九、既往腹部手术史

曾行门腔分流术的患者,由于粘连分离和外科暴露困难,可延长手术时间,增加出血的机会,增加手术死亡率,但是不应视为肝移植的禁忌。门体分流术会增加术后胆管并发症的发生率,但总体死亡率并不增加。右上腹部的其他手术也会增加肝移植手术的死亡率。

十、心理学和社会学

肝移植前应评估患者和家属的心理和社会学状况,以确保其对手术风险及有关的一系列问题的充分理解和配合。另外,如患者或家属有需求,可告知获得医疗和社会支持的途径。

(明英姿 赵杰)

第二节 受体特殊情况的术前处理

由于供体缺乏,在等待供体的过程中,需要对受体的如消化道出血、腹水和自发性腹膜炎等一系列并发症进行有效治疗。

一、胃底、食管曲张静脉破裂出血

曲张静脉破裂出血是终末期肝病患者门静脉高压所致的最严重并发症之一,死亡率可高达 50% 以上。对于准备行肝移植的患者，一般主张采用非手术方法控制出血。内镜下硬化剂注射治疗和内镜下组织黏附剂对活动性出血的曲张静脉和未出血的曲张静脉都是一种有效和安全的治疗方法，经硬化剂治疗控制出血后，可以继续行硬化剂治疗，一般每周 1 次，4 次为 1 个疗程，这样可以彻底消除静脉曲张。注射点溃疡是硬化剂治疗的最常见并发症。

内镜下曲张静脉套扎术也是治疗曲张静脉出血的有效方法，它比硬化剂治疗效果更好，联合硬化剂具有并发症少、再次出血率低的优点。

β 受体拮抗剂可以降低心排血量，减少内脏器官血流量，降低门静脉的压力，从而起到预防曲张静脉再次破裂出血的作用。但在急性出血期一般不主张使用此类药物。血管升压素也可以减少内脏器官的血流，从而降低门静脉的压力，对治疗急性出血有一定的作用，一般以 0.2~0.8U/min 的速度静脉滴注。如果与硝酸甘油合用可以减少血管升压素的某些副作用，如心肌缺血和肠坏死等，硝酸甘油一般以 40~400μg/min 的速度静脉滴注。生长抑素（somatostatin）可以通过收缩内脏血管而使门静脉血流减少和压力降低，治疗和预防曲张静脉出血的效果良好，其副作用比血管升压素少。

如果药物治疗和硬化剂治疗均失败，可以用双气囊三腔管压迫止血。三腔管压迫可能出现一系列并发症，并影响患者的呼吸，对于此类患者要特别注意呼吸道的管理。

如果急性出血采用上述方法不能控制，则可以行急诊肝移植。如果缺乏供肝，采用手术止血是唯一可选择的方法。因内镜及介入治疗的进步，以往常用的门体分流术和断流术已逐渐被淘汰。经颈静脉肝内门体分流术（TIPS）是术前预防曲张静脉出血和消除腹水的一种有效措施，比远端脾肾分流术更值得选用。采用 TIPS 时，一定要注意支架位置的正确。如果将支架放入门静脉主干、肝上下腔静脉（SIVC）或右心房会给病肝切除带来极大的困难。

二、其他原因的胃肠道出血

并非所有的胃肠道出血都是由曲张静脉破裂所致，即使有曲张静脉破裂出血病史，也应行内镜检查，以排除胃炎、门静脉性胃病、食管贲门撕裂和胃十二指肠等所致的上消化道出血。

在肝硬化患者中，门静脉高压性胃病是上消化道出血的一个重要原因，但一般不是致死性的。严重时表现为弥漫性充血，目前没有特殊的治疗方法。盐酸普萘洛尔可以预防和减少出血，而 H_2 受体拮抗剂对治疗胃黏膜炎症有一定的好处。

由于对激素代谢的障碍，肝硬化患者的十二指肠溃疡发生率为同年龄正常人的 10 倍，H_2 受体拮抗剂可以用来预防溃疡出血。另外，肝硬化患者也容易出现下消化道出血。自身免疫性肝炎和硬化性胆管炎可以合并溃疡性结肠炎，而凝血功能的异常往往会增加结肠炎出血的危险。

三、腹水

终末期肝病的患者，门静脉高压、低蛋白血症和钠潴留是引起腹水产生的主要原因。少量的腹水并不需要特殊治疗。只有当大量腹水引起呼吸困难、严重的身体不适和食欲下降时，才应该给予有效的治疗。肝移植术前用药物控制腹水是暂时性措施，因为肝移植手术本身可以解决腹水的问题。除了控制盐（1.5~2.0g/d）和水的摄入外，还可以给予利尿治疗，首选的利尿药是螺内酯，因为其可以对抗终末期肝病患者血液中升高的醛固酮，如果治疗效果不明显，可以加用呋塞米或氢氯噻嗪。利尿治疗时要注意水、电解质平衡。尿中钠 / 钾比值大于 1 时，说明利尿治疗是有效的。顽固性腹水可以进行腹腔穿刺。凝血功能障碍并不是穿刺引流腹水的禁忌证，因为出血的发生率只有 1%。如果能够同时补充大剂量的白蛋白（每次引流腹水后补充 40g 白蛋白）以维持循环容量，大量引流腹水（4~6L/d）一般是可以耐受的。

四、自发性细菌性腹膜炎

自发性细菌性腹膜炎（spontaneous baterial peritonitis，SBP）是终末期肝病患者的死亡原因之一，其死亡率很高，在发生第 1 次 SBP 后 1 个月的死亡率为 32%，1 年死亡率约为 78%。治疗的关键是早期诊断。

因门体侧支循环的存在使大量细菌躲避了肝脏网状内皮系统，且此时肝脏吞噬细胞功能受损。此外，腹水是一个很好的细菌培养基，可导致细菌移位，所以肝硬化患者容易发生 SBP。SBP 表现为寒战、发热、白细胞计数升高、肠鸣音减弱、腹部压痛及反跳痛。

肝硬化患者如果出现发热、肝功能突然损害、腹痛或肝性脑病的先兆，要注意有无SBP。如果怀疑腹膜炎，则应行腹腔穿刺。如果腹水白细胞计数 $>2.5 \times 10^8$/L，则可明确诊断，并应立即开始抗生素治疗。SBP时，腹水并不混浊，腹水中蛋白和糖的测定对诊断无意义。革兰氏染色有助于明确致病微生物，但只有1/3的患者有阳性结果。腹水培养的阳性率为47.6%~76%。致病最常见的是链球菌或革兰氏阴性杆菌，厌氧菌感染罕见。

一旦怀疑为SBP，应立即给予抗生素治疗。由于氨基糖苷类有严重的肾毒性，因此不宜在此类患者中使用，头孢噻肟（cefotaxime）治疗SBP的有效率可达80%左右。细菌培养阳性的患者，应根据药敏试验调整用药。静脉用药需要持续5~10日。细菌培养结果为阴性的患者也需要及时予以治疗。

预防SBP的复发比较困难，并且两次复发之间的间隔时间很短。有人认为长期服用诺氟沙星（400mg/d）对预防复发有一定的作用。对于发生SBP的患者，一旦感染控制，则应尽快行肝移植，只要经过4日以上有效的治疗，肝移植术后败血症或菌血症的发生率与其他患者相当。

五、细菌性胆管炎

由胆管闭锁和原发性硬化性胆管炎引起的肝硬化患者，容易发生细菌性胆管炎。发生细菌性胆管炎时，需要有效的抗生素治疗，同时，可以行穿刺引流。也有部分患者经上述治疗后感染仍不能完全控制，在没有肝外感染的情况下也可以行肝移植手术。切除感染的肝脏有利于改善患者的情况，术后只要给予敏感的抗生素治疗，并不会引起严重的术后感染。

六、肝性脑病

肝性脑病是肝硬化的常见并发症。早期表现为清醒 - 睡眠规律的颠倒或嗜睡、对周围环境的反应迟钝、抑郁和书写变化。肝性脑病可分为四期（表8-2-1）。

表 8-2-1　肝性脑病的分期

分期	临床表现	分期	临床表现
I期	焦虑、易怒、计算能力受损	III期	谵妄、昏睡
II期	性格改变、记忆力障碍、嗜睡	IV期	昏迷

细菌性腹膜炎、胃肠道出血、大量利尿和穿刺引流腹水、电解质紊乱等均可诱发肝性脑病。肝性脑病的治疗主要包括去除诱发因素、改善肠道菌群、减少食物中蛋白质含量及足够的能量支持。如果肝性脑病处于III期、IV期，应紧急行肝移植。肝移植术后肝性脑病可以纠正。

七、肝肾综合征

肝肾综合征是指肾功能下降，但缺乏内源性肾脏疾病的证据，如血尿、蛋白尿或异常的肾脏超声检查。与急性肾损伤的其他原因不同，肝肾综合征是由肾循环的功能改变引起的，并可能通过肝移植或血管收缩药物逆转。

国际腹水研究小组（International Ascites Club，IAC）提出了肝肾综合征的诊断和分型标准，可分为肝肾综合征急性肾损伤和非急性肾损伤。肝肾综合征急性肾损伤类型诊断依据：①48小时内血肌酐升高 $\geqslant 0.3$mg/dl 或血肌酐 $\geqslant 1.5$ 倍基线值；②肝硬化合并腹水；③无休克；④无肾毒性药物使用（非甾体抗炎药、造影剂等）；⑤无结构性肾损伤，包括无蛋白尿（>500mg/d），无血尿（>500 个红细胞），肾脏彩超正常。肝肾综合征非急性肾损伤类型诊断依据：①急性肾脏疾病类型，eGFR<60ml/（min·1.73m²），持续时间 <3 个月，血肌酐增加百分比 <50%（近 3 个月门诊血肌酐作为基线值）；②慢性肾脏疾病类型，eGFR 低于 60ml/（min·1.73m²），持续时间 $\geqslant 3$ 个月。

因此，在合并肾功能不全的终末期肝病患者中首先排除肾前性氮质血症、急性肾小管坏死、原发性肾病、休克、严重的细菌感染、是否使用肾毒性药物等情况，并早期应用多普勒超声、核素动态显像等手段测定肾动脉内径、肾血流、肾脏阻力指数，以及测定比血肌酐、尿素氮更为敏感的尿 N- 乙酰 -β 葡萄糖苷酶活性，对肝肾综合征早期诊断和预防有重要意义。

特利加压素联合白蛋白治疗为目前肝肾综合征急性肾损伤的一线方案，血管活性药物也可考虑使用去甲肾上腺素、奥曲肽等。肝肾综合征患者对药物治疗无反应，并有容量超负荷、尿毒症或电解质紊乱时可用持续肾替代治疗（CRRT）。但 CRRT 并没有改善肝肾综合征患者的生存率。在没有器质性肾损伤的条件下，肝移植是肝肾综合征的最佳选择，有望改善肾功能。如肾功能恢复不顺利，并且功能受损持续时间较长时，可考虑肝肾联合移植。

八、综合评估

虽然上述肝脏相关并发症并不是 PBLT 的绝对禁忌证，但是术前不处理或不充分干预往往造成肝移植术后不良结局。多项临床研究数据表明，肝移植受体术前终末期肝病模型（MELD）评分越高，术后 3 个月和 1 年死亡率越高，肝移植风险越大。PBLT 的禁忌证包括绝对禁忌证和相对禁忌证，见第七章。

（明英姿　赵　杰）

第三节　备　　血

肝移植手术的出血量较大，在术前血库应准备好一定数量的成分血及血液制品。具体的数量因医疗条件或患者的个体情况而定。对凝血功能异常患者，以下推荐可供参考。

（1）10 单位红细胞：ABO 和 Rh 血型相容的红细胞。

（2）2 000ml 新鲜冰冻血浆（fresh frozen plasma，FFP）。

（3）2~4 人份机采血小板：每人份含血小板数为 $(2.5~3)\times 10^{11}/L$，容量为 280~300ml。

（4）8~10 单位冷沉淀：主要含有浓缩的纤维蛋白原和凝血因子Ⅷ，也可用相应的血液制品代替。

（5）其他血液制品：白蛋白、纤维蛋白原、凝血酶原复合物及凝血因子Ⅶ的浓缩制剂。

（明英姿　赵　杰）

|||||||||| 推荐阅读资料

[1] BARGEHR J，TREJO-GUTIERREZ J F，PATEL T，et al. Preexisting atrial fibrillation and cardiac complications after liver transplantation. Liver Transpl，2015，21（3）：314-320.

[2] GUPTA S，FENVES A Z，HOOTKINS R. The role of RRT in hyperammonemic patients. Clin J Am Soc Nephrol，2016，11（10）：1872-1878.

[3] LINECKER M，KRONES T，BERG T，et al. Potentially inappropriate liver transplantation in the era of the "sickest first" policy-a search for the upper limits. J Hepatol，2018，68（4）：798-813.

[4] MATHUR A K，TALWALKAR J. Quality measurement and improvement in liver transplantation. J Hepatol，2018，68（6）：1300-1310.

[5] MOLLER S，HENRIKSEN J H. Cirrhotic cardiomyopathy. J Hepatol，2010，53（1）：179-190.

[6] STINE J G，NORTHUP P G. Coagulopathy before and after liver transplantation：from the hepatic to the systemic circulatory systems. Clin Liver Dis，2017，21（2）：253-274.

[7] WILKEY B J，HANSON R，REECE T B，et al. Transfemoral transcatheter aortic valve replacement for mixed aortic valve disease in child's class C liver disease prior to orthotopic liver transplantation：a case report. Semin Cardiothorac Vasc Anesth，2016，20（2）：158-162.

第九章

背驮式肝移植手术的麻醉

- -

第一节　受体术前麻醉及手术室准备

一、麻醉人员及设备

1. **人员**　高年资麻醉医师 2 名,低年资麻醉医师 2 名(或麻醉护士和技术员)。有明确通信联系途径,全天待命。低年资麻醉医师、麻醉护士和技术员接通知后在计划手术之前 2 小时要到达手术间开始准备工作。高年资麻醉医师提前 1 小时开始麻醉工作。

2. **设备**　手术室必须配备的设备包括:①麻醉机,有空气流量计、定容呼吸器;②监护仪,心电图、脉搏血氧饱和度、有创血压、二氧化碳和心排血量监测,必要时配备经食管超声心动图检查仪;③其他,包括红细胞回收仪、快速输液系统、血气生化分析仪、血栓弹力图(thromboelastography,TEG)、输血和输液加温器、加热毯、暖风机和除颤器等。

二、进入手术室患者的准备

手术间的室温调节在 21~23℃,各项准备工作就绪后,距离手术开始 1.5 小时将患者直接转运到手术间。患者仰卧位,两上肢伸展。开放静脉通路、连接各种监测并采取保温措施。在左右上肢肘部用 G14 套管针各开放 1 条静脉通路,分别与输血加温仪相连,以供快速输液和输血使用。如果经左侧腋静脉行体外门 - 体静脉转流术(venous-venous bypass,VVB),就不宜在左上肢开放静脉,可改用左侧颈外静脉,不应在下肢开放静脉。左侧桡动脉置入 G20 动脉导管持续监测动态血压(ambulatory blood pressure,ABPM),注意在动脉压力套装的冲洗盐水中加入肝素。必要时也可在右侧桡动脉置管专供采血样。经颈内静脉置入肺动脉导管和 1 根三腔中心静脉导管。肺动脉导管的侧管连接 1 条静脉通路用于输液、给药或采血样。中心静脉导管通过三通分别与输液泵和注射泵连接用以麻醉和治疗。患者四肢用棉垫裹好,身下垫变温毯或体表盖热风毯。可在两小腿的表面用电极与神经刺激器连接,持续刺激腓肠肌以防止下肢静脉血栓的形成。

三、麻醉药物及注射泵的准备

术中常规需要单次或持续注入的麻醉药物应当事先准备齐全,以便及时调控。

1. **注射泵的配制(按照体重 70kg 的成人)** ①舒芬太尼 250μg/50ml;②顺阿曲库铵 50mg/50ml;③前列腺素 E_1(prostaglandin E_1,PGE_1)300μg/50ml;④多巴胺:体重(kg)×3/50ml;⑤去甲肾上腺素:体重(kg)×0.03 或 0.06/50ml。需要时配制胰岛素 50U/50ml。

2. **输液泵** ①注射用水 500ml,以 1ml/(kg·h)的速率持续输入,防止高钠、高糖和高渗透压;②20%的甘露醇 250ml,按 0.1g/(kg·h)的速率输入以保护肾功能。

3. **输入途径的安排** 舒芬太尼、顺阿曲库铵和注射用水经三通连接入肺动脉导管鞘的侧管,或外周通路,经此通路还可以单次给药而不至于导致血流动力学的波动。多巴胺、去甲肾上腺素和 PGE_1 必须各自单独入 1 条中心静脉通路。胰岛素可按需要选 1 条静脉通路输入。

4. **单次用药的准备** 依托咪酯、咪达唑仑(1mg/ml)、顺阿曲库铵、舒芬太尼;去氧肾上腺素(50μg/ml,20ml)或间羟胺、氯化钙、氯化钾、硫酸镁、利多卡因、阿托品和艾司洛尔;呋塞米、碳酸氢钠和三羟甲基氨基甲烷(THAM);抗生素、免疫抑制药、白蛋白、乙型肝炎免疫球蛋白、静脉注射人免疫球蛋白及凝血酶原复合物抗纤溶药等。

(明英姿　赵　杰)

第二节　受体术前评估与准备

一、术前评估

在术前准备期间,必须对受体进行全面的肝病学和手术评估,要对患者存在的所有内科问题加以诊断和治疗,主要对患者心血管系统、呼吸系统、肾功能、肝病学和代谢紊乱等方面进行 Child-Pugh 分级评分和 MELD-Na+ 评分。

(一)一般情况

了解患者的身高、体重、年龄、精神状态、美国麻醉医师协会(American Society of Anesthesiologists,ASA)分级等。

(二)心血管系统

肝硬化患者血流动力学往往呈高排低阻的高动力型改变,如血容量增加,心排血量增加,全身血管阻力下降和内脏小动脉扩张,而其他部位血管紧张性收缩(如肾脏、大脑、肌肉和脾脏)。这种无效循环状态表现为血氧饱和度升高。全身血管阻力下降通常对 α 受体激动剂无反应,肺循环中可出现动 - 静脉分流,因此应预防空气栓塞。射血分数通常较高(>60%),但有些患者合并硬化性心肌病变,心肌收缩力下降,β受体数量下降使心肌细胞膜特性改变,还有心肌抑制物升高,此时心功能不全往往被心脏后负荷降低所掩盖。在酒精性肝硬化患者,高动力循环时心肌储备功能明显减少。因此,术前对此类患者的心脏储备功能和冠状动脉血流情况应作出充分的评估。

Alagille 病或 Watson-Alagille 综合征是一种肝内胆管缺乏综合征。患者具有特征性的面容、眼部变化和先天性心脏病。这种疾病患儿常见的先天性心脏病为肺动脉瓣狭窄和肺动脉发育不全。由于术中易出现血流动力学波动,因而术前必须充分评估和了解所有潜在的心脏结构缺损性疾病,以便术中管理。

肝脏疾病患者中约 3% 合并严重的冠状动脉疾病。有报道认为,肝硬化患者能产生一些和冠状动脉粥样硬化有关的蛋白质,但是并不代表其为肝移植的禁忌。多数严重冠状动脉狭窄的患者可预先接受经皮腔内冠状动脉血管成形术(percutaneous transluminal coronary angioplasty,PTCA)。也有少数病情较重患者不宜行 PTCA,应联合多科室评估手术风险及价值,合并瓣膜性心力衰竭患者,应谨慎评估手术麻醉风险。对危重患者,预计难以度过围手术期者,应禁忌肝移植。

(三)呼吸系统

在终末期肝病患者,低氧血症较为常见,其病因复杂。影响肺功能的因素包括肺内分流、胸腔积液及腹水所致通气/血流比值异常、间质性肺炎所致弥散障碍、吸入性肺炎或肺动脉高压,患者常呼吸急促并有呼吸性酸碱紊乱。过去曾将肺内分流列为肝移植的禁忌证,目前研究认为,通过肝移植能逆转因肝病所致的肺内分流。

急性呼吸窘迫综合征(acute respiratory distress syndrome,ARDS)在晚期肝病的并发症中最为凶险。肺部感染是手术的禁忌证,怀疑由脓毒血症引起时须做支气管肺泡灌洗和病变肺段的拭子培养,明确病原菌,并进行相应治疗。

极少数终末期肝病患者(<1%)发生肺动脉高压,其病因学不详,可能与肺血管血栓栓塞、高动力性循环、体液肺血管收缩因子有关。PGE_1有较强的肺动脉舒张效应,可 0.02mg/(kg·min)静脉滴注,但易致体循环压力下降;对于难以逆转的肺动脉高压(平均压 >40mmHg)患者,由于死亡率极高,一般认为不宜施行肝移植。

(四)出血和凝血功能

肝病患者通常合并静脉曲张、营养不良、脾大、贫血及血小板减少,表现为凝血功能异常和出血倾向。患者的凝血因子(Ⅱ、Ⅲ、Ⅳ、Ⅶ、Ⅸ、Ⅹ)和纤溶酶原激活抑制因子合成减少,肝纤溶酶原激活物清除减少,致使血浆纤维蛋白溶解。血小板功能不良也可见于合并肾功能不良患者。检测指标中,凝血酶原最能反映肝凝血因子的合成能力。一般认为,输血治疗在手术室进行,术前不必为纠正潜在性的凝血功能异常而输血。手术开始前适当补充维生素 K 和新鲜冰冻血浆(FFP)可减少术中失血。

(五)肾功能

肾功能下降,特别是暴发性肝衰竭(FLF)者(肝肾综合征)。肾功能可影响肝移植患者的生存率。研究发现,接受肝移植的患者如术前、术中或术后发生肾衰竭,其 1 年生存率远远低于肾功能正常患者。如有迹象表明终末期肝病患者存在不可逆的肾功能损害,则可考虑行肝肾联合移植。对接受肝移植的患者,监测术前血清肌酐水平能很好地预测手术成功率或康复速度。

(六)代谢

接受肝移植的患者均存在不同程度的代谢紊乱和酸碱平衡失调。长期利尿治疗可导致电解质紊乱(低钠、低钾);因门静脉高压出血采用血管升压素治疗可引起体液负荷过重,进而导致潜在性酸碱平衡失调和电解质紊乱;糖代谢障碍,尤其多见于小儿患者;肝病合并先天性代谢紊乱等,术前对这些相关器官的功能应进行充分评估。

(七)神经系统

患者通常有肝性脑病,有可能出现肝昏迷,但首先应排除其他脏器引起的昏迷。FLF 的患者经常出现颅内压增高,约 40% 的患者死于颅内压增高(脑疝形成),因此应及时治疗(甘露醇、过度通气等)。

(八)消化系统

门静脉高压、食管静脉曲张和凝血功能异常增加了胃肠道出血的危险,必要时可通过床旁胃镜了解胃及食管的状态。术前肝功能不良的严重程度将直接影响术后患者的恢复。评估肝功能的主要依据是 Child-Pugh 分级:A 级 5~6 分,手术危险性小;B 级 7~9 分,手术危险性中等;C 级 >9 分,手术危险性大。虽然这种分级不够全面,但对肝病患者接受手术时的预后判断具有指导意义。一般需肝移植治疗的患者多属 B 级或 C 级。

二、术前准备

在施行肝移植前,需要对受体原发疾病所致的并发症,如消化道出血、腹水和自发性腹膜炎等进行有效的治疗。在施行肝移植的即刻,应仔细复习评估期间所做的全部检查,必要时,部分实验室检查应该重做。肝移植围手术期过量出血的风险很难预测,但术前均应准备充足的血液制品。麻醉诱导前在手术室应准备 2~6 单位的浓缩红细胞,400~600ml 的 FFP,4~8 单位的冷沉淀。血小板显著减少者,需要准备 2~4 个治疗量的机采血小板。严重贫血或凝血功能异常的患者,在手术开始前应输入血液制品,并将容量负荷调整到最佳状态。术前应插入中心静脉导管以监测中心静脉压,必要时置入 Swan-Ganz 漂浮导管监测并插入尿管以便能准确地测定尿量。虽然引流腹水并不作常规应用,但却能显著降低腹内压,增加膈肌的移动幅度和下腔静脉的回流量,但腹腔穿刺引流腹水可能会导致低血容量状态,因此需要适当补充白蛋白。肝移植术中常用治疗药物见表9-2-1。

表 9-2-1　肝移植术中常用治疗药物

药物	诱导	无肝前期	无肝期	新肝期
甲泼尼龙 /mg	—	—	500	—
乙型肝炎免疫球蛋白 /IU	—	—	800	—
白蛋白 /g	根据病情	根据病情	根据病情	根据病情
凝血酶原复合物 /U	根据病情	根据病情	根据病情	根据病情
纤维蛋白原 /g	根据病情	根据病情	根据病情	根据病情
氨甲环酸 /g	根据病情	根据病情	根据病情	根据病情
鱼精蛋白 /mg	—	—	—	0~50
呋塞米 /mg		根据病情	100	根据病情
多巴胺(利尿)[μg/(kg•min)]	—	0~2.5	0~2.5	0~2.5
20% 甘露醇 /(g•kg^{-1})	—	1.0~1.5	—	—
氯化钙 /g	根据病情	根据病情	根据病情	根据病情
碳酸氢钠 /ml	根据病情	根据病情	根据病情	根据病情
胰岛素 /U	根据病情	根据病情	根据病情	根据病情
去甲肾上腺素 /mg	根据病情	根据病情	根据病情	根据病情
血管升压素 /U	根据病情	根据病情	根据病情	根据病情
去氧肾上腺素 /mg	0.25~0.5	0.25~0.5	0.25~0.5	0.25~0.5
肾上腺素 /mg	—	—	根据病情	根据病情

（周治明　李心怡）

第三节　围手术期病理生理的变化

原位 PBLT 是将病变的肝脏从原位全部切除,同时保留受体下腔静脉全长及肝左、肝右静脉,然后植入同种异体肝脏的全肝移植。手术复杂、创伤大、在手术过程中肝血管和下腔静脉阻断及开放后引起的血流动力学的变化、移植肝开放后的肝脏再灌注损害及对远隔器官的损害、血管开放后淤积的毒性物质,都将给机体造成很大影响,引起复杂的病理生理改变。各期的病理生理变化各有特殊性,对机体的影响相互联系,并有一定的连续性。为了易于理解并进行相应处理,肝移植不同时期的主要病理生理变化分述如下。

一、无肝前期（受体肝游离期）变化

无肝前期是指从受体麻醉诱导开始以后,包括游离肝韧带、胆总管、肝上和肝下下腔静脉及门静脉,至钳夹门静脉、下腔静脉及肝动脉为止的时期。由于病肝有丰富的侧支循环和粘连,分离切除病肝易出血,因此切除病肝通常是整个手术过程中最困难、也最可能是出血最多的危险时期,此阶段通常伴有连续的液体交换和失血。主要有以下几方面的病理生理变化。

（一）血流动力学变化

慢性肝病患者无肝前期一般表现为高心排血量、高血流动力状态。在手术过程中,可因失血和手术操作,使机体循环不稳定,血容量降低,导致血压下降、心率增快。当然,血流动力学的改变也可见于低钙血症或低镁血症或两者并存时。引起血流动力学改变的主要手术步骤为肝后下腔静脉的游离和向上搬动病肝,一般时间短暂,停止操作和病肝复位后血压即可回升。

（二）血容量损失

终末期肝病患者,多合并严重的凝血功能障碍,手术切口和创面渗血严重;肝硬化患者,肝周血管曲张明显,如游离过程中被损伤,则出血较多,不易止血;有多次手术史的患者,腹腔广泛粘连,术中分离时出血、渗血明显。在无肝前期游离病肝,通常是术中出血最多时期,此期出血量为 400~3 500ml,文献报道最多时可达上万毫升。无肝前期失血是循环不稳定的最主要原因。由于大量出血,快速输血、输液,在凝血物质补充不及时的情况下,可造成稀释性凝血功能不全,进一步使术中出血增加,输血量增加,导致血液成分和水、电解质紊乱。

（三）酸碱平衡失调及电解质紊乱

此阶段一方面可能因大量快速输注冷冻库存血;另一方面由于病肝代谢功能差,酸性物质在体内堆积,可导致严重代谢性酸中毒。大出血后机体循环血量减少,各组织脏器灌注不足,酸性物质产生过多也是重要因素。血液制品的大量输入,需消耗大量的钙离子,术中出现低钙血症十分常见。此外,须密切观察血清钾的变化,防止高血钾的发生。

（四）体温下降

创面和体表的热量蒸发,快速、大量输入低温液体,若保温措施不到位,机体的体温下降十分显著,严重时每小时可降低 1~2℃。体温过低会引起心律失常、凝血功能障碍、肾功能不全及心肌收缩力降低。

二、无肝期变化

无肝期即从钳夹病肝门静脉、肝上和肝下下腔静脉开始,直至开放上述血管再灌注供肝为止。此阶段通常持续 30~70 分钟,不同的术者、不同的病例因血管条件亦有差异。由于下腔静脉的回流阻断,回心血量急剧减少,同时下肢、腹腔脏器淤血,此期表现为血流动力学和酸碱平衡的显著变化。在肝移植期间,下腔静脉阻断阶段是非常危险的,可能合并严重的并发症。进入此阶段,主要的病理生理改变如下。

（一）血流动力学改变

血压波动明显。因为阻断下腔静脉可导致患者回心血量降低 50%~60%,表现为心指数（cardiac index,CI）、平均动脉压（MAP）、肺毛细血管楔压（pulmonary capillary wedge pressure,PCWP）及中心静脉压（central venous pressure,CVP）显著下降,继而使心排血量降低和全身血管阻力增加,导致心率、体循环阻力指数及肺循环阻力指数明显增加,其增加的幅度与侧支静脉循环血流量有关。通过代偿机制,MAP 通常在阻断下腔静脉后 10 分钟内部分恢复,虽然此时心排血量仍较阻断前低 50% 以上。可以通过监测 CVP 和 PCWP,适当提高循环充盈压以增加心排血量和 MAP,并保证有一个可控的容量负荷状态。

（二）凝血功能异常

肝脏缺失,凝血物质产生减少,加上快速大量扩容或明显出血,凝血因子和血小板进一步稀释或减少。如不进行有效治疗,无肝期凝血功能异常将继续发展。严重的凝血功能障碍会导致出血进一步加重,使外科医师疲于止血,麻醉管理将变得异常困难。

（三）酸碱平衡失调及电解质紊乱

主要表现为代谢性酸中毒:低有效循环造成组织灌注不足,无氧代谢增加;大量输入血液制品等因素,使机体出现不同程度的代谢性酸中毒,其程度与无肝期长短相关;下腔静脉阻断后,门静脉和下腔静脉压可高达 35~45mmHg,使阻断远端组织、器官的有效灌注减少,组织水肿和缺氧,引起代谢性酸中毒。碱剩余（base excess,BE）常为 6mmol/L 以上,pH 为 7.2 以下。无肝期由于快速大量输入血液制品,绝大多数患者会出现血钙降低。高血钾和低血钾均有可能出现,当术前合并一定程度肾功能不全时,高血钾较为常见。

（四）肾功能改变

肝衰竭患者术前常有程度不一的肾功能损害,部分患者表现为肝肾综合征。无肝期由于阻断下腔静脉,肾静脉回流压力增高;同时由于动脉压降低,肾灌注压降低,最终导致肾小球滤过率降低。无肝期是肾脏最有可能出现损害的时期,并可能加重原有的肾功能损害。绝大多数患者在无肝期表现为无尿。

（五）肺功能改变

门静脉和下腔静脉阻断后，心排血量减少，肺血流量降低，肺血管反射性收缩，在阻断早期有可能出现通气/血流比例失调，表现为混合静脉血氧饱和度降低。少数患者出现脉搏血氧饱和度降低和动脉血氧分压下降，适当扩容或提升血压后可缓解。

（六）体温进一步降低

由于缺乏肝脏产热及冰冷供体器官的植入、大量输血和输液、大面积长时间的腹腔暴露，在无肝期核心体温下降可达 2~3℃。但若保温措施得当，可以保证体温在 36℃ 以上。

三、新肝期（再灌注期）变化

首先开放肝上下腔静脉（SIVC）、门静脉后，新肝得到再灌注，此阶段称新肝初期。此期会出现心肌抑制、低血压、高钾血症、高乳酸血症、体温过低及凝血功能障碍，是机体最危险的时期。有报道在新肝初期开放时发生心脏停搏、短暂的低血压经常发生，可能与移植肝中含钾的冷灌注液排出不够及周围血管阻力降低有关。

（一）心血管系统

1. 再灌注综合征（reperfusion syndrome，RPS） 在 8%~30% 的患者中，开放门静脉后可发生 RPS，表现为一过性、偶尔严重的心血管虚脱。RPS 为再灌注后最初 5 分钟内，MAP 下降 30%，并持续至少 1 分钟，其特征为 MAP、全身血管阻力及心肌收缩力降低，而肺血管阻力和肺毛细血管充盈压却升高。严重的低血压通常在 5~10 分钟内就可缓解；但有时可持续较长时间，需使用正性肌力药物和加快输液改善心血管虚脱状态。在大多数情况下，RPS 引起的心肌抑制与低温、低钙血症有关。RPS 机制仍不完全清楚，可能是多因素作用的结果。主要与供体肝释放的血管活性物质有关，而短暂性高钾血症、低温、酸血症、高渗状态、血管内和左心室容量的急剧增加都与 RPS 的发生有关。左心室容积的急剧增加可刺激左心室机械感受器，反射性导致心动过缓和心肌抑制。但也有研究结果表明，在再灌注低血压的发生过程中，高钾血症、低温及酸血症似乎起的作用不大。右心室容积的增加表明前负荷急剧增加，有可能导致右心极度牵拉和低血压。对再灌注心室功能进行的经食管超声心动图检查（transesophageal echocardiography，TEE）研究表明，RPS 时左心室功能并无明显变化，而血流动力学的改变似乎是因为开放前负荷不够所致。此外，RPS 时也并不总是伴有心肌的抑制。

极少数患者在新肝初期开放后出现心脏停搏，主要与门静脉和下腔静脉开放后大量的移植肝内钾离子和门静脉系统钾离子进入循环，导致一过性高血钾有关。

2. 肺动脉高压 新肝期开放后肺动脉压增高，在开放下腔静脉后 15 分钟达到高峰，部分患者形成开放后肺动脉高压。多数患者为容量依赖性的肺动脉高压；也有少部分患者肺循环阻力增高引起肺动脉高压，可能与内毒素血症、一氧化氮（nitric oxide，NO）/内皮素（endothelin，ET）和血栓素 A_2（thromboxane A_2，TXA_2）/PGI$_2$ 失调有关。

3. 高血流动力学改变 经过短时期循环抑制后，多数肝移植患者循环为高血流动力学状态，表现为心排血量增高，外周血管阻力降低。造成此变化的原因主要是无肝期大量扩容，开放下腔静脉后淤积液体进入循环，循环容量增加；内毒素和舒血管物质释放入血，造成外周血管阻力降低。

（二）凝血功能不良

无论开放下腔静脉前凝血功能是否正常，肝血管开放后均可出现凝血功能迅速下降，造成此现象的原因主要有以下几方面。

1. 内源性肝素释放 有研究证实，新肝初期，ACT 可延长至基础值的 1~3 倍，提示有内源性肝素释放。

2. 再灌注过程中血小板数量持续下降 其机制可能是由于夹闭肝门后血小板在脾脏积聚及再灌注后在肝脏积聚的结果，且游离于血窦中的血小板丧失了颗粒，失去功能。

3. 纤溶亢进 有研究证实，组织纤溶酶活性（tissue plasmin activity，t-PA）在无肝期逐渐增强，移植再灌注后出现暴发性增强；纤溶酶抑制剂活性降低，血浆纤维蛋白降解产物和纤维蛋白与 t-PA 活性平行增加，且在灌注 45 分钟时增加显著。

肝内冷保存液在开放下腔静脉后进入循环,可使体温在 1 分钟内降低 2℃ 左右。低温可抑制心功能,加重凝血功能障碍。

(三) 电解质和酸碱紊乱

即使开放前无电解质和酸碱紊乱,进入新肝期后仍可出现以下紊乱。

1. **一过性高钾血症** 无肝期至新肝期恢复血液循环时常出现高血钾,特别是门静脉开放早期,由于移植肝钾的释放和肝保护液进入循环,使钾离子一过性增高,极易引起心脏停搏。

2. **低钾血症** 进入新肝期,经利尿后尿量逐渐增多,血钾浓度常进行性下降,即使大量输血也很少导致高钾血症。随着肝功能的启动,血液制品中大量的枸橼酸被代谢成 HCO_3^-,可导致手术后期,甚至术后出现代谢性碱中毒和低钾血症。

3. **低钙血症** 快速输入血液制品,可导致低钙血症。低钙血症可引起术中凝血功能障碍,抑制心肌收缩力,加重高钾血症对心脏的毒性作用,引起低血压,影响血流动力学的稳定。

4. **代谢性酸中毒** 门静脉和下腔静脉大量淤积的酸性产物进入循环可引起代谢性酸中毒。代谢性酸中毒常与输血量、失血量和阻断下腔静脉的时间成正比。

(李 莉 欧阳文 宋学敏)

推荐阅读资料

[1] 邓小明,姚尚龙,于布为,等. 现代麻醉学. 5 版. 北京:人民卫生出版社,2021.

[2] 罗纳德·米勒,尼尔·科恩,拉斯·埃里克森,等. 米勒麻醉学. 9 版. 邓小明,黄宇光,李文志,译. 北京:北京大学医学出版社,2021.

[3] BARBAS A S,LEVY J,MULVIHILL M S,et al. Liver transplantation without venovenous bypass:does surgical approach matter? Transplant Direct,2018,4(5):e348.

[4] KHEMICHIAN S,FRANCOZ C,DURAND F,et al. Hepatorenal syndrome. Crit Care Clin,2021,37(2):321-334.

[5] SCHEINER B,LINDNER G,REIBERGER T,et al. Acid-base disorders in liver disease. J Hepatol,2017,67(5):1062-1073.

第四节 术中常用药物

一、止血药

肝移植手术难度大,术中出血多,术中对血液制品的依赖大,而越来越多的研究和临床经验表明,在肝移植期间使用血液制品会增加发病率和死亡率,多项研究显示术中输注红细胞是术后死亡率的主要预测指标。术中大量输血(超过 6 单位红细胞)已被证明可以降低患者的存活率,6 个月存活率从 83.3% 降至 63.8%,5 年存活率从 49.2% 降至 34.5%。当然,输血适应证应被严格控制在严重的低血红蛋白血症,低血小板和低凝血因子。输血是满足机体最基本的组织器官供血供氧的需要,可能混淆了其在结局中的作用。通过单因素分析,所有血液制品包括红细胞,新鲜冰冻血浆(FFP)和血小板的应用与 1 年和 5 年的移植存活率呈负相关。经草酸铂 + 亚叶酸钙 +5- 氟尿嘧啶(OLF)方案化疗后,FFP 和血小板与更高水平的输血相关性急性肺损伤(TRALI)相关。然而,常位肝移植或原位肝移植(OLT)患者中 TRALI 的发生率要低很多。除 TRALI 之外,输血引起的其他风险也很高,这些包括:由于储存血液中非特异性可溶性免疫介质积累引起的输血相关免疫调节(tansfusion related immunomodulation,TRIM)、输血相关的循环超负荷引起急性左心室或充血性心力衰竭、TRALI、输血相关性呼吸困难、输血后紫癜、输血相关的移植物抗宿主疾病和输血传播感染(细菌、病毒和感染性疾病)、急性非溶血性输血反应(发热、变应性)等。

常用的止血药物和抗纤溶药物的药理作用如下,应该根据相关监测合理应用。

1. **促进凝血系统功能的药物** 此类药物能促进肝脏合成凝血酶原和其他凝血因子,或提高其活性,或能促进凝血因子从贮存部位释放,进而加速血液凝固,主要用于手术前、后的预防出血和止血。

(1)巴曲酶

1)药理特点:能促进出血部位的血小板聚集,释放一系列凝血因子,包括血小板因子 3,能促进纤维蛋白原降解生成纤维蛋白 I 单体,进而偶联聚合成难溶性纤维蛋白,促进出血部位的血栓形成和止血;其类凝血激酶样作用是由释放的血小板因子 3 引起,凝血激酶被激活后,可加速凝血酶的生成,进而促进凝血过程。本品可用于治疗和防治多种原因的出血。

2)适用范围:各类外科手术预防出血时应于术前 1 小时肌内注射或术前 15 分钟静脉注射 1kU。弥散性血管内凝血(disseminated intravascular coagulation,DIC)导致的出血和有血栓或栓塞史的患者、妊娠 12 周前妇女不应使用。缺乏血小板或凝血因子(如纤维蛋白原等)的出血患者宜在补充所缺成分的基础上应用。原发性纤溶亢进的出血患者宜配合应用抗纤溶药物;新生儿出血宜配合应用维生素 K。在用药期间,应注意观察患者的出血和凝血时间。目前此类止血药因存在血栓风险,已很少在临床上使用。

(2)维生素 K:维生素 K_1、K_2 为脂溶性,K_3、K_4 为人工合成,呈水溶性。

1)药理特点:维生素是凝血因子 γ- 羧化酶的辅酶。而其他凝血因子Ⅶ、Ⅸ、Ⅹ的合成也依赖于维生素 K。若人体缺乏,则使凝血时间延长,严重者会流血不止,甚至死亡。

2)适用范围:该药对痔疮引起的出血、产后出血、女性月经量过多等有很好的止血作用。临床主要用于维生素 K 缺乏症及低凝血酶原血症。

3)注意事项:该药会损害肝脏功能,肝病患者不宜服用;孕妇及哺乳期妇女避免大量服用维生素 K 补充品;也有报道注射用维生素 K 产生心脏停搏和过敏性休克等严重不良反应。

(3)酚磺乙胺

1)药理特点:作用于血管的止血药,能增强毛细血管抵抗力,降低毛细血管通透性,并能增强血小板黏附功能。

2)适用范围:常与缩宫素一起用于胎儿娩出后的止血治疗。本品用于预防术后出血时,应于术前 1~30 分钟静脉滴注或肌内注射 0.25~0.5g,必要时 2 小时后再注射 0.25g。

3)注意事项:不良反应少,使用较多,但效果不确切。有血栓形成史者慎用。此外,不要在使用前应用高分子量的血浆扩充剂,也不要与氨基己酸混合注射。

2. **抗纤维蛋白溶解药** 主要包括氨甲苯酸、氨甲环酸、6- 氨基己酸、二乙酰氨乙酸乙二胺等。

(1)药理作用:主要通过抑制纤溶酶原各种激活因子,使纤溶酶原不能转变为纤溶酶,或直接抑制纤维蛋白溶解,达到止血作用。

(2)适用范围:临床上主要将该类药物用于治疗妇产科出血、肝硬化引起的消化道大出血、外科手术引起的出血或术后渗血、原发性纤溶症出血、晚期 DIC 等出血倾向。

(3)注意事项:对严重大出血,如癌症引发的出血则无效,且不适用于非纤维蛋白溶解引起的出血性疾病,如遗传性凝血因子异常引起的血友病等。肾功能不良者、进行泌尿科手术后出现血尿及有血栓形成倾向者应禁用或慎用。使用该类药物后可能会出现头痛、头晕、恶心、呕吐、胸闷、嗜睡等不良反应。

3. **降低毛细血管通透性药物** 可直接作用于血管平滑肌,增强小动脉、小静脉和毛细血管收缩力,降低毛细血管通透性,从而产生止血效果,主要用于毛细血管出血,对凝血过程无明显影响。此类药物主要以卡络磺钠和垂体后叶素为代表。

4. **凝血因子制剂** 含有各种凝血因子,常作为替代和补充疗法,防止因凝血因子不足所致的出血。该类药物包括人凝血因子Ⅷ、凝血酶原复合物、凝血酶、人纤维蛋白原、重组因子Ⅶ激活物等。

二、抗酸药物

需要肝移植患者的内环境往往处于紊乱或代偿状态,而且处于动态变化之中,这种平衡很容易被原发疾病的进展、感染、饮食不当或药物中断等打破,从而引发一系列的异常,包括低钠血症、低钾血症和代谢性碱/酸中毒,造成肝性脑病等严重后果。术前应尽量调整患者至正常或接近正常状态,为术中出血或无肝期做好准备。

肝移植术中有可能出现多种酸碱平衡紊乱,但是最为常见的还是无肝期的酸中毒,应及时纠正,为患者的复苏和预后做准备。碳酸氢钠(sodium bicarbonate)为主要的抗酸药物,其药理作用、适用范围、注意事项如下。

(1)药理作用:为弱碱性药物,在体内可直接解离成 Na^+ 和 HCO_3^-,可与体液中过剩的 H^+ 结合成碳酸,再分解为二氧化碳和水,二氧化碳由肺呼出,而 Na^+ 在体内存留,从而纠正酸中毒。本品作用迅速有效,产生的碳酸以二氧化碳形式经肺呼出,此种二氧化碳称为"非代谢性二氧化碳"。

(2)适用范围:可用于纠正酸中毒、纠正休克、治疗高血钾症、治疗支气管哮喘持续状态、心肺复苏,以及治疗 DIC、脑血栓、评估病情等。

1)治疗代谢性酸中毒:治疗轻至中度代谢性酸中毒,以口服为宜。重度代谢性酸中毒则应静脉滴注,如严重肾脏疾病、循环衰竭、心肺复苏、体外循环及严重的原发性乳酸性酸中毒、糖尿病酮症酸中毒等。

2)碱化尿液:用于尿酸性肾结石的预防,减少磺胺类等药物的肾毒性及急性溶血防止血红蛋白沉积在肾小管。

3)可治疗胃酸过多引起的症状。

4)静脉滴注对某些药物中毒有非特异性的治疗作用,如巴比妥类药物、水杨酸类药物及甲醇等中毒。

(3)注意事项

1)大量注射时可出现心律失常、肌肉痉挛、疼痛、异常疲倦等,主要由代谢性碱中毒引起低钾血症所致。

2)剂量偏大或存在肾功能不全时,可出现水肿、精神症状、肌肉疼痛或抽搐、呼吸减慢、口内异味、异常疲倦等。

3)长期应用时可引起尿频、尿急、持续性头痛、食欲减退、恶心、呕吐、异常疲倦等。

4)本品禁用于吞食强酸中毒时的洗胃,因本品与强酸反应产生大量二氧化碳,可导致急性胃扩张甚至胃破裂。

5)下列情况慎用:①少尿或无尿,因能增加钠负荷;②钠潴留并有水肿时,如肝硬化、充血性心力衰竭、肾功能不全、妊娠高血压综合征;③原发性高血压,因钠负荷增加可能加重病情。

三、利尿药

1. 高效利尿药

(1)呋塞米:是一种袢利尿药。

1)药理特点:作用于髓袢升支粗段,抑制 Na^+-K^+-ATP 酶有关的配对转运系统而减少 Na^+、Cl^- 的重吸收;能增加水、钠、氯、钾、钙、镁、磷等的排泄;存在明显的剂量-效应关系,随着剂量加大,利尿效果明显增强,且药物剂量范围较大。

2)适用范围

①急性肺水肿、脑水肿:静脉注射可迅速扩张容量血管,使回心血量下降,迅速缓解急性肺水肿,同时由于利尿使血浆渗透压升高,有利于消除脑水肿(对脑水肿合并心力衰竭者尤为适用)。

②其他利尿药无效的严重水肿患者。

③高钙血症:抑制 Ca^{2+} 重吸收。联合应用袢利尿药和静脉输注生理盐水可增加钙排泄。

④急、慢性肾衰竭:增加尿量和钾排泄,冲洗肾小管。大剂量可用于慢性肾衰竭患者。

⑤加速某些毒物排泄:主要用于某些经肾排泄药物的重度抢救,如长效巴比妥类、水杨酸类等。

3)注意事项

①水、电解质紊乱:由过度利尿引起,表现为低血容量、低血钾(可增强强心苷对心脏的毒性,肝硬化患者会诱发肝昏迷)、低血钠、低氯性碱中毒,长期使用还可造成低血镁。

②耳毒性:表现为耳鸣、听力减退、暂时性耳聋,呈剂量依赖性。

③ 高尿酸血症（可诱发痛风）。

④ 大剂量可出现胃肠出血，也可引发过敏反应。

⑤ 孕妇禁用；小儿慎用。

（2）托拉塞米

1）药理特点：同呋塞米，但排钾作用弱于呋塞米，是一种新型袢利尿药，其 10mg 相当于 40mg 呋塞米的利尿效果，且起效快（静脉用药 10 分钟可起效），维持时间长，安全性也优于呋塞米。

2）适用范围：用于充血性心力衰竭、肝硬化腹水、肾脏疾病所致的水肿患者；也可用于原发性高血压患者。

3）注意事项：常见不良反应有头痛、眩晕、疲乏、食欲减退、肌肉痉挛、恶心、呕吐、高血糖、高尿酸血症、便秘和腹泻；长期大量使用可能发生水和电解质紊乱。治疗初期和年龄较大的患者常发生多尿，少数患者由于血液浓缩而出现低血压、精神紊乱、血栓性并发症及心或脑缺血引起心律不齐、心绞痛、急性心肌梗死或昏厥等，低血钾可发生于低钾饮食、呕吐、腹泻、过多使用泻药和肝功能异常的患者。少数患者可出现皮肤过敏，偶见瘙痒、皮疹、过敏反应，罕见口干、肢体感觉异常、视觉障碍。肾衰竭无尿患者，肝昏迷前期或肝昏迷患者，对该品及磺酰脲类过敏患者，低血压、低血容量、低钾或低钠血症患者，严重排尿困难（如前列腺肥大）患者禁用该品。

2. 中效利尿药 噻嗪类利尿药有共同的基本结构，是由杂环苯并噻二嗪与一个磺酰胺基（—SO_2NH_2）组成。其一系列的衍生物是在 2 位、3 位、6 位代入不同基团而得。化学结构上的微小改变就能改善药物的吸收，增强利尿强度，同时减轻对碳酸酐酶的抑制等。按等效剂量比，本类药物中各利尿药的效价强度可相差千倍，从弱到强的顺序依次为氯噻嗪（chlorothiazide）、氢氯噻嗪（hydrochlorothiazide）、氢氟噻嗪（hydroflumethiazide）、苄氟噻嗪（bendroflumethiazide）、环戊噻嗪（cyclopenthiazide）。但噻嗪类药物的效能相同，所以有效剂量的大小在各药的实际应用中并无重要意义。氯酞酮（chlortalidon）无噻嗪环结构，但其药理作用与上述药物相似，故在此一并介绍。

（1）药理特点：作用于髓袢升支粗段皮质部（远曲小管开始部位）抑制 NaCl 的再吸收，此段排 Na^+ 浓度达原尿 Na^+ 的 10%~15%，尿中除含较多的 Cl^- 及 Na^+ 外，还含 K^+。本类药物具有碘酰胺基的结构，对碳酸酐酶有轻度抑制作用，所以也略增加 HCO_3^- 的排泄。

（2）适用范围

1）水肿：各种原因引起的水肿，对轻、中度心源性水肿疗效较好，是慢性心功能不全的主要治疗药物。

2）高血压：治疗高血压基础用药，多与其他药物合用，可减少后者剂量，减少副作用。

3）尿崩症：噻嗪类利尿药能明显减少尿崩症患者的尿量，主要用于肾性尿崩症及加压素无效的垂体性尿崩症。

（3）注意事项

1）电解质紊乱：如低血钾、低血镁、低氯碱血症等。

2）潴留现象：如高尿酸血症、高钙血症，主要由减少细胞外液容量，增加近曲小管对尿酸的再吸收所致，痛风患者慎用。

3）代谢性变化与剂量有关：可致高血糖、高脂血症，致肾素、醛固酮过度分泌。可使血清甘油三酯及低密度脂蛋白胆固醇（low density lipoprotein-cholesterol, LDL-C）升高，同时伴有高密度脂蛋白（high density lipoprotein, HDL）的减少。有研究同时应用 β 受体拮抗剂，发现可防止利尿药引起的 LDL-C 升高，还可降低糖耐量，使血糖升高，可能是抑制了胰岛素的分泌或抑制肝磷酸二酯酶（phosphodiesterase, PDE），使 cAMP 中介的糖原分解作用加强。糖尿病者慎用。

4）高敏反应：如发热、皮疹、过敏反应。

5）其他：可增高血尿素氮，加重肾功能不良。

6）无尿及对磺胺类药物过敏者禁用。

3. 低效利尿药 螺内酯（spironolactone）是人工合成的抗醛固酮药。

（1）药理特点：螺内酯及其代谢产物的结构均与醛固酮相似，可与醛固酮竞争远曲小管远端和集合管胞质内的醛固酮受体，拮抗醛固酮的排钾保钠作用，促进 Na^+ 和水的排出。其特点为：①作用弱，起效慢，维持时间长,口服后 1 日起效,2~3 日达高峰,停药后作用可持续 2~3 日;②作用的发挥依赖于体内醛固酮的存在,对伴有醛固酮升高的顽固性水肿,如肝硬化腹水,利尿作用较明显;③对切除肾上腺者无效。

(2) 适用范围:用于醛固酮增多的顽固性水肿,因利尿作用弱,较少单用,常与噻嗪类利尿药合用,也用于原发性醛固酮增多症。

(3) 注意事项:不良反应较少,久用可致高血钾;少数患者可出现消化道反应及头痛、困倦、精神错乱;还有性激素样副作用,如男性乳房发育、女性多毛、月经不调等,停药后可消失。肾功能不全及血钾过高者禁用。临床治疗各类水肿,单用疗效较差,常与噻嗪类药物合用。不良反应较少,久用可致高血钾;偶见嗜睡及恶心、呕吐、腹泻等消化道症状。严重肝肾功能不全,有高血钾倾向者禁用。

四、血管活性药

1. 常用血管收缩药 肾上腺素、去甲肾上腺素、去氧肾上腺素、多巴胺、多巴酚丁胺、麻黄碱、异丙肾上腺素。

(1) 肾上腺素(epinephrine)

1) 药理特点:强效的正性肌力药物,兼具 α 和 β 受体兴奋作用,其作用呈剂量依赖性。

小剂量:0.03~0.06μg/(kg·min)。扩张阻力血管,降低心脏后负荷,从而改善心肌做功,可表现为血压下降。

中等剂量:0.06~0.09μg/(kg·min)。仍扩张阻力血管,而使静脉系统容量血管收缩,静脉回心血量增加,提高心排血量。

较大剂量:兴奋 α 受体,使阻力血管收缩,收缩压和舒张压均明显升高,改善冠状动脉血流量。

兴奋 $β_1$ 受体:使冠状动脉扩张,心肌供血、供氧改善,从而提高心脏复苏成功率。

兴奋 $β_2$ 受体:使支气管和肠道平滑肌舒张,并抑制肥大细胞释放过敏性物质,具有抗过敏作用。

2) 适用范围:①心脏停搏;②过敏性休克;③支气管哮喘;④与局麻药配伍及局部止血;⑤治疗青光眼。

(2) 去甲肾上腺素(norepinephrine)

1) 药理特点:去甲肾上腺素能神经末梢释放的递质,主要兴奋 α 受体,对阻力血管和容量血管均有强烈的收缩作用,属强效外周血管收缩剂,可升高外周血管阻力,显著收缩肾血管。$β_1$ 受体的激动作用与肾上腺素相似,可使心肌收缩力增强,但不是主要作用,对 $β_2$ 受体无作用。

心脏:收缩力增强,心率轻度增快;外周血管阻力增加,回心血量增加,血压显著升高。激动心脏,腺苷(代谢产物)增加,舒张冠状动脉血管。

血管:强烈收缩外周动、静脉血管,肾功能影响有争议。

2) 适用范围:晚期肝硬化患者行肝移植手术,去甲肾上腺素能较好地维持血流动力学稳定且对心率影响较小,而且未见其对肾功能和心肌酶有不利影响,且能改善胃肠黏膜灌注。

(3) 去氧肾上腺素(phenylephrine)

1) 药理作用:主要兴奋 α 受体,对 β 受体几乎无作用。毒性较小。类似去甲肾上腺素,弱而持久,肌内注射可维持 1 小时,静脉注射可维持 20 分钟,可反射地兴奋迷走神经使心率减慢。

2) 适用范围:一项临床试验表明,去氧肾上腺素组患者术中失血量、红细胞输注量、FFP 输注量均明显少于多巴胺 / 多巴酚丁胺组,手术结束时血浆乳酸含量低于多巴胺 / 多巴酚丁胺组。肝移植手术中,输注去氧肾上腺素,可安全有效地逆转血管舒张,减少出血和输注液体量,有利于改善循环状况。有研究显示,去氧肾上腺素增加了血管阻力,增加外周血管阻力指数、肺血管阻力指数,但是不超过正常范围。对接受肝移植手术患者,特别是合并门静脉高压者,使用血管加压药如去氧肾上腺素对优化外周血管阻力指数有潜在的益处。

(4) 多巴胺(dopamine)

1) 药理作用:最常用的血管活性药,以剂量依赖方式兴奋多巴胺受体、$β_1$ 受体、$α_1$ 受体、促进内源性去甲肾上腺素释放。

低剂量:1~5μg/(kg·min)。(多巴胺受体)使肾、冠状动脉、脑、肠系膜血管扩张,肾血流量及肾小球滤过率增加,尿量及钠排泄量增加。

中剂量:5~10μg/(kg·min),($β_1$、$α_1$ 受体)心率升高、心肌收缩力增强、心排血量升高、体循环阻力增加不明显。

大剂量:10μg/(kg·min)以上,(α₁受体)使全身动、静脉血管收缩;>20μg/(kg·min)时作用类似去甲肾上腺素。

2)适用范围:肝移植中,多巴胺或多巴胺复合去甲肾上腺素均可维持术中血流动力学、组织氧代谢和肾功能稳定;从尿量角度考虑,多巴胺联合去甲肾上腺素的效果更好。肝移植术中持续联合泵注多巴胺和呋塞米可明显增加无肝期尿量。

(5)多巴酚丁胺(dobutamine):人工合成的儿茶酚类药物。

1)药理作用:主要兴奋心脏的β受体,多巴酚丁胺可使心肌收缩力和心排血量增加同时外周阻力下降,有利于心肌氧供需平衡的维持和心脏功能恢复。在大剂量使用时可引起心率加快,甚至心律失常,心肌耗氧量大,因此不用于不合并心排血量下降的休克治疗。5~10μg/(kg·min)的多巴酚丁胺,有良好的增加心肌收缩力作用,与心排血量增加成正相关。常用剂量2~10μg/(kg·min),一般剂量不超过20μg/(kg·min)。

2)适用范围:适用于由心排血量减少而导致的休克和低心排血量综合征,对于伴有肺动脉高压或以右心功能不全为主的低心排血量综合征的患者更适用。

(6)麻黄碱(ephedrine)

1)药理作用:兴奋α、β受体,增强心肌收缩力,周围血管收缩,支气管平滑肌扩张,心率稍增快。对心血管的作用与肾上腺素相似,但效能为其1/250,作用时间延长约10倍。

2)适用范围:当交感神经阻滞(椎管内麻醉),或吸入及静脉麻醉药使血压下降时,为最常用的拟交感药。

(7)异丙肾上腺素(isoprenaline)

1)药理作用:主要兴奋β受体,对β₁和β₂受体选择性很低,对α受体几乎无作用。可增强心肌收缩力和增加心肌氧耗,引起心率增快。

2)适用范围:用于治疗心动过缓、心脏阻滞和其他传导异常,但已经不作为一线药物。

3)注意事项:可诱发心律失常和心动过速,增加心肌氧耗,降低心肌灌注压,可引起或加重心肌缺血,慎用于冠状动脉供血不足者。

2. 血管扩张药

(1)硝普钠(sodium nitroprusside)

1)药理作用:由于可迅速代谢成氰化物和一氧化氮,故很快发挥作用,为一种强力短效血管扩张剂,直接使小动脉及静脉平滑肌松弛,降低周围血管阻力并使静脉贮血。起始剂量一般为0.3μg/(kg·min),可根据血流动力学反应缓慢加快滴速。常用剂量为0.1~5μg/(kg·min)。

2)适用范围:各种高血压危象或急性左心衰竭。

3)注意事项:①易致低血压,应在血流动力学监测下使用;②长时间(3日以上)或剂量过大易导致氰化物中毒或甲状腺功能减退;③在避光条件下应用,4~6小时更换。

(2)硝酸甘油(nitroglycerin)

1)药理作用:直接扩张周围血管,以扩张静脉为主;主要减轻心脏前负荷。通过改善缺血性心肌病患者的冠状动脉血流,而改善心室收缩和舒张功能。开始剂量0.5~1.0μg/(kg·min),每隔5分钟可增加剂量,维持速度3~5μg/(kg·min),一般不超过10μg/(kg·min),总剂量不超过0.5mg/(kg·h);有效后,应缓慢减量,不应骤停,以防心绞痛复发。

2)适用范围:左心衰竭(尤其是急性心肌梗死所致);急性心肌梗死伴严重的心绞痛。

肝移植过程中合理应用硝酸甘油能明显缓解门静脉开放时的肺动脉高压。肝移植中使用硝酸甘油控制低中心静脉压在一定程度上可减少术中出血量,对肝移植患者肝肾功能有一定的保护作用,有利于促进患者术后恢复。

3)注意事项:有头痛、头晕,也可出现直立性低血压;青光眼、冠状动脉闭塞及血栓形成、脑出血、颅内压增高者忌用。

(3)酚妥拉明(phenoxybenzamine)

1)药理作用:为α₁、α₂受体拮抗剂,使动脉扩张,体循环和肺循环阻力降低,心排血量增加,改善心功能及组织灌注。增加心排血量的作用与硝普钠相似,降低前负荷的作用比硝普钠弱。

2)适用范围:最早应用于治疗心力衰竭、抗休克、改善微循环。与去甲肾上腺素合用有协同阻断去甲肾上腺素 α 受体的兴奋作用。

3)注意事项:①防止血压极度下降,加强对血压的监测可引起"肾上腺素反转"作用;②作用短暂,停药后 15~30 分钟即可失效,故应持续静脉滴注;③用药后患者可以迅速耐受,只适用于急性期。

五、抗过敏药

过敏反应即变态反应,是指机体受抗原性物质刺激后引起的组织损伤或生理功能紊乱,是一种免疫病理损伤过程。防治机体因各种抗原性物质引起的变态反应性疾病的药物为抗变态反应药物,又称抗过敏药物。根据作用机制的不同,可以将其分为以下几类。

1. **抗组胺药物** 临床常用的主要是组胺 H_1 受体拮抗剂,如苯海拉明、异丙嗪、氯苯那敏等,是目前应用最广泛的非特异性抗变态反应药,能与组胺竞争效应细胞上的组胺 H_1 受体,使组胺不能与 H_1 受体结合,从而抑制其引起过敏反应的作用。

2. **过敏反应介质阻滞药** 能稳定肥大细胞膜,阻止组胺及其他过敏反应介质的释放,产生抗过敏效应,如色甘酸钠、酮替芬等。

3. **组胺脱敏药** 如组胺 H_1 受体激动剂倍他司汀、小剂量组胺稀释液,对患者反复注射,可提高其对组胺的耐受性。

4. **白三烯受体拮抗剂** 如孟鲁斯特、扎鲁斯特等,主要用于呼吸系统过敏症。

5. **抑制抗原抗体反应药物** 如肾上腺糖皮质激素、免疫抑制剂等。

6. **改善或控制变态反应症状的药物** 包括平滑肌解痉药,如沙丁胺醇等;减轻过敏所致水肿的药物,如葡萄糖酸钙等。

(1)肾上腺素:α 受体兴奋作用,可以使外周的小血管收缩,从而恢复血管的张力和有效血容量,可以说是对因治疗,效果理想。还可以兴奋 β 受体,缓解支气管痉挛,防止肥大细胞和嗜碱性粒细胞的介质释放。

抢救过敏性休克:肌内注射 0.5~1mg/ 次,或以生理盐水稀释到 10ml 缓慢静脉注射。如疗效不好,可改用 2~4mg 溶于 5% 葡萄糖液 250~500ml 静脉滴注。

(2)糖皮质激素:常用的是地塞米松和氢化可的松等,对速发型过敏反应效果不佳,但是可以阻止迟发型过敏反应发生。一般用量为 5~10mg 地塞米松,80~120mg 甲泼尼龙琥珀酸钠或 200~400mg 氢化可的松等,选择一种或两种即可。

六、钙

在 PBLT 中,无肝期及新肝早期容易发生较为明显的代谢性酸中毒,且逐渐加重。肝移植手术时间长、创面大,对患者的生理功能影响显著,术前肝功能障碍,患者在围手术期极易发生明显的血生化改变和代谢紊乱。术中输入大量的库存血,产生大量的枸橼酸根、酸血症时酸根离子与 Ca^{2+} 结合,会进一步导致血中 Ca^{2+} 的减少。Ca^{2+} 作为第二信使,在信号转导中起着重要的作用;且 Ca^{2+} 参与对血液凝固、神经兴奋传导、细胞膜功能的维持、酶活性的调节。因此术中注意监测血钙的变化,并及时予以纠正至关重要。

七、免疫抑制剂

免疫抑制剂是对机体的免疫反应具有抑制作用的药物,能抑制与免疫反应有关细胞(T 细胞和 B 细胞等巨噬细胞)的增殖和功能,能降低抗体免疫反应。免疫抑制剂主要用于器官移植抗排斥反应和自身免疫病如类风湿关节炎、红斑狼疮、炎性肠病和自身免疫性溶血性贫血患者的麻醉术中用药。

八、强心药

强心药是一类加强心肌收缩力的药物,又称正性肌力药,是指选择性增强心肌收缩力,主要用于治疗心力衰竭的药物,能显著提高患者的生活质量。强心药主要有强心苷类和非强心苷类(包括 PDE 抑制剂、钙敏化剂、β 受体激动剂等)。

1. **强心苷** 强心苷种类较多,临床上应用的强心苷类药物主要有洋地黄毒苷(digitoxin)和地高辛(digoxin)等。此类药物小剂量使用时有强心作用,能使心肌收缩力增强,但是大剂量时能使心脏中毒而停止跳动,安全范围小,洋地黄苷的安全范围为 0.5~0.9ng/ml。

药理作用:各种强心苷的作用性质基本相似,只是在作用的强弱、起效的快慢、持续的时间上有所不同。强心苷的基本作用是增强心肌收缩力,但它对心脏尚有其他方面的作用,而且还有抑制肿瘤细胞生长的作用。

(1) 增强心肌收缩力(正性肌力作用):此类药物对心脏有高度选择性,能明显增强衰竭心脏的收缩力,有效改善充血性心力衰竭患者症状。此作用有以下特点:①增加衰竭心脏的排血量;②降低衰竭心脏的耗氧量;③保护衰竭心脏。

(2) 减慢心率(负性频率作用):心排血量增加,反射性兴奋迷走神经,降低交感神经活性,使心率减慢。

(3) 对心肌电生理特性的影响:降低窦房结的自律性;提高浦肯野纤维的自律性,减慢房室传导;缩短浦肯野纤维和心房肌的有效不应期(effective refractory period,ERP),延长房室结的 ERP,从而防止过多的室上性冲动传导至心室,使心室率减慢。

(4) 对其他系统的影响:①血管,能直接收缩血管,增加外周阻力。②利尿作用。③神经内分泌系统,治疗量时兴奋迷走神经,降低交感神经活性;抑制肾素 - 血管紧张素 - 醛固酮系统功能;中毒量可明显兴奋交感神经中枢和延髓催吐化学感受区,出现各种中枢兴奋症状和呕吐。

2. **磷酸二酯酶(PDE)Ⅲ抑制药(PDE-Ⅲ)** 药理作用如下。

(1) 正性肌力:通过抑制 cAMP 裂解的 PDE-Ⅲ,抑制 cAMP 的裂解,从而增高细胞内 cAMP 浓度,增加 Ca^{2+} 内流,产生正性肌力作用。

(2) 缩短心肌舒张时间:cAMP 激活蛋白激酶后,还可以使肌钙蛋白 I 磷酸化。通过激活肌质网中的钙 -ATP 酶,加速 Ca^{2+} 进入贮存库,同时也使肌钙蛋白 C 和 Ca^{2+} 的亲和力下降。其结果是使心肌舒张速度加快,过程缩短,有利于心室充盈和冠状动脉血流灌注,可改善心力衰竭患者的心脏舒张功能,对于治疗心脏手术后的"舒张性泵衰竭"尤为重要。与强心苷合用有协同作用而不增加强心苷的毒性。

(3) 抑制 PDE-Ⅲ 的激活:增加血管、气管平滑肌细胞中 cAMP 含量,cAMP 促进 Ca^{2+} 进入贮存库,使血管或气管收缩时可利用的 Ca^{2+} 减少,引起血管、支气管舒张。

3. **钙增敏剂** 钙增敏剂是一类新的强心药物,该类药物通过增加心肌收缩蛋白对 Ca^{2+} 的敏感性来发挥强心作用,克服了传统强心药增加心肌耗氧量和引起细胞内钙超载等缺点,在治疗心力衰竭、休克及心脏保护方面有良好的发展前景。

(1) 药理作用

1) 强心:①增加心肌收缩系统对 Ca^{2+} 的敏感性,主要作用分子是肌钙蛋白 C;②直接增强肌球蛋白和肌动蛋白之间的相互作用;③稳定 Ca^{2+}-肌钙蛋白 C 构象;④部分 PDE 抑制作用。

2) 抗休克:休克时,心肌细胞钙超载和钙失敏同时存在,传统强心药均通过增加心肌细胞内 Ca^{2+} 浓度而发挥强心效应,可能会加重心肌细胞钙超载引发更严重的后果,不适用于休克治疗。而新型的钙增敏剂既不增加心肌细胞内 Ca^{2+} 浓度又能发挥正性肌力作用,符合休克治疗的三项基本原则,即补充血容量、维持正常血管收缩 / 舒张功能和保持正常心泵功能。

(2) 注意事项:应密切监测血压变化,用药前评估患者有无血容量不足,且宜小剂量开始用药;心力衰竭患者静脉注射左西孟旦时通常给予 6~12μg/kg 负荷量,10 分钟输注完毕,而后以 0.05~0.2μg/(kg·min)的剂量持续静脉滴注,维持 24 时;左西孟旦持续作用时间是 3 日 ~1 周,因此 1 周应用一次疗效比较显著。对于轻、中度肝肾功能损伤不需调整剂量。

(欧阳文　张宗泽　詹　佳)

推荐阅读资料

[1] DROLZ A,HORVATITS T,ROEDL K,et al. Acid-base status and its clinical implications in critically ill patients with cirrhosis,acute-on-chronic liver failure and without liver disease. Ann

Intensive Care,2018,8(1):48.

[2] BONAVIA A,SINGBARTL K. Kidney injury and electrolyte abnormalities in liver failure. Semin Respir Crit Care Med,2018,39(5):556-565.

[3] BRUSTIA R,MONSEL A,SKURZAK S,et al. Guidelines for perioperative care for liver transplantation:enhanced recovery after surgery(ERAS)recommendations. Transplantation,2022, 106(3):552-561.

第五节 血液回收与血液成分补充指征

肝移植手术通常伴有凝血功能异常和出血的风险,并且这些风险受多种因素的影响,包括受体和供体的状态、手术操作及术中麻醉管理等。为纠正凝血异常和补充血容量,在围手术期通常需要输注异体血液制品,但输注血液制品的同时又可增加患者术后病死率。虽然已有移植中心报道无输血的肝移植比例高达79.6%,但是,不同移植中心的出血风险依旧差别较大。因为出血风险取决于受体临床症状严重程度、外科技术、手术时间、无肝期时间及供体功能起作用时间等。受体因肝功能受损或衰竭,可导致机体促凝血系统抑制和纤溶系统的亢进,凝血功能与抗凝血功能失衡引起凝血功能障碍。因此,麻醉医师很好地管理并控制患者凝血功能失衡是肝移植手术成功的关键。目前提出的血液保护是指通过各种方法保护和保存血液,防止其丢失、破坏和污染,并有计划地管理、利用好血液,采用尽可能多的方法减少患者接受同种异体输血(包括血液制品),预防输血并发症和输血传播疾病。做好血液保护可从三个方面着手,包括血液回收与回输、成分输血和术中控制性降压减少出血,以及围手术期保温。本节主要从血液回收及血液成分补充方面进行阐述。

一、血液回收

血液回收是指将患者手术野或体腔积血经过回收、过滤、洗涤处理后,于术中或术后回输给患者本人的一项技术。血液回收技术最早于1818年开始于英国,随着1974年Cell Saver型血液回收机的问世,血液回收技术开始正式进入临床应用阶段。因为临床用血量与献血量供需矛盾的存在,同时为了节约血液资源,减少输血传染性疾病及输血不良反应的发生,血液回收和自体血回输在临床上得到了较为广泛的应用。血液回收利用的流程包括血液的收集、抗凝、滤过、储存、分离、清洗和浓缩等步骤,血液回收机通过负压吸引装置,将手术野或体腔的出血收集在储血槽内,并在吸引过程中使抗凝剂与血液混合均匀,经多层过滤后再通过高速离心将血细胞分离出来,将废液、破碎细胞、抗凝药及其他有害物质分流到废液袋,用生理盐水对血细胞进行清洗、净化和浓缩,最后将浓缩后的血细胞保存在储血袋中,回输给患者。

1. 血液回收的分类 按照发生时间不同,血液回收可分为术中自体血液回收和术后自体血液回收。术中自体血液回收是通过血液回收机收集手术野的血液,经过抗凝、滤过、离心处理后分离浓缩红细胞回输给患者。术后自体血液回收是将术后纵隔、心包、胸腹腔和关节腔等的引流血回收,在无菌操作和严格过滤、洗涤后回输,引流血中血小板、凝血因子和纤维蛋白原均降低,但其含量仍高于库存血,回收血液中的主要成分是去纤维蛋白血浆和悬浮红细胞。

按照处理方式不同,自体血液回收回输可分为非洗涤法回收式自体输血和洗涤法回收式自体输血。术中非洗涤法回收式自体输血是指用负压吸引装置从手术野回收血液至无菌瓶中,抗凝剂抗凝,经过滤后回输给患者的一种回收式自体输血。优点:①设备简单,操作简便;②血液回输迅速、回收率高;③回收血液里有血浆,不会导致稀释性血小板减少或稀释性凝血因子减少。缺点:①会混入气泡引起空气栓塞;②不能有效去除回收血液中的脂肪颗粒、游离血红蛋白、钾离子、抗凝剂、激活的白细胞、血小板、补体、凝血因子及白细胞释放的各种对机体有害的生化物质,存在引起栓塞、高血钾、急性肾衰竭、弥散性血管内凝血(DIC)等风险。非洗涤法回收式自体输血原则上只限于纯粹的血液回收,如大动脉破裂、血管损伤、脾破裂。在紧急情况下的大出血,当洗涤速度赶不上出血速度或出血量太大,清洗后可造成大量血浆丢失时,用非洗涤法回收式自体输血是紧急抢救患者生命的有效措施。

术中洗涤法回收式自体输血是利用血液回收机从手术野负压吸引回收血液到储血罐中,同时用肝素或枸橼酸钠抗凝,过滤器过滤,当回收血液达到一定体积后离心、洗涤,然后将浓缩红细胞回输给患者。优点:①回收的是压积较高的红细胞;②绝大部分异物被有效清除。缺点:①由于浓缩血细胞比容较高,回输速度相对较慢;②大量回输时,应及时补充凝血因子、血小板、白蛋白等,以免引起血浆胶体渗透压下降及凝血功能障碍。当血液中混入胆汁、羊水、尿液、胃肠内容物等杂质和有害物质时,应采用洗涤法回收式自体输血。

2. 适应证与禁忌证 2015 年美国麻醉医师协会(American Society of Anesthesiologists,ASA)输血指南提出,血液回收的适应证包括:预计出血量 >20% 患者血容量的手术;术中平均用血量 >1 个单位;无法获得交叉配血血型相合异体血;拒绝异体输血但接受术中回收式自体输血;输血率 >10% 的手术。英国和爱尔兰麻醉医师协会将术前血红蛋白含量低,预计手术增加出血风险,以及拥有多种抗体或稀有血型患者纳入术中自体血回收适应证。我国上海市在 2010 年 12 月编制的《自体输血技术应用导册》中,将术中自体血回收的适应证放宽至预计术中及术后出血量 >400ml 的手术。

2013 年欧洲医师学会(European Society of Anesthesiology,ESA)发布的《围手术期严重出血管理指南》提出:①对于进行体外循环心脏手术的患者,建议常规采用自体血回输,这有利于血液的保存(证据等级:ⅠA);②对于进行体外循环心脏手术的患者,反对术中常规使用血浆分离术制备富含血小板的血浆来保存血液(证据等级:ⅠA);③在大型骨科手术中,建议采用自体血回输,因为这可以减少异体血的输注风险(证据等级:ⅠA);④在肠道手术中,若初始腹部内容物排出、进行细胞洗涤(cell washing),使用广谱抗生素,建议术中不将自体血回输列为禁忌(证据等级:ⅠC)。

自体血回收的禁忌证包括:混有脓液、胆汁、胃肠内容物等的污染血液;胃肠道疾病、管腔内脏穿孔;超过 4 小时的开放性创伤;伤口感染、菌血症或败血症;血液流出血管外超过 6 小时;合并心功能不全、阻塞性肺部疾病、肝肾功能不全或原有贫血、凝血因子缺乏;使用不适合静脉输注的消毒剂,如聚维酮碘清洗手术伤口或在出血部位使用微纤维胶原止血剂。

3. 血液回收的优点 ①在一定程度上解决了血源短缺;②避免或减少异体输血及其引起的并发症和传染性疾病;③不需要配型、组织相容性及疾病的检验,避免了这些操作中可能出现的技术错误;④可解决特殊血型病例的供血问题;⑤红细胞的 2,3-DPG 和 ATP 含量较库存血高,运氧能力强;⑥提高大出血的紧急抢救成功率,避免术中患者出血量过多、过快,血源供应不及时或因战时血源缺乏造成的患者生命危险;⑦节省开支,降低患者的医疗费用。

4. 血液回收在肝移植术中的临床应用 围手术期血液回收在外科手术已经被广泛应用,预计手术失血量 ≥20% 全血容量的非感染、非污染手术均适合回收式自体血回输。目前血液回收普遍适用于心脏外科手术、血管外科手术、骨科全髋关节置换、脊柱手术、部分脑外科手术、器官移植手术、泌尿外科大出血手术、创伤外科手术、腹部外科肝脾手术、门静脉高压分流术、某些突然发生的体腔内大量出血等。

研究表明,肝移植不良转归的主要因素包括输注红细胞、血浆和血小板,增加患者围手术期发病率和死亡率。术中血液回收装置备用可以减少输血。英国指南指出:如果有明确的大出血危险,可以考虑在肝细胞肿瘤手术中进行血液回收。异体血输注的并发症带来的危害可能大于恶性细胞回输带来的危害。白细胞滤除装置可以减少回输血液的危害,但是会减慢输血速度。对于肝脏肿瘤行肝移植者,目前推荐术中血液回收时采用两种方法:①采用白细胞滤器,肿瘤细胞主要通过物理方式被滤网捕获及通过物理屏障或电荷吸附的方式被白细胞滤器阻隔,有效去除术中脱落的肿瘤细胞;②使用 γ 射线灭活回收血液中的肿瘤细胞,有研究指出术中自体血回收技术联合血液放疗技术能够完全清除肿瘤细胞,有效节约血资源,不损伤红细胞,提高癌症患者手术输血的安全性,但是因存在成本高、照射时间长及射线安全性等问题未得到广泛推广。

二、血液成分补充

成分输血是指将血液中的各种成分加以分离提取后经静脉输入人体的方法。成分输血的优点包括:成分血浓度和纯度高,治疗疗效好;使用相对安全,不良反应少;便于保存,使用方便;综合利用,节约血液资源。血液成分可分为血细胞成分和血浆成分。血细胞成分包括悬浮红细胞、洗涤红细胞、冷冻红细胞、辐照红细胞、年轻红细胞、血小板、少白细胞红细胞。血浆成分包括新鲜冰冻血浆(FFP)、普通冰冻血浆、冷沉淀、白蛋白、免疫球蛋白、凝血因子制剂。

1. **全血**　是经静脉采集出来的含一定量保养液未经分离处理的血液。200ml 全血中含血红蛋白（hemoglobin，Hb）24g。欧洲联盟专业委员会编写的"成分输血指南"指出：全血补充的适应证是全血只是作为一种用于分离成分的原料物资，不用或很少量地用于临床。当患者的红细胞和血容量不足又缺乏适当的红细胞和血浆代用品时，全血才被作为一种临床程序来补充。而在以下情况不宜输注全血：心功能不全或心力衰竭的慢性贫血患者；需长期或反复输血的患者；对血浆蛋白已致敏者；已产生白细胞抗体或血小板抗体者；血容量正常的慢性贫血者；可能进行骨髓移植及其他器官移植者。

2. **悬浮红细胞**　是指从全血中尽量移除血浆后的高浓缩红细胞。1 单位的悬浮红细胞含 Hb 24g，成人输注 1 单位红细胞悬液可增高 Hb 5g/L。悬浮红细胞补充适应证包括：①急性失血，失血量大于 20% 血容量，血细胞比容（Hct）<30% 或 Hb<100g/L；②手术或创伤失血，Hb<70g/L；③慢性贫血，Hb<60g/L。

少白细胞红细胞是通过红细胞型白细胞过滤器过滤制备而成，白细胞去除率达 99% 以上。主要应用于：①需反复多次输血治疗的患者；②由于输血反应产生白细胞抗体，引起发热等输血不良反应的患者；③防止产生白细胞抗体的输血（器官移植、造血干细胞移植）患者。

3. **洗涤红细胞**　是指全血经离心去除血浆和白细胞，再用无菌生理盐水洗涤红细胞 3~6 次，最后加 50ml 生理盐水制成，可去除 98% 以上的血浆蛋白和 80% 以上的白细胞。主要适用于：①输入全血或血浆后已发生过敏的患者；②自身免疫性溶血性贫血及阵发性睡眠性血红蛋白尿患者；③高钾血症及肝肾功能不全需输血患者；④反复输血后已产生白细胞抗体引发非溶血性发热反应患者；⑤贫血伴 IgA 缺乏需输血患者。

4. **冷冻红细胞**　是将去除血浆的红细胞加甘油保护剂，在 -80℃下保存，解冻后洗涤去除甘油，再加入 100ml 无菌生理盐水作悬浮液制成。主要适用于稀有血型患者的输血。

5. **辐照红细胞**　用辐照仪以 25~30Gy 剂量的 γ 射线辐照血液后制成，可灭活具有免疫活性的淋巴细胞。主要适用于有免疫缺陷或免疫抑制患者的输血，以防止输血相关性移植物抗宿主病的发生。

6. **年轻红细胞**　多为网织红细胞，多用于需长期输血的患者，如重型地中海贫血、再生障碍性贫血等，以延长输血间隔时间，减少输血次数。

7. **血小板**　补充血小板的适应证如下。

（1）治疗性血小板输注：①血小板生成减少性疾病；②血小板功能障碍；③大量输血后稀释性血小板减少，血小板计数 <50×10^9/L。

（2）预防性血小板输注：①血小板计数 <50×10^9/L，无出血，但伴有血小板破坏或消耗增加的因素；②血小板计数 <50×10^9/L，需作侵入性检查及一般手术的前后；③血小板计数 <100×10^9/L，需作眼部或脑部手术的前后。

8. **FFP**　是取新鲜全血，于 6~8 小时内离心将血浆分出后 -30℃低温冰冻保存，几乎保存了血液中的全部凝血因子。适应证包括：①单纯凝血因子缺乏的补充（无相应凝血因子浓缩剂时）；②因大量输血伴有凝血功能障碍而出血；③肝病伴凝血功能障碍；④口服抗凝药物过量引起出血；⑤抗凝血酶Ⅲ缺乏导致的出血；⑥血栓性血小板减少性紫癜；⑦治疗性血浆置换术；⑧免疫缺陷综合征。

9. **冷沉淀**　FFP 在低温解冻后离心，产生的一种白色的絮状沉淀即为冷沉淀。1 单位冷沉淀中含凝血因子Ⅷ≥80 单位、纤维蛋白原 200~300mg、纤维结合蛋白 200mg、血管性血友病因子 100 单位、其他凝血因子 70~100 单位、凝血因子ⅩⅢ 约 100 单位。适应证包括：①甲型血友病；②血管性血友病；③先天性或获得性纤维蛋白原缺乏症；④大量输注保存全血致凝血功能障碍而出血；⑤凝血因子ⅩⅢ缺乏症。

10. 肝移植成分输血特点及注意事项

（1）肝移植成分输血特点：肝移植术中输血国内采取预先准备 ABO 及 Rh（D）同型的新鲜全血及晶体溶液。国外大多用成分输血，推荐用红细胞、FFP 及晶体溶液的混合物，其比例为 2 单位红细胞（450ml 全血制备的红细胞为 1 单位）加 1 单位 FFP（200ml），再加晶体溶液 200ml。

肝移植输血的一个重要特点是用血量个体差异性较大。在肝移植中，红细胞用量最大，术中用量达 64%，而术前及术后各占 8% 和 28%。FFP 的用量也很大。有时术中需要大量输血时，血浆的用量接近红细胞的用量。当患者存在血小板减少或功能异常所致的出血时应及时输注血小板。根据病情亦可适当使用冷沉淀。有人尝试用 6- 氨基乙酸和冷沉淀治疗肝移植术中的纤溶,特别是无肝期的纤溶获得一定效果。

从无肝期始至各大血管的阻断,此时回心血量突然减少,患者呈低血压状态,须及时补充大量的新鲜冰冻血浆或新鲜全血以维持循环的稳定。当无肝期代谢及凝血变化加重,如患者出现体温下降,高血糖显著的纤维蛋白溶解亢进,有时可伴有明显凝血因子和纤维蛋白原下降等,应根据检验结果补充新鲜冰冻血浆、冷沉淀等。

(2)肝移植成分输血注意事项

1)无肝期输注的血液制剂的温度不能低于患者体温,以防冷藏血液制剂输入而加重低体温,致使发生不良并发症,如心律失常等。

2)在供肝恢复供血前,由于病肝或无肝期枸橼酸盐代谢有障碍,故在输入枸橼酸盐抗凝血液时,每输入 1 000ml 含枸橼酸盐的血液,需补充 10% 葡萄糖酸钙 10ml,以避免低血钙的发生。供肝血流恢复后患者出现程度不等的代谢性酸中毒,在血管开放前短期可酌情补充碳酸氢钠,血管开放后根据血气变化,再酌情补充,但应避免过量以防代谢性碱中毒而不利于红细胞氧的释放。

3)手术的中、后期需注意及时发现术中稀释性血小板减少,并及时以血小板制剂补充。

(3)肝移植中减少出血和输血的措施:红细胞和血小板输注是预测肝移植术后不良转归的独立危险因素。保温能够减少输血,因为低温可降低血小板功能和凝血酶活性。患者浅低温(<35.5℃)可使失血量增加 16%,也可使输血风险增加 22%。液体控制、血管加压药物及输血计划可能与肝移植术低输血率有关。因为容量负荷只会轻度增加心排血量,然而门静脉充血及出血也会增加。研究显示,肝移植围手术期低输血率(<80%)与以上因素有关。但是,过度的容量限制可能增加肾功能不全的发生率,对于肾功能不全的患者应慎用。需要输注胶体溶液时,推荐使用第三代淀粉溶液,因其对凝血功能影响较小。对于终末期肝病患者,适度的血液稀释后会出现凝血块形成延迟及凝血块硬度减低。肝移植患者凝血酶的生成通常是正常的或增加的,因此,可以限制凝血因子输注。如果没有大出血的危险,凝血因子输注可能由于门静脉充血反而增加出血。

床旁检测(point-of-care testing,POCT),如血栓弹力图(thromboelastography,TEG)和旋转血栓弹力测试(rotational thromboelastometry,ROTEM)可进行快速诊断并指导临床治疗。ESA 的多个出血管理指南指出,围手术期使用 TEG/ROTEM 进行凝血监测可纠正肝移植术中凝血功能障碍。TEG 和 ROTEM 可反映血液黏滞性,也可通过血栓形成、血凝块收缩和纤维蛋白溶解全面反映机体的止血功能。依据 TEG 和 ROTEM 的输血和凝血管理可降低输血量和治疗术中出血的花费,区分微血管和外科因素导致的出血,使凝血治疗更有针对性。TEG 和 ROTEM 还可监测纤维蛋白溶解,指导抗纤溶治疗。

(欧阳文 张宗泽 陈凯)

∣∣∣∣∣∣∣∣∣ 推荐阅读资料

[1] HOGEN R,DHANIREDDY K,CLARK D,et al. Balanced blood product transfusion during liver transplantation. Clin Transplant,2018,32(3):e13191.

[2] KOZEK-LANGENECKER S A,AHMED A B,AFSHARI A,et al. Management of severe perioperative bleeding:guidelines from the European Society of Anaesthesiology:first update 2016. Eur J Anaesthesiol,2017,34(6):332-395.

[3] THAI C,OBEN C,WAGENER G. Coagulation,hemostasis,and transfusion during liver transplantation. Best Pract Res Clin Anaesthesiol,2020,34(1):79-87.

第六节 血浆代用品和醋酸林格液

肝衰竭可导致严重的病理生理变化,再加上 PBLT 手术的特殊性,使肝移植围手术期的麻醉管理显得尤为关键,术中的液体管理更是肝移植手术成功的重要保障。维持有效血容量和血流动力学稳定、保障组织灌注和氧供、维持内环境稳定和凝血功能及防止重要脏器功能受损是肝移植术中液体管理的主要目标,它与多种因素有关,如门静脉高压程度、凝血功能状态及肝脏游离困难程度,此过程不可预测,因此肝移植术中液体管理是肝移植麻醉中最具挑战性的部分。

一、正确判断血容量

肝移植术中的容量评估,决定了临床对溶液的选择,不仅应补充术前禁食、禁饮所失水分和正常需要量;同时还应及时判断术中手术创伤失血、体液蒸发、尿量、各种引流量及麻醉药引起血管扩张对血容量的影响,尤其是某些手术操作步骤(如牵拉、挤压血管、阻断门静脉、腔静脉血管),可使血液回流锐减,明显影响循环血量。为此,应结合心率、血压、CVP、尿量或 PCWP 等监测指标,对血容量作出综合分析判断。

二、合理选择溶液

液体种类的选择:晶体溶液有利于维持电解质平衡并可保证正常生理需要,补充向第三间隙转移的液体损失,是外科手术中液体复苏治疗中最常用的基本液体,但是大量使用会加重肝衰竭患者原有的水、钠潴留和组织水肿;胶体溶液具有更高效率的扩容效果,可维持稳定的有效循环容量,保证组织脏器的灌注和氧供。在血容量不足的情况下,不仅细胞外液不足,往往同时伴有细胞内液向血管内转移,如果仅补充胶体溶液,虽然循环容量可以得到纠正,但是无助于细胞内液的纠正,甚至会加重细胞内液向外转移而导致细胞内严重脱水,适量补充晶体溶液是必须的,因此需要晶体溶液和胶体溶液结合并合理使用。随着术中胶体渗透压检测技术的普及,将有助于指导晶体溶液和胶体溶液的选择。

三、常用肝移植麻醉容量管理液体

1. 血浆代用品 血浆代用品是一类高分子化合物的胶体溶液或乳剂,适当浓度时具有近似或高于生理值的胶体渗透压,输入血管后在一定时间内维持乃至增加血容量。相对于晶体溶液,血浆代用品血管内停留时间更长,同时由于渗透压的关系,可以将组织间隙中的液体转移至血管内,以减少组织水肿。

长期以来,术中输入外源性人体白蛋白认为能维持胶体渗透压,扩充血容量,有利于减轻肺水肿。与白蛋白相比,人工合成的羟乙基淀粉有相同或更好的稳定扩容效果,可快速、有效地恢复循环血量,改善微循环,提高携氧能力,有较少的副作用且低廉的价格,因此不推荐白蛋白作为扩容首选。在外科大手术及危重患者,因炎症反应导致血管内皮损伤,白蛋白能渗透到血管外进入组织间隙,大量输入外源性白蛋白可增加呼吸功能障碍的发病率;而羟乙基淀粉(hydroxyethyl starch,HES)能提高胶体渗透压,有比白蛋白或血浆更好的扩容效应,并可抑制炎症因子释放,稳定血管内皮细胞的形态和功能,减轻内皮细胞损伤导致的毛细血管渗漏,大分子 HES 在毛细血管渗漏的情况下具有"堵漏"作用,限制血管内液体外渗。Cochrane 等认为,大量使用白蛋白增加了危重患者的病死率,应该减少或不用白蛋白,虽然对这一结论尚有争议,但提示血浆代用品有更好的应用前景。

全球对血浆代用品的研究飞速发展,迄今已有十余个品种研发成功并相继投入临床应用。目前临床应用的血浆代用品主要分为全氟碳化合物、葡萄糖聚合物、明胶制剂和 HES 四大类,其中全氟碳化合物应用较少,HES 类应用最为广泛,占据了血浆代用品大部分市场份额,并保持着持续增长的势头。新一代HES(万汶)(130/0.4),不仅可维持 4~6 小时,有 100% 扩容效应,而且可快速经肾脏清除,重复应用无血浆蓄积,最大用量每日可达 50mg/kg,是目前对凝血功能影响最小、最安全的血浆代用品,然而,最近几年关于输注大量 HES 对肾脏损伤的报道,引起了临床的重视和警惕。

2. 醋酸林格液 在肝移植中,为补充因术前饮水,皮肤、切口、脏器暴露水分蒸发和尿液排出等,输入适量的晶体溶液[如 5ml/(kg·h)]是必要的。

肝移植术中阻断、开放门静脉和下腔静脉时对患者的循环系统干扰较为显著,同时酸碱平衡失调、电解质紊乱对围手术期循环功能的稳定会产生重要的影响。导致围手术期酸碱平衡失调的主要原因有三点。

(1)体内乳酸的堆积:肝移植术中阻断肝上和肝下下腔静脉可导致机体下半身淤血,回心血量减少,无氧代谢增加和乳酸大量堆积。乳酸的代谢和清除主要在肝脏,Almeonoff 等证实肝衰竭时出现乳酸代谢障碍导致高乳酸血症。肝移植患者无论是肝硬化还是肝癌,术前或多或少均存在一定的肝代谢功能障碍,术中移植肝又经受了热缺血、冷缺血和再灌注损伤的打击而导致肝功能障碍。

(2)高碳酸血症:慢性肝病患者会发生肝肺综合征(hepatopulmonary syndrome,HPS),发生率约占 1/3。其特点是肺内外分流增加使机体的动 - 静脉分流增加,从而使血液中的二氧化碳的含量增加。

(3)输液的影响:电解质溶液是术中输注的主要液体,用以补充功能性细胞外液、电解质及一定的循环血容量。肝移植手术出血量大,容易出现酸碱平衡失调和电解质紊乱。输入液体的酸碱度和电解质含量是影响围手术期酸碱平衡和电解质平衡的一个重要因素。相比于乳酸林格液,醋酸林格液在 pH 和氯离子含量方面更加接近于生理水平,可更好地维持内环境的稳态。

术中液体管理对肝移植手术的成败具有重要意义,血浆代用品及醋酸林格液的使用方案应根据病因及病理生理情况的差异、手术方案的不同来制订,并根据手术各个阶段和监测状况的变化来评估和调整,从而进行合理的液体管理。

(欧阳文　张宗泽　陈莹莹)

推荐阅读资料

[1] CARRIER F M,CHASSÉ M,WANG H T,et al. Restrictive fluid management strategies and outcomes in liver transplantation:a systematic review. Can J Anaesth,2020,67(1):109-127.

[2] FREITAS M S,NACUL F E,MALBRAIN M L N G,et al. Intra-abdominal hypertension,fluid balance,and adverse outcomes after orthotopic liver transplantation. J Crit Care,2021,62:271-275.

[3] MASUDA Y,YOSHIZAWA K,OHNO Y,et al. Small-for-size syndrome in liver transplantation:definition,pathophysiology and management. Hepatobiliary Pancreat Dis Int,2020,19(4):334-341.

[4] MIYAO H,KOTAKE Y. Postoperative renal morbidity and mortality after volume replacement with hydroxyethyl starch 130/0.4 or albumin during surgery:a propensity score-matched study. J Anesth,2020,34(6):881-891.

[5] WANG C H,TSAI C E,CHENG K W,et al. Anesthetic fluid management of patients with hyponatremia undergoing living donor liver transplantation. Transplant Proc,2020,52(6):1798-1801.

第七节　围手术期麻醉管理

PBLT 是保留受体的下腔静脉,供肝的肝中、肝左静脉共干或肝上、下腔静脉与受体的同名血管共干或下腔静脉吻合,供肝的肝下下腔静脉远端缝扎,不需完全阻断下腔静脉,因此可减轻因阻断下腔静脉而引起的一系列病理生理改变,但是手术难度大,且仍有可能发生多系统复杂而剧烈的病理生理改变,如血流动力学的剧烈波动、代谢和凝血功能的紊乱,并累及重要器官的功能。麻醉管理的质量是影响患者康复的重要因素之一,甚至可能影响肝移植的成败。

一、麻醉方法的选择

麻醉前用药对于减轻患者精神负担、减少麻醉药副作用、提高患者痛阈等有一定的作用。但随着认识和技术的进步,麻醉医师已不再要求患者进行常规的麻醉前用药。肝病晚期患者因肝功能失代偿,任何用药都具有一定的风险,因此应尽量避免使用麻醉前用药,而对于肝昏迷的患者更应该明确禁止。

肝移植手术往往出血量大,且终末期肝病患者常伴有凝血功能异常,硬膜外穿刺出血危险性高。同时,由于硬膜外麻醉阻滞交感神经,在血流动力学不稳定阶段,麻醉管理将更加困难,因此不宜采用全身麻醉复合硬膜外麻醉。虽然有文献曾报道可以尝试复合硬膜外麻醉,但此方法风险较大。因此,静脉 - 吸入复合全身麻醉是肝移植手术更合理的选择。

超声引导下的腹横肌平面(transversus abdominis plane)阻滞或腰方肌阻滞(quadratus lumborum block)

可以部分替代硬膜外麻醉的效果。这两种区域神经阻滞可提供较好的镇痛效果,能基本满足切皮、缝合的镇痛需要,减少术中镇痛药物的使用,并可防止和抑制中枢及外周神经的痛觉敏化,降低术后镇痛药的剂量及不良反应。腹横肌平面阻滞可在平脐的 Petit 三角实施。肝移植由于切口范围大,还需在剑突下 3~4cm 处实施双侧腹直肌鞘的神经阻滞。每处可用 0.3%~0.5% 的罗哌卡因 10ml。腰方肌阻滞可在仰卧位下,平脐上 1~2cm 处的腋中线附近实施,每处可用 0.3%~0.5% 的罗哌卡因 15ml。腹壁的区域神经阻滞可为手术末期尽早停用麻醉药物,快速苏醒、拔管提供基础条件。

二、监测项目选择及意义

肝移植的麻醉中,完善的监测手段是能够进行及时、有效对症处理的关键。麻醉期间监测的项目应包括:①心电图(要求监护仪可监测 ST 段的改变);②2~3 通道的有创压力监测[含 IBP、CVP、肺动脉压(pulmonary artery pressure,PAP)];③脉搏血氧饱和度;④呼气末二氧化碳分压;⑤麻醉深度监测,即脑电双频指数(bispectral index,BIS);⑥TEG 和 Sonoclot 凝血功能分析;⑦凝血全套、血常规、肝肾功能等血液生化指标;⑧体温;⑨尿量;⑩肺动脉导管(Swan-Ganz 漂浮导管)监测或脉搏指示连续心排血量监测(pulse indicator continuous cariac output,PiCCO)监测;⑪经食管超声心动图等。肝移植麻醉中,上述①~⑨为必需监测项目,但肺动脉导管对容量治疗具有重要指导价值,条件具备者应列为常规监测项目。由于肝病晚期患者往往合并明显的食管静脉曲张,经食管超声心动图应谨慎使用。

三、麻醉诱导、维持与复苏

肝移植患者在到达手术室后应首先给予标准监测,在麻醉前应使用 14G 的静脉导管建立 1~2 条外周静脉通路。在用手术单覆盖患者之前,应仔细检查患者的体位,以便保证身体各部位没有受压点及静脉通路未被阻塞。患者的上肢应用软物衬垫,通常将一侧上肢放于身体上,另一侧上肢放在托手架上,其外展幅度要适度。由于无肝期下腔静脉系统淤血,胃肠蠕动明显受到抑制,常出现胃肠胀气,在术中应经常用吸引器抽吸胃管,以便能使胃减压并有利于手术野的暴露。因术中要部分阻断下腔静脉,因此所有输液通道均应建立在上半身。在围手术期及大出血时,为了维持血液中足够的抗生素水平,应分几次静脉输入合适剂量的抗生素。

全身麻醉应全程在麻醉深度监测仪监测下实施,保证麻醉深度稳定、合适。对肝硬化患者,经肝、肾代谢的麻醉药物的消除时间延长,血浆清除率也降低,麻醉用药要酌情减量,并选用对肝肾功能影响较小的药物。麻醉的诱导、维持用药主要是长效与短效结合,静脉与吸入结合。舒芬太尼可作为镇痛基础,后续维持主要以短效的瑞芬太尼为主,必要时可少量追加舒芬太尼,避免苏醒延迟或术后疼痛引起的躁动。镇静可吸入七氟烷和 / 或泵注丙泊酚,并在麻醉深度监测下调节剂量。肝移植不同时期,麻醉用药的需求变化很大。例如,无肝期即使停用镇静药物或所有麻醉药物,麻醉深度监测参数仍可能比较低。因此麻醉深度监测对精确使用麻醉药物起重要作用。肌肉松弛药(简称"肌松药")主要以(顺)阿曲库铵为主。肌松药是辅助药物,对患者的康复过程并无积极作用。围手术期还可使用肌松监测仪对肌松程度进行辅助判断。

在彻底止血后,缝合切口时,即可停用所有麻醉药物。同时观察麻醉深度和肌松程度,若麻醉深度变浅、肌松效果变差,影响到缝合切口时,可适当单次追加镇痛、镇静、肌松药。一般而言,麻醉深度维持 BIS 为 60 左右(以 BIS 为例),轻度自主呼吸,不会影响切口缝合。此时并不需要使用麻醉药物,而是通过使用压力支持通气(pressure support ventilation,PSV)模式,减少人机对抗,同时减少肌松药的消耗,有利于患者过渡到苏醒期。因此,有多种呼吸模式的麻醉机在患者的苏醒期有重要作用。

切口缝合即将完成时或完成后,若患者 BIS 达到 80 以上,自主呼吸可满足脱氧(SPO₂≥95%)通气 5 分钟以上,没有明显出血倾向和血流动力学不稳定时,即可拔出气管导管。麻醉完全苏醒后,由于腹横肌平面阻滞的作用,即使切口缝合尚未完成,也没有明显痛感,不会给患者带来伤害性感受。

若肌松恢复不能满足脱氧通气的要求,可适当使用新斯的明和阿托品合剂拮抗,待通气满足拔管要求后,才可拔管。值得一提的是:由于巨大的创伤、内环境受到严重的干扰、麻醉药物代谢不全等因素,气管导管拔除后,患者的意识恢复程度往往不如一般手术。主要表现为:BIS 较高(>85),呼之能应,但仍不能达到随意交流的状态,有时仍有嗜睡,Steward 苏醒评分可达 4~5 分。若没有明显的出血倾向,血流动力学稳定,可将患者送回专科重症监护病房(ICU)继续观察。

若停药时间已经足够长,且手术结束后 1 小时仍无明显苏醒的迹象,则应直接带管送专科 ICU 继续支持治疗。因为新肝的功能尚未达到较好的状态、内环境不稳定等均可影响苏醒,术后可能需要较长时间支持治疗,过早地拔除气管导管可能导致相应的不良事件。

在麻醉的诱导和维持期间,麻醉深度监测技术(尤其是 BIS 监测)是重要的加速康复技术,可有效地优化麻醉药物的使用,减少患者的应激水平。只要合理调控,患者的内环境和体温达到正常,血容量和止血、凝血功能也能达到目标值,不但有助于降低患者的应激水平,还可能使患者整体功能状态超过术前。此时,患者术后的快速苏醒与加速康复也能得以实现。

四、手术各期的特点

肝移植手术过程一般分为无肝前期、无肝期和新肝期(再灌注期)。三期均有可能出现循环骤变、出血和凝血功能障碍、代谢性酸中毒、水和电解质紊乱、低体温、糖代谢障碍等,但以无肝期和新肝初期最为明显。

(一)无肝前期

无肝前期是指从麻醉诱导开始到门静脉、腔静脉或肝静脉被阻断。这是一个非常重要的时期,在这个阶段应使用一切有效的手段来纠正各种紊乱(出血和凝血功能、酸中毒、电解质、血容量)以便为后续手术提供基础条件。该期管理的重点包括三个方面:①适宜的麻醉深度;②大量腹水引流后,腹内压下降可导致低 CVP;③手术出血。

手术大切口创伤及探查疼痛刺激最强烈,因此既需要充分地镇痛、镇静,又要避免对循环的影响。

开腹引流腹水后,由于腹内压骤降可出现不同程度的循环波动。故在引流腹水前和引流初始,应在密切监测 CVP 或 PAP 变化的基础上,必要时适当扩容,以补充术前利尿脱水导致的潜在有效循环血量相对不足和预防腹内压下降后血容量再分布、回心血量减少对循环的影响。此外,在引流腹水期间,使用适量的血管活性药物如去甲肾上腺素和控制引流腹水的速度对减轻循环的变化十分重要。

尽管减少术中出血主要依赖于术者技术和自身凝血功能,但对麻醉管理而言,适宜的血压和较低的 CVP 有助于减少分离肝门、肝上和肝下下腔静脉时的出血。病肝分离期可将 CVP 降低到原有 CVP 的 50%~70%,即低 CVP 技术(CVP≤5cmH$_2$O)。同时,由于 MAP= 心排出量(CO)× 全身血管阻力(systemic vascular resistance,SVR)+CVP,因此当降低 CVP 却又要维持正常血压时,可使用血管活性药物,增加 CO 或 SVR,而希望短时间通过增加 CVP,进而升高 MAP 是不合理的。

(二)无肝期

无肝期导致循环急剧变化的主要因素是阻断门静脉和下腔静脉,一般可使 CO 降低超过 40%~60%,此时,需要用输血、输液来补偿减少的静脉回流。此外,肝功能完全缺失及大量输注血液制品(尤其 FFP)可并发柠檬酸中毒和血清钙显著降低,乳酸盐代谢障碍及低血压造成的组织缺氧均可引起酸中毒。因此,无肝期纠正代谢紊乱和低容量是顺利过渡到再灌注期的关键。但是,在无肝期过分追求较好的心排血量或容量,极易导致新肝期容量过多,产生相应并发症。积极纠正代谢性酸中毒,补充氯化钙,输一定量的血液制品,调节血管活性药物用量[如去甲肾上腺素 0.01~1μg/(kg·min)持续泵注]是常用、有效的措施。

(三)新肝期

该期仍可出现循环骤变、代谢性酸中毒、低体温、出血和凝血功能障碍。有文献报道,供肝恢复血流后最初 5 分钟内,8%~30% 的病例会出现再灌注后综合征(postreperfusion syndrome,PRS),导致一过性低血压。PRS 的出现取决于术前心血管系统自身状态和术中诱因。术中诱因主要包括:①开放血流早期全身血液再分布;②酸中毒;③电解质紊乱(低血钙、高血钾);④低体温;⑤炎性介质等。因此,在开放血管前要积极预防 PRS。方法主要如下:①在进入新肝期前纠正低钙血症,补充 NaHCO$_3$,提高碱剩余(base excess,BE)在正常范围;②适当增加血容量和提高 MAP;③纠正和预防低体温;④通过肝下下腔静脉放出供肝和门静脉内一定量的血液,尽量排出含钾保护液;⑤调整通气参数,维持 PaCO$_2$ 在正常水平;⑥尽量缩

短无肝期时间;⑦出现明显低血压时,酌情给予去甲肾上腺素;若合并心率减慢,则应静脉注射肾上腺素。

五、麻醉管理

肝移植手术带来的严重病理生理改变,需要麻醉医师在术中进行快速决策与处置,因此肝移植麻醉始终具有挑战性,对麻醉医师提出了较高的要求。虽然随着外科医师手术技能的提高,麻醉医师的压力会逐步减少,但麻醉医师的麻醉和管理技术的进步同样能给外科医师提供更好的手术条件。二者技术的提高相互促进,最终实现改善肝移植手术的预后,使肝移植成为常规手术,并促使肝移植向加速康复的方向发展。

麻醉医师即使掌握了一些较好的技术或手段,若方法不正确,也不一定能做好肝移植的麻醉。做好肝移植麻醉,麻醉医师需要有辨证处理主要矛盾与次要矛盾、局部与整体的能力;需要对已掌握的技术与管理方案进行优化组合、分清主次。相对麻醉的实施和维持而言,对术中出现的各种严重的病理生理紊乱的积极处理是主要矛盾。事实上,在肝移植术中,麻醉医师的主要精力集中在针对出血和凝血功能的紊乱、血流动力学波动、内环境失衡、体温丧失等情况的处理;而麻醉的实施与维持只占麻醉医师工作的一小部分。换而言之,肝移植术中麻醉管理的主要矛盾是各种治疗,麻醉本身则是次要矛盾。

肝移植围手术期最大的危害和隐患是出血和凝血功能的紊乱。肝衰竭患者因肝功能障碍导致肝脏合成的凝血因子减少,脾功能亢进导致血小板亦减少或功能不全,常在术前即可呈现低凝状态,使手术的出血风险显著增加。因此,及时纠正出血和凝血功能的紊乱可减少术中渗血,可使手术的顺利程度增加,进一步减少出血。出血减少使血流动力学相对稳定,内环境和体温的平衡都将得到保证。因此,肝移植围手术期应在出血和凝血功能发生紊乱之前就要干预,为手术的顺利程度和整体预后的改善提供基础(图 9-7-1)。

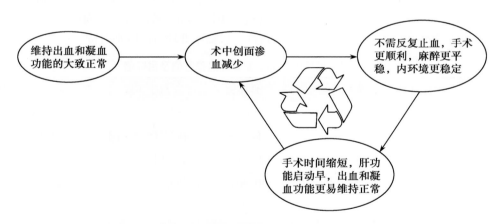

图 9-7-1 肝移植手术与出血和凝血功能的关系示意图

1. 目标导向的出血和凝血功能的管理 正常止血与凝血机制包括血管壁和血小板的止血作用,凝血因子的凝血作用;血凝块的溶解是由纤维蛋白溶解系统来完成的。血管壁和血小板的止血作用称为一期止血机制。血液由液体状态转变成凝胶状态称为血液凝固,称为二期止血机制。肝移植术中应对止血和凝血功能及早干预,使其维持在正常或接近正常的目标。

由于 TEG 快速、易行、机器小巧、适用于床旁及可以检测血小板的功能、凝血系统和纤溶系统的功能等优势,因此,TEG 可以用于指导出血和凝血功能的目标导向管理。

通过 TEG,麻醉医师在短时间就可以判断患者的出血和凝血情况,如凝血因子缺乏、血小板功能降低、纤维蛋白原降低或功能亢进等。术中反复检测 TEG,可以有效地指导麻醉医师进行新鲜冰冻血浆(FFP)、冷沉淀、血小板和凝血因子Ⅷ、凝血酶原复合物、纤维蛋白原等成分输血,对患者的出血和凝血功能、纤溶系统进行调节、纠正。凝血紊乱可发生在肝移植各期,但最严重的状态发生在无肝期及新肝早期,可出现明显的纤溶现象,可能是无肝期凝血因子严重缺乏及体外转流时预充液中肝素或内源性肝素释放所致。必要时还可监测激活全血凝固时间(activated clotting time of whole blood,ACT),根据 ACT 使用鱼精蛋白(图 9-7-2)。

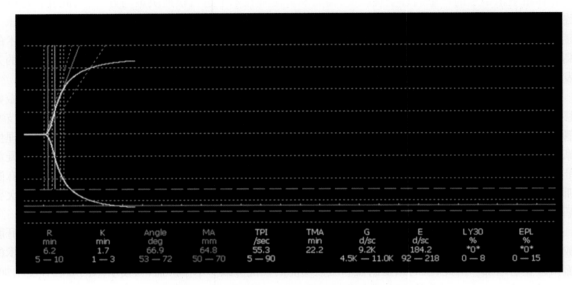

R min	K min	Angle deg	MA mm	TPI /sec	TMA min	G d/sc	E d/sc	LY30 %	EPL %
6.2	1.7	66.9	64.8	55.3	22.2	9.2K	184.2	*0*	*0*
5 — 10	1 — 3	53 — 72	50 — 70	5 — 90		4.5K — 11.0K	92 — 218	0 — 8	0 — 15

图 9-7-2　正常的血栓弹力图(以国产西芬斯机型为例)

血栓弹力图(TEG)包括 R、K、α 角、MA、EPL、LY30 等参数(表 9-7-1)。低凝状态时,不需要使这些参数完全达到正常,维持在偏离参考值的 20% 左右,且手术创面无明显渗血即可。若监测到患者处于高凝状态,应及时启动抗凝治疗,以免术后随着肝功能的进一步恢复而导致吻合血管内血栓形成。一般而言,肝移植患者围手术期高凝状态少见,仅部分肝癌患者可见,临床处理时需区别对待。

表 9-7-1　血栓弹力图主要参数的参考值及目标值

参数	参考值(以国产西芬斯机型为例)	目标值	低于下限	高于上限
R	5~10min	4~12min	必要时抗凝	输注新鲜冰冻血液
α 角	55°~78°	44°~93°	补充纤维蛋白原	必要时抗凝
K	1~3min	0.8~3.6min	必要时抗凝	补充纤维蛋白原
MA	51~75mm	40~90mm	补充血小板	必要时抗血小板
LY30	0~8%	>8%	—	抗纤溶
EPL	0~15%	>15%	—	抗纤溶
CI	−3~3	−2.4~3.6	需结合其他参数	需结合其他参数

根据 TEG 的实时监测来指导出血和凝血功能的治疗具有重要意义。研究报道,在有凝血功能障碍的患者心脏手术时使用 TEG,可以减少红细胞和血浆输注并改善 6 个月生存率。当然,TEG 仍有一定局限性,必要时可以监测凝血全套、ACT。但总体而言,以 TEG 为指导的目标导向的出血和凝血功能的管理用于肝移植术中管理便捷、可靠,是麻醉医师在肝移植术中处理主要矛盾的主要手段。

2. 目标导向的血流动力学与容量管理　肝移植术中失血、术中阻断与开放下腔静脉难免造成容量的丢失和 / 或血流动力学的波动。在部分病例,如果出现大量的体液丢失与补充,麻醉医师到后期很难准确判断出入量是否平衡。如容量不足,将导致血流动力学不稳,氧供不足,加重内环境失衡,患者无法及时恢复与苏醒。如容量过多,将首先导致肺部等重要脏器水肿、受损,同样使患者无法及时脱离呼吸机。因此,在肝移植手术中,麻醉医师需要借助更可靠的血流动力学监测设备和其他综合手段,才能准确地控制患者的容量,从而实现血流动力学的平稳,降低患者的应激水平,促进患者加速康复。

容量的判断首先要大致了解出量,根据出量补充入量。手术早期,出量比较容易判断,一般通过观察吸引器、尿袋等。随着手术的进行,浸湿的纱布和铺巾不断增加,伤口反复冲洗,持续的输血和输液,血管活性药物的使用,使麻醉医师对患者容量状态的判断逐渐变得模糊。此时,麻醉医师需要借助相应的监测仪和内环境监测指标等进行综合判断才能对容量进行相对准确的评估。

以心排血量(CO)为指导的目标导向的血流动力学与容量管理是肝移植手术中血流动力学与容量管理的主要手段。通过肺动脉导管(Swan-Ganz 漂浮导管)可以得到可靠的 CO,但是由于操作复杂、耗时、并发症相对多等缺点,其临床意义仍有争议,甚至有文献认为通过对其监测不能改善患者的预后。然而,在血容量剧烈波动的患者中,Swan-Ganz 漂浮导管仍能得到具有指导意义的参数。其监测的 CO 比较准确,对容量变化较敏感;同时还可以直接监测中心静脉血氧饱和度,对机体的氧供需平衡判断具有重要价值。一些新的、通过外周动脉测量的微创或无创方法[如脉搏指示连续心排血量监测(PiCCO)]可能具有一些优点,但与 Swan-Ganz 漂浮导管相比,数据的一致性还不是很理想,尚不能完全取代 Swan-Ganz 漂浮导管在肝移植手术中的地位。实际上,在积累足够的经验后,Swan-Ganz 漂浮导管的放置过程变得更顺畅,耗时更短,对其数据的理解也会更为透彻,更能发挥这些数据的临床价值。

目前迈瑞生命体征监护仪(T8 及以上型号)可以较好地与 Vigilance II 血流动力学监视仪互联互通,从而得到全面的参数,包括连续心排血量(continuous cardiac output,CCO)、静脉血氧饱和度(venous oxygen saturation,SvO_2)、全身血管阻力(SVR)、连续舒张末期容量(continuous end diastolic volume,CEDV)、右心室射血分数(right ventricular ejection fraction,RVEF)等,有利于对患者容量状态的分析与判断。

在发生大出血前、生命体征相对稳定、患者状态较好时以 CO、SVR、MAP、CVP 等参数为目标值(参考值)进行容量的调节;同时以 TEG、血气分析、胶体渗透压等检验参数为指导,给予各种血液成分的补充,从而使容量和内环境达到或接近正常生理状态的目标。

肝移植术中并非要求始终维持目标的血流动力学参数。例如,在经典式原位肝移植(OLT)完全阻断下腔静脉时,可监测到 CO 减少 40%~50%,混合 SvO_2 下降 10%~20%,但此时不需要大量输液维持目标 CO,而是允许一定程度的低 CO 和低 CVP。通过监测血气、SvO_2、SVR,指导血管活性药物的使用,维持接近目标的血压,保证主要脏器的氧供即可。下腔静脉恢复血流后,则需要继续维持目标血流动力学。

3. 血管活性药物的使用 肝移植术中血流动力学波动显著。在切除病变肝脏时,因粘连、侧支代偿增生、出血和凝血功能障碍,可发生较大量的出血,使血压显著降低。在阻断下腔静脉后,CO 下降可达 40%~60%(PBLT 仅部分阻断下腔静脉,但也有可能出现 CO 的明显下降),血压随之明显下降,心率代偿性增加。在围手术期也可因出血和凝血功能障碍、创面较大而出现显著渗血,导致血压持续下降。此时,除适当补充血容量外,需要使用去甲肾上腺素、血管升压素、去氧肾上腺素等升压药物支持。

去甲肾上腺素激动 α 受体的作用较强,也有一定的激动 $β_1$ 受体的作用。在血容量相对不足时,小剂量即可达到明显的升压效果,同时可反射性减慢心率。但是如果在血容量绝对不足时,往往需要较大的剂量,患者血压上升的同时心率也显著增加,使心率可达 140 次 /min 以上。在肝移植术中可经常观察到这一现象。因此,在肝移植术中患者对去甲肾上腺素不敏感时或心率显著增加时,应联合血管升压素、去氧肾上腺素等几乎不增加心率的药物。升压药物的使用剂量波动范围极大,需要结合具体情况给予相应的剂量。升压药物一般建议泵注,减少血压剧烈波动。麻黄碱、多巴胺等药物一般较少用于肝移植的升压治疗。但一些研究认为,小剂量持续泵注多巴胺,有利于尿量的增加。

除升压药物外,在肝移植不同阶段也常用到降压、降心率的药物,如硝酸甘油、艾司洛尔等。各种原因导致的心率明显增加,可使心肌耗氧增加,尤其对合并心脏疾病的患者不利,因此,可使用适量艾司洛尔降低心率。艾司洛尔作用时间短,不至于引起血压的持续下降。在下腔静脉开放时,血容量可瞬间增加 50% 以上,可引起血压暂时急剧升高;若在无肝期因低血压、低血容量而过度补充了血容量,则可使血压持续升高,此时需要使用硝酸甘油扩张容量血管,降低血压。血容量过负荷导致的高血压,除需要降压外,还应积极利尿,控制输入量,使血容量尽快降至目标值。

4. 内环境紊乱的处理　肝移植期间可因快速出血、补充血容量、肝脏功能的缺失,发生内环境剧烈变化。因此,需要反复监测动脉血气,无肝期甚至每 30 分钟就需要进行一次血气分析,依据血气分析的结果对水、电解质紊乱和酸碱平衡失调,以及血红蛋白、氧合和糖代谢等进行纠正与调节。肝移植期间,内环境处理的目标是这些参数均应在正常范围,而不应该存在明显的失衡或紊乱。术中胶体渗透压的监测对水平衡的调节有重要意义,可指导血液制品、白蛋白、晶体溶液的输注,防止组织水肿(尤其是肺组织),影响患者的康复过程。因此,术中应反复监测胶体渗透压,维持其在正常范围,减少相关并发症。

术中代谢性酸中毒主要开始于无肝期,淤积在胃肠道、下肢的酸性代谢产物,术中输入大量库存血,供肝细胞内溢出的 H^+ 可加重酸中毒。无肝期应通过补充 5% 碳酸氢钠纠正酸中毒。含钾库存血,缺血供肝的细胞膜大量释放钾,肝保存液含钾,无肝期下肢和胃肠道的淤血中也含有极高的 K^+。致使血管开放即刻下腔静脉内的 K^+ 浓度比开放前明显升高,血管开放时常观察到患者心电图有 T 波升高。无肝期根据血糖适量使用胰岛素促使 K^+ 向细胞内转移,将血钾维持在 4.5mmol/L。一般认为,重建循环时经门静脉、肝下腔静脉放出适量淤血和灌注液可以明显降低 K^+ 浓度。血管开放后血钾可迅速降低,原因可能是血管开放前应用胰岛素的作用、酸中毒的纠正和新肝对钾的利用。因大量枸橼酸代谢成 HCO_3^-,新肝期或术后可能出现代谢性碱中毒和低血钾,应及时、适当补钾。

无肝期和低体温使机体对枸橼酸的代谢进一步下降,且大量输入的库存血中含有枸橼酸盐,枸橼酸与血浆游离型 Ca^{2+} 形成螯合物,使患者出现游离钙下降。血浆中游离钙浓度降低可导致心室功能障碍,心指数和心搏指数降低。术中及时补钙不但能增强心功能,还能拮抗高钾,同时能改善凝血功能,因此术中应持续泵注 Ca^{2+} 并应始终保证其处在正常水平。

5. 体温的处理　肝移植期间,即使发生少量失血,若不积极处理,在无肝期体温也可以下降 1~3℃。因此,肝移植术中需要采取多种保温措施和监测手段。

6. 重视超声在肝移植围手术期应用　超声在肝移植的围手术期应用具有重要价值,有助于相关加速康复外科(enhanced recovery after surgery, ERAS)措施开展。超声可评估与判断患者病情,辅助相关处置或治疗措施。

在麻醉开始和麻醉结束前,应常规应用超声快速评估一次患者的心脏和肺部的功能或状态并保存影像作后续的对比。心脏和肺部功能或状态的超声评估对术后快速苏醒、拔管的决策具有重要参考意义。例如,若术前肺部超声视野有大量 B 线,且术中氧合指数低于 200,提示患者有明显肺部感染或水肿,术后可能需要呼吸机继续支持治疗。如果经过术中积极处理,术后肺部超声显示 B 线不增加,氧合指数升高且大于 200,仍可以考虑及时苏醒患者并拔除气管导管。术前、术后超声心动图的对比也有利于血容量的评估,为患者的整体血流动力学状态提供另一个有价值的参考指标。

患者麻醉后,可在超声辅助下完成腹横肌平面阻滞或腰方肌阻滞、中心静脉和桡动脉置管等操作。麻醉后,还可以根据需要实施经食管超声心动图,监测患者的心功能或血容量。甚至在经食管超声心动图的监视下指导肺动脉导管的置入。超声可明确显示导管和气囊经过右心室流入流出道、肺动脉及分支时的声影。对有明确的食管静脉曲张的患者应谨慎采用经食管超声心动图。

7. 尿的监测与处理　肝病晚期患者往往合并明显的肾功能损害;在 PBLT 的无肝期即使是部分阻断下腔静脉,肾脏仍可能处于淤血状态,其功能也明显会受到短暂的损害;经典肝移植的患者无肝期一般处于无尿状态。肾功能不全可直接影响麻醉药物的代谢及导致器官组织水肿(肺组织水肿可以使氧合指数明显下降),对患者的麻醉恢复与术后康复极为不利。因此,肝移植术中对肾脏的保护与监测很重要。术中肾功能的监测主要是观察尿液的量及性状、血液和肾功能指标。如果病肝切除期间,患者尿量减少,就需要及时予以升高血压、使用利尿药和多巴胺等措施处理。泵注小剂量多巴胺 1~3g/(kg·min),可激动多巴胺受体,使肾血管扩张,肾血流量和肾小球滤过率(glomerular filtration rate, GFR)增加,同时还具有排 Na^+ 利尿作用。尽管近年来这一观点受到怀疑,但仍有些研究认为:肝移植手术中应用小剂量多巴胺改善肾功能的作用优于前列腺素 E,且不依赖血流动力学的变化。

在无肝期结束之前的几分钟,一般给予呋塞米 100mg,若在新肝期的血流动力学稳定,大部分患者会产生一定的尿量。在利尿效果不佳的时候,要考虑适当提高灌注压,而不是追加利尿药。但在一些术前已有肾功能损害或术中无肝期太长致肾功能短暂受损的患者,可能在术后数小时甚至数日才能恢复泌尿功能。

尽管围手术期积极采取上述各项措施,但若仍不能改善肾功能,必要时可采取肾替代治疗,以维持内环境稳定。但随着肝移植技术进步,目前在术中实施肾替代治疗的案例较少。

除了尿量,对尿液性状的观察也很重要。如清亮的尿液排出,提示肾脏调节内环境的作用启动,可在数小时内水、电解质、酸碱等趋于平衡、稳定,对患者术后的苏醒质量和康复效果具有正向作用。

8. 术后管理　肝移植术后,麻醉医师仍需要参与一定的管理,如镇痛管理、意识水平监测等。

由于大剂量免疫抑制剂、激素的使用,患者的炎症反应得到一定程度控制,术后疼痛得到一定程度抑制。但相当一部分患者仍需要较好的术后镇痛措施。麻醉医师需要积极干预,缓解疼痛,加速患者的康复速度,为患者尽快下床活动提供基本条件。

针对部分肝昏迷患者,麻醉医师可在术前、术后监测 BIS,为患者病情的发生发展提供一定参考。虽然现阶段使用 BIS 监测患者肝昏迷的做法尚未得到广泛认可,但临床实践提示,BIS 对预测肝昏迷患者的苏醒时间可能有较大参考价值。

9. 其他　肠道淤血后出现的菌群迁移及内毒素释放引起肝脏内皮细胞损伤并激活库普弗细胞,进而刺激巨噬细胞释放 TNF-α、IL-6 和 IL-8 等炎症因子,损害多处脏器甚至引发全身炎症反应综合征(systemic inflammatory response syndrome,SIRS)。目前预防炎症反应的方法包括使用乌司他丁、缺血预处理等。

以氧供(DO_2)为导向的血流动力学管理模式的实施:术中患者吸入较高浓度氧,必要时给予呼气末正压(positive end expiratory pressure,PEEP)维持动脉血氧分压(arterial oxygen partial pressure,PaO_2)>300mmHg;根据 Hb 水平及时输注悬浮红细胞确保 Hct>24%;经过适当的容量补充后以去甲肾上腺素等维持 MAP>65mmHg。使用去甲肾上腺素,维持组织器官灌注需要,可最大限度降低炎症反应并改善患者预后。

预防术中肺功能的恶化,保持较低的肺内分流水平,使整个手术过程中氧合指数保持在300~400mmHg 的理想状态。术中适时给予 PEEP 可使肺泡及小气道在呼气末保持开放,使肺功能得到改善,提高全身器官及组织的氧供,改善患者的预后。维持合适的胶体渗透压,避免肺组织水肿,可改善氧合指数或避免其进一步降低。在麻醉苏醒期,合理使用呼吸模式,能尽早诱导自主呼吸恢复并可减少人机对抗,亦能改善氧合指数。围手术期肺功能的保护对患者快速苏醒、拔管具有重要的临床意义。

上述管理措施是分别阐述的,但实际工作中往往交替进行,如在处理内环境紊乱时,需要处理低血压、低血容量,同时还需要处理出血和凝血功能的异常。麻醉医师始终要保持清醒的头脑,严密观察,不断思考,具体问题具体分析,分清楚主要矛盾与次要矛盾,从局部到整体的逻辑顺序进行处理,从而尽可能地降低患者对手术、麻醉的应激,达到加速康复的目的或效果(图 9-7-3)。

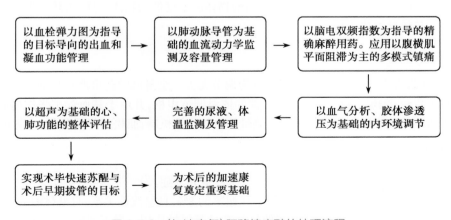

图 9-7-3　(加速康复)肝移植麻醉的处理流程

(尹欣林　欧阳文　宋学敏)

推荐阅读资料

［1］CROOME K P,LEE D D,CROOME S,et al. The impact of postreperfusion syndrome during liver transplantation using livers with significant macrosteatosis. Am J Transplant,2019,19（9）:2550-2559.

［2］FANELLI V,COSTAMAGNA A,CAROSSO F,et al. Effects of liver ischemia-reperfusion injury on respiratory mechanics and driving pressure during orthotopic liver transplantation. Minerva Anestesiol,2019,85（5）:494-504.

［3］MANNING M W,KUMAR P A,MAHESHWARI K,et al. Post-reperfusion syndrome in liver transplantation—an overview. J Cardiothorac Vasc Anesth,2020,34（2）:501-511.

［4］NIEWIŃSKI G,SMYK W,GRACZYŃSKA A,et al. Kidney function after liver transplantation in a single center. Ann Transplant,2021,26:e926928.

［5］XUE Z,CHEN M,ZHANG X,et al. Analysis of early hepatic artery thrombosis after liver transplantation. ANZ J Surg,2018,88（3）:172-176.

第八节 围手术期温度管理

肝移植围手术期体温管理主要是术中及术后的管理,并且主要是对发生浅低温时的预防和恢复正常体温。人体温度调节类似于其他许多生理调节系统,由大脑应用正、负反馈来最大限度地减轻预定"正常"值的波动。近来大多数研究结果显示,浅低温(降低 1~2℃)可使心脏不良事件的发生率和手术切口感染率增加 3 倍,住院时间延长 20%,且明显增加手术出血量和异体输血量。

一、热量丧失的机制

人体热量丧失的机制为辐射、传导、对流及蒸发。其中,辐射和对流是围手术期最主要的热丢失机制。辐射占热丧失的 60%,其散热主要取决于皮肤血流和暴露的皮肤表面积。对流是热量传导使气体流动从而使热量丧失,与空气流速的平方根成正比,占热丧失的 15%,尤其是层流手术室,对流性热量丧失显著性增加。蒸发占热丧失的 20%,热丧失源于从黏膜或浆膜表面、皮肤和肺蒸发所需能量。蒸发散热取决于暴露的表面积和周围气体的相对温度。在无汗状态下,成人皮肤表面蒸发丢失的热量仅占代谢产热的 10% 以下。相反,婴儿经菲薄皮肤水分蒸发的代谢产热丢失比例较高。出汗可显著增加皮肤蒸发丧失的热量,但麻醉期间罕见出汗。经呼吸系统丢失的热量只占总热量的很少部分,而手术切口蒸发丧失的热量占丢失总热量的比例较大。传导是热从温度高的物体向温度低的物体传递,占热丧失的 5%,与暴露的表面积、温度差和热传导性成正比。

二、麻醉效应

全身麻醉期间患者无意识,其温度调节与行为调节无关。全身麻醉药可严重削弱自主神经系统的温度调控能力,挥发性麻醉药影响位于下丘脑后部的体温调节中枢,并由于其血管扩张作用而导致热量丧失;麻醉性镇痛药因其抗交感作用降低了保存热量的血管收缩机制;肌松药降低肌张力,防止寒战。

三、术中浅低温的影响

围手术期低体温既可使机体受益,也有可能带来严重并发症。

1. **有利方面** 通常体温每降低 1℃,可降低代谢率约 8%,且呈线性关系,且低体温时,兴奋性氨基酸释放减少。有研究显示,低体温对脑缺血和低氧具有显著保护作用。最近研究显示,对常规治疗无效的颅内高压创伤患者实施治疗性低体温,尽管较对照组(颅内低压)的病情严重,但证实低体温患者结局得到改善。一项治疗性低体温随机试验明确证实低体温可改善心脏停搏后恢复期患者的结局。同时低体温状态下最低肺泡有效浓度（minimum alveolar concentration，MAC）减少，肝、胃血流减少及其代谢降低，可减少术中的麻醉药用量。

2. **并发症**　低体温可导致一系列的并发症。

（1）心血管方面：外周血管阻力升高、室性心律失常和心肌抑制。

（2）代谢方面：因代谢率降低，组织灌注减少，导致代谢性酸中毒和高血糖。

（3）血液学方面：低体温使血液黏度增高，Hb 解离曲线左移，直接损害了凝血级联反应的酶活性，血小板功能损害。

（4）神经系统方面：低体温可使脑血流减少，脑血管阻力增高，MAC 下降，麻醉苏醒延迟，可能发生昏睡和意识障碍。

（5）药物代谢：代谢降低，要注意麻醉药用量的调整，以免药物相对过量而导致的一系列问题。

（6）伤口感染：低体温引起伤口感染是由于其直接损害免疫功能或引发温度调节性血管收缩，后者进而降低伤口氧供所致。目前已明确，发热具有保护作用，防止自然发生的发热可加重感染。

四、围手术期低温的预防与治疗

1. **气道加温与湿化**　将加热湿化器置于麻醉机环路的吸入端，减少肺的蒸发散热，应监测吸入气温度并控制在 40.5℃ 以下，以免气道烫伤。经呼吸道丢失的热量较少，术中很少进行这种主动的气道加温和湿化，通常采用人工鼻。人工鼻是表面积大的吸湿性膜滤器，可以保留呼出气中的热量和水分。

2. **静脉输液**　不可能通过输注加热的液体给患者加温，因为所输液体温度不能（过多地）超过体温。但在肝移植手术中，往往需要输注大量的液体和血液制品，这样可造成体温显著降低。因此，有必要输入温液体和温血液制品。室温下输注 1 单位的冰冻血液或 1L 晶体溶液可使平均体温降低约 0.25℃。所以在肝移植手术中使用输液加温器，可最大限度地减少这种体温降低。

3. **皮肤加温**

（1）维持相对稳定的环境温度：手术室温度是影响热丢失的最主要因素，因其决定了患者代谢热通过辐射和对流从皮肤丢失及通过手术切口蒸发的速率。因此，升高室温是最大限度减少热丢失的一种方法。但手术工作人员会觉得太热，也会削弱其工作质量并使其警觉性降低。

（2）被动性绝热：覆盖暴露的表面以减少传导和对流的热丧失。可使用棉毯、手术包布、塑料被单、中空被等绝热物，覆盖非手术部位。特别要强调的是，与覆盖患者哪个部位相比，所覆盖机体皮肤总的面积更加重要，因为皮肤热量损失大致与体表面积成正比。

（3）主动性加温：使用加热毯和空气加温系统。加热毯有循环水床垫、使用电阻丝加热的电温毯和空气加温系统。循环水床垫通过泵入毯中热水的传导作用可提高机体温度，但加温效果不理想；电温毯在长期使用后，可导致电阻丝过度发热，从而使其温度过高，因此容易烫伤患者；空气加温系统是效果确切的加热方式，通过风机将加热的空气泵入患者非手术部位，可迅速升高平均体温。

（潘玉凌　靖国庆）

||||||||| **推荐阅读材料**

［1］邓小明,姚尚龙,于布为,黄宇光等.现代麻醉学.5 版.北京:人民卫生出版社,2021.

［2］罗纳德·米勒,尼尔·科恩,拉斯·埃里克森,等.米勒麻醉学.9 版.邓小明,曾因明,黄宇光,译.北京:北京大学医学出版社,2021.

第十章

背驮式肝移植手术供体准备

第一节 供体养护与评估

一、脑死亡供体的概念

《中国公民逝世后捐献供器官功能评估和维护专家共识(2016版)》提出了三类现阶段公民逝世后器官捐献,即中国一类(C-Ⅰ)、中国二类(C-Ⅱ)、中国三类(C-Ⅲ)。从我国器官捐献可以看出,C-Ⅰ、C-Ⅲ均是在脑死亡基础上进行的,而C-Ⅱ中的心脏死亡造成的脑损伤接近脑死亡状态,因此,器官移植供体的养护与评估需在脑死亡的病理生理上进行。

"不可逆昏迷"概念由法国医师Mollarent等于1959年首次提出,在此之后"不可逆昏迷"逐渐被转化成"脑死亡"。脑死亡是一种以中枢性自主呼吸完全停止为主要特征的状态。危重病医学协会、美国胸科医师学会及美国器官获取组织供体管理协会共识提出两种判定死亡的标准:一种是循环-呼吸系统标准,即患者永久性失去循环、呼吸及其响应性;另一种是神经系统标准,即患者的大脑功能(包括脑干)不可逆性终止,大脑功能改变为临床皮质功能、脑干反射缺乏及呼吸暂停。当神经系统标准满足时,即为"脑死亡"。

2019年,我国颁布了《中国成人脑死亡判定标准与操作规范(第二版)》,指出我国成人脑死亡判定标准,具体如下。

(1)判定的先决条件:①昏迷原因明确;②排除各种原因的可逆性昏迷。

(2)临床判定:①深昏迷;②脑干反射消失;③无自主呼吸,靠呼吸机维持通气,自主呼吸激发试验证实无自主呼吸。以上3项临床判定必须全部具备。

(3)确认试验:①短潜伏期体感诱发电位(SLSEP),正中神经SLSEP显示双侧N9和/或N13存在,双侧P14、N18和N20消失;②脑电图,显示电静息状态;③经颅多普勒超声(TCD)显示颅内前循环和后循环血流呈振荡波、尖小收缩波或血流信号消失。以上3项确认试验至少具备2项。

(4)判定时间:3项临床判定和2项确认试验完整无疑,并均符合脑死亡判定标准,即可判定为脑死亡。如果临床判定缺项或有疑问,再增加一项确认试验项目(共3项),并在首次判定6小时后再次判定

（至少完成一次自主呼吸激发试验并证实无自主呼吸），复判结果符合脑死亡判定标准，即可确认为脑死亡。

2019年我国颁布了《中国儿童脑死亡判定标准与操作规范》指出儿童脑死亡判定标准：儿童脑死亡判定适用年龄范围为29日龄~18岁。其判定的先决条件、临床判定及确认试验同我国成人判定，不同的是，判定时间为在满足脑死亡判定的先决条件下，3项临床判定和2项确认试验结果均符合脑死亡判定标准可首次判定为脑死亡；如果脑干反射缺项，需增加确认试验项目（共3项）。29日龄~1岁以内的婴儿需在首次判定24小时后复判，结果仍符合脑死亡判定标准，方可最终确认为脑死亡。1~18岁儿童，需在首次判定12小时后复判，结果仍符合脑死亡判定标准，方可最终确认为脑死亡。严重颅脑损伤或心跳呼吸骤停复苏后，应至少等待24小时再行脑死亡判定。

二、脑死亡供体的病理生理变化及养护

脑死亡过程中所产生一系列病理生理变化将会影响供体的质量，进而影响移植物及受体的生存率，因此，了解脑死亡过程中供体的各器官组织的病理生理变化，维持并优化器官功能，才可提高受体及移植物生存率。

1. **血流动力学异常**　脑死亡后交感神经兴奋性增强，儿茶酚胺一过性增高，使血管收缩，血压增高，脏器内血流量迅速降低，导致器官出现缺血缺氧的情况，儿茶酚胺在体内消耗后，血管舒张，局部代谢舒血管物质释放增加，如组胺、腺苷等，器官内血流增加，造成器官的缺血再灌注损伤，这种再灌注损伤可导致氧自由基的增加进而对膜性细胞器造成损伤，还可以增加Ca^{2+}的浓度造成线粒体功能障碍，但是总体来说，脑死亡仍会导致血容量不足，重要脏器在再灌注损伤后再次缺血，无氧代谢增加，酸性物质蓄积，出现酸中毒。并且，脑死亡患者在支持治疗时，会采取多种针对血流动力学不稳定的传统治疗方案，这可能会加重器官的再灌注损伤，而脑死亡造成的内分泌系统异常也会影响血流动力学。

此时建议进行心血管功能支持治疗。

（1）血流动力学监测：主要用于评估机体血容量变化和对治疗的反应，通常通过监测中心静脉压来评估，必要时也可持续测量肺毛细血管楔压、心指数、每搏输出量等。

（2）脑死亡早期交感神经兴奋性的增高往往会引起"交感风暴"，此时会对血流动力学产生影响，可用少量β受体拮抗剂来降低这种影响。

（3）脑死亡过程中出现的血容量不足需进行补液复苏治疗，以保证血压的正常，但仍需注意液体负荷过重所导致的其他系统功能异常。一般推荐静脉液体复苏，可加用小剂量多巴胺［≤10μg/（kg·min）］等血管升压素，以维持中心静脉压6~10mmHg，同时保证混合静脉血氧饱和度60%~80%，尿量、血压处于正常水平。在大量液体复苏后心排血量仍低时则要使用多巴酚丁胺静脉滴注［15μg/（kg·min）］，肾上腺素在外周血管处于低阻力状态时使用。

（4）对于血流动力学极不稳定者，则考虑使用体外膜肺氧合（extracorporeal membrane oxygenation，ECMO）。ECMO是一种将血液引到体外的通过氧合器和机械泵完成O_2和CO_2的交换，再回到供体体内的心肺功能支持系统，用以保证供体器官的有效持续灌注，缩短热缺血时间，为获得最佳供体器官提供了充分的条件，同时进行血流动力学监测。ECMO介入指征如下。

1）循环支持：心指数<2L/（m²·min）或碱剩余（base excess，BE）>−5mmol持续3小时；平均动脉压（MAP）<60mmHg；尿量<0.5ml（kg·h）；大量血管活性药物效果不佳。

2）呼吸支持：吸入氧浓度高于90%时，氧合指数低于100mmHg，或吸气平台压高于$30cmH_2O$仍有CO_2潴留。

不可控DCD供体：心脏停搏至心肺复苏时间少于15分钟，心肺复苏时间少于2.5小时，停止心肺复苏，观察5分钟后无心跳，详细记录心电图。

2. **心肌损害与心律失常**　心肌的损伤出现在脑死亡早期。多项研究发现，心肌功能的损伤是多因素造成的，但主要是由于儿茶酚胺的大量释放对心肌的直接损害作用；还可通过增加心肌内Ca^{2+}浓度影响ATP的生成，使心肌损伤加重并导致心律失常；血流动力学的异常也加重了心肌损伤，导致心肌收缩力下降。脑死亡供体心肌损伤主要表现为心肌水肿、溶解、内膜下血肿等。心律失常也是由多种因素造成的，主要表现为ST段和T波改变，传导异常及房性、室性心律失常，少数还可发展为心脏停搏。此时建议进

行如下处理。

（1）早期对心功能的监测可发现心肌的损害，如不及时处理可导致心脏停搏，因此要预先监测并采取措施。

（2）心律失常可用钙通道阻滞剂维拉帕米等，降低 Ca^{2+} 浓度。

（3）心肌收缩力下降要避免大剂量使用正性肌力药物。

（4）针对血流动力学不稳定所引起的损伤可用上一条建议，但常会加重损伤，因此推荐使用激素进行复苏，但此措施可能会因外源性儿茶酚胺加速心肌对 ATP 的消耗，造成心肌再损伤，而运用血管升压素（2.5U/h）可以改善尿崩症及肾脏功能，改善动脉血压，是较为安全的选择。

3. 呼吸系统改变　严重脑损伤一般伴有较为严重的呼吸系统并发症，其损伤可来自交感神经兴奋、儿茶酚胺大量释放引起的广泛损伤，也可因血压波动，心脏损伤导致的肺毛细血管内皮损伤所致，或肺泡表面透明膜形成等引起。血流动力学的异常也会对呼吸系统造成一定的影响，如肺水肿。呼吸系统的严重损伤可导致机体广泛缺氧，引起各供体器官一定程度上的继发性损伤。此时建议进行如下处理。

（1）脑死亡患者的呼吸衰竭在入院时即需开始处理，多采用高浓度吸氧或吸气末正压通气（positive end-expiratory pressure ventilation，PEEP）来维持呼吸，但要注意监测，避免氧中毒所引起的呼吸抑制及移植肺气压伤，减少机械通气给肺带来的二次伤害，也要注意保持呼吸道通畅。

（2）脑死亡供体心血管功能的有创监测对治疗肺水肿有重要意义。

（3）因血流动力学所致的呼吸系统并发症可参照血流动力学相关内容处理。

4. 内分泌系统的改变　脑死亡患者的下丘脑 - 垂体 - 靶腺轴因早期灌注不足和血容量不足导致功能部分或完全丧失，激素分泌紊乱。早期由于腺垂体的功能障碍，抗利尿激素缺乏，机体呈利尿状态，随后可发展为尿崩症，甚至加重神经源性水肿。灌注量持续不足将会导致甲状腺素分泌减少，但对于供体甲状腺功能的研究发现其结果与理论推理矛盾。脑死亡后的体内葡萄糖浓度下降，胰岛素也处于低分泌状态，能量供应不足进而使体内脂肪酸分解增加，酮体含量上升，引起酸中毒。皮质醇在脑死亡情况下也处于分泌低下状态，可能会影响机体的应激反应，造成心血管系统不稳定。尿崩症所致的血容量降低、皮质醇所致的血流动力学异常和胰岛素分泌低下所致的酸中毒均可使各脏器受损，使供体器官处于不利于移植的内环境。此时建议进行如下处理。

（1）尿崩症所致的低血容量可通过大量补液来恢复，具体参考血流动力学的变化，但注意不要输注含钠晶体溶液，防止加重尿崩症所致的高钠血症，尿量增多则可输注 0.5~0.6U/h 抗利尿激素来对抗。

（2）因甲状腺素降低的理论和实验的矛盾，目前尚未发现补充外源性三碘甲状腺原氨酸（T_3）有益处。

（3）低胰岛素血症需输注大量含葡萄糖液体，用于治疗低胰岛素所引起的内环境紊乱。但大量的葡萄糖及早期分泌过量的儿茶酚胺可促使血糖升高，因此要注意监测血糖，合理运用胰岛素使血糖保持在 6.67~10mmol/L。

（4）利用外源性皮质激素（甲基氢化泼尼松龙 15mg/kg 静脉推注）可使器官功能相对稳定，改善皮质功能低下的症状。

5. 消化系统的改变　脑死亡后的消化系统改变主要体现在肝脏的变化上。脑死亡后儿茶酚胺的一过性增高、血流动力学不稳定、血容量不足及缺氧等因素导致肝细胞发生变性，电镜示胞质线粒体及内质网水肿、崩解，在光镜下表现为肝细胞胞质浑浊，即浊肿。此时建议进行如下处理。

（1）目前认为肝脏的浊肿是可逆的，在移植后会有所改善，因此不需要进行特殊处理，但是要注意改善血流动力学、补足血容量、改善缺氧、改善肝功能、减少损伤，具体措施参照上文。

（2）肝细胞的脂肪变性较轻可不予处理，较重则需去脂处理，可用于肝移植的肝细胞大泡性脂肪变性需 <30%。

6. 泌尿系统的改变　脑死亡晚期由于血容量不足、血压波动等因素，造成肾衰竭，各种有害物质的排出受到影响，进一步加重了肝脏等其他待移植器官的损伤。此时建议进行如下处理。

（1）肾脏的排泄障碍可采用连续性肾脏替代治疗（CRRT）。

（2）血容量不足的处理措施参照上文。

7. 凝血系统的改变 脑死亡后，坏死组织中大量组织因子释放入血，形成凝血酶原酶，凝血酶原在其作用下变成凝血酶，促进纤维蛋白大量形成，同时大量的纤维蛋白溶解因子及纤溶酶原激活因子被释放入血，逐渐可发展成为弥散性血管内凝血（DIC）。此时应排除活动性出血和抗凝溶栓禁忌证后，常规使用肝素抗凝，并及时补充消耗的血小板和凝血因子。

8. 体温的改变 脑死亡供体常由于下丘脑受损，体温调节功能受到损伤，引起中枢性高热或低体温，进而可能会影响器官功能。此时建议进行如下处理。

（1）静脉输注经过降温处理的液体或用冰毯持续降温。

（2）静脉输注经过经加温处理的液体或通过对供体进行体外保暖加温的措施来降低低体温给供体器官带来的危害。

9. 炎症变化 脑死亡后，炎症通路激活，引起全身炎症反应综合征（SIRS），刺激外周免疫功能的大大提高，因而不可避免地提高了急性排斥反应的风险。此时建议进行如下处理。

（1）静脉推注甲基氢化泼尼松龙 15mg/kg。

（2）可采用乌司他丁、血必净、还原型谷胱甘肽、CRRT 等方法减少氧自由基及减轻炎症反应。

三、脑死亡供体的评估

移植前进行脑死亡供体的评估对供体器官和 / 或组织是否可以被移植，降低移植失败的风险具有指导意义。

1. 一般评估 供体年龄、身高、体重、性别。原发病情况（肿瘤、器官损伤等）、既往病史（特别是对供体可产生潜在损伤的疾病）、传染病史、现病史（包括院外重要检查结果，如血清学及影像学检查，甚至病理学检查结果，院外抢救行心肺复苏史、住院期间检查结果，使用机械通气的时间及呼吸机参数，在 ICU 治疗的时间长短，合并并发症的时间及治疗方案、效果，是否合并心律失常、血流动力学不稳定等严重并发症）。

2. 移植免疫学评估 供体和受体之间的 Rh/ABO 血型配型、人类白细胞抗原（HLA）配型、淋巴细胞毒试验、群体反应性抗体等。

3. 器官功能评估 血、尿、粪便常规检查，以及血脂、血糖、血电解质、动脉血气、肝肾功能、微生物病原学（细菌、真菌、寄生虫、梅毒螺旋体等）、肿瘤标志物病毒感染学指标（甲型、乙型、丙型、丁型、戊型肝炎病毒及 EB 病毒、巨细胞病毒等）检查。

（胡晓燕　叶少军　周　威）

▏▏▏▏▏▏▏▏▏ 推荐阅读资料

［1］国家卫生健康委员会脑损伤质控评价中心，中华医学会神经病学分会神经重症协作组，中国医师协会神经内科医师分会神经重症专业委员会．中国成人脑死亡判定标准与操作规范（第二版）．中华医学杂志，2019，99（17）：1288-1292.

［2］国家卫生健康委员会脑损伤质控评价中心．中国儿童脑死亡判定标准与操作规范．中华儿科杂志，2019，57（5）：331-335.

［3］郭建英，张华伟，方明星，等．脑死亡患者的血流动力学分析．脑与神经疾病杂志，2018，26（4）：202-205.

［4］胡晓燕，叶啟发，李建国，等．公民逝世后器官捐献供者质量控制．武汉大学学报（医学版），2021，42（2）：187-192.

［5］郑树森，叶啟发，张行健，等．供体肝脏的质量控制标准（草案）．武汉大学学报（医学版），2017，38（06）：954-960.

［6］中华医学会器官移植学分会，中国医师协会器官移植医师分会．中国公民逝世后捐献供器官功能评估和维护专家共识（2016 版）．中华移植杂志（电子版），2016，10（4）：145-153.

［7］BRONCHARD R，DURAND L，LEGEAI C，et al. Brain-dead donors on extracorporeal membrane oxygenation. Critical Care Medicine，2017，45（10）：1734-1741.

［8］CUCHER D，HARMON L，MYER B，et al. Critical traumatic brain injury is associated with worse coagulopathy. J Trauma Acute Care Surg，2021，91（2）：331-335.

［9］KOTLOFF R M，BLOSSER S，FULDA G J，et al. Management of the potential organ donor in the ICU：society of critical care medicine/American College of Chest Physicians/Association of Organ procurement prganizations consensus statement. Crit Care Med，2015，43（6）：292-1365.

［10］KWAK J，MAJEWSKI M B，JELLISH W S. Extracorporeal mem brane oxygenation：the new jack-of-all-trades? J Cardiothorac Vasc Anesth，2020，34（1）：192-207.

［11］YOSHIKAWA M H，RABELO N N，WELLING L C. Brain death and management of the potential donor. Neurol Sci，2021，42（9）：3541-3552.

第二节　活体供肝取肝术

活体供肝取肝术基本步骤与常规肝叶、肝段切除术大致相同,但手术难度比普通的肝叶切除术更高,操作要求更加精细。既要满足供肝所属部分的肝动脉、门静脉及胆管方便用于吻合,又要保证供体保留肝脏的肝动脉、门静脉及胆管的完整性。同时,为了减轻缺血再灌注损伤,整个切肝过程是在不阻断肝脏血流的情况下完成。因此,活体供肝取肝术除了要求术者具有熟练的肝叶切除经验外,还需借助特殊的工具如螺旋水刀、超声吸引手术刀(cavitron ultrasonic surgical aspirator,CUSA)等,以解剖出细小的血管及胆管,仔细地予以结扎,从而防止出血和胆漏。

根据供肝的来源可将活体供肝取肝术分为：①活体右半肝切取术(切除线位于肝中静脉的左侧或包括肝中静脉的右半肝切除)；②活体肝左外侧叶切取术(镰状韧带右侧)；③活体左半肝切取术(切除线位于肝中静脉的右侧或包括肝中静脉的左半肝切除)；④活体肝右后叶切取术(肝右静脉右侧)；⑤其他,如单段移植。临床上常根据供体、受体的具体情况及术者的经验,加以合理选用,如成人常用活体右半肝移植(不带或带肝中静脉),年龄较小的儿童常采用活体左外侧叶移植,当供体和受体体型悬殊时,一个供体的半肝不能满足受体需要时,需采用活体双供肝移植。

一、术前准备

（一）一般检查

供体年龄一般 18~60 岁,身心健康,无全身重要脏器疾病史。首先检查血型,要求供体、受体血型相同或相容。然后对符合血型的候选供体做全面的体格检查及实验室检查,如血常规、肝功能、肾功能、凝血功能、肝炎系列、人类免疫缺陷病毒(HIV)、巨细胞病毒(CMV)、梅毒等,以及心电图、胸片、超声、CT 及MRI 检查,必要时行肝穿刺活检。

（二）供肝体积的评估

目前常应用 3D-CT 检查估算供肝体积,根据体表面积估算受体标准肝体积(standard liver volume,SLV)：$SLV=706.2×$ 体表面积$(m^2)+2.4$［国人体表面积 $=0.035×$ 体重(kg)$+0.1$(体重 <30kg),或 $1.05×$(体重 -30)$×0.02$(体重 >30kg)］。一般要求供肝体积(grafts volume,GV)与受体 SLV 之比 >40%（GV/SLV>40%）或供肝重与受体体重之比 >0.8%（GRBW>0.8%）,以降低受体术后小肝综合征(small-for-size syndrome,SFSS)的发生率。同时又要兼顾供体剩余的肝脏完全能满足机体需要,尽最大可能保证供体的安全。

（三）供肝血管的评估

一般应用增强 CT 检查可以清楚地显示肝静脉、门静脉及肝动脉,应详细了解供肝各血管的解剖特征(图 10-2-1~ 图 10-2-3)、走行方式、分支情况及有无变异,以免术中损伤。

（四）供肝胆管的评估

一般通过磁共振胰胆管造影(MRCP)检查可以详细了解左右肝管汇合部位、胆囊管与肝总管汇合部位、有无胆管系统的异常及解剖变异,如右肝前叶和后叶胆管分别开口(图 10-2-4)及右肝叶或左肝叶部

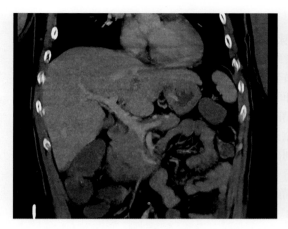

图 10-2-1　增强 CT 显示门静脉分支

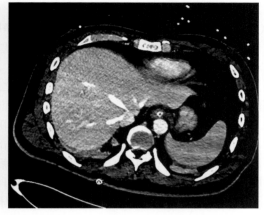

图 10-2-2　增强 CT 显示肝静脉分支

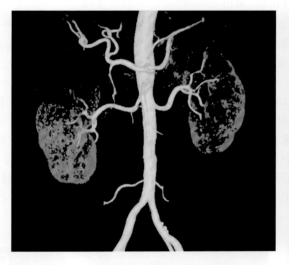

图 10-2-3　增强 CT 显示腹腔干分支

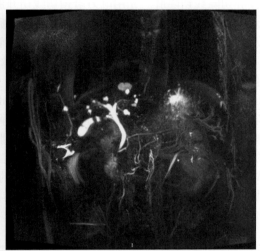

图 10-2-4　MRCP 显示右肝前、后叶胆管开口

分肝段的胆管汇入肝总管等。如有可能,尽量不选用有胆管系统变异的供肝,否则不仅增加供肝切取的难度,而且还会增加术后供体、受体胆管并发症,如胆漏等。如 MRCP 影像不够满意,可作内镜下逆行胰胆管造影(ERCP)提供直接的胆管造影图像。

二、手术方式

(一) 活体右半肝切取术

当前多数肝移植专家均倾向于采用不含肝中静脉的活体右半供肝,认为在供体和受体的体型差距不大、供肝质量良好的情况下,不含肝中静脉的活体右半供肝既能满足受体的需要,又最大限度地保证了供体的安全。但香港玛丽医院的范上达教授采用含肝中静脉的活体右半肝移植,供体无严重并发症发生。由此可见,含或不含肝中静脉的右半肝切取,手术本身对供体的影响并无明显差异,关键在于术者的经验,应结合供体和受体的实际情况合理选用。

1. 不含肝中静脉右半肝的切取

(1) 第一肝门的解剖:切除胆囊,经胆囊管插管行胆管造影以进一步了解胆管有无变异等情况(图10-2-5)。从肝门的右侧开始解剖,向上牵拉胆囊管,由胆总管远端向近端解剖其后壁,解剖右肝管。于胆总管后方解剖右肝动脉,仔细分离它们之间的纤维组织,向下分离直至肝固有动脉起始处。于肝右动脉的后方分离出门静脉右支。

（2）第三肝门的解剖：离断肝镰状韧带至肝静脉汇入肝上下腔静脉处，解剖肝右静脉与肝左静脉之间的薄层纤维组织。剪开右三角韧带及冠状韧带，游离右肝周围韧带。轻轻将右叶向左上方抬起，由下而上解剖下腔静脉与肝右叶之间的韧带和肝短静脉，直至肝右静脉。下腔静脉韧带位于下腔静脉右侧缘的上 1/3 处，应从腔静脉韧带与肝右静脉之间的间隙开始解剖，然后自下而上于韧带与下腔静脉之间轻轻插入解剖剪，一旦手术剪通过此韧带，就可以用两把血管钳钳夹，离断后予以缝扎。小的肝短静脉断端予以缝扎，如肝短静脉或副右肝静脉直径大于 5mm 时，应给予保留并重建。充分游离肝右静脉。

（3）离断肝实质：拟切除线位于肝中静脉的左侧，可以通过术中超声来确定拟切除线。用螺旋水刀不阻断入肝血流的情况下按肝切除线切除肝。先用电刀沿预切线切开肝包膜，再以螺旋水刀吹打肝实质，使肝内结构"骨骼化"。肝断面的出血点用双极电凝凝固，管道组织结扎后切断。距肝总管约 5mm 处离断右肝管，最后右肝仅剩下右肝动脉、右门静脉及右肝静脉与受体相连。

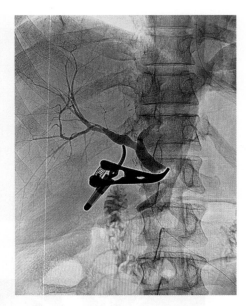

图 10-2-5　术中经胆囊管插管行胆管造影

（4）移除右肝：供体肝素化后（静脉注射 1 000U/kg 肝素），靠近分叉处用无创血管夹钳夹阻断肝右动脉，留置一定长度以备缝扎。用血管阻断钳距门静脉主干约 5mm 处钳夹门静脉右支，靠近下腔静脉壁用血管阻断钳钳夹肝右静脉。然后迅速离断肝右动脉、门静脉右支及肝右静脉，移除右肝，在修肝台立即用 4℃的 UW 液分别经肝右动脉、门静脉右支进行灌注（图 10-2-6），直至灌注满意为止。同时经胆管灌注 4℃的 UW 液（图 10-2-7），保留并重建直径大于 5mm 的肝短静脉或副右肝静脉。切除右肝后，供体肝静脉、右门静脉断端用 5-0 prolene 线连续缝合，肝动脉用 3-0 丝线双重结扎，胆管断端可用 6-0 或 7-0 prolene 线连续缝合。

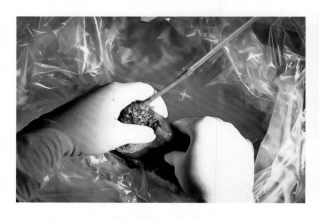

图 10-2-6　经门静脉插管灌注 4℃ UW 液

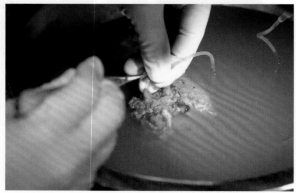

图 10-2-7　经胆管注入 4℃ UW 液

（5）肝断面的处理：肝断面充分止血之后，用干净纱布覆盖在肝断面以检查有无胆漏，发现胆漏部位应该仔细缝扎。肝断面喷洒纤维蛋白胶，于右膈下间隙放置 1 根引流条（图 10-2-8）。

2. 含肝中静脉右半肝的切取　右半肝切取时，肝中静脉所属的右前叶部分静脉回流障碍，导致不同程度的淤血。而淤血会导致移植物的功能性体积减小和相应肝组织的肿胀，有时会产生严重后果如 SFSS、BCS 等，甚至导致患者死亡。包括肝中静脉的右半肝切取能解决右前叶部分静脉回流障碍的问题，提高了受体的安全性。

其手术步骤如肝右叶周围韧带的游离、第一肝门及第三肝门的解剖同上文"不含肝中静脉右半肝的切取"。区别主要在于其肝切除线在肝中静脉的右侧。在肝实质的离断过程中,紧贴肝中静脉,离断第Ⅳb肝段静脉,遇到第Ⅳa肝段静脉时将其切断,必要时予以重建。其余步骤同不含肝中静脉右半肝的切取。

(二) 活体肝左外侧叶切取术

1. 第一肝门的解剖 于肝总管左侧切开腹膜,暴露左肝管,游离胆总管前方浆膜层,胆总管穿刺行胆管造影。分离肝左动脉,暴露肝左、右动脉分叉部位。离断左肝外叶胆管,在肝左动脉后方分离暴露门静脉左支,充分游离门静脉左支周围组织以明确其走行。

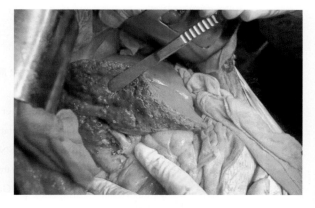

图 10-2-8　供肝切除后残存的左半肝断面

2. 左肝周围韧带的游离 离断肝镰状韧带至第二肝门处,离断左三角韧带及冠状韧带,紧贴肝脏离断肝胃韧带,注意保护发自胃左动脉的副左肝动脉。小心解剖肝中静脉与肝左静脉前面的纤维组织,离断静脉韧带及纤维组织以充分暴露下腔静脉的左侧壁和肝左静脉的后壁。

3. 肝实质的离断 用电刀划开肝镰状韧带右侧的肝包膜作为切除线。用螺旋水刀逐一切割,使肝内结构"骨骼化",肝断面的出血点用双极电凝凝固。

(三) 活体左半肝切取术

1. 不含肝中静脉左半肝的切取

(1) 第一肝门的解剖:于肝总管左侧切开腹膜,暴露左、右肝管分叉处及左肝管,游离胆总管前方浆膜层,胆总管穿刺行胆管造影。分离肝左动脉,进一步显示肝左、右动脉分叉部位。离断左肝管,在肝左动脉后方分离暴露门静脉左支。充分游离门静脉左支周围组织以明确其走行,离断门静脉尾状叶分支并切断结扎,同时注意保护门静脉到中叶的分支。肝左叶周围韧带的游离同左外侧叶供肝切取。

(2) 肝实质的离断:术中超声明确肝中静脉的位置,在其左侧用电刀切开肝包膜标记出拟切除线。用螺旋水刀逐一切割,使肝内结构"骨骼化",肝断面的出血点用双极电凝凝固。在肝实质切除过程中遇到肝中静脉时,应沿肝中静脉的左侧壁分离,同时保留部分肝实质,以防出血。充分游离肝中静脉与肝左静脉的汇合处,其余步骤同活体肝左外侧叶的切取。

2. 含肝中静脉左半肝的切取

(1) 第一肝门的解剖:切除胆囊,经胆囊管插管至胆总管行胆管造影,于左肝管汇合处用大号钛夹夹住肝门板组织作为标记,造影后确定左肝管汇合部位并用电刀在肝门部标记拟切除线。肝动脉及左肝管的解剖与左半肝切除相同。离断左肝管与肝左动脉后面的疏松组织,找到门静脉左支。充分游离门静脉左支周围组织以明确其走行并离断,游离门静脉尾状叶分支并切断结扎,同时注意保护门静脉到中叶的分支。

(2) 肝左叶周围韧带的游离:除需游离右侧肝周韧带外,其余步骤同左半肝切除。

(3) 肝实质的离断:术中超声明确肝中静脉的位置,予以标记,拟切除线为肝中静脉的右侧至胆囊床之间的连线包括肝中静脉,拟切除线后方始于胆囊床直至拟切断左肝管右侧。在肝实质切除过程中遇到肝中静脉时,应沿肝中静脉的右侧壁分离,同时保留部分肝实质。充分游离肝右静脉与肝左静脉的汇合处,自肝左静脉的右侧,通过下腔静脉前方,从门静脉分叉内侧穿过1根宽约1.5cm的橡胶条,以备在离断下腔静脉前方的肝组织时向前轻提肝脏,防止损伤下腔静脉,同时上抬肝提供了良好的暴露。其余步骤同左半肝的切取。

(四) 活体肝右后叶切取术

将肝右叶周围韧带游离后,切除胆囊,经胆囊管置管造影以了解右前和右后肝管的解剖关系。解剖右肝管至右前肝管和右后肝管的汇合处,确认右后肝管后离断。同样分离肝右动脉至右前动脉和右后动脉的分叉处,同法处理门静脉。短暂阻断门静脉及肝动脉右后支,确定拟切除线。用电刀沿预切线切开肝包膜,再以CUSA边切割边吸引,使肝内结构"骨骼化"。沿肝后静脉走行解剖,充分游离。

(张　毅　叶少军　周　威)

推荐阅读资料

[1] 中华医学会器官移植学分会. 中国成人活体肝移植操作规范(2019版). 临床肝胆病杂志, 2019, 35(12):2703-2705.

[2] CHENG Y F, OU H Y, YU C Y, et al. Section 8. Management of portal venous complications in pediatric living donor liver transplantation. Transplantation, 2014, 97(Suppl 8):S32-S34.

[3] DESAI C S, SHARMA S, GRUESSNER A, et al. Effect of small donor weight and donor-recipient weight ratio on the outcome of liver transplantation in children. Pediatr Transplant, 2015, 19(4):366-370.

[4] DIRICAN A, BASKIRAN A, DOGAN M, et al. Evaluation of potential donors in living donor liver transplantation. Transplant Proc, 2015, 47(5):1315-1318.

[5] LEE S, KIM JM, CHOI G S, et al. Sustained linear growth and preserved renal function in 10-year survivors of pediatric liver transplantation. Transpl Int, 2015, 28(7):835-840.

第三节　供肝取肝术

一、获取前灌注液和管路的准备

灌注液选择：目前常采用的灌注液为0~4℃保存的高渗枸橼酸腺嘌呤溶液(HC-A液)3 000ml进行腹主动脉灌注和UW液或HTK液3 000ml进行门静脉灌注。

管路：腹主动脉灌注管路常用改良后带有侧孔的22F双腔气囊导尿管(气囊远端结扎，气囊近端剪3~4个侧孔)、门静脉灌注管路1套、输血器1个(供肾灌注不良时补灌备用)、头皮针2个(用于胆管冲洗和肾动脉再灌注)、20ml注射器1个(用于给气囊注入生理盐水)、50ml注射器2个(用于冲洗胆囊)。

二、手术切口

捐献者脑死亡判定达标后，经捐献者家属同意、医院器官捐献与移植技术临床应用和伦理委员会批准，在供体捐献医院所在地红十字会人体器官捐献协调员见证下，器官获取小组联合获取。供体平卧位，常规消毒、铺巾。采用腹部正中切口，上自剑突下，下达耻骨联合上缘。

三、腹主动脉灌注

手术开始前，以100~300U/kg的肝素静脉推注对供体进行全身肝素化。开腹后迅速进行腹腔探查，明确有无占位、感染灶等病变。充分暴露并探查肝脏，了解肝脏颜色、质地等大体情况，初步评估肝脏适合作为供肝后，于骶骨上缘处将肠管向供体头侧掀开，剪开后腹膜，髂动脉分叉水平下方钝性分离下腔静脉，7号丝线结扎下腔静脉远心端，结扎线上端4~5cm处下腔静脉带10号丝线备用，在两线间剪开下腔静脉前壁1/3~2/3，立即插入外接10L引流袋的大口引流管以引流血液及灌注液，近心端丝线结扎固定下腔静脉插管。注意暂时夹闭引流管，待腹主动脉开始灌注时再开放引流。

在髂动脉分叉水平上方2~3cm处以10号丝线结扎腹主动脉远心端，结扎线近心端2~3cm腹主动脉带7号丝线备用。在两线之间剪开腹主动脉前壁1/3~2/3，向腹主动脉近心端插入已排空气体的腹主动脉灌注管，插入深度为15~18cm。用手固定腹主动脉灌注管，立即向灌注管气囊内注入15~20ml生理盐水，以阻断胸主动脉，避免灌注液流向心脏方向而使腹部脏器灌注不足，近心端丝线结扎固定导尿管。将0~4℃并添加25 000U肝素的HC-A液3 000ml向腹主动脉内灌注，灌注压约为100cmH₂O。注意打开夹闭的下腔静脉引流管，使之通畅引流。向肝脏周围放置无菌冰屑及冰水，以迅速降低腹腔及肝脏温度。

四、门静脉灌注

将横结肠向头侧提起，在胰腺下缘小肠系膜根部钝性分离出肠系膜上静脉约2cm，远心端以10号丝线结扎,结扎上方带 10 号丝线备用,于两线之间剪开肠系膜上静脉前壁 1/3,向门静脉方向插入门静脉灌注管,开始灌注 0~4℃并添加 25 000U 肝素的 UW 液 3 000ml,灌注压约为 100cmH₂O。注意门静脉内灌注管一般插入 3~5cm,不宜插入过深或过浅,防止灌注管插入门静脉左、右属支内或灌注管前端位于脾静脉水平以下,影响肝脏灌注。

五、器官切取

提起结肠壁,自左、右侧结肠旁沟将降结肠、乙状结肠和结肠脾曲、横结肠、结肠肝曲和升结肠紧贴肠壁离断结肠系膜,离断胃结肠韧带,将结肠移出腹腔。紧贴十二指肠于胆、胰管汇合处剪断胆管,分离出十二指肠、胰腺内胆总管,于断端插入剪去针头的头皮针套管,胆囊周围予以大纱布保护,以血管钳提起胆囊底部并剪开,吸引器吸尽胆汁后,用 0~4℃ HC-A 液经胆道头皮针套管反复冲洗胆道、胆囊,直至冲洗液清亮,以丝线结扎胆囊底。继续游离十二指肠至十二指肠悬韧带处,切断脾胃韧带、脾肾韧带和脾膈韧带,游离胰腺和脾脏。结扎肠系膜根部,将所有肠管移出腹腔。

沿左、右结肠旁沟剪开后腹膜,沿腰大肌前方找到紧贴双侧髂血管前方走行的双侧输尿管,于输尿管入膀胱段剪断输尿管,以小血管钳夹住断端标记并向近心端钝性分离约 10cm。

离断肝圆韧带、镰状韧带,助手向供体的左前方牵引胃,沿胃小弯侧游离肝胃韧带及食管,并沿食管剪开膈肌,沿冠状韧带在膈肌附着处向左、右两侧切开膈肌,向脊柱方向游离,继续向左、右两侧切开左、右三角韧带及冠状韧带、膈脚,使肝与食管、胃等分离开来。在右心耳处离断肝上腔静脉以保证肝上下腔静脉留有足够长度,并剪断胸主动脉以大血管钳提起牵引,紧贴脊柱剪开肾周、肝周后腹膜组织及膈肌,沿下腔静脉和主动脉后方将肝脏、双侧肾脏(包括输尿管)、胰腺和脾脏整块游离,自结扎处切断腹主动脉及下腔静脉,联合切取肝、肾。将整块切取的器官置于备好的套有无菌器官保护袋的冰盆内,同时切取左、右髂动脉和髂静脉以备受体移植术中血管搭桥用。继续通过门静脉灌注管向肝脏灌注 0~4℃ UW 液 1 000ml,并以 UW 液再次灌洗胆管,当肝脏呈黄白色状,下腔静脉流出的灌注液清亮时即灌注满意。

六、供体器官分离

首先,应辨认出获取的供体器官的各主要管道如输尿管、腹主动脉、胆总管、下腔静脉、门静脉并做好标记。检查器官的灌注状态以决定是否需要进一步灌注。翻转离体器官,展平腹主动脉并自近心端向远心端沿正中剪开其后壁,避免损伤肠系膜上动脉、腹腔干、左肾动脉和右肾动脉,仔细检查各动脉有无变异,分别游离腹腔干、左肾动脉和右肾动脉开口;再次翻转离体器官并于右肾上缘处沿肾上腺仔细分离肝下下腔静脉,暴露左肾静脉并在其上缘横断下腔静脉,防止损伤左肾静脉和右肾静脉的开口或致使肝下下腔静脉过短。助手双手握住双肾及肾动脉开口所在的腹主动脉片向远心端牵拉,术者托起肝脏及肠系膜上动脉、腹腔干开口的腹主动脉片,将门静脉插管至手背下防止损伤门静脉,沿双肾上腺上缘处锐性分离肝肾间组织,使双肾与胰腺、脾、肝脏等器官分离开来。游离、去除肝脏与胰腺、脾之间的筋膜、韧带及周围多余的组织,使肝脏单独分离开来备用。

(叶少军　周　威　仲福顺)

推荐阅读资料

[1] 郭文治. 公民逝世后器官捐献供肝的评估维护及获取——郑州大学第一附属医院经验介绍. 中国临床新医学,2019,12(10):1049-1052.

[2] 李斯林,孙煦勇,秦科,等. 胸腹腔器官簇联合切取技术的临床应用. 中华外科杂志,2022,60(8):774-778.

[3] 施辉波　王心强,徐晶,等.《移植器官质量与安全指南(第6版)》解读——器官的获取、保存和运输. 器官移植,2020,11(2):276-281.

[4] 叶少军,仲福顺,钟自彪,等. 公民逝世后器官捐献肝肾器官获取与修整术. 武汉大学学报(医学版),2016,37(4):553-556.

［5］郑树森.肝移植.2版.北京:人民卫生出版社,2012.

［6］刘永锋,郑树森.器官移植学.北京:人民卫生出版社,2014.

［7］中国肝移植注册中心,国家肝脏移植质控中心,国家人体捐献器官获取质控中心,等.中国移植器官保护专家共识(2022版).器官移植,2022,13(2):144-160.

［8］中华医学会器官移植学分会,中国医师协会器官移植医师分会.中国公民逝世后捐献供器官功能评估和维护专家共识(2016版).中华移植杂志(电子版),2016,10(4):145-153.

［9］LE ROY B,MEMEO R,PITTAU G,et al. Dissection technique for selective liver harvesting. J Visc Surg,2015,152(5):314-320.

［10］LIU H,LI R,FU J,et al. Technical skills required in split liver transplantation. Ann Transplant,2016,21:408-415.

［11］MEMEO R,SUBAR D,DE'ANGELIS N,et al. A simple technique for procuring liver allografts while protecting arterial vessels. Prog Transplant,2014,24(3):271-272.

［12］NGUYEN TK,TRINH H S,LUONG T H,et al. Technical characteristics and quality of grafts in liver procurement from brain-dead donors:a single-center study in Vietnamese population. Ann Med Surg(Lond),2021,69:102654.

［13］RASTOGI A N,YADAV S K,SOIN A S. Organ procurement in the brain dead donors without in vivo cold perfusion:a novel technique. J Clin Exp Hepatol,2020,10(5):462-466.

第四节　供肝保存液和保存方法

一、常用的肝脏保存液

(一) Euro-Collins 液

Euro-Collins 液(EC 液)是在肾脏保存液 Collins 液的基础上研制的将镁离子消除得到的等渗保存液,EC 液包含有高浓度的钾离子、磷酸盐、糖,可以防止细胞内离子紊乱。EC 液是最开始应用的肝脏保存液,其保存时间为 4~8 小时,保存时间越长,效果越差,若保存时间超过 12 小时不可避免地会发生原发性移植物无功能。

(二) University of Wisconsin 液

University of Wisconsin 液(UW 液)是 1988 年由 Belzer 等研发的一种保存液。UW 液常被用于保存肝脏、肾脏及胰腺。目前,UW 液被认为是器官移植供肝的标准保存液,其可以有效延长肝脏的保存时间达 24 小时以上。UW 液的成分比较复杂,对 UW 液的成分进行分析发现其中一部分成分或可以去除或被取代,而效果与原 UW 液类似。其中羟乙基淀粉为细胞外抗肿胀物质,但低温时并不能增加 UW 液的优势,反而会增加 UW 液的黏度和价格。去除羟乙基淀粉的 UW 液在临床上的效果与原 UW 液效果相同。UW 液主要的有效成分是乳糖醛酸盐,它是 UW 液胶体渗透压的主要来源,可以减少或阻断细胞外液内流,从而抑制细胞水肿。低钾可以减轻 UW 液的血管紧张作用。谷胱甘肽是一种氧自由基清除剂,在溶液中不稳定,只有在使用前立即加入才有效。而腺苷和别嘌呤醇可以辅助增强氧自由基清除作用。

(三) Histidine-Ketoglutarate-Tryptophan 液

Histidine-Ketoglutarate-Tryptophan 液(HTK 液)是 Custodiol 等 1988 年研发的一种长多效器官保存液,其主要成分是延缓酸中毒的组氨酸,防止细胞膜损伤的色氨酸,提供能量代谢底物的酮戊二酸。溶液中含有组氨酸、组氨酸盐酸缓冲对,钠、钾离子浓度较低。HTK 液是基于细胞内的电解质平衡,来延长心脏缺血的时间,减少心律不齐的发生,用于心脏麻痹的保护,在肝脏血流恢复后进入受体血液循环不会导致心脏停搏。HTK 液与 UW 液对肝脏的保护作用相当,但其在供肝胆管保护和改善微循环方面要优于 UW 液,但易造成低钠血症。

(四) Celisor 液

Celisor 液是 1994 年 Celisor 等研发的一种细胞外液保存液,特点是高钠、低钾、低黏度(去除了羟乙基淀粉），同时含有甘露醇和乳糖醛酸盐、组氨酸、谷胱甘肽。Celisor 液比 HTK 液具有更强的缓冲能力，比 UW 液在器官灌洗上更有优势，但对肝脏的保存能力次于 UW 液。

（五）其他保存液

SMO 液：上海多器官保存液，是一种国产的多器官保存液。通过离体实验证实，SMO 液保存肝脏和肾脏效果与 UW 液类似，但优于 HTK 液。

HC-A 液：是高渗枸橼酸盐腺嘌呤液，是现阶段我国器官移植的主要灌洗和低温保存液。

另外，国内外还有多种类型的器官保存液，均是以上述保存液为基础研制而成，各有理论上的优势，但临床效果还需进一步研究证实。

器官保存液的配方组成见表 10-4-1。

表 10-4-1　器官保存液的配方组成　　　　　　　　　　　单位：mmol/L

成分	EC 液	UW 液	HTK 液	Celsior 液
电解质				
钾	115	125	10	15
钠	10	30	15	100
镁	—	5	4	13
钙	—	—	0.015	0.25
缓冲剂				
组氨酸	—	—	198	30
磷酸盐	58	25	—	—
硫酸盐	—	5	—	—
碳酸氢盐	10	—	—	—
非渗透性物质				
葡萄糖	194	—	—	—
棉子糖	—	30	—	—
甘露醇	—	—	30	60
乳糖醛酸盐	—	10	—	80
氧自由基清除剂				
还原性谷胱甘肽	—	3	—	3
别嘌呤醇	—	1	—	—
色氨酸	—	—	2	—
胶体物质				
羟乙基淀粉	—	50	—	—
能量底物				
腺苷	—	5	—	—
α- 酮戊二酸	—	—	1	—
谷氨酸	—	—	—	20
渗透压 /(mOsm·L^{-1})	355	320	310	320

二、器官保存方法

（一）静态低温保存

目前，对供肝的保存仍然主要采用静态低温冷保存（static cold storage，SCS）的方式，SCS（4℃）旨在抑制器官的新陈代谢和酶类的分解作用。Southard 和 Belzer 的研究证明,温度每下降 10℃,新陈代谢率就会减半,而在 4℃ 条件下新陈代谢率只有原来的 10%~12%。尽管低温保存是各移植中心普遍采用的器官保存方式。但随着捐赠器官纳入范围的不断延伸,SCS 也出现出一些缺点。因为,相比器官移植之初,现在的供体器官质量有所下降。1998—1995 年,器官分享联合网络登记的大于 50 岁的捐赠者人数增加了 170%。这些老年捐赠者的器官降低了移植器官的存活率和功能恢复情况。而边缘供体或无心跳的捐赠器官由于遭受了额外的热缺血损伤,因此有更高发的移植器官原发性无功能(PNF)或功能延迟恢复。SCS 只能减缓而不能停止器官的代谢及避免器官缺血损伤,其保存时限几乎无法超过 24 小时。同时,随着人们认识到缺血再灌注损伤是器官移植预后的重要组成部分,激发了人们在新保存方法方面的研究。

（二）机械灌注

机械灌注(MP)的原理是模拟器官在体内的环境,使通过器官的流体不中断,进而来保护器官。其机制目前仍不十分清楚。低温 MP 能够降低基础代谢,因此减少氧和 ATP 的消耗。灌注液的循环是通过管道器械装置来达到连续性或脉冲式的循环流动。MP 至少在理论上能够提供连续性的营养和氧,并且使得毒性代谢产物和自由基能够被清除。MP 还能够减少血管痉挛并且提供流体和阻力等参数来评估器官的性能。此外,MP 还能够通过应用实时的药物和基因治疗来改善器官质量。MP 对器官的脉管系统保持血流动力学刺激,这对生理条件下脉管的功能保护是非常重要的。

1. **低温机械灌注(HMP)** 可以降低延迟功能恢复(delayed graft function,DGF)的发生率,同时也可以更方便地添加额外成分到灌注液中,从而更好为灌注期间移植器官提供能量支持。HMP 能显著减少肝移植缺血性胆管改变的发生。

2. **常温机械灌注(NMP)** 将器官保存期的温度升高到常温水平(37℃),能使移植器官在移植后更好地恢复正常生理功能,使用常温保存器官还能减轻低温诱导的器官损伤。NMP 的另一个好处是在移植器官植入受体之前就可以对其活性进行评估,因此可以降低器官 PNF 的发生率。目前,因为该方法需要大量的灌注液且灌注过程中需要复杂的持续监测,因而限制了它的使用。但因为 NMP 可以大大降低传统 SCS 诱导的冷保存损伤,所以该方法有巨大的发展潜力。

3. **携氧机械灌注(OMP)** 是一种比较少见的移植器官保存方法,它是在 4℃ 的低温下用加湿的氧气以 13~18mmHg 的压力自静脉逆行灌入。该方法最早被用于肾脏保存的试验研究,携氧灌注必须结合使用抗氧化剂,因为在原来缺氧的组织中引入氧,可能会因为诱发大量自由基产生而造成组织严重的氧化损伤,单纯 OMP 而不结合使用抗氧化剂,反而会对供肝造成更为严重的损害。

除此之外,一氧化碳(carbon monoxide,CO)和一氧化氮(nitric oxide,NO)等含氧化合物结合 SCS 的技术也逐渐成为研究的热点。许多研究均证实,器官保存期间使用 CO 和 NO 有助于减轻移植物的损害。在器官灌注过程中,通过 HMP 技术将这些物质添加到灌注液中,可有效地提高器官保存效果。如何将上述技术成功运用于临床,将是下一步研究的热点。

（叶少军　周　威　仲福顺）

推荐文献阅读

［1］陈治泉,王彦峰,叶啟发,等.肝脏常温灌注在移植器官保存中的应用.中华肝胆外科杂志,2014,20(7):538-542.

［2］ABE T,LI X K,YAZAWA K,et al. Hydrogen-rich University of Wisconsin solution attenuates renal cold ischemia-reperfusion injury. Transplantation,2012,94(1):14-21.

［3］BUDZINSKI G,WIADERKIEWICZ R,CABAN A,et al. Evaluation of apoptosis in the liver preserved by simple hypothermia using histidine-tryptophan-ketoglutarate and prolactin-modified histidine-tryptophan-ketoglutarate solution. Transplant Proc,2011,43(8):2900-2902.

［4］IZAMIS M L,TOLBOOM H,UYGUN B,et al. Resuscitation of ischemic donor livers with normothermic machine perfusion:a metabolic flux analysis of treatment in rats. PLoS One,2013,8(7):e69758.

[5] KUMAR R, CHUNG W Y, DENNISON A R, et al. *Ex vivo* porcine organ perfusion models as a suitable platform for translational transplant research. Artif Organs, 2017, 41 (9): E69-E79.

[6] LATCHANA N, PECK J R, WHITSON B A, et al. Preservation solutions used during abdominal transplantation: current status and outcomes. World J Transpl, 2015, 5 (4): 154-164.

[7] OSTRÓŻKA-CIEŚLIK A, DOLIŃSKA B. Pharmacological benefits and risk of using hormones in organ perfusion and preservation solutions in the aspect of minimizing hepatic ischemia-reperfusion injury during storage. Biomed Res Int, 2019, 2019 (11): 6467134.

[8] OSTRÓŻKA-CIEŚLIK A, DOLIŃSKA B, RYSZKA F. Tips for optimizing organ preservation solutions. Acta Biochim Pol, 2018, 65 (1): 9-15.

[9] PETRENKO A, CARNEVALE M, SOMOV A, et al. Organ preservation into the 2020s: the era of dynamic intervention. Transfus Med Hemother, 2019, 46 (3): 151-172.

[10] WARNECKE G, MORADIELLOS J, TUDORACHE I, et al. Normothermic perfusion of donor lungs for preservation and assessment with the Organ Care System Lung before bilateral transplantation: a pilot study of 12 patients. Lancet, 2012, 380 (9856): 1851-1858.

第五节　供肝移植前修整

目前供肝的获取方式多数是采用"肝肾联合快速整块切取"，供肝周围附着很多肝外组织，同时肝外管道系统也被纤维脂肪组织覆盖包被，不利于移植时吻合。因此，供肝移植前需对供肝仔细修整，剔除多余的组织，游离足够长度的肝动脉、门静脉及胆管，方便移植手术时吻合。同时，也需要对有变异的肝动脉或副肝动脉给予成形，保证移植术后的动脉血供。

一、供肝修整前准备

准备无菌修肝台及无菌冰，用大的无菌钢盆盛装无菌冰，外套无菌塑料袋，将供肝及 UW 液放入无菌塑料袋。用 UW 液灌注门静脉，从下腔静脉流出液中留取标本做微生物培养，有利于术后选用有针对性的抗生素。观察腔静脉流出灌注液的颜色，如颜色仍较红，则立即再用 UW 液灌注，直至流出液变清亮为止，尤其脂肪变性的供肝，且体积较大者。根据个人习惯，可以先修第一肝门结构或下腔静脉，作者倾向于先将肝脏置于正常的解剖位置，看清其解剖关系，首先修整肝动脉，因肝动脉变异较多，在获取及修整过程中更容易损伤。

二、下腔静脉修整

首先找到肝上下腔静脉及肝下下腔静脉的开口，以便看清肝后下腔静脉防止损伤。沿左、右冠状韧带附着的膈肌边缘剪去多余的膈肌组织，沿下腔静脉壁外的组织间隙去除包裹下腔静脉的纤维性膈肌组织，注意结扎或缝合开口于下腔静脉的小静脉，包括膈静脉及右肾上腺静脉。

三、供肝肝动脉修整

将肝脏背面朝上，分别牵引肝上下腔静脉及肝下下腔静脉以利于手术操作。剔除肝下下腔静脉周围多余组织，注意结扎右侧肾上腺静脉。游离肝上下腔静脉，结扎或缝扎膈静脉分支。提起腹主动脉瓣，先游离修整肠系膜上动脉，看清有无肝动脉分支发出，有时肝总动脉或右肝动脉发自肠系膜上动脉（图 10-5-1）。再顺着腹腔干动脉修整肝动脉，在游离脾动脉时要注意有无肝动

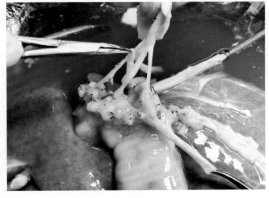

图 10-5-1　供肝肝动脉及分支

脉的变异支。向肝门方向游离肝动脉至胃十二指肠动脉的分叉部,结扎小的分支,胃十二指肠动脉的残端暂不结扎,留待移植术中肝动脉吻合开放血流时观察血流情况,注意对动脉血管的牵拉一定要轻柔,避免损伤血管内膜,术后形成夹层动脉瘤。

四、门静脉修整

门静脉的修整自脾静脉与肠系膜上静脉汇合部远端开始,如不需要完整保留胰腺,可沿门静脉前方剪开胰腺颈部,更好地暴露门静脉。门静脉在胰腺段发出数支细小的分支,应仔细结扎,游离门静脉至肝门部。

五、胆管修整

胆管不宜过多地游离,一般在靠近胰腺上缘离断,断端游离约0.5cm可满足吻合用即可。

六、肝周韧带修整

贴近肝表面修剪多余的肝左三角韧带、肝右三角韧带、镰状韧带、肝圆韧带及肝胃韧带,组织较多处予以结扎。

七、供肝变异肝动脉的成形及保存

供肝修整完毕后,如有肝动脉的变异,要根据情况给予成形,如将多个分支成形在一个大的动脉上,或接一段动脉搭桥,动脉吻合选用6-0或7-0 prolene线。打包好修整好的供肝避免污染,注意放置足够的冰块以低温保存,给予标记并置于显眼处,以免不知情的人员当作废弃物丢弃。

供肝修剪完毕后,可用0~4℃ UW液分别灌注门静脉及下腔静脉以检查其完整性(图10-5-2),如发现小孔及时用5-0 prone无损伤血管缝线缝合修补。灌注下腔静脉时,两端用无损伤血管阻断钳夹闭,一端在夹闭时留一小的开口以便注入UW液,经肝下下腔静脉灌注UW液以检查有无渗漏。

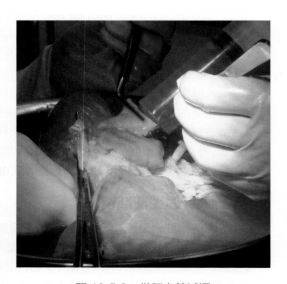

图 10-5-2　供肝血管试漏

（张　毅　周　威）

######### 推荐阅读资料

[1] 叶少军,仲福顺,钟自彪,等.公民逝世后器官捐献肝肾器官获取与修整术.武汉大学学报(医学版),2016,37(4):553-556.

[2] BRESCIA M D,MASSAROLLO P C,IMAKUMA E S,et al. prospective randomized trial comparing hepatic venous outflow and renal function after conventional versus piggyback liver transplantation. PLoS One,2015,10(6):e0129923.

[3] CHAN T,DEGIROLAMO K,CHARTIER-PLANTE S,et al. Comparison of three caval reconstruction techniques in orthotopic liver transplantation:a retrospective review. Am J Surg,2017,213(5):943-949.

[4] KINACI E,KAYAALP C,YILMAZ S,et al. Salvage with a secondary infrahepatic cavocavostomy of the occluded modified piggyback anastomosis during split liver transplantation:a case report. Case Rep Transplant,2014,2014:740802.

[5] NIKEGHBALIAN S,TOUTOUNI MN,SALAHI H,et al. A comparative study of the classic and piggyback techniques for orthotopic liver transplantation. Electron Physician,2014,6(1):741-746.

第六节　劈离式肝移植劈离修整技术

一、概述

目前，供肝缺乏已成为肝移植发展的主要障碍。虽然儿童肝移植数量只占到肝移植总数的10%~15%，但是儿童肝移植受体在移植前的等待期病死率可高达25%~50%，儿童肝移植需求增多及儿童受体与成人供体肝脏质量、体积的不匹配使得供肝缺乏问题更加严峻。在此情况下，肝移植专家们基于经典肝移植术式提出了一些新术式，包括劈离式肝移植（split liver transplantation，SLT）、减体积肝移植（RSLT）及活体肝移植（LDLT）等。这些术式基于肝 Couinaud 的功能分割理论，即使用全肝的一部分作为移植物，该移植物除了必须含有足够数量功能正常的肝细胞来替代全肝在受体内发挥功能外，同时还应包含足够的入肝动静脉、引流静脉及胆管。SLT 于 1988 年由德国医师 Pichlmayr 首先创建，将两个或两个以上具有独立功能的移植物移植给不同的受体，以达到"一肝二用"或"一肝多用"的目的。SLT 是基于RSLT 和 LDLT 逐步发展而提出来的，可看作是 RSLT 和 LDLT 的结合，不仅克服了 RSLT 和 LDLT 的缺点，还可最大限度地利用供肝，从某种意义上说也增加了供肝数量，尤其是有效增加了儿童患者的供肝来源，是缓解肝脏供应不足矛盾的理想途径。SLT 的核心技术在于肝捐献者的肝劈离，目前供肝劈离技术主要有供肝体外劈离技术和供肝原位劈离技术，下面分别进行论述。

二、供肝体外劈离技术

采用经典原位多器官快速重力灌注切取技术快速获得供肝，采用 0~4℃ UW 液保存供肝并完成供肝分离。

首先，通过观察供肝是否有明显的畸形、边缘是否锋利、灌洗是否充分、质地是否柔软、快速病理检查结果等明确供肝是否适合行 SLT，劈离后的移植物是否适合移植给不同受体，尤其要注意体积匹配的问题。对于成人受体，小肝综合征（SFSS）是影响预后的主要因素。根据 LDLT 的经验，最低移植受体重量比（graft recipient weight ratio，GRWR）阈值为 0.8%。但对于 SLT，因移植物冷保存时间较长，且在体外劈离过程中有更多损伤，文献表明移植物的 GRWR 应大于 1.0%~1.2%，以有效预防 SFSS 的发生。当然，当GRWR>4% 或 GV/SLV>200% 时，大肝综合征的发生风险显著升高。如要合理、精准地实施肝动脉劈分，必须准确了解供肝血管、胆管具体解剖结构，根据解剖情况决定供肝血管、胆管分配及肝实质分割方案，因此，需进行供肝胆管、血管造影。在供肝完成全肝一般修整后即可进行胆管造影，明确供肝胆管解剖结构，同时初步解剖肝动脉，判断是否存在解剖变异即供肝血管是否适合行肝脏劈离。在肝动脉解剖关系不明确时亦可进行肝动脉造影，对于详细了解供肝的解剖情况、判断出入肝血管和胆管劈离方法、确定供肝劈离平面具有重要指导作用。也有文献报道，可以通过目测或软质塑性金属探条检查肝静脉合干及在肝后下腔静脉内开口情况，并探讨肝动脉、门静脉和胆管的解剖结构。

仔细剖析第一肝门的结构，分离肝动脉、门静脉和肝管，并将门静脉分离到肝蒂后面的左、右门静脉分叉处。对近肝实质的血管胆管鞘尽量不进行解剖和分离。在大多数情况下，可以直接切断门静脉左支进行吻合。门静脉变异相对较少，其主干可保留在左半肝或右半肝；如果门静脉分成 3 支，可断离门静脉左支。当然，亦可根据术者的手术习惯或门静脉解剖改变等因素决定门静脉的分割。离断侧的门静脉可通过供肝获取时同时获取的髂血管等进行延长或修补。

肝动脉的解剖变异较为常见，发生率为 24%~45%，肝左动脉细小且变异更为常见。肝右动脉的肝外段比肝左动脉稍长，也比肝左动脉粗。因此，常见的肝动脉/腹腔干常留在左半肝。因为肝动脉的每个分支支配肝实质的特定区域，且大多数情况下只有一支肝右动脉，为第Ⅳ肝段供血的肝中动脉可能来自左肝左动脉或肝右动脉，如左、右半肝无单一动脉支配就不能行供肝劈离。另外，如果肝中动脉起源于肝左动脉，则应将肝中动脉留在左半肝；如果肝中动脉起源于肝右动脉，则应将肝右动脉远离肝右动脉起始端。离断的动脉如长度过短也可选择直径接近的血管进行动脉搭桥。

胆管的劈离可在离断门静脉及肝动脉后进行，也可在劈离肝实质至肝门部再离断肝管。胆管的分配也应基于劈离前造影结果及供体、受体实际情况进行分配。由于胆管变异也较大且多见于右侧,而左肝管较长,通常把胆总管归右半肝。当左肝管缺乏(2%~9%)时,为引流第Ⅱ肝段、第Ⅲ肝段、第Ⅳ肝段的胆汁,可以将供体髂血管等与肝实质断面肝管进行吻合以利重建。当然,也可根据术者习惯或供肝胆管具体解剖情况进行离断。应该注意的是,尽可能在肝十二指肠韧带后方及胆管左侧解剖分离门静脉和肝动脉,不在肝门部进行左、右肝管及其汇合部的分离,避免损伤胆管周围微血管,进而影响胆管血供。

可位于肝中裂或镰状韧带稍右侧平面对肝实质进行劈离,具体位置取决于肝中静脉保留在左半肝还是右半肝。肝实质劈离通常采用外科 CUSA 或电刀等自肝左静脉与肝中静脉的汇合部开始劈离,沿肝膈面下行,在肝脏距肝脐裂 0.5~1cm 处上行至肝板。如果供肝分别供应一名成人和一名儿童,肝中静脉应留在右半肝;如供肝供给两名成人,肝中静脉应保留在左半肝,当然,术者也可根据经验进行分配。由于肝右静脉变异很大,下腔静脉通常保留在右半肝。为能解决双侧供肝静脉引流问题,也可行腔静脉劈离技术,即沿肝动脉和门静脉分叉到肝右静脉和肝中静脉之间的肝脏劈离平面将肝实质劈离到下腔静脉的前壁。此时,肝实质解离完成,肝左叶完全从下腔静脉分离。对于肝实质内血管胆管鞘应尽量不分离,可行连续或"8"字缝合,也可使用亚甲蓝分别经肝动脉、门静脉及胆管内分别注入,将有亚甲蓝渗出处创面缝扎,或应用生物胶、明胶海绵、止血纱布等进行覆盖止血。另外,根据文献建议,胆汁泄漏试验可以在移植物劈离后进行,即将 0~4℃的稀释脂肪乳注射到移植物的胆管中。

三、供肝原位劈离技术

在体 SLT 是在离体 SLT 的基础上发展起来的。供肝原位劈离技术类似于 LDLT 的供肝获取,因此,供体必须是有心跳的脑死亡供体。供肝切取手术不需要其他特殊的器械设备,只是供肝切取时间较经典式原位多器官快速重力灌注切取时间长 1.0~1.5 小时。因而,若有心、肺、角膜等其他器官需要同时切取时,必须取得其他移植医师的理解和配合。

手术开始,正中切口开腹,分离并首先控制肾动脉开口平面以下腹主动脉及肠系膜下静脉,以便在出现紧急情况时,如供体血流动力学不稳定,放弃在体 SLT,并迅速插管进行冷灌注。检查供肝及其主要血管,如未发现影响肝移植的较明显变异或畸形即可确定供肝适合进行原位劈离。

游离左外侧叶(第Ⅱ肝段、第Ⅲ肝段)周围韧带。于肝圆韧带裂底部第一肝门处解剖并游离肝左动脉、门静脉左支及左肝管,注意尽可能保留支配第Ⅳ肝段的动脉分支,结扎支配尾状叶和第Ⅳ肝段的门静脉左支分支。将肝镰状韧带离断,将肝静脉的肝外部分分离到第二肝门处,防止肝静脉损伤。在完成对出入左外侧叶(第Ⅱ肝段、第Ⅲ肝段)血管的分离和控制后,开始肝实质的分离。沿肝镰状韧带左侧约 1.0cm(第Ⅱ肝段、第Ⅲ肝段与第Ⅳ肝段交界处)肝实质通过 CUSA 或电刀分离至脐裂缝以上 1.0cm。供肝的血管和胆管在丝线结扎后切断。靠近左肝段,切断残余肝实质,压迫止血,尽量不要缝扎止血,以免损伤胆管鞘,影响左肝管的血液供应。

当肝实质的分离完成后,整个供肝就被分离成左、右两个移植肝(即左侧的第Ⅱ肝段、第Ⅲ肝段和右侧的第Ⅰ肝段、第Ⅴ~Ⅷ肝段),两移植物均有各自独立的胆汁引流系统及血液供应与回流系统,可独立发挥全肝的功能。随后采用 0~4℃的 UW 液开始冷灌注供肝(2~3L 通过腹主动脉,1L 通过门静脉)。灌洗完成后,于肝左动脉发出供应第Ⅳ肝段动脉分支的远端锐性离断肝左动脉,靠近门静脉分叉处离断门静脉左支,靠近肝左静脉和肝中静脉汇合部离断肝左静脉,然后将左外侧叶肝脏取出并储存在 4℃ UW 液中。右半肝按"经典法"离断出入供肝的血管、胆管,取出并保存于 4℃ UW 液。如无较大的血管变异,左外侧叶供肝一般不需要再进行特殊修整即可移植,而右侧还需在 4℃ UW 液中按照全肝移植的方法进行血管修整及胆管冷灌注,同时分别缝闭下腔静脉、肝动脉、门静脉及肝管的左侧面断端,必要时可进行整形。

(叶少军　周　威)

‖‖‖‖‖‖‖‖ 推荐阅读资料

[1] CHUL YOON K, SONG S, JWA E K, et al. Survival outcomes in split compared with whole liver transplantation. Liver Transpl, 2018, 24(10): 1411-1424.

［2］HACKL C,SCHLITT H J,MELTER M,et al. Current developments in pediatric liver transplantation. World J Hepatol,2015,7(11):1509-1520.

［3］HACKL C,SCHMIDT K M,SÜSAL C,et al. Split liver transplantation:current developments. World J,Gastroenterol,2018,24(47):5312-5321.

［4］LAUTERIO A,DI SANDRO S,CONCONE G,et al. Current status and perspectives in split liver transplantation. World J Gastroenterol,2015,21(39):11003-11015.

［5］LIU H Q,LI R J,FU J L,et al. Technical skills required in split liver transplantation. Ann Transplant,2016,21:408-415.

［6］ZIMMERMAN A,FLAHIVE J M,HERTL M,et al. Outcomes of full-right-full-left split liver transplantation in adults in the USA:a propensity-score matched analysis. Int J Organ Transplant Med,2016,7(2):69-76.

第七节　减体积供肝切取技术

一、概述

当原位肝移植(OLT)逐渐成为终末期肝衰竭性疾病的唯一治疗方法后,临床发现这一技术尚不能充分满足儿童和低体重成人肝移植的需求,原因是这些人群腹腔容积过小不能容纳正常体积的成人供肝,相对成人而言,这也使得儿童供肝数量更加有限。此外,尽管儿童潜在受体占所有潜在受体的15%,但是病死率可以高达潜在受体总病死率的50%。因此,迫使临床移植外科医师积极寻找新的解决方法。

基于 Couinaud 提出的肝脏分段方法,即根据肝脏的解剖特点,整个肝脏可以分为8个独立的肝段。各个肝段含有各自独立的肝动脉、门静脉、肝静脉及胆管系统,每个肝段可以像完整肝脏一样发挥功能。Bismuth 等提出由于肝脏有再生能力,可以将肝脏分割成所需大小后移植给儿童或小体型成人,并将这种肝移植技术称为减体积肝移植(RSLT)。广义的 RSLT 包括减体积供肝移植、SLT 和 LDLT;狭义的 RSLT主要是指减体积肝移植。RSLT 增加了儿童和低体重成人肝移植的供体肝脏来源。虽然这些益处是以减少成人供肝的数量为代价的,但 RSLT 已经促进了儿童肝移植的发展,也为在 RSLT 基础上发展起来的SLT 和 LDLT 奠定了基础。

二、减体积供肝切取技术

儿童肝移植主要为供肝的左侧肝脏,包括左半肝和左外侧叶。肝脏再生能力使得减体积供肝随儿童受体生长发育而逐渐形成正常完整的肝脏。供肝修剪多少体积及如何减少供肝的体积,即如何匹配供体和受体肝脏体积是移植前必须确定的问题。对于受体来说,供肝太大或太小都会影响移植的疗效。目前,临床上通过供体和受体体重比(donor/recipient ratio,D/R 比)来评估供体和受体肝脏体积的差异,从而为是否需要减体积及减少的肝脏体积提供参考。

此外,受体自身肝脏解剖结构、受体状态及是否有腹水也是影响供体和受体肝脏体积匹配的重要因素。有学者认为,当 D/R 比≥2 时,有必要减少供肝的体积;若受体体重较小或不伴有肝大及腹水等,D/R 比 <2 就需进行减体积。相关文献报道,右半肝移植 D/R 比约为 2.0,左半肝移植 D/R 比约为 4.0,而左外侧叶移植 D/R 比可为 10.0,也有文献报道可达 14.0。当然,供肝的选择应根据供体自身肝脏大小、腹腔容积等进行综合考虑。供肝的大小与受体的匹配程度也可以通过影像学技术如 CT 或 MRI 等来评估。根据目前经验,当 D/R 比 >6 时,可以选择左外侧叶作为供肝;当 D/R 比 <6 时,应根据具体情况来选择减体积移植方法。减体积供肝通常包括左半肝(第Ⅰ~Ⅳ肝段)、左外侧叶(第Ⅱ、Ⅲ肝段)、右半肝(第Ⅰ肝段 +第Ⅴ~Ⅷ肝段)及扩大右半肝(第Ⅰ肝段 + 第Ⅳ~Ⅷ段)。儿童肝移植供肝较多取左外侧叶,其次为左半肝、右半肝和扩大右半肝。

常规获取供肝后,放入 0~4℃ UW 液保存并获取减体积供肝。将门静脉和胆总管在十二指肠后切断,沿着肝动脉腹腔动脉开口分离至十二指肠动脉,并结扎胃十二指肠动脉。修剪肝上下腔静脉、肝下下腔静脉,去除所有膈肌及胆囊。在供肝完成常规修整后,可结合术前评估决定如何对供肝减体积。减体积过程中可根据实际情况将肝实质切面选择在第Ⅱ、Ⅲ和Ⅳ肝段或第Ⅳ肝段与第Ⅴ~Ⅷ肝段之间。

首先用手术刀沿选定的肝段分界线切开肝脏包膜。然后切面可用 CUSA 或钳夹法分离肝实质,对于分离过程中遇到的大小血管脉管及胆管应给予仔细结扎或缝扎以免出现断面出血或胆漏。肝实质的分离可从肝脏膈面开始向脏面逐步进行,直至分离至第二肝门下腔静脉前缘。在正常情况下,左半肝或右半肝移植应尽可能保留下腔静脉和肝中静脉,以避免移植肝淤血;而左外侧叶肝移植需要保留肝左静脉。肝实质分离后,可通过向肝动脉、门静脉内灌注 0~4℃ UW 液,向胆管内注入 0~4℃ 稀释的脂肪乳,仔细检查肝脏断面有无血管及胆漏,如有则应进行缝扎。最后,解剖第一肝门,在肝圆韧带根部进行钝性解剖,解剖肝动脉、门静脉和胆管左右支。根据左半肝或右半肝移植需要选择合适部位切断各分支,但是,为了避免移植后出现胆管缺血,增加并发症的发生率,对第一肝门处不应进行过度的解剖分离。

成年受体通常移植右半肝,可选择经典原位全肝移植或 PBLT。当第一肝门静脉重建时,如果肝总动脉或门静脉主干保留在右半肝,则方法与全肝移植相同。左侧肝移植通常用于儿童(左外侧叶)和低体重成人(左半肝),受体需要保留肝后下腔静脉,使用 PBLT,将肝中静脉在适当部位离断,并将肝中静脉开口与肝左静脉的开口进行整合。肝左肝静脉与受体的下腔静脉端侧吻合。若供体和受体胆管较粗、长度合适,且能够确保吻合口无张力,亦可选择胆管端端吻合,胆管空肠 Roux-en-Y 吻合亦是可选方法。

RSLT 技术的创新与成熟较好地解决了儿童和低体重成人供肝体积不匹配的问题,有效增加了肝移植供体池,使得等待供肝的时间缩短,移植前的病死率显著降低,临床效果也很好。

(叶少军 周 威)

||||||||| 推荐阅读资料

[1] 夏强,何康.儿童活体肝移植的发展概况.中国普外基础与临床杂志,2017,24(8):920-922.

[2] AUGUSTO L,ANIL V. Role of "reduced-size" liver/bowel grafts in the "abdominal wall transplantation" era. World J Gastrointest Surg,2017,9(9):186-192.

[3] CHRISTINA H,SCHLITT HANS J,MICHAEL M,et al. Current developments in pediatric liver transplantation. World J Hepatol,2015,7(11):1509-1520.

[4] CHRISTINA H,SCHMIDT KATHARINA M,CANER S,et al. Split liver transplantation:current developments. World J Gastroenterol,2018,24(47):5312-5321.

[5] GONG N,CHEN X. Partial liver transplantation. Front Med,2011,5(1):1-7.

[6] MONTI L,SOGLIA G,TOMÀ P. Imaging in pediatric liver transplantation. Radiol Med,2016,121(5):378-390.

第十一章

背驮式肝移植的主要术式和相关类型

第一节　经典式原位肝移植

一、定义

经典式原位肝移植（OLT）手术是将患者的病肝连同肝后下腔静脉（RIVC）一并切除，并将供体健康肝的同名管道与患者肝的同名管道行端端吻合的方法。

二、概述

经典式 OLT 的切除范围包括病肝和 RIVC，然后以带有 RIVC 的供肝在受体原位吻合，供体和受体管道进行端端吻合重建。与背驮式肝移植（PBLT）等其他手术方式相比，其优点是重建模式符合生理状态，较少形成湍流和流出道梗阻，以及切除范围相对较大，对某些已侵及下腔静脉（IVC）的肿瘤也能完整切除；缺点是术中需要完全阻断 IVC，在受体无肝期下半躯体淤血，可能导致血压下降、肾功能受损和肠道水肿。因此，较合适用于晚期肝硬化已建立广泛侧支循环的患者及肾功能、循环功能、呼吸功能无潜在损害的患者。经典式 OLT 一般需要通过静脉转流泵将 IVC 和门静脉血转流至腋静脉以维持血流动力学的稳定，由于静脉转流本身有一定的并发症发生率，且随着麻醉技术的进步，通过应用血管活性药物一般可以维持血流动力学稳定，目前各大移植中心在经典肝移植术中都不再进行静脉转流。

三、适应证

各种终末期肝病、先天代谢性肝病及良恶性肝脏占位。

四、手术步骤

1. **病肝切除术**　患者仰卧位，双肋缘下切口，正中向剑突延伸，形成"人"字形切口。切口各层妥善止血，并将腹膜与皮肤间断缝合多针以缩小创面，减少渗血。入腹后放置好肝脏拉钩，将左右肋弓向上吊起，充分暴露手术野。

先在肝十二指肠韧带左缘解剖游离肝动脉。从肝固有动脉根部一直游离至肝左、肝右动脉分叉部以上,可以远离吻合部位结扎或钳夹;继而解剖分离胆总管,从胆囊管与胆总管交会处切开肝十二指肠韧带表面腹膜,分离出胆囊管和胆囊动脉,分别结扎切断,向上分离胆管至左、右肝管汇合部,预留足够长度的受体胆管,离断肝总管,可以远离吻合部位结扎或钳夹;最后分离门静脉。随即游离肝周韧带,步骤如下:用电刀切断肝镰状韧带直达肝上 IVC(SIVC),进而切断左三角韧带与左冠状韧带,向右侧翻开左外侧叶,结扎切断肝胃韧带,需特别注意此韧带内多有来自胃左动脉的迷走肝左动脉;暴露并切断右三角韧带及冠状韧带。向左侧轻轻托起右肝,用电刀切断肝结肠韧带与肝肾韧带,在接近 RIVC 处,分离出右肾上腺动、静脉,予以结扎后切断,直到游离出 RIVC 右后缘。进而把左叶与尾叶向右侧翻起,用电刀沿 RIVC 左缘纵向切开腹膜反折部,暴露出 IVC 左后缘。然后用示指与直角钳游离出 SIVC。切开十二指肠外侧腹膜,游离出肝下 IVC(IHVC),该静脉有数支肝短静脉,需仔细分离。将 IHVC 游离至右肾静脉平面,置阻断带,暂不阻断。在严重门静脉高压患者或 IVC 难以暴露时,不须完全游离 RIVC,以免发生腹膜后大出血。此时可简单分离出 SIVC 和 IHVC 以备阻断即可,腔静脉后方可在肝切除时再予以处理。

对于全身情况差、年龄较大、估计无法耐受长时间无肝期的患者,或第一肝门阻断后低于基础压1/2~2/3 时,可建立体外转流。暴露左侧大隐静脉及左腋静脉,分别置入预充肝素生理盐水溶液的导管,其中大隐静脉应使用口径 15~18 号静脉导管并尽可能深地插入。门静脉于左右分叉处横行切开,置入导管,经一个 Y 形管将门静脉和左大隐静脉导管与左腋静脉导管相连,借助体外转流泵建立体外静脉转流,转流量以 1.0~1.5L/min 为宜。一般大隐静脉只能插入 15~18F 导管,左腋静脉插入 16~20F 导管,而门静脉插入 28~36F 导管。左大隐静脉插入深度为 15cm,左腋静脉与门静脉各插入 5cm 即可。如门静脉不能用作转流,以 20F 导管插入 2~3cm,用肠系膜下静脉建立转流。

如不需要门静脉转流的可将门静脉远端钳夹离断;以无损伤血管阻断钳阻断 IHVC 与 SIVC,注意钳夹时肝脏置于解剖位置,无损伤血管钳处于水平位。IHVC 上钳时避免钳夹左、右肾静脉;为防止 SIVC 阻断钳意外滑脱,可钳夹部分膈肌组织,但不得钳夹过多避免损伤膈神经。萨氏钳开合处用粗丝线结扎加以固定。离断 IHVC,将肝脏向上掀起,可使肝脏脏面和 IVC 得以完全游离,钳夹 RIVC 背侧的结缔组织及血管分支并离断结扎,最后贴近肝脏离断 SIVC,后壁宜预留稍长才可方便之后重建。切除病肝时应紧靠 RIVC 背侧,可减小肝床创面与减少出血。移除病肝后,再次检查肝床,仔细止血(图 11-1-1)。

2. 新肝植入术

(1)SIVC 吻合:用 3-0 prolene 线双针分别缝合供体、受体 IVC 的两侧角,将供肝置于原位后打结。然后分别自左角开始连续缝合后壁与前壁,在右侧角打结。需要注意:①缝合之前,宜修剪供体 SIVC 至适当长度,如果过长,吻合后会引起 SIVC 折叠与梗阻。②供体、受体 SIVC 对合良好,否则吻合后会引起吻合口扭转。由于 SIVC 钳一般都会向右后倾斜,因此行供体、受体 IVC 两侧角缝合时,供肝 SIVC 的右侧角的选择也应稍向右背侧倾斜,而左侧角应稍向左前倾斜,保证对合良好。③缝合时应行外翻吻合,使内膜对合良好,可防止术后血栓形成。在打结时避免过度收紧导致血管吻合口狭窄。

(2)IHVC 重建:用 4-0 prolene 线缝合两针进行双角端吊线,方法同 SIVC 吻合。前壁的连续缝合由两侧向中间,线不收紧,留 1 根 8 号导尿管从吻合口置入 RIVC,用于门静脉开放时冲洗。

(3)门静脉重建:停止门静脉转流,于受体门静脉低位用血管钳阻断,在近肝门处切断肝门静脉。如卷起的袖套样,将两侧断端外翻并卷起约 3mm,用 5-0 prolene 线缝合双针,完成后壁与前壁的连续缝合,松开受体门静脉阻断钳,门静脉充盈后收紧缝线并打结。此时松开供肝门静脉阻断钳,使 100~200ml血液经 IHVC 所插导尿管流出,冲出高钾与酸性代谢产物。将门静脉再次钳夹,拔除 RIVC 内的导尿管,收紧 IHVC 吊线并做结扎。告知麻醉医师,准备肝复流。停止全部体外转流,依次开放 SIVC、门静脉和 IHVC。对有门静脉血栓、海绵样变的患者,正常门静脉可能太短,此时可选择替代血管,间置吻合于供体、受体门静脉之间。理想的桥接血管是供体的髂静脉,也可用人工血管代替,但后者栓塞发生率高。

(4)肝动脉重建:如受体肝动脉条件好,供体、受体肝动脉口径接近,可行肝动脉端端吻合,以 7-0

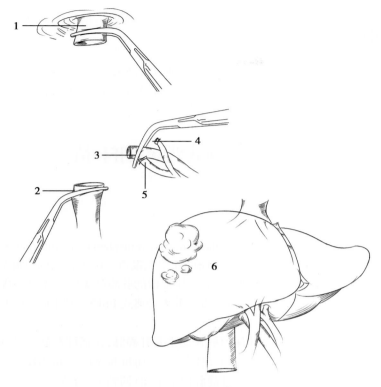

图 11-1-1　病肝切除

1. 受体肝上下腔静脉；2. 受体肝下下腔静脉；3. 受体门静脉；4. 受体肝动脉；5. 受体胆总管；6. 病肝。

prolene 线间断缝合肝动脉的前后壁，也可以采用后壁连续法、前壁间断法缝合。受体肝动脉可选择肝固有动脉或肝固有动脉与胃十二指肠分叉处动脉瓣缝合。如受体肝动脉条件差则不宜直接吻合，也可通过间置一段血管与受体腹主动脉或髂动脉进行吻合，保证供肝灌注。一般应该将架桥血管置于后腹膜。

（5）胆道重建：在胆道重建前或重建后常规切除供肝胆囊。首选供体、受体之间胆管 - 胆管端端吻合，修整好供体、受体胆管，供体胆管宜近于肝门处切断以保证良好的血供；吻合后不宜过长，否则会引起扭曲。用 6-0 maxon 可吸收线行间断或连续吻合，可放置或不放置 T 管引流。对于不宜行端端吻合的患者，可改行 Roux-en-Y 吻合胆道空肠。供肝胆管断端宜靠近肝门，与空肠升支端侧吻合，并安置经吻合口的内支架管，内支架管长臂经空肠戳孔引出至体外。

以上步骤均完成后（图 11-1-2），再次对腹腔内各出血点进行彻底清理，特别注意第一肝门诸管道吻合处、肝后间隙等处。在第一肝门下、右肝后、左肝后放置引流管，逐层关腹。

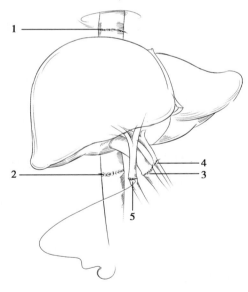

图 11-1-2　新肝植入

1. 供体、受体肝上下腔静脉端端吻合；2. 供体、受体肝下下腔静脉端端吻合；3. 门静脉端端吻合；4. 肝动脉端端吻合；5. 胆总管端端吻合。

（明英姿　朱　毅　叶启发）

推荐阅读资料

［1］郑树森.肝移植.2版.北京：人民卫生出版社，2012.
［2］BUSUTTIL R W，KLINTMALM G B. Part Ⅴ operation. Transplantation of the liver. 3th ed. Philadelphia：Elservier，2014.

第二节　经典式背驮式肝移植

一、经典式背驮式肝移植

（一）定义

保留受体肝后下腔静脉的原位肝移植（orthotopic liver transplantation with preservation of the inferior vena cava，OLTPIVC）于 1989 年由 Tzakis、Todo 和 Starzl 率先报道。由于植入的供肝如背驮在受体 RIVC 而得名。Tzakis 开创的保留 RIVC，保留受体肝静脉，应用保留的肝静脉成形，将供肝 SIVC 与成型的肝静脉吻合，该方法为 PBLT。为区分其他改良术式，叶啟发称其为经典式 PBLT（SPBLT 或 CPBLT）。

（二）概述

本节 CPBLT 的技术主要是指应用受体保留的 3 支主要肝静脉，包括肝左静脉（left hepatic vein，LHV）与肝中静脉（middle hepatic vein，MHV）合干成形；肝右静脉（right hepatic vein，RHV）与 MHV 合干成形；3 支肝静脉（LHV、MHV、RHV）共干成形；3 支肝静脉同水平面（同轴平）分别汇入 RIVC 成形；而 3 支肝静脉非同水平面（非同轴平）分别汇入 IVC，尚有少见的缺乏 3 支恒定的肝静脉，即肝段型（解剖学特点为各肝段有数支不等的肝短静脉分别汇入 IVC），尚有罕见的 IVC 包裹在肝内，暂称其为肝内 IVC 包绕型，此 3 种类型的解剖变异不可行 CPBLT。

（三）适应证

各种终末期肝病、先天代谢性肝病及良恶性肝占位病变。

（四）手术时机

具有手术适应证的患者，心肺功能与全身状况可承受手术风险，无感染和传染性合并症，手术依从性强。一般选择在住院依赖期至重症抢救前期为佳。

（五）技术要点

1989 年 Tzakis 开创了 CPBLT，为了保证患者术中血流动力学稳定及避免胃肠道淤血，在 PBLT 切肝之前，他采用了三种转流和分流术式，具体包括：CPBLT 的门 - 体静脉转流术（venous-venous bypass，VVB）、门 - 腔静脉分流术（portal vein-vena cava shunt，PV-VCS）、肠系膜静脉 - 腔静脉架桥术（mesen vein-vena cave bridging，MV-VCB）。

Tzakis 早期报道的技术操作强调了保留 RIVC 的重要性，并且强调必要时应用 VVB，即应用生物转流泵，自门静脉、髂静脉插管，经转流泵将血液引流至腋静脉或颈静脉回心（图 11-2-1），或行门静脉至肝下腔静脉（subhepatic vena cava，SHVC）端侧分流，以便离断门静脉及无肝期胃肠道血液回流心脏，该分流也可称为 PV-VCS（图 11-2-2）。亦可将肠系膜上静脉（superior mesenteric vein，SMV）与 SHVC 行架桥术，故也可称为 MV-VCB（图 11-2-3）。

二、经典式背驮式肝移植的病肝切除术

CPBLT 的病肝切除是整个手术的重点和难点，尤其在伴有肝硬化门静脉高压所致的广泛粘连和侧支循环形成时，技术难度极大。整个病肝的切除顺序为：首先解剖游离第一肝门，将第一肝门所有管道结构分离完毕后，顺次离断肝周各韧带；然后逐一结扎切断自肝汇入 IVC 的肝短静脉各小分支；最后暴露第二肝门，阻断肝静脉后立即离断第一肝门诸结构，移除全肝。如受体为恶性肿瘤的患者，则入腹后应首先分离控制第二肝门，以免术中挤压导致肿瘤经血液播散。

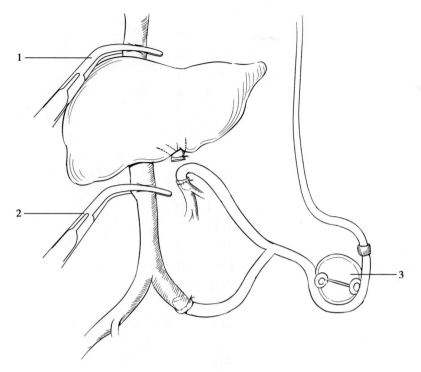

图 11-2-1　门 - 体静脉转流术（VVB）

1. 门静脉置管；2. 腋静脉置管；3. 转流泵。

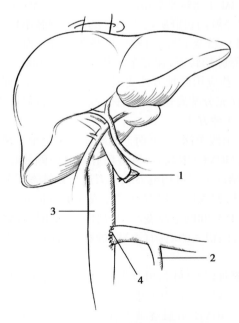

图 11-2-2　门 - 腔静脉分流术（PV-VCS）

1. 门静脉；2. 肠系膜上静脉；3. 肝下下腔静脉；
4. 门静脉 - 腔静脉端侧吻合口。

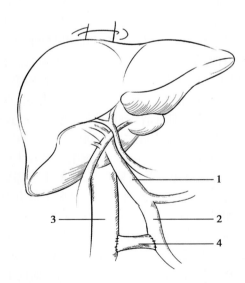

图 11-2-3　肠系膜静脉 - 腔静脉架桥术（MV-VCB）

1. 门静脉；2. 肠系膜上静脉；3. 肝下下腔静脉；4. 间置
人造血管。

患者取仰平卧位,采用全身麻醉下气管插管,静脉复合麻醉。麻醉诱导成功后,消毒铺巾,消毒范围从乳头线至大腿中部连线以上,右侧需达腋后线,左侧需达腋中线,腹股沟区和会阴区需要特别注意消毒。通常取经双侧肋缘下切口进腹(图11-2-4),有时可在正中向上延伸,即形成所谓的"奔驰"切口。右侧肋缘下切口直达腋中线,以便于暴露IVC,左侧肋缘下切口达腋前线,正中延伸切口可以暴露SIVC,必要时可部分或全部切除剑突。双侧肋缘下机械拉钩充分暴露手术野。

进一步游离镰状韧带直至SIVC,从中间分开左右三角韧带,可暴露膈静脉,如有可能则进行缝扎。

以电刀切开左三角韧带及冠状韧带,将肝左向右上轻推,暴露肝胃韧带,以电刀切开后即暴露第一肝门结构,切开过程中应注意分离可能存在的副肝动脉,若存在副肝动脉则靠近胃侧将其结扎。以电刀结合直角钳逐一分离出第一肝门各结构,一般先从胆总管分离开始,结扎切断胆囊管,向上游离肝总管至左右分叉处予以切断,断端以缝线结扎标记,

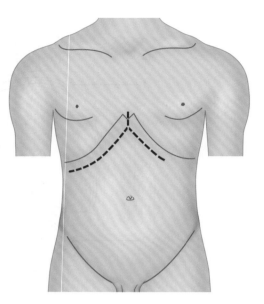

图 11-2-4　双侧肋缘下切口

便于胆总管吻合时寻找,胆管游离时尽可能多地保留受体胆管周围结缔组织,防止胆道血运障碍;继之游离肝动脉,需将肝动脉远端解剖至左右分叉处,向近端继续解剖游离至肝总动脉水平,注意大多数迷走肝动脉和副肝动脉是自胆管下方或右方走行,分离时勿损伤;然后分离门静脉,结扎门静脉周围结缔组织及淋巴管,门静脉主干细小分支予以结扎离断,远端分离至左右分叉处,近端分离至胰腺上缘,随后继续分离切断右侧三角韧带、肝结肠韧带、肝肾韧带和冠状韧带、肝后间隙,结扎切断右肾上腺动、静脉,完全暴露SIVC。

此时如有需要,可行静脉 - 静脉转流,CPBLT转流在国外早期常规应用。1995年,叶啟发采用改良式PBLT(APBLT),弃用了Tzakis的3种转流和分流术式,节约了昂贵的3M生物转流泵和费时的PV-VCS或MV-VCB。

PBLT的主要困难点在第二肝门和第三肝门的分离。第三肝门自肝脏汇入IVC的肝短静脉不仅短而且管壁薄。通过对肝静脉解剖发现,肝短静脉数量可多达13~33支,分离过程中极易撕裂致出血及空气栓塞。因而在Tzakis早期报道的PBLT中仍建立IVC至腋静脉的转流,在完全阻断第一肝门和肝后IVC血流的情况下解剖第三肝门。对初次开展PBLT的单位,推荐应用此种方法更安全,也可在术中行门静脉-IVC端侧吻合,建立暂时性门体静脉分流代替转流术。在充分游离切断肝周韧带后,自右肾静脉平面暴露右肾上腺动、静脉,并予以结扎。而后处理第三肝门,有3种方法。

(1) 左右翻转法:首先将病肝自左向右翻起,直视下按照由浅至深、由下而上的顺序仔细逐根分离、结扎、切断肝短静脉(即所谓"蚕食法"),待分离越过肝后IVC(RIVC)中线后,再将病肝自另一侧翻起处理肝短静脉各支,直至暴露肝左、右静脉。肝与IVC间的疏松结缔组织可用电刀或剪刀进行锐性逐层分离,对微细的肝短静脉可直接电凝,对肉眼可见较大的肝短静脉,游离后予以双重结扎或5-0 prolene线缝扎为妥。肝下部的肝短静脉较易分离,至肝中上部后,肝脏与IVC间的空隙变小,分离困难,此时可将患者体位改为头低足高位,以改善视野。肝脏上部有时可存在特别粗大的右副(下)肝静脉,对此可在离断第一肝门后,将肝脏自下而上翻起,常能得到较好的暴露。

(2) 正中劈开法:如肝脏巨大,患者上腹部空间狭窄,肝脏难以翻转时,可首先游离RIVC至第二肝门,分别离断第一肝门,肝下和第二肝门游离后,阻断IHVC和SIVC,术者用手指插入病肝与RIVC之间,以刀柄钝性分开肝实质,手指随肝实质的切开面向下游离,直至RIVC,肝脏逐渐被劈为左右两半,自分割处向左右两侧将肝短静脉和肝后静脉支逐一结扎切断。正中劈开法用于巨大肿瘤,也用于肝大,且硬化如板状患者。

(3) 围肝静脉法:首先分离自第一肝门,然后向左肝外上、再向右肝后下,最后沿IVC纵轴向上,逐步暴露第二肝门的肝静脉各支。

游离至第二肝门时,分别游离出LHV、MHV、RHV,此3支肝静脉多不在一个平面上,其中约70%为

LHV、MHV 共干,约 20% 为 MHV、RHV 共干,3 支肝静脉共干或分别汇入 IVC 的较少,仅 7%~10%。肝静脉各支一般距肝表面 3~5cm,主干直径 0.9~1.2cm。由于此时全肝已游离且第三肝门大多分离完毕,故游离第二肝门相对容易:将已游离的病肝向下轻轻牵拉,暴露包裹在纤维鞘内的肝静脉主干,以剥离子沿肝静脉纵轴方向细心去除包裹肝静脉的结缔组织,向下继续解剖肝静脉,直至 3 支肝静脉至少皆暴露出 2~3cm,随即以无损伤血管钳紧贴 IVC 阻断其共同开口,于其出肝处切断。如遇分离困难,也可将第一肝门各管道先予离断,然后将肝脏向上翻起,从侧后方分离肝静脉;或采用前述正中劈开肝脏法暴露第二肝门再行分离。分离肝静脉的过程中如遇出血,则应立即局部压迫并迅速于肝静脉开口上下方以无损伤血管钳完全阻断 IVC 血流,吸净血液寻找出血点,视术中具体情况予以修补。

三、经典式背驼式肝移植的新肝植入术

CPBLT 供肝植入前,应首先检查修整的肝脏是否符合技术要求,然后将供肝置于自然适当的位置,调整供肝与受体 IVC 吻合口之间的角度,勿使吻合口张力过大或受压。供肝植入的吻合顺序为:首先重建肝脏静脉流出道,将受体肝静脉与供肝肝上腔静脉行连续端端吻合,并预留供肝 IHVC 暂不结扎,然后再行供体和受体门静脉端端吻合,吻合完毕后即开放灌注供肝,自供肝 IHVC 放出 100~150ml 含高钾灌洗液及无氧代谢产物的血液后,钳夹并双重结扎供肝 IHVC;同时松开阻断肝静脉回流的血管钳,肝内血液通路恢复;接着依次吻合肝动脉及胆管,肝动脉常规后壁连续缝合、前壁间断缝合。肝动脉吻合完毕后常可见金黄色胆汁自新肝胆总管残端流出;视术中具体情况,胆总管的吻合分为端端吻合和 / 或胆总管 - 空肠的 Roux-en-Y 吻合,吻合过程中是否置放 T 管各家经验不一,在此不作过多讨论。

肝静脉流出道的重建:最经典的吻合方式为供肝 SIVC 与受体 LHV、MHV 共干行端端吻合。也可根据术中解剖位置行 MHV、RHV 共干或 3 支肝静脉成形后吻合。以供肝 SIVC 与受体 LHV、MHV 共干行端端吻合为例,游离 RIVC 后,辨认 3 支肝静脉的位置,以无损伤血管钳将 RHV 横断,5-0 prolene 线将之缝合。放置 Satinsky 钳夹住 LHV、MHV 及 IVC,尽可能保留与 IVC 相连的肝静脉长度。

纵行切开 LHV、MHV 的侧壁,以侧侧吻合的方式将其整形成一支共同开口的静脉,将供肝 SIVC 与成型后的受体肝静脉以 4-0 prolene 线端端吻合,前后壁各缝一层即可。注意掌握吻合血管的长度,过短可造成吻合口张力过大,过长又可能造成吻合后血管扭曲,二者都可能影响供肝血液回流,一般认为吻合完毕后的血管长度保持 3cm 为宜。将供肝翻向右侧,4-0 prolene 线从后壁开始自左向右连续缝合,再缝合前壁,缝合前壁最后两针前,用肝素生理盐水冲洗血管腔,必要时可适当留置 0.5~1.0cm 的"增宽因素",以防止吻合口狭窄,缝合完毕后,检查吻合口是否漏血,如漏血再加针缝合止血。

门静脉重建:用无损伤血管钳钳夹门静脉,用 5-0 prolene 双针缝合线,先用缝线固定两角端,然后再连续缝合后壁,最后连续缝合前壁,在缝合前壁最后两针前,用肝素生理盐水冲洗门静脉管腔。受体门静脉应保留适当长度。吻合门静脉时需注意供体、受体门静脉吻合后的长度不宜过长,以免扭曲导致血流受阻或致门静脉血栓形成;供体、受体门静脉口径大小相差较大时,可将较小的门静脉作"鱼口状"整形,缝合完毕时,应保留门静脉吻合口适当的"增宽因素"(图 11-2-5)。

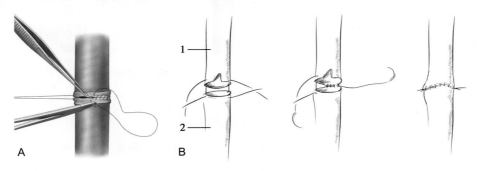

图 11-2-5　门静脉吻合

1. 供体门静脉;2. 受体门静脉。

A. 模式图;B. 线图。

肝脏再灌注:先开放门静脉,自供肝 IHVC 流出 100~300ml 血液后,双重结扎供肝 IHVC。再开放 SIVC 流出道,恢复移植肝脏血流,并用生理盐水冲洗肝脏表面。

肝动脉重建:游离受体肝总动脉、肝固有动脉及胃十二指肠动脉,在肝固有动脉与胃十二指肠动脉分叉处将血管修剪成一喇叭形的袖片,与修整好的供肝动脉袖片行端端吻合。吻合采用 6-0 prolene 线间断或连续缝合,针距 0.5mm 左右。开放动脉阻断钳后,肝动脉应有良好的搏动(图 11-2-6、图 11-2-7)。如果供体肝动脉有解剖异常,则需行供肝动脉的修剪、整形,然后与受体肝动脉吻合;如果受体肝动脉有解剖异常、肝总动脉闭塞或其他原因,不适合进行吻合时,则可将供体腹腔动脉直接吻合于腹主动脉,如果供体肝动脉长度不够可利用髂动脉或人工血管进行搭桥。

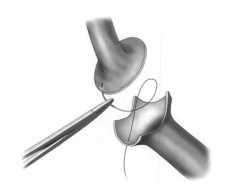
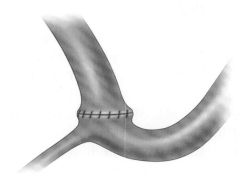

图 11-2-6　肝动脉吻合过程　　　　图 11-2-7　肝动脉吻合成形图

胆管重建:当供体和受体胆总管直径相当时,通常行胆总管端端吻合,采用 6-0 可吸收线(Maxon)连续或间断缝合,根据需要决定是否放置 T 管,T 管通过受体的胆总管引出。如供体和受体胆总管直径不匹配,将较细胆管修剪成"鱼口状",使其口径匹配,用 6-0 可吸收线(Maxon)行连续或间断缝合(图 11-2-8)。如受体的胆总管非常细小或有硬化性胆管炎或胆总管病理性病变等,建议行胆管空肠 Roux-en-Y 吻合(图 11-2-9)。

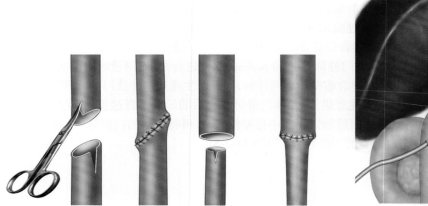
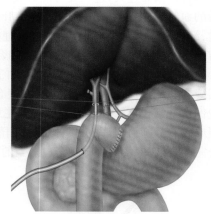

图 11-2-8　胆道端端吻合　　　　图 11-2-9　胆道空肠 Roux-en-Y 吻合

四、经典式背驮式肝移植技术转流与分流术点评

CPBLT 由于保留了 RIVC,应用 PV-VCS 或 MV-VCB,保证了无肝期血流动力学稳定,保证了下半躯体血流不淤滞,使术中内环境稳定,保障了手术安全性。

在急性肝衰竭、先天代谢性疾病或无门静脉高压及无侧支循环的情况下,应用 VVB 是必要的,特别是当阻断第一肝门血压迅速降低达正常血压的 50% 以下时则必须应用 VVB,保证血流动力学与内环境稳定。

CPBLT的缺点是容易因VVB形成血栓或出血,如20世纪60年代早期7例肝移植,2例死于术中出血,4例死于肺栓塞,最长存活65~75日。

VVB、PV-VCS和MV-VCB在早期CPBLT占有很大比例,VVB会出现出血和血栓等致命性并发症,而PV-VCS和MV-VCB的手术较费时,但这些技术的弊端在肝移植技术改进中已逐步被克服。

对于初学CPBLT的医师,为了保证手术安全,建议入腹后先行PV-VCS或MV-VCB,可避免无肝期胃肠道淤血,且容易暴露RIVC,而保留IVC的肝移植可保证下半躯体不淤血,有利于降低手术风险、血流动力学及内环境紊乱的风险。

(叶啟发　曾　承)

第三节　经典式背驮式肝移植关键技术要点

一、肝左静脉、肝中静脉合干型经典式背驮式肝移植

(一) 术式名称

该手术针对 LHV 和 MHV 合干型创建,可称为 LHV 和 MHV 合干型 PBLT。

(二) 手术创建时间

首例于 1995 年施行,进行 LHV 与 MHV 合干型经典式 PBLT,术中未行转流和分流。

(三) 适应证

各种终末期肝病、先天代谢性肝病及良恶性肝占位病变。解剖因素决定了该术式最适用于 LHV 和 MHV 合干型患者。

(四) 手术时机

具有手术适应证的患者,MELD 评分 >30 分者最好在降级后再行肝移植。心肺功能与全身状况可承受手术风险,无感染性合并症,无肝移植手术禁忌证,手术依从性强。一般选择在住院依赖期至重症抢救前期为佳。

(五) 技术要点

1. 入腹后首先探查腹腔与脏器有无异常和禁忌证。

2. 探查保留 RIVC 的可行性,决定施行 VVB 或 PV-VCS,或 MV-VCB(见本章第二节图 11-2-1~ 图 11-2-3)。

3. 首先离断第一肝门,分离左右肝至 SIVC 会师。

4. 自肝下向上分离肝后(第三肝门)肝短静脉汇入 IVC 各支,直径 <3mm 肝短静脉逐一结扎切断,近心端逐一缝扎。

5. 分离第二肝门的 3 支肝静脉,一般应用 LHV 和 MHV 共干支成形(图 11-3-1)。

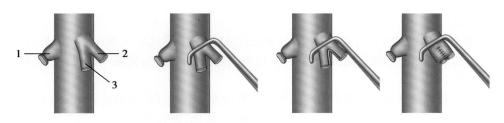

图 11-3-1　肝左静脉、肝中静脉成形

1.肝右静脉;2.肝左静脉;3.肝中静脉。

6. 切断 3 支肝静脉后,LHV 和 MHV 根部(或钳夹部分 IVC)以 Satinsky 钳或弧形血管钳阻断成形,继之与供肝 SIVC 行端端连续缝合;右肝静脉结扎或最好缝扎(图 11-3-2);可将 RIVC 部分阻断,重建 LHV、MHV 与供肝 SIVC,检查吻合口无出血后即可开放腔静脉阻断钳。

7. 供肝 IVC 在门静脉开放后,冲出 100~300ml 血液或以林格液冲洗后予以结扎、缝扎,不需行供体

和受体 IHVC 吻合。

8. 完成肝静脉回流通道重建后，然后先后行供体和受体门静脉、肝动脉、胆总管端端吻合（图 11-3-3）。

9. 肝静脉回流开放可在门静脉吻合毕，也可与动脉吻合后一同开放。

10. 肝动脉吻合、胆总管吻合提倡在手术显微镜下进行。

（六）肝左静脉、肝中静脉合干型经典式 PBLT 技术点评

应用 LHV 和 HMV 合干成形，与供肝 SIVC 建立供肝回流通道。在正常人体解剖发现，约 60% 的肝静脉回流均是 LHV 和 MHV 合干完成，因肝回流的吻合口通道偏左，很容易形成扭曲致静脉回流受阻，因而术者应先将供肝置于肝床的自然位后，再确定吻合的适合角度与位置，并预先在吻合口两角端缝牵引线固定角度与位置后再开始缝合，可有效避免吻合扭曲及长度不易掌握的问题。

二、肝右静脉、肝中静脉合干型经典式背驮式肝移植

（一）术式名称

该手术是针对 RHV 和 MHV 合干型创建，可称为 RHV 和 MHV 合干型 PBLT。

（二）手术创建时间

1996 年，对 1 例 RHV 和 MHV 合干型患者施行了经典式 PBLT 手术。

（三）适应证

首例采用该术式的患者为 Wilson 病，以后分别用于乙型肝炎后肝硬化、肝硬化合并原发性肝细胞癌、慢性乙型肝炎后肝硬化肝功能急性失代偿，以及酒精性肝硬化均取得了较好的疗效。

（四）手术时机

各种终末期肝病，心、肺、肾功能良好，无胸、腹部感染，无血行感染，无高血压或高血糖，患者手术依从性好，且均处于住院依赖期。

（五）技术要点

1. 采用该术式的首例患者为 Wilson 病、肝硬化合并腹水（中等量）。入腹阻断第一肝门血压无变化，考虑在肝硬化的基础上已形成广泛侧支循环，采用左、右翻转法首先分离第一肝门，左、右肝分离与第二肝门 SIVC 会师。

2. 首先自右肾静脉平面上分离出 IHVC，助手将肝向左上翻起，以"蚕食法"由下向上分离第三肝门，对汇入 RIVC 的肝短静脉逐一结扎切断，包括右肾上腺动、静脉，近心端血管残端均结扎后再缝扎，直至与第二肝门会师。

3. 分离出 3 支肝静脉，见 RHV 和 MHV 合干，分别以导尿管或牵引带牵引合干，LHV 另行牵引（图 11-3-4）。

4. 阻断第一肝门，同时自 RHV 和 MHV 根部上血管钳，LHV 根部用血管钳阻断，然后迅速切除病肝并移出体外（图 11-3-5）。

5. 结扎并缝扎 LHV，将 RHV 和 MHV 成形（图 11-3-5）。

6. 修剪供肝 SIVC，与成形的 RHV 和 MHV 行端端吻合，此间受体 RHV、MHV 为钳夹状（图 11-3-6）。

背驮式肝移植

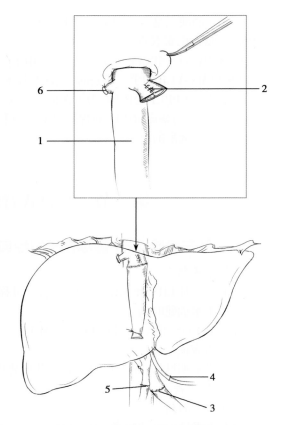

图 11-3-2　肝左静脉、肝中静脉成形

1. 肝上下腔静脉；2. 肝左、中静脉成形；3. 门静脉；4. 肝动脉；5. 胆总管；6. 肝右静脉结扎。

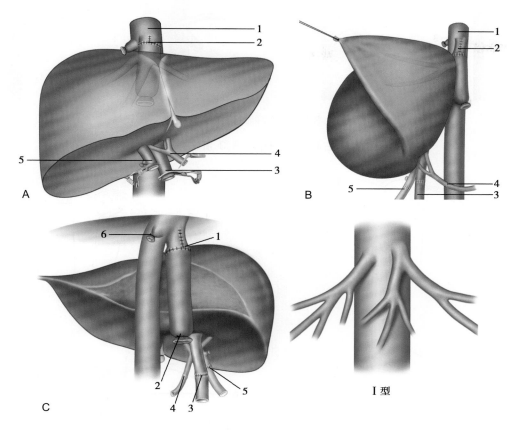

图 11-3-3　肝左静脉、肝中静脉成形,继之与供肝肝上下腔静脉行端端吻合

A. 正面观(1. 肝上下腔静脉;2. 肝左、中静脉成形;3. 门静脉;4. 肝动脉;5. 胆总管);B. 侧面观(1. 肝上下腔静脉;2. 肝左、中静脉成形;3. 门静脉;4. 肝动脉;5. 胆总管);C. 背面观(1. 成形肝左静脉、肝中静脉与供肝肝上下腔静脉端端吻合;2. 供肝肝下下腔静脉结扎或缝扎;3. 供体和受体门静脉端端吻合;4. 供体和受体肝动脉端端吻合;5. 供体和受体胆总管端端吻合;6. 受体和体肝右静脉结扎或缝扎)。

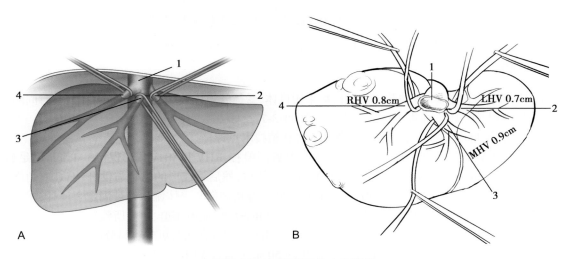

图 11-3-4　分离出 3 支肝静脉

A. 模式图(1. 肝静脉;2. 肝左静脉;3. 肝中静脉;4. 肝右静脉);B. 线图[1. 肝上下腔静脉;2. 肝左静脉(LHV);3. 肝中静脉(MHV);4. 肝右静脉(RHV)]。

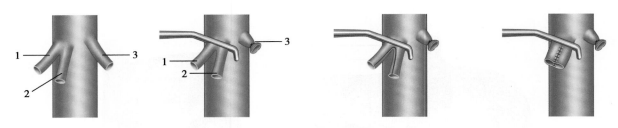

图 11-3-5　肝右静脉、肝中静脉成形

1.肝右静脉;2.肝中静脉;3.肝左静脉。

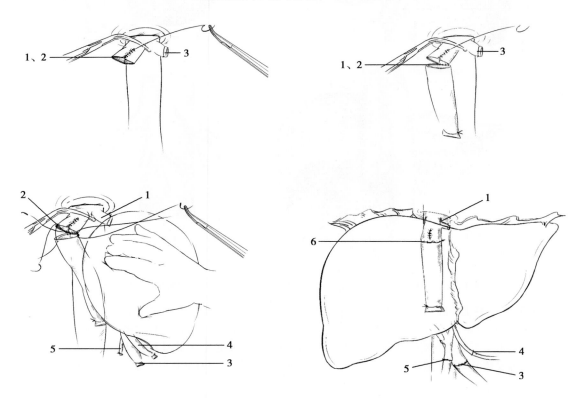

图 11-3-6　肝右静脉、肝中静脉成形,继之与供肝肝上下腔静脉端端吻合分步线图

1.肝左静脉;2.肝右静脉、肝中静脉成形;3.门静脉;4.肝动脉;5.胆总管;6.肝右静脉、肝中静脉成形后与供肝肝上下腔静脉端端吻合。

　　7. 分别先后吻合门静脉、肝动脉、胆总管,均采用供体、受体管道连续端端吻合;也可在前壁行间断缝合(特别是肝动脉与胆总管,可防止吻合口狭窄)(图 11-3-7)。

（六）肝右静脉、肝中静脉合干型经典式背驮式肝移植技术点评

　　1. RHV 和 MHV 合干型约占 20%,该类型的肝静脉解剖偏右,RHV 和 MHV 成形保留 1~1.5cm 已足够,而供肝 SIVC 保留 1cm 便于吻合,只要首先将供肝置以自然位,然后将成形的血管与供肝 SIVC 双角端缝牵引线定位,吻合后很少形成扭曲与压迫,必要时将供肝的镰状韧带与受体镰状韧带固定 3~4 针,术后很少形成即期(术中)、急性(术后 1 周)或慢性布-加综合征(BCS)(回流道压迫、扭曲所致)。

　　2. 受体肝切除手术采用左右翻转法和由肝下向第二肝门的"蚕食法",可较容易分离保留 RIVC。

　　3. 入腹阻断第一肝门血压不低于正常基础血压的 50%,不需行 VVB,也不需行 PV-VCS 或 MV-VCB。但对于缺少 CPBLT 经验的医师来说,为保障手术安全性,可在保留 RIVC 的过程中,先选择上述分流技术再行病肝分离保留 RIVC,可降低手术风险。

　　4. 叶启发通过 2 000 余例 PBLT 经验证明,只要熟练掌握该技术,则对各种终末期肝病均安全可行。

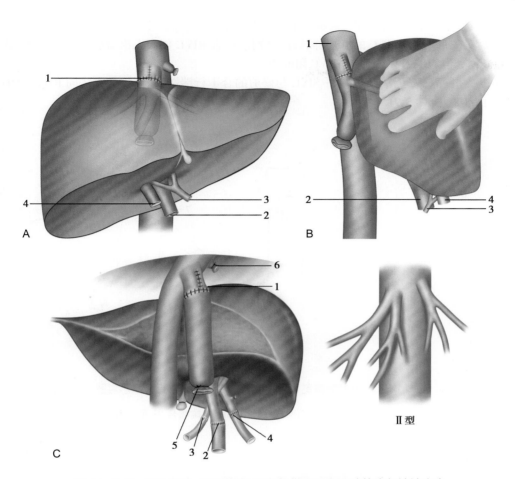

图 11-3-7　肝右静脉、肝中静脉成形，与供肝肝上下腔静脉行端端吻合

A. 正面观(1. 肝右静脉、中静脉成形后与供肝肝上下腔静脉端端吻合；2. 门静脉；3. 肝动脉；
4. 胆总管)；B. 侧面观(1. 肝右静脉、中静脉成形后与供肝肝上下腔静脉端端吻合；2. 门静脉；
3. 肝动脉；4. 胆总管)；C. 背面观(1. 肝右静脉、中静脉与供肝肝上下腔静脉端端吻合；2. 供
体、受体门静脉端端吻合；3. 供体、受体肝动脉端端吻合；4. 供体、受体胆总管端端吻合；5. 供
肝肝下腔静脉结扎或缝扎；6. 肝左静脉结扎或缝扎)。

三、3 支肝静脉共干型经典式背驮式肝移植

（一）术式名称

受体 3 支肝静脉合干(也称共干)型约占 7.97%，该类 3 支肝静脉合干最适合与供肝 SIVC 行端端
吻合，称为肝静脉共干型 CPBLT，也称肝静脉共干型 PBLT。

（二）手术创建时间

首例于 1997 年施行，应用于 1 例乙型肝炎后肝硬化合并原发性肝癌(右前与右后交界区肝肿块)，术
中发现 3 支肝静脉在距 RIVC 约 1.5cm 处汇合，形成共干汇入 IVC，该例手术实施顺利。

（三）适应证

该解剖类型最适合行肝静脉共干型 PBLT。首例用于乙型肝炎后肝硬化合并原发性肝癌，以后应用
于各种终末期肝病患者。

（四）技术要点

1. 病肝分离切除与 RHV、MHV 合干型 PBLT 相同，因合并肿瘤，采用不触摸、不按压的手术方式分离
肝脏，快速阻断第一肝门，患者血压不会有较大波动；继之分离 IVC；然后分离第二肝门合干的 3 支肝静

211

脉,分别阻断 IHVC,阻断 SIVC,迅速将病肝自 RIVC 分离切除。

2. 对肝后第三肝门汇入 IVC 的肝短静脉逐一缝扎,检查 RIVC 创面无出血后,于合干的肝静脉根部放置血管阻断钳,开放 SIVC 阻断钳与 IHVC 阻断钳。

3. 修剪 3 支肝静脉(合干处),将供肝 SIVC 与修剪的合干行端端吻合,吻合方法同 RHV、MHV 合干型 PBLT(图 11-3-8、图 11-3-9)。

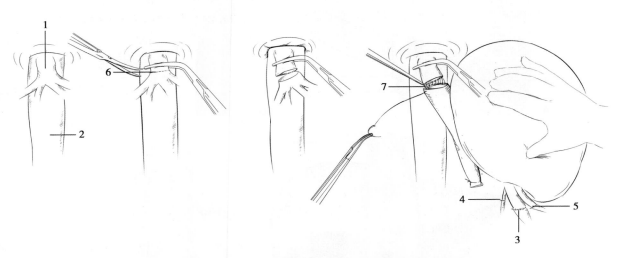

图 11-3-8 肝静脉解剖Ⅲ型,3 支肝静脉共干型吻合分步示意图

1. 3 支肝静脉共干;2. 受体下腔静脉;3. 门静脉端端吻合;4. 肝动脉端端吻合;5. 胆总管吻合;6. 3 支肝静脉共干切除线;7. 肝静脉共干与供体肝上下腔静脉端端吻合。

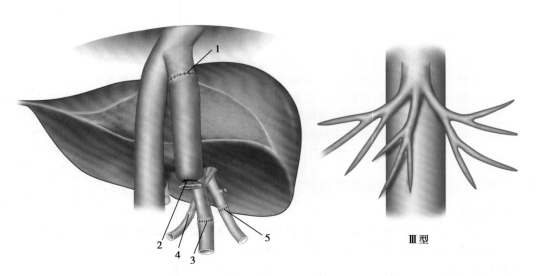

Ⅲ 型

图 11-3-9 肝静脉解剖Ⅲ型,3 支肝静脉共干型示意图

1. 受体 3 支肝静脉合干(不需要成形)与供肝肝上下腔静脉端端吻合;2. 供肝肝下下腔静脉结扎或缝扎;3. 供体和受体门静脉端端吻合;4. 供体和受体肝动脉端端吻合;5. 供体和受体胆总管端端吻合。

4. 第一肝门供体、受体管道吻合一般为端端吻合。

(五) 3 支肝静脉共干型经典式背驮式肝移植技术点评

1. 3 支肝静脉共干型是最理想也是最适合施行 PBLT 的解剖类型,不需静脉成形,直接剪除 3 支肝静脉的分支即可与供肝 SIVC 行端端吻合。

2. 该技术适用于各种终末期肝病,但在恶性肿瘤时应注意防止肝脏翻转、触摸或按压肿瘤转移,可采用先分离阻断 SIVC 的方法(也可称快速切肝法)。

3. 该技术在术后很少出现重建的回流道梗阻,但如受体肝静脉过长或供肝 SIVC 过长可发生压迫性梗阻。术中开放门静脉后,将肝置于自然位如发生移植肝肿胀,或门静脉压力过高应考虑流出道血管过长,一般 1~3cm 均不会发生压迫性梗阻。

4. 当肝静脉肿瘤侵犯受体的肝静脉时可采用供体、受体 IVC 侧侧吻合的改良术式或行经典式 OLT。

四、3 支肝静脉同轴面汇入肝后下腔静脉:3 支肝静脉成形经典式背驮式肝移植

(一) 术式名称

3 支肝静脉成形 CPBLT 主要用于受体 3 支肝静脉分别汇入 RIVC,且汇入 IVC 在同一水平面(也称同轴面),此类型约占 7.72%。因可将 3 支肝静脉成形与供肝 SIVC 行端端吻合,因而此类型肝静脉成形施行的肝移植称 3 支肝静脉成形 CPBLT。

(二) 手术创建时间

首例于 1998 年施行,患者为男性,家族性淀粉样变,在施行肝切除中发现 3 支肝静脉分别在同一水平面分别汇入 RIVC。在保留 RIVC 和保留 3 支肝静脉的基础上,自 3 支肝静脉汇入 IVC 根部上血管钳阻断,并将 3 支肝静脉成形,与供肝 SIVC 行端端吻合,完成该手术的肝静脉回流道重建。

(三) 适应证

肝静脉解剖分型为Ⅳa 型可以施行 3 支肝静脉成形,手术适用于 3 支肝静脉分别在同一水平面汇入 RIVC 的患者。该技术适用于家族性淀粉样变肝移植,也同样适用各种终末期肝病。

(四) 技术要点

1. 常规气管插管全身麻醉下入腹,探查见肝呈小结节状硬化表现,腹腔探查无手术禁忌证。

2. 按 CPBLT 肝切除法分离肝脏,首先完成第一肝门 3 支管道的分离,用 3 支牵引带分别牵引肝动脉、胆总管及门静脉(图 11-3-10)。

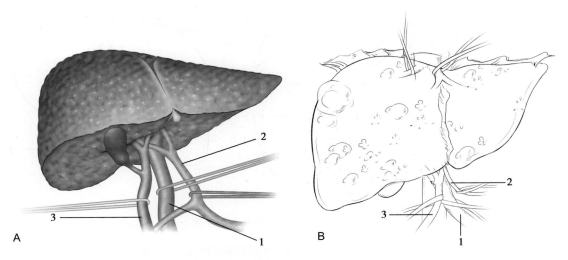

图 11-3-10　病肝第一肝门 3 支管道牵引

1. 门静脉;2. 肝动脉;3 胆总管。
A. 模式图;B. 线图。

3. 自第一肝门向左上完成左肝叶至第二肝门的分离,继之自第一肝门向右下、右后、右上完成右肝的分离(图 11-3-10)。

4. 自右肝下沿 RIVC 纵轴向上完成第三肝门肝短静脉的离断、结扎或缝扎,与第二肝门 3 支肝静脉

会师。

5. 探查见 3 肝静脉分别在 IVC 横轴同一水平面汇入,根部直径:LHV 为 0.7cm,MHV 为 0.9cm,RHV 为 0.8cm,分别以牵引带牵引。

6. 作好切除病肝准备,分别切断结扎近病肝的第一肝门胆总管、肝动脉和门静脉。于 3 支肝静脉根部以血管钳阻断,如 3 支肝静脉长度受限,可于 IVC 横轴以血管钳阻断,将 3 支肝静脉成形,修整 3 支成型的肝静脉断端。

7. 将供肝 SIVC 修整保留长度约 1cm,与成形的 3 支肝静脉行端端吻合,完成供肝肝静脉回流通道的重建(图 11-3-11、图 11-3-12)。

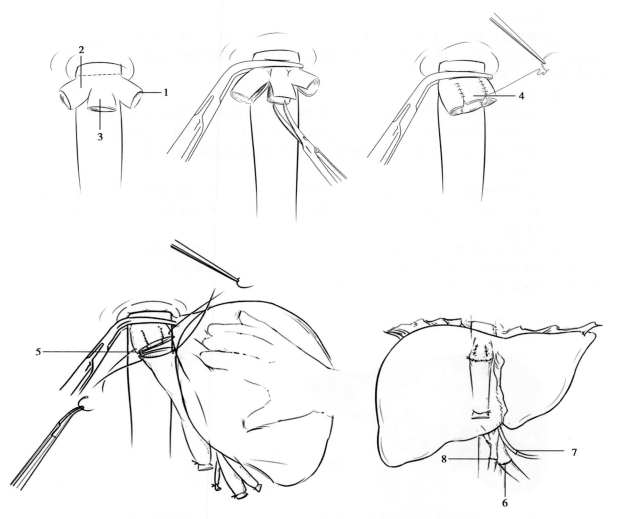

图 11-3-11　肝静脉解剖Ⅳa 型,3 支肝静脉共干型吻合分步示意图

1. 肝左静脉;2. 肝右静脉;3. 肝中静脉;4. 受体 3 支肝静脉成形;5.3 支肝静脉成形后与供肝肝上下腔静脉端端吻合;6. 门静脉端端吻合;7. 肝动脉端端吻合;8. 胆总管端端吻合。

8. 完成第一肝门 3 支管道的常规重建。

(五) 3 支肝静脉成形经典式背驮式肝移植技术点评

1. 3 支肝静脉分别在 RIVC 同水平面(同轴型)汇入 IVC,可以将 3 支肝静脉成形,然后与供肝 SIVC 行端端吻合,重建肝静脉回流通道。

2. 在肝硬化严重时分离 3 支肝静脉困难,特别是酒精性肝硬化、肝内胆管多发性结石(反复发作胆石

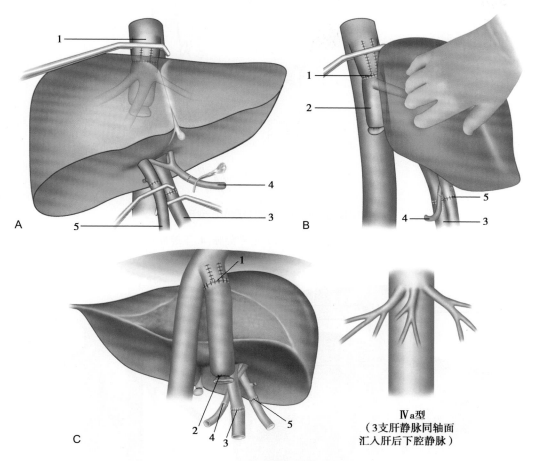

图 11-3-12　3 支肝静脉成形背驮式肝移植

1. 3 支肝静脉成形与供肝肝上下腔静脉吻合；2. 供肝肝后下腔静脉；3. 门静脉；4. 肝动脉；5. 胆总管。

A. 正面图；B. 侧面图；C. 背面图。

症的患者一般粘连严重）及肝包虫性肝硬化患者。如细心操作，或在全肝已分离，仅在第二肝门部位分离困难时，可阻断第一肝门，阻断 SIVC、IIVC，然后再行分离，一般可成功保留 3 支肝静脉而施行受体肝静脉成形与供肝 SIVC 重建。

3. 当在第二肝门 3 支肝静脉分离失败时，可于第二肝门的 IVC 近心端和远心端阻断血管，将 3 支肝静脉修剪成倒三角形（"▽"），可完成改良 PBLT 的静脉回流通道重建。

4. 当 3 支肝静脉不能保留时，可直接行供肝 SIVC 后壁与受体 IVC 前壁行梭形切口重建的改良术式，也可改行经典式 OLT。

五、3 支肝静脉非同轴面汇入肝后下腔静脉（仅能行改良术式）

肝静脉解剖分型Ⅳb 型为 3 支肝静脉非平面型（非同轴型）。受体 3 支肝静脉非同轴面不能成形，仅能三角成形或在 IVC 行梭形切口与供肝 RIVC 吻合的 PBLT 改良术。该类型患者由于解剖原因，不能将 3 支肝静脉成形，其处理方法为：①将 3 支肝静脉分别结扎或缝扎（图 11-3-13）；②受体 IVC 前正中切开或行梭形切口（3~5cm）；③供肝 RIVC 后正中同样切开或行梭形切口；④将供体、受体切口自然位对合后行连续缝合，亦可将受体肝静脉行三角形切口，供肝 RIVC 作三角形切口行连续缝合，完成供体、受体腔静脉重建（图 11-3-14）；⑤最后完成第一肝门 3 支管道的常规重建。具体内容详见本章第四节。

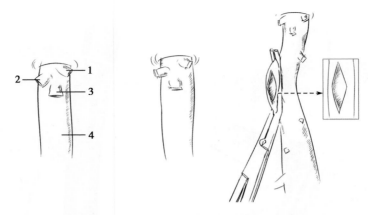

图 11-3-13　肝静脉解剖分型Ⅳb 型示意图

1. 肝左静脉;2. 肝右静脉;3. 肝中静脉;4. 下腔静脉。

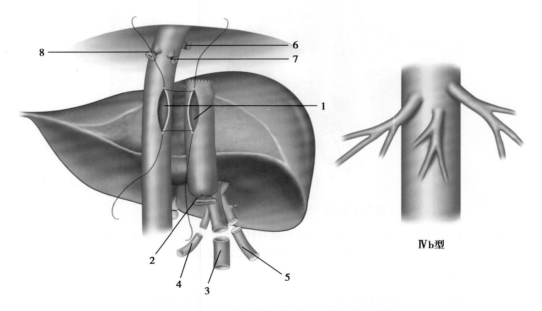

图 11-3-14　肝静脉解剖分型Ⅳb 型吻合示意图

1. 供体肝后下腔静脉与受体肝后下腔静脉侧侧吻合;2. 供肝肝下下腔静脉结扎或缝扎;3. 供体和受体门静脉端端吻合;4. 供体和受体肝动脉端端吻合;5. 供体和受体胆总管端端吻合;6. 受体肝左静脉结扎或缝扎;7. 受体肝中静脉结扎或缝扎;8. 受体肝右静脉结扎或缝扎。

六、肝段型背驮式肝移植

肝静脉解剖肝段型即 V 型,无恒定的 3 支肝静脉,各肝段均有 1~3 支肝短静脉直接汇入 IVC,仅能行经典式肝移植或改良式 PBLT(APBLT)。

吻合示意图见图 11-3-15~ 图 11-3-19。详见本章第四节。

七、经典病例

患者,男性,43 岁,家族性淀粉样变。家族性淀粉样变也称家族性淀粉样多神经变(familial amyloid polyneuropathy,FAP),病理基础为转甲蛋白变异和广泛沉积,肝移植可消除肝脏来源的变异转甲蛋白淀粉样沉积物。该患者术前进行性行走困难 7 年,已发展为双下肢瘫痪,膀胱收缩功能丧失,长期靠导尿管维

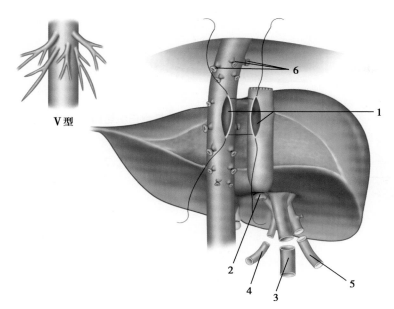

图 11-3-15 肝静脉解剖分型Ⅴ型吻合示意图

1. 供体肝后下腔静脉与受体肝后下腔静脉侧侧吻合;2. 供肝肝下下腔静脉结扎或缝扎;3. 供体和受体门静脉端端吻合;4. 供体和受体肝动脉端端吻合;5. 供体和受体胆总管端端吻合;6. 受体肝静脉结扎或缝扎;7. 受体肝短静脉结扎或缝扎。

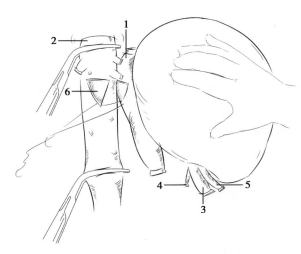

图 11-3-16 供体、受体下腔静脉三角形切口重建肝静脉回流示意图

1. 供肝肝上下腔静脉;2. 受体下腔静脉;3. 门静脉;4. 肝动脉;5. 胆总管;6. 下腔静脉倒三角形切口。

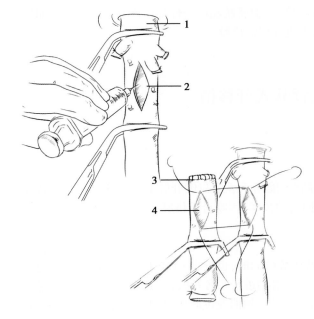

图 11-3-17 供体、受体下腔静脉梭形切口重建肝静脉回流示意图

1. 受体下腔静脉;2. 受体下腔静脉前壁梭形切口;3. 供肝肝上下腔静脉近心端缝合;4. 供肝肝上下腔静脉前壁梭形切口。

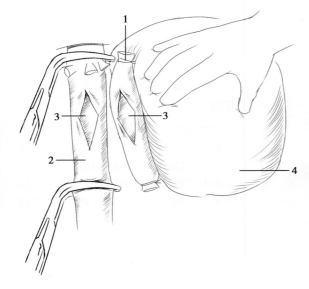

图 11-3-18　供体、受体下腔静脉正中切口重建肝静脉回流示意图

1. 供肝肝上腔静脉近心端缝合或结扎；2. 受体下腔静脉；3. 下腔静脉正中梭形切口；4. 供肝。

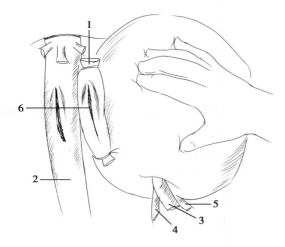

图 11-3-19　供体、受体下腔静脉正中切口吻合示意图

1. 供肝肝后下腔静脉；2. 受体下腔静脉；3. 门静脉；4. 肝动脉；5. 胆总管；6. 下腔静脉正中切口吻合。

持,并且丧失性功能。经评估患者已有肝硬化,要求肝移植。手术于 1998 年 6 月实施,患者术后肝功能恢复顺利,术后 4 周出院,经随访双下肢瘫痪于术后 5 年恢复,但膀胱功能与性功能恢复不理想。因而推测该类患者在无严重神经功能受损前施行手术可能取得更理想的疗效。

(叶启发　曾承)

第四节　改良式背驮式肝移植

一、改良式背驮式肝移植

(一) 定义

改良式背驮式肝移植(APBLT)是在受体 3 支肝静脉不能用于成形与供肝肝上腔静脉行吻合的状况下施行。其方法是应用供体、受体 IVC 进行重建静脉回流的技术,因吻合后供肝仍背驮于受体 IVC,故称 APBLT。

(二) 概述

自 CPBLT 于 1989 年问世以来,人们在认识其独特优势的同时,也发现 CPBLT 在静脉回流道重建方式上具有一定的缺陷,因此针对其固有的手术弊端,外科学者们进行了各种改良,其中核心思想是尽量拓展供体 IVC 与受体 IVC 之间的吻合方法,达到防止吻合口狭窄、扭曲及供肝压迫吻合口等问题,使肝静脉回流通畅。经过 30 多年的发展,APBLT 的许多术式也已基本定型,目前国内外大多数行 PBLT 的单位均施行 APBLT,CPBLT 仅用于活体部分肝移植及某些特殊病例。

作者自 1995 年将背驮式肝移植改良相关技术用于临床即称 APBLT。也有作者以 "modified" 代替 "ameliorative",因而称 MPBLT。临床常见以下情况可施行 APBLT:①受体缺乏 3 支恒定的肝静脉,即肝段型(各肝段数支肝静脉汇入 RIVC);②3 支肝静脉不在 IVC 横轴同一水平面(非同轴型)汇入 RIVC,肝静脉成形困难;③3 支肝静脉分离失败;④3 支肝静脉肿瘤侵犯;⑤尚有罕见的肝尾状叶将 IVC 包绕在肝组织内的异常解剖情况;⑥作者还发现 4 例病肝完全包绕腔静脉,仅能行经典式原位肝移植。

针对上述情况,作者先后创建了改良式肝静脉回流道吻合模式,包括:①供体、受体 IVC 端侧吻合;②供体、受体 IVC 侧侧吻合;③供肝 RIVC 后壁 - 受体 IVC 前壁半口吻合;④供肝 RIVC 后壁 - 受体 IVC 前壁全口吻合;⑤供体、受体 IVC 三角形吻合,或将 3 支肝静脉(受体)IVC 入口处修剪成倒三角形,供肝 SIVC 与之匹配修剪吻合。

APBLT 各类型核心技术主要是供肝静脉回流通道的重建,而第一肝门静脉、肝动脉、胆总管的重建均大致相同,故不重复叙述。

二、改良式背驮式肝移植术式技术要点

(一) 供体、受体下腔静脉端侧吻合技术

1. 术式名称　供体、受体下腔静脉端侧吻合背驮式肝移植,或腔静脉端侧吻合背驮式肝移植(ameliorative piggyback liver transplantation with cava vena end to side anastomosis,APBLT-CVESA),亦可称 PBLT-CVESA 术。

2. 手术创建时间　1996 年创建该术式,首例患者为 Wilson 病,术中发现患者各肝段肝短静脉分别汇入 RIVC,保留受体 RIVC,对汇入 RIVC 的各支肝短静脉均逐一缝扎,将受体 IVC 前壁偏右行切口,修剪供肝 SIVC 并与受体 IVC 切口相匹配然后吻合。

3. 适应证　用于 3 支肝静脉缺失的肝段型(各肝段肝短静脉分别汇入 RIVC),也可用于肝静脉分离失败或肝静脉因病变侵犯的解剖状况,尚可用于各种代谢性肝病及终末期肝病患者。Wilson 病为一种罕见的常染色体隐性遗传病,大多于青少年时期发病,自然病程分四个阶段:第一阶段出现铜在肝、脑、角膜和肾内蓄积,无临床症状;第二阶段肝出现纤维化、硬化和衰竭;第三阶段铜蓄积于中枢神经系统但无症状;第四阶段出现神经症状。应用肝移植治疗 Wilson 病 20 世纪 70 年代报道即获得好的疗效。

4. 手术时机　同各种终末期、代谢性肝病的手术时机选择。而对 Wilson 病患者,主张在出现肝硬化的病程第二阶段,在内科疗效不明显的情况下尽早手术为宜。

5. 技术要点
(1) 病肝切除方法同常规 PBLT。

APBLT 的病肝切除与 CPBLT 步骤大部分相同,仅 APBLT 有其特殊的肝静脉流出道重建方式,故无须过度分离第二肝门。在受体游离病肝第二肝门时,细心游离出 LHV、MHV、RHV,在其根部上无损伤血管钳,然后贴近肝脏将其切断。术者除采用前述左右翻转法 / 正中劈开法及围肝静脉法逐一处理第三肝门各血管支外,尚可应用腔静脉两步阻断法一次性处理第三肝门。方法为:首先在第二肝门 3 支肝静脉上方以无损伤血管钳自前向后横行阻断 RIVC,然后以 Satinsky 钳自肝下向上纵行阻断 RIVC,血管钳距肝后 1.0~1.2cm,紧贴肝脏剪开 RIVC 前壁,将肝脏连同部分 RIVC 前壁一同移出手术野,此时可不必逐一处理肝短静脉(图 11-4-1)。

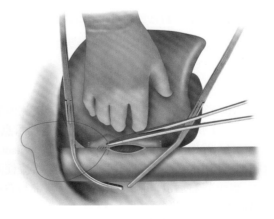

图 11-4-1　腔静脉两步阻断法示意图

（2）采用保留 RIVC 的分离与解剖方法，将第一肝门的 3 支管道分离后，常规自 IHVC 向上纵轴分离，将汇入 IVC 的各肝段短静脉逐一结扎。因肝段短静脉分支较多，一般 13~18 支，最多达 33 支，因而必须细心、耐心以"蚕食法"自下而上分离，在近 IVC 残留血管断端进行缝扎。

（3）切除病肝后，受体 IVC 沿纵轴上血管钳，或上下端分别阻断，然后于受体 IVC 前壁纵轴偏右行梭形切口 3cm（图 11-4-2、图 11-4-3），将供肝 SIVC 修剪成斜面袖口与受体 IVC 长度匹配。

（4）将供肝 SIVC 修剪成斜面袖状（图 11-4-4），保留长度 1.5cm。

（5）将受体 IVC 梭形切口与供肝 SIVC 斜面袖口上、下两角端吊牵引线定位（图 11-4-5），然后以先左后右连续外翻法重建吻合口。

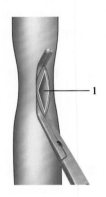

图 11-4-2 受体下腔静脉纵轴部分阻断，修剪成梭形切口

1. 下腔静脉梭形切口。

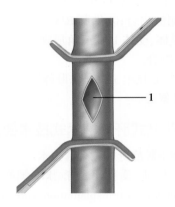

图 11-4-3 受体下腔静脉上、下全阻断图

1. 下腔静脉梭形切口。

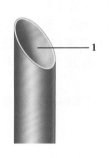

图 11-4-4 供肝肝上下腔静脉修剪成斜面袖口状

1. 下腔静脉袖状斜面。

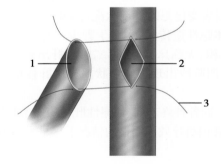

图 11-4-5 受体下腔静脉梭形成形口与供肝肝上下腔静脉斜形袖口上、下角

1. 供肝肝上下腔静脉袖状斜面；2. 受体肝后下腔静脉梭形切口；3. 吊线。

（6）受体 IVC 与供肝 SIVC 吻合后正侧面见图 11-4-6 和图 11-4-7。

（二）供体、受体下腔静脉端侧吻合技术点评

（1）首例应用于缺乏 3 支肝静脉的 Wilson 患者，吻合后将移植肝放回自然位，见肝淤血，回流道向左扭曲，使用水囊手套充填后，肝后静脉回流梗阻改善。此后采用受体 IVC 偏右梭形切口可避免该状况发生，也可将右后肝间隙缝闭，右肝肾韧带与右膈肌缝合 5~7cm，缩窄了肝后间隙，移植肝向左倾斜改善静脉回流梗阻症状。

（2）该技术常用于 3 支肝静脉缺乏，3 支肝静脉非同水平汇入，分离肝静脉失败或肝静脉被病变侵犯

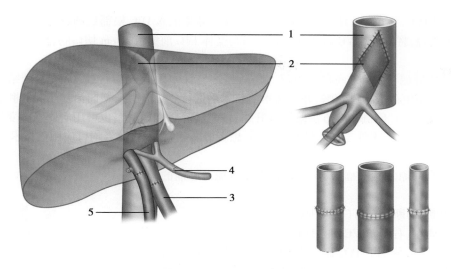

图 11-4-6　受体下腔静脉供肝肝上下腔静脉吻合后正面图

1. 受体下腔静脉;2. 受体下腔静脉梭形切口与供肝肝上下腔静脉斜面袖口吻合;
3. 门静脉;4. 肝动脉;5. 胆总管。

的解剖因素,适用于各种终末期肝病。

（3）采用供肝 SIVC 斜形袖口状修剪,直径 >3cm,受体 IVC 梭形切口偏右,要求沿纵轴修剪的梭形切口与供肝 SIVC 斜行袖口口径应匹配,吻合时助手将肝向左上翻起,先左后右连续缝合操作容易。如右上腹空隙狭小,可切开右侧膈肌,将肝置于右侧胸腔,完成吻合后再将移植肝复位,缝闭右侧膈肌切口。

（4）供肝 SIVC 与受体 IVC 定位最好先将供肝置于右肝床自然位,然后确定受体 IVC 切口部位,可有效防止吻合口扭曲性梗阻。

（5）当供肝门静脉开放后,首先检查移植肝有无淤血,如有淤血必须重新调整吻合部位与角度。

（三）经典案例

首例患者为 1 例男性 Wilson 病,因保留 RIVC 的解剖分离中发现缺乏 3 支肝静脉,采用供体、受体 IVC 端侧吻合技术,由于缺乏经验,吻合口偏左,托起移植肝后血流通畅,肝淤血改善,以两只充水手套(生理盐水 400ml/ 只)填充在肝后,将供肝镰状韧带与受体腹前壁残留韧带缝合固定 5 针,检查未见移植肝再淤血则关腹。术后要求患者取向左倾斜卧位,2~3 周后分别拔除充水手套,恢复顺利。

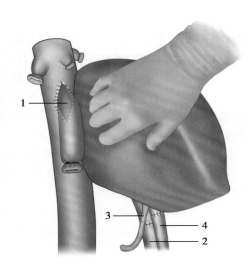

图 11-4-7　受体下腔静脉、供肝肝上下腔静脉吻合毕侧面图

1. 受体下腔静脉梭形切口与供肝肝上下腔静脉斜面袖口吻合;2. 门静脉;3. 肝动脉;4. 胆总管。

三、供肝肝上下腔静脉、受体下腔静脉侧侧吻合技术

（一）术式名称

供肝 SIVC、受体 IVC 侧侧吻合背驮式肝移植,或腔静脉侧侧吻合背驮式肝移植(ameliorative piggyback liver transplantation with cava vena side to side anastomosis,APBLT-CVSSA),亦可称 PBLT-CVSSA 术。

（二）手术创建时间

1997 年该术式用于 1 例晚期肝硬化合并原发性肝细胞癌的患者,术中探查见肿瘤侵犯 LHV、MHV。

常规分离保留 RIVC，将包绕 LHV 和 MHV 的肿瘤自肝静脉汇入 IVC 根部切断，根部缝合 LHV 和 MHV；右肝静脉切断缝合；将供肝 SIVC 后壁偏右行切口与受体 IVC 前壁行 >3cm 切口吻合。

（三）适应证

肝硬化合并肝癌行 PBLT 尚存在争议。一般将适应证限定在肿瘤直径 <5cm，3 个结节直径 <3cm，APF<300ng/dl，5 年生存率超过 70%，并主张术前与术后进行放疗、化疗、靶向治疗及局部肿瘤消融综合处理。实践证明采用 IVC 侧侧吻合方法既适宜肝癌（侵犯肝静脉）肝移植，也可用于肝静脉变异和肝静脉分离失败的各种终末期、先天性与代谢性肝脏疾病，患者肝右后间隙宽、深者均可应用该技术。

（四）技术要点

1. 肝硬化合并原发性肿瘤者，切肝过程中应避免对肿瘤的按压与牵拉。

2. 快速阻断、切断第一肝门，减少肝充血。

3. 快速分离左、右肝，SIVC 和 IHVC。

4. 于肝下、肝上分别上 IVC 血管钳，快速切肝法切除病肝，自肝静脉冲洗 IVC，防止有癌栓残留（图 11-4-8）。

5. 将汇入肝后的肝静脉、肝短静脉逐一缝扎，开放 IHVC 血管钳，检查确认血管断面无出血后，开放保留的 IVC。

6. 供肝 SIVC 上端缝闭，IIVC 以血管钳阻断，沿 IVC 纵轴偏右行梭形切口（梭形切口 >3cm），受体 IVC 合适部位行偏右的纵轴梭形切口（与供肝 IVC 后壁切口匹配），然后行供体和受体 IVC 梭形切口上、下角吊线固定（图 11-4-9）。

7. 先左后右连续外翻法缝合吻合口（图 11-4-10~图 11-4-12）。

（五）供体、受体下腔静脉侧侧吻合技术点评

1. 该术式首例应用于肝静脉恶性肿瘤侵犯，随访 5 年后无肿瘤复发，实践证明同样可用于 3 支肝静脉缺失（肝段型），肝静脉分离失败及各种终末期、先天性、代谢性肝病。

2. 该技术强调先将供肝置于肝床（受体肝后间隙宽深），于自然放置位，于供肝 SIVC 后壁行梭形切口（一般应偏右），切口 >3cm，而受体保留的 IVC 前壁切口同样应偏右，可有效防止吻合口偏左导致吻合通道扭曲梗阻。

3. 肝脏癌肿侵犯肝静脉者主张快速切肝法保留 RIVC，并且在第一肝门离断，SIVC 和 IHVC 阻断的情况下切除病肝，可有效防止术中肿瘤转移。

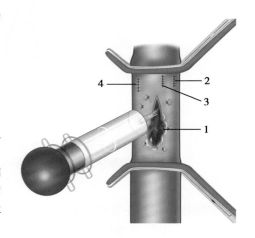

图 11-4-8　用生理盐水冲洗保留的下腔静脉

1. 受体下腔静脉梭形切口；2~4. 缝合后的 3 支肝静脉。

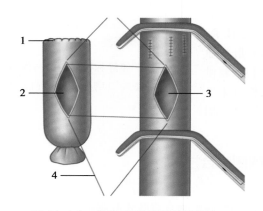

图 11-4-9　供体、受体下腔静脉切口

1. 供肝肝后下腔静脉上端缝闭；2. 供体下腔静脉梭形切口；3. 受体下腔静脉梭形切口；4. 吊线。

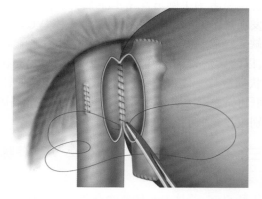

图 11-4-10　改良式背驮式肝移植肝后下腔静脉吻合

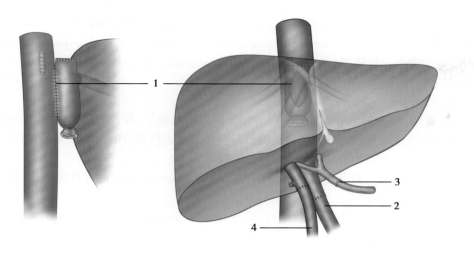

图 11-4-11　供体、受体下腔静脉侧侧吻合（正面图）

1. 受体下腔静脉梭形切口与供肝肝上、肝下下腔静脉梭形切口吻合；2. 门静脉；
3. 肝动脉；4. 胆总管。

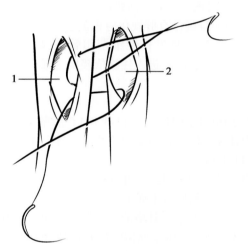

图 11-4-12　供体、受体下腔静脉
侧侧吻合（侧面图）

1. 受体下腔静脉梭形切口与供肝肝
上下腔静脉斜面袖口吻合；2. 供肝
肝上下腔静脉梭形切口。

4. 病肝切除后检查 RIVC 无出血即可去除 IVC 上、下血管钳，在部分阻断保留 IVC 的情况下完成吻合口重建，可减少下半躯体淤血导致的血流动力学和内环境紊乱。

5. 如果 RIVC 被肿瘤包绕，可常规行经典式 OLT。

（六）经典案例

首例患者为肝炎后肝硬化合并原发性肝细胞癌肝静脉侵犯，将肝静脉侵犯部位自肝静脉根部连同 IVC 阻断，去除病灶部位，采用供体、受体腔静脉适当部位行偏右梭形切口然后行侧侧吻合术，术中、术后未见吻合口梗阻综合征。术后辅以化疗、放疗和靶向治疗，随访 5 年多无肿瘤复发，取得较好疗效。应用于其他良性病例的实践中发现，术中即时移植肝淤血，采用右肝床缩窄术（右肝肾韧带与右膈肌缝合 5~7cm，肝向左倾）并将移植肝与腹前壁镰状韧带固定可矫正植肝即期布 - 加综合征。

四、供体、受体肝后下腔静脉吻合技术（下腔静脉半口、全口吻合）

（一）术式名称

供肝肝后腔静脉后正中、受体腔静脉前正中吻合 PBLT，可简称供体、受体腔静脉正中吻合 PBLT，或腔静脉吻合背驮式肝移植（piggyback liver transplantation with vena cava anastomosis，PBLT-VCA）。根据体型与体重不同分别施行供体、受体腔静脉半口（70kg 以内正力体型）和腔静脉全口（80kg 以上超力体型）

吻合。半口吻合要求吻合口 3~5cm,全口吻合要求吻合口 5~7cm;因而这两种术式分别称为腔静脉半口吻合背驮式肝移植(piggyback liver transplantation with vena cava half a diameter anastomosis,PBLT-VCHDA)和腔静脉全口吻合背驮式肝移植(piggyback liver transplantation with vena cava full a diameter anastomosis,PBLT-VCFDA)。

(二) 手术创建时间

2000 年,在总结 1995—1999 年 50 余例次 PBLT 技术的基础上,发现应用供体、受体 SIVC 创建的端侧吻合和侧侧吻合技术改良很容易发生重建的肝静脉回流通道梗阻[术中即期、术后 1 周 ~1 个月(急性梗阻)/术后 1~3 个月(慢性)均可发生]。

PBLT-VCHDA 首例用于自身免疫性肝炎(autoimmune hepatitis,AIH)的女性患者,其体重 62kg,术后疗效良好。

PBLT-VCFDA 首例用于原发性硬化性胆管炎(primary sclerosing cholangitis,PSC)的男性患者,为超力体型,体重 >80kg,术后疗效良好。

(三) 适应证

该手术应用于 AIH 和 PSC 病例取得好的疗效,实践证明该手术方法适用于各种终末期肝病。

(四) 手术时机

AIH 多见于女性,男女发病比例为约 1∶3.6。内科尚无根治性疗法,一般出现肝功能失代偿 40% 以上 3~6 个月死亡。一旦有肝硬化,54% 以上发病 2 年出现食管静脉曲张出血,2% 死于食管静脉曲张。患者一旦发生肝功能异常,10 年死亡率高达 90%,因而一旦确诊有肝硬化应积极手术治疗。

PSC 多发于男性,并因小胆管的纤维化、狭窄导致反复发作性细菌胆管炎,病情呈进行性加重。10%~20% 的 PSC 可发生胆管癌风险。如内科治疗仍反复发作,进入住院依赖期主张早期手术。

(五) 技术要点

1. 病肝切除同 PBLT。

2. 对正力体型,体重在 50~70kg 的患者主张行 PBLT-VCHDA,即供肝 RIVC 后壁正中切开 3~5cm,受体 IVC 前正中切口与之匹配(图 11-4-13);对超力体型,体重在 80kg 以上患者主张行 PBLT-VCFDA,即供体、受体 IVC 后壁与前壁分别行 5~7cm 切口(图 11-4-14)。

3. 供体、受体 IVC 切口均选择在 RIVC,吻合前先于切口上、下角吊牵引线,助手将供肝向左上腹托起或向右上腹托起,先自上而下完成左侧连续外翻缝合,然后自下而上完成右侧壁连续外翻缝合。

4. 缝闭供肝 SIVC,待门静脉开放冲洗出 100~300ml 血液或林格液冲洗后再缝闭供肝 IHVC。

5. 第一肝门 3 支管道常规端端吻合,而对于 PSC 患者,由于残留的胆管可致 PSC 复发风险,因而主张应用供肝胆总管与受体空肠行 Roux-en-Y 吻合,无功能空肠(即胆总管吻合口至空肠空肠吻合的肠段)至少 40cm 为宜(图 11-4-15)。

(六) 供体、受体肝后下腔静脉半口与全口吻合技术点评

1. 供体、受体 RIVC 半口与全口吻合技术是为克服供体、受体 IVC 端侧与侧侧吻合导致的吻合口梗阻而创建的改良技术。

2. PBLT-VCHDA 用于体重 50~70kg 的正力体型患者,PBLT-VCFDA 用于体重 80kg 以上超力体型患者,可有效避免吻合口扭曲、压迫、狭窄等并发症的发生。

3. 对于 PSC 患者,主张供肝胆总管与受体空肠行 Roux-en-Y 吻合,以避免 PSC 复发风险。

4. PSC 可合并炎性肠病,结肠癌转变率高,移植后胆管癌发生率高。因而,除肝移植术后肝功能定期复查外,同时应对结直肠癌进行定期筛查。

5. 防止供肝胆总管与受体空肠吻合逆行感染,必须保证无功能空肠 40cm 以上。供肝胆囊保留与受体空肠重建术亦可取得好的临床疗效(见本章第八节)。

(七) 经典病例

病例一:首例 AIH 为 48 岁女性患者,发病原因不明,早期仅表现为一般肝病的食欲不振、纳差、乏力、肝功能不良症状,乙型肝炎抗原阴性,对类固醇治疗敏感。病情反复 12 年,抗线粒体抗体阳性、抗核抗体阳性,并伴有肝硬化、腹水,总胆红素升高、总蛋白低、球蛋白升高、AST 和 ALT 升高,凝血功能异常、肝功

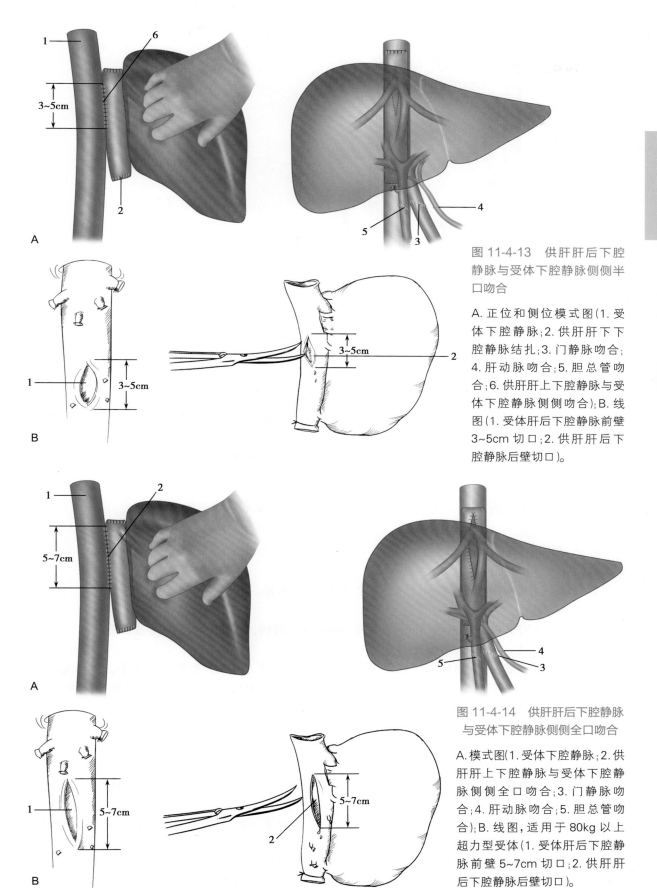

图 11-4-13　供肝肝后下腔静脉与受体下腔静脉侧侧半口吻合

A. 正位和侧位模式图(1. 受体下腔静脉;2. 供肝肝下下腔静脉结扎;3. 门静脉吻合;4. 肝动脉吻合;5. 胆总管吻合;6. 供肝肝上下腔静脉与受体下腔静脉侧侧吻合);B. 线图(1. 受体肝后下腔静脉前壁 3~5cm 切口;2. 供肝肝后下腔静脉后壁切口)。

图 11-4-14　供肝肝后下腔静脉与受体下腔静脉侧侧全口吻合

A. 模式图(1. 受体下腔静脉;2. 供肝肝上下腔静脉与受体下腔静脉侧侧全口吻合;3. 门静脉吻合;4. 肝动脉吻合;5. 胆总管吻合);B. 线图,适用于 80kg 以上超力型受体(1. 受体肝后下腔静脉前壁 5~7cm 切口;2. 供肝肝后下腔静脉后壁切口)。

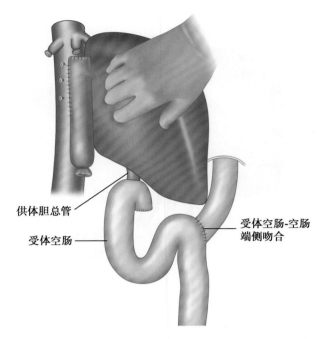

供体胆总管 ——

受体空肠 ——

—— 受体空肠-空肠
端侧吻合

图 11-4-15　供肝胆总管与受体空肠吻合(Roux-en-Y),供肝下腔静脉吻合毕侧面图

能失代偿。2000 年行 PBLT-VCHDA 疗效显著,术后随访超过 14 年。

病例二:首例 PSC 为 61 岁男性患者,体重 86kg,不明原因上腹不适,腹胀、腹泻、发热、皮肤瘙痒,黄疸反复发作 15 年,呈进行性加重,CT 显示有肝硬化表现,合并胆囊泥沙结石(已切胆囊),逆行胰胆管造影未见异常。因肝硬化、黄疸、肝功能不良、凝血功能障碍、腹水进行性加重,MELD 评分 >30 分,于 2000 年行 PBLT-VCFDA,肝动脉与门静脉端端吻合,供肝胆总管与受体空肠吻合(Roux-en-Y 吻合),术后无逆行感染,疗效显著,术后随访 13 年,未见 PSC 复发。

五、供肝肝上腔静脉、受体肝静脉三角成形吻合技术

（一）术式名称

供体、受体腔静脉三角成形 PBLT。

（二）手术创建时间

2001 年该术式应用于原发性胆汁性肝硬化(PBC)男性患者。

（三）适应证

该技术首次用于 PBC,实践证明同样适用于各种终末期肝病,包括肝肿瘤侵犯 3 支肝静脉。

（四）手术时机

PBC 早期无症状,一旦出现皮肤瘙痒、黄疸,则提示肝病进入晚期。总胆红素高于 130~170μmol/L(8~10mg/dl),中位生存期仅 2 年。患者一旦确诊 5 年死亡率大于 40%。因而一旦出现黄疸、门静脉高压、顽固性腹水、肝性脑病、自发性腹膜炎或肝肾综合征则提示病情处于晚期。因而认为顽固性瘙痒和疲劳的 PBC 患者是合理的适应证和手术时机。

（五）技术要点

1. 常规按 PBLT 分离切除病肝。

2. 自 IHVC 分离,将病肝向左上腹托起,第三肝门肝短静脉逐一分离结扎、切断,于 IVC 侧血管残端缝合。

3. 当分离第三肝门困难时,先细心分离 SIVC,然后阻断第一肝门、阻断 IHVC 和 SIVC 后,快速将 3 支肝静脉自 IVC 汇入根部切断。

4. 将受体 IVC 汇入的 3 支肝静脉修剪成倒三角形,将供肝 SIVC 修剪成与之匹配的形状(边长各约 3cm)(图 11-4-16),然后分别与三角端吊牵引线行连续外翻缝合。吻合过程中,助手将供肝托于左上腹,

充分暴露供肝 SIVC 和受体 IVC 三角切口以便术者操作(图 11-4-17);亦可于受体 SIVC 段另行三角形(倒三角)切口,供肝 SIVC 修剪成与之匹配的三角形切口行吻合。

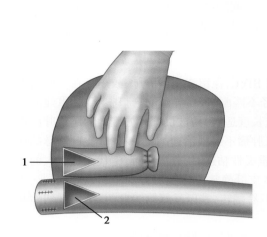

图 11-4-16　供体、受体下腔静脉三角形修剪图

1. 供肝肝后下腔静脉三角形切口;2. 受体肝后下腔静脉三角形切口。

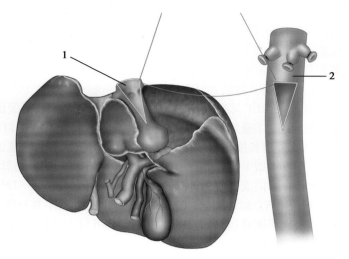

图 11-4-17　供体、受体下腔静脉三角形吻合口重建侧面图

1. 供肝肝后下腔静脉;2. 受体肝后下腔静脉。

（六）供肝肝上腔静脉、受体肝静脉三角成形吻合技术点评

1. 该技术将受体 3 支肝静脉自 IVC 汇入部离断,然后修剪成倒三角形,三角修剪沿 IVC 正中纵行延长,将供肝 SIVC 修剪成与之匹配的三角形,吻合口大,连续外翻缝合操作容易,建立的回流吻合口不会狭窄扭曲或压迫导致梗阻,近年来国内很多移植中心采用该改良技术。

2. 该技术适宜各种终末期肝病。

3. PBC 病情发展快,是一种慢性胆汁淤积性病变,主要表现为进行性炎症和纤维化,最终导致胆管狭窄,引起肝硬化和门静脉高压。当有肝硬化、门静脉高压时,已形成广泛侧支循环,因而在完全阻断 RIVC 的情况下,阻断时间仅需要 20 分钟,完成静脉回流通道重建对血流动力学和内环境干扰相对较小。

4. 当患者出现顽固性瘙痒症、疲劳、黄疸、肝硬化、脾大、食管 - 胃底静脉曲张时,可纳入早期适应证。

5. PBC 肝移植术后 5 年复发高达 25%,我国尚无大宗病例报道,因而必须加强 PBC 复发原因的探讨。

（七）经典病例

患者,男,47 岁,反复发作皮肤瘙痒、黄疸、肝功能不良。甲型肝炎、乙型肝炎、丙型肝炎病毒阴性,按不明原因肝病治疗 7 年,出现肝硬化、脾大、食管 - 胃底静脉曲张、门静脉高压、难治性腹水、自发性腹膜炎,肝功能进行性恶化、血清碱性磷酸酶增高、抗线粒体抗体阳性,病理检查小胆管炎性变并纤维化。于2001 年施行供体、受体腔静脉三角成形 PBLT。术后恢复顺利,随访 17 年后失访。

(叶启发　周　威)

第五节　经典式与改良式背驮式肝移植的优缺点

一、经典式背驮式肝移植

(一) 经典式背驮式肝移植的优点

相对于经典式 OLT,APBLT 保留了 RIVC 完整性,术中不需或仅部分阻断 IVC,因此具有如下优点:①避免了无肝期受体血流动力学的波动,无肝期时间缩短,特别适合心血管代偿能力较差的患者和不适宜

采用静脉转流的儿童患者;②缩短了胃肠道和腹腔脏器淤血时间,减轻了下半躯体静脉回流受阻,特别是肾血流回流受阻,尤其适用于术前肾功能不全的患者;③术中避免了 RIVC 和肾上腺的解剖,分离面小,术中出血量减少,也减少了膈神经的损伤;④对有手术史造成粘连的患者,采用劈开肝脏直到 IVC 的方法可达到安全切除肝脏的目的;⑤术中血流动力学稳定,无肝期不需要大剂量输液来稳定血压;⑥术中不用行静脉 - 静脉转流,节省了手术时间,并避免了静脉转流本身可能引起的血管损伤、血栓、凝血功能障碍等并发症;⑦减少术中肺灌注综合征、术后急性肾损伤并发症;⑧由于术中血流动力学与内环境稳定,术后康复过程顺利,缩短了重症监护和住院时间。

（二）经典式背驮式肝移植的缺点

尽管 CPBLT 具有较多独特优点,但由于该术式必须保留 RIVC,保留 3 支肝静脉,故还存在一些值得注意的问题:①重建的受体肝静脉回流道与供肝 SIVC 的口径不匹配,容易导致吻合口狭窄;②重建的肝静脉回流通道长度不易掌握,容易扭曲;③尽管肝静脉回流道长度适宜,易被供肝后方肥大的尾状叶压迫回流通道;④如果为恶性肿瘤侵犯并包绕第二肝门的肝静脉,肿瘤不易根治;⑤对于缺失 3 支肝静脉的病例,无肝静脉供成形使用,使该手术技术受限;⑥第三肝门严重炎性粘连时,分离困难;⑦代偿性肥大的尾状叶包绕 RIVC 时,不易分离;⑧病肝质地坚韧时,不易分离 3 支肝静脉;⑨3 支肝静脉不在 IVC 的同一水平面时,成形困难;⑩患者体腔狭小,而病肝较大且坚硬时,不易翻转,难以暴露第三肝门,给病肝切除和新肝植入造成困难。

目前最受关注的是肝静脉流出道通畅性问题。最初 PBLT 是将供肝肝右静脉残端结扎,行供肝与受体 LHV、MHV 共干相吻合。后来将供肝与受体 3 支静脉成形共干后吻合,或将供肝 LHV、MHV 共干残端整形扩大,以保证回流畅通。但上述几种术式都有严重缺点,如供肝较小,静脉共干较长,膈下空间大等,易造成移植肝摆动或移位,从而诱发静脉共干和吻合口扭曲,使静脉回流不畅,可发生术中即期、术后近期(1 周内)急性布 - 加综合征或术后(1~3 个月)慢性布 - 加综合征,可引起移植物血流受阻、功能延迟恢复,严重时需要手术矫正。

二、改良式背驮式肝移植

（一）改良式背驮式肝移植的优点

各种改良术式除保留了 CPBLT 的所有优点,还具有以下优点:①采用腔静脉两步阻断法阻断腔静脉,在腔静脉前方直接切除病肝,简化了切肝过程;②采用肝脏正中劈开法,可实施巨大肝脏的直接切除;③采用腔静脉 - 腔静脉成形吻合法,可以避免吻合口狭窄;④不会因供体、受体血管过长而扭曲;⑤移植肝不会压迫吻合口致静脉回流不畅;⑥暴露充分,操作更为简捷,进一步缩短了手术时间;⑦腔静脉 - 腔静脉吻合避免了 CPBLT 的术中、术后布 - 加综合征;⑧解决了小儿肝移植和 LDLT 等移植物血管不匹配的问题,在一定程度上拓展了 APBLT 的手术适应证;⑨不需要对受体肝静脉进行成形,简化了肝静脉成形的操作步骤,手术时间进一步缩短;⑩与心房吻合的改良术式,进一步拓展了肝移植的适应证。

（二）改良式背驮式肝移植的缺点

随着各种 APBLT 技术日趋成熟,目前其已成为国内外各大肝移植中心的主要手术方式。但 APBLT 仍具有一定的缺点,例如:受病肝切除技术的限制,当受体病肝尾状叶肥大,尤其在部分 BCS 患者,RIVC 闭塞,RIVC 血栓,RIVC 海绵变,IVC 被病肝完全包绕,或既往多次手术粘连严重、IVC 难以暴露,使病肝切除时保留 IVC 困难;恶性肿瘤侵犯或并包绕 RIVC,肿瘤不易根治。

（叶启发）

推荐阅读资料

［1］叶启发,宫念樵,李冈山,等. 背驮式肝移植静脉流出道重建的改进和血流动力学探讨. 中华器官移植杂志,2002,23（4）:202-203.

［2］BROSTOFF J M,BHATI C S,SYN W K. Late venous outflow obstruction after liver transplant: the 'piggy-back' syndrome. Eur J Intern Med,2008,19（5）:374-376.

［3］ISERN M R,MASSAROLLO P C,DE CARVALHO E M,et al. Randomized trial comparing pulmonary alterations after conventional with venovenous bypass versus piggyback liver transplantation. Liver Transplant Mar,2004,10(3):425-433.

［4］LERUT J,GERTSCH P. Side-to-side cavo-cavostomy:a useful aid in "complicated" piggy-back liver transplantation. Transplant Int,1993,6(5):299-301.

［5］MANGUS R S,KINSELLA S B,NOBARI M M,et al. Predictors of blood product use in orthotopic liver transplantation using the piggyback hepatectomy technique. Transplant Proc,2007,39(10):3207-3213.

［6］ZIENIEWICZ K,KRAWCZYK M,NYCKOWSKI P,et al. Liver transplantation:comparison of the classical orthotopic and piggyback techniques. Transplant Proc,2002,34(2):625-627.

第六节 与右心房吻合肝移植

1996 年在为 8 岁糖原贮积综合征患儿施行原旁位辅助性左半肝移植时,因患儿保留右半肝,左肝静脉直径与劈离的左半肝(成人)直径不匹配,因而将劈离左半肝肝上腔静脉与右心房吻合,手术成功施行。同年,为 1 例 49 岁巴德 - 基亚里综合征(BCS)(布 - 加综合征)患者施行心房悬吊式背驮式肝移植(piggyback liver transplantation with atrium suspending,PBLT-AS),即保留 RIVC,病肝肝静脉因病变切除,供肝 SIVC 与右心房吻合,手术成功。术后 3 周出院。此后为 20 余例 BCS、Wilson 病、RIVC 海绵样变、RIVC 纤维化、RIVC 癌栓蔓延右心房口及右心房癌栓施行了与右心房重建的肝移植,本节将重点介绍相关技术经验和总结。

一、心房悬吊式背驮式肝移植(左半肝、全肝移植)

(一)手术名称

右心房悬吊式左半肝移植(left liver transplantation with right atrium suspending,LLT-RAS)是为成人 BCS 施行的右心房悬吊式肝移植,因保留了受体 RIVC,对供肝 SIVC 与右心房重建,吻合后因供肝与心房呈悬吊(悬挂)状,供肝似背驮于受体 IVC,故也称心房悬吊式左半肝移植(left liver transplantation with atrium suspending,LLT-AS)。

(二)手术创建时间

1996 年先后施行了 LLT-RAS(应用于儿童代谢性疾病)和 PBLT-AS(应用于成人 BCS)。

(三)适应证与手术时机

1. 儿童代谢性疾病(如糖原贮积综合征) 可施行原旁位辅助性部分肝移植(劈离活体亲属左半肝或公民捐献劈离左半肝),将供肝肝左静脉与受体肝左静脉吻合。如供体、受体左肝静脉不匹配,可采用供肝 SIVC 与右心房吻合,也可应用间置血管搭桥(供体血管或人造血管)。

2. 糖原贮积症至少有 12 种,目前认为 I 型糖原贮积症合并肝腺瘤或恶变,肝移植可防止威胁生命的并发症;IV 型糖原贮积症是一种罕见的由于分支酶缺陷引起的常染色体隐性遗传性疾病,如不早期行肝移植,可死于肝硬化相关并发症;而 III 型糖原贮积症容易发生肝纤维化、肝硬化及肝腺瘤,肝移植可取得较好疗效。

3. 在西方 BCS 多因血液高凝状态导致肝静脉血栓,病变多不侵犯 IVC,因而行经典式 OLT 不复发。BCS 近年来病因的致病机制已逐渐明确,在亚洲国家以 RIVC 膜性阻塞为特征,特别是肝上段,因而 OLT 术后 BCS 容易复发,而 PBLT 又因肝静脉血栓,闭塞而不能施行。与心房吻合的肝移植避开了 BCS 患者 IVC 和肝静脉的病变区域,因而手术疗效好。

4. BCS 急性发病与慢性进展合并肝性脑病,或下肢水肿,阴囊反复水肿有致肾衰竭(肾血液回流受阻)可能性,或内科与其他外科疗效不佳时尽早手术。

5. 叶启发曾为 2 例 RIVC 海绵样变,RIVC 纤维化患者实施 PBLT-AS,术后恢复顺利。

（四）技术要点

1. LLT-AS 的供肝可来自公民捐献的在体或离体劈离左半肝也可来自活体亲属劈离左半肝,供肝 SIVC 与右心房吻合技术相同。

2. 对于儿童,可直接自腹腔切开横膈进入下中纵隔暴露右心房;对于成人,可自胸骨正中劈开暴露下中纵隔的右心房,而近 10 年成人也可直接采用经腹切开横膈暴露右心房的方法。

3. 供肝与右心房吻合

（1）LLT-AS:受体保留右半肝,保留门静脉左支、肝动脉左支,受体肝左静脉结扎或缝扎;供肝保留肝静脉左支,用供肝 IVC 延长成形与右心房行端侧吻合,而供肝门静脉左支、肝动脉左支、胆总管左支分别与受体同名管道行端端吻合（图 11-6-1）。

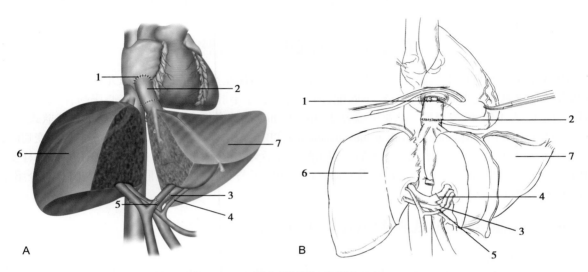

图 11-6-1　心房悬吊式左半肝移植（LLT-AS）

1. 心房吻合口;2. 间置血管;3. 供体、受体门静脉左支吻合;4. 供体、受体肝动脉左支吻合;5. 供体、受体左肝管吻合;6. 受体保留的右半肝;7. 劈离左半肝。

A. 模式图;B. 线图。

（2）PBLT-AS 术:胸骨正中劈开法或经腹横膈切开法暴露右心房,距心房边缘 2~3cm 放置心房阻断钳阻断右心房,横向切开心房切口 2cm,供肝 SIVC 与心房切口两角端吊牵引线,连续外翻法缝合后壁,再缝合前壁,两角端分别打结（图 11-6-2、图 11-6-3）。

4. 供肝与右心房吻合完毕后,将心房阻断钳移至吻合口下,注意冲洗静脉血管,防空气与血栓进入心房;然后先吻合门静脉,先以林格液冲洗肝脏后,先后开放门静脉,恢复肝脏门静脉血流灌注,然后分别吻合肝动脉与肝管。

5. PBLT-AS 在开放门静脉后,自 IHVC 放血 100~300ml 后将 IHVC 结扎或缝扎。

（五）技术点评

1. LLT-AS 适用于儿童供肝与受体肝静脉不匹配,为辅助性原旁位半肝移植开辟了技术路径。

2. PBLT-AS 受体 IVC 通畅不需要切除,为 BCS 开辟了新技术路径,避免了 OLT 应用受体肝静脉术后病变复发;如探查 IVC 仅为陈旧血栓机化,不需要切取血栓。

3. 与心房重建静脉回流吻合口应注意血栓和空气栓塞,开放肝上静脉回流应注意冲洗并保障血管充满液体时再去除血管钳。

4. 儿童代谢性疾病如果供肝来自活体亲属(父亲或母亲)或捐献的成人左半肝,供肝门静脉左支、肝动脉左支、左肝管与受体同名管道不匹配,可将受体 3 支管道剪开以便与供肝管道口径匹配行吻合,并在手术显微镜下吻合,可保证吻合口不狭窄。

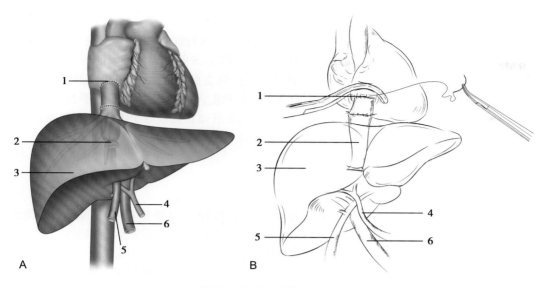

图 11-6-2　心房悬吊式背驮式全肝移植（PBLT-AS）正面图

1. 供肝肝上下腔静脉和肝下下腔静脉与右心房吻合口；2. 供肝肝下下腔静脉；3. 供肝；4. 供肝肝动脉；
5 供肝胆总管；6. 供肝门静脉。

A. 模式图；B. 线图。

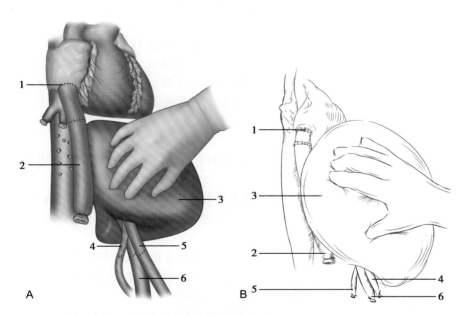

图 11-6-3　心房悬吊式背驮式肝移植（PBLT-AS）侧面图

1. 心房吻合口；2. 供肝下腔静脉；3. 供肝；4 供肝肝动脉；5. 供肝胆总管；6. 供肝门静脉。
A. 模式图；B. 线图。

（六）经典病例

病例1：患儿，男，8岁。因"进行性肝大、低血糖、癫痫、乳酸酸中毒（昏迷），经内分泌科诊断 I 型糖原贮积症"入院。经相关专家讨论，拟行肝移植。因患儿肝功能尚正常，术中探查中度肝硬化，故将左半肝切除，将成人捐献劈离的左半肝与右心房吻合（受体肝静脉口径过细），劈离左半肝 LHV 与 IVC 延长再与心房吻合；劈离左半肝的门静脉左支、左肝动脉、左肝管分别与受体同名管道吻合。术后恢复顺利，肝功能术后 2 周恢复正常,低血糖与乳酸术后 4 周恢复正常。

病例 2:患者,男,49 岁。腹胀、腹痛不适,肝功能不良,腹水进行性加重,甲型肝炎、乙型肝炎、丙型肝炎阴性;彩色多普勒超声与 CT 提示肝静脉和 RIVC 血栓。以 BCS 收入院。经术前讨论决定行肝移植。于胸骨正中劈开入下中纵隔,暴露心脏,术中探查肝后广泛侧支血管形成,大量腹水并见胃肠道严重水肿,分离出血严重。常规分离病肝,保留 RIVC,自 3 支肝静脉汇入 IVC 部切断,见肝静脉闭塞变,肝后腔静脉上段灰白色血栓未切取。将供肝 SIVC 与右心房吻合,供肝镰状韧带与受体镰状韧带、横膈固定。术后恢复顺利,随访长达 11 年。

二、桥式背驮式肝移植

(一) 手术名称

桥式背驮式肝移植(bridge piggyback liver transplantation,BPBLT)是指在 PBLT 中重建肝脏流出道时,将供肝 SIVC 直接与受体右心房进行吻合,供肝 IHVC 与受体 IHVC 行端侧吻合,连接受体右心房和供肝 IVC 之间的腔静脉回流血管形如一座桥,跨越受体 RIVC 第二肝门处至右心房段。

叶啟发于 1997 年为 1 例 BCS 患者成功施行 BPBLT,因患者有阴囊严重水肿及双下肢水肿,彩色多普勒超声与 CT 提示 RIVC 有血栓(术中证实为陈旧性血栓并 IVC 狭窄),患者 RIVC 保留,供肝 SIVC 与右心房端侧吻合,供肝 IHVC 与受体 IHVC 吻合,术毕供肝如架桥状背驮于受体 IVC 之上,因而称之为 BPBLT。

(二) 手术创建时间

国际上首例肝移植治疗 BCS 于 1974 年施行,欧美有大宗病例报道,OLT 术后 3 年生存率 45%~88%。术后有 10%~20% 复发 BCS,并需长期服用抗凝剂治疗。

叶啟发于 1996—2006 年为 BCS 实施与心房吻合的 PBLT 共 18 例,随访最长 10 年无 BCS 复发。

(三) 适应证与手术时机

BPBLT 适用于下列情形:①BCS 等各种肝病所致 SIVC 狭窄无法行 CPBLT。②超声与 CT 显示可能有 IVC 血栓,IVC 长节段狭窄、直径 <5mm、压力 <25kPa、主肝静脉完全闭塞、第三肝门处又无扩张代偿的副肝静脉,肝静脉、IVC 血管畸形不宜吻合;临床表现为双下肢水肿、阴囊或外阴部水肿(女性患者);术中探查 RIVC 有陈旧血栓、狭窄。经内科治疗、外科分流与断流术疗效不佳,病情进行性加重,均可行 BPBLT。

(四) 技术要点

1. 早期采用经胸骨正中劈开的胸腹联合"人"字形切口,近 10 年已直接经腹膈肌切开入下中纵隔暴露右心房。

2. 常规按 PBLT 切肝,保留 RIVC,出血严重患者先后分别阻断第一肝门、IHVC、SIVC 后,快速将病肝自 RIVC 分离切除,检查 RIVC 陈旧性灰白色血栓或纤维化、狭窄,IVC 内血栓不宜剥离取出,对汇入 IVC 的肝静脉断面逐一缝扎止血。

3. 病肝移出腹腔后,肝切除创面彻底止血,沿 IVC 裂孔平面上横形切开横膈,暴露右心房。

4. 距右心房边缘 2~3cm 处放置心房阻断钳,于右心房行 2~3cm 横切口,将修整的供肝 SIVC 与右心房行端侧连续外翻缝合(先后壁再前壁,两角端打结)(图 11-6-4)。

5. 吻合后自 SIVC 冲洗无液体外溢时,可将心房阻断钳移除,近肝端阻断 IVC;完成第一肝门门静脉吻合后开放门静脉,自 IHVC 冲出 100~300ml 血液后,开放供肝 SIVC,然后阻断供肝 IHVC,完成供肝 IIVC 与受体 IHVC 的端侧吻合,检查吻合口无出血后,开放 IHVC(图 11-6-5)。

6. 分别行供受体肝动脉、胆总管端端吻合。

(五) 技术点评

1. 叶啟发于 1996 年首次采用 BPBLT 治疗 BCS。目前随访证实采用该术式治疗 BCS 可获得好的长期疗效。主要适宜 RIVC 有血栓(陈旧性)、纤维化及狭窄的患者。需根据术前超声影像学、经皮穿刺肝胆道成像(PTC)、IVC 造影决定术式。

2. 手术必须先切开横膈分离 IVC 至右心房,也可环形切开横膈薄弱部分暴露心包、右心房;早期行胸骨正中劈开暴露心脏,目前已弃用该路径暴露心房。

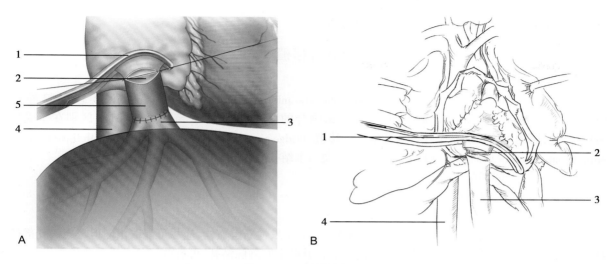

图 11-6-4　供肝肝上下腔静脉与受体右心房吻合

1. 心房阻断钳；2. 吻合口；3. 供肝肝上静脉；4. 受体下腔静脉。

A. 模式图；B. 线图。

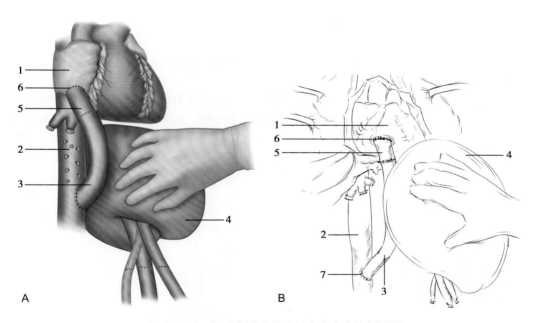

图 11-6-5　桥式背驮式肝移植心房吻合毕侧面图

1. 心房；2. 受体下腔静脉；3. 供肝下腔静脉；4. 供肝；5. 间置血管；6. 心房与肝上下
腔静脉吻合；7. 供体、受体肝下下腔静脉吻合口。

A. 模式图；B. 线图。

3. IVC 探查发现有血栓机化、纤维化、狭窄或钙化斑时不要切除血栓，更不需要分离切除 IVC，因病变 IVC 血管脆弱易破裂且增加大出血风险。

4. 术后不需抗凝，减少手术野出血或继发胃出血风险。

（六）经典病例

患者，男，52 岁。因右上腹痛、肝大、脾大、双下肢水肿及阴囊水肿约 3 年，在外院曾以胆囊炎收治并切除胆囊，按不明原因肝炎、肝硬化保肝、利尿治疗病情无好转，曾行分流术无效。转我院会诊阅片，见肝静脉、RIVC 有狭窄且见"蜘蛛网"征，诊断为 BCS。行 BPBLT 后，下肢水肿、阴囊水肿 2 周内得到改善，住院 4 周后康复出院。随访超过 10 年，无 BCS 复发。

三、肝上下腔静脉结扎心房吻合桥式肝移植

（一）手术名称

肝上下腔静脉结扎（ligation of the suprahepatic inferior vena cava，LSIVC），供肝肝上下腔静脉（suprahepatic inferior vena cava of doner）与右心房吻合的肝移植，技术上与 BPBLT 相同，区别在于受体 SIVC 结扎，因而可称腔静脉结扎桥式背驮式肝移植（bridge piggyback liver transplantation with ligation of the suprahepatic inferior vena cava，BPBLT-LSIVC），以便与未结扎受体 SIVC 的 BPBLT 区分。

（二）手术创建时间

该技术创建于 2001 年。

（三）适应证

1. 急性 BCS 患者起病急、病程短，探查 RIVC 可见多发性新鲜血栓，应尽可能取出。但考虑病变部位 IVC 再形成血栓的可能性大，易脱落致肺栓塞，故将其肝上腔静脉结扎，可有效避免术后致命性并发症。

2. 患者术前已发生双下肢水肿、阴囊水肿，考虑为 RIVC 血栓阻塞，可行供肝与受体 IHVC 架桥防止双肾与下肢淤血。

（四）技术要点

1. 入腹后先将横膈切开暴露右心房、SIVC。
2. 继之分离第一肝门，探查门静脉有无血栓。
3. 分离 IHVC。
4. 先后阻断第一肝门、IHVC、SIVC，快速切除病肝，可有效减少出血。
5. 冲洗出 RIVC 血栓。
6. 首先将供肝 SIVC 与右心房吻合，继之吻合 IHVC（供体、受体 IVC 端侧吻合）（图 11-6-6）。
7. 结扎受体 SIVC，供肝门静脉冲洗后，先后去除 SIVC 阻断钳、IHVC 阻断钳，结束无肝期；然后再分别完成第一肝门门静脉、肝动脉、胆总管吻合。

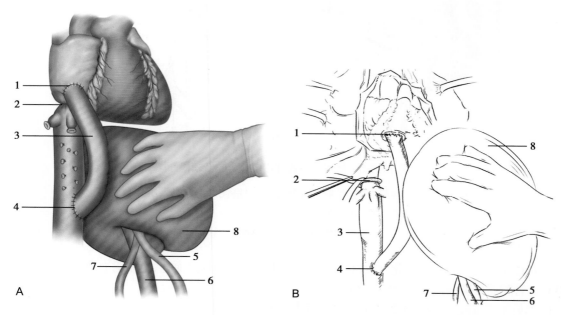

图 11-6-6　腔静脉结扎桥式背驮式肝移植（BPBLT-LSIVC）侧面图

1. 心房与肝上下腔静脉吻合口；2. 肝上下腔静脉结扎；3. 受体肝后下腔静脉；4. 肝下下腔静脉吻合口；5. 供肝胆总管；6. 供肝门静脉；7. 供肝肝动脉；8. 供肝。

A. 模式图；B. 线图。

（五）技术点评

1. BPBLT-LSIVC 用于急性 BCS，采用受体 SIVC 结扎是基于防止血栓脱落的关键步骤。如切除病变 IVC，既可能增加手术大出血风险，同时也会延长手术时间。

2. 若患者已有血氨增高、肝性脑病的表现，如施行门体分流术则属手术禁忌证。

3. BCS 病因很多，选择合适的适应证很重要。必须与血液科、风湿科、妇产科及肝病内科多学科会诊讨论，在评估适应证的同时，选择恰当的手术时机，并根据病因进行术前、术后抗血栓治疗。

4. 术后早期应用抗凝防止门静脉及 RIVC 血栓很有必要，但需防止上消化道出血和手术野血肿继发脓肿。

（六）经典病例

患者，男，19 岁。突发上腹部疼痛伴恶心、呕吐、食欲不振、腹水、黄疸、肝功能不良、转氨酶升高、碱性磷酸酶升高、凝血功能障碍 1 月余。外院以原因不明性肝衰竭治疗，但病情进行性加重，且伴有血氨升高、低血糖、意识不清而转入我院。入院检查：患者急重病容，黄疸、腹部高度膨隆、重度腹水、肝脾肿大、双下肢凹陷性水肿、阴囊水肿。血生化检验：甲型肝炎、乙型肝炎、丙型肝炎呈阴性，肝功能异常，胆红素进行性上升、凝血功能异常、血氨异常、总蛋白低于正常值。影像学检查：门静脉血栓、肝静脉血栓、肝后腔静脉血栓。诊断为急性 BCS 合并肝坏死。经人工肝、输血、给予血浆和白蛋白、静脉营养、保肝、利胆、抗腹水等治疗，病情无好转，行急诊肝移植。

术后常规以他克莫司、吗替麦考酚酯、激素类药物抗排斥治疗，并常规静脉营养支持治疗，腹水、下肢水肿、阴囊水肿术后 4 周改善。术后为防止血栓，常规以肝素、脲激酶抗血栓，因而发生肝门区血肿、脓肿，经超声定位穿刺行脓肿冲洗引流好转，但反复检查腹腔引流液培养和血培养均为肺炎克雷伯菌和屎肠球菌，患者反复发生高热脓毒症。经彩色多普勒超声和 CT 发现肝后巨大脓肿，反复穿刺引流疗效不佳，经右第 9 肋间入腹引流出黄褐色黏稠脓液约 700ml，脓腔冲洗（3% 过氧化氢、0.5% 碘伏、甲硝唑和生理盐水交替清创）后置 2 根引流管，术后 2 周痊愈出院。在脓毒血症感染期免疫抑制剂全部停用，直至感染控制再复用免疫抑制剂。在细菌感染、脓毒血症期间抗排斥免疫抑制药物应停用，可降低感染、脓毒血症致死亡风险。

四、肝后肝上腔静脉切除心房吻合肝移植

腔静脉切除桥式肝移植（bridge liver transplantation with cava vena resection）与 BPBLT 的区别在于后者不切除受体 RIVC。

（一）手术名称

该术式是叶啟发 1996 年施行腔静脉 - 心房吻合肝移植（vena cava-atrium anastomosis liver transplantation，VCAALT）以后创建的肝移植技术，实际上是在 VCAALT 基础上的改良。

（二）适应证

1. 肝后下腔静脉有新血栓形成的 BCS，术前抗血栓疗效不佳，术中探查证实 IVC 为红血栓。

2. 原发性肝癌蔓延到 RIVC、SIVC 心房入口，或肿瘤蔓延至右心房（罕见）。

（三）手术时机

1. 确诊为 BCS，分流术后疗效不佳，肝功能失代偿伴肝性脑病。

2. 原发性肝癌蔓延至 RIVC、SIVC、右心房有癌栓脱落风险。

（四）技术要点

1. 可行胸骨正中切口联合上腹部正中切口，亦可行经腹横膈切开暴露心房。

2. 可行经右侧第 6、7 肋间径路置胸腹牵开器，推开右肺，切断结扎右肺下韧带，游离保护右膈神经，纵行切开心包，游离心包内 IVC 并置牵引带牵引，沿 IVC 切开膈肌裂孔暴露肝裸区。

3. 解剖分离第一肝门门静脉（探查有无门静脉血栓、门静脉海绵样变）、肝动脉、胆总管后置牵引带。

4. 暴露解剖 IHVC 置牵引带。

5. 分别阻断第一肝门、IHVC、SIVC（心房下）后，迅速切除病肝与 RIVC，可有效防止常规切肝大出血（图 11-6-7）。

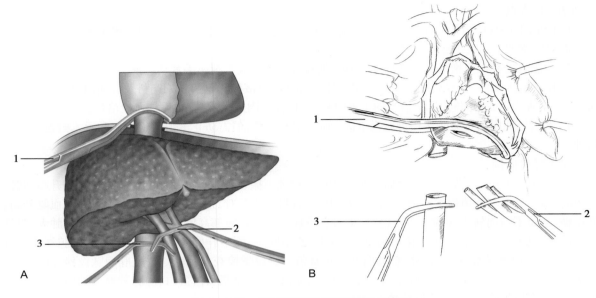

图 11-6-7　病肝肝后下腔静脉切除示意图

1. 心房阻断钳;2. 第一肝门阻断钳;3. 受体肝下下腔静脉阻断钳。
A. 模式图;B. 线图。

6. 当全肝血流阻断后,可启动左髂静脉至左腋下(或左颈静脉)的简易静脉转流(图 11-6-8);当肿瘤或血栓蔓延至右心房时,为防止病灶脱落,可在术前先置简易静脉转流管,或置 A-V 型 ECMO,先阻断第一肝门与 IHVC 后启动转流,部分阻断右心房迅速取出肿瘤或血栓,行连同肝上、肝后腔静脉的肝切除。

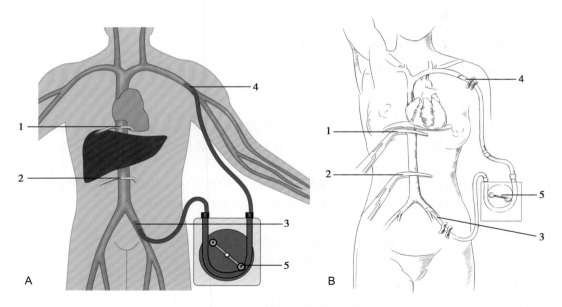

图 11-6-8　简易静脉转流腋静脉

1. 心房阻断钳;2. 下腔静脉阻断钳;3. 左髂静脉置管;4. 左腋静脉置管;5. 转流泵。

7. 自右心房边缘 3cm 以上放置心房阻断钳,行 3cm 横形切口,将供肝 SIVC 与右心房切口行端侧吻合(连续外翻缝合,两角端打结)(图 11-6-9);置 1 根引流管备冲洗用。

8. 行供肝 IIVC 与受体 IVC 端端吻合(图 11-6-10)。

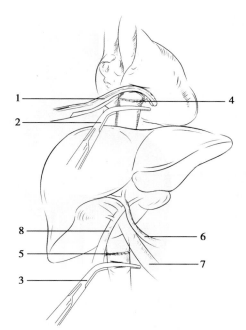

图 11-6-9 供肝肝上下腔静脉与右心房吻合（正面观）

1. 心房阻断钳；2. 肝上下腔静脉阻断钳；3. 肝下下腔静脉阻断钳；4. 心房吻合口；5. 肝下下腔静脉吻合口；6. 供肝肝门静脉；7. 供肝肝动脉；8. 供肝肝胆管。

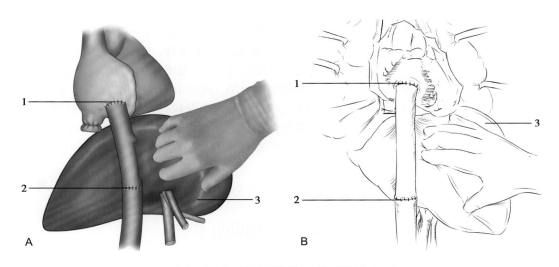

图 11-6-10 腔静脉切除桥式肝移植侧面观

1. 右心房吻合口；2. 肝下下腔静脉吻合口；3. 供肝。

A. 模式图；B. 线图。

9. 行供肝门静脉与受体门静脉端端吻合（有血栓取出并冲洗）。

10. 开放门静脉，自 IHVC 放出 100~300ml 血液后，拔出引流管收紧缝线打结，检查吻合口无出血后开放 IHVC，最后开放 SIVC。

11. 停止转流。

12. 完成肝动脉、胆总管端端吻合（图 11-6-11）。

（五）技术点评

1. 经验丰富的肝外科医师可完成右心房与心包内的 IVC 分离暴露，必要时请心胸外科协助完成。

2. 解剖 RIVC 时注意 IVC 海绵样变，如发现海绵样变则必须中止施行该手术，改行 BPBLT。作者曾经历 2 例 IVC 海绵样变、侧支自胸腔与心包内 IVC 汇合，分别引起致命性出血。

3. 阻断全肝时如血压低于正常基础血压 1/2 则立即启动简易转流，可保证手术安全。如全肝血流阻断后血压无改变或波动很小（>1/3 基础血压），可不转流。

4. 如原发性肝癌癌肿蔓延至 RIVC 直至心房入口，或突入心房内，可分别在简易静脉转流或 ECMO 转流的情况下，阻断右心房取出癌栓。因而对罕见 IVC 内癌栓蔓延至心房者，实施腔静脉切除桥式肝移植抢救性肝移植可使患者受益。

（六）经典病例

病例 1：患者，男，47 岁。慢性、反复发作、进行性加重的肝功能不良、黄疸、腹水、双下肢水肿 8 年。甲型肝炎、乙型肝炎、丙型肝炎呈阴性，因肝大、脾大、脾功能亢进，CT 与彩色多普勒超声发现肝静脉闭塞症，发病 5 年因脾功能亢进行"脾切除术"，但术后仍有腹水、下肢水肿、肝功能不良，以"门静脉高压"行 TIPS。术后腹水有改善，但有肝性脑病。以 BCS 脾切除、肝内 TIPS 后择期行肝移植术。术中门静脉内有陈旧性血栓和红血栓，行门静脉取栓术。术后 1 年 8 个月移植肝功能不良，CT 见肝左静脉引

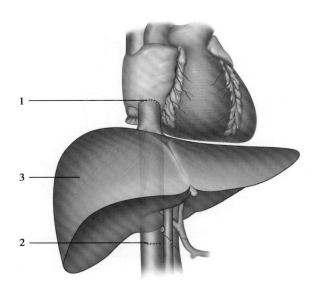

图 11-6-11　腔静脉切除桥式肝移植正面观

1. 右心房吻合口；2. 肝下下腔静脉吻合口；3. 供肝。

流区淤血，加强抗凝（尿激酶 40 万 U、肝素 5 000U）治疗半个月改善。此后以华法林 2.5mg 和长效阿司匹林 100mg/d 交替服用，随访 3 年无血栓形成，逐步停用抗凝剂，随访超 8 年。

病例 2：患者，男，59 岁。慢性乙型肝炎肝硬化合并原发性胃小弯腺癌（4cm×6cm），肝脏广泛转移，因 RIVC、心房有癌栓，经会诊转诊入院。术前循环肿瘤细胞（CTC）高达 18 个，经化疗转阴。在患者与家属要求下行胃癌根治术，在 ECMO 转流下行腔静脉和心房内癌栓取出及腔静脉切除桥式肝移植。术后 1 周应用环磷酰胺、5- 氟尿嘧啶抗肿瘤治疗，1 周后常规低剂量他克莫司、雷帕鸣抗排斥治疗。术后 3 周出院，以丝裂霉素、5- 氟尿嘧啶、环磷酰胺交替化疗，继续服用索拉菲尼抗肿瘤治疗，随访 2 年半未见肿瘤复发。

（叶啟发　周　威）

第七节　背驮式辅助肝移植

一、原旁位悬吊式部分肝移植

（一）概述

PBLT 技术最初仅限于全肝移植，后续发展出诸多新技术，如减体积肝移植（RSLT）、活体亲属肝移植（LRLT）、劈离式肝移植（SLT）、辅助性肝移植（ALT）等都是在 PBLT 技术的基础上发展起来的肝移植新技术。原旁位辅助性背驮式肝移植是将 ALT 和 PBLT 混合的术式，如左半肝切除，左半供肝的左肝静脉与受体左肝静脉吻合的原旁位左半肝移植，而与心房吻合的左半肝移植又称原旁位心房悬吊式部分肝移植（paratopic suspension partial liver transplantation，PSPLT）。PSPLT 可应用于公民捐献肝劈离或活体左半肝或左外侧叶与受体右心房行端侧吻合，主要用于治疗儿童各种代谢性疾病，如 Wilson 病、家属性淀粉样多发神经病变、肝糖原累积综合征等。叶啟发 2002 年开展首例 PSPLT。

（二）手术要点

常规皮肤消毒，早期采用胸骨正中劈开法，加行上腹肋缘下斜切口，打开中下纵隔，暴露心脏，注意勿损伤胸膜、膈肌而导致气胸。常规切除病肝（如左半肝），保留 RIVC，将供肝置入腹腔，以心耳钳于右心房距心脏边缘 2cm 处上钳，右心房横形切口约 3.0cm，切口双侧缝线牵引，以肝素盐水冲洗后备用。将供肝 SIVC 或供肝左肝静脉架桥与右心房切口行端侧间断或连续外翻缝合。将肝素盐水注入 RIVC，待气体排

尽后,开放右心房阻断钳。供肝 IIVC 不需吻合,第一肝门按 CPBLT 方法依次将供体、受体门静脉、胆总管行端端吻合,供肝肝动脉与受体肝左动脉端端吻合,供肝门静脉左支与受体门静脉左支端端吻合,可施行受体门静脉右支缩窄术,保证门静脉血流,胆管可与受体空肠 Roux-Y 吻合。

一般选用公民捐献肝/在体劈离或离体肝劈离左半肝或活体亲属左半肝,在受体左肝静脉吻合困难或在与受体左肝静脉吻合失败情况下使用,将供肝左肝静脉与心房吻合,或供肝 SIVC 与右心房吻合,吻合毕供肝如悬吊于右心房。

PSPLT 的优点:①采用胸骨正中劈开加右上腹肋缘下斜切口,手术操作有充足的视野;②切除左半肝后,为辅助移植肝创造空间;③直接经膈将横膈切开,暴露右心房,将供肝(左半肝)SIVC 与右心房吻合,手术操作方便,简化了分离左肝静脉及吻合的困难;④避免了供体、受体肝静脉与肝静脉或腔静脉与肝静脉行端端吻合时可能产生的扭曲,保证供肝血液回流通畅;⑤移植肝不会压迫吻合口致静脉回流不畅,因保留了受体腔静脉的完整性,避免了无肝期受体血流动力学的波动及内环境紊乱;⑥早期施行胸腹联合手术,将肝静脉与心房吻合,因切口创面大,手术范围上至胸骨上,下至上腹部,手术时间长,有发生气胸及出血的弊端,近年来不需要胸骨劈开,减轻了手术创伤。

该手术应用于儿童代谢性疾病避免了传统术式供体和受体血管吻合困难、吻合口狭窄等缺点,有广阔的应用前景。值得指出的是,在儿童肝移植时,由于 RIVC 细小、壁薄易破,在 PBLT 的过程中常发生肝后下腔静脉阻塞(retrohepatic inferior vena cave occlusion,RHIVCO)综合征。曾有报道采用供体髂静脉替代 RIVC,此技术费时。采用原旁位悬吊式部分肝移植则可解决这类技术难题。同样,活体原旁位部分肝移植时,也存在血管吻合困难及血管不匹配问题,采用血管间置与右心房吻合则是一个很好的选择。

二、异位辅助性肝移植(左半肝、右半肝)

异位辅助性肝移植术(heterotopic auxiliary liver transplantation,HALT)是指在保留受体全肝或部分肝的前提下,将供肝异位或原旁位植入受体,使肝衰竭患者得到临时生命支持,或使原肝缺失的代谢、解毒功能得到代偿的移植技术。

(一)分类与术式

依据供肝植入的部位,ALT 分为辅助性异位肝移植(auxillary heterotopic liver transplantation,AHLT)和辅助性原位肝移植(auxillary orthotopic liver transplantation,AOLT)。依据供肝体积,可以分为辅助性全肝移植(auxillary total liver transplantation,ATLT)和辅助性部分肝移植(auxillary partial liver transplantation,APLT),APLT 主要分为异位辅助性部分肝移植(heterotopic auxillary partial liver transplantation,HAPLT)和AOLT。

1964 年,Absolon 实施第 1 例人体 AHLT,在保留受体病肝的基础上,将供肝全肝植入受体腹腔,此种手术的优势在于术中不需施行静脉转流,对受体病肝影响小,但由于全肝植入腹腔,容易压迫其他脏器,同时,移植肝与受体肝功能竞争导致肝萎缩、血管吻合压迫等一系列并发症,因此,20 世纪 80 年代以前,AHLT 的临床疗效并不乐观。之后,随着外科手术和免疫抑制剂药物的革新,AHLT 得到进一步发展。

1988 年,Terpstra 针对 AHLT 技术进行了改良,即 HAPLT:①将全肝移植改为部分肝叶或肝段移植,主要以肝左外侧叶为主,以解决腹腔移植肝空间不足的弊端(图 11-7-1);②将移植肝置于右肝下间隙,供肝门静脉与受体门静脉行端侧吻合,防止血管扭曲;③供肝 SIVC 与受体右肾静脉水平上的 IVC 行端侧吻合;④供肝肝动脉附带腹主动脉游离瓣片与受体右肾动脉水平以下的腹主动脉行端侧吻合;⑤供肝肝总管与受体空肠施行 Roux-en-Y 吻合,因此,也称为"Terpstra 术式"。

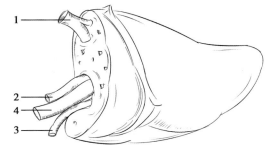

图 11-7-1　左半肝劈离式供肝

1. 左肝静脉;2. 左肝管;3. 左肝动脉;4. 门静脉左支。

　　此后,各大临床中心根据原发病的需要,移植空间与血流重建的不同,选用右半(图 11-7-2)或左半(图 11-7-3、图 11-7-4)肝移植,根据移植肝植入的位置不同,又提出"右肝下间隙""脾窝"等方式。供肝 IHVC 与受体 IHVC 行端侧吻合,供肝肝门静脉与受体肝门静脉或脾静脉行端侧吻合或端端吻合,以重建肝门静脉血流。此外,供肝切取时应注意以下几点:①充分考虑腹腔容积问题,将全肝移植改为左半肝移植或右半肝移植,避免其他脏器压迫引起相应并发症;②供肝门静脉与受体门静脉吻合应有适宜的长度,并需将受体门静脉作适当的缩窄,以保证供肝有足够的门静脉血供;③背驮于 IHVC 前的半肝放置应呈倒三角形,也可不行倒置三角形放置,右半肝植入时可直接将供肝 SIVC 与受体 IHVC 吻合,而要植入左半肝必须将供肝 IHVC 与受体 IHVC 吻合。

　　(二)适应证

　　急性肝衰竭、某些代谢性疾病与终末期肝性脑病是 HAPLT 的主要适应证,但由于 HAPLT 仅切除部分肝脏,无法解除肝后静脉流出道梗阻的问题,因此不适宜用于肝脏恶性肿瘤和 BCS 的治疗。

　　1. 暴发性肝衰竭(FLF)　又称急性肝衰竭(acute liver failure)是指急性起病,迅速进展至肝功能

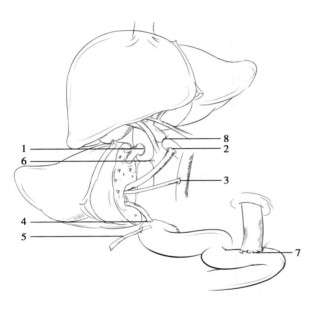

图 11-7-2　肝右下辅助性左半肝移植

1. 左肝静脉 - 下腔静脉端侧吻合;2. 门静脉左支 - 受体门静脉端侧吻合;3. 左肝动脉 - 腹主动脉端侧吻合;4. 左肝胆管 - 空肠吻合;5. 胆肠引流管;6. 受体下腔静脉结扎;7. 空肠 - 空肠端侧吻合;8. 门静脉缩窄。

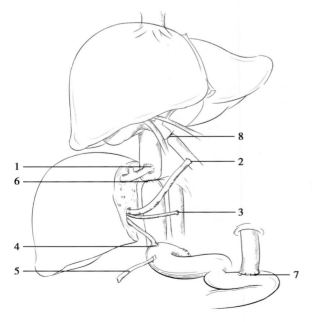

图 11-7-3　肝右下辅助性右半肝移植

1. 右肝静脉 - 下腔静脉端侧吻合;2. 门静脉右支 - 受体门静脉端侧吻合;3. 右肝动脉 - 腹主动脉端侧吻合;4. 右肝管空肠吻合;5. 胆肠引流管;6. 受体下腔静脉结扎,7. 空肠 - 空肠端侧吻合;8. 受体门静脉缩窄。

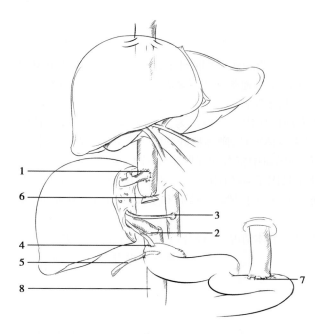

图 11-7-4　劈离左半肝腔静脉 - 门静脉端端吻合

1. 肝左静脉 - 下腔静脉端侧吻合；2. 门静脉左支 - 下腔静脉端端吻合；3. 肝左动脉 - 腹主动脉端侧吻合；4. 胆肠吻合；5. 胆肠引流管；6. 下腔静脉结扎；7. 空肠 - 空肠端侧吻合；8. 受体下腔静脉。

不全,起病 8 周内即可发生肝衰竭、肝性脑病,死亡率高达 80%。但部分患者具有可复性特点,若患者能安全度过危险期,其肝脏可以再生、功能可以恢复正常。由于患者发病迅速,施行经典式 OLT 丧失自身原有肝脏重新恢复功能的机会,同时,需要终身免疫抑制剂治疗。而 HAPLT 可作为过渡时期的肝功能恢复的辅助手段,代偿病肝功能,降低危险期死亡率。

2. 先天性代谢性疾病　由于先天遗传基因缺陷所致的一类遗传病,根据伴或不伴肝脏结构病变可分为两类:一类伴有肝脏自身结构病变,包括 α1- 抗胰蛋白酶缺乏症、肝豆状核变性(Wilson 病)、UDP- 葡萄糖醛酸转换酶缺乏症(Crigler-Najjar 病)等;另一类不伴有肝脏本身结构损害,包括家族性高胆固醇血症、C- 蛋白缺乏症、原发性高草酸尿症等。研究表明,20%~30% 受体肝重或 1% 受体体重的新肝组织植入足以满足代谢所需,因此,施行 HAPLT 简单、易行,可获得良好的临床疗效。

（三）经典病例

患儿,女,13 岁。进行性吐词不清、语言障碍、行走困难 4 年,突发肝功能不良、腹水、凝血功能障碍、黄疸入院。乙型肝炎、丙型肝炎阴性。角膜 K-F 坏阳性,血清铜蓝蛋白 80mg/L。CT 显示双侧豆状核低密度影。诊断为混合型 Wilson 病合并急性肝功能失代偿,行 AOLT。患儿入院后 MELD 评分 >32 分,频发自发性腹膜炎,腹水培养为肺炎克雷伯菌,肺部 CT 提示双下肺感染,经抗感染、保肝、利胆、静脉营养支持治疗近 3 周,肺部炎症病灶吸收,腹水细菌培养阴性,肝功能改善,黄疸指数由 420mg/dl 降至 82mg/dl,腹水少量。凝血酶原时间（PT）、活化部分凝血活酶时间（APTT）、凝血酶时间（TT）、纤维蛋白原（FIB）分别为 32 秒（正常值 10~14 秒）、52 秒（正常值 25~43 秒）、28 秒（正常值 12~21 秒）、1.8g/L（正常值 2~4g/L）,国际标准化比值（INR）1.8（正常值 0.8~1.3）,进一步 MELD 评分在 30 分以内。经讨论决定行 AOLT,但术中探查见患儿中度肝硬化,散在结节变,同时存在门静脉海绵样变,施行 AOLT 困难,因而决定行右肝下辅助性部分肝移植（即 HAPLT）。

供肝为公民捐献劈离式肝的左半肝;充分游离受体 IHVC,游离肝结肠韧带、肝肾韧带及右三角韧带,将升结肠与结肠肝曲游离推向左侧,暴露右侧髂动脉、髂静脉,暴露肠系膜上静脉至脾静脉汇合处,左半肝倒三角形放置于自然位,左肝静脉延长与肝 IVC 行端侧吻合,门静脉架桥与受体肠系膜上静脉行端侧吻合,肝动脉架桥与髂动脉行端侧吻合,胆管与受体空肠行 Roux-en-Y 吻合。最后将受体门静脉近肝端缩窄,吻合毕检查移植肝血供和回流通畅,左肝镰状韧带与膈肌固定,将肝复位,右半结肠复位固定。检查植入肝无明显移位,于移植肝上、下分别置 2 根引流管,逐层关腹。

术后常规抗炎、保肝、抗排斥治疗,每日彩色多普勒超声观察肝动脉、门静脉血流及肝静脉回流情况。术后住院 4 周肝功能正常、凝血功能正常、铜蓝蛋白 4 700mg/L。随访 2 年铜蓝蛋白 300~400mg/L,吐词不清、语言障碍与行走困难逐渐恢复正常。

(四)异位辅助性肝移植技术点评

该技术的优点:①手术损伤小,操作简单,免去了困难复杂的病肝切除术;②充分利用残余肝组织功能,有助于节省移植肝来源;③避免了无肝期及由其带来的全身血流动力学紊乱;④移植肝丧失功能时可予以切除;⑤保留的病肝可支持、代偿可能发生的移植肝功能不全。

但是,移植肝萎缩这一重要缺点限制了该术式的大规模应用。一般认为,生理性竞争和促肝生长因子缺乏是其重要原因。动物实验表明,如果移植肝血供来自体循环,则移植肝萎缩。可见门静脉血供起决定作用,且关键在于门静脉的血流量。也有学者认为门静脉血中富含的促肝生长因子,如胰高糖素/胰岛素、表皮生长因子(EGF)、肝细胞生长因子(HGF)、转化生长因子-α(TGF-α)、白介素(IL)-6 和 IL-8 等对受体肝和移植肝的再生起重要作用。因此,该手术成功的关键在于保证移植肝和受体肝的门静脉血供,包括压力和流量。

临床实践中建立 HAPLT 客观评价体系,充分考虑患者个体情况,选择合适的移植术式至关重要。

(叶啟发 兰佳男 付贞)

推荐阅读资料

叶啟发,林正斌,陈知水,等.背驮式肝移植技术及有关问题探讨(附32例报道).中华器官移植杂志,2000,21(2):66-68.

第八节 保留胆囊的背驮式肝移植

PBLT 的胆道重建除胆总管端端吻合术及胆管空肠 Roux-en-Y 吻合外,叶啟发自 1996 年创建应用供肝胆囊的胆道重建术,其适用人群为肝门区肿瘤、胆道先天畸形、原发性硬化性胆管炎、Coli 病、供体和受体胆管过细、胆总管末端梗阻性病变、供体和受体胆总管口径差异过大及硬化性胰头炎等不适于行胆总管端端吻合术者。其手术步骤如下(图 11-8-1、图 11-8-2)。

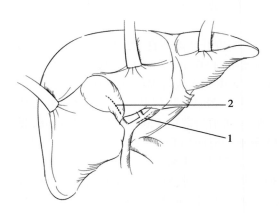

图 11-8-1 胆总管与肝总管切口

1. 肝总管切口 3cm;2. 胆囊切口 3cm;3. 肝总管与胆囊切口吊线固定;4. 肝总管与胆囊切口下角吊线固定。

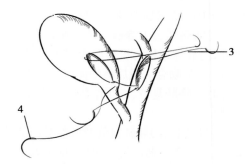

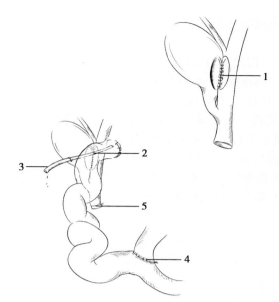

图 11-8-2 胆肠吻合和肠肠吻合

1. 肝总管切口左侧壁与胆囊切口右侧壁连续缝合形成后壁;2. 肝总管 - 胆囊前壁与肠管侧切口缝合形成胆肠吻合口;3. 胆肠支架引流管;4. 空肠 - 空肠端侧吻合;5. 胆总管结扎或缝闭。

（1）行肝总管、胆囊至哈氏袋纵行切口 3cm。

（2）在两切口上、下角吊缝线固定。

（3）将肝总管切口左侧壁、胆囊切口右侧壁连续缝合，形成胆管 - 胆囊腔。

（4）距十二指肠悬韧带 20cm 处切断空肠，将远心端肠管盲端缝闭，距盲端 3~5cm 行肠管侧壁纵行切口，胆管 - 胆囊腔行间断或连续缝合。

（5）自胆囊底戳孔置胆肠支架引流管，胆囊底部与腹壁固定。

（6）距胆肠吻合口 40cm 处肠管侧壁行纵行切口约 3cm，与近心端空肠行端侧吻合。

（7）胆总管盲端间断缝合。

（叶启发　王炜煜）

第九节　背驮式腔静脉供血全肝移植(门静脉半转位背驮式肝移植)

PBLT 中有时会遇到门静脉不宜吻合或估计吻合后狭窄、栓塞发生率较高的情况，如门静脉海绵样变，先天性门静脉狭窄、闭锁、缺如，门静脉血管瘤，门静脉完全、广泛性栓塞，门静脉内膜损伤严重等。此时除应用血管搭桥术使供体门静脉与受体肠系膜上静脉吻合外，还可采用供肝门静脉与受体 IVC 吻合式 PBLT，即供肝门静脉血供来自受体腔静脉。当血栓已蔓延至肠系膜上静脉时，供肝门静脉血流采取受体 IVC 供血式 PBLT 可能是唯一的选择。

实施门静脉 IVC 供血式 PBLT 的前提是门静脉与体静脉之间有足够的侧支循环，以保证术后完全阻断门静脉后不发生胃肠道严重淤血。当门静脉血栓形成时，门静脉主干常已无血流，此时机体会代偿性开放门静脉 - 体静脉侧支循环，术者仅需保留这些侧支循环即可满足机体需要，但在机体门静脉内尚有血流时，完全结扎门静脉，改行门静脉 IVC 供血式 PBLT 可能会造成机体代偿不足，如肠系膜血管扩张，故此时往往还需要将受体肠系膜上静脉与门静脉吻合，亦可将左肾静脉与供肝门静脉吻合。

门静脉 IVC 供血式 PBLT 的供肝切取及修整与 APBLT 没有大的区别，但应强调尽可能保留供肝门静脉全长，病肝切除时分离病变的门静脉应特别小心，因为门静脉海绵样变和门静脉血管瘤均极易导致出血，切除病肝时应同时完全切除病变的门静脉，对有门静脉血栓的患者应估计血栓范围并试行取栓术，尽量向远端分离以形成足够的长度供吻合。如病肝切除风险较大，也可采用保留病肝的异位半肝移植技术。

本节介绍门静脉半转位全肝移植，勿与异位辅助性半肝移植技术混淆。由受体 IVC 供血的 PBLT 全肝植入时，静脉流出道的重建方式可参考 APBLT，可采用受体 3 支肝静脉(LHV 和 MHV 成形、MHV 和

RHV 成形、3 支肝静脉成形或供体和受体腔静脉端侧吻合、侧侧吻合等方法）建立供肝静脉回流通道。先完成肝流出道重建，再行门静脉与受体 IVC 吻合。

门静脉重建采取如下步骤：将供肝门静脉修剪成斜切口，以增加血管口径，防止吻合口狭窄。供肝门静脉与受体 IHVC 的吻合可分为端侧和端端吻合两种。①端侧吻合：在受体右肾静脉的上方，用 IVC 钳纵行部分阻断 IVC，按供体门静脉的口径纵行切开受体 IVC，并修剪成一椭圆形切口。先在吻合口的上、下端用 5-0 prolene 线各缝一针固定牵引线，取固定线中的一支，连续缝合血管后壁，然后缝合前壁，拟收紧缝线打结前用肝素生理盐水冲洗血管，最后打结。供肝门静脉与受体 IVC 吻合毕，在吻合口上结扎或缩窄受体 IVC，保证 IVC 血流经供肝循环再回流至心（图 11-9-1）。②端端吻合：在右肾静脉上方游离出一段长 3~5cm 的 IVC，以两把无损伤血管钳双重横行阻断已游离的 IVC。于两钳之间切断 IHVC，IVC 近心端双重结扎或缝扎，IVC 远心端与供肝门静脉以 5-0 prolene 线行端端吻合（图 11-9-2）。

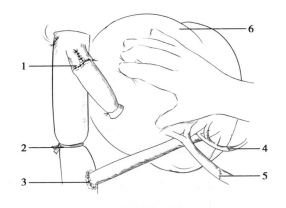

图 11-9-1　背驮式腔静脉供血全肝移植（侧面图）

1. 左中肝静脉成形 - 供肝下腔静脉端端吻合；2. 下腔静脉缩窄；3. 门静脉 - 下腔静脉端侧吻合；4. 肝动脉端端吻合；5. 胆总管端端吻合；6. 供肝。

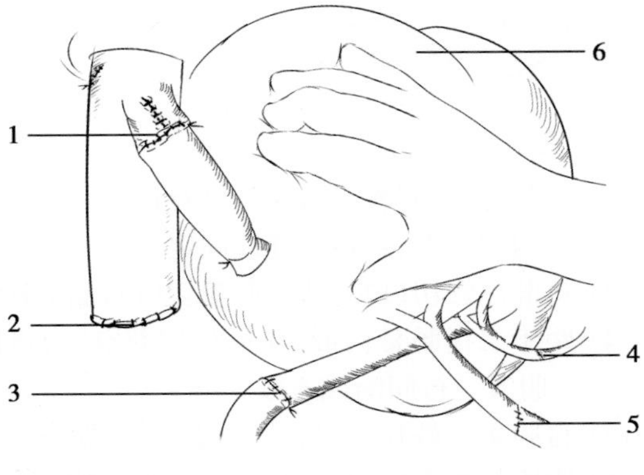

图 11-9-2　背驮式腔静脉供血全肝移植（侧面图）

1. 左中肝静脉成形 - 供肝下腔静脉端端吻合；2. 下腔静脉结扎或缝扎；3. 门静脉 - 下腔静脉端端吻合；4. 肝动脉端端吻合；5. 胆总管端端吻合；6. 供肝。

门静脉 IVC 供血式 PBLT 的肝动脉、胆管重建方式均可参照改良式 PBLT 进行。

适应证：儿童先天性及代谢性肝病如门静脉有前述情况。技术特点：以辅助性半肝（左、右）移植为主。供肝可来自活体亲属原位劈离的左半肝或右半肝，或来自公民捐献肝劈离的左、右半肝。供肝肝上回流静脉与受体 IHVC 吻合（端侧或端端吻合），或供肝 SIVC 与成型的受体肝静脉端端吻合，供肝门静脉与受体 IHVC 行端侧吻合，在门静脉吻合口以上结扎或缩窄受体 IHVC，保证门静脉灌流压达 6~10cmH_2O，胆管与空肠行端侧吻合，供肝肝动脉与受体腹主动脉或髂动脉吻合，如动脉长度不够可行动脉延长或架桥术再吻合。

（叶啟发）

推荐阅读资料

［1］陈亚进，张磊．解剖肝后下腔静脉的经验与技巧．中国实用外科杂志，2010，30（8）：719-721.

［2］曾承，叶啟发，王彦峰，等．背驮式肝移植术中、术后肝静脉回流梗阻的原因分析．中华器官移植杂志，2016，37（10）：601-605.

［3］张建军，朱志军，郑虹，等．肝移植术后迟发性流出道梗阻的诊断和治疗．中华器官移植杂志，2008，29（8）：483-485.

第十节　活体亲属背驮式肝移植

　　1989 年，Raia 等报道人类首例活体肝移植（LDLT）；同年 Strong 成功实施 1 例 LDLT。供肝一般来自亲属，故也称亲属活体肝移植（RLDLT），技术以 PBLT 为基础，称为亲属活体 PBLT。临床实践证实，LDLT 具有供肝来源广、质量高、排斥反应轻、预后疗效较好和费用低等优点。因此，活体部分肝移植备受推崇，已经被公认为缓解供肝来源紧张最有效的方法之一，成为各国移植中心研究的热点。值得一提的是：由于活体供肝必须有供体在体保留的主要血管，因此用于重建供肝肝静脉流出道的血管只能是供体 3 支肝静脉中的一支，因此在 LDLT 供肝植入过程中，特别是成人间肝移植，更多采用 CPBLT 技术。

一、移植前供体、受体准备

　　供体的术前评估非常重要，包括心理状况、既往健康状况、血型、心肺功能、系列血清病毒检查、系列血液检查（血常规、血糖、甲状腺功能、肝肾功能及凝血功能检查等）和影像学检查等。血型必须相容。乙型肝炎患者不宜选作供体。因为供体缺乏，一些中心尝试将仅抗 HBc 抗体阳性者选作供体，但受体需要应用抗乙型肝炎药物和乙型肝炎免疫球蛋白。

　　供体影像学评估包括：①CT 扫描，可以了解肝静脉的解剖状况、总的肝脏体积和特定区域的肝脏体积，以供选择手术方式。②肝动脉和肠系膜上动脉造影，可以了解肝动脉和门静脉的解剖变异。肝动脉的重要变异包括右肝动脉的分支越过 Cantlie's 线供应左叶肝脏（发生率 15%）及右肝动脉副支从肝固有动脉发出进入第 V 肝段和第 Ⅵ 肝段（发生率 5%）。③术中胆道造影，可以清楚显示胆管结构。肝内胆管的重要变异包括引流第 Ⅵ 肝段和第 Ⅶ 肝段的胆管从左肝管发出（发生率 30%）及右肝管副支从肝总管发出引流第 V 肝段和第 Ⅵ 肝段（发生率 <5%）。④术中超声检查，获取供肝时术中超声可以清楚显示肝静脉和门静脉及其分支，借以指引肝实质的分离。植入手术时血管吻合后应用彩色多普勒可以了解血管通畅情况。

二、供肝切取术

　　供肝的切取是 LDLT 的一个关键步骤。供肝切取主要考虑 MHV 的取舍和肝动脉及门静脉、胆管是否存在变异。早期活体供肝是切取肝左外侧叶，相对较容易，只需考虑是否有副肝动脉。术中超声检查确定 MHV 的走行及分支，以确定肝切线。如取左外侧叶，肝切线在镰状韧带右侧 1cm；如取左半肝或右半肝，则肝切线应在正中裂，亦可暂时阻断右门静脉及右肝动脉后观察肝表面的血供分界并借助术中超声即可作出判断。切除胆囊，经胆囊管行术中胆道造影，了解胆道结构及变异。首先解剖肝动脉的左右分支，注意副肝左动脉可能来源于胃左动脉，副右肝动脉可能来源于肠系膜上动脉，应辨清第 Ⅳ 肝段的肝动脉，尽量保留第 Ⅳ 肝段的肝动脉分支。然后解剖左右肝管。如胆道造影显示胆道无变异，可先切断左肝管，以便解剖门静脉，同样要注意第 Ⅳ 肝段及尾状叶门静脉的起源及走行。解剖 LHV、MHV 和第三肝门，结扎肝短静脉。如取右半肝，对直径 >0.5cm 的肝右后下静脉应予保留以待重建。用 CUSA 离断肝实质，对所遇血管、胆管逐一结扎。对于右半肝，如有直径 0.5~1cm 的 MHV 分支应予保留重建。切断门静脉，注意应保留约 0.3cm，以免缝合关闭后引起对侧门静脉狭窄。

　　当行半肝切取时，MHV 的取舍与供肝体积密切相关，同时应考虑供体的安全。有学者认为，供肝重量不可低于受体体重的 0.85%~1.0%，切取左半肝时应包括 MHV，切取左外侧叶则不包括 MHV；切取右半肝时，考虑供体的安全因素，将 MHV 留给供体。香港大学的经验是包括 MHV 的右半肝切取，认为：MHV 引流第 V 肝段和第 Ⅷ 肝段，如无 MHV，会引起供肝第 V 肝段及第 Ⅷ 肝段肿胀，进而影响供肝功能。但 MHV 也引流第 Ⅳ 肝段，所以 MHV 应在接近第 Ⅳ 肝段的分支处离断。其优点是可扩大静脉流出道，保证供肝植入后肝静脉回流通畅。北美的多数中心则采用不包括 MHV 的右半肝切除以减少供体危险，但第 V 肝段、第 Ⅷ 肝段回流到 MHV 的分支就不得不切断，同时肝右后下静脉也需切断。

　　门静脉的变异相对较少，但仍有 12%~15% 门静脉右支直接分为右前、右后支，处理时要极为当心。

处理肝动脉时主要需辨清是否有副左肝动脉、副右肝动脉存在，考虑第Ⅳ肝段的动脉血供的保留问题。胆管变异较多，有多支或交叉分支的可能，许多中心将此类变异作为禁忌证。

三、供肝灌注

在 RHV、MHV、右门静脉、右肝动脉和右肝管均游离，肝实质分离完成后，可以开始灌注。从右门静脉插管，缓慢滴入 0~4℃ 的乳酸林格液，离体后迅速移至后台冰盆中快速灌注 1L UW 液或 HTK 液。也有学者认为右肝动脉不进行灌注，因为右肝动脉灌注反而会损伤动脉管腔，容易诱发血栓。胆道也用 UW 液或 HTK 液进行灌洗，胆道的充分灌洗可以避免胆管上皮自溶，预防术后胆管狭窄。然后经胆囊管注入亚甲蓝溶液，确认创面是否有胆管断端，以减少术后胆漏及胆汁瘤的发生率。获取的左肝必须保留肝圆韧带以待肝移植结束后与前腹壁固定，否则会引起左肝静脉扭曲。

四、供肝植入

取双侧肋缘下和剑突下切口，解剖并游离肝门，分别解剖出胆管、门静脉、肝动脉。充分游离肝圆韧带，游离 RIVC。分别用 Satinsky 钳阻断门静脉、SIVC、IHVC，行保留腔静脉全肝切除。

肝静脉回流问题是直接影响移植物存活的关键外科问题之一。根据供肝静脉开口的大小，将受体 LHV、MHV 劈开成形为一个开口，必要时可将受体的 LHV、MHV、RHV 完全劈开成形为一个大的开口。用 5-0 prolene 线吻合肝静脉。如移植物为右半肝，必要时还要将肝右后下静脉或 MHV、第Ⅷ肝段汇入至 MHV 的分支与 IVC 吻合。肝静脉血流开放前，经门静脉用白蛋白溶液进行灌注，排出血管腔内的空气及保存液（其中含大量的钾离子），以防空气栓塞及高钾引起的心脏停搏。

门静脉重建大多采用供肝门静脉左或右分支与受体主干行端端吻合，但仍有 10%~15% 门静脉变异的可能。对于右半肝，门静脉右支可分为右前、右后支，处理这种情况较为困难。通常采用将 2 支静脉台下成形，或 1 支直接端端吻合，另 1 支采用架桥的方法端侧吻合；或用一支"Y"形的血管搭桥。如果门静脉供体和受体不匹配，如受体为婴儿，门静脉直径不足 0.5cm，直接吻合易引起狭窄，常用的方法为：①采用血管搭桥；②将门静脉吻合到脾静脉的汇合处；③部分门静脉高压的患者存在门静脉炎症，甚至术前伴血栓形成，门静脉狭窄，血流差，重建较为困难。可将受体门静脉纵向劈开，用补片技术使门静脉增宽。

肝动脉重建是肝移植中最重要的步骤之一，部分肝移植供体肝动脉较细，仅有肝动脉分支可供吻合，如有副肝动脉或变异的肝动脉则需重建 2 支血管。肝硬化的受体，肝动脉代偿性增粗，血管内膜炎症，外膜增厚，甚至内、外膜分离，而小儿患者动脉壁薄，易撕脱。肝动脉吻合在儿童肝移植时强调采用显微外科技术。目前采用手术显微镜，在放大 6~10 倍的视野中进行肝动脉重建。血管吻合完成后，应用术中彩色多普勒探查，确保血管的通畅。

胆道重建方式，有胆总管空肠 Roux-en-Y 吻合，以及胆总管与胆总管端端吻合，特别是右半肝移植。目前常规采用胆总管与胆总管端端吻合，其优点是技术上简单易行，置 T 管引流可观察胆汁，了解移植肝功能。但 T 管留置所引起的相关并发症仍需重视。术中应尽量减少对胆管的分离，确保其血供，更重要的是保证肝动脉重建成功。强调无张力吻合胆管。一般采用 6-0 可吸收缝线间断缝合，T 管自受体的总胆管另开孔引出。对于成人右半肝供肝，胆管和动脉长度不一，如强行将胆管吻合势必会使动脉扭曲，甚至压迫肝动脉，所以仍需选择 Roux-en-Y 吻合重建胆道。另外对多支胆管的患者，需行 Roux-en-Y 吻合重建胆道。值得指出的是胆肠吻合缝线针距不能太密。

活体亲属 PBLT 常分为活体劈离式右半肝 PBLT（图 11-10-1）和活体劈离式左半肝 PBLT（图 11-10-2）。肝移植的技术主要是肝静脉回流重建，右半肝常采用肝静脉与受体 IVC 端侧吻合（图 11-10-3）或 RHV 与受体成形的 MHV、RHV 端端吻合（图 11-10-4）；而劈离的左半肝一般需要将其倒置，将 LHV 延长与 IVC 行端侧吻合或将左肝静脉延长与受体 IVC 行端侧吻合（图 11-10-5）或将左肝静脉延长与受体成形的 MHV、RHV 行端端吻合（图 11-10-6），第一肝门的吻合均采用同名各管道端端吻合。

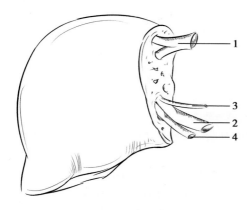

图 11-10-1　活体劈离右半肝

1. 右肝静脉；2. 门静脉；3. 肝动脉；4. 右肝管。

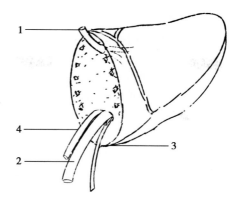

图 11-10-2　活体劈离左半肝

1. 左肝静脉；2. 门静脉左支；3. 肝动脉左支；4. 左肝管。

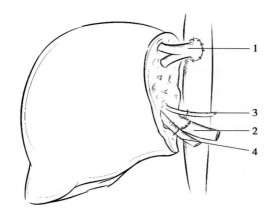

图 11-10-3　活体劈离右半肝移植术 1

1. 右肝静脉与受体下腔静脉端侧吻合；2. 门静脉右支与受体门静脉端端吻合；3. 右肝动脉与受体肝动脉端端吻合；4. 右肝管与受体胆总管端端吻合。

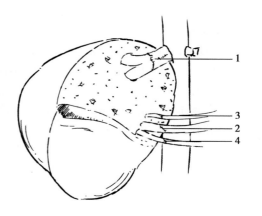

图 11-10-4　活体劈离右半肝移植术 2

1. 右肝静脉与成形的受体肝右静脉、肝中静脉端端吻合；2. 门静脉右支与受体门静脉端端吻合；3. 右肝动脉与受体肝动脉端端吻合；4. 右肝管与受体胆总管端端吻合。

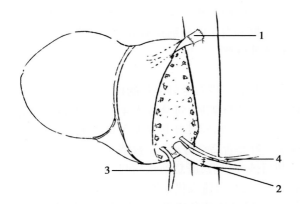

图 11-10-5　活体劈离左半肝背驮式移植 1

1. 左肝静脉延长与受体下腔静脉端侧吻合；2. 门静脉左支与受体门静脉端端吻合；3. 肝动脉左支与受体肝动脉端端吻合；4. 左肝管与受体胆总管端端吻合。

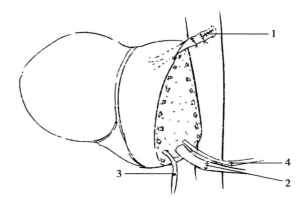

图 11-10-6　活体劈离左半肝背驮式移植 2

1. 左肝静脉延长与成形的受体肝右静脉、肝中静脉端端吻合；2. 门静脉左支与受体门静脉端端吻合；3. 肝动脉左支与受体肝动脉端端吻合；4. 左肝管与受体胆总管端端吻合。

（叶启发）

247

|||||||||| 推荐阅读资料

［1］淮明生,陈剑秋,郑虹,等.活体肝移植时利用冷保存尸体静脉重建肝后下腔静脉二例.中华器官移植杂志,2012,33(4):253-254.

［2］彭承宏,韩宝三.肝脏移植术式进展.中国医师进修杂志,2006,29(17):1-3.

［3］史志勇,徐钧,孙超.小儿肝移植左外侧叶供肝切取与修整体会.实用器官移植电子杂志,2017,5(1):8-10.

［4］叶啟发.背驮式肝移植研究进展.实用临床医药杂志,2003,7(1):14-17.

［5］郑树森,梁廷波.经典原位肝移植手术之经验.外科理论与实践,2002,7(2):91-93.

第十一节 劈离式背驮式肝移植

一、概述

由于肝移植可供移植的供体数量严重不足。一肝二用的劈离式供肝成为解决供肝匮乏的主要途径,而受体切肝也以 PBLT 技术为主,受体 LHV、MHV、RHV 成型与劈离肝肝静脉、IVC 吻合,重建静脉回流通道,而供肝 IVC 劈离与受体 IVC 吻合,这种技术亦在逐步普及。供肝劈离(split liver of donor,SLD)一般为公民捐献肝,本节重点介绍劈离式背驮式肝移植(SLDPBLT)相关技术。根据 2017 年 1 月美国国家器官获取和移植网的数据,在美国只有 1/3 的终末期肝病患者得到供肝;仅依靠公民捐献肝,如同杯水车薪,尽管采取了许多有效措施增加供体数量,但供体匮乏仍是一个永久性问题。因而,仍然有大量的肝病患者在等待肝移植的过程中死亡。在儿童,因为适合儿童身材和需要的肝脏非常少,这一问题显得更为突出。由于供体和受体之间存在体积的不匹配,所以大多数小儿患者需要比成人等待更长的时间才能得到合适的供肝。儿童终末期肝病患者在等待期的死亡率可高达 25%~50%。

为解决这一严峻的问题,移植专家和学者们在经典 PBLT 术式的基础上提出了一些新的方法和术式,如减体积肝移植(RSLT)、劈离式肝移植(SLT)及活体肝移植(LDLT)等。这些术式的共同特点为利用全肝的一部分进行移植,这部分移植肝应含有足够数量的功能良好的肝脏细胞,足以替代全肝在受体发挥肝脏正常的合成、造血、解毒、代谢等功能。此外,这种移植物还应具备适当的血管蒂、胆道及引流静脉。SLT 是在 RSLT 和 LDLT 的基础上逐步发展而来的。

早期 SLDPBLT 是指将一个肝移植给两个受体,通常左外叶(即第Ⅱ肝段、第Ⅲ肝段)移植给儿童,而右半肝(相当于第Ⅴ~Ⅷ肝段)移植给成人,进一步发展将左半肝和右半肝分别移植给两个成人患者。SLT 的核心在于供肝的准备和劈离。劈离技术包括在体劈离和体外劈离。

供肝的劈离和准备过程如下。

1. 体外供肝劈离技术 供肝获取为常规切取全肝,移植肝必须带有尽可能长的血管与袖片,同时应获取供体的髂总或髂外动、静脉段以备血管吻合重建使用。获取肝脏后,将其置入 4℃的 UW 液或 HTK 液保存,并准备修剪移植肝。先用金属探子探查肝动脉、胆道等,以指导劈肝和发现变异情况。在开始分离前,行肝动脉、胆道造影,详细了解供肝解剖结构,并确定供肝是否适合分离。多数情况下,门静脉左支、右肝动脉较长,可直接在分叉处切断。胆总管可保留在右供肝或左供肝,肝总动脉/腹腔干保留在左供肝,门静脉主干可保留在左侧或右侧供肝;左肝管变异(2%~9%)时,为引流左供肝胆汁,需获取左半肝,可获取髂动静脉、脾动脉、肠系膜上动脉供延长血管蒂以利吻合。肝实质的分离平面可位于肝中裂或镰状韧带左侧并与之平行。肝左静脉保留在左供肝,MHV、RHV 连同 RIVC 保留在右供肝(图 11-11-1),肝左静脉汇入 IVC 的开口可直接缝闭,有时也可通过静脉袖片修补,以免腔静脉狭窄。由于肝右静脉的变异极大,腔静脉始终保留于右半肝。必要时肝断面覆盖纤维蛋白胶、胶原网等,可防止断面出血。体外供肝劈离是 SLDPBLT 供肝准备时应用最广泛的方法,但供肝的分离准备通常耗时较长,尤其是两台受体手术不能同时进行时,冷缺血时间明显较长。因细胞因子释放增加及 MHC-Ⅱ类抗原表达的上调可加重供肝

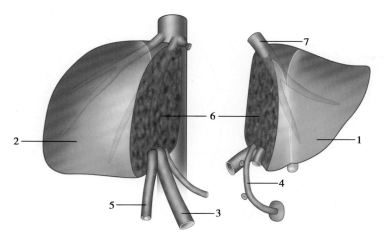

图 11-11-1　体外供肝分离

1. 左半供肝；2. 右半肝；3. 门静脉；4. 肝动脉；5. 胆总管；6. 肝断面；7. 肝左静脉。

缺血再灌注损伤，致 SLDPBLT 后早期肝移植物功能不良（PEGF）或原发性无功能（PNF）的发生率较高。因此，体外 SLD 多用于受体状况较好的择期病例。

2. 在体原位供肝劈离技术　要求供体必须是"脑死亡"捐献供体，在体供肝劈离是在保证供体血流动力学稳定的情况下，一般在 1~1.5 小时内完成（图 11-11-2），左肝一般用于儿童，右肝用于成人。如果采用 RIVC 正中劈离，可用于两个成人受体。

在体原位供肝分离的供体要求：①血流动力学稳定；②年龄 <60 岁；③适量升压药；④供体住院日 <5 日；⑤肝功能不高于正常值 3 倍；⑥PT 在正常范围；⑦血钠在正常范围；⑧无脂肪肝；⑨ BMI 为 $(25 \pm 2) kg/m^2$。

近年来，临床实践发现，与体外供肝劈离相比，在体原位供肝劈离具有一定的优势：①原位劈离供肝 SLDPBLT 后 PNF 和早期肝移植物功能不良的发生率较低，尤其是对于急诊和重病患者这种差异更为明显；②SLDPBLT 后腹腔内出血的并发症明显降低；③胆道并发症明显降低；④肝段淤血和坏死的发生率下降。

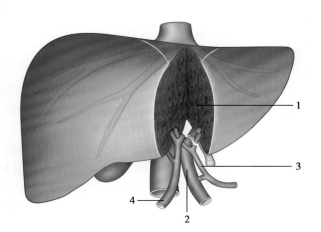

图 11-11-2　原位供肝分离

1. 肝断面；2. 门静脉；3. 肝动脉；4. 胆总管。

近年来倡导脑死亡器官捐献（DBD）的供肝采用在体进行劈离获取，优化了左、右半肝质量，特别是采用门静脉或肝动脉阻断（可明确劈离肝切线）与血管、胆管造影，采用 RIVC 劈离法实现了精准获取移植肝，并保证了劈离肝的质量，使供肝第一肝门管道归属和左、右半肝在吻合技术上均有了保证。作者推荐在体原位供肝劈离技术。

二、受体手术

（一）劈离右半肝植入

劈离的右半肝或右三叶通常用于成人。右半肝植入术通常用于成年受体，移植方法与 PBLT 基本相同，有无静脉转流均可。

第一肝门的血管重建在完成供肝静脉回流后进行，若门静脉主干或肝总动脉 / 腹腔干保留于右侧，则方法与全肝置入并无不同；若门静脉主干保留于左侧，则直接与受体门静脉吻合。受体门静脉不够长时，常需间置同种异体血管来保证血管吻合无张力，如动脉"架桥"，首选与供体口径相似的髂动脉、脾动脉等，也可应用自体大隐静脉。右半肝的右肝管重建多采用供体和受体肝胆管端端吻合，必要时行 T 管引流，并可采用大网膜袖套包裹胆管，极少数情况（如胆道变异）下也可采用肝管空肠 Roux-en-Y 吻合。

劈离右半肝植入步骤（图 11-11-3）：①先行受体MHV、RHV 成形；②受体成形的 MHV、RHV 与右半肝

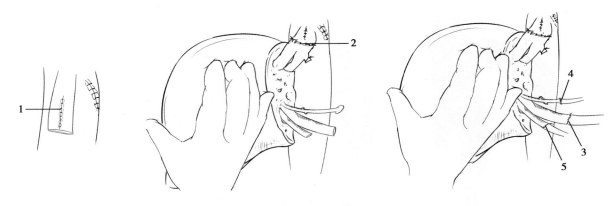

图 11-11-3 劈离右半肝植入线图

1. 成形的肝右、肝中静脉；2. 成形的肝右、肝中静脉与右半肝保留的肝上下腔静脉端端吻合；3. 门静脉右支与受体门静脉端端吻合；4. 右肝动脉与受体肝动脉端端吻合；5. 右肝管与受体胆总管端端吻合。

保留的 SIVC 端端吻合；如供肝为 IVC 正中劈离，可直接与受体 IVC 吻合，操作简易；③门静脉、右肝动脉、右肝管与受体同名管道端端吻合。

（二）劈离左半肝植入

劈离的左半肝一般用于儿童或低体重的成人（原则上供体和受体的体重匹配），劈离的左半肝一般保留了 LHV（图 11-11-1、图 11-11-2）或 LHV、MHV，第一肝门一般保留了左肝动脉连接至肝固有动脉段，左肝管和门静脉左支分别保留在左半肝。

劈离左半肝植入手术步骤：①劈离左半肝保留的 LHV（或 LHV、MHV）长度如不够，可置入人造血管、供体动静脉或冻存的血管（图 11-11-4）；②受体保留 RIVC。可用保留的肝静脉（LHV、MHV、RHV 均可）成型，直径与左肝静脉（或左中肝静脉）直径匹配，亦可在受体下腔静脉纵轴行与供肝静脉直径匹配的切口，然后与供肝肝静脉吻合（直径 <3cm 为宜）（图 11-11-5）。

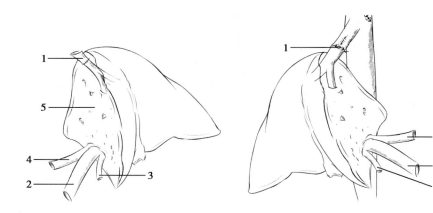

图 11-11-4 劈离左半肝

1. 左肝静脉延长血管，2. 门静脉左支；3. 肝动脉左支；4. 左肝管；5. 肝断面。

三、技术点评

1. SLT 是将一个成人供肝劈离成两部分，这两部分肝脏可以根据两位受体体型的差异来分配，但无论如何劈离，两个劈离后的移植物都应具有独立的功能体系。

2. SLT 的两个移植物一般一个左外叶或左半肝给儿童使用，近年来两位体型差异较大的成人共用一个劈离肝的已成为常规。

3. 这种术式最大限度地利用了供肝，增加了供肝数目，缓解了供肝紧缺的问题，拓展了供肝来源。特别是选供肝 RIVC 正中劈离技术（采用在体劈离）应进一步推广。

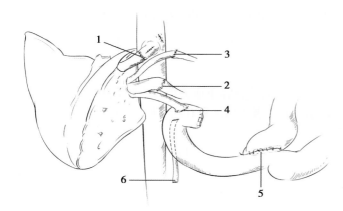

图 11-11-5 劈离左半肝植入术

1. 成形的受体肝右静脉、肝中静脉与供肝肝左静脉吻合；2. 肝左动脉与受体肝动脉吻合；3. 门静脉左支与受体门静脉端端吻合；4. 左肝管与空肠端侧吻合；5. 空肠与空肠端侧吻合，6. 肝管空肠支架引流管。

4. SLT 可以很好地利用右半肝叶或 3 个肝段进行移植，左半肝或左侧肝段同时可以移植给儿童受体。1988 年，Pichlmayr 就进行了 SLT 的尝试，其描述了两部分移植物动脉、胆道及引流静脉的保留方法。1990 年，Broelsch 等对 SLT 进行了首次大样本报道，尽管这些结果并不是很令人满意，但他们使得这种术式被广泛关注和接受。

5. 早期 SLT 存在较高的肝脏 PNF 及胆道并发症发生率，使早期 SLT 术后生存率较低。SLT 逐渐成为增加供肝数量、减少等待受体死亡率的有效术式。近年来，美国加州大学洛杉矶分校和旧金山分校在 SLT 的改革和推动中积累了丰富的经验。中国在体与离体 SLT 近年来得到了快速发展，成为拓展供肝的一个有效途径。

四、经典病例

病例1：患儿，8 岁。因代谢性肝病行离体劈离式右半肝 PBLT（图 11-11-6）。供体肝动脉与受体肝动脉端端吻合，供肝门静脉右支与受体门静脉端端吻合，受体 IVC 与供体 IVC 侧侧吻合。术后肝脏功能恢复顺利，未发生外科并发症。

病例2：患儿，6 月龄。因先天性胆道闭锁行劈离式左半肝 PBLT（图 11-11-7）。供体肝动脉与受体肝

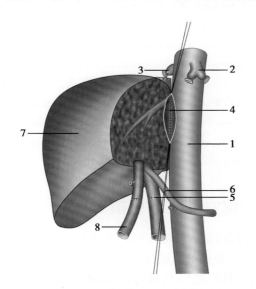

图 11-11-6 劈离式右半肝背驮式肝移植

1. 受体肝后下腔静脉；2. 受体肝左静脉、肝中静脉；3. 受体肝右静脉；4. 供体与受体下腔静脉侧侧吻合；5. 门静脉端端吻合（供肝门静左支离断）；6. 肝动脉端端吻合；7. 劈离右半肝；8. 胆总管端端吻合。

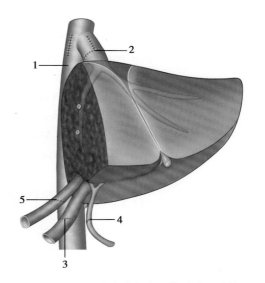

图 11-11-7 劈离式左半肝背驮式肝移植

1. 受体下腔静脉；2. 供体肝静脉与受体成形肝静脉端端吻合；3. 门静脉端端吻合口；4. 肝动脉端端吻合口；5. 胆总管端端吻合口。

动脉端端吻合,供肝门静脉左支与受体门静脉端端吻合,受体 IVC 与供体成形的 LHV、MHV 端端吻合。术后肝脏功能恢复顺利,未发生外科并发症。

五、劈离式肝移植的应用

SLT 的临床应用应依据患者的具体情况而定。婴幼儿患者或低体重成人患者腹腔容积小时,容纳移植物困难,使 SLT 成为常规。因为保留尽可能多的肝组织对患者术后恢复有利。如不考虑供体来源困难因素,手术仍以全肝移植为佳。

(叶启发　叶少军　周　威)

推荐阅读资料

[1] 陈新国,李威,吴风东,等. 劈离式肝移植的临床应用. 中华肝脏外科手术学电子杂志,2014,3(3):144-147.

[2] 丁震宇,蒋彤,余汇洋. 背驮式肝移植研究进展. 中国解剖与临床,2001,6(1):56-57.

[3] 郑树森. 肝移植. 2 版. 北京:人民卫生出版社,2012.

[4] EMOND J C,HEFFRON T G,WHITINGTON P F,et al. Reconstruction of the hepatic vein in reduced size hepatic transplantation. Surg Gynecol Obstet,1993,176(1):11-17.

[5] ERDEM K,CUNEYT K,SEZAI Y,et al. Salvage with a secondary infrahepatic cavocavostomy of the occluded modified piggyback anastomosis during split liver transplantation:a case report. Case Rep Transplant,2014,2014:740802.

[6] HEFFRON T G,PILLEN T,SMALLWOOD G,et al. Incidence,impact,and treatment of portal and hepatic venous complications following pediatric liver transplantation:a single center 12 year experience. Pediatr Transplant,2010,14(6):722-729.

[7] KILIC M,AYDINLI B,AYDIN U,et al. A new surgical technique for hepatic vein reconstruction in pediatric live donor liver transplantation. Pediatr Transplant,2008,12(6):677-681.

[8] KO G Y,SUNG K B,YOON H K,et al. Endovascular treatment of hepatic venous outflow obstruction after living-donor liver transplantation. J Vasc Interv Radiol,2002,13(6):591-599.

[9] KUBE T,SHIBATA T,ITOH K,et al. Outcome of percutaneous transhepatic venoplasty for hepatic venous outflow obstruction after living donor liver transplantation. Radiology,2006,239(1):285-290.

[10] MAZARIEGOS G V,GARRIDO V,JASKOWSKI-PHILLIPS S,et al. Management of hepatic venous obstruction after split-liver transplantation. Pediatr Transplant,2000,4(4):322-327.

[11] RAMIREZ C B,FRANK A M,MALEY W R,et al. An alternative surgical technique for caval preservation in liver transplantation. J Gastrointest Surg,2010,14(6):1040-1044.

第十二节　腔门静脉半转位背驮式肝移植

一般是将供肝门静脉与受体 IVC 行端侧吻合或端端吻合(见本章第九节)。受体 IVC 与供肝门静脉半转位是指将受体 IVC 或肾静脉与供体门静脉吻合,从而以腔静脉血流部分替代门静脉灌注植入肝脏的血管外科技术。因保留了受体 IVC,供肝植入后如背驮在 IVC 之上,故称为腔门静脉半转位(cavoportal hemitransposition,CPHT)-PBLT。在肝移植术中有时会遇到门静脉无法重建的情况,如门静脉血栓形成、门静脉海绵样变等。这些情况曾被视为肝移植手术的绝对禁忌证。虽然采用各类血管搭桥术可以在一定程度上解决这类患者门静脉的吻合问题,然而,血管搭桥术需要扩张门静脉属支或肠系膜上静脉以保证吻合后门静脉有充足的血流。对于门静脉主干海绵样变及门静脉广泛血栓者,门静脉和肠系膜上静脉无扩张或门静脉内无血流(门静脉纤维化),血管搭桥无法进行。对于此类患者,CPHT-PBLT 可能成为唯一的治疗选择。

一、腔静脉代门静脉供血可行性依据

(一)理论依据

凡受体门静脉不能或不宜吻合者,其血管的质量往往较差,强行吻合将造成门静脉血栓形成或门静脉狭窄,造成移植肝门静脉灌注量欠佳,导致移植肝急性或慢性缺血缺氧,最终不利于移植物和患者的存活。以往对此术式持反对意见的学者认为,门静脉、腔静脉血液成分存在差异,如以腔静脉血液代替门静脉灌注供肝,一是门静脉内肠道吸收的营养因子无法到达肝脏进一步转化为人体所需的物质;二是肠道产生的毒素如游离氨等无法进入肝脏清除,患者术后发生肝性脑病的概率仍高。但仔细分析术前存在门静脉广泛血栓或海绵样变的患者可见,此类患者在术前往往已经存在较长时间的门静脉高压,导致代偿性的门静脉-体静脉广泛分流,此时门静脉、腔静脉血液成分差异已不明显,且患者对此已有一定程度耐受。由于患者此时肝功能往往已极差,内科治疗手段已无法满足需要,若按常规方式进行肝移植手术,术后一旦发生门静脉狭窄或血栓,则仍将导致门静脉高压,此时大部分门静脉血液仍然将绕过肝脏进入体循环,而移植肝也将因灌注不足迅速发生肝功能代偿不足而造成更严重的后果。

CPHT 技术由于吻合了受体的 IVC 和供肝的门静脉,其对门静脉高压的治疗意义至少不低于经颈静脉肝内门腔内支架分流术(transjugular intrahepatic portosystemic stent-shunt,TIPSS),而且该技术解决了肝脏的灌注问题,在门静脉和腔静脉吻合口足够大的情况下,可以保证腔静脉大部分的回流血液通过肝脏,因而可以推测,此时肝脏并不会缺乏肠道吸收的营养因子,且解毒功能亦能充分发挥。

(二)实践依据

在肝移植时代之前,Child 于 1953 年报道了腔门静脉转位术的动物实验,用以研究体静脉血流对肝脏的作用,结果发现术后动物的肝功能及肝组织学均无异常变化。Silen 及 Starzl 对犬做了同样的研究,证明高流量的体静脉血流有部分代偿门静脉血流的作用。Starzl 于 1965 年首次将 CPHT 肝移植应用于临床治疗糖原累积病取得成功。Paskonis 回顾了 1998—2005 年间所有报道采用 CPHT 技术的文献,发现在 2~48 个月的随访期内有 74% 的患者存活(表 11-12-1),表明 CPHT 肝移植技术对于门静脉广泛血栓和门静脉海绵样变患者是有益的方法,但长期存活有待扩大样本量进一步研究。

表 11-12-1 接受腔门静脉半转位(CPHT)肝移植患者生存情况

作者	病例数	死亡例数	生存例数/随访时间
Tzakis 等	15	5	10/6~11 个月
Olausson 等	6	1	5/3~13 个月
Santaniello 等	1	—	1/9 个月
Weeks 等	1	—	1/20 个月
Azoulay 等	8	3	5/2~37 个月
Shrotri 等	1	—	1/12 个月
Gerunda 等	2	1	1/12 个月
Urbani 等	6	1	5/3~23 个月
Varma 等	1	—	1/12 个月
Kato 等	3	1	2/2~48 个月
Bakthavatsalam 等	1	—	1/12 个月
Kumar 等	1	—	1/18 个月
Verran 等	1	—	1/6 个月
Sheil 等	1	—	1/不详
Ceulemans 等	5	2	3/12~24 个月

二、腔门静脉半转位背驮式肝移植适应证和禁忌证

(一)适应证

1. 门静脉血栓形成 在肝硬化患者中并不少见,文献报道其发病率为 0.6%~64%。而叶启发对脾切除后的研究发现,脾切除 5 年后门静脉血栓形成高达 50%。其发生原因可能与患者术前存在的门静脉高压状态有关。此外,患者既往曾接受门静脉分流术、断流术或栓塞硬化等治疗也是导致门静脉血栓形成的主要原因。Yerdel 等依据术中发现门静脉系统的栓塞程度将门静脉血栓形成分为四级(表 11-12-2)。

表 11-12-2 门静脉血栓形成的程度分级

分级	具体描述
Ⅰ级	门静脉部分栓塞,栓子直径不超过 50% 血管腔,伴或不伴向肠系膜上静脉的轻度延伸
Ⅱ级	栓子直径超过 50% 门静脉血管腔或门静脉完全栓塞,伴或不伴向肠系膜上静脉的轻度延伸
Ⅲ级	门静脉和近端肠系膜上静脉完全栓塞,肠系膜上静脉远端仍通畅
Ⅳ级	门静脉及肠系膜上静脉全段均已栓塞

目前多数学者认为对上述门静脉血栓形成分级中的Ⅰ级、Ⅱ级和部分Ⅲ级的病例可以行门静脉血栓内膜切除术或栓塞血管切除术,但当血栓跨越肠系膜上静脉和脾静脉交会处时,无论是取栓还是切除栓塞血管均十分困难。尽管在门静脉血栓形成Ⅲ级的部分病例可以使用一段间置血管(多为供体的髂静脉),将供肝门静脉与肠系膜上静脉远端连接,从而恢复门静脉正常血流,但对于门静脉血栓形成Ⅳ级的病例,CPHT 肝移植技术可能为一种损伤较小且操作较简单的处理方法。

2. 门静脉海绵样变 是指肝门部或肝内门静脉分支慢性部分性或完全性阻塞,导致门静脉血流受阻,引起门静脉压力增高,为减轻门静脉高压,在门静脉周围形成侧支循环或阻塞后的再通。这是机体为保证肝脏血流灌注量和恢复肝功能的一种代偿性改变。本病临床少见,是肝前性门静脉高压的原因之一,约占门静脉高压症的 3.5%。目前病因不完全清楚。本病可分为原发性和继发性两类。儿童门静脉海绵样变多为原发性,主要是肝门部及其分支部门静脉管腔的缺失、先天发育异常、狭窄或闭锁所致。终末期肝硬化患者多为继发性门静脉海绵样变。

本病的主要病理改变为门静脉内不规则排列的增生的小静脉即门静脉海绵窦样变,门静脉主干完全或部分血栓或癌栓形成引起门静脉闭塞后,导致肝外型门静脉高压症,肝门区或门体间形成大量侧支循环血管丛。门静脉海绵样变的侧支血管来源于与淋巴管、胆管、血管伴行的小静脉和新生小血管。门静脉海绵样变形成后,由于受体门静脉主干已由广泛开放的侧支血管代替,故给重建门静脉血供带来了一定的困难。此时如分离肠系膜上静脉远端失败,则可考虑改行 CPHT。

(二)禁忌证

CPHT 技术的实施需要受体 IVC 与供体门静脉吻合,因此当受体存在 IVC 疾病如肿瘤侵犯、BCS 时,不宜行该技术。

三、腔门静脉半转位背驮式肝移植手术方式

CPHT 肝移植是将供肝门静脉与受体 IVC 吻合,供肝门静脉血流来自受体 IVC,受体 IVC 血流向供肝转位,而用于肝移植时只需将供肝门静脉与受体 IVC 吻合。其方法有:①供肝门静脉与受体 IVC 端侧吻合(图 11-12-1、图 11-12-2);②供肝门静脉与受体 IVC 侧侧吻合(图 11-12-3);③供肝门静与受体 IVC 端端吻合(图 11-12-4);④供肝门静脉与受体脾静脉架桥术(图 11-12-5);⑤供肝门静脉与左肾静脉端侧吻合(图 11-12-6)。依据目前有关 CPHT 肝移植的文献报道,其手术方式主要为将供肝门静脉和受体 IVC 端端吻合或端侧吻合。此外,还可将供体门静脉与受体的左肾静脉端侧吻合,由于也实现了门腔静脉之间的血液流通,故也可认为是腔门静脉半转位肝移植的术式之一。

拟施行 CPHT-PBLT 之前,术者应首先确定患者的门静脉与体静脉之间已经建立了充分的侧支循环,如腹膜后交通支或脾肾静脉分流等。如果没有这样的侧支循环存在,则术后患者的门静脉高压症状不能

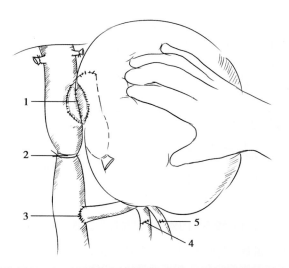

图 11-12-1　门静脉半转位，供受体下腔静脉侧侧吻合

1. 受体与供肝下腔静脉侧侧吻合；2. 受体下腔静脉缩
狭；3. 供肝门静脉与受体下腔静脉端侧吻合；4. 肝动脉
端端吻合；5. 胆总管端端吻合。

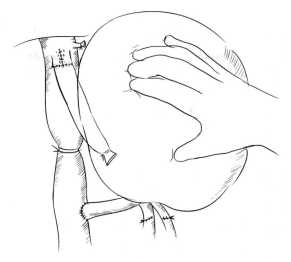

图 11-12-2　门静脉半转位受体肝右静脉、肝中静脉成
形，供肝下腔静脉与受体成形肝静脉端端吻合（侧面图）

1. 受体肝静脉成形，供肝肝上腔静脉与其端端吻合；
2. 受体下腔静脉缩窄；3. 供肝门静脉与受体下腔静脉
端侧吻合；4. 肝动脉端端吻合；5. 胆总管端端吻合。

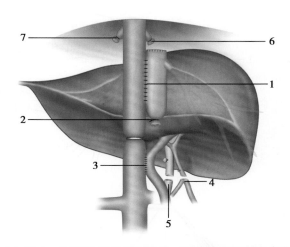

图 11-12-3　门静脉半转位门静脉 - 下腔静脉侧侧吻合背驮
式肝移植

1. 供体肝后下腔静脉与受体肝后下腔静脉侧侧吻合；2. 供肝
下下腔静脉结扎或缝扎；3. 供体门静脉与受体下腔静脉侧侧吻
合；4. 供体、受体肝动脉端端吻合；5. 供体、受体胆总管端端吻合；
6. 受体肝右静脉结扎或缝扎；7. 受体肝左静脉结扎或缝扎。

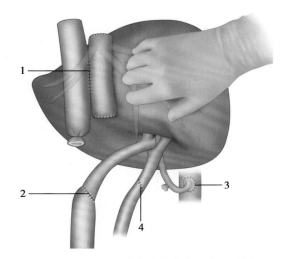

图 11-12-4　门腔静脉转位背驮式肝移植

1. 供肝肝后下腔静脉与受体下腔静脉侧侧吻合；
2. 门静脉与下腔静脉端侧吻合；3. 肝动脉与腹主
动脉端侧吻合；4. 胆总管端端吻合。

得到缓解，仍然有可能会发生致命性的上消化道大出血和内脏淤血。故必要时可在 CPHT 前预先行脾肾
静脉分流术以建立人工侧支循环通道。修整供肝时应注意尽量保存供体门静脉，如估计门静脉长度不足，
可取供体的髂血管作为间置血管或人造血管以延长。

　　按照 PBLT 技术要求切除病肝，保留受体 RIVC 的完整性，在右肾静脉的上方，游离出一段长 5~7cm
的 IVC。将供肝置入患者腹腔，确定门静脉与腔静脉吻合的位置。如拟行供肝门静脉和受体 IVC 端端吻
合，首先试行钳夹阻断受体 IVC，如无血流动力学明显变化，则可继续切断 IVC，近心端双重结扎或缝闭，

将远心端与供肝门静脉以 5-0 线行端端吻合(图 11-12-7)。如钳夹阻断受体 IVC 时出现明显血压波动,建议首先行髂静脉 - 腋静脉转流。端端吻合适用于体表面积较小的受体(如儿童)接受来自体表面积较大供体的肝脏时,可避免门静脉吻合口相对狭窄。如 IVC 管径与门静脉相差较大,可将门静脉末端修剪成斜面以扩大吻合口,如仍不能满意吻合,考虑改行供肝门静脉与受体 IVC 端侧吻合。吻合完毕后常规测量门静脉压力,如门静脉压力过高,一般行供肝门静脉与受体 IVC 端侧吻合,将受体 IVC 适当缩窄调整门静脉灌注压。

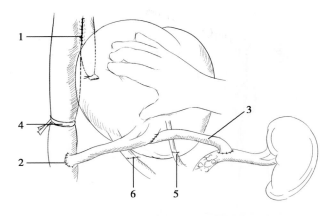

图 11-12-5　门静脉半转位腔门静脉架桥

1. 受体下腔静脉与供体下腔静脉侧侧吻合;2. 供肝门静脉与受体下腔静脉端侧吻合;3. 供肝门静脉与受体脾静脉架桥血管;4. 受体下腔静脉缩窄;5. 肝动脉端端吻合;6. 胆总管端端吻合。

如拟行供肝门静脉与受体 IVC 端侧吻合,则在左肾静脉水平试行钳夹 IVC 前内侧壁,部分阻断 IVC 回流,监测血流动力学变化程度,必要时预先行静脉 - 静脉转流。在血管钳上方剪开 IVC 前壁,依照供体门静脉直径修剪成梭形,然后将 IVC 与供肝门静脉采用 5-0 线行端侧吻合。吻合完毕后需要测量门静脉压力,因 IVC 压力低于门静脉,如门静脉压力低于 12cmH_2O,则影响肝脏灌注,需进一步对 RIVC 进行缩窄。可根据具体情况采用 4~6 号线在吻合口上方对 IVC 进行缩窄,直至门静脉压力达到正常范围。

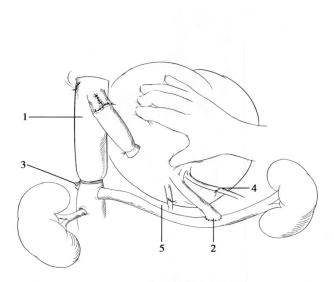

图 11-12-6　门静脉与左肾静脉吻合半转位肝移植

1. 受体肝左静脉、肝中静脉成形与供肝下腔静脉端端吻合;2. 供肝门静脉与受体左肾静脉端侧吻合;3. 受体下腔静脉缩窄;4. 肝动脉端端吻合;5. 胆总管端端吻合。

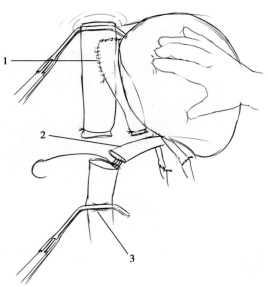

图 11-12-7　门腔静脉半转位背驮式肝移植

1. 受体下腔静脉与供体下腔静脉侧侧吻合;2. 受体下腔静脉与供肝门静脉端端吻合;3. 受体下腔静脉。

门静脉与腔静脉侧侧吻合适用于门静脉海绵样变或门静脉及属支广泛性血栓或癌栓。此术式可作为术中紧急预案,但仍应尽量综合术前检查,及早发现门静脉异常,做好术前规划。

四、腔门静脉半转位背驮式肝移植主要并发症和预后

与 CPHT-PBLT 有关的主要并发症可分为两大类:一类与 IVC 回流不畅有关,如下肢淤血肿胀、肾功

能不全等;另一类与原有的门静脉高压有关。依据 Paskonis 等的统计数据,CPHT 肝移植的主要并发症按其发生率由高到低依次为腹水(41.5%)、肾功能不全(34%)、下肢肿胀(32%)、上消化道出血(24.5%)、门静脉再次栓塞(11.3%)、肝动脉栓塞(11.3%)、深静脉血栓(9.4%),但上述并发症均不是直接导致患者死亡的原因。绝大部分腹水、肾功能不全和下肢肿胀在利尿、限制液体等对症治疗后均得到缓解,可能与 IVC 压力一过性升高有关。值得注意的是,此术式术后上消化道出血的概率仍然偏高,与术后受体门静脉高压状态未完全缓解有关。为此,有必要在术前行内镜下进行食管曲张静脉硬化治疗或套扎治疗,术中可同时行贲门周围曲张静脉离断术或冠状静脉栓塞,减少术后上消化道出血的可能。

据 Paskonis 等报道,采用 CPHT-PBLT 治疗的门静脉血栓形成Ⅳ级受体,2~48 个月的随访期内有74%(39/53)患者存活,稍低于肝移植术后 1 年平均存活率。但考虑到接受 CPHT 的患者术前肝功能大多为 Child C 级,且多有既往腹部手术史,术中粘连、出血严重,给肝移植术的操作带来极大困难,故该术式的预后仍较满意。受体的主要死亡原因为感染及其诱发的多器官功能衰竭、排斥反应等。此外,应注意CPHT-PBLT 的适应证范围较窄,施行条件要求严格,故目前我国临床开展 CPHT 的病例较少,截至 2021年叶啟发共施行 CPHT-PBLT 12 例,1 年、3 年、5 年存活率分别为 67%、59%、42%,仍需进一步总结手术技巧及围手术期管理,加强术后随访。

(叶啟发　牛　英　张朋朋)

｜｜｜｜｜｜｜｜｜ 推荐阅读资料

[1] PASKONIS M,JURGAITIS J,MEHRABI A,et al. Surgical strategies for liver transplantation in the case of portal vein thrombosis—current role of cavoportal hemitransposition and renoportal anastomosis. Clin Transplant,2006,20(5):551-562.

[2] STARZL T E,MARCHIORO T L,SEXTON A W,et al. The effect of portacaval transposition on carbohydrate metabolism:experimental and clinical observations. Surgery,1965,57:687-697.

[3] YERDEL M A,GUNSON B,MIRZA D,et al. Portal vein thrombosis in adults undergoing liver transplantation:Risk factors,screening,management,and outcome. Transplantation,2000,69(9):1873-1881.

第十三节　减体积背驮式肝移植

一、概述

同种异体肝移植是治疗急性肝衰竭和终末期肝病最有效的方法。当受体上腹难以容纳太大的供肝时(如成人供肝移植给儿童),应考虑减体积肝移植(RSLT)。减体积技术的基础是 Couinand 的肝段解剖,总的原则是根据受体的年龄、体重和实际需要及供肝的大小和解剖特点决定采用大体积供肝或部分供肝,受体所需供肝重量应该占其体重的 1.0%,如体重 30kg 的儿童仅需 300g 肝脏,一般为肝左外侧叶,而体重 60kg 的成人需 600g 肝脏,一般为左半肝或右半肝。

另外,切除后的肝脏可以再生。在减体积修整过程中,用于移植的供肝不仅要保证体积适当,而且所有血管和胆管系统在修整时要注意保留肝门和 IVC 等重要结构,并尽可能地保留它们的长度和足够大的直径,以便于血管重建手术操作。肝左叶或肝右叶移植还可用于成人受体,但对儿童患者最常采用的RSLT 是左外侧叶肝(第Ⅱ肝段 + 第Ⅲ肝段)结合保留受体 IVC 的"背驮式"技术,在体积相配差距较大的病例,也可采用单一肝段移植,修整操作最好在受体手术间的近旁进行,以便不断比较供肝和受体肝床大小,根据需要可以选用左外侧叶(第Ⅱ肝段 + 第Ⅲ肝段),左半肝(第Ⅱ肝段 + 第Ⅲ肝段 + 第Ⅳ肝段)或肝右叶(第Ⅴ肝段 + 第Ⅵ肝段 + 第Ⅶ肝段 + 第Ⅷ肝段)。下面以较常用的左半肝移植为例介绍减体积背驮式肝移植的手术步骤,熟悉肝脏局部解剖和左半肝移植手术步骤,其他部分的 RLST 可以同样实施。值得指出的是,减体积 PBLT 已被劈离式肝移植所取代。

二、适应证

适用于一般儿童或体重在 40~60kg 以下成年患者,常见适应证如下。

1. **胆汁淤积性肝病**　先天性胆道闭锁、肝内胆管发育不良、硬化性胆管炎、家族性胆汁淤积症等。

2. **先天代谢性疾病**　α1-抗胰蛋白酶缺乏症、Crigler-Najjar 综合征、高酪氨酸血症、肝豆状核变性(Wilson 病)、血友病 A 或 B、蛋白 C 缺乏症、卟啉病、糖原贮积症、脂肪代谢异常、尿素循环异常、家族性淀粉样变等。

3. **急性暴发性肝衰竭(FLF)**　该病包括甲型肝炎、乙型肝炎、丙型肝炎、食物中毒、药物(乙酰氨基酚、异烟肼)、代谢异常(Wilson 病、高酪氨酸血症)等所致的肝衰竭。

4. **慢性活动性肝炎肝功能失代偿合并肝硬化**　自身免疫性疾病、特发性新生儿肝炎、慢性乙型肝炎或丙型肝炎、隐源性肝硬化等。

5. **肿瘤**　肝母细胞瘤、肝肉瘤、肝细胞癌等。

6. **其他**　BCS、肝囊性纤维化、Caroli 病、肝外伤等。

三、注意事项

1. 严格规范受体术前评估,决定供体、受体血型匹配和供肝匹配情况。

2. 遵循减体积移植物可以接受的受体体重范围原则,采取"一肝二受"的原则,保证受体的安全。

3. SLT 或 RSLT 中的肝叶、肝段(左外侧叶第Ⅱ肝段、第Ⅲ肝段,左叶第Ⅱ肝段、第Ⅲ肝段、第Ⅳ肝段)一般提供给儿童,右半肝、左三叶、右三叶分别提供给适宜体重的成人受体,合理使用供肝。

4. 供肝的体外劈离或减体积必须在 0~4℃ 低温 UW 液内进行,以保证其活力,保证移植物出入肝的管道完整不受损。

5. 受体肝切除采取"无血切肝",保证术中血流动力学及机体内环境稳定。

6. 建立的肝静脉回流直径必须匹配,保证流出道不狭窄、不扭曲。

7. 第一肝门门静脉、肝动脉、胆管吻合重建倡导在显微技术下准确、精细缝合,防止吻合口狭窄及出血。

8. 移植肝完毕后,务必将其妥善固定,防止移植物位置移位致静脉回流道扭曲、压迫。

四、减体积供肝的获取和修整术

用常规方法获取成人供肝,SIVC 和 IHVC 要留有较长的血管蒂,一般均在脾静脉与肠系膜上静脉汇合处保留门静脉,将肝动脉连同腹腔干及腹主动脉壁一同保留,结扎胃十二指肠动脉、脾动脉及胃左动脉,切除胆囊,结扎胆囊动脉,仔细辨认胆总管并在胆囊管汇入部将其离断。解剖出左、右肝管,自胆囊管汇入胆总管处置造影管,造影后决定胆总管保留在左肝或右肝,并予以离断;需注意将左肝管与肝左动脉及肝总管动脉分离,保留足够长的左肝管。随后确认门静脉右干并予以离断,并以缝线标记,将所有肝门结构轻柔地牵向左半肝,沿解剖线在左右两叶间标出劈开线,劈离线从肝后面左、右肝管汇合处起始,经胆囊窝中点,MHV 间隙置牵引带沿 IVC 前 LHV、RHV 间隙,将牵引带于 IHVC 前引出(图 11-13-1)。

可采用锐性和钝性切取相结合的方法,并使用蚊式钳钳夹技术在切开肝实质时确认血管和胆管结构。沿肝表面开始切开,并深入到胆囊窝。整个过程中供肝必须避免复温,切除和修整的过程供肝均浸泡在保存液中。可采用 UW 液或 HTK 液灌注供肝,进行顺次解剖。分割到达腔静脉前表面的 LHV、RHV 分叉处,即翻转供肝暴露其背侧。最终,腔静脉背侧及其右侧也均从整个肝组织上游离出来,仅留有肝左叶、尾状叶与 IVC 相连。

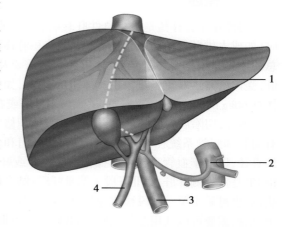

图 11-13-1　减体积供肝的肝切取线

1. 肝劈开线牵引径路;2. 腹腔干;3. 门静脉;4. 胆总管。

如使用肝左外侧叶,则所有肝的管道系统即门静脉、肝动脉和胆总管留在左外侧叶;如使用右半肝,门静脉、肝动脉和胆总管则留在右半肝侧。

虽然成人供肝的肝实质体积减小了,但供肝的 IVC 与小儿受体的 IVC 直径和长度相差甚大,根据受体肝床的大小及膈下的 IVC 与肾上腺静脉间的距离,应精准测量供肝与受体肝后腔静脉直径、长度,以便重建供肝后腔静脉。

五、病肝切除

详见本章第二节。

其中值得一提的是必须扩大肝静脉吻合口:切除病变肝脏后,供肝较大而受体肝较小,受体肝静脉干太细小难以与供肝 IVC 作吻合时,游离肝静脉后自根部阻断 IVC 与肝静脉,然后将受体肝静脉剖开,沿肝静脉干根部纵轴向下扩大 IVC 切口,肝静脉汇合处部分可剖开成形,使供体和受体吻合口匹配、保障肝静脉回流。

六、供肝植入

减体积供肝植入前,应再次检查供肝修整是否符合技术要求。将供肝 SIVC 口径与受体肝静脉口径修剪匹配,供肝置自然位后,将吻合口拉近靠拢,以 4-0 prolene 线行供肝 SIVC 与受体肝静脉行端端吻合,也可行供体和受体 IVC 侧侧吻合。吻合注意事项同本章第四节。

七、并发症

1. **血管并发症** 由于供体和受体的血管直径不一致,加上受体的血管常存在病变,故血管并发症并不少见。RSLT 的动脉血栓发生率比经典全肝移植低。这种差异在年龄较小的儿童中尤为明显,可能与部分患者供肝的动脉吻合至受体的腹主动脉有关。大部分作者均报道 RSLT 有较高的门静脉血栓发病率,这可能与很多胆道闭锁患儿伴有门静脉发育不全、使用静脉移植物架桥或门静脉受自身肝压迫等因素有密切关系。选择合理的血管吻合方式和良好的吻合技术是防止血管并发症的关键。另外,供肝流出道梗阻在 RSLT 中亦可发生,常表现为类似 BCS 的症状,或表现为术中再灌注后血流动力学不稳定(通过调整供肝位置常可改善)、肝大、肝断面出血不止等。另外,吻合口瘢痕性狭窄及慢性排斥反应是晚期慢性流出道梗阻的原因。

2. **胆道并发症** RSLT 术后胆道并发症较全肝移植高,国外报道胆道并发症发生率为 7%~20%,我国开展移植较晚的单位发生率仍达 10%~30%。通常为胆漏、胆道吻合口狭窄、胆泥梗阻。临床表现为黄疸、肝功能异常,如有 T 管可见胆泥被引出。一般采用 PTC、ERCP 或经 T 管造影可确诊。症状较轻、引流较少的胆漏可经引流管冲洗、充分引流、利胆、抗感染而自愈;吻合口狭窄可放置胆道支架或重新吻合胆管。采用大网膜袖套法包裹胆道吻合口,可有效地防止胆漏。如因炎症或排斥性胆泥梗阻,需加强抗感染、调整免疫抑制方案和利胆等综合治疗处理。

3. **其他** 如肝断面出血、受体肝切除时大量失血等,此类并发症随着操作技术的提高及术中止血措施的改善,一般均可防止。另外,虽然 RSLT 移植物切除了部分肝叶或肝段,但 PNF 与再次肝移植的发生率较经典式全肝移植并无增加。

八、临床效果

由于缺乏体积匹配的供肝,儿童在等待肝移植期的死亡率可高达 20%~25%,而在小于 1 岁的婴儿中这一比例可能会更高。在成功采用了成人减体积供肝移植给患儿后,绝大多数肝移植中心已将术前等待供肝的时间和移植前的死亡率降到了很低的程度。我国近 10 年来公民捐献肝移植迅速发展,统计表明,减体积 PBLT 与全肝背驮式移植比较,两者移植物生存率及患者生存率均无显著差异。

(明英姿 庄权 叶启发)

▏▏▏▏▏▏▏▏▏ 推荐阅读资料

[1] 郭源,臧运金. 公民逝世后器官捐献供肝肝移植:我国儿童肝移植的新出路. 器官移植,2016,

  7(2):85-88.

 [2] 孙晓毅,王果,吴在德. 小儿肝移植临床应用进展. 中华小儿外科杂志,2002,23(2):163-165.

 [3] 易述红,张彤,傅斌生,等. 儿童器官捐献供肝行劈离式肝移植的肝动脉分割与重建. 中华器官移植杂志,2019,40(7):392-395.

 [4] 朱志军. 小肝综合征的防治策略与进展. 中国普外基础与临床杂志,2017,24(8):923-926.

 [5] UCHIYAMA H,HAYASHIDA M,TAKAHASHI Y,et al. Graft reduction using a powered stapler in pediatric living donor liver transplantation. Pediatr Transplant,2017,21(6). doi:10.1111/petr.12985.

第十四节　背驮式肝肾联合移植

一、概述

  对于肝肾功能同时衰竭的患者,肝肾联合移植是理想的治疗选择。1983 年奥地利 Innsbruck 大学施行了全球首例肝肾联合移植,获得成功,患者存活超过 9 年,从此肝肾联合移植作为治疗肝肾功能同时衰竭的一种有效手段,在全世界各大移植中心广泛开展起来。肝肾联合移植的优势在于不仅同时解决了肝肾功能衰竭,而且因肝脏为"免疫特惠器官",肝脏对同时移植的肾脏具有保护作用,肝肾联合移植时移植肾的存活率明显高于单独的肾移植,而且联合移植的肾脏很少发生急性排斥反应,即使发生了排斥反应,临床表现也易于控制。

  1. 适应证

  (1) 常染色体显性遗传性多囊肾、多囊肝:主要表现为多囊肾所致慢性肾功能不全及多囊肝囊肿不断增大而出现的腹部膨隆、腹痛、腹胀、腹水并感染、囊肿出血等,目前有多种方法治疗多囊肝,但均为姑息性治疗。肝肾联合移植可获得满意疗效。

  (2) 先天性代谢性疾病:如原发性高草酸盐尿症Ⅰ型、糖原累积综合征Ⅰ型、α- 半乳糖苷酶缺乏症合并肾功能衰竭。

  (3) 各种原因引起的肝肾不可逆功能衰竭(不包括肝肾综合征):

  1) 各种终末期肝病合并不可逆肾功能衰竭,如晚期乙型肝炎肝硬化合并慢性肾功能不全。

  2) 各种原因引起的慢性肾功能衰竭伴终末期肝脏疾病,如慢性肾功能衰竭在行长期血液透析治疗中感染乙型肝炎并发展至肝硬化。

  3) 肾移植术后因慢性排斥反应等因素导致移植肾失功能,同时因免疫抑制剂中毒、乙型肝炎复发等因素导致肝脏功能衰竭。

  4) 肝肾综合征。因肝肾综合征患者的肾功能障碍多为功能性的,随着肝脏功能的好转自身的肾功能有可能恢复正常,故肝肾综合征作为同步性肝肾联合移植的手术适应证目前尚有争议。大多数学者认为肝肾综合征的最佳治疗手段是肝移植,若肝移植术后肾功能恶化,可待患者情况稳定后再行非同步性肝肾联合移植。

  2. 禁忌证

  (1) 绝对禁忌证

  1) 肝外存在难以根治的恶性肿瘤。

  2) 存在难以控制的感染,如细菌、真菌、病毒感染。

  3) 难以戒除的酗酒或吸毒。

  4) 患有严重心、肺、脑等重要脏器器质性病变。

  5) 难以控制的心理疾病或精神病。

  6) HIV 感染。

  (2) 相对禁忌证

  1) 受体年龄大于 65 岁。

  2) 美国器官分配网(UNOS)状态 4 级。

3）慢性乙型肝炎、丙型肝炎活动期。

4）门静脉栓塞。

5）复杂的肝胆手术或上腹部复杂手术后。

6）既往有精神病史。

二、同步性背驮式肝肾联合移植

同步性背驮式肝肾联合移植是指在完成肝移植（背驮式方法）后继之完成肾移植（左、右髂窝）。

1. **供体器官切取**　采用包括肝、肾在内的多脏器原位重力快速灌注切取技术。碘附快速消毒胸腹部皮肤，铺巾。腹部"十"字形切口，上起剑突，下到耻骨联合，左右到腋后线。迅速探查肝脏，了解供肝和供肾是否适用，并向肝表面及周围放入无菌碎冰。腹主动脉的下段或右髂动脉向心脏方向插入带气囊的灌注管，气囊充气后灌注 UW 液，同时离断 IHVC，使灌注液流出。随后解剖肠系膜上静脉，向门静脉方向插入约3cm，开始灌注 UW 液。腹主动脉与肠系膜上静脉各灌注约 3 000ml。快速游离肝脏与周围的粘连及解剖第一肝门，紧贴十二指肠上方离断胆总管，离断肝圆韧带、镰状韧带、左三角韧带、冠状韧带、右三角韧带。剪开膈肌，在右心房水平下剪断 SIVC，剪断胸主动脉，注意不要离断食管。由膈上开始紧贴脊柱前方逐渐向下切取肝脏和腹内其他器官，置碎冰于 UW 液中冲浴腹腔降温。胆囊底部戳孔，冲洗胆道，将获取器官浸入 UW 液。

2. **供肝和供肾修整**　供肾的修整必须在保证供肝质量的前提下实施，一般先修整供肝，待供肝修整完毕经检查无损伤后再修整供肾。供肝、供肾的修整按常规进行。

3. **病肝的切除**　受体取腹部双侧肋缘"人"字形切口，并在正中向上延伸，即形成所谓的"奔驰"切口。解剖肝蒂，首先游离胆总管、肝动脉和门静脉，解剖至分叉以上。继之游离肝周韧带，采用左、右翻转法，结扎、切断第三肝门的肝短静脉。将肝脏自 RIVC 完全剥离。最后分离第二肝门，游离出 LHV、MHV、RHV，在完成第一、第二、第三肝门及肝周韧带分离后，自肝静脉的 IVC 汇合部上钳，将 RHV 近肝、远肝端缝扎后切断，在肝实质内切断 LHV、MHV，同时行第一肝门阻断，近肝切断第一肝门内各管道系统，切除病肝，迅速完成 LHV、MHV 的成形。

4. **供肝和供肾联合植入**　首先将供肝 SIVC 与受体成形的 RHV、MHV 行端端吻合，再行供肝肝门静脉与受体肝门静脉吻合。在完成上述吻合后开放肝门静脉，自供肝 IHVC 流出 200~300ml 血液后，缝扎或结扎供肝 IHVC。再开放 SIVC 流出道，恢复移植肝血流，并用温生理盐水冲洗肝表面。以连续缝合法行供肝动脉与受体肝动脉端端吻合，行胆总管端端缝合。最后检查手术野、吻合口及肝创面，无活动性出血后，将肝脏与腹壁韧带固定，并检查各血管无扭曲及压迫，肝脏色泽正常，于右肝后、右肝下、左膈下分别放置 1 根引流管（图 11-14-1、图 11-14-2）。

另取右下腹弧形切口，于右髂窝内分离髂内动脉及髂外静脉，将移植肾动脉与髂内动脉端端吻合，移植肾静脉与髂外静脉端侧吻合，输尿管内置入双 J 管后与膀胱顶部吻合。

5. **手术注意事项**

（1）采用多脏器联合切取灌注的方法可保证双肾、肝脏均得到良好灌注。

（2）供肝、供肾修整：供肝、供肾的修整可分组进行。

（3）移植中液体的管理：对于肝肾联合移植患者术前肾功能不全，肝移植过程中易出现受体液体负荷过多，电解质紊乱，血流动力学不稳定的情况，因此在实施肝肾联合移植术中由于静脉转流时附加一个血液超滤装置，达到术中人工肾替代的目的，以解决肾功能衰竭受体的术中支持问题。

（4）同步性背驮式肝肾联合移植的植入顺序：采用先肝后肾的植入顺序，即先移植肝脏，待肝脏血液灌注恢复后，一般应在血流动力学及内环境稳定后再行肾移植。

附：非同步性背驮式肝肾联合移植

非同步性肝肾联合移植是肝肾移植在不同的时间进行，或肝移植术后并发肾功能衰竭，肾移植可作为重要治疗措施。部分终末期肝病患者虽然常规肾功能检查可能正常，但已有肾功能潜在损害，再加上肝移植术中血流动力学的严重紊乱对肾脏的打击及肝移植术后免疫抑制剂的肾毒性等因素，使部分肝移植术后患者发生肾功能衰竭。

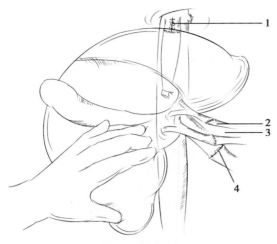

图 11-14-1　同步性背驮式肝移植

1. 受体肝右静脉、肝中静脉成型与供体肝上下腔静脉端端吻合；2. 肝动脉端端吻合；3. 胆总管端端吻合；4. 门静脉端端吻合。

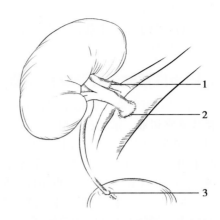

图 11-14-2　同步性肾移植

1. 肾静脉与髂静脉端侧吻合；2. 肾动脉与髂动脉端侧吻合；3. 输尿管与膀胱端侧吻合。

肝移植术后可发生急性或慢性肾功能衰竭，当发生急性肾功能衰竭时应及时进行血液透析。部分患者的肾功能可在 1~3 周恢复，如果超过 6 周肾功能仍未恢复，考虑长期血液透析对移植肝的损害，以及肾功能的进一步恶化致使无法承受长期抗排斥药物治疗，则宜行肾移植。术前准备、手术步骤同常规肾移植。

三、串簇式肝肾联合移植

串簇式肝肾联合移植也称背驮式肝肾串簇联合移植（cluster combined hepatorenal transplantation, CCHRT），与同步性肝肾联合移植的区别在于前者是作为一个整体器官簇而进行移植的，即肝与肾有共同的动、静脉开口，当吻合完毕开放血流时应先开放移植肝血流，待血流动力学和内环境稳定后再开放肾脏血流。

1. 供体器官切取及修整　串簇式肝肾联合移植的供体器官切取步骤基本同"同步性背驮式肝肾联合移植"，即多脏器原位重力灌注快速切取技术。切取的器官保存于 1~4℃ UW 液。供体修整时将肝脏与肾脏作为一整体器官簇进行，修剪供体腹主动脉壁，形成一个以供体肝动脉与肾动脉在腹主动脉的

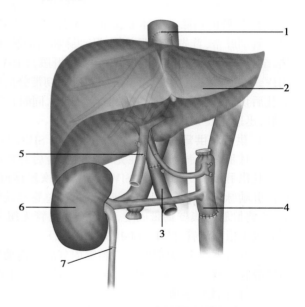

图 11-14-3　串簇式肝肾联合移植

1. 供肝肝静脉与下腔静脉吻合；2. 供肝；3. 门静脉；4. 供体腹主动脉与受体腹主动脉端侧吻合；5. 胆总管吻合；6. 供肾；7. 供体、受体输尿管端端吻合。

开口为中心的大袖片，以供吻合备用。供肝 RIVC 的长度应保留从第二肝门向下至右肾静脉开口以下 2~2.5cm。RIVC 的剖口应较单纯 APBLT 大，以确保两个器官的静脉回流通畅。

2. 受体病肝切除　此过程基本与"同步性背驮式肝肾联合移植"相类似。

3. 受体器官簇移植　将受体肝肾器官簇移入手术野，首先重建器官簇的静脉流出道，推荐应用受体 MHV、RHV 成型与供肝 SIVC 行端吻合，或供体、受体 IVC 后体、前正中切口的 APBLT 侧侧全口吻合法，纵行剖开受体 RIVC 前壁 5~7cm，通过修整使其与供体器官簇的 RIVC 后壁剖口形状相当，以 4-0 prolene 线连续外翻缝合，吻合注意事项同前。随即吻合重建供肝门静脉，最后进行腹主动脉吻合。在受体腹主动脉发出肝总动脉处以无损伤血管钳纵行部分阻断受体腹主动脉，弧形剪开部分腹主动脉壁，将修剪好的器官

簇动脉袖片与受体腹主动脉侧壁以 5-0 prolene 线间断外翻缝合。如血管吻合有张力或血管长度不够,亦可行血管架桥术将器官簇动脉与髂血管吻合。供肝胆道吻合可参考 CPBLT 或 APBLT 技术,移植肾输尿管若长度过短,无法与受体膀胱吻合时,可改行与受体肾盂或输尿管端端吻合(图 11-14-3、图 11-14-4)。

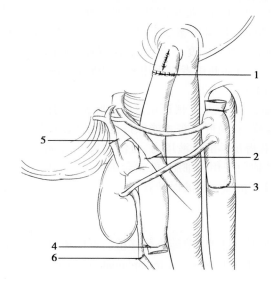

图 11-14-4　串簇背驮式肝肾联合移植(侧面观)

1. 成形的肝右静脉、肝中肝静脉与供肝下腔静脉端端吻合;2. 门静脉端端吻合;3. 供体和受体腹主动脉侧吻合;4. 供体下腔静脉下端结扎;5. 胆总管端端吻合;6. 供受体输尿管端端吻合。

(叶启发　宫念樵　刘　炼)

第十五节　辅助肝肾联合移植 / 背驮式肝移植与肠等串簇移植

一、辅助肝肾联合移植

辅助性肝移植(ALT)分为原位 ALT 和异位 ALT。原位 ALT 是切除受体病肝的一部分(多为左叶),将部分劈离的肝移植于切除肝的部位,主要用于暴发性肝衰竭(FLF)、小肝综合征或先天代谢性肝病。而在这部分患者中,可同时伴有肾功能衰竭,或肾功能衰竭的同时伴重度肝功能不良或肝功能失代偿。相关技术在本章第十四节已介绍。对于同时并发肝功能不良、肾功能衰竭患者,移植肾术后肝功能可发生不可逆损害,为防止肝功能进一步损害,在移植肾的同时,行同步性辅助肝移植,称辅助肝肾联合移植(auxiliary combined hepatorenal transplantation,ACHRT),见图 11-15-1。

经典病例:患者,男,56 岁。尿毒症行血液透析 5 年,伴急性黄疸性肝炎入院。因术前肝功能已处失代偿状况,为避免术后免疫抑制剂导致不可逆性肝损害,在行右髂窝肾移植之前,先于腹腔内右肝下植入劈离的右半肝。肝移植的方法:供体肝动脉与腹主动脉端侧吻合,供肝门静脉与受体门静脉端侧吻合,供肝腔静脉与受体腔静脉端侧吻合,胆总管空肠行 Roux-Y 吻合见图 11-5-2。肾移

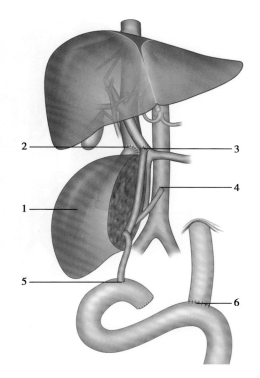

图 11-15-1　辅助肝联合移植(肝肾联合移植)

1. 右半肝;2. 供肝腔静脉与受体腔静脉端侧吻合;3. 供肝门静脉与受体门静脉桥式吻合;4. 供体肝动脉与腹主动脉桥式吻合;5. 胆总管空肠吻合;6. 空肠 - 空肠端侧吻合。

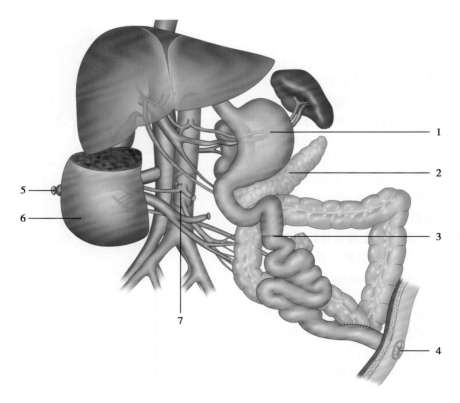 植方法为常规行肾静脉与髂外静脉端侧吻合，肾动脉与髂内动脉行端端吻合，输尿管与膀胱行端侧吻合。

患者术后随访：①术后 2 年动态超声检查未见移植肝萎缩，移植肝的出入道均保持通畅；②患者术后黄疸指数迅速下降，在 1 年的动态观察期间的肝肾功能均保持正常；③患者术后用拉米夫定治疗 4 月余，乙型肝炎病毒 DNA 载量下降；④患者术后因一度未曾使用免疫抑制剂，致使移植肾于 1 周内被排斥，但移植肝未被排斥。第二次肾移植后，在先用 TAC+MMF+Pred 方案 3 个月后改用 CsA+Immuran+Pred 方案进行免疫抑制治疗，未再发现排斥反应。同时 CsA 的血药浓度一直较低，保持在 150ng/ml 左右，这种剂量远低于单纯肾移植所需保持的有效治疗浓度窗。目前此患者仅服用 CsA（100/125mg）治疗，肝肾功能良好。截至 2021 年患者 ACHRT 后已随访 12 年 10 个月。

该病例的启示：①ALT 的移植物不一定会萎缩，其要点是在保证正常门静脉血供的前提下，动脉血供的流量及压力要较正常肝动脉水平略高。只有这样，移植肝肝窦才能保持良好的压力，并可能将该压力部分传导至门静脉供血系统，从而保证肝细胞能获得足够的体液压力、血供和氧供；②肝脏作为"免疫特惠器官"，由于其具有大量不成熟树突状细胞及其他免疫相关细胞，可能会诱导免疫低反应状态，对同时或随后移植的器官有保护作用，也充分显示了联合移植器官间的保护效应。

二、辅助肝小肠联合移植

短肠综合征患者往往伴随肝营养不良，潜在肝功能不良，单纯小肠移植后可因免疫抑制剂的使用加重肝损害，辅助肝小肠联合移植（auxiliary combined hepatointestinal transplantation，ACHIT）有利于宿主肝的保护并降低小肠移植排斥反应的效应。

经典病例：患者，男，48 岁。短肠综合征伴肝功能不良。行 ACHIT：切取的左半肝或右半肝保留肝右动脉至腹主动脉的连续性，切取的小肠保留肠系膜上动脉与腹主动脉的连续性及肠系膜上静脉与门静脉的连续性，将腹主动脉与受体腹主动脉或髂总动脉行端侧吻合，供肝 SIVC 与受体右肝 IHVC 端侧吻合，见图 11-15-2。

图 11-15-2　辅助肝小肠联合移植

1. 受体胃；2. 受体胰腺；3. 供体和受体小肠吻合；4. 供体小肠远端造瘘口；5. 供肝肝上下腔静脉；6. 供体右半肝；7. 腹主动脉与受体腹主动脉或髂总动脉行桥式吻合。

该病例的启示:由于患者既往有腹部创伤史,术中分离右侧腹腔与右肝后应仔细止血,为右半肝植入留有足够空间,术毕注意吻合口勿受压,并将肠管排列整齐,右半结肠需要妥善固定,右半肝尽可能以韧带固定,防止 IVC 吻合口扭曲受压。造瘘的空肠一般在 3~4 周无明显感染的情况下复位。

ACHIT 的优点:①仅吻合 2 根血管,均为大血管,手术操作难度降低;②这种器官簇移植符合生理状况,移植肝直接获得肠源性营养因子;③移植肝对移植小肠有免疫保护作用,该患者仅发现一次轻微小肠排斥反应。

需指出的是,ACHIT 中肝和小肠获取是手术成败的关键:①必须保证右半肝肝右动脉与腹主动脉的连续性;②必须保证肠系膜上动脉在腹主动脉的连续性;③必须保证供肝门静脉与脾静脉、肠系膜上静脉的连续性,在修整脏器时将不必要的血管逐一结扎,防止出血;劈离的肝脏断面管道细致结扎,防止胆漏和出血。

(宫念樵 叶启发)

推荐阅读资料

［1］贺强,郎韧. 改良背驮式肝脏移植. 中华普通外科学文献(电子版),2019,13(5):367.

［2］王维伟,陈国勇,孙建军,等. 经典式肝移植与背驮式肝移植手术的回顾性分析. 中华临床医师杂志(电子版),2014,8(8):1397-1401.

［3］叶启发,明英姿,成柯,等. 背驮式肝移植及其改良技术的临床应用. 中华消化外科杂志,2019,18(4):311-315.

［4］曾承,叶启发,王彦峰,等. 背驮式肝移植术中、术后肝静脉回流梗阻的原因分析. 中华器官移植杂志,2016,37(10):5.

［5］叶启发,赵杰,明英姿,等. 论经典背驮式肝移植技术. 中华肝胆外科杂志,2013,19(1):1-3.

第十六节　背驮式多脏器移植

3 个或 3 个以上的腹部脏器同时移植称为腹部多脏器联合移植(abdominal organ cluster transplantation,AOCT)。多脏器联合移植通常以整块移植的方式,一般包括肝、小肠、胰、十二指肠及部分胃,有时还可包括肾脏和大肠等。1989 年匹兹堡大学医学中心完成了首例多脏器整体移植。近年来,随着新型免疫抑制药物的应用和移植手术技术的成熟,多脏器联合移植的研究与临床实践明显增多。

一、适应证与禁忌证

(一)适应证

1. **成人**　①肠外营养(parenteral nutrition,PN)应用后肝功能衰竭及胰腺功能不全,需同时移植肝、小肠及胰腺等治疗;②腹膜后肿瘤;③广泛的内脏血管血栓形成;④内脏神经病变;⑤家族性息肉病伴发纤维性肿瘤;⑥腹部外伤或炎性疾病等。

2. **儿童**　①坏死性小肠结肠炎;②神经节缺乏症(假性肠梗阻);③肠扭转;④腹裂畸形及消化道先天闭锁等。

(二)禁忌证

年龄超过 60 岁、获得性免疫缺陷综合征(acquired immune deficiency syndrorme,AIDS)、高度恶性肿瘤及重度感染等。

二、术前评估

术前应了解患者既往有无腹部手术史,明确患者胃肠道解剖情况,设计合理的胃肠道重建吻合方式。评估肝肾功能以明确是否需要同时进行肝肾移植。评价静脉系统,预防在长期的全肠外营养(total parenteral nutrition,TPN)治疗中导致的多发性静脉血栓形成,建立静脉通路。行常规的 ABO 血型配型、人巨细胞病毒（CMV）的血清学检测。

三、手术方式

在多脏器联合移植手术中，供体、受体器官的大小是否匹配是最大的问题，许多受体在既往曾有过腹部手术史，腹腔的体积减小。因此，供体器官的体积最好不超过受体腹腔容积的 60%~70%。

（一）供体手术

供体脏器整块取出，一般包括肝、小肠、胰、十二指肠及部分胃，有时还可包括肾脏和大肠。需要游离骨骼化肠系膜上血管、腹腔动脉及 IVC，横断胃和末段回肠，并游离肝脏和胰等。胃大弯侧保留胃网膜弓，横断胃小弯侧血管，切除大网膜，在获取移植物时或在修整及移植过程中作胆囊切除术和脾切除术。获取移植物时，肝脏与 IVC 同时取出，在腹腔干上方 10cm 与肠系膜上动脉下方 10cm 处切断腹主动脉。保留肾动脉，为肾移植做准备。器官簇通过主动脉灌注后用冷 UW 液保存，不需要门静脉插管单独灌洗肝脏。

（二）受体手术

IVC 的重建同 PBLT，在多脏器联合移植中，不需要重建门静脉系统。由于供体胆道系统与十二指肠保持着连续性，如果十二指肠不移植，需与受体胆道进行吻合，或吻合于供体空肠。受体近端胃与移植胃连接，并进行幽门成形术，以解决由于胃去神经后出现的胃输出梗阻。远端小肠连续性的重建根据受体情况变化，如果受体保留末段回肠，即行回肠 - 回肠吻合，保留回盲瓣；如受体保留结肠，则行回肠 - 结肠吻合。受体均应作暂时性回肠造瘘术，用于直接观察供体黏膜，进行内镜监测及活检，移植术后 3~6 个月行造瘘口关闭术。

四、免疫抑制治疗

多采用他克莫司作为基础的免疫抑制剂。在包括小肠的多脏器联合移植中，他克莫司的效果明显好于环孢素 A（CsA）。另有多个移植中心使用霉酚酸酯，并有使用西罗莫司替代他克莫司的报道。可以使用抗淋巴细胞单克隆抗体以减少或治疗排斥反应。在一些小肠与多脏器联合移植中，有使用抗 IL-2 受体达利珠单抗的报道。研究表明，术后早期使用 Campath-IH 能替代激素，有利于吻合口与切口的愈合。

五、术后并发症

多脏器联合移植后并发症与单个器官移植类似，但有其自身的特点，常见的有排斥反应、感染及移植物抗宿主疾病（GVHD）等。

1. **排斥反应**　多脏器联合移植后的急性排斥反应临床表现多为发热、腹泻、肠吸收功能的异常、造瘘口出现血性液体、肠麻痹及急性肝功能损害等，其中发热是最常见的症状。小肠是多脏器联合移植中最易受损伤的部位。

2. **感染**
（1）细菌感染：术后细菌移位，是腹腔多脏器联合移植的重要并发症之一，且常导致移植失败。
（2）病毒感染：人 CMV 的感染是器官移植后最常见的机会感染，患者均应用更昔洛韦预防性治疗。在多脏器联合移植术后，可发生 EB 病毒相关的 B 细胞瘤及移植术后出现 B 细胞起源的淋巴组织增殖异常，亦有极少数在移植小肠中发现 T 细胞淋巴瘤。

3. **GVHD**　发生率约为 6%，在带有小肠的多脏器联合移植患者中比单纯肝脏或肾脏移植的患者更易发生。GVHD 发生时表现为皮疹、发热、肝功能异常等，其发生常与低水平的免疫抑制有关，患者对增加免疫抑制强度反应敏感。

六、腹腔多脏器联合移植的优点

较肝小肠联合移植比较，腹腔多脏器联合移植有以下优点：腹腔多脏器联合移植是原位移植并替换原有的腹腔脏器，血管吻合重建简单，而且移植脏器中的正常血管解剖被完整地保留。而整块肝、小肠联合移植或肝、小肠、胰腺联合移植均要建立自体残留十二指肠和胰腺静脉回流的门腔分流，新移植的十二指肠和胰腺被并列异位放置在腹腔,且被保留的胃、十二指肠和胰腺通常处于病理状态,此点在儿童更为重要,如切除已扩张的胃及增大的脾脏,可解决腹腔容积问题。

(张 毅 叶启发)

|||||||||| 推荐阅读资料

［1］李亭,贺志军.腹部多器官联合移植.中华临床医师杂志(电子版),2013,7(1):19-20.

［2］于立新,叶俊生,邓文锋,等.腹部多器官联合移植的围手术期处理.第一军医大学学报,2005,25(2):165-167.

［3］中华医学会器官移植学分会.上腹部多器官联合移植技术操作规范(2019版).器官移植,2019,10(6):638-652.

［4］朱晓峰,何晓顺,胡安斌,等.上腹部器官簇移植手术方式的探讨.中华外科杂志,2007,45(5):316-318.

［5］CHEN H X,YIN L,PENG C H,et al. Abdominal cluster transplantation and management of perioperative hemodynamic changes. Hepatobiliary Pancreat Dis Int,2006,5(1):28-33.

第十七节 背驮式肝移植在肝癌肝移植中的应用

PBLT 是在切除病肝时保留了 RIVC 和 3 支肝静脉,应用肝静脉成形,将供肝 SIVC 与成形的肝静脉吻合建立肝静脉回流通道,供肝 IHVC 缝闭或结扎不行吻合,门静脉、肝动脉、胆总管分别与同名管道吻合重建,移植肝完成后背驮于受体 RIVC 之上而得名。保留 RIVC 及肝静脉的方法于 1968 年由 Calne 等首先报道,1989 年 Tzakis 等对 PBLT 作了系统报道。该技术与标准的 OLT 根本区别在于,经典式 OLT 技术在切除病肝时连同 RIVC 一并切除,供肝同名管道与受体同名管道分别吻合重建。由于 OLT 技术切除了RIVC,无肝期一般需行门 - 体静脉转流术(VVB)来解决下半躯体静脉回流问题,而 PBLT 保留了 RIVC,无肝期不需阻断或仅部分阻断 RIVC,因而不需常规行 VVB。

由于 PBLT 技术保留了 RIVC,保证了术中血流动力学和机体内环境的稳定,有利于术后早期康复,因而该技术自问世以来,很快受到肝移植界的重视。至 20 世纪末,该技术很快得到普及。在欧美一些大的肝移植中心,PBLT 技术占同时期肝移植技术的 50% 以上。PBLT 技术最初仅限于全肝移植,但在发展过程中,逐步与其他术式如减体积肝移植(RSLT)、活体亲属肝移植(LRLT)、劈离式肝移植(SLT)、辅助性肝移植(ALT)、辅助性原旁位部分肝移植(APOLT)、多脏器联合移植(MOCT)等混合应用。随着我国肝移植技术的日益普及和经验的不断积累,PBLT 的技术也日臻完善,该技术将与 OLT 技术一样,广泛应用于治疗各种终末期肝病。

回顾临床肝移植的发展史,肝癌对肝移植起了巨大的推动作用。肝癌是肝移植最初的主要适应证。临床肝移植的先驱者,美国 Starzl 最初实施的 5 例肝移植患者中,恶性肿瘤 4 例,其中原发性肝癌 3 例。我国最初阶段(1977—1983 年),18 家单位共施行肝移植 57 例,其中原发性肝癌 54 例。根据我国肝移植注册网资料统计,肝癌肝移植占所有肝移植病例的半数以上。由于国情不同,具体包括供肝的来源、分配原则、患病人群基数、患者对肝移植技术的认识程度及医疗经费的保障程度等差异,国内外学者对肝癌肝移植的指征不同:国外学者主张肝移植只适合治疗小肝癌;国内学者认为国外通用的 Milan 标准、加州大学旧金山分校(UCSF)标准等标准太过严苛,将造成绝大部分的肝癌患者丧失治疗机会。因而我国学者推出了适应于国情的肝移植标准,以扩大肝癌肝移植的适应证。此外,有肝硬化基础的恶性肿瘤患者对肝移植的依赖性和顺从性高,因此可以预见,在未来很长一段时间内超过 Milan 标准、UCSF 标准的大肝癌、全肝弥漫性肝癌甚至肿瘤原发灶 - 淋巴结 - 转移(tumor-node-metastasis,TNM)临床分期为Ⅲb~Ⅳ期的肝癌肝移植仍将在国内占有一定比率。

对于超出 Milan 标准、UCSF 标准的肝癌尤其当肿瘤靠近甚至侵犯肝静脉及 RIVC 时,采用 PBLT 进行肝移植是否会影响患者预后目前尚存在争议。多数学者倾向于采用 OLT 来进行原发性肝癌患者的肝移植,理由是:①OLT 理论上可以更彻底有效地清除肿瘤组织,从而达到根治的目的。②对于有肝静脉、RIVC 侵犯和肿瘤组织包绕的病例,CPBLT 无法保证肿瘤的完全清除。但根据武汉大学中南医院多年从事肝癌外科切除及肝移植的经验来看,肿瘤组织完全包绕 IVC 的病例临床罕见;IVC 的肿瘤组织侵犯,多因癌栓从肝静脉迁延而入,直接从 IVC 壁破入者同样很少见。对于不完全性 IVC 肿瘤组织包绕者,APBLT 可将病肝连同 IVC 前壁及肝静脉一并切除,亦可提供相对较大的手术切缘;IVC 癌栓者,可以通过肝静脉将其完整取出,清除肿瘤组织;对于肝静脉受累者,禁忌行 CPBLT,但 APBLT 静脉流出道的重建并不依赖于受体的肝静脉,供体的 SIVC 和受体 IVC 间有多种成熟吻合术式可供选择。因此,APBLT 对于原发性肝癌肝移植并不属于禁忌。

由于采用的标准不一,目前国内外对 OLT 治疗原发性肝癌的预后报道相差甚大。Gonzalez-Uriarte 等按照 Milan 标准实施的早期原发性肝癌的 OLT,术后 1 年、5 年生存率分别为 85%、71%。Bigourdan 等报道的 37 例小肝癌 OLT 后 3 年、5 年生存率分别为 87%、71%;Yao 等分析了 70 例合并肝硬化的肝癌 OLT 患者的病例资料,指出符合 UCSF 标准的病例 1 年、5 年生存率分别是 90%、75.2%,而超越此受体选择标准的肝癌 OLT 术后 1 年生存率仅为 50%。武汉大学中南医院 238 例接受 PBLT 患者术后 1 年生存率为 80%~87%,3 年生存率为 62%~74%,高于超出 UCSF 标准实施 OLT 的 1 年生存率(50%)。

文献统计目前肝癌 OLT 术后 1 年复发率约为 18.3%,中位复发时间为 12.3 个月。武汉大学中南医院 238 例接受 PBLT 患者病例术后 1 年肿瘤复发率为 28.2%,中位复发时间为 (341±18) 日,与之相比复发率较高,复发时间稍有提前;TNM 分期为 Ⅰ~Ⅲa($T_{1-3}N_0M_0$)的患者术后 1 年、3 年的生存率分别为 75.9%、54.9%,明显低于 Milan 标准和 UCSF 标准下的 OLT 患者 1 年、3 年生存率,但高于周俭等报道的超 Milan 标准肝癌 OLT 患者 1 年生存率(70.5%)。由于武汉大学中南医院 238 例患者中肿瘤直径 >5cm 者将近半数,伴有大血管侵犯者 57 例,排除这些影响因素,这些患者的 1 年和 3 年生存率、1 年复发率及复发时间近似于肝癌 OLT。但这些Ⅲb~Ⅳ期患者 1 年、3 年生存率则分别只有 35.2% 和 14.7%,对于此类患者,若非家属有特别强烈的意愿,行肝移植应特别慎重。

综上所述,APBLT 是治疗原发性肝癌的有效方法而不是禁忌,治疗效果与 OLT 相近;原发性肝癌肝移植术后的预后与手术方式无关;原发性肝癌肝移植手术方式的选择应根据术者的经验及对术式的熟悉程度而定。

(叶啟发　陈晚平)

推荐阅读资料

[1] 樊嘉,周俭,徐泱,等.肝癌肝移植适应证的选择:上海复旦标准.中华医学杂志,2006,86(24):1227-1231.

[2] 陆敏强,张彤.对肝癌肝移植适应证的再认识.实用医学杂志,2007,23(6):782-783.

[3] 叶啟发,陈晚平,明英姿,等.背驮式肝移植治疗急性肝衰竭 15 例.中华肝脏病杂志,2008,16(1):49-52.

[4] 叶啟发,陈晚平,牛英,等.改良背驮式肝移植在原发性肝癌治疗中的价值.中华临床医师杂志(电子版),2007,1(5):357-359.

[5] 叶啟发,宫念樵,李岗山,等.背驮式肝移植静脉回流道重建的改进和血流动力学探讨.中华器官移植杂志,2002,23(4):202-203.

[6] 郑树森,徐骁,梁廷波,等.肝细胞癌肝移植 89 例预后分析.中华外科杂志,2005,43(7):450-454.

[7] 周俭,樊嘉,吴志全,等.单中心连续 203 例肝移植临床疗效分析.中华医学杂志,2005,85(26):1805-1808.

[8] BIGOURDAN J M,JAECK D,MEYER N,et al. Small hepatocellular carcinoma in Child A cirrhotic patients:hepatic resection versus transplantation. Liver Transpl,2003,9(5):513-520.

[9] GONZALEZ-URIARTE J,VALDIVIESO A,GASTACA M,et al. Liver transplantation for

hepatocellular carcinoma in cirrhotic patients. Transplant Proc,2003,35(5):1827-1829.

[10] Mehrabi A,Fonouni H,Müller S A,et al. Current concepts in transplant surgery:liver transplantation today. Langenbecks Arch Surg,2008,393(3):245-260.

[11] POLAK W G,NEMES B A,MIYAMOTO S,et al. End-to-side caval anastomosis in adult piggyback liver transplantation. Clin Transplant,2006,20(5):609-616.

[12] TZAKIS A,TODO S,STARZL T E. Orthotopic liver transplantation with preservation of the inferior vena cava. Ann Surg,1989,210(5):649-652.

[13] WALZER N,KULIK L M. Hepatocellular carcinoma:latest developments. Curr Opin Gastroenterol,2008,24(3):312-319.

[14] YAO F Y,FERRELL L,BASS N M,et al. Liver transplantation for hepatocellular carcinoma: expansion of the tumor size limits does not adversely impact survival. Hepatology,2001,33(6): 1394-1403.

第十八节　各种架桥术在背驮式肝移植中的应用与预后

肝移植血管重建的血管搭桥技术成功解决了移植术中血管吻合时出现的众多难题。叶啟发认为,所谓架桥即应用间置血管(供体、受体)或人造血管的血管重建,而搭桥是利用供体血管相连接的血管,与受体血管吻合(端侧或端端吻合)。在复杂的肝移植血管重建中,血管架桥技术已成为移植成功的关键。影响血管架桥与搭桥的相关因素有:①供体血管的解剖变异;②受体动、静脉血管壁的病变;③重建血管的并发症。

一、供体肝动脉的变异与血管架桥

供体、受体肝动脉的吻合是肝移植术中最关键的步骤,术者需要熟悉肝动脉的解剖和变异。肝动脉变异因地区、人种不同而异。肝总动脉一般起源于腹腔干,约18.5%为部分或全部代替肝动脉;起源于肠系膜上动脉者,其中肝总动脉占2.5%,代替肝右动脉占10%,而附加肝右动脉占10%。有研究对1 000例肝移植术中肝动脉的解剖学情况进行了分析:Ⅰ型,757例,占75.7%,是常见型,即腹腔干依次发出胃左动脉、脾动脉和肝总动脉,肝总动脉发出肝固有动脉和胃十二指肠动脉,然后肝固有动脉再发出肝左动脉和肝右动脉;Ⅱ型,97例,占9.7%,自胃左动脉发出代替动脉或副左肝动脉;Ⅲ型,106例,占10.6%,肠系膜上动脉发出代替肝右动脉或副肝动脉;Ⅳ型,23例,占2.3%,肝左动脉及肝右动脉分别发自胃左动脉和肠系膜上动脉;Ⅴ型,15例,占1.5%,肝总动脉来自肠系膜上动脉;Ⅵ型,2例,占0.2%,肝总动脉直接来自腹主动脉。以上6种分型被称为Hiatt分型(表11-18-1)。

表11-18-1　肝动脉变异的Hiatt分型

类型	变异情况
Ⅰ型	1. 肝左动脉和肝、右动脉起源于肝固有动脉 2. 代替动脉/副左肝动脉起源于胃左动脉
Ⅱ型	1. 代替动脉/副右肝动脉起源于肠系膜上动脉 2. 变异肝左动脉起源于腹腔干或胃十二指肠动脉 3. 代替肝左动脉起源不清
Ⅲ型	1. 变异肝右动脉起源于腹腔干、肝总动脉或胃十二指肠动脉 2. 代替肝右动脉来源不清
Ⅳ型	变异肝左动脉和变异肝右动脉同时存在
Ⅴ型	肝总动脉起源于肠系膜上动脉
Ⅵ型	肝总动脉起源于腹主动脉

针对供肝肝动脉的变异,其成形的具体方式如下。起源于胃左动脉的替代动脉或副左肝动脉,修整供肝时保证腹腔动脉、胃左动脉及左肝动脉的完整性。起源于肠系膜上动脉的替代动脉或副右肝动脉有3种成形方式:①将替代动脉或副右肝动脉与供体脾动脉端端吻合成形;②将替代动脉或副右肝动脉与供体胃十二指肠动脉端端吻合成形;③将肠系膜上动脉近心端与受体腹腔动脉干端端吻合。亦可与受体肝动脉、肝固有动脉袖口成形作吻合。因此,了解供受体肝动脉的变异,有助于及早判断移植术中是否需要肝动脉血管搭桥。

在供体肝动脉变异的情况下,尽量使修剪后的供肝在植入时只有一个动脉吻合口。对于肝左动脉分支来自胃左动脉的变异,需要保留胃左动脉;而对于肝右动脉来自肠系膜上动脉的变异,有三种肝动脉成型方法:①腹腔干较粗时,将腹腔干吻合到肠系膜上动脉近心端,将肠系膜上动脉的远心端与受体动脉吻合;②来自肠系膜上动脉的肝右动脉分支与脾动脉断端吻合(图11-18-1);③来自肠系膜上动脉的肝右动脉较细时,可将其吻合于胃十二指肠动脉的断端(图11-18-2)。如果三种方法还无法完成肝动脉成形,可采用肝动脉血管搭桥的吻合技术,即采用供体的髂血管或大隐静脉,行受体与供体肝动脉之间的血管架桥,以解决供肝肝动脉血管过细、分支过多等问题。另外,当受体脾动脉粗大或肝动脉相对细小、部分或完全闭塞、血栓或内膜受损无法使用时,采用间置供体髂血管腹主动脉架桥。肝动脉成形及重建使用6/7-0 prolene线,吻合过程中不断用肝素生理盐水冲洗管腔,保持视野清晰。关腹前应用传输时间超声流量仪测定肝动脉血流量。

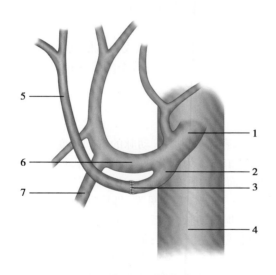

图 11-18-1　副右肝动脉和脾动脉吻合

1. 腹腔干;2. 脾动脉;3. 副右肝动脉和脾动脉吻合;4. 腹主动脉;5. 肝右动脉;6. 肝总动脉;7. 胃十二指肠动脉。

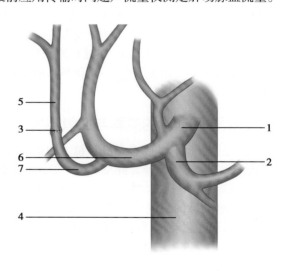

图 11-18-2　副右肝动脉与胃十二指肠动脉吻合

1. 腹腔干;2. 脾动脉;3. 副右肝动脉与胃十二指肠动脉吻合;4. 腹主动脉;5. 肝右动脉;6. 肝总动脉;7. 胃十二指肠动脉。

常见供体肝动脉变异与处理:

(1) 副左肝动脉起源于胃左动脉(图11-18-3):此种变异需自腹腔干连同腹主动脉瓣一同获取或将副左肝动脉与胃十二指肠动脉或脾动脉吻合。

(2) 副右肝动脉起源于肠系膜上动脉(图11-18-4):此种情况需要将腹腔干与肠系膜上动脉连同腹主动脉一起获取,可将腹主动脉与受体腹主动脉搭桥或将副右肝动脉与胃十二指肠或脾动脉吻合。

(3) 迷走肝左动脉起源于胃左动脉(图11-18-5):需要将腹腔干与腹主动脉瓣一同获取,或迷走肝左动脉与胃十二指肠动脉或脾动脉吻合。

(4) 副右肝动脉起源于肠系膜上动脉,穿行于门静脉后方(图11-18-6):需将副右肝动脉与胃十二指肠或脾动脉吻合。

(5) 迷走肝右动脉起源于肠系膜上动脉(图11-18-7):迷走肝右动脉与胃十二指肠动脉或肝左动脉吻合。

(6) 变异肝右动脉走行于胆总管前方(图11-18-8):自腹腔干切断直接与受体腹腔干吻合。

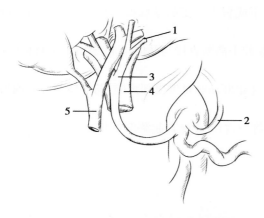

图 11-18-3 副左肝动脉起源于胃左动脉

1.副肝左动脉;2.胃左动脉;3.肝固有动脉;4.门静脉;5.胆总管。

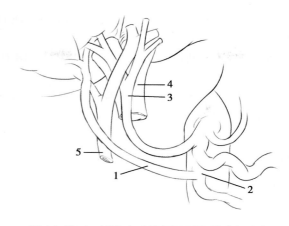

图 11-18-4 副肝右动脉起源于肠系膜上动脉

1.副右肝动脉;2.肠系膜上动脉;3.肝固有动脉;4.门静脉;5.胆总管。

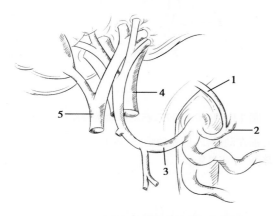

图 11-18-5 迷走肝左动脉起源于胃左动脉

1.迷走肝左动脉;2.胃左动脉;3.腹腔干;4.门静脉;5.胆总管。

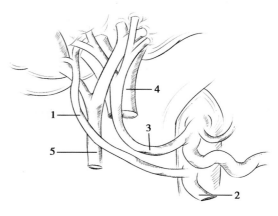

图 11-18-6 副右肝动脉起源于肠系膜上动脉,穿行于门静脉后方

1.副右肝动脉;2.肠系膜上动脉;3.腹腔干;4.门静脉;5.胆总管。

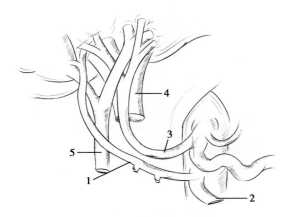

图 11-18-7 迷走肝右动脉起源于肠系膜上动脉

1.迷走肝右动脉;2.肠系膜上动脉;3.肝左动脉;4.门静脉;5.胆总管。

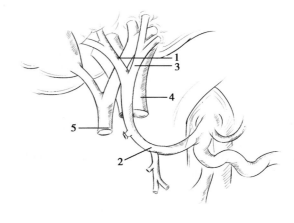

图 11-18-8 变异肝右动脉走行于胆总管前方

1.变异肝右动脉;2.腹腔干;3.肝左动脉;4.门静脉;5.胆总管。

(7) 副左肝动脉起源于肝右动脉(图 11-18-9):自腹腔干或胃十二指肠动脉瓣成形与受体同名动脉吻合。

(8) 肝左、右动脉直接自腹腔干分出(图 11-18-10):自腹腔干离断直接与受体胃十二指肠动脉瓣或腹腔干吻合。

(9) 迷走肝动脉起源于肠系膜上动脉(图 11-18-11):将迷走肝动脉自发出部离断,与受体腹腔干或胃十二指肠动脉瓣吻合。

(10) 左、右肝动脉起源于肠系膜上动脉(图 11-18-12):将左、右肝动脉自起源部离断,共同开口与受体腹腔干或胃十二指肠动脉瓣吻合。

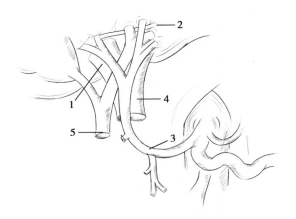

图 11-18-9　副左肝动脉起源于肝右动脉

1.肝右动脉;2.副左肝动脉;3.腹腔干;4.门静脉;
5.胆总管。

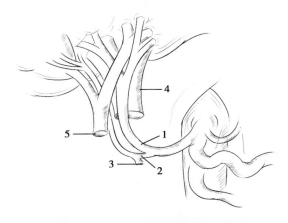

图 11-18-10　肝左、右动脉直接自腹腔干分出

1.肝左动脉;2.肝右动脉;3.胃十二指肠动脉;4.门
静脉;5.胆总管。

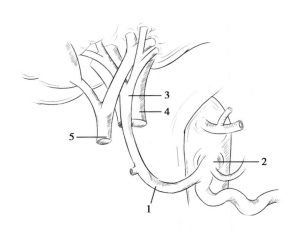

图 11-18-11　迷走肝动脉起源肠系膜上动脉

1.迷走肝动脉;2.肠系膜上动脉;3.左、右肝动脉分
叉处;4.门静脉;5.胆总管。

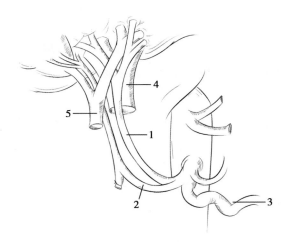

图 11-18-12　左、右肝动脉起源于肠系膜上动脉

1.左肝动脉;2.右肝动脉;3.肠系膜上动脉;4.门静
脉;5.胆总管。

二、门静脉重建与架桥术

门静脉重建是肝移植手术成功的关键因素之一。相比而言,常规的门静脉重建比较简单,因此肝移植术后门静脉吻合口狭窄、血栓形成等并发症的发生率较低,仅为 1%~3%。

（一）常规的门静脉重建

肝移植需要重建的血管中，门静脉变异发生率最低。重建门静脉一般采取端端吻合方式。由于门静脉血管壁菲薄，与动脉相比缺乏弹性，在吻合过程中容易因缝线的过度收紧而导致术后门静脉吻合口狭窄。因此，门静脉吻合要遵循原则：①连续外翻的端端缝合；②在门静脉充盈时结扎缝线；③也可打结时根据缝线的松紧程度预留门静脉宽度的 1/2 或 1/3。

（二）门静脉血栓的处理

门静脉栓塞形成（PVT）是肝移植中经常遇到的问题，因其可能导致肝移植预后较差，所以对门静脉系统栓塞的病例可否进行肝移植，取决于门静脉栓塞的范围、状态、侧支循环的情况和移植医师的经验。对于较新鲜的血栓可试行取栓术；对门静脉完全栓塞，但肝门区有较大门静脉侧支循环的病例，可试行将侧支与供体门静脉行端侧吻合。

根据血栓形成的范围和程度将门静脉血栓分为 4 级：Ⅰ级，门静脉主干部分血栓形成，血栓累及门静脉管腔 <50%，不累及或轻微累及肠系膜上静脉；Ⅱ级，血栓累及范围超过门静脉管腔的 50% 甚至全部管腔，不累及或轻微累及肠系膜上静脉；Ⅲ级，门静脉主干和肠系膜上静脉近端完全栓塞，肠系膜上静脉远端正常；Ⅳ级，门静脉主干、肠系膜上静脉远端和近端均完全栓塞。

腔门静脉半转位（CPHT）或门肾静脉吻合术（RPA）是针对严重的Ⅳ级 PVT 的另外一种尝试。CPHT 是受体 IVC 和供肝门静脉行端端吻合（经典的 OLT 手术）、端侧吻合（PBLT），或受体左肾静脉直接与供肝门静脉作端端吻合。目前，Ⅰ~Ⅲ级 PVT 基本上不再是肝移植的禁忌证。对于术前已经明确诊断为Ⅳ级的 PVT 患者，应该用谨慎的态度来考虑是否进行肝移植治疗。

因此，对于 PVT 的处理，应该强调术前准确评估的重要性。根据 PVT 的分级，选择相应的策略（图 11-18-13）。

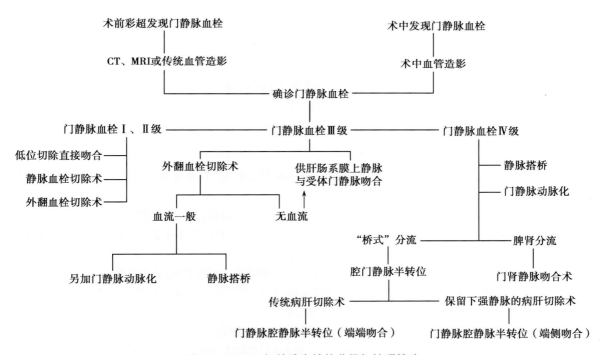

图 11-18-13　门静脉血栓的分级与处理策略

三、桥式背驮式肝移植（肝流出道重建）

桥式 PBLT 是指在 PBLT 中重建肝脏流出道时，供肝 RIVC 不与受体 RIVC 直接吻合，而是直接与受体右心房进行吻合，连接受体右心房和供肝肝静脉之间的静脉回流血管形如一座桥，跨越了受体 RIVC 第二肝门至右心房下段,故而得名。而原旁位的辅助肝与心房吻合(半肝、全肝)完毕后供肝仿佛悬吊于受体心脏上,故称悬吊式 PBLT。

桥式 PBLT 适用于下列情形:BCS 等各种肝病所致 SIVC 狭窄无法行 CPBLT;IVC 长节段狭窄、直径 <5mm、压力 <25kPa、主肝静脉完全闭塞、第三肝门处又无扩张代偿的副肝静脉、肝静脉、IVC 血管畸形不宜吻合。

（一）桥式背驮式半肝移植

1. 供肝切除 采用公民捐献供肝切取技术,按 CPBLT 要求切取供肝后,若条件许可,尽量保留至心房段 RIVC。使用 1~4℃的 UW 液对供肝进行灌注及保存,在保持供肝低温条件下,先行供肝胆囊切除,供肝修整时应考虑原发疾病的需求,确定移植哪一部分肝脏,对肝切面所有血管、胆管必须进行细致分离、结扎或缝扎,并用供肝本身的镰状韧带予以覆盖封闭。以行左半肝切除为例,活体供肝切取术的步骤如下(图 11-18-14)。

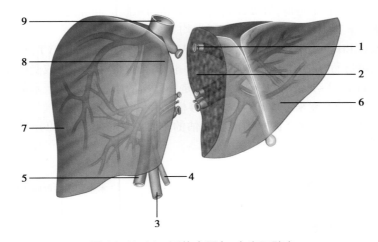

图 11-18-14 活体亲属左、右半肝劈离

1. 左肝静脉;2. 肝断面;3. 门静脉;4. 肝动脉;5. 胆总管;6. 左半肝;
7. 右半肝;8. 中肝静脉;9. 肝上下腔静脉。

（1）切除胆囊,解剖牵起上段胆总管、肝动脉。仔细解剖出肝左、右动脉分叉和可能存在的肝中动脉,用动脉夹夹闭。

（2）解剖出门静脉左干支的侧壁,并充分游离。肝右动脉、门静脉右干支必须解剖到二级分支。

（3）切开左冠状韧带和左三角韧带,游离肝左叶。充分分离 LHV 根部并牵起。解剖出 MHV 和 LHV 根部并牵起。

（4）应用选择性肝血流阻断及 Pringle 方法离断肝脏,维持作为移植物的肝左外侧叶及部分左内侧叶动脉的血流。肝左叶切除时紧贴 MHV 右侧分离肝实质,肝脏背侧切线在静脉导管的右侧。

（5）暴露肝门板,切开静脉导管和门静脉相连处,逐个结扎并切断肝门板和 Spiegel 叶之间的 Glinson 分支。保持作为移植物的肝左叶脉管相连状态,恢复肝脏血流,用超声碎裂吸引器分离 LHV、MHV 根部,结扎切断细小分支。LHV 根部解剖出至少 1cm。行肝左叶切除时,MHV 根部同时解剖清楚,LHV、MHV 连于肝左叶作为移植物的流出道。

（6）当受体全肝切除完成时,切除移植物,管道切断的顺序依次为胆管、门静脉、肝动脉、肝静脉。胆囊管断端插入细管,行术中胆道造影,决定胆管切断点。门静脉左干支从左、右分叉处以左切断。左肝动脉从其发出部切断。LHV(和 MHV)从汇入 IVC 处切断,残端连续缝合。在切除移植物时,与之相连的血管和胆管应尽量保证足够的长度。

2. 供肝修整 选择直径大致相同的血管供"架桥"用,常用血管为受体 IVC、髂静脉、髂动脉、腹主动脉、肠系膜上动脉、脾动脉等。在劈离的左、右半肝保留的肝静脉或 RIVC 行修整延长后备用。保留长段 RIVC 的半肝供体不需要架桥血管。

3. 供肝植入

（1）供肝通过架桥血管与右心房直接吻合，暴露右心房后，距心房边缘上 2cm，以心耳钳钳夹，切开 3cm，以肝素盐水冲洗后备用。保证架桥血管吻合无张力。右心房与架桥血管行连续外翻缝合，注意血管 无扭曲。肝素盐水冲洗架桥血管，开放肝静脉阻断钳，待气体排尽后，开放右心房阻断钳，可将带蒂大 网膜修剪后包裹架桥血管，缝线不应拉得过紧，避免损伤血管内膜与右心房内膜，保证外翻缝合。暴露 右心房时，心包开窗应足够大，以防止心包积液及心脏压塞的发生。血管开放后，应监测中心静脉压， 如较术前明显升高，且高于正常，应减慢输液速度，必要时应用强心及利尿药物，以防心力衰竭的发生 （图 11-18-15）。

（2）供肝 IHVC 与受体 IVC 行端侧吻合，门静脉吻合毕开放，自 IHVC 吻合口预置引流管放出 200~300ml 血液，拔除引流管，缝线打结，先开放右心房架桥血管，后开放 IHVC，开放血流后供肝颜色即 转红润，且质地变软。然后在显微镜下行供肝肝动脉、胆管端端吻合。

（二）桥式背驮式全肝移植术

1. 供肝切取及修整 同 CPBLT，有条件者保留肝后至右心房的长段 IVC，无法保留 IVC 者行间置架 桥血管，架桥血管方法同本节前文"桥式背驮式半肝移植"。

2. 供肝植入

（1）供肝通过架桥血管或 RIVC 与右心房吻合，将供肝置入腹腔，打开膈肌、下中纵隔至右心房，以心 耳钳钳夹右心房，心房距心房边缘上 2cm 行横切口 2~3cm，以肝素盐水冲洗后备用。右心房与架桥血管或 RIVC 行间断或连续外翻缝合，将血管拉直确认无扭曲。将肝素盐水 20ml 注入架桥血管或 RIVC，开放肝静 脉阻断钳，待气体排尽后，开放右心耳钳，带蒂大网膜经修剪后包裹架桥血管或 RIVC 及填塞胸骨后隧道。 注意事项同前文"桥式背驮式半肝移植"（图 11-18-16）。

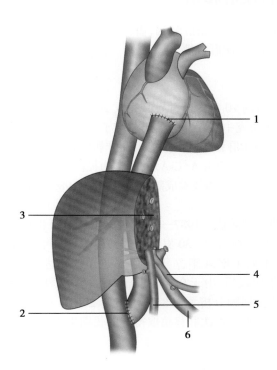

图 11-18-15 桥式背驮式右半肝移植

1. 供肝肝上下腔静脉通过架桥血管与右心房吻合；2. 供肝肝下下腔静脉与受体下腔静脉端侧吻合；3. 肝断面；4. 肝动脉；5. 胆总管；6. 门静脉。

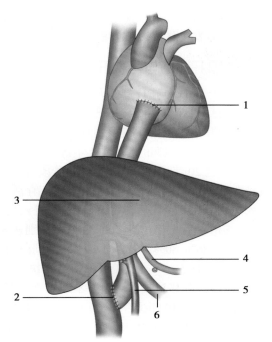

图 11-18-16 桥式背驮式全肝移植

1. 供肝通过架桥血管与右心房吻合；2. 供体、受体肝下下腔静脉端端吻合；3. 供肝；4. 肝动脉；5. 胆总管；6. 门静脉。

(2) 保持受体 RIVC 的通畅,将供肝 IHVC 与受体 IHVC 行端侧吻合。其他步骤同 CPBLT。

(叶启发　庄　权)

|||||||| 推荐阅读资料

[1] 姜楠,张剑,李华,等. 不同切取方法对肝移植供肝动脉解剖变异的损伤分析. 中华肝胆外科杂志,2010,16(7):488-491.

[2] 赖威,刘源,卢实春,等. 肝移植术中异体髂动脉架桥重建肝动脉的临床效果观察. 首都医科大学学报,2012,33(1):55-58.

[3] 李晓航,张佳林,吴刚,等. 应用供者髂动脉行腹主动脉搭桥重建移植肝动脉的临床分析. 中华移植杂志(电子版),2019,13(3):215-218.

[4] 汪根树,许赤,姜楠,等. 肝动脉 - 腹主动脉架桥重建移植肝肝动脉 74 例报告. 器官移植,2012,3(6):312-315,355.

[5] 叶征辉,赵红川,耿小平,等. 同种异体原位肝移植的复杂肝动脉重建经验总结. 器官移植,2019,10(5):589-593,611.

[6] FONOUNI H,MEHRABI A,SOLEIMANI M,et al. The need for venovenous bypass in liver transplantation. HPB(Oxford),2008,10(3):196-203.

[7] SAKAI T,MATSUSAKI T,MARSH J W,et al. Comparison of surgical methods in liver transplantation:retrohepatic caval resection with venovenous bypass(VVB) versus piggyback(PB) with VVB versus PB without VVB. Transpl Int,2010,23(12):1247-1258.

第十九节　再次肝移植

各种终末期肝病行肝移植术后,因诸多因素引起急、慢性移植肝衰竭,需行再次肝移植,或已接受首次肝移植的患者发生移植物失功能而行再次肝移植,称为再次肝移植。

一、美国肝移植与再次肝移植现状

自 Starzl 于 1963 年施行首例人类肝移植以来,之后的 10 年内全世界共完成 200 余例肝移植。截至 1983 年 6 月 23 日,距首例肝移植已经 21 年,美国健康研究中心在马里兰州总结了美国、英国、德国及荷兰四大中心的肝移植经验,肯定了 531 例肝移植疗效,宣布肝移植是治疗终末期肝病的有效手段,开启了肝移植新时代。应该强调的是,1978 年新一代免疫抑制剂环孢素 A(CsA)的问世为提高肝移植疗效发挥了重要作用。这 20 年可划分为技术试验阶段(1963—1972 年)和技术成熟阶段(1973—1983 年)。技术试验阶段多数患者死亡;技术成熟阶段患者 1 年存活率 <50%。

进入 20 世纪 80 年代后,欧美肝移植均进入快速发展阶段。1987—1988 年美国 24 900 例肝移植数据表明,肝移植术后 1 年、4 年、7 年生存率分别达 88%、80%、74%,30 岁以下肝移植术后 1 年、4 年、7 年生存率分别达 86%、80%、75%,而 60 岁以上肝移植术后 1 年、4 年、7 年生存率亦分别高达 80%、67%、56%,3 年生存率达 59.5%。欧美肝移植进入快速发展阶段后,由于众多因素导致移植物发生急、慢性功能丧失,因而再次肝移植技术诞生并不断发展。有研究回顾分析了 1984—1996 年 299 例 356 次再次肝移植数据,1 年、5 年、10 年生存率分别为 62%、47% 和 45%。再次肝移植取得好的长期生存率,得益于新的强有力的免疫抑制剂(CsA 和他克莫司)的问世和使用。

二、我国肝移植和再次肝移植现状

1. **我国肝移植技术试验阶段**(1977—1983 年)　我国肝移植动物实验源于夏穗生教授 1958 年 9 月 10 日犬异位移植,至 1973 年 9 月 5 日首例犬原位肝移植(OLT)成功。经过 130 只犬 OLT,探索出了可供临床借鉴的 OLT 技术流程。1977 下半年先后在上海(林言箴研究组)和武汉(夏穗生研究组)开展了

OLT 各 1 例。在该阶段,以夏穗生教授为代表的老一辈专家作出了艰苦的探索,我国 18 个移植中心共施行 63 例临床肝移植,受体适应证选择均为晚期肝癌,最长存活 264 日,死于肝癌复发。该纪录保持 16 年之久。因为该时期尚处技术探索阶段,适应证以肝癌为主(易复发),无强有力的免疫抑制剂,应用激素类药物亦致肝癌复发、感染和乙型肝炎暴发,所以易导致患者死亡,肝移植效果不佳。此后进入肝移植停滞期。

2. **我国肝移植技术成熟阶段**(1991—2001 年) 该时期是我国肝移植技术趋向成熟的阶段,全国施行肝移植 534 例,由于 CsA 和他克莫司的引入和移植技术的成熟,患者的长期生存率大大提高。叶啟发研究组 1995—1997 年实施 7 例 9 次 PBLT,其中 1995 年 9 月 26 日首例 PBLT 患者存活超过 20 年。2001年统计表明,1991—2001 年中山大学附属第一医院黄洁夫研究组施行肝移植 121 例次,武汉同济医院夏穗生研究组施行 141 例次,浙江大学附属第一医院郑树森研究组施行 44 例次,天津市第一中心医院沈中阳研究组施行 260 例次;此外,四川大学华西医院 32 例次,第三军医大学附属西南医院董家鸿研究组施行 29 例次,南京医科大学第一附属医院王学浩研究组施行 26 例次。在此阶段上述 7 家移植中心为推动我国肝移植作出了积极贡献。同期我国香港和台湾肝移植也取得很好的成绩。香港首例肝移植在玛丽医院于 1991 年 10 月施行,台湾首例肝移植于 1984 年 3 月 22 日实施,截至 2000 年 3 月两地区共实施 105 例。肝移植 1 年、5 年成活率分别达 87%、80%。

3. **我国肝移植快速发展阶段**(21 世纪以来) 21 世纪以来,我国肝移植进入经历了由司法途径供体至公民逝世后捐献来源的伟大变革,特别是 2015 年全面进入公民捐献供体肝移植以来,我国肝移植在黄洁夫等一大批肝移植专家的努力下,实现了跨越式快速发展(图 11-19-1)。

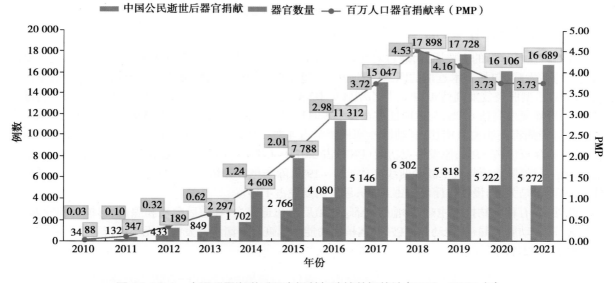

图 11-19-1 中国公民逝世后器官捐献与移植数据统计(2010—2021 年)

数据来源:国家卫生健康委医政医管局。

4. **我国再次肝移植状况** 进入 21 世纪后,我国肝移植在进入跨越式快速发展阶段的同时,再次肝移植技术也得以发展,统计国内文献报道的 12 家大型移植中心数据,2005 年 1 月—2022 年 9 月共实施 7 136 例肝移植(经典式 OLT 和背驮式 OLT),再次肝移植 244 例,约占 3.15%。据不完全统计,经典式肝移植再次肝移植率 2.26%~5.3%,而 PBLT 再次移植率 0.35%~1.37%,再次肝移植比例与患者手术适应证、手术时机的选择及各移植中心技术差异相关。再次肝移植发病率见表 11-19-1。

表 11-19-1　我国再次肝移植情况(12 家移植中心 2005—2020 年肝移植数据)

报道年份	来源	肝移植例数	再次肝移植例数	再移植率/%	单位
2005	肝胆外科杂志	288	12	4.17	上海长征医院
2006	中华普通外科杂志	530	22	4.15	中山大学附属第一医院
2006	中华外科杂志	1 509	80	5.30	天津市第一中心医院
2006	中华外科杂志	398	9	2.26	浙江大学附属第一医院
2006	中华普通外科杂志	164	6	3.65	北京朝阳医院
2008	肝胆胰外科杂志	315	10	3.17	北京大学人民医院
2011	现代实用医学杂志	547	29	5.30	上海交通大学附属第一医院
2011	器官移植杂志	772	36	4.66	中山大学附属第三医院
2019	实用器官移植电子杂志	541	6	1.11	中南大学湘雅二医院
2020	中华移植杂志(电子版)	1 053	26	2.47	复旦大学附属华山医院
2022	背驮式肝移植著作	439	6	1.37	中南大学湘雅三医院
2022	背驮式肝移植著作	580	2	0.34	武汉大学中南医院
合计		7 136	244	3.42	

三、我国再次肝移植主要原因

针对再次肝移植的主要原因,通过对我国 12 家移植中心数据不完全统计表明,再次肝移植的主要原因是胆道并发症,包括手术近期的胆漏、胆道狭窄、胆泥阻塞和远期的胆道狭窄与胆石形成,个别单位高达 48.4%;乙型肝炎复发高达 10.7%,与乙型肝炎 DNA 高复制(活动期)和未及时应用抗乙型肝炎病毒药物相关;肝癌复发高达 6.3%,与适应证过宽和手术时机不当相关;丙型肝炎复发 5.9%,与未及时和未应用抗丙型肝炎病毒药物关系密切;肝动脉栓塞或狭窄占 4.7%,尤其是儿童肝移植,与显微血管吻合技术相关;急性排斥反应占 3.9%,原发性无功能(PNF)占 3.07%~4.4%,分别与个体化用药和供肝质量有关;值得指出的是,门静脉血栓与狭窄波动曲线高达 1.5%~19%,除与患者脾切除后门静脉属支血栓行肝移植相关外,技术因素是关键;慢性排斥反应占 3.2%,原发病复发占 1.19%。

此外,尚有移植物抗宿主病、嗜血综合征、移植后消化道出血、移植后急性胰腺炎、移植后肺栓塞、肝心综合征、肝动脉胆漏、假性动脉瘤破裂、移植物功能延迟恢复等诸多并发症而无条件行再次肝移植。主要原因见表 11-19-2。

表 11-19-2　我国再次肝移植主要原因统计表(12 家移植中心 2005—2020 年肝移植数据)

病因	再次肝移植/肝移植/例	百分率/%
原发性无功能	11/252~8/26	4.4~30.8
动脉栓塞或狭窄	12/252	4.7
门静脉栓塞或狭窄	4/252~7/36	1.5~19
流出道梗阻	4/252	1.5
急性排斥反应	10/252	3.9
胆道并发症	122/252	48.4
慢性排斥反应	8/252	3.2
乙型肝炎复发	27/252	10.7

病因	再次肝移植 / 肝移植 / 例	百分率 /%
丙型肝炎复发	15/252	5.9
自免肝复发	3/252	1.19
肝癌复发	16/252	6.3
技术因素	12（美国）	1.5
多种因素	48（美国）	6.2

四、中国、美国再次肝移植原因对比

中国肝移植实验起步研究并不落后于西方,但临床肝移植落后美国 14 年。美国肝移植技术试验阶段为 1963—1972 年,而中国是 1977—1983 年;美国肝移植技术成熟阶段是 1973—1983 年,而中国是 1991—2001 年。在肝移植进入发展期后,欧美 20 世纪 80 年代后即进入快速发展阶段,我国则于 21 世纪（2010 年至今）进入快速发展阶段。因各种并发症而再次肝移植差异较大,主要原因见表 11-19-3。

表 11-19-3　中国、美国再次肝移植主要原因

病因	美国		中国	
	再次肝移植 / 例	百分率 /%	再次肝移植 / 肝移植 / 例	百分率 /%
原发性无功能	249	27.2	11/252~8/26	4.3~30
动脉栓塞或狭窄	214	6~27.6	12/252	4.7
门静脉栓塞或狭窄	无报道	—	4/252~7/36	1.5~19
流出道梗阻	无报道	—	4/252	1.5
急性排斥反应	38	4.9	10/252	3.9
胆道并发症	22	2.8	122/252	48.4
慢性排斥反应	113	14.5	8/252	3.2
乙型肝炎复发	23/166	2.8	27/252	10.7
丙肝复发		3.6~10	15/252	5.9
自免肝复发或原发性胆汁性肝硬化	24/120	20	3/252	1.19
肝癌复发	无报道	—	16/252	6.3
技术因素	12	1.5	无报道	—
多种因素	48	6.2	无报道	—

五、美国再次肝移植的预后

随着肝移植手术技术和强效免疫抑制药物的应用发展,1983 年 6 月 23 日,美国健康研究中心正式宣布,肝移植已成为各种终末期肝病的主要治疗方案。随着移植术后人群不断扩大,因各种原因导致移植肝脏再次出现功能衰竭等问题时,就可能需要再次肝移植。再次肝移植患者面临更加复杂的问题,如肝脏周围粘连、血管或胆道解剖关系改变、血栓形成等,使得手术成功率较初次肝移植会有所下降。对再次肝移植的患者进行充分术前评估、调整术前状态、完善再次肝移植的相关技术,将显著提高再次肝移植的成功率。

在涉及再移植的研究和模型中,只有一个现象恒定不变:再移植的受体和移植物的存活率均比首次

肝移植更差。住院时间的延长、重症监护病房（ICU）住院时间延长，使资源的使用和成本也相应增加。儿童再次肝移植的生存率优于成人，但仍低于首次移植。近年来随着技术发展成熟，再次肝移植的结果有所改善，但仍然比初次移植更差。美国器官分配网（UNOS）的研究中，首次肝移植的 1 年、3 年和 5 年生存率分别为 83%、75% 和 69%，而再次肝移植的生存率分别为 67%、60% 和 53%。另一项 UNOS 数据库研究报道了 3 977 例再次肝移植受体，其 1 年的移植失败率为 37.8%。早期死亡通常由脓毒症和多系统器官衰竭引起，但也被归因于移植物功能不良，甚至在使用乙型肝炎免疫球蛋白和引入抗病毒药物之前出现侵袭性乙型肝炎或丙型肝炎复发。

再次肝移植的时机也可能影响预后，这些时机包括早期、中期和晚期再移植，或紧急、急性和选择性再移植。美国 OPTN/SRTR 数据年报显示，2019 年全美成人再次肝移植等待者 312 例，占比 2.5%，而正式实施再次肝移植 301 例，占成人肝移植总例数的 3.6%；2019 年的儿童再次肝移植等待者 34 例，占 8.7%，2017—2019 年实施儿童再次肝移植 120 例，占比 7.0%。

六、再次肝移植不良效果原因探讨

我国肝移植与欧美存在一定的差异，再次肝移植的数量和预后也存在差异。再次肝移植的适应证多种多样，也随着时间的推移而变化。欧美国家早期约 70% 的移植物丢失与早期原发性无功能（PNF）和血管血栓形成相关。1 年后，50% 以上为慢性排斥反应和复发性肝炎或原发性疾病复发。在一些研究中，急性和慢性排斥反应的再次肝移植减少，缺血性并发症和疾病复发的再次肝移植也减少，但早期 PNF 发生率保持不变。根据 Kashyap 等报道，肝动脉血栓形成（HAT）的发生率，自 1994—2001 年从 8.1% 下降到 3.7%。但是 Pfitzmann 等报道称，HAT 的再移植率增加，可能是因为使用了更多的边缘性供肝和由于病情严重手术时机过晚的患者移植有关，并且也有很多人尝试将 HAT 和胆道并发症作为早期再次肝移植的指征。

对于是移植物失功还是肝脏原发性疾病影响了再次肝移植的死亡率，目前还没有明确的定论，研究结果不尽相同。欧美的研究证实，丙型肝炎复发是再次肝移植的常见原因。在中国，乙型肝炎复发是再次肝移植的常见原因。与丙型肝炎和乙型肝炎不同，酒精性肝病和非酒精性脂肪性肝炎很少需要再次肝移植。

另外，有几个因素已被确定为再次肝移植术后死亡率和移植物丢失的重要预测因素，包括使用老年供体（年龄 >60 岁）、肾功能衰竭和受体高终末期肝病模型（MELD）评分（>25 分或 30 分）。生存率低的因素还包括多次移植、初次移植后 7~30 日内移植、MELD 评分增加、冷缺血时间 >12 小时、供体年龄增加、肝脏劈离或 DCD 供肝移植。Yoo 等报道，1988—2001 年，761 例 PNF 的再次肝移植和 3 428 例其他原因的再次肝移植表明，肌酐的增加与生存率下降相关。许多其他研究也表明了肌酐水平升高的不良结果。由 Ghabril 等进行的另一项研究表明，1994—2005 年，再次肝移植死亡率随着患者年龄的增加而升高。其他研究也显示，年龄 >50 岁以上、术前呼吸机支持、住院抢救状态、胆红素水平升高和术中血液制品的使用，再次肝移植死亡率会增加。

七、再次肝移植手术时机与技术概况

1. **再次肝移植手术适应证** 根据再次肝移植距前次肝移植间隔时间的长短，分为早期适应证和晚期适应证，通常以前次肝移植术后 30 日为界（目前尚无统一标准）。早期适应证主要包括 PNF 和血管并发症（如肝动脉或门静脉血栓形成），分别占 20%~30%、15%~20%。晚期适应证包括慢性排斥反应、原发病复发、胆道并发症、血管并发症、继发于肝动脉栓塞的缺血性胆管病及新发自身免疫性肝炎等。

2. **再次肝移植的手术时机** 多数再次肝移植发生在前次肝移植术后相对较短的时间内。美国有研究表明，25% 的再次肝移植发生在前次肝移植术后 2 周内。西班牙一组病例数据显示，12.2% 的再次肝移植发生在前次肝移植术后 3 日内，34.7% 发生在前次肝移植术后 4~30 日内，18.4% 发生在前次肝移植术后 1 个月 ~1 年。再次肝移植与前次肝移植间隔时间的长短对预后有显著影响，间隔 3~7 日的受体术后 1 年生存率高于间隔 7~30 日者。分析其原因，间隔 7~30 日的受体肝移植原因多为 PNF 或血管并发症，均需急诊行再次肝移植。但是由于难以匹配到新供肝或医师没有及早认识到再次肝移植的必要性而错过最佳手术时机。另外，间隔数周后再次肝移植会面临最为严重的腹腔炎性致密粘连，增加手术难度。

所以,应尽早正确判断病情转归,在受体全身情况尚好且无潜在感染时行再次肝移植。如病情允许,尽可能避开术后数周内腹腔炎性粘连及水肿的急性期进行再次手术。

3. 再次肝移植的风险预测模型 相比初次肝移植,再次肝移植的效果普遍较差,并且占用了供体器官资源,减少了等待队列中初次移植受体的手术机会。对于潜在的再次肝移植受体,在等待手术期间应进行连续地病情评估,科学地筛选出能从再次肝移植中获益的受体,公平、公正、合理地分配供肝资源。为此,国内外一些移植中心提出了根据供体、受体参数判断预后的评分系统,用于量化再次肝移植受体的预后,有助于再次肝移植的决策。近年来,再次肝移植与初次肝移植术后生存率的差距不断缩小,风险预测模型起到了重要作用。

4. 再次肝移植的技术难度 再次肝移植的时机,尤其是与前次肝移植的间隔时间,是影响手术复杂性和技术难度的重要因素。①前次肝移植术后数日再次移植,病肝切除过程往往比第一次简单,因为病肝已经游离,而且门静脉高压得到缓解;②前次肝移植1个月后的再次肝移植会有很大技术难度,腹腔致密粘连和水肿、重要脉管结构扭转、瘢痕形成、层次辨认不清、粘连带内新生血管及患者门静脉高压重现都可造成病肝切除过程中大出血,增加再次肝移植病死率;③再次肝移植脉管重建时选择余地小,组织质地、脉管长度和受体血管段血流情况决定了较前次手术更复杂、困难的重建方式,经常需要用到显微吻合技术、血管搭桥与架桥技术和胆肠吻合技术。

5. 再次肝移植的操作策略 全面评估受体对再次肝移植的耐受性和预后,权衡风险与获益。

(1)危重患者(MELD评分>25分、气管插管、肾功能不全或高龄等)、已行再次移植的受体、前次移植后8~30日内需要再次移植及脉管内广泛血栓血管条件差的受体,行再次移植后早期病死率高,手术需以慎重为原则。

(2)仔细分析前次移植手术记录,对照影像资料明确术式和各脉管吻合位置及方式。

(3)分离粘连时注意避免空腔脏器损伤,如有损伤应妥善修补。

(4)分离粘连应耐心细致,边分离边止血,避免长时间大面积渗血,如渗血难以控制并已影响循环稳定,应适时终止手术。

(5)静脉转流可降低门静脉系统压力,减少失血和输血。

(6)当第一肝门致密瘢痕或曲张血管影响解剖的安全性时,可阻断第一肝门并整块高位横断,切除病肝后再解剖出各脉管结构作吻合。

(7)如果前次肝移植采用背驮式,再次移植时病肝切除较容易。再次移植可采用经典肝移植或PBLT,如采用经典肝移植则需保留原腔静脉吻合口以保证有足够血管长度行再次吻合;同样,离断门静脉时也尽量靠近肝脏,保证足够长度的血管用于吻合。

(8)尽量切除原移植物的肝动脉,因为再次移植后原移植物动脉易形成血栓或破裂。注意保留好供体髂动脉备用。如果受体端肝动脉条件差,供体肝动脉可能需要与腹腔干上方或肾动脉下方的腹主动脉吻合,后者通常需要应用供体髂动脉搭桥。

(9)胆道重建时避免使用原移植物胆管,建议行胆肠吻合,确保吻合口无张力。如前次肝移植已行胆肠吻合,需切除空肠盲端至胆肠吻合口段的肠管,重新行胆肠吻合。但有回顾性研究显示,再次肝移植行胆肠吻合与胆管端端吻合的胆道并发症发生率并无显著差异。

(10)再次移植时尽量避免使用劈离供肝、年龄>60岁或心脏停跳的供体供肝,供体、受体手术组信息应及时沟通,尽量缩短供肝冷缺血时间。

(11)手术团队需要有丰富经验,熟练掌握各种肝移植术式及脉管重建技术,并需要强大的麻醉与血流动力学及内环境监管团队保障。

(叶启发 张秋艳 牛 英)

推荐阅读资料

[1] 黄洁夫. 中国肝脏移植. 北京:人民卫生出版社,2008.

[2] 夏穗生,于立新,夏求明. 器官移植学. 上海:上海科技出版社,2009.

［3］杨甲梅,沈锋,姜小清. 肝移植译本. 2版. 上海:第二军医大学出版社,2009.

［4］郑树森. 肝移植. 2版. 北京:人民卫生出版社,2012.

［5］中华医学会器官移植学分会. 中国肝移植术操作规范(2019版). 临床肝胆病杂志,2020,36(1): 36-39.

［6］BERUMEN J,HEMMING A. Liver retransplantation:how much is too much? Clin Liver Dis, 2017,21(2):435-447.

［7］GHABRIL M,DICKSON R,AND WIESNER R. Improving outcomes of liver retransplantation: an analysis of trends and the impact of hepatitis C infection. Am J Transplant,2008,8(2):404-411.

［8］KWONG A J,KIM W R,LAKE J R,et al. OPTN/SRTR 2019 Annual data report:liver. Am J Transplant,2021,21(Suppl 2):208-315.

［9］KASHYAP R,JAIN A,REYES J,et al. Causes of retransplantation after primary liver transplantation in 4000 consecutive patients:2 to 19 years follow-up. Transplant Proc,2001,33(1-2):1486-1487.

［10］KITCHENS W H,YEH H,AND MARKMANN J F. Hepatic retransplant:what have we learned? Clin Liver Dis,2014,18(3):731-751.

［11］MARKMANN J F,MARKOWITZ J S,YERSIZ H,et al. Long-term survival after retransplantation of the liver. Ann Surg,1997,226(4):408-420.

［12］PFITZMANN R,BENSCHEIDT B,LANGREHR J M,et al. Trends and experiences in liver retransplantation over 15 years. Liver Transpl,2007,13(2):248-257.

［13］YOO H Y,MAHESHWARI A,THULUVATH P J. Retransplantation of liver:primary graft nonfunction and hepatitis C virus are associated with worse outcome. Liver Transpl,2003,9(9): 897-904.

第十二章

背驮式肝移植术后重症监护与治疗

第一节　一般监测与处理

一、监测

（一）一般情况监测

一般情况监测内容：①体温监测；②心电图连续监测心率和心律；③脉搏氧饱和度（SpO$_2$）监测；④经颈内静脉或锁骨下静脉穿刺上腔静脉置管测量中心静脉压（central venous pressure，CVP）；⑤经桡动脉或足背动脉穿刺置管进行有创血压监测；⑥24 小时出入水量特别是每小时尿量监测；⑦腹腔引流液量及性状监测（以术后腹腔每 24 小时血性引流量 >1 000ml 判定为腹腔内出血，每 24 小时腹腔血性引流量 >2 000ml、血压和 CVP 下降为腹腔内大出血）；⑧皮下出血情况监测；⑨胃液潜血试验检测；⑩神经系统监测（包括意识状态、肢体活动、感觉与语言，采用 Glasgow 计分法评估，如瞳孔反应迟钝与扩大可能存在肝性脑病；患者持续不醒，往往说明移植物功能差或术前存在严重的脑病，应尽早处理）；⑪精神心理变化监测。

（二）移植物监测

留有 T 管者观察胆汁的颜色、黏稠度和量，每 24 小时胆汁量 >100ml，胆汁胆红素 >2 000μmol/L 者判定为肝功能恢复良好。每日行肝功能、血氨及血乳酸检查。超声检查移植肝肝动脉、门静脉、肝静脉及下腔静脉血流情况。

（三）其他监测

每日进行血常规、血糖、血电解质、血气、凝血功能等监测；间断行免疫抑制剂血药浓度监测；常规根据患者情况不定期进行血液、体液检查及痰液的细菌、真菌培养；定期超声检查胸腔积液和腹水情况及进行胸片检查。

二、处理

（一）常规治疗处理

1. **强调"三早"**　早期脱离呼吸机和拔除气管导管、早期下床活动、早期肠内营养（enteral nutrition，EN）。

2. **术后早期补充白蛋白**　当患者血清白蛋白 <25g/L，血细胞比容 >30% 时，推荐使用人血白蛋白将患者血清白蛋白维持在 >30g/L，以控制腹水和水肿相关的并发症，降低手术部位感染等的发生率，日均使用人血白蛋白的剂量为 20~30g/d。

3. **改善微循环、减轻肝内胆汁淤积**　血小板计数 >50 × 10^9/L 时使用前列地尔 10μg/ 次，每日 1 次静脉滴注。

4. **预防感染**　肝移植术后感染中最常见的病原体是细菌，以革兰氏阴性杆菌为主，如大肠埃希菌和肺炎克雷伯菌等。革兰氏阳性菌感染以金黄色葡萄球菌和肠球菌为主。真菌感染以条件致病的念珠菌和侵袭性曲霉菌为主。病毒感染引起肝衰竭的相关病毒包括嗜肝病毒感染，如 HBV 感染复发；非嗜肝病毒感染以巨细胞病毒感染最常见。选用相应的抗菌药物预防感染，如合并感染应根据培养及药敏试验结果及时调整用药。

5. **预防应激性溃疡**　给予奥美拉唑、硫酸铝抑酸和保护胃黏膜药物。

6. **保持呼吸道的通畅**　雾化吸入，鼓励患者咳痰，给予翻身、拍背，每 2 小时 1 次，并使用深度振动排痰仪协助患者排痰。做好口腔护理。

7. **预防真菌感染**　静脉输注卡泊芬净，每日 50~70mg。

8. **促进胃肠蠕动**　早期给予生大黄饮片和新斯的明等药物以促进胃肠道功能恢复和肠道黏膜屏障修复，年龄大于 60 岁者慎用新斯的明，防止引起心律失常。

9. **其他**　必要时输注浓缩红细胞，使得血红蛋白维持在 80~100g/L；血小板计数 <30 × 10^9/L 时，可考虑输注血小板或使用升血小板药物如血小板生成素（TPO），若需要进行胸腹腔穿刺，应使血小板计数 >50 × 10^9/L，并且最好在超声定位或引导下进行。

（二）低体温处理

由于肝移植手术时间长、术中出血多、输血输液频繁、新肝移植术后大量冷保存液进入腹腔、手术野暴露时间过长等因素，患者极易出现体温过低，术后体温监测及升温处理非常重要。在患者返回重症监护病房（ICU）前 30 分钟加热温控毯至 38~40℃，调节室温在 24℃左右；返回 ICU 后持续肛温监测，调节温控毯温度使患者体温在正常范围，避免寒战。生命体征平稳后可撤除温控毯并停止肛温监测，改为每 4 小时测腋温 1 次。

（三）低钾血症处理

肝移植术后早期麻醉逐渐苏醒，患者可能出现应激性血压升高，造成短时间内尿量增多，血钾不稳定，要遵循体外循环术后的补钾原则。在高浓度补钾的同时定期监测血钾水平，根据尿量调整补钾量，并注意酸碱平衡和红细胞破坏对血钾水平的影响。

（四）低蛋白血症处理

肝移植患者由于原发肝病、术中大量放腹水、大量出血及输注红细胞悬液，术后可以出现严重低蛋白血症。术后适当补充白蛋白，使血浆白蛋白在 30~35g/L 以上，有助于维持血浆胶体渗透压和血流动力学稳定。

（万齐全　张秋艳）

‖‖‖‖‖‖‖‖ **推荐阅读资料**

[1] BRUMINHENT J, THONGPRAYOON C, DIERKHISING R A, et al. Risk factors for cytomegalovirus reactivation after liver transplantation: can pre-transplant cytomegalovirus antibody titers predict outcome? Liver Transpl, 2015, 21 (4): 539-546.

[2] LI J, WANG C, JIANG Y, et al. Immediate versus conventional postoperative tracheal extubation for enhanced recovery after liver transplantation: IPTE versus CTE for enhanced recovery after liver transplantation. Medicine (Baltimore), 2018, 97 (45): e13082.

[3] SHIN M, JOH J W. Advances in endoscopic management of biliary complications after living donor liver transplantation: comprehensive review of the literature. World J Gastroenterol, 2016, 22 (27):

6173-6191.

［4］YAMAZHAN T, BULUT AVŞAR C, ZEYTUNLU M, et al. Infections developing in patients undergoing liver transplantation：recipients of living donors may be more prone to bacterial/fungal infections. Turk J Gastroenterol, 2020, 31（12）：894-901.

［5］Zongyi Y, Baifeng L, Funian Z, et al. Risk factors of acute kidney injury after orthotopic liver transplantation in China. Sci Rep, 2017, 7：41555.

第二节　各器官功能监测

一、呼吸功能监测

由于手术影响、术后呼吸机及免疫抑制剂的应用，移植术后患者易发生肺不张、肺部感染、反应性胸腔积液等并发症。患者在术后返回 ICU 时通常未清醒，需连接呼吸机，故需密切监测气道压力、肺顺应性及血气的变化。术后返回 ICU 后呼吸机辅助通气的模式设定根据患者自主呼吸恢复情况选用控制通气或间歇同步指令控制通气，进入病房 30 分钟内获得动脉血气分析结果，以便及时调整呼吸机参数。

早期拔除气管导管有利于患者术后恢复，而早期拔除气管导管成功的前提是维持血流动力学稳定及水、电解质和酸碱平衡。以下因素可能会使术后自主呼吸的恢复较为困难：①严重营养不良，辅助呼吸肌萎缩无力；②术前大量腹水；③术前有重度肝性脑病；④肥胖；⑤以前有呼吸系统疾病或心脏疾病；⑥急性肾衰竭。这些患者行机械通气时，首先要防止发生呼吸机依赖现象，同时加强营养支持，消除胸腔积液、腹水和膈肌麻痹，促进自主呼吸功能的恢复。

在机械通气压力支持为 5cmH$_2$O 时，如存在低潮气量（<6ml/kg）、高呼吸频率（>30 次 /min）及 PaCO$_2$>6kPa，则为通气功能障碍。在自主呼吸的状态下，呼吸频率 >30 次 /min、吸气流量 >6L/min 而 SpO$_2$<95%，则为换气功能障碍。肝移植患者术后并发呼吸功能不全的主要原因为：①术前全身情况差，且手术创伤大，呼吸肌无力；②术后切口疼痛、腹胀、腹水蓄积而导致膈肌上抬及活动受限；③胸腔积液的压迫使肺扩张受限。上述几个因素共同导致限制性通气功能障碍。部分患者换气功能障碍与肺水肿、肺动脉高压及左心功能不全有关，亦可能与低蛋白血症有关，可以给予吸氧、辅助呼吸、纠正低蛋白血症及抽取胸腔积液等处理。

如何选择合适的时机撤离机械通气，需要进行如下评估：①患者无明显的高热、肺部感染、循环超负荷、酸碱失衡及电解质紊乱等因素；②患者具有良好的精神状态（如能觉醒，GCS≥13 分，没有镇静剂输注）；③患者血流动力学稳定，无心肌缺血动态变化，无明显低血压 [（不需要血管活性药物治疗或只需要小剂量药物，如多巴胺 / 多巴酚丁胺 <5~10g/（kg·min）]；④患者自主呼吸频率 >8 次 /min，PaO$_2$/FiO$_2$≥150~300mmHg，PEEP≤5~8cmH$_2$O，FiO$_2$≤0.4，pH≥7.25；⑤成功耐受 30 分钟的自主呼吸试验（SBT）[包括 T 管试验、低水平持续气道内正压通气（CPAP）（5cmH$_2$O）或低水平压力支持通气（PSV）（5~7cmH$_2$O）]；⑥气道通畅性良好（气囊漏气试验漏气量 >100ml 或 >24% 潮气量），并具有较好的呛咳排痰能力；⑦脱机后不需要无创序贯治疗，且 48 小时内不需要再插管。

需要注意的是，即使较早成功拔除了气管导管，仍应密切监测呼吸的频率及深度、血氧饱和度及血气等反映呼吸功能的指标，必要时应进行胸部 X 线摄片、痰培养等。

二、移植肝功能的监测与管理

移植肝功能的监测包括动态监测移植肝功能恢复情况、移植肝血流和排斥反应、移植肝的胆汁分泌量和性状等，评价移植肝功能需综合实验室检查、影像学检查和肝穿刺活检结果，并进行动态观察。

移植肝经历了热缺血、冷缺血和再灌注损伤，术后应注意监测患者移植肝功能。目前关于肝移植患者的肝功能及预后的评价指标很多，包括各种酶学、蛋白、凝血酶及凝血因子、胆红素、胆碱酯酶、血氨及动态血乳酸监测等。血生化指标能从多方面评价肝功能，丙氨酸转氨酶（ALT）为反映肝细胞受损程度较敏感的指标,白蛋白、胆碱酯酶及凝血酶等指标反映肝脏合成功能。血乳酸在肝移植术后早期既可直接反映机体的缺氧状态,又是间接反映肝功能变化的重要指标。血糖和尿糖持续异常升高,有可能与肝糖原合成减少相关,说明细胞对糖的处理受损,应考虑移植肝是否存在缺血再灌注损伤或排斥反应的可能。

术后应密切监测血生化指标的变化,给予保肝药物,加强营养支持,静脉输入多种氨基酸、白蛋白等,鼓励患者摄入高碳水化合物、高维生素、适量蛋白质、低脂、易消化、清淡食物。尽量避免使用对肝脏有损害的药物。当发现异常时,应综合分析肝功能异常的原因,必要时进行诊断性治疗或肝穿刺活检,针对原因进行治疗。

1. **胆汁的观察(在置放 T 管情况下)** 胆汁的产生是移植肝功能良好的可靠证据,正常的胆汁为金黄色、透明、黏稠的液体,胆空肠吻合术后胆汁变绿。术后应严密观察胆汁的量、颜色、性质及黏稠度。肝移植术后 1~3 日胆汁分泌量 >50ml/d,并随肝功能的恢复而逐日增加,引流量超过 100ml/d 提示肝功能恢复良好;胆汁生成缓慢、颜色变淡、质地稀薄、混浊,提示移植肝功能不全;水样和绿色混浊的胆汁提示移植肝功能严重受损。

2. **白蛋白监测** 白蛋白由肝实质细胞合成。由于肝脏具有很强的代偿能力,且白蛋白半衰期较长,只有当肝脏病变达到一定程度和病程较长时才出现血浆白蛋白的改变。白蛋白含量与有功能的肝细胞数量呈正比。如肝移植术后血浆白蛋白持续下降或白球比倒置,提示肝细胞坏死进行性加重,可能导致移植肝无功能。

3. **胆红素监测** 高胆红素血症是肝移植术后早期最常见的表现,其原因分为移植前及移植后,移植前以术前高胆红素血症为代表,反映受体术前肝功能状态;移植后的原因较多,如术后 4~5 日总胆红素仍逐渐升高,说明移植肝功能不全或胆管吻合存在问题,常见的有供肝保存损伤、急性排斥反应、血管并发症和胆道并发症。早期胆红素持续进行性升高是移植肝严重受损的表现之一。急性排斥反应时总胆红素升高较明显,肝穿刺活检可呈细胞介导的排斥反应表现;血总胆红素水平的变化亦与肝组织损伤后修复的进程一致,若 3~4 周后血总胆红素不下降或下降后又上升,则应高度警惕胆道并发症的可能;若患者术前肝衰竭伴有高胆红素血症和多器官功能衰竭,则移植术后黄疸可持续较长时间(1~2 周),其恢复有赖于器官系统功能及全身状态的恢复。

研究表明 δ 胆红素与患者肝移植术后肝功能及预后有密切关系,特别是 δ 胆红素与总胆红素的比值。对于胆红素而言,传统分为直接胆红素和间接胆红素,而 Kuenzle 和 Lauff 等用高效液相色谱法分离患者血清发现有 4 种胆红素成分:第 1 种是 α 胆红素,即为间接或游离胆红素;第 2 种是 β 胆红素,或称胆红素单葡萄糖醛酸苷;第 3 种是 γ 胆红素,或称胆红素双葡萄糖醛酸苷;第 4 种是 δ 胆红素,以共价键与白蛋白结合。目前,常规液体试剂方法所测得的间接胆红素 ≈α 胆红素,而 β、γ、δ 胆红素之和 ≈ 直接胆红素。δ 胆红素是胆红素与白蛋白不可分解的复合物。正常人血清中无该成分,当结合胆红素含量升高时,超过肾阈值,反流回血液,在非酶促条件下与白蛋白结合形成 δ 胆红素。许多研究一致认为:在高结合胆红素血症的患者血中出现 δ 胆红素升高。胆汁淤积会加快 δ 胆红素的形成。肝胆阻塞患者的胆红素成分主要是 δ 胆红素,且在康复过程中伴随总胆红素的下降,δ 胆红素下降,而 δ 胆红素与总胆红素的比值上升。如果出现较低比值,则说明预后差。

4. **血清转氨酶** ALT 在肝中含量最丰富,且大部分存在于肝细胞的胞质内,肝细胞中 ALT 浓度比血清高 1 000~3 000 倍,只要有 1% 肝细胞中的 ALT 进入血液,就足以使血中 ALT 升高 1 倍,故此酶是肝病理损伤的一个非常灵敏的指标。但应注意的是在严重肝细胞坏死时,可出现"胆酶分离"现象,即血中 ALT 轻度升高,严重时反而明显下降,但总胆红素却进行性升高。AST 在肝中的绝对含量(U/mg)高于 ALT,由于 ALT 主要存在于胞质内,而 AST 大部分存在于线粒体中,故轻、中度的肝病理性损害血中 ALT 升高程度大于 AST,但若损害严重,累及线粒体膜时,AST 升高程度超过 ALT,血浆中 AST/ALT 比值升高,计算两者比值可判断肝细胞的病理损害程度。

5. **碱性磷酸酶(ALP)** 在肝中广泛分布于肝细胞血窦侧和胆小管膜上,从胆汁途径排出体外。各种肝内、外胆道阻塞性疾病患者的血清 ALP 排泄受阻,活性明显升高,且与胆红素升高相平行,转氨酶仅轻度增高;累及肝实质细胞的肝胆疾病患者的血清 ALP 轻度升高,而转氨酶活性很高,依此可用来鉴别肝移植术后胆道并发症和移植肝组织病理损伤。

6. γ-谷氨酰转移酶(GGT) 血清中 GGT 主要来自肝胆系统,GGT 在肝中广泛分布于肝细胞的毛细胆管一侧和整个胆道系统。在胆汁排出受阻时,血清 GGT 升高,有助于诊断肝移植术后胆道并发症。

三、肾功能监测与管理

部分终末期肝硬化患者合并肾功能不全甚至肝肾综合征,术前往往已存在少尿或无尿。无肝期由于手术的创伤及出血、部分阻断下腔静脉(IVC)使肾静脉回流障碍等原因,可进一步加重少尿,供肝植入后早期尿量亦较少,30 分钟后尿量逐渐增多。此外,因术中需要输入生物制品,加之术后需应用免疫抑制剂等肾毒性药物,均可导致患者术后发生急性肾损伤(AKI)。有研究表明,术后肾功能与移植肝存活情况密切相关。因此,术后尿量的监测是肝移植围手术期期血容量和液体管理的重点。发生 AKI 的主要表现为少尿或无尿,同时伴有血清肌酐(Cr)和血尿素氮(BUN)水平升高。术后应每小时观察患者尿量,每日测定 BUN 及 Cr,维持尿量在每小时 100ml 以上。如发现尿量 <1ml/kg,要积极寻找原因,在 CVP 正常时,不用利尿药,尿量 <30ml/h 为尿量减少,同时伴血清 BUN 和 Cr 升高者为 AKI。若发生 AKI,可加大利尿药的剂量或使用利尿合剂,维持尿量 >400ml/d;如无改善则可考虑尽早启动持续肾脏替代治疗(CRRT)。停用对肾脏有损害的药物,以促进肾功能恢复;可使用护肾药物或前列腺素 E 等药物增加肾脏血流。

四、血流动力学监测与体液管理

(一)循环功能监测

肝移植受体一般为终末期肝病患者,此类患者的血流动力学特点常表现为血流动力学反应,即高心排血量和低外周血管阻力,其形成机制可能是由于晚期肝硬化常伴有门静脉高压,肝血流、肝血窦压力发生改变,动静脉短路,交感神经被过度激活,血管活性物质消除过多,高血管活性性肠肽血症,以及外周组织相对性缺氧等,导致血管舒张因子较少失活,而血管收缩因子缺乏,由此产生一系列血流动力学异常的改变。这种状态容易掩盖患者的心功能不全。此外,终末期肝病患者术前常伴有肝昏迷、大量腹水、严重低蛋白血症、少尿、内环境紊乱等一系列病理生理变化。

虽然目前肝移植手术技术已有了很大提高,术中失血量显著减少,PBLT 的实施进一步减少了对循环系统的影响,但是肝移植毕竟是一个创伤大、手术时间长、技术复杂的手术,上述因素往往造成患者术后循环系统不稳定,若不加强监测或处理不当,可导致严重的后果。有效、准确地监测循环系统的异常变化,可以防止相关并发症的发生,促进患者早日恢复。

目前,血流动力学监测主要包括无创性和有创性两大类。无创性监测方法有经胸电阻抗法(transthoracic electrical bioimpedance,TEB);CO_2 部分重吸收法,即无创心排血量(non-invasive cardiac output,NICO)监测技术。有创性监测方法有肺动脉漂浮导管,主要为 Swan-Canz 导管监测;经肺热稀释测定技术(the transpulmonary thermodilution technique,TPTD),主要由 PiCCO 监护系统实现;经食管超声心动图(transesophageal echocardiography,TEE);CVP 监测;有创动脉压监测等。肝移植术后早期,中心静脉通路是必须的,常规还应保留有创动脉压监测及 Swan-Ganz 导管监测。

监测心率、CVP、平均动脉压、中心静脉血氧饱和度、心指数、心排血量、每搏输出量变异度、肺动脉嵌顿压、体循环阻力指数、肺循环阻力、氧输送等指标能反映血流动力学及氧动力学变化,对了解心功能、心脏前后负荷变化和容量状态、全身氧代谢及组织灌注情况意义较大,对术后多器官衰竭发生率的评估也具有特别重要的意义。有研究显示,在肝移植术后进行良好的血压管理可以使死亡率下降 52%,心血管不良事件减少 35%。

肝移植术后早期体循环阻力偏低,少数受体需要应用血管活性药物维持血压,此时不应盲目大量输液,以防液体负荷过重导致肺水肿。此后,随着组织间液回流入体循环,若受体心、肾功能不能代偿,则可能出现 CVP 持续升高和电解质紊乱,且血管活性药物、心肌缺血和心功能不全都可能引发心律失常。应以循环动力学指标为靶点调整血管活性药(肾上腺素、多巴胺和多巴酚丁胺等)、血管收缩药(去甲肾上腺素和特利加压素等)的应用和有效循环容量,使平均动脉压不低于基础值的 20%,心率不高于 80 次/min,心排血指数不低于 2.5L/(min·m^2)。窦性心动过速治疗主要是去除诱因,必要时可以适当辅以镇静剂、β受体拮抗剂或胺碘酮等药物治疗。

（二）液体管理策略

大部分肝移植受体有慢性肝硬化，其循环动力学变化特征是高排低阻，同时有门静脉高压，加上存在一定程度的低白蛋白血症，血浆胶体渗透压降低，使得组织间液增多。另外，肝功能不全时，醛固酮和抗利尿激素的代谢性降解作用降低，使两者在体内积存，引起水钠潴留。肝移植手术创伤大，受体常出现全身毛细血管渗漏综合征（systemic capillary leak syndrome，SCLS），导致毛细血管通透性增加，使组织间液量增多，引起第三间隙效应或液体潴留，以及移植术中为了维持有效循环容量而输入大量液体等诸多因素，决定了移植受体普遍存在严重的液体潴留。肝移植 24~48 小时后，随着手术应激的减轻，第三间隙的液体逐渐回流至血管内，而术后早期较大剂量的激素亦会加重水钠潴留。这种高血容量状态可能导致移植肝充血甚至肺水肿等并发症，影响预后。

肝移植术后早期的液体管理策略应是在患者情况允许的前提下，尽可能限制输液量，同时配合适当的利尿措施，纠正容量负荷，适当浓缩稀释的血液。应依据各项监测指标包括心率、血压、CVP、血红蛋白及每小时尿量等综合判断，准确记录出入量。根据容量监测，维持体循环的血流动力学稳定，血氧饱和度与氧分压在正常范围，器官灌注正常，无明显代谢产物蓄积，在此基础上，尽量使出入量达到负平衡。同时坚持量出为入的原则，维持早期每小时尿量在 200ml，以后每小时维持在 100ml 左右。在肝移植围手术期的液体治疗方面，有研究表明，术中大量输血可使术后并发症的发生率及病死率显著提高，因此目前提出尽量减少血液制品的输注。但在适当时机选用合适的血液制品还是有利于患者术中及术后的病情稳定。

适当应用晶体溶液是必要的，有利于维持电解质平衡，避免内环境紊乱及提供营养支持，而且不影响凝血功能，保护肾功能。但大量使用等渗晶体溶液会加重肝移植患者原有的水钠潴留和组织水肿。高渗盐水虽有较好的扩容效果，但应谨慎使用。目前主张主要使用人血白蛋白来纠正患者的低血容量状态。为改善微循环灌注，建议在术后 6 小时内开始补充胶体，至少持续治疗 2~3 日。

（三）肺动脉高压处理

常与原发性肝肺综合征和术中液体超载相关。肝硬化病程中的高血流动力学引起肺循环血流量增加致使肺动脉压力增高，肺动脉高压受体容易发生右心功能衰竭和猝死，术后移植肝功能的恢复也会受到不同程度的影响。常规处理应给予吸氧治疗，使受体动脉血氧饱和度始终维持在 90% 以上，并加强利尿，必要时使用 CRRT。可应用依前列醇和前列腺素来改善发生肺动脉高压受体的预后，应维持肺动脉压 <35mmHg，且严格限制液体入量。

五、凝血功能

肝脏在凝血中起重要作用，可产生多种凝血因子并清除激活因子。术前由于肝功能障碍，患者血液常为低凝状态；手术及麻醉又会加重患者凝血功能障碍，尤其是无肝期后期及再灌注初期凝血功能障碍更为严重，术后可出现创面、腹腔渗血或出血。而手术创面大、血管吻合多，若过度补充凝血物质又可引起门静脉、肝动脉血栓形成，表现为肝脏血流减少、肝功能异常，胆汁分泌减少，体温升高，甚至发生肝性脑病等。

因此，术后应每 1~2 日检查血小板计数、凝血时间、凝血酶原时间（PT）1 次；密切观察创面渗血及腹腔各引流液的性状，以及全身皮肤、黏膜有无瘀点、瘀斑等，并每小时记录；术后 1 周内每日进行彩色多普勒超声检查肝脏血流情况，以便及时发现异常。对术后渗血者可补充新鲜血浆、冷沉淀、浓缩血小板或输注凝血酶原复合物。术后 48 小时内维持血小板计数在 $70 \times 10^9/L$ 左右；如血小板计数 $<70 \times 10^9/L$，则应根据出血情况酌情输注浓缩血小板；如 48 小时后血小板计数 $>30 \times 10^9/L$，则不需处理，但应控制血压，防止自发性颅内出血，但当血小板计数 $<20 \times 10^9/L$ 时，需及时输入浓缩血小板。对无明显出血倾向、复查 PT≤14 秒者，可给予抗凝治疗，维持 PT 在正常值的 1.5 倍左右。

（李建国　万齐全　张秋艳）

|||||||||| 推荐阅读资料

［1］AKBULUT S，OZER A，SARITAS H，et al. Factors affecting anxiety，depression，and self-care ability in patients who have undergone liver transplantation. World J Gastroenterol,2021,27(40):6967-6984.

[2] BURRA P,BECCHETTI C,GERMANI G. NAFLD and liver transplantation:disease burden,current management and future challenges. JHEP Rep,2020,2(6):100192.

[3] GARG N,POGGIO E D,MANDELBROT D. The evaluation of kidney function in living kidney donor candidates. Kidney,2021,2(9):1523-1530.

[4] LUCEY M R,TERRAULT N,OJO L,et al. Long-term management of the successful adult liver transplant:2012 practice guideline by the American Association for the Study of Liver Diseases and the American Society of Transplantation. Liver Transpl,2013,19(1):3-26.

[5] MATUSZKIEWICZ-ROWIŃSKA J,WIELICZKO M,MAŁYSZKO J. Renal replacement therapy before,during,and after orthotopic liver transplantation. Ann Transplant,2013,18:248-255.

[6] ZAKY A,BENDJELID K. Appraising cardiac dysfunction in liver transplantation:an ongoing challenge. Liver Int,2015,35(1):12-29.

第三节　感染的监测与防治

肝移植目前已成为多种严重肝脏疾病的最有效的治疗措施。感染是肝移植术后的主要并发症,也是患者死亡的主要原因,发生率高达 60%~80%。另有统计表明,>35% 的肝移植患者术后发生 1 种类型以上的感染。感染最常见部位为肺部和腹腔,其次为切口、泌尿系统及导管感染。感染病原菌以细菌感染最常见,多于术后 1 个月内发生。其他感染源包括病毒、真菌及原虫等,其中一些耐药菌株或真菌感染的概率在不断增加。另外,还有发生多部位、多菌种混合感染的倾向。

一、术后细菌感染防治

细菌感染在肝移植术后感染中最为常见,多发生于术后 1~2 个月,据报道,发生率为 30%~80%。细菌感染发生的部位主要以胸腔、腹腔、静脉导管、血液为主。感染后患者可出现体温升高、白细胞计数升高、引流液混浊或呈脓性等表现,以及感染部位的相应表现。患者亦可因免疫力低下、临床抗生素预防性应用等,导致感染症状不典型。

近年来,由于广谱抗生素的滥用,机会菌和耐药菌增多,并出现了一些少见细菌感染和机会感染,使肝移植术后细菌感染的防治更加困难。移植术后多重耐药细菌的出现受到重视,产超广谱 β- 内酰胺酶(extended spectrum beta lactamase,ESBL)细菌和碳青霉烯耐药的革兰氏阴性细菌,以及多重耐药的革兰氏阳性细菌,在许多移植中心均有报道。

1. 肝移植术后细菌感染的危险因素　细菌感染占肝移植术后感染的比例最大,移植术后免疫抑制剂的应用往往会掩盖患者临床症状,导致诊断不明确。感染可能来源于供体携带的病原菌经移植转移到受体、受体自身基础疾病、手术技术导致的术后并发症及术后监护等。肝移植术后感染的危险因素可大致归纳为表 12-3-1。

2. 肝移植术后细菌感染的病原学特点　肝移植术后细菌感染的优势菌群与院内感染的主要菌群、地域特点等有关。

肝移植术后较为普遍的革兰氏阴性细菌感染致病菌为肠杆菌,多数致病菌与肝移植手术操作、术后胆道并发症有关。肝动脉狭窄或血栓形成导致移植肝缺血、坏死,肠道细菌异位可导致肝脓肿形成。革兰氏阴性菌感染部位包括腹腔深部感染、血流感染、肺炎、泌尿系统感染及导管相关感染。最为常见的病原菌为克雷伯菌、肠杆菌、沙雷菌、鲍曼不动杆菌等。空肠弯曲杆菌及嗜麦芽假单胞菌亦有报道。

革兰氏阳性菌感染最常见的部位为留置导管部位、手术切口、腹腔间隙及肺部,可导致深部或浅表腹腔内感染、血流感染及肺炎。常见的病原菌为葡萄球菌、链球菌和肠球菌等。大部分移植中心均报道过耐甲氧西林金黄色葡萄球菌(MRSA)感染,主要与术前 MRSA 定植有关,可能原因包括手术时间长、预防

表 12-3-1　肝移植术后细菌感染的危险因素

因素	具体内容
供体因素	供体感染；重症监护病房停留时间过长；边缘供肝(高龄、心脏死亡供体的供肝、脂肪供肝等)；器官获取过程中被污染(肠道、胆管)
受体因素	受体全身条件差[营养不良或合并糖尿病、肥胖、慢性阻塞性肺疾病、肾功能不全及衰竭、长期肾脏替代治疗(>30 日)等]；金黄色葡萄球菌等耐药菌定植；医院停留时间及导管留置时间较长；获得性免疫缺陷综合征；终末期肝病模型(MELD)评分 >30 分；年龄 >45 岁；既往使用免疫抑制剂；原发感染；男性受体接受女性供肝；卫生水平差；术前低钠血症
移植因素	术中大量输血；免疫抑制剂加量(排斥反应)；保存液被污染；深静脉导管留置并发症(原发性移植肝无功能、肝动脉血栓、胆道狭窄)；缺血时间、缺血再灌注损伤；重症监护病房停留时间过长；胆汁引流(Rouxen-Y、T 管)；再次手术及再次移植；滥用抗生素；环境因素(交叉感染)
术后监护	术后肾功能不全；术后液体负荷大；术后住院时间长

性使用抗生素不当、原发性巨细胞病毒(CMV)感染及近期手术史等，对移植受体造成极大的威胁。细菌感染是肝移植术后早期最主要的并发症，如何减少术后感染，及时有效地控制感染，对于提高肝移植手术质量与成功至关重要。

3. 肝移植术后细菌感染的预防　在强调病原学的检查、合理使用抗菌药物的同时，如何加快伤口愈合、尽早拔除各种留置导管、恢复肠道功能、加强无菌操作技术与观念，从源头上预防病原菌感染同样具有十分重要的意义。肝移植术后感染的发生率较高，关键在于预防，必须严密隔离和无菌操作，尽早拔除各种导管，预防性使用抗细菌和病毒的药物。

肝移植术后细菌感染的预防针对病因大致分为 3 个阶段，分别为移植术前、术中及术后。在移植术前，需控制患者的原发感染，脓毒症及肺炎常是肝移植手术的绝对禁忌证。而在紧急情况下，对于危重症患者，为了挽救其生命，可能会在无法明确感染情况下进行肝移植。移植术前存在严重细菌感染的患者，尤其是证实有多重耐药菌株感染者，原则上不手术。终末期肝病患者容易并发肺部感染及自发性腹膜炎，应在术前得到有效控制，并消除潜在感染灶，在获得阳性细菌培养和药敏试验结果后，可使术后治疗更有针对性。对于"肝移植等待名单"的患者，一般术前不提倡应用抗生素，除非出现严重的全身感染，特别是长期应用广谱抗生素。减少细菌耐药性的发生、控制细菌感染的重点是加强预防，减少感染的危险因素。重视围手术期肠道去污治疗，目前有研究使用不吸收抗生素进行肠道去污，其疗效有待进一步验证。围手术期需积极治疗高血糖。

供体来源的感染可通过移植转移到受体，需要进行筛查，围手术期 48 小时内使用抗生素尤为重要，预防性使用抗生素可以降低不同细菌感染的发生率。术后适当地补充纤维素及乳酸菌素片，可降低感染概率。捐献者器官获取过程中注意无菌操作，避免损伤胃肠道及胆管造成污染。器官保存液细菌培养及药敏试验有利于术后早期针对性使用抗生素。早期消除已知危险因素尤为重要，如早期撤除不必要的中心静脉导管，移植术中尽量缩短手术时间、防止大出血、预防性使用抗生素，术后缩短 ICU 停留时间，术后尽可能减少侵入性操作次数。尽早进行肠内营养(EN)，有利于恢复胃肠功能，减少细菌易位。

术后监护过程中应遵循以下原则并预防感染。

(1) 术后当患者清醒、循环稳定及自主呼吸功能恢复时应逐渐脱离呼吸机、尽早拔除气管导管；要重视肺部的护理，包括湿化气道、拍背排痰，胸腔穿刺减少胸腔积液量，促进肺复张。

(2) 术后促进胃肠道功能恢复，争取早日行 EN，早期进食可改善肠黏膜的屏障功能，并减少细菌异位的发生率，膳食纤维可增强黏膜屏障功能，是限制肠道细菌异位的必要成分。

(3) 术后保持各引流管通畅，尽早拔除各种侵入性管道，恢复腹腔的密闭性，减少细菌感染来源。

(4) 做好移植病房的隔离，减少院内交叉感染的机会，严格执行无菌操作和隔离制度，如严格限制人员出入，医护人员戴口罩、手套，穿隔离衣，对物品、台面、地面、墙壁进行消毒，接触患者前后均要洗手；加强基础护理；加强各种侵入性管道的护理，根据病情尽快拔除各种引流管也是减少感染的有效措施。对于患者的肺部感染，体位引流和排痰是非常重要的治疗措施。

（5）要重视病原学标本的采集，术后前3日连续采集患者血、尿、胆汁、痰和引流液的标本进行细菌培养与真菌培养，必要时行病原体宏基因组高通量测序（mNGS），为后期治疗提供依据；在排除肺水肿外有以下情况之一者均认为有肺部感染：①痰量增多，痰培养阳性；②咳嗽、咳脓痰；③肺部干、湿啰音；④胸片示感染。中等量或以上的胸腔积液，给予抽吸或置管引流，送常规生化检查和胸腔积液培养。

（6）术后应以肺部及腹腔感染的预防及治疗为重点，严密监测各项感染指标，如血降钙素原（PCT）和C反应蛋白（CRP）的检查，还包括胸片检查、痰液及腹水的定期培养；对于存在早期排痰困难，痰液黏稠者，可采用纤维支气管镜辅助吸痰。

（7）加强营养支持提高机体抵抗疾病的能力。

（8）控制肝移植术后患者感染应采取全环境保护，包括5个方面：①层流病房的使用；②体表无菌化护理；③肠道净化；④医护人员自身净化；⑤系统微生物监测。

4. 肝移植术后细菌感染的治疗　在肝移植受体的整个围手术期，应把握每个细节，将感染相关危险因素最小化，术前抗生素根据药敏试验结果选择，可以有效地控制细菌感染的发生。可以从以下几个方面将肝移植术后细菌感染的防治工作系统化。

（1）建议各移植中心建立感染病原流行病学的监测系统，建立感染病原数据库，定期获得流行病学报告，指导抗生素的合理运用。

（2）监护病房每日进行各种引流液、分泌液及体液培养和药敏试验。

（3）根据发热、细菌学、临床证据分为证据感染、临床感染、病原学感染及无原因感染，制订经验性用药、病原针对性治疗和降阶梯治疗计划。在经验性预防用药中，保护性使用抗菌药物，术后预防用药要保留二线药物，无明确感染时应尽早停药，抗生素升级后需加用抗真菌药；使用更昔洛韦预防病毒感染，拉咪呋啶与抗乙型肝炎免疫球蛋白控制乙型肝炎病毒（HBV）复制。

（4）经验用药应考虑常见的感染菌群，同时应考虑抗生素的覆盖性和耐药性。选用哌拉西林钠-他唑巴坦钠作为一线抗生素，可取得满意的效果。第三代头孢菌素不应首选，对于阴沟肠杆菌、沙雷菌及枸橼酸菌属这些高产 AmpC 酶的细菌，可以考虑碳青霉烯类、第四代头孢菌素（头孢吡肟）。对于非发酵菌属可以考虑加酶抑制剂，如头孢哌酮钠、舒巴坦钠；洋葱假单胞菌等由于对碳青霉烯类天然耐药，治疗可选择磺胺针剂联合第四代喹诺酮类。厄他培南（ertapenem）是新一代碳青霉烯类抗生素，抗菌谱比亚胺培南窄，对非发酵菌属无效，但对铜绿假单胞菌、鲍曼不动杆菌、大肠埃希菌及大多数葡萄球菌属等有效。且在治疗过程中耐药性产生极低，可以作为移植前的预防用药。

据文献报道，肝移植术后感染的革兰氏阳性球菌以 MRSA 和耐甲氧西林凝固酶阴性葡萄球菌（MRSCoN）为主，即 MRSA 或表皮葡萄球菌，革兰氏阴性杆菌以产超广谱 β-内酰胺酶（ESBL）的肠杆菌科细菌为主，如大肠杆菌、肺炎克雷伯菌。目前引起全世界重视的是 ESBL 菌感染，其主要由于过度使用广谱抗生素及长时间气管插管引起，同时还包括移植术后肾衰竭、长时间院内治疗、手术并发症和侵入性操作等因素。ESBL 对氨基苷类、喹诺酮类及磺胺类抗菌药物表现出较强的耐药性。在重症患者，包括肝移植术后患者，感染发生比例较高的是碳青霉烯耐药的肠杆菌科菌（CRE）、碳青霉烯耐药的鲍曼不动杆菌和碳青霉烯耐药的铜绿假单胞菌。

对革兰氏阳性菌（MRSA、MRSE）选用万古霉素，也可以考虑替考拉宁、替加环素和利奈唑胺。革兰氏阴性菌中，产 ESBL 的大肠杆菌和肺炎克雷伯菌为代表的细菌，可选择碳青霉烯类、加酶抑制剂的抗生素头孢哌酮钠-舒巴坦钠、哌拉西林钠-他唑巴坦钠，对多重耐药菌株可以选用头孢他啶阿维巴坦，以及多黏菌素。对于阴沟肠杆菌、沙雷氏菌、枸橼酸菌属等高产 AmpC 酶的细菌，可以考虑碳青霉烯类、第四代头孢菌素（头孢吡肟）和氨基糖苷类抗生素。对于非发酵菌属可以考虑加酶抑制剂的抗生素，包括头孢哌酮钠-舒巴坦钠、哌拉西林钠-他唑巴坦钠，还有第四代头孢菌素（头孢吡肟、马斯平），也可以考虑第三代头孢菌素（头孢他啶）、碳青霉烯、氨基糖苷类抗生素。对嗜麦芽、洋葱假单胞菌和黄杆菌类细菌主要应用加酶抑制剂的药物，如头孢哌酮钠-舒巴坦钠、哌拉西林钠-他唑巴坦钠、复方磺胺甲噁唑片、氧氟沙星。

二、术后真菌感染的监测与防治

肝移植真菌感染大多发生在术后2个月内，发生率高达42%，病死率达40%~80%，高于急性排斥反应、肾衰竭和病毒感染,是移植物丢失和患者死亡的重要原因之一。

1. 肝移植术后真菌感染发生的危险因素 ①术前受体全身状况差;②伴有肝肺综合征;③糖尿病;④肾功能不全;⑤术前存在真菌或病毒感染;⑥手术相关因素,如手术时间过长,术中大量输入血液制品,手术并发症如胆道、血管并发症及出血相关并发症,供肝冷缺血时间长及再次肝移植等。患者多为深部真菌感染,病死率较高。

2. 肝移植术后真菌感染部位 主要为呼吸道、腹腔、胆道、肠道、血液、皮肤、黏膜及中枢神经系统,其中以肺部感染最常见。肝移植术后真菌感染病原菌较多,以念珠菌为主,占80%。曲霉菌感染为第二常见的真菌病原体,其中侵袭性曲霉菌感染多发生于肺部,病死率高达70%~90%。毛霉菌感染是一种少见的机会感染,吸入的病原菌经血液或淋巴液播散均可致肺毛霉菌感染。隐球菌感染主要侵犯脑及肺,致病菌主要是新型隐球菌,近年来还出现了一些少见菌属。

3. 肝移植术后真菌感染的监测 肝移植术后真菌感染的诊断有其特殊性,很大程度上要依靠临床表现并需反复真菌培养和经验性治疗,尤其是高危患者。其临床特点如念珠菌血症早期可能有发热、寒战等不适,或为胃肠炎或膀胱炎症状;严重的系统性感染可出现反应淡漠、红斑结节,甚至感染性休克。肺曲霉菌感染早期发热和咳痰不突出,而虚弱无力明显,常表现为逐步加重伴呼吸困难的渗出性肺炎,多种抗生素治疗无效,严重者发生肺梗死、肺出血。有些症状如肌肉结节、视力改变、血栓性静脉炎、神经系统等表现应引起重视,必要时行口腔及眼底检查。术后可常规进行血液及体液的G试验[(1,3)-β-D葡聚糖试验]和/或半乳甘露聚糖试验(GM试验)检查,对诊断真菌感染有一定价值。

组织活检和真菌培养是确诊的主要方法。特别是合并有高危因素的受体应立即多次、多途径采集多种标本(如血、尿等)同时进行培养。除受体的体液外,拔除的导管也常成为病原学检查的标本来源。曲霉菌在血中繁殖可以形成团块堵塞小动脉,在组织中造成梗死、坏死,从而形成典型的曲球表现,特别是在肺部和脑组织中。CT及MRI检查常可见结节样病变周围淡晕圈及新月状透亮区和空洞样改变。故认为影像学检查对于曲霉菌感染具有重要诊断价值。

4. 肝移植术后真菌感染的防治 针对可能导致真菌感染的各种高危因素,采取贯穿于各个环节的积极预防措施极为重要。①做好术前准备,积极治疗肾功能不全,控制血糖,预防和治疗细菌感染或病毒感染,加强营养,提高患者耐受力;②术后高危患者预防性应用抗真菌药物;③降低手术相关的高危因素,加强围手术期管理;④术后加强环境监测和消毒;⑤早期渐进的EN可减少肠道菌群易位,减少真菌机会性感染。

抗真菌治疗应该遵循清除病灶、调整免疫抑制剂及抗真菌药物应用的治疗原则。

(1)真菌感染灶引流清创:充分清除皮肤表面感染灶,直至暴露创面下方2~3mm处的新鲜肉芽组织,保持创面干燥。

(2)调整免疫抑制剂,特别是停用激素和抑制粒细胞生成的药物,对已有感染或白细胞降低者应减少霉酚酸酯的用量或停用。当深部真菌感染威胁到生命时,要大幅度降低免疫抑制剂的使用,而且部分抗真菌药物可提高部分免疫抑制剂的血药浓度。故当发生严重的真菌感染时应减量或停用免疫抑制剂。

(3)真菌感染的药物治疗:目前常用的有以下几类。

1)多烯类:作用在真菌细胞膜,主要是两性霉素B及其脂类制剂。其特点是广谱、耐药少,但副作用是肾毒性大。所以应用两性霉素B过程中需监测CsA血药浓度、肾功能和电解质情况。使用两性霉素B前补充钠盐可有效减少肾毒性。两性霉素B脂质体能减轻肾毒性但并不提高疗效。

2)氟胞嘧啶:为窄谱抗真菌药,可通过血脑屏障,常与两性霉素B联合应用治疗隐球菌性脑膜炎。

3)吡咯类:由抑制真菌的麦角甾醇合成。此类药物种类较多,其中咪唑类因毒性大而仅限于外用。三唑类有氟康唑主要用于白念珠菌的预防,但耐药性已不断出现,且存在对氟康唑有天然耐药性的真菌。第二代三唑-伊曲康唑和伏立康唑对白念珠菌、部分非白念珠菌和曲霉菌有一定疗效,伏立康唑还可以通过血脑屏障。在治疗侵袭性曲霉菌感染方面,伏立康唑优于传统的两性霉素B。广谱三唑类抗真菌药泊沙康唑(posaconazole)已于2006年获得美国FDA批准,可预防某些曲霉属和念珠菌属引起的真菌感染,用于难治性疾病或其他药物耐药引起的真菌感染,即曲霉病、镰刀菌病和接合菌病。

4)棘白菌素类:第一个药物是科赛斯(卡泊芬净),此类药物对严重念珠菌感染和/或曲霉菌感染有很好的疗效,因为它们能破坏真菌的细胞壁,对人类毒性较小,尤其适合于合并肝肾功能不全者,但对隐球菌和毛霉菌无效。棘白菌素类与三唑类或两性霉素 B 联合可治疗侵袭性真菌感染。由于受体肝、肾功能障碍及抗真菌药提高免疫抑制剂血药浓度的影响,应用抗真菌药必须考虑感染以外的诸多因素。尽可能选用肝、肾毒性小的抗真菌药物,必要时减量。此外,粒细胞刺激因子和 γ 干扰素等增强中性粒细胞抗真菌作用的辅助性免疫调节治疗也有相关报道,非特异性的免疫增强剂如丙种球蛋白也可增强机体的抗感染能力。

三、术后病毒感染的防治

1. **巨细胞病毒(CMV)感染** CMV 是人类 β 疱疹病毒组的 DNA 病毒,因其可以导致感染细胞肿大,并具有核内包涵体,又被称作细胞包涵体病毒。在人群中广泛存在,正常情况下由于机体健全的免疫监视功能并不会引起疾病。在 PBLT 患者中,由于受体处于免疫抑制状态,术后感染率高达 30%~65%,部分为无明显临床症状的隐匿性感染,部分为表现临床症状的显性感染,包括 CMV 所致肝炎、CMV 性肺炎等,如未及时发现、治疗,CMV 表现出极强的致病性,且不易与排斥反应鉴别,成为影响 PBLT 术后疗效的重要因素之一。

(1)感染途径及易感人群:CMV 在正常人群中普遍存在,正常人群血清学检测 40%~90% 呈阳性结果。CMV 广泛存在感染患者的体液、血液及各种分泌物中。在妊娠期间可以通过胎盘实现母婴垂直传播,也可通过产道或母乳喂养实现母婴传播;成人之间可以通过呼吸道、消化道、输血、移植及性接触等多种途径传播。PBLT 受体感染来源:①通过接受感染的供体器官、输注感染者的血液或血液制品;②受体本身携带病毒在免疫抑制状态下复活;③通过接触病毒感染者各种体液或分泌物而继发感染。

(2)临床表现:CMV 感染多发生在移植术后 1~3 个月,可以分为无症状感染、有症状感染和 CMV 病。无症状感染可表现为无明显临床症状,实验室检查阳性。有症状感染包括发热、咽痛等流感样症状,或出现乏力、淋巴结肿大、关节肌肉酸痛等单核细胞增多症等非典型症状。当具有明显临床症状时,称为 CMV 病,临床包括 CMV 肺炎,表现为发热、无痰性干咳、呼吸急促、胸痛、顽固性低氧血症等间质性肺炎表现;巨细胞肝炎,表现为高热、食欲缺乏、肝区疼痛、黄疸、谷丙转氨酶(ALT)及胆红素升高,严重时可出现乏力、嗜睡等重症肝炎症状等;还可以表现为胃肠炎(顽固性腹泻、恶心、呕吐、溃疡形成)、病毒性脑炎、视网膜炎、病毒性心肌炎等;活动感染还可以出现骨髓抑制症状。

(3)实验室检查

1)抗体检查:是通过酶联免疫吸附试验(ELISA)检测血清中 CMV 特异性抗体 IgM 和 IgG 的间接检查方法,具有简便、快捷、实用的特点。IgG 是一种保护性抗体,其阳性结果代表 CMV 既往感染;CMV-IgM 抗体被认为是 CMV 活动性感染的诊断指标,当血清检测 CMV-IgM 阳性时,对临床 CMV 感染的诊断及治疗具有指导意义。

2)抗原检查:是通过免疫组化检测 CMV-pp65 蛋白(抗原)的方法。pp65 是 CMV 的结构蛋白,由 *UL83* 基因编码,pp65 在 DNA 复制后大量扩增,并主要积聚在胞质的致密颗粒和细胞外的病毒颗粒中,它的出现提示 CMV 已复制完毕并形成了完整的病毒,是诊断活动性 CMV 感染的敏感指标。因其需要组织标本进行检测,所以 CMV-pp65 蛋白检测的临床应用具有一定局限性。

3)病毒检测

①病毒 DNA 检测技术:是采用病毒核酸进行扩增的 PCR 检测技术,具有快捷、敏感性和特异性较高的优点,能对 CMV 活动性感染作出及时而准确地诊断。定量 PCR 技术还能够了解病毒载荷,反映病毒复制水平,对了解病情发展、病情轻重及判断治疗效果具有指导意义。

②病毒 mRNA 的检测技术:是通过对编码 CMV 即刻早期抗原 IE-mRNA 和晚期结构抗原 pp67-mRNA 进行扩增检测。IE-mRNA 转录表示病毒复制开始,最早可在感染后 1 小时检出,检测 IE-mRNA 是诊断早期病毒活动性感染的重要指标;pp67 是病毒晚期 pp67-mRNA 编码的基质表层蛋白,其转录表示病毒复制已完成,pp67 阳性的 CMV 疾病多已侵及内脏,因此 pp67-mRNA 的检出对疾病诊断具有很高的特异性,对于判断 CMV 感染的预后有一定的意义。二者结合既可以对 CMV 活动性感染作出早期诊断,又可以减少假阴性率,对及时、正确诊断及治疗疾病具有重要的价值。

③芯片技术:通过基因芯片或DNA芯片以寡核苷酸片段作为探针通过基因进行杂交或反应检测CMV的核酸或DNA的技术,具有高通量、快速检测的优点,但成本高、技术要求较高,目前应用尚有局限。

④细胞包涵体检测:将患者各种体液或分泌物等标本通过离心沉淀获取脱落细胞进行吉姆萨染色后镜检,如果发现巨大细胞及核内和胞浆内嗜酸性包涵体,可作为CMV的初筛诊断。

⑤病毒分离及培养技术:通过患者的外周血、分泌物、体液等进行分离和直接培养的方法进行检测。此法具有特异性高、敏感性差、技术要求高、可重复性差且检测周期长的特点,因此无法达到早期快速诊断的目的,其临床应用的价值不大。

(4)诊断及鉴别诊断

1)诊断:结合症状、体征及病原学检测基本可以明确CMV感染的诊断。但尚需要进一步判断CMV感染类型:①无症状感染,即CMV病原学检测阳性、无临床感染症状;②症状性感染,即CMV病原学检测阳性,有发热、伴或不伴细胞减少、无具体脏器损害组织学依据;③CMV病,即CMV病原学检测阳性,合并有脏器损害的病理组织学证据。移植术后CMV感染所致肝炎与肝炎病毒所致肝炎、急性排斥反应常难以鉴别,或合并存在,因此必要时需要活检穿刺进行病理学检查。

2)鉴别诊断

①CMV肝炎:多见于术后2周~3个月,CMV病原学检测阳性,具有发热、伴或不伴白细胞减少症状、有肝功能损害表现;肝组织活检病理学可见肝细胞呈点性、灶性坏死,伴有粒细胞浸润,肝窦汇管区内可见中性粒细胞聚集;部分可见肝内胆汁淤积;可以发现CMV包涵体及免疫组化可见CMV-pp65阳性。

②肝炎病毒肝炎:肝炎病毒复发多见于移植术后3~12个月,肝炎病毒学检测阳性。因肝炎病毒主要为嗜肝细胞病毒,所以乏力、厌油、食欲缺乏、ALT和AST升高、黄疸等肝功能损害的表现出现早,全身症状相对轻。一旦进展为重型肝炎可出现发热、乏力、嗜睡等症状。肝组织活检可见肝细胞以水样或气球样变性、坏死及炎症细胞浸润为主,可见肝实质内明显的胆汁淤积及汇管区纤维组织增生等。

③急性排斥反应:多见于术后1~6周,病原学检测阴性。临床可见发热、乏力、嗜睡、食欲缺乏、肝区疼痛,胆汁减少、稀薄,肝功能损害。肝组织穿刺活检可见肝细胞水样或气球样变性、坏死,主要可见汇管区大量淋巴细胞及中心粒细胞浸润,小叶间或中央静脉内皮下可见淋巴细胞浸润,表现为静脉内皮炎、小叶间胆管炎。

(5)预防与治疗:因PBLT后受体处于免疫抑制状态,研究发现CMV感染如未及时治疗,一旦发展到CMV病阶段,则表现为极强的致病性、极高的死亡率。因此,对于CMV感染的防治应该遵循以预防为主、治疗尽早的原则。目前采取的普遍预防、抢先治疗的观点已被多数移植中心接受。

1)预防

①一般性预防:即对移植受体及供体均进行CMV病原学检测,尽可能避免CMV阴性的受体接受CMV阳性的供体或血液制品;但是目前供体紧缺及血资源紧张,仍无法做到。研究表明,CMV阴性的受体接种人CMV疫苗或输注CMV特异性免疫球蛋白可以降低术后CMV病的严重程度,但并不能降低其发病率。

②药物预防治疗:对一些高危患者进行预防性抗病毒治疗,或对移植受体进行CMV检测,一旦检测出感染,就进行先驱治疗,达到降低CMV病的发生率,起到预防作用。研究表明药物预防治疗可取得较好的效果。

2)药物治疗

①更昔洛韦:是阿昔洛韦的衍生物,作用机制为通过竞争性抑制CMV DNA多聚酶的合成和直接渗入导致病毒DNA延长终止的方式抑制病毒复制,发挥抗病毒作用,是目前国内外治疗CMV感染的常用药物。

②缬更昔洛韦:是更昔洛韦口服制剂的前体药物,其口服生物利用度比更昔洛韦高10倍以上。有研究表明,口服缬更昔洛韦900mg(1次/d)和口服更昔洛韦1g(3次/d)防治CMV疾病的效果相同,且前者耐药性发生率降低。

③ 伐昔洛韦：是以缬氨酸结构替代的阿昔洛韦。研究表明其口服生物利用度比阿昔洛韦高 10 倍以上，并能维持较高的血药浓度，为预防移植术后 CMV 感染的有效药物。

④ 万乃洛韦：是阿昔洛韦前体的 L- 缬氨酰酯，其活性成分也是阿昔洛韦。研究表明，其口服生物利用度比阿昔洛韦高 3~5 倍，在 CMV 感染中的治疗效果与阿昔洛韦相当。

⑤ 西多福韦：通过竞争性抑制脱氧胞嘧啶 -5- 三磷酸盐，从而抑制病毒的 DNA 聚合酶并掺入病毒的 DNA，抑制 DNA 的合成而达到抗病毒作用。本药可以由机体内细胞激酶转变为具有活性的二磷酸形式，而不需要依赖病毒感染，因此不易产生耐药性，是目前抗 CMV 的新药。

由于以上药物如更昔洛韦、西多福韦均是通过竞争性抑制 *UL54* 编码的 DNA 聚合酶而发挥作用，一旦 *UL54* 基因突变容易引起交叉耐药，可以导致以上药物广泛耐药性。目前的一些新药正在进行临床试验。①乐特莫韦（letermovir，CMX001）：其机制是靶向作用于参与病毒 DNA 裂解和包装的末端酶亚单位 pUL56，具有不作用于人体任何酶的优点，是一种新型高效抗 CMV 药物，既可以口服又可以静脉给药，体外试验具有广谱抗病毒活性及高效的抗 CMV 耐药活性。临床试验发现最高剂量（每日 240mg）具有最强的抗 CMV 活性，并有良好的安全性，因此，乐特莫韦有望成为一个新的、有效的抗 CMV 用药。②brincidofovir：是一种核苷酸类似物脂质共轭体，可以作用于所有双链 DNA 病毒，CMX-001 是一种试用的口服药，具有放大西多福韦的抗病毒疗效、肾毒性小、口服利用度高、半衰期长（每周二次给药）的优点。临床研究发现，brincidofovir 作为预防用药可以降低 CMV 感染率和 CMV 病的发病率，且具有较少的副作用，有望成为一种理想的预防用药。③maribavir：是 UL97 蛋白酶抑制剂，具有口服利用度高、不良反应少的优点，且是特异性抗 CMV 药物。体外实验研究发现，其对更昔洛韦或西多福韦耐药的 CMV 感染具有较好的作用。

3）免疫治疗：包括主动免疫和被动免疫。

① 主动免疫：即 CMV 抗体阴性的受体接种人 CMV 疫苗，降低术后 CMV 感染的发生率。但主动免疫保护强度小，不能达到完全阻止受体术后感染的目的。

② 被动免疫：通过输注 CMV 特异性免疫球蛋白或人 CMV 特异性 CD8+ 和 CD4+ 淋巴细胞并结合抗病毒药物达到防治术后 CMV 病的目的。研究表明，通过过继性输注供体来源或第三方来源的 T 细胞，有利于受体远期免疫重建并减少病毒负荷；应用病毒特异抗原表位的供体细胞毒性 T 细胞，能够特异性识别 CMV，在临床预防、抢先治疗及耐药治疗中使用已经表现出较好的前景。

2. EB 病毒（Epstein-Barr virus，EBV）感染　EBV 属于疱疹病毒科的嗜 B 细胞的 DNA 病毒，人群中普遍存在，95% 的成人为病毒携带者。正常情况下由于循环中的 CD4+ T/CD8+ T 细胞的监控，感染的 B 细胞可以不增殖；当机体免疫功能低下或缺陷时，感染 EBV 后可以导致被感染的 B 细胞增殖，并大量入血后造成全身感染；PBLT 术后由于机体处于免疫抑制状态，EBV 感染导致呼吸道感染、病毒性肝炎、移植后淋巴细胞增殖性疾病（post transplant lymphoproliferative disorder，PTLD）、传染性单核细胞增多症、淋巴瘤的发生风险明显增加，是影响肝移植长期疗效的重要因素之一。

（1）感染途径及易感人群：EBV 在人群中普遍存在，研究表明成人血清学检测 95% 呈阳性结果，儿童及青少年随着年龄增长 EBV 的血清阳性率逐渐增高。EBV 主要通过密切接触传播，飞沫、血液制品或移植器官为其传播途径。PBLT 后受体感染来源包括 EBV 通过被感染的供体器官或输注感染者的血液制品而传染，也可能为受体携带病毒复活而导致感染，或是临床密切接触（飞沫传播途径）而继发感染。

（2）临床表现：EBV 感染可以分为无症状感染、有症状感染和 PTLD。正常情况下，由于循环中的 CD4+ T/CD8+ T 细胞的监控，感染的 B 细胞可以不增殖，部分患者表现为无明显临床症状；部分患者仅表现为发热、咽痛等上呼吸道感染症状，或以支气管炎、肺炎为表现的下呼吸道感染症状，亦可引起病毒性腮腺炎、病毒性脑炎、病毒性肝炎、扁桃体炎、淋巴结炎等症状，以气短、咳嗽、发热、盗汗、乏力、厌食、头痛、恶心、呕吐、腹痛、黄疸、肾功能不全为表现，体格检查可出现淋巴结及肝脾肿大等阳性体征；PTLD 是由于移植后免疫抑制剂应用导致细胞及体液免疫均被抑制、EBV 呈高复制状态，导致 B 淋巴细胞异常增殖，包括从早期的多克隆良性病到后期的侵袭性淋巴瘤。世界卫生组织（WHO）将 PTLD 分为 4 类：1 类，浆细胞增生或传染性单核细胞增多症；2 类，多形性移植后淋巴细胞增殖性疾病，表现为淋巴细胞结构破坏,代之以免疫母细胞、浆细胞或不同发育阶段的 B 细胞;3 类,淋巴细胞结构破坏并有结外浸润及肿瘤性生长;4 类,霍奇金病样病变,表现为发热、浅表淋巴结肿大、肝脾肿大症状及体征,实验室检查可发现外周血白细胞的改变、非典型淋巴细胞升高及肝功能异常等。

(3) 实验室检查

1) 病毒检查

① EBV-DNA 的检测:通过对病毒核酸进行扩增的 PCR 检测技术,具有快捷、敏感性、特异性较高的优点,但具有成本高、易出现假阳性或假阴性等缺点,可以多次重复实验提高结果的特异性及准确率。荧光定量 PCR 能对 EBV 进行定量分析,提高了检测的敏感性、特异性,通过定量分析,可以了解移植受体体内的病毒载荷量,能为临床合理用药、评估治疗效果及进行长期监测提供参考。

② EBV-RNA 的检测:通过原位杂交的方法检测 EBV 潜伏相关 RNA(EBV encoded RNAs1,EBER1)。该方法被公认为检测肿瘤细胞中 EBV 的"金标准",具有敏感性高、特异性强、结果易判断、能反映病毒 DNA 转录情况的优点;但此方法检测过程复杂、烦琐且周期长,临床应用尚不易开展。

2) 病毒抗原检测:利用免疫组化检测 EBV 蛋白 LMP1,观察胞质和胞膜部分 LMP1 蛋白着色情况。阳性检测结果反映细胞被 EBV 感染过,但无法对病毒进行定位和定量。临床上常将其作为 EBV 感染检测的初筛方法。

3) EBV 相关抗体检测:通过 ELISA 检测受体血清中 EBV 相关的抗体,包括 EBV 衣壳抗原(VCA)-IgM、VCA-IgG、EA-IgG、EBV 核抗原 EBNA1-IgG。这 4 种抗体出现在病毒感染的不同阶段,通过对其进行检测,可以诊断 EBV 感染相关性疾病,是临床常用方法之一。

(4) 诊断及鉴别诊断:PBLT 后具有 EBV 感染症状、淋巴结及肝脾肿大等体征,结合病原学检测,可以明确 EBV 感染的诊断;通过 EBV-DNA 定量检测可以明确病毒的载荷量,可以长期监测机体内病毒情况。

(5) 治疗与预防:EBV 感染是 PBLT 后常见的病毒感染,早期、及时诊断 EBV 感染,密切监测术后受体 EBV-DNA,了解病毒载荷量,并及时处理,对于提高移植术后受体生存率及移植物存活率具有十分重要的意义。移植受体免疫抑制状态是导致术后 EBV 感染的重要因素,因此,目前研究表明,减少免疫抑制剂用量 + 抗病毒药物的治疗方案已经被大多数移植中心接受。移植术后 PTLD 可以考虑化疗、放疗及手术等综合治疗。

1) 抗病毒治疗:口服或静脉滴注阿昔洛韦、更昔洛韦、干扰素等具有一定作用,可参考 CMV 抗病毒治疗部分。

2) 免疫球蛋白:静脉滴注免疫球蛋白对于降低术后 EBV-DNA 载荷量及 PTLD 的发生率具有一定作用。

3) 抗 CD20 单克隆抗体:大多数 EBV 相关的 PTLD 来源于 B 细胞,目前采用抗 CD20 单克隆抗体作为预防及治疗器官移植术后 PTLD 的研究发现,其总体有效率达 65%,但在治疗有效的患者中仍有 20% 左右复发率,远期预后有待提高。

4) EBV- 细胞毒性 T 淋巴细胞(CTL)的细胞学疗法:对于 EBV 相关 PTLD 患者,通过输注供体来源的 EBV-CTL 治疗 PTLD 具有一定的效果。但目前临床开展仍存在技术操作复杂、经验有限的缺陷。

5) EBV 相关 B 细胞淋巴瘤的治疗:目前的研究表明,对于儿童患者,在采用减量免疫抑制剂治疗方案失败的情况下应用低剂量的环磷酰胺 + 醋酸泼尼松(单用或联合利妥昔单抗)化疗,其持续有效率可达 67%,是目前公认的二线治疗方案。对成人患者,应用标准剂量的环磷酰胺 + 醋酸泼尼松治疗,成功率达 67%。联合利妥昔单抗及 CHOP 方案(环磷酰胺 + 阿霉素 + 长春新碱 + 醋酸泼尼松)的序贯治疗,反应率可高达 90%。对于单一病灶的 PTLD,放疗是有效的。单一病灶的 PTLD、急性气道损伤、急性消化道穿孔患者具有外科手术适应证,但 PTLD 为全身系统性疾病,手术治疗具有明显的局限性。

3. 乙型肝炎病毒(HBV)感染 人体对 HBV 普遍易感,对于器官移植受体,供体来源的 HBV 感染及受体既往有 HBV 感染的情况,术后 HBV 再激活的风险高。据中国肝移植注册系统 2015 年的统计数据,肝移植受体中病毒性肝炎占 74.79%,其中 HBV 占 71.25%。因此,HBV 相关肝移植术后面临的重要问题就是 HBV 的再感染,如不加以干预,再感染率超过 90%。

（1）HBV 感染的危险因素：肝移植术后 HBV 再感染或新发感染与供体、受体的 HBV 感染状态和围手术期的处理相关，会影响受体的长期存活。主要危险因素如下：①受体体内残余病毒导致的再感染；②供肝携带 HBV；③输血或血液制品存在病毒污染；④术后与感染人群接触导致的再感染；⑤术后应用免疫抑制剂增加 HBV 再感染的风险。此外，该病毒基因突变导致耐药会影响抗病毒药物的治疗效果，以及受体对预防性抗病毒治疗的依从性不佳亦可增加再感染的风险。

（2）临床表现：肝移植术后 HBV 感染的临床表现可分为两种。①暴发型，起病急，肝功能迅速恶化；主要表现为黄疸进行性加重，AST 和 ALT 先升后降，胆红素升高，且以直接胆红素升高为主，而后呈现胆酶分离；乙型肝炎表面抗原（HBsAg）及乙型肝炎 e 抗原（HBeAg）阳性，HBV DNA 阳性，从肝功能恶化到死亡一般不超过 1 个月。②迁延型，多在肝移植 6 个月后复发，临床症状轻，肝功能恶化缓慢，不易与排斥反应和药物不良反应鉴别，若不及时治疗可转为暴发型。

（3）实验室检查

1）标志物

① 血清学标志物：HBsAg 阳性是 HBV 感染的标志，但不能反映病毒的复制、传染性及预后。乙型肝炎表面抗体（HBsAb）是一种保护性抗体，有清除 HBV 并防止再感染的作用。HBeAg 是 HBV 复制和具有传染性的标志，也是 HBV 急性感染的早期标志。乙型肝炎 e 抗体（HBeAb）是 HBeAg 的特异性抗体，由 HBeAg 阳性转为 HBeAb 阳性，表明 HBV 复制减弱或停止，以及传染性降低。乙型肝炎核心抗原（HBcAg）主要存在于受感染的肝细胞的细胞核内。乙型肝炎核心抗体（HBcAb）是 HBcAg 的特异性抗体，既往有 HBV 感染史的患者，HBcAb 往往终身阳性。由于 HBcAg 很难检测到，且与 HBcAb 具有高度的一致性，因此临床上往往不作重复检测。

② HBV DNA 检测：HBV DNA 位于 HBV 内部，与 HBeAg 几乎同时出现于血清中，是 HBV 感染最直接、最特异性的指标。HBV DNA 的检测不仅能够诊断是否存在 HBV 感染，还能够评估抗病毒治疗效果。必要时，可行肝活检组织病理检查及免疫组化检查进一步明确诊断。

2）血清 HBV 耐药突变基因检测：是肝移植手术前后选择核苷（酸）类药物（NAs）抗病毒药物的依据。目前临床一线的抗病毒药物为恩替卡韦（entecavir，ETV）或富马酸替诺福韦酯（tenofovir disoproxil fumarate，TDF）。HBV 耐药基因的检测均为多基因位点的联合检测，包括 *rtL80*、*rtV173*、*rtL180* 和 *rtN236* 位点等。

（4）诊断

1）器官移植术后 HBV 的再感染或新发感染：有下列任何一项阳性即可诊断。①血清 HBsAg 和 / 或 HBeAg 阳性；②血清 HBV DNA 阳性；③肝组织 HBsAg 和 / 或 HBeAg 阳性；④肝组织 HBV DNA 阳性。

2）乙型肝炎复发或新发：符合 HBV 再感染或新发感染诊断，合并以下情况之一的可以诊断乙型肝炎复发或新发。①肝功能异常，并排除其他可能的原因；②有病毒性肝炎的症状和体征；③肝活检组织病理符合病毒性肝炎改变。

（5）预防及治疗

1）评估供体 HBV 感染状况避免通过供体器官传播：在移植术前明确供体的 HBV 感染史并进行 HBV 病毒学检测，HBV 血清标志物和 HBV DNA 是判断供肝 HBV 感染状态的最主要指标。供体上述指标均阴性或仅 HBsAb 阳性时，供肝携带 HBV 的风险低。除 HBsAb 外的其他标志物阳性时，供肝不同程度地存在传播 HBV 的风险。供体血清 HBsAg 阴性而 HBcAb 阳性时，供肝携带潜在 HBV 的风险增加。最安全的做法是将此类供体器官优先分配给存在 HBV 感染的受体，其次分配给 HBsAb 阳性的受体，最后为 HBV 血清标志物阴性的受体。以前 HBsAg 阳性的供体器官对于 HBsAg 阴性受体的择期移植是绝对禁用的，除非在紧急情况下作为一种抢救并延长受体生命的有效手段，如急性肝衰竭的危重患者或预期生存期较短的肝脏恶性肿瘤晚期患者。但近年来有报道显示，在有效抗病毒治疗的情况下，HBsAg 阳性供体可作为安全的供体移植给 HBsAg 阴性受体，但是受体术后 HBsAg 均转为阳性，并且需要持续抗 HBV 治疗。

2）针对 HBV DNA 的状态进行针对性治疗：对于 HBV DNA 阳性的患者，在决定肝移植术后，应立即开始服用高耐药基因屏障 NAs 药物，如 ETV 或 TDF，疗程在 2 周以上，并最好在 HBV DNA 转阴后再行肝移植手术;对于 HBV DNA 阴性的患者,宜于肝移植术前 1~2 周开始服用 NAs 药物进行预防性治疗。HBV 相关的肝移植术中,应用乙型肝炎免疫球蛋白(HBIG)中和 HBsAg 是阻止 HBV 再感染的关键措施。HBIG 的推荐方案为:HBV DNA 阳性受体,术中无肝期静脉注射 HBIG 不低于 4 000U;HBV DNA 阴性受体,术中无肝期静脉注射 HBIG 不低于 2 000U;接受 HBsAg 阳性供肝的受体术后治疗方案采用 NAs 联合大剂量 HBIG 方案,术中无肝期应用大剂量 HBIG 8 000U,术后 1 周内每日 HBIG 2 000U,若术中静脉注射 HBIG 后肝移植受体失血量较大,可适当增加剂量。

术后,应用 NAs 联合小剂量 HBIG 方案预防 HBV 再感染。此后根据 HBsAb 滴度调整剂量及输注方式,逐渐减量直至低剂量 HBIG 维持或停药。肝移植术后 HBsAb 滴度的谷值水平为:1 周内升至 1 000U/L;3 个月内不低于 500U/L;3~6 个月不低于 200U/L;6 个月以上不低于 100U/L。术后随访密切监测 HBV DNA 及其他血清标志物,若 HBsAb 突然降低或难以维持常提示 HBV 再感染。

3) 抗 HBV 治疗的目的:最大限度地长期抑制 HBV 复制,减轻肝细胞炎性坏死和肝纤维化,延缓和减少肝衰竭、肝硬化、肝癌及其他并发症的发生,从而改善患者生活质量和延长生存时间。对于诊断明确的肝移植术后 HBV 再感染或新发感染,首先常规予以保肝及营养支持等治疗。除 HBV 再感染导致的暴发性肝炎考虑再次肝移植外,多数患者可停用 HBIG,并选用 NAs 药物继续治疗,受体的抗 HBV 治疗需持续终身,尚无停药指征。

4. 丙型肝炎病毒(HCV)感染复发　　肝移植是目前治疗 HCV 相关的终末期肝病的最有效手段,在肝移植术中无肝期时 HCV RNA 水平可低于测量值,但术后几小时便开始快速升高,到术后第 4 个月达到峰值。术后 1 年,HCV RNA 水平通常较术前高 1~2 个对数指数。因此,HCV 受体肝移植术后 HCV 感染复发十分普遍,清除 HCV 感染对降低移植术后并发症的发生率、提高生活质量及生存率等至关重要。

(1)肝移植术后 HCV 感染复发的危险因素:肝移植术后 HCV 感染复发受多种因素影响,如供体的年龄、受体移植术前或术后早期较高的病毒载量、急性排斥反应的治疗、抗病毒治疗与肝移植术后间隔时间和移植前肝功能水平等。细胞角蛋白 19 和无纤维化改变的肝组织中波形蛋白的表达被认为是严重的 HCV 感染复发危险因素。肝移植术后胰岛素抵抗性糖尿病、代谢综合征,脂质过氧化也可能与严重 HCV 感染复发相关。

(2)肝移植术后 HCV 感染复发的临床分型:包括标准型、纤维淤胆型肝炎及 HCV 感染复发的自身免疫现象。

1) HCV 感染复发的标准型:移植术后复发的最常见类型。伴随 HCV RNA 载量升高和移植肝具有组织学特征的急性肝炎。肝移植术后 HCV 感染复发从急性肝炎转变成慢性肝炎一般发生在术后 3~9 个月。由于免疫抑制剂的使用,肝移植术后丙型肝炎复发后 HCV RNA 载量高、纤维化进展快,病情发生、发展变化迅速。21%~35% 的患者 5 年内发展为肝硬化,5 年发生肝硬化失代偿风险为 18%。

2) HCV 感染复发的纤维淤胆型肝炎:纤维淤胆型肝炎(FCH)是肝移植术后丙型肝炎复发独特的临床类型,常发生在肝移植术后第 1 年内。FCH 常出现在过度使用免疫抑制剂的受体,并且为单一的病毒准种,外周血中存在高载量 HCV RNA。FCH 肝损害的主要机制是由于大量 HCV 复制,导致肝细胞受到病毒的直接损伤。FCH 常会在术后 1~2 年内导致肝衰竭、移植物失功。

3) HCV 感染复发的自身免疫现象:肝移植术后慢性丙型肝炎复发患者常伴有类似自身免疫性肝炎,且是以浆细胞浸润为主的界面炎。但要明确这种现象是否是 HCV 的自身免疫现象、急性细胞排斥反应、新发自身免疫性肝炎,或是兼而有之,是非常困难的事情,需要详尽的病史及评估。有专家认为这种现象是肝移植术后 HCV 感染复发从急性肝炎向慢性肝炎转变过程中的一种表现,或是慢性丙型肝炎发作的表现。典型的组织学特征包括:严重的界面炎并有成片的浆细胞和 / 或小管周围坏死性炎性活动。有这种组织学表现的患者,其临床表现与自身免疫性肝炎高度相似,采用免疫抑制剂治疗,可以终止肝损害的加重,免疫抑制治疗也可增加 HCV 复制,导致肝脏炎症及纤维化进展。

(3)肝移植术后 HCV 感染复发的治疗:在过去的 20 年,长效干扰素(pegylated interferon,Peg-IFN)联合利巴韦林(ribavirin,RBV)是国际上公认的抗 HCV 治疗标准方案,但此方案价格昂贵,且药物本身的各种不良反应及潜在的诱发排斥反应、新发自身免疫性肝炎等一系列不良事件,常使肝移植术后 HCV 感染复发患者中止治疗而达不到治愈的目的。近年来,随着新型抗病毒药——直接抗病毒药物(direct acting antivirals，DAAs）的问世，肝移植术后 HCV 感染复发的治疗发生了革命性的改变，HCV 的治疗进入了新时代——DAAs 时代，DAAs 的应用为肝移植术后使用免疫抑制剂的 HCV 感染受体带来了希望。

全球公认的 HCV 基因型有 6 种，肝移植术后 HCV 感染的患者主要是 1b 型。随着 DAAs 的研发和应用进展，截至 2018 年 5 月，美国 FDA 和欧洲药品管理局已批准了 13 种 DAAs 药物。目前已上市的 DAAs 根据作用靶点不同，可分 NS3/4A 丝氨酸蛋白酶抑制剂（如 glecaprevir、voxilaprevir 等）、NS5A 复制复合物蛋白抑制剂（如 DAC、VEL、LED）和 NS5B 聚合酶抑制剂（如 sofosbuvir、SOF、dasabuvir）。2013 年泛基因型药物 SOF 被批准用于一般 HCV 感染的治疗，且以 SOF 为基础的 DAAs 方案在我国应用最为广泛。2018 年欧洲肝脏研究学会指南建议所有移植后 HCV 感染复发的患者均应考虑进行治疗，肝移植术后 HCV 感染复发的无肝硬化或伴代偿肝硬化的患者治疗方案为给予 SOF 和 LED（基因型 1 型、4 型、5 型和 6 型），或使用 SOF 和 VEL（所有基因型）。我国 2022 年发布的《丙肝防治指南》的推荐意见为：肝移植术后 HCV 感染复发或再感染者，可选索磷布韦 / 维帕他维或来迪派韦 / 索磷布韦治疗 12 周。肝移植超过 3 个月的患者也可以 Peg-IFN+RBV，疗程 24~48 周或 Peg-IFN+SOF+RBV，疗程 12 周。

DAAs 方案主要副作用和与抗排斥反应药之间相互作用：研究表明，以 DAAs 为基础的治疗方案常见的副作用为贫血，贫血的原因可能是使用 RBV，60% 患者需 RBV 减量或停用，极少有急性或慢性排斥反应发生。多项研究显示，SOF 与 CNIs 无明显相互作用，一般不需调整抗排斥药剂量。也有研究强调，肝移植术后抗丙型肝炎治疗需密切关注药物之间的相互作用，如 CsA 可以增加 4.5 倍的 SOF 曲线下面积，而他克莫司与之无相互作用。达塞布韦可以增加 4.3 倍 CsA 曲线下面积和 86 倍的他克莫司曲线下面积，因此抗 HCV 治疗期间仍需密切监测药物浓度。

（叶啟发　戴永安　乔兵兵　李　珂　戴小明　张秋艳　范　林　岳朋朋）

参考文献

［1］范铁艳，陈虹，沈中阳.肝移植术后丙型肝炎复发特点及治疗进展.实用器官移植电子杂志，2019，7（4）：320-326.

［2］胡丽霞，雷学忠.直接抗病毒药物治疗肝 / 肾移植术后丙型肝炎疗效及安全性研究.四川大学学报（医学版），2019，50（5）：775-778.

［3］李钢，药晨.器官移植术后乙型肝炎病毒感染诊疗规范（2019 版）.器官移植，2019，10（3）：243-248.

［4］BABAZADEH A，JAVANIAN M，OLIAEI F，et al. Incidence and risk factors for cytomegalovirus in kidney transplant patients in Babol, northern Iran. Caspian J Intern Med, 2017, 8（1）: 23-29.

［5］BUSCH C J，SIEGLER B H，WERLE H，et al. Risk factors for early viral infections after liver transplantation. Langenbecks Arch Surg, 2018, 403（4）: 509-519.

［6］FERRARESE A，ZANETTO A，GAMBATO M，et al. Liver transplantation for viral hepatitis in 2015. World J Gastroenterol, 2016, 22（4）: 1570-1581.

［7］HERMAN D，HAN H. Cytomegalovirus in liver transplant recipients. Curr Opin Organ Transplant, 2017, 22（4）: 345-350.

［8］ITO T，NAKAMURA K，KAGEYAMA S，et al. Impact of rifaximin therapy on ischemia/reperfusion injury in liver transplantation: a propensity score-matched analysis. Liver Transpl, 2019, 25（12）: 1778-1789.

［9］KOTTON C N，KUMAR D，CALIENDO A M，et al. The third international consensus guidelines on the management of cytomegalovirus in solid-organ transplantation. Transplantation, 2018, 102（6）: 900-931.

［10］KURIHARA C，FERNANDEZ R，SAFAEINILI N，et al. Long-term impact of cytomegalovirus serologic status on lung transplantation in the united states. Ann Thorac Surg, 2019, 107（4）: 1046-1052.

[11] MICÓ-CARNERO M, ROJANO-ALFONSO C, ÁLVAREZ-MERCADO AI, et al. Effects of gut metabolites and microbiota in healthy and marginal livers submitted to surgery. Int J Mol Sci, 2020, 22(1):44.

[12] NAKAMURA K, KAGEYAMA S, ITO T, et al. Antibiotic pretreatment alleviates liver transplant damage in mice and humans. J Clin Invest, 2019, 129(8):3420-3434.

[13] PAWŁOWSKA M, FLISIAK R, GIL L, et al. Prophylaxis of hepatitis B virus(HBV)infection reactivation-recommendations of the Working Group for prevention of HBV reactivation. Clin Exp Hepatol, 2019, 5(3):195-202.

[14] RAMADORI G, BOSIO P, MORICONI F, et al. Case report:8 years after liver transplantation: de novo hepatocellular carcinoma 8 months after HCV clearance through IFN-free antiviral therapy. BMC Cancer, 2018, 18(1):257.

[15] RUENROENGBUN N, SAPANKAEW T, CHAIYAKITTISOPON K, et al. Efficacy and safety of antiviral agents in preventing allograft rejection following CMV prophylaxis in high-risk kidney transplantation:a systematic review and network meta-analysis of randomized controlled trials. Front Cell Infect Microbiol, 2022, 12:865735.

[16] RUPP C, HIPPCHEN T, NEUBERGER M, et al. Successful combination of direct antiviral agents in liver-transplanted patients with recurrent hepatitis C virus. World J Gastroenterol, 2018, 24(12):1353-1360.

[17] TOSHIKUNI N. Therapy with direct-acting antiviral agents for hepatitis C-related liver cirrhosis. Gut Liver, 2017, 11(3):335-348.

[18] WANG H Y, VALENCIA S M, PFEIFER S P, et al. Common polymorphisms in the glycoproteins of human cytomegalovirus and associated strain-specific immunity. Viruses, 2021, 13(6):1106.

[19] ZHANG Y, ZHOU T, HUANG M, et al. Prevention of cytomegalovirus infection after solid organ transplantation:a Bayesian network analysis. Ann Clin Microbiol Antimicrob, 2020, 19(1):34.

第四节 营养支持

随着肝移植技术的快速发展,肝移植术后的营养支持问题也受到越来越多的关注。由于肝移植受体病程长、肝脏功能障碍时间长、手术创伤大、术后供肝功能的恢复等情况的影响,肝移植受体往往存在不同程度的营养不良。通常表现为低蛋白血症、腹水、血氨升高、水和电解质及酸碱平衡紊乱,严重者出现肝肾综合征及肝性脑病等。合理的营养支持是肝移植术后综合治疗的重要组成部分。

一、肝移植术后营养风险筛查和营养评估

(一)营养风险筛查

由欧洲肠外肠内营养学会推荐的《营养风险筛查表2002》已经广泛应用于我国成人住院患者的营养风险筛查中,该筛查表分别对患者营养状态受损情况、疾病严重程度和年龄共3项进行评分,得分合计超过3分可评定为存在营养风险;《英国皇家自由医院营养优先工具》为多种肝病临床营养筛查工具,当总分超过2分时,提示患者存在高度营养不良风险。应用以上工具对肝移植患者进行动态营养风险筛查,出现营养不良风险时,应进一步进行营养评估,并拟定营养支持计划及动态调整。

(二)营养评估

肝移植术后营养状况评估,主要包括测量患者的体重指数、肱三头肌皮褶厚度、上臂肌围,进行实验室血浆蛋白、细胞免疫功能检测等。同时还可以评估患者主观症状,如有无厌食、腹胀、腹泻及吞咽困难等。文献表明,肌肉减少症是预测肝移植受体死亡率的一个强有力的因素,可以通过测定握力等方法来评估是否存在肌肉减少症。

二、肝移植术后营养代谢特点

肝移植术前肝脏功能障碍导致术前糖、蛋白质、脂肪代谢紊乱，出现不同程度的肝源性营养不良和负氮平衡，临床主要表现低蛋白血症、腹水及水、电解质、酸碱平衡紊乱等。移植术后早期，由于移植肝经受了热缺血、冷缺血和再灌注损伤等打击，移植术后肝脏不能立即发挥功能，肝脏代谢受到严重损害，且又受到常规应用免疫抑制剂等治疗的影响，机体对热量及营养素的需要增加，对葡萄糖、脂肪乳的利用和耐量均减少。

（一）糖代谢

肝移植术后能量来源主要是葡萄糖。正常情况下，肝脏可通过糖异生作用产生新的葡萄糖，又能将葡萄糖合成糖原，从而维持血糖浓度的稳定。肝移植术后早期，移植肝糖异生、糖原储存和合成等功能尚未恢复，加上机体处于应激和高分解状态，低血糖容易发生。若单纯过多输注葡萄糖，患者不能耐受，导致高血糖发生，甚至诱发高血糖昏迷、肝昏迷、呼吸衰竭等严重事件。

（二）脂肪代谢

肝移植术后，机体对热量及各营养素的需求量增加，但移植肝功能处于恢复状态，糖原合成与分解能力低下，脂肪是主要供能物质。适宜的脂肪乳剂输注可以为机体提供能量，促进移植肝功能恢复；同时由于其补充了机体所需的脂类，改善了机体的代谢失调状况，从而改善了脂代谢。脂肪乳剂的使用要避免过量输注，以免加重移植肝的负担。

（三）蛋白质代谢

支链氨基酸（亮氨酸、异亮氨酸、缬氨酸）是机体合成蛋白质的重要底物，在人体必需氨基酸中占比较大。应激状态下，支链氨基酸可不经过肝脏而直接在骨骼肌中代谢供能。肝移植术后，机体呈高分解代谢状态，肌肉组织大量消耗，血浆蛋白质水平降低，支链氨基酸、芳香族氨基酸比值下降。此时给予输注含较高支链氨基酸的复方氨基酸制剂，可调节负氮平衡，减轻肝脏负担，促进肝脏、肌肉及血浆蛋白合成。

三、术后早期营养支持

肝移植术后选择何种方式进行营养支持，取决于肝功能、胃肠道功能的恢复情况和患者的饮食能力等因素，一般采取全肠外营养（total prenteral nutrition，TPN）→肠外营养（parenteral nutrition，PN）+肠内营养（EN）→全肠内营养（total enteral nutrition，TEN）的方式逐步进行。肝移植术后一般1~3日内禁食，此时以 TPN 为主。术后 2~3 日患者胃肠道功能逐渐恢复，可以尽早使用 EN，辅助部分 PN，使患者尽早过渡到全胃 TEN，再过渡到经口进食。如出现消化道出血、胰腺炎、肠梗阻、肠瘘等并发症，则需要 PN 支持。

（一）肠外营养

PN 指经过胃肠道以外的途径供给机体碳水化合物、脂肪乳剂、必需氨基酸和非必需氨基酸、电解质、维生素及微量元素等。

1. PN 的特点　在无法经过肠道获得营养供给的情况下，可以实施 PN，全部营养从肠外供给称为 TPN。PN 通过静脉输注进行，静脉输入的途径有外周静脉置管、中心静脉置管、经外周静脉的中心静脉置管和输液港等。PN 可以在短时间内改善机体负氮平衡，提高营养状态，促进创伤愈合和器官功能恢复。但由于营养物质直接进入了体循环，胃肠道缺乏食物的刺激，易引起肠黏膜萎缩，肠黏膜的屏障作用受到损害，肠源性感染概率增加。PN 的管理、操作和监测比较复杂，其导管感染、气胸、胆汁淤积等并发症的发生率也相对较高，患者也要支付相应高昂的医疗费用。所以，一旦患者胃肠道功能恢复，应尽量减少PN，尽早使用 EN。

2. PN 常见并发症和护理

（1）导管相关并发症：包括导管异位、导管感染、堵塞、折断、破裂和导管脱出、拔出困难，局部皮肤过敏、渗出和坏死等。

1）导管异位：轻者可引起静脉炎、静脉栓塞、局部肿胀、渗液。严重异位导管可进入同侧颈内静脉、颈外静脉、对侧锁骨下静脉、左心房或右心房，导致心律失常、血气胸、静脉壁穿破、心脏穿破等。因此，穿刺置管成功后应常规经 X 线或超声检查以确认导管头端的位置，每次输注前常规检查导管固定情况，并采取回抽血液等措施以确认导管无异位。

2) 导管感染：做好导管护理、减少导管相关感染意义重大。导管感染的细菌一般沿皮肤穿刺口进入，导管使用的频率越高，发生静脉导管相关血流感染的机会就越大。术后患者出现体温升高，血液、引流液等标本病原菌培养阳性及调整抗生素有效，则认为可能有感染。应拔除导管，并常规行导管尖端培养，按敏感药物给药。

(2) 肠道并发症：给予 TPN 时，肠道缺少食物的通过和有效刺激，处于无负荷状态，出现肠黏膜萎缩、变薄，绒毛脱落甚至坏死，肠黏膜通透性增高，肠道屏障功能受损，免疫功能降低。肠道菌群中需氧菌明显增加，厌氧菌相对减少，肠道生物屏障受损。当肠黏膜通透性增加到一定程度时，胃肠道内的微生物和毒素便可突破肠黏膜屏障进入门静脉和淋巴系统，引起细菌移位。临床表现为突发腹痛、腹泻或原有腹泻加重，或伴恶心、呕吐、水和电解质紊乱，重症者可发生休克。应给予血培养、粪便培养、腹水培养等。适量补充丙氨酰谷氨酰胺能减轻肠黏膜屏障的损伤，有利于肠黏膜的修复。必须使用 TPN 时，应尽可能缩短使用时间，尽早开始 EN。

(3) 胆道系统损害：PN 时，部分患者会出现血清胆红素、转氨酶升高。引起肝功能不同程度损害的原因是多方面的，如葡萄糖超负荷、非蛋白能量过多、体内的谷氨酸大量消耗、肠黏膜屏障功能受损、肠道菌群异位等。通常情况下，这些异常是可逆的，采取 PN 减量或改用 EN 等措施可使肝功能逐渐恢复。

(二) 肠内营养

EN 是指通过口服或管饲的方法，经胃肠道途径为机体提供代谢需要的营养素的营养支持方式。EN 的途径有经导管输入和口服两种，其中经导管输入常用鼻胃管、鼻十二指肠管、鼻空肠管和胃空肠造瘘管，一般于肝移植术前或术中根据情况选择合适型号的导管，必要时可在内镜或 X 线辅助下进行置管。一般术后肠蠕动恢复或排气、排便后即可经过 EN 管进行 EN 制剂的输入，输入的速度和量逐步增加，最终过渡到经口饮食。

1. EN 的特点　可促进肠道功能的恢复，有效保护肠道黏膜，维持肠道黏膜屏障功能，显著降低患者血浆内毒素水平，减少真菌等在肠道的迅速增多和肠道菌群移位。EN 符合人体生理过程，EN 物质从门静脉系统吸收供给肝脏，有利于肝脏的代谢，促进移植肝功能的恢复。同时，肝移植术后早期机体处于循环超负荷状态，早期的 EN 可大大减少静脉补液量，减轻循环负荷。EN 还可以减少长期静脉营养可能产生的并发症，如导管感染、移植肝胆汁淤积。EN 价格低廉，可在一定程度上减轻患者的经济负担。

2. EN 的原则　避免单纯为了补充营养而给予过高的热量和氮，加重移植肝的负担和肝损害；术后生命体征和机体内环境稳定后即可早期进行 EN；EN 的总量不要求立即完全满足机体的营养需要，应循序渐进，不足部分通过 PN 补充；EN 早期最好使用低脂肪易消化的营养制剂，以减少胃肠道的负担；肝移植术后早期补充足够量白蛋白；一旦能够经口进食，应鼓励经口进食，适时拔除 PN 导管。

3. EN 常见并发症和护理

(1) 反流和误吸：是实施 EN 时常见且最为严重的并发症，甚至危及生命。国内外统计数据表明，EN 相关性误吸的发生率为 11%~23%。在患者输注 EN 期间床头抬高 30°~45°，定时监测胃内残留量，防止呕吐、腹胀等并发症的发生。一旦发生误吸，应立即停止输注，鼓励患者咳嗽，昏迷患者头偏向一侧，同时积极查找误吸的原因。行 EN 前做好气道管理，人工气道气囊压力保持在 25~30cmH$_2$O，吸痰动作应轻柔。尽量避免因翻身、吸痰、肺部理疗等刺激引起剧烈呛咳，防止反流引起吸入性肺炎。

(2) 堵管和滑脱：EN 液黏稠度高，EN 管的孔径小，容易发生堵管。若未按时冲洗导管、药物未完全碾碎及冲管方法不正确等均会增加导管堵塞发生机会。每 4 小时用 30ml 温开水正压脉冲式冲洗管道 1 次，中断输注或给药前后需再次进行脉冲式冲洗管道。若输注速度明显减慢或管道冲洗有一定阻力，考虑出现了部分堵塞，可先用温水脉冲式冲管，可用 5% 碳酸氢钠 20ml 冲洗或活动营养管，但避免幅度过大造成脱落。若 EN 管完全堵塞，再采用边抽吸边推注交替进行的方式，注入碳酸氢钠使凝块松动后抽出。躁动患者存在自行拔除 EN 管的隐患，强烈咳嗽反射或翻身等也可使导管脱出，应妥善固定好 EN 管，定期检查导管外露刻度。对于躁动不安者，使用约束带，遵医嘱必要时给予镇静。

(3) 腹泻：引起腹泻的原因较多，营养液输注管理不当、营养液配置污染、营养配方不妥、肠道菌群失调、低蛋白血症、抗生素滥用等均可引起腹泻。故 EN 时应注意营养液浓度、输注速度、温度，配制营养液注意无菌操作和手卫生,选择合适的抗菌药物和营养配方,同时监测水、电解质变化及粪便性状。输注速度由慢到快,输注量由少到多,输注浓度不宜过高。可对肠内菌群失调的腹泻患者给予嗜酸乳酸杆菌制剂,以恢复肠道正常菌群。

四、肝移植出院后营养支持

长期服用免疫抑制剂可能会诱发糖尿病、高血脂等并发症,应避免油腻、油炸食品和动物内脏的过量摄入。合理的饮食不仅可以预防和减少免疫抑制剂带来的副作用,还可以帮助身体康复,延长移植肝的存活时间。以低盐、低糖、低脂、高维生素和适量优质蛋白为饮食原则。高血压、水肿、尿少者,每日食盐量不超过 5g。多食优质蛋白和新鲜水果、蔬菜,保证维生素、微量元素及矿物质等营养素的供给。

肝移植术后合理的营养支持,可以改善患者的营养状况,促进移植肝功能的早期恢复,减少严重并发症的发生,缩短患者的住院时间,减轻患者的痛苦和经济负担,改善预后。

(何重香)

┃┃┃┃┃┃┃┃┃ **推荐阅读资料**

[1] 侯建存,高伟,张雅敏,等.《肝移植患者肌肉减少症北美专家共识(2019 版)》解读.实用器官移植电子杂志,2021,9(4):267-270.

[2] 贯丹丹,朱桂英,廖诗瑶,等.《2020 年欧洲临床营养和代谢学会实践指南:肝病的临床营养》解读.临床肝胆病杂志,2021,37(7):1553-1557.

[3] 江方正,宋湘玲,赵雪成,等.多发性肠瘘患者分段式肠内营养联合消化液回输的护理.解放军护理杂志,2015,32(12):39-42.

[4] 刘敦贵.肝移植的代谢特点与营养支持.临床外科杂志,2006,14(4):195-197.

[5] 罗文峰,时军,周凯,等.肝移植后早期营养支持的评估.中国组织工程研究与临床康复,2011,15(5):800-805.

[6] 念安.解读中国居民平衡膳食宝塔(2022).中国食品工业,2022:(10):82-83.

[7] 彭南海,高勇.临床营养护理指南:肠内营养部分.南京:东南大学出版社,2012.

[8] 杨月欣,葛可佑.中国营养科学全书.北京:人民卫生出版社,2019.

[9] 邵鹏,陈敏.肠内营养支持的研究进展.中华现代护理杂志,2012,18(13):1605-1607.

[10] 中华医学会器官移植学分会围手术期管理学组.肝移植围手术期营养支持专家共识(2021版).中华器官移植杂志,2021,42(7):385-391.

第十三章

背驮式肝移植术后并发症的诊断和防治

第一节　移植物原发性无功能的诊断与防治

移植肝原发性无功能（PNF）是肝移植术后的严重并发症，常导致移植失败，危及受体生命。其病因尚未完全清楚，迄今为止，对于 PNF 并没有确切定义和明确的诊断标准。因此，临床上对 PNF 的预测、诊断和治疗都存在一定的困难，但因其可引起严重后果，应对其足够重视，及时处理。

一、概述

Shaw 等最早提出 PNF，但并没有对其进行明确定义。大多数学者认为 PNF 是指移植术后排除血管栓塞、排斥反应或疾病复发等原因出现的移植物功能衰竭，需要接受再次移植。由于统计样本量与界定术后时间期限不同，PNF 发病率在不同文献中的报道有很大不同，为 0.9%~8.5%。近年来，PNF 发病率有下降趋势，究其原因可能与手术时间缩短、供体和受体适配性提高等有关。

二、病因

PNF 的病因尚未完全清楚，一般认为是多种因素共同作用的结果。概括为三个主要相关因素，即供体、移植物和受体。①供体方面：主要与年龄因素、性别、供体血流动力学变化、脂肪肝程度有关；②移植物方面：主要与移植物缺血再灌注损伤、冷保存时间、器官保存方法有关；③受体方面：主要与手术方式、免疫因素、受体的状态、体内的毒素水平有关。

三、临床表现

PNF 临床表现为肝移植术后排除其他原因的，以急性肝衰竭引起的肝性脑病、体温不升、低蛋白血症、凝血功能障碍、血流动力学波动、高乳酸血症、低血糖，并伴发转氨酶急剧升高、高胆红素血症、胆红素减少或无胆汁及呼吸系统和泌尿系统等多器官功能衰竭为主要特点的连续过程，总的来说，PNF 表现的是无明确病因的血管再通后不久发生的移植肝衰竭，是导致肝移植术后患者死亡的重要原因，再次实施肝移植是治疗 PNF 及挽救患者生命的唯一有效方法。

四、诊断

由于 PNF 的表现多样复杂,尚无统一诊断标准,难以使用精确的参数来进行诊断,因此 PNF 目前多综合临床表现、实验室检查和组织学活检,以排除法作出诊断。在移植术后数小时至数日内出现转氨酶显著升高(≥5 000U/L)、凝血酶原时间(PT)延长、胆汁分泌减少等肝衰竭表现,要考虑 PNF。美国器官分配网(UNOS)曾给出如下标准。

(1) 术后 7 日内天冬氨酸转氨酶(AST)≥3 000U/L。

(2) 同时满足以下其一:国际标准化比值(INR)≥2.5(未使用新鲜冰冻血浆)或酸中毒(动脉血 pH≤7.3)或乳酸≥4mmol/L。英国 PNF 标准同样包括 AST、INR、酸中毒和乳酸,但阈值和算法不尽相同。

最近,Mab 等基于实验室参数改良了评分模型:PNF 评分 =(0.000 280 × D_1 AST)+(0.361 × D_1 乳酸)+(0.008 84 × D_3 胆红素)+(0.940 × D_3 INR)+(0.001 53 × D_7 AST)−(0.097 2 × 血清白蛋白)−4.550 3(D_1、D_3、D_7 分别指移植术后第 1 日、3 日、7 日)。经统计分析发现,Mab 等认为该评分标准要优于目前英国 PNF 标准,但由于没有大规模、多中心研究,该计算公式尚未得到广泛认可。移植肝穿刺活检可帮助诊断。发生 PNF 的移植肝,出现凝固性坏死、小静脉周围肝细胞气球样变或出血样变,应与肝动脉栓塞、肝炎复发等相鉴别。

在影像学方面,有文献报道,与已确定病因和早期即出现移植肝衰竭的患者相比,肝移植术后出现 PNF 的受体肝往往在平扫 CT 上显示出低密度或极低密度影,这也为预测、诊断肝移植术后 PNF 提供了新的思路。

五、治疗

由于 PNF 无明确病因,预防较为困难,因此应从尽量避免 PNF 发生的危险因素入手,如选择合适的供体、尽量不采用严重脂肪变等含高危因素的边缘供肝、控制冷保存时间等。目前治疗 PNF 唯一有效的方法仍是尽早再次肝移植,但是由于供体短缺、再次移植手术对受体身心的打击而导致手术失败,以及二次手术额外的经济负担,往往导致再次肝移植难以开展。对于诊断为 PNF 的受体,在等待移植的过程中,分子吸附循环系统(molecular adsorbent recirculating system,MARS)可改善受体肝功能,延长再次肝移植等待时间。此外,补充冷沉淀、新鲜冰冻血浆,预防高钾血症与低血糖,也可延长再次肝移植的等待时间。也有文献报道,其他的治疗手段包括使用低温机械灌注(HMP)、低温携氧机械灌注技术等对供肝在移植前进行保存和维护也可减轻缺血再灌注损伤、降低 PNF 发生率,这也为降低 PNF 发生率指出了新的研究方向。

总之,PNF 是肝移植术后的一种严重并发症,常导致移植失败威胁受体生命,其发生是由多种因素共同作用的结果,目前缺乏有效的防治手段,对其病因和治疗还需进一步研究。

六、病例介绍

患者,男,36 岁。因"乏力 1 个月,加重伴全身皮肤、巩膜黄染半个月"入院。门诊以"亚急性肝衰竭"收治。入院诊断:亚急性肝衰竭,乙型肝炎后肝硬化失代偿期。患者入院后完善相关检查和术前评估,有肝移植手术适应证,无明显手术禁忌证,于全身麻醉下行同种异体肝移植,手术顺利,安返 ICU,后患者未清醒。手术后第 2 日,AST 9 737U/L,总胆红素(TBIL)566μmol/L,INR 4.61,凝血活酶时间(prothrombin time activity,PTTA)15%(图 13-1-1)。肝穿病理证实,肝细胞水肿及肝窦出血,累及面积大于 50%,肝细胞大量坏死,无急性排斥反应的病理学特征。结合临床表现、化验及病理考虑 PNF,于术后第 3 日行再次肝移植手术,随后患者康复出院。

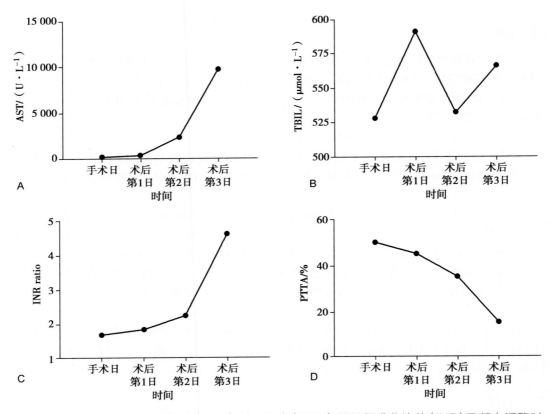

图 13-1-1　术后天冬氨酸转氨酶（AST）、总胆红素（TBIL）、国际标准化比值（INR）及凝血活酶时间（PTTA）变化

（钟自彪　蔡方刚）

第二节　早期肝功能不全

一、概述

肝移植术后早期肝功能不全（early allograft dysfunction，EAD）是肝移植术后早期严重并发症，与术后移植物功能及患者的生存密切相关。目前，由于存在不同研究重点和评分系统，EAD 无统一定义，一般指肝移植术后出现短期血清丙氨酸转氨酶/天冬氨酸转氨酶（ALT/AST）、胆红素升高，胆汁分泌减少，持续凝血功能异常等肝功能不全表现，属于可逆性移植物功能不全。

近年来，随着供体来源的拓展，心脏死亡器官捐献（DCD）、脑 - 心双死亡器官捐献（DBCD）、小体积供肝、脂肪变供肝及老年供体供肝等在临床日益广泛使用，有效地缓解了受体需求与供体器官极度短缺之间的矛盾，但是发生 EAD 的风险也随之增加。据相关文献报道，肝移植术后 EAD 的发生率为15.8%~39.5%。虽然 EAD 严重影响肝移植术后移植肝存活和受体存活，然而，由于目前肝移植术后 EAD尚无统一的诊断标准，且多种因素都可以影响肝移植术后移植肝的功能，使得 EAD 在预测、防治方面都面临着难题。

二、病因

由于移植过程中各因素都会对肝移植术后早期肝功能产生影响，EAD 的发生和发展必然受到多种因素的影响，如供体的状态、移植物获取程序、移植的过程、受体的状态等，一般常归结为供体、移植物和受体 3 因素。

（1）供体因素：供体年龄是否为危险因素还无定论，但年老供体可能伴有脂肪肝、糖尿病、腹腔血管动脉粥样硬化等，这些危险因素显著增加 EAD 发生风险，另外，随着供体年龄增大，肝脏祖细胞减少，再生能力减弱，修复能力降低，也增加了移植后发生 EAD 的风险。此外，还有文献报道，供体血钠、BMI 也是肝移植术后 EAD 发生的独立预测因子。

（2）移植物因素：目前普遍认为与移植物缺血再灌注损伤、脂肪变性程度及移植物获取来源有关。文献报道，移植物缺血再灌注损伤、脂肪变性越严重，肝移植术后 EAD 发生率越高。此外，与 DBD 供肝相比，DCD 供肝肝移植受体 EAD 的发生率较高。

（3）受体因素：相关研究表明，受体终末期肝病模型（MELD）评分是肝移植术后 EAD 发生的危险因素，MELD 评分≥20 分，术后发生 EAD 的风险增加。另外，其他肝移植术后 EAD 受体危险因素还包括 ICU 停留时间、机械通气、肝移植前肾功能不全、透析、BMI 过高或过低及术中出血、术中输血等。

三、诊断和预测

（一）临床指标

目前，关于 EAD 的诊断在临床上尚无统一标准，EAD 的诊断主要是根据移植后早期肝功能及凝血功能等客观指标，如 ALT、AST、胆红素总量（TBIL）及国际标准化比值（INR）等，目前普遍接受的肝移植术后 EAD 诊断标准是至少满足以下一项：①移植后 7 日内 ALT 或 AST>2 000U/L；②移植后第 7 日 TBIL≥171μmol/L；③移植后第 7 日 INR≥1.6。该标准在 2010 年由美国的 Olthoff 等学者提出，并被广泛应用于临床。

（二）实验室检查

在实验室检查方面，主要依赖于实时监测 INR、TBIL、AST 及 ALT 水平。此外，许多学者希望通过寻求新的实验室指标，来更好地反映、评判移植肝的功能、状态，从而准确而全面地对肝移植术后早期的肝脏功能作出预测和评估，以此降低肝移植术后 EAD 的发生率。Stockmann 等认为肝脏最大储备能力（LiMAx）试验能够在早期很好地监测移植肝的功能，可用于评价肝移植术后移植肝的预后。另外，有文献报道，炎症因子（如 IL-6、IL-2R）的含量会在肝移植术后 EAD 的患者术前血清中出现明显的变化，可能是移植术后 EAD 发生的信号。也有学者认为 TNF-α、血清 IL-10、CXCL-10 水平也可用于评估 EAD 的预后，但是均缺乏大量临床样本研究证实。

（三）病理检查

目前尚未建立 EAD 的病理诊断标准，当前认为 EAD 的发生源于活性氧自由基对肝窦内皮细胞的不可逆性损害，病理学表现为典型的移植肝缺血再灌注，有研究对发生缺血再灌注的移植肝进行活检时发现，肝脏组织形态学表现出急性炎症细胞的浸润聚集及肝细胞的凝固性坏死和气球样变性，移植物的血管也呈现出完全性的血管重建损伤。虽然肝移植术后发生 EAD 的严重程度与缺血再灌注损伤有一定联系，在一定程度上也取决于组织形态学的改变，但因产生机制复杂，就目前来说，还没有明确的病理学诊断标准去证实发生 EAD 时肝组织细胞的改变特征。

当前普遍认为：肝移植术后发生 EAD 者，肝组织细胞的病理生理改变与缺血再灌注损伤后发生的病理生理改变基本相似。对于 EAD 发生机制和病理生理学研究，还有待进一步完善和开展。

四、防治进展

尽管 EAD 是可逆的，患者可从 EAD 中恢复，但这种恢复需要移植术后药物使用、检查检验上给予及时的支持。因缺血再灌注损伤是 EAD 的直接原因，近年来关于 EAD 的防治进展主要集中在预防缺血再灌注损伤方面，如缩短热缺血和限制冷缺血，改善器官灌注和保存条件等。另外，预防术中再灌注综合征发生及术后激素及免疫抑制剂的应用也能减少 EAD 的发生。在供肝保存方面，有文献报道，与静态冷保存（SCS）相比，低温机械灌注（HMP）可显著减少肝移植术后 EAD，也有学者认为接受常温机械灌注（NMP）移植肝的受体，肝移植术后 EAD 的发生率会显著降低，并且可抑制缺血再灌注损伤炎症反应，促进肝再生。此外，还有研究表明，通过术前对移植肝进行缺血预处理和药理干预，对肝细胞的缺血再灌注损伤也具有保护作用。目前关于肝脏缺血再灌注损伤的防治措施还需更进一步的临床研究，以期更早应用于临床治疗。

总之,目前尚无准确而完善的肝移植术后 EAD 监测体系,但是在未来,随着医学科学技术的不断改进和完善,以及基因领域、分子领域的不断研究和探索,对肝移植术后 EAD 发生的机制、评估标准、预防措施、治疗方式都将有全新的认识和理解,肝移植术后 EAD 的发生将不再是影响患者预后的重要威胁。

五、病例介绍

患者,男,40 岁。因"上腹部间断刺痛 3 月余,发现肝占位 1 日"入院。门诊以"肝占位性病变"收治。入院后完善相关检查,肿瘤标志物测定:癌胚抗原 0.71ng/ml;糖类抗原 125 11.28U/ml;糖类抗原 19-9 3.18U/ml;PET/CT 检查显示肝癌介入治疗后:①肝内多发稍低密度结节及肿块,伴碘油沉积,代谢异常增高,以上符合肝癌伴肝内转移介入治疗后改变,病灶仍有明显活性;②全身其余探测部位未见明显恶性肿瘤病变及转移征象。完善检查后在全身麻醉下行同种异体肝移植。术后行抗感染、抗排斥等对症治疗。术后第 1 周内,复查 AST 3 600U/L,TBIL 105μmol/L(图 13-2-1)。诊断为 EAD,患者经保肝、抗排斥等相应治疗,2 个月后康复出院。

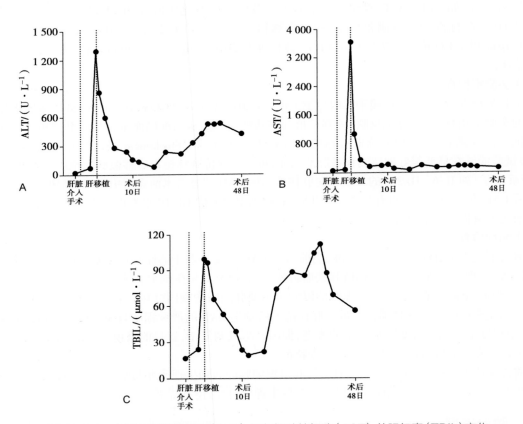

图 13-2-1　术后丙氨酸转氨酶(ALT)、天冬氨酸转氨酶(AST)、总胆红素(TBIL)变化

(钟自彪　仲福顺)

|||||||||| **推荐阅读资料**

[1] 邓志岳,罗赛,张平,等.移植肝原发性无功能危险因素的探讨.中华器官移植杂志,2020,41(8):509-512.

[2] 韩玉珍,王延庆,黄立锋.肝移植术后早期肝功能不全危险因素及防治的研究进展.医学研究

生学报,2021,34(2):185-189.

［3］王琨,徐骁.肝移植后早期移植物功能不全的研究进展.中华器官移植杂志,2017,38(11):695-697.

［4］谢琴芬,程晋坤,郑树森.肝移植术后早期肝功能不全影响因素的研究进展.中华肝脏病杂志,2020,28(1):87-91.

［5］AGOPIAN V G,HARLANDER-LOCKE M P,MARKOVIC D,et al. Evaluation of early allograft function using the liver graft assessment following transplantation risk score model. JAMA Surg, 2018,153(5):436-444.

［6］AL-FREAH M,MCPHAIL M,DIONIGI E,et al. Improving the diagnostic criteria for primary liver graft nonfunction in adults utilizing standard and transportable laboratory parameters:an outcome-based analysis. Am J Transplant,2017,17(5):1255-1266.

［7］CHEN X B,XU M Q. Primary graft dysfunction after liver transplantation. Hepatobiliary Pancreat Dis Int,2014,13(2):125-137.

［8］CHOE W,KWON S W,KIM S S,et al. Effects of therapeutic plasma exchange on early allograft dysfunction after liver transplantation. J Clin Apher,2017,32(3):147-153.

［9］GORGEN A,PREDIGER C,PREDIGER J E,et al. Serum factor V is a continuous biomarker of graft dysfunction and a predictor of graft loss after liver transplantation. Transplantation,2019,103 (5):944-951.

［10］HE N,JIA J J,LI J H,et al. Remote ischemic perconditioning prevents liver transplantation-induced ischemia/reperfusion injury in rats:role of ROS/RNS and eNOS. World J Gastroenterol, 2017,23(5):830-841.

［11］JASSEM W,XYSTRAKIS E,GHNEWA YG,et al. Normothermic machine perfusion (NMP) inhibits proinflammatory responses in the liver and promotes regeneration. Hepatology,2019,70(2): 682-695.

［12］KAHN J,SCHEMMER P. Control of ischemia-reperfusion injury in liver transplantation:potentials for increasing the donor pool. Visc Med,2018,34(6):444-448.

［13］KHORSANDI S E,SALEHI S,CORTES M,et al. An in silico argument for mitochondrial microRNA as a determinant of primary non function in liver transplantation. Sci Rep,2018,8 (1):3105.

［14］KLUNE J R,BARTELS C,LUO J,et al. IL-23 mediates murine liver transplantation ischemia-reperfusion injury via IFN-gamma/IRF-1 pathway. Am J Physiol Gastrointest Liver Physiol,2018, 315(6):G991-G1002.

［15］KULIK U,LEHNER F,KLEMPNAUER J,et al. Primary non-function is frequently associated with fatty liver allografts and high mortality after re-transplantation. Liver Int,2017,37(8):1219-1228.

［16］LINARES I,HAMAR M,SELZNER N,et al. Steatosis in liver transplantation:current limitations and future strategies. Transplantation,2019,103(1):78-90.

［17］LU D,WANG W,LIU J,et al. Peroxiredoxins in inflammatory liver diseases and ischemic/reperfusion injury inliver transplantation. Food Chem Toxicol,2018,113:83-89.

［18］MARECKI H,BOZORGZADEH A,PORTE R J,et al. Liver ex situ machine perfusion preservation:a review of the methodology and results of large animal studies and clinical trials. Liver Transpl,2017,23(5):679-695.

［19］MERGENTAL H,STEPHENSON B,LAING R W,et al. Development of clinical criteria for functional assessment to predict primary nonfunction of high-risk livers using normothermic machine perfusion. Liver Transpl,2018,24(10):1453-1469.

[20] MIKOLASEVIC I, MILIC S, FILIPEC-KANIZAJ T. Fatty liver allografts are associated with primary graft non-function and high mortality after transplantation. Liver Int, 2017, 37 (8): 1113-1115.

[21] OLIVEIRA T, MARQUES P E, PROOST P, et al. Neutrophils: a cornerstone of liver ischemia and reperfusion injury. Lab Invest, 2018, 98 (1): 51-62.

[22] PATRONO D, SURRA A, CATALANO G, et al. Hypothermic oxygenated machine perfusion of liver grafts from brain-dead donors. Sci Rep, 2019, 9 (1): 9337.

[23] PORTEOUS M K, LEE J C. Primary graft dysfunction after lung transplantation. Clin Chest Med, 2017, 38 (4): 641-654.

[24] SELTEN J W, VERHOEVEN C J, HEEDFELD V, et al. The release of microRNA-122 during liver preservation is associated with early allograft dysfunction and graft survival after transplantation. Liver Transpl, 2017, 23 (7): 946-956.

[25] SILVA V M, ARTHURS C J, HUSSAIN T, et al. Patient-specific modeling of right coronary circulation vulnerability post-liver transplant in Alagille's syndrome. PLoS One, 2018, 13 (11): e205829.

[26] SINISCALCHI A, GAMBERINI L, BARDI T, et al. Post-reperfusion syndrome during orthotopic liver transplantation, which definition best predicts postoperative graft failure and recipient mortality? J Crit Care, 2017, 41: 156-160.

[27] SONG J L, YANG J, YAN L N, et al. A new index predicts early allograft dysfunction following living donor liver transplantation: a propensity score analysis. Dig Liver Dis, 2017, 49 (11): 1225-1232.

[28] SUNG R S. Predicting primary nonfunction of liver transplants with laboratory values: can it be done? Am J Transplant, 2017, 17 (5): 1158-1159.

[29] SZILAGYI A L, MATRAI P, HEGYI P, et al. Compared efficacy of preservation solutions on the outcome of liver transplantation: meta-analysis. World J Gastroenterol, 2018, 24 (16): 1812-1824.

[30] THORGERSEN E B, BARRATT-DUE A, HAUGAA H, et al. The role of complement in liver injury, regeneration, and transplantation. Hepatology, 2019, 70 (2): 725-736.

[31] VERHELST X, GEERTS A, JOCHMANS I, et al. Glycome patterns of perfusate in livers before transplantation associate with primary nonfunction. Gastroenterology, 2018, 154 (5): 1361-1368.

[32] YANG W, CHEN J, MENG Y, et al. Novel targets for treating ischemia-reperfusion injury in the liver. Int J Mol Sci, 2018, 19 (5): 1302.

[33] ZAZUETA C, BUELNA-CHONTAL M, MACIAS-LOPEZ A, et al. Cytidine-5'-diphosphocholine protects the liver from ischemia/reperfusion injury preserving mitochondrial function and reducing oxidative stress. Liver Transpl, 2018, 24 (8): 1070-1083.

[34] ZHANG M, NAKAMURA K, KAGEYAMA S, et al. Myeloid HO-1 modulates macrophage polarization and protects against ischemia-reperfusion injury. JCI Insight, 2018, 3 (19): e120596.

[35] ZHANG T, GUO J, GU J, et al. Protective role of mTOR in liver ischemia/reperfusion injury: involvement of inflammation and autophagy. Oxid Med Cell Longev, 2019, 2019: 7861290.

第三节　再灌注综合征的诊断和处理

再灌注综合征是肝移植术后常见的并发症,主要发生于无肝期到供肝恢复血流阶段,严重时可以引起顽固性低血压、心律失常等,患者术中或术后可突发死亡。移植医师必须重视其病因、诊断和治疗,尽量规避相关风险,救治肝移植患者。

一、概述

背驮式肝移植（PBLT）手术过程中包括 3 个不同的阶段，在这 3 个阶段中通常会出现生理功能紊乱。这 3 个阶段分别是：①病肝切除时期；②无肝期；③新肝时供肝恢复血流开始启动功能时期。从无肝期到新肝期的过渡构成再灌注期，是手术最关键的时期。在这一阶段可能发生突发的、急剧的血流动力学和代谢事件，导致严重的低血压、心动过缓或心律失常，其发生时间与供肝从无肝期到新肝期的转变有关，紧接门静脉恢复血流再灌注之后。缺血再灌注损伤为移植器官长时间缺血引起的细胞损伤，在肝移植术后再灌注综合征中起重要作用。

二、病因

肝移植术后再灌注综合征的发病机制非常复杂，受多种因素影响，包括保存阶段移植肝的腺苷含量减少、保存阶段引起的肝窦内皮细胞损伤，供肝恢复血流再灌注阶段供肝中的冷保存液、酸性代谢产物的血液突然进入受体循环系统，导致氧自由基的产生，炎症介质的释放等。肝移植术后再灌注损伤综合征危险因素主要分为供体 / 器官相关、受体相关和手术相关 3 个方面。研究证实，供体 / 器官相关危险因素主要为供体的年龄（>50 岁）、供肝的冷热缺血时间、大泡型脂肪肝的面积及受体供肝的身体表面积指数；受体相关危险因素主要为受体年龄、终末期肝病模型（MELD）评分、高血肌酐、高血钾、低血钙、贫血、左心室舒张功能障碍；手术相关危险因素主要为长时间的供肝热缺血、长时间的无肝期等。

三、诊断

肝移植术后再灌注综合征指供肝恢复血流灌注引起肝移植受体心动过缓、平均动脉压下降、循环血管阻力和肺充盈压升高等一系列心血管功能障碍综合征。再灌注综合征可分为轻型和重型，轻型指平均动脉压或心指数降低小于 30% 基础血压，持续时间 <5 分钟，静脉使用氯化钙或肾上腺素可恢复基础血压；重型指平均动脉压或心指数降低超过 30% 基础血压，心脏停搏或严重血流动力学不稳定致心律失常，手术期间需要持续血管升压药维持，或纤维蛋白溶解发生时间超过 30 分钟或 30 分钟内复发需要抗纤溶治疗。肝移植术后再灌注综合征发病率 8%~30%，可能与患者或各移植中心的标准预处理方案有关。作者移植中心再灌注综合征常发生于门静脉开放 5~10 分钟，表现为血压低于基础血压 30% 以上，供肝植入过程中无灌注液冲洗出冷保存液。PBLT 由于术中不完全阻断 IVC，所以 IVC 的血流动力学较稳定，本中心再灌注综合征发生率为 3%。

四、治疗

重型再灌注综合征可引起患者术中或术后突发死亡，移植医师必须引起警惕。有移植中心曾发生 2 例重型再灌注综合征，患者出现术后肝移植血管开放时血压急剧下降，采用多巴胺和去甲肾上腺素治疗无效，出现心脏停搏，随后在体外膜肺氧合（ECMO）支持下完成肝移植手术。目前已有的预防治疗措施主要与降低供受体的高风险因素及手术的技术选择相关。

（一）降低供肝高危风险措施

尽量选择使用标准供肝；研究证实，供肝使用 UW 保存液组再灌注综合征的发生率低于 HTK 保存液组；尽量缩短供肝的冷缺血时间；使用边缘供肝时选用低温灌注或常温灌注技术可降低相关风险；供肝获取手术过程中尽量减少肝脏热缺血损伤。

（二）降低肝移植术中相关风险措施

门 - 体静脉转流术（VVB）的使用可稳定受体血流动力学，减少双下肢和胃肠道淤血时间，从而降低再灌注综合征的发生率；但因现代肝移植手术技术的成熟和改进，肝移植手术时间明显缩短，VVB 技术应用逐步减少。因 PBLT 手术未阻断 IVC，对血流动力学影响小，相比经典式肝移植手术，前者再灌注综合征的发生率更低。术中供肝的灌洗也起到很重要的作用，常规使用 20g 白蛋白注入 500~1 000ml 4℃林格溶液持续灌洗门静脉，可冲洗出供肝残余含损伤因子的冷保存液，以及选择在供肝门静脉血流开放时从肝下 IVC(IIVC)排出 100~200ml 血液的手段,可有效降低再灌注综合征的发生率。供肝开放前维持血流动力学稳定,纠正水、电解质紊乱和酸解失衡也至关重要,术中与麻醉医师密切配合,血管开放前查动脉血气,维持正常的血压,在生命体征稳定状态下,开放供肝血流。

(三) 抗氧化药物的使用

乙酰半胱氨酸可恢复细胞内谷胱甘肽含量,减轻再灌注时氧化应激,减少移植肝氧自由基和炎症介质释放,改善肝移植术后患者的氧输送和心指数。亚甲蓝是一种医用染料,可作为可溶性鸟苷环化酶的特异性抑制剂,并且可诱导一氧化氮合酶的释放,可增加肝移植术后患者的平均动脉压和心指数,降低再灌注后 1 小时患者的乳酸水平。

(四) 蛋白酶抑制剂的使用

抑肽酶作为丝氨酸蛋白酶抑制剂,可减少肝移植术后血液制品的使用,抑制纤溶酶,广泛地用于外科止血,大剂量使用可激活激肽酶系统,增加再灌注期间的血流动力学的稳定性,可减少血管活性药物的使用。其他肝移植术后抗纤溶治疗药物还有甲磺酸萘莫司他、氨甲环酸等,临床效果需进一步验证。

(五) 血管升压药物的使用

已有研究证实,再灌注时使用去氧肾上腺素或肾上腺素可减少再灌注综合征的发生,再灌注前 5 分钟使用麻黄碱维持平均动脉压在 85~100mmHg 也能减少术后再灌注综合征,缩短术后机械通气使用时间并且无血流动力学紊乱发生。

(六) 硫酸镁的使用

补充镁离子可稳定跨膜电生理电势,减少体内钙离子内流,降低受体再灌注后乳酸水平,其中涉及很多缺血再灌注损伤机制。术中开放供肝血流前通过硫酸镁 35mg/kg 预处理可减少炎症介质 IFN-γ 释放,增加保护因子 IL-10 的释放,降低再灌注综合征的发生率。

(七) 缺血预处理

缺血预处理理论上可减轻缺血再灌注损伤,但需要大量临床试验证实。已有研究发现,供肝获取时采用肝脏缺血预处理技术可改善肝移植术后缺血再灌注损伤,减少再灌注综合征的发生率,但对术后原发性无功能(PNF)、ICU 停留时间、生存率和死亡率没有影响。

(刘忠忠　叶啟发)

第四节　出血诊断与处理

术后出血是肝移植手术最常见的并发症。肝移植术后腹腔引流管内持续有温热的深红色血性引流液流出,并伴有血红蛋白进行性下降,应重点考虑术后出血可能。术后出血可发生于任何时期,但多发生于术后 48 小时内。

一、病因

1. 手术因素　供肝修整时小动脉或小静脉结扎不牢固或线结滑脱;供肝活检处创面处理不妥当;病肝切除时后腹膜创面止血不严密,尤其是门静脉高压者;血管吻合不严密;膈肌表面小血管止血不彻底;引流管周围腹壁下血管被戳破而未及时处理。

2. 非手术因素

(1) 凝血功能:凝血功能障碍易导致创面渗血和小血管出血,是术后早期,尤其术后是 24 小时内腹腔出血的主要原因。慢性加急性肝衰竭患者由于凝血因子合成减少,围手术期补液导致凝血因子稀释,易导致术后出血。

(2) 腹腔感染或胆漏:感染的渗出物、脓液和漏出的胆汁可腐蚀血管,特别是腐蚀肝动、静脉,引起大出血,往往是后期出血的主要原因。

二、诊断

术后出血主要依靠临床表现和生命体征变化确诊,包括腹腔引流管持续出现大量血性引流液

（>100ml/h）；血压持续下降，心率逐渐加快并持续超过 100 次 /min；部分受体腹部超声可观察到腹腔内大量积液；休克症状，如脉搏细速、口渴及面色和眼睑苍白等。

三、治疗

对于手术因素导致的出血，及时进行再次手术止血是最有效的处理方法。清除腹腔内积血，明确出血部位和原因，进行彻底手术止血，一般均能取得良好效果。如大血管吻合口的渗漏，需要重新吻合。如术中未发现明确出血部位而创面广泛渗血，检查发现各项凝血指标均较差，伴随肝功能恶化和代谢性酸中毒，输注外源性凝血因子等治疗后无改善，则提示 PNF 可能，需行再次肝移植。

四、病例介绍

患者，男，54 岁。入院诊断：慢性加亚急性肝衰竭，乙型肝炎后肝硬化失代偿期，腹水，低蛋白血症。患者行"同种异体背驮式肝移植术"，术后恢复顺利，肝功能逐渐恢复至正常水平。术后第 16 日突发剧烈腹痛，血压下降，床旁超声示肝门部积液。考虑腹腔出血，立即急诊行"开腹探查术"。术中发现距离肝动脉吻合口 1cm 处供体侧肝动脉破溃出血。切除破溃处两端各 3cm 肝动脉段后，近端结扎，远端休整以备吻合。清除周围坏死组织后，稀释活力碘浸泡冲洗腹腔。取长约 7cm 冻存同血型髂动脉，两端修整后行肝动脉 - 脾动脉架桥再吻合（图 13-4-1），开放血流后术中超声显示肝内动脉搏动良好。术后切除肝动脉细菌培养发现"热带假丝酵母菌"。规律使用抗真菌药物治疗后患者恢复良好出院。近期患者返院随访肝功能正常，移植肝超声检查提示肝动脉血流正常。

总结：肝移植术后血管破裂出血多因感染所致，其中真菌感染最为常见。处理此类并发症关键是发现及时，迅速处理。若术中判断为感染所致的血管破溃，尽量不要进行原位吻合，应选择远离感染区域行搭桥吻合，减少再次血管破裂出血发生率。

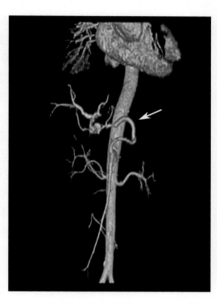

图 13-4-1　肝动脉 - 脾动脉架桥（箭头）

（周大为　邹永康）

┃┃┃┃┃┃┃┃┃ **推荐阅读资料**

李霄，陶开山 . 中国肝移植术后并发症诊疗规范（2019 版）. 中华移植杂志（电子版），2019，13（4）：269-272.

第五节　血管并发症的诊断与防治

肝移植血管并发症包括肝动脉、门静脉、肝静脉和 IVC 的并发症，严重威胁患者术后生存。肝动脉并发症可表现为肝动脉血栓形成（HAT）、肝动脉狭窄（hepatic arterystenosis，HAS）、肝动脉假性动脉瘤（hepatic artery pseudoaneurysm，HAP）；门静脉并发症主要包括门静脉狭窄（portal vein stenosis，PVS）和门静脉血栓形成（PVT）；IVC 并发症主要有下腔静脉血栓形成（inferior vena cava thrombosis，IVCT）或下腔静脉狭窄（inferior vena cava stenosis，IVCS）引起下腔静脉梗阻（inferior vena cava obstruction，IVCO）。在肝移植患者术前评估及术后病情监测中，虽然数字减影血管造影（digital subtraction angiography，DSA）作为多种血管病变确诊的金标准，但由于其为有创操作而不作为首选检查手段。只有当彩色多普勒超声、螺旋 CT、MRI 等常规检查手段难以了解血管解剖关系时才作为确诊手段，并且 DSA 可用于治疗肝移植术后血管并发症。

一、肝动脉并发症

(一)肝动脉血栓形成

1. **概述** 肝动脉血栓形成(HAT)可以在移植后早期或几个月后发生,是引起肝移植受体死亡或导致再次肝移植的重要原因,发生肝动脉栓塞中有27%~58%的患者死亡。HAT的发生率在成人为2.5%~6%,儿童为15%~20%。儿童肝移植术后HAT高发的原因在于动脉血管细小、分支多及高血细胞比容等。

2. **病因** HAT的发生主要与外科解剖或吻合技术有关,如供体和受体肝动脉吻合不当或吻合口径过小、受体存在多支肝动脉、受体腹腔干狭窄、受体既往接受过肝动脉插管化疗、供体肝动脉内膜损伤或异常、供肝动脉瘤、脾动脉盗血综合征、移植过程中进行了动脉重建、供肝冷缺血时间过长、移植物功能不良引起的移植物水肿、劈裂式活体肝移植、小儿受体施行全肝移植等。除外科因素,其他危险因素主要与凝血功能紊乱和排斥反应相关,包括移植前出现门静脉血栓、在围手术期凝血功能紊乱、急性排斥反应和供受体ABO血型不相容等。另外,高龄供体、供肝冷缺血时间延长、原发病(如原发性硬化性胆管炎、肿瘤、动脉粥样硬化等),供体和受体体重相差比例>1.15等都会增加肝移植术后肝动脉栓塞的风险。另外,术后巨细胞病毒(CMV)感染导致的内皮细胞活化和血小板反应性增加也与HAT风险增加有关。

3. **诊断** 移植肝及其肝内外胆道系统主要依靠肝动脉供血,肝动脉早期血栓通常导致移植物的局部缺血/坏死、肝脓肿形成、菌血症甚至脓毒血症。肝移植术后转氨酶异常升高是早期HAT弥漫性肝细胞坏死的典型征象,严重的可导致暴发性肝衰竭(FLF)和急性移植肝无功能。缺血性损伤可以诱导胆管细胞的直接损伤和/或胆囊周围血管丛的小动脉损伤。这些微循环紊乱导致胆管细胞凋亡和坏死。表现为部分甚至整个胆道系统的坏死,近期可出现胆汁流量减少和胆汁颜色变浅,胆漏、胆管狭窄和胆汁瘤等,远期则因反复发作的胆管炎、败血症导致移植物功能丧失,并危及生命。肝动脉晚期血栓形成通常具有更隐蔽的临床表现,可能包括胆道并发症和败血症。这些患者中多数需要再次肝移植,但也有小部分出现晚期HAT者能够长期存活。

HAT的早期发现和预防至关重要,多普勒超声是肝移植术后对血管完整性初步监测的成熟技术,CT血管造影术(CT angiography,CTA)、MR血管造影术(MR angiography,MRA)或导管血管造影术也可以对诊断进行进一步确认。尽管肝动脉血管造影是诊断HAT的金标准,但肝动脉血管造影的应用受到其有创性和需要将患者从ICU运送至放射科检查等因素的影响,其应用受到一定的限制。相比之下,彩色多普勒超声检查是无创检查且可以床旁完成,它可作为肝移植术后评估肝动脉的首选检查方法,其诊断HAT的敏感度为0.75~1.0。文献报道超声检查所示肝动脉血流速度峰值小于40cm/s,且随着肝动脉入肝速度越来越低,动脉频谱变低钝,直至动脉血流信号完全消失可诊断为HAT。但彩色多普勒超声检查可出现假阳性和假阴性诊断,其原因可能为诸如肠道气体、呼吸、肝动脉收缩期流速降低及仪器的影响,因此仍需结合临床表现和DSA进一步确诊。

4. **治疗** 在预防肝动脉并发症的过程中应注意:①在供肝获取时整体腹腔器官的切取是保证肝动脉不受损伤的基础,修整供肝时,应注意供肝肝动脉的变异,同时注意保护血管内膜,如发现血管内径较细,口径不满意,宜选择合适的动脉分支进行理想的血管成形术,完成肝动脉重建;②术中应准确评估供体和受体血管的匹配性,注重吻合的对位,吻合位点无张力及内膜的完整性,吻合动脉时,用肝素水尽量冲洗干净吻合口管壁附壁血栓,保持手术野清晰,不盲目缝合,避免牵拉、结扎和离断等操作;③术后行抗凝治疗,肝移植受体如存在发生HAT的风险,使用肝素和阿司匹林进行血栓预防策略是有益的,特别是在儿童肝移植中。尽管术后早期出血的风险增加,但术后早期也应充分抗凝。另外,接受阿司匹林治疗的患者晚期HAT的风险也显著降低(3.6% vs. 0.6%),提示血小板过度活化在HAT的发生中存在潜在作用。

HAT的治疗方法有介入治疗和手术治疗等。一般早期HAT的治疗手段很少采用介入性治疗溶栓和外科血栓切除术,常需要行肝动脉重建术。迟发性HAT诊断或手术方法失败可能需要紧急再次移植。但也有报道称,对急性HAT采用尿激酶进行溶栓治疗,可取得良好效果。血管造影明确肝动脉病变位置及程度后,使用尿激酶型纤溶酶原激活物(urokinase-type plasminogen activator,uPA)溶栓并配合肝素抗凝或使用血管活性药物(如复方丹参注射液),如溶栓后显示 HAS,可选择行支架植入术。当患者出现暴发性肝衰竭,无法控制的败血症和广泛的肝内外胆管狭窄时,应果断进行再次肝移植。

5. 病例介绍

患者,男,17 岁。因"外院体检发现肝硬化 3 余周"入院。既往有 2 年前背部"复合痣"切除史,否认其他特殊病史。入院体格检查:体温 36.1℃,脉搏 86 次/min,呼吸 22 次/min,血压 116/59mmHg;神志清楚,精神差,慢性肝病面容,全身皮肤及巩膜明显黄染,肝掌明显,浅表淋巴结未及明显肿大;头颈部未见明显异常;心音有力,律齐,未闻及明显杂音;双肺呼吸音清,未及明显干湿啰音;腹稍膨隆,腹壁静脉未见明显曲张;腹软,腹部轻度压痛,无明显反跳痛,肝肋下未及,脾脏肋下 3cm,墨菲征(-),移动性浊音(+),肠鸣音亢进,双下肢无明显水肿。

门诊及外院辅助检查结果:外院 PET/CT 示肝内多发低密度影,代谢无增高,结合病史考虑肿瘤性病变可能,脾大,局部可见低密度影,代谢无增高,肝硬化,门静脉高压,侧支循环未见。左侧锁骨上、腹膜后、肠系膜小淋巴结增多,代谢无增高。肝功能提示总胆红素 68.4μmol/L,直接胆红素 17.6μmol/L,间接胆红素 50.8μmol/L。凝血功能提示凝血酶原时间(PT)24.7 秒;国际标准化比值(INR)2.23;活化部分凝血活酶时间 47.7 秒。甲胎蛋白 4.45ng/ml。

入院诊断:肝硬化失代偿期;门静脉高压;脾大;腹水。

治疗经过:入院后完善肝移植术前相关检查,无明确手术禁忌证,给予改善肝功能、凝血功能。入院后第 31 日在全身麻醉下行同种异体 OLT,无肝期 60 分钟。术后给予常规预防感染及抗排斥治疗方案,术后 1 个月患者肝功能恢复正常。术后 2 个月,患者转氨酶升高。腹部 CT 复查示移植肝多发稍低密度影并相对弱强化。进一步行 DSA 示移植肝动脉起始部闭塞(图 13-5-1)。DSA 术中以尿激酶 10 万 U 行溶栓治疗,术毕以尿激酶 40 万 U/d 持续泵入溶栓 5 日,再次 DSA 复查示移植肝动脉起始部闭塞段显影(图 13-5-2),4 日后患者肝功能恢复正常。

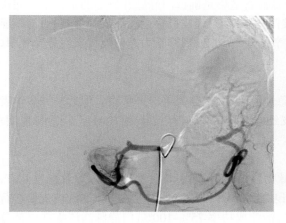

图 13-5-1 术后 2 个月 DSA

移植肝动脉起始部闭塞。

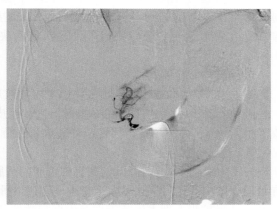

图 13-5-2 溶栓后 DSA

移植肝动脉起始部闭塞段显影。

结果和随访:患者肝移植术后 10 个月,健康存活,无后遗症。

(二)肝动脉狭窄

肝移植术后肝动脉狭窄(HAS)发病率为 5%~11%。根据发生部位可分为肝动脉吻合口狭窄和非吻合口狭窄。其中吻合口狭窄最常见,多与手术技术有关。HAS 也可引起胆道系统缺血和移植物功能障碍。HAS 在移植受体中的发病率高达 4%~11%,狭窄通常发生在肝动脉吻合处。HAS 的平均发病时间约为术后 3 个月,在术中有血管夹损伤和术后排斥反应的患者中更为常见。多普勒超声提示吻合口远端的"tardus-parvus"波形,吻合口附近常有局灶性颜色混叠和湍流,吻合口收缩期峰值血流速度(>200cm/s)升高。有文献报道采用经皮腔内血管成形术(percutaneous transluminal angioplasty,PTA)可成功消除 HAS,

改善肝动脉供血,避免胆道并发症的发生。在DSA下进行球囊扩张或放置血管内支架常可取得良好疗效。有报道称,使用纤溶药物联合PTA治疗HAS,治愈率高,与手术相比并发症较少。然而,如采用单一方法治疗,均不能保证移植术后血管中长期持续通畅。

(三)假性动脉瘤

肝动脉假性动脉瘤(HAP)是一种罕见但潜在的严重的肝移植并发症,虽然大多数假性动脉瘤无症状,偶尔在术后常规超声检查过程中发现,假性动脉瘤的破裂可能伴有腹膜刺激征、消化道出血、胆道出血、低血压或死亡。肝外HAP最常出现在吻合处,可能是血管成型术的后遗症,而肝内HAP可能继发于感染、活检或胆道介入术后。HAP超声表现为囊性病变伴有杂乱或双向("往复")动脉血流而引起的动脉局灶增大。当上述超声表现正好出现在动脉吻合口附近时,应高度警惕假性动脉瘤的发生。对比增强CT最常见的发现是动脉期门静脉分支的早期增强和供肝实质内的充血和楔形短暂衰减。HAP的诊断多采用彩色多普勒超声、MRA、CT等,但选择性肝动脉造影是最可靠的确诊方法。不经治疗的情况下,HAP患者死亡率高达69%。急性出血时手术重新搭桥和再次肝移植效果差。早期发现并予治疗对致命性HAP破裂出血和挽救患者生命具有重要意义。

对于肝内HAP,经导管动脉瘤栓塞治疗为首选方法。而对于肝外HAP,选择经皮血管内覆膜支架治疗或HAP切除、肝动脉重新吻合术为主,以避免因肝动脉主干闭塞而引起的胆道坏死、肝脓肿、败血症等。当HAP两侧血管长度不够时,还可采用人工血管或冻存血管进行血管搭桥术。如腹腔存在较严重的感染,可只进行HAP的手术切除、肝动脉结扎或肝动脉栓塞术。当移植肝出现不可逆的功能损害时患者需行再次肝移植。

二、门静脉并发症

肝移植术后门静脉并发症相比于肝动脉较少见,主要包括门静脉狭窄(PVS)和门静脉血栓形成(PVT)。常由于吻合技术问题(吻合错位、血管吻合口径不匹配或门静脉吻合口张力过高)或由于IVC的肝上段狭窄引起的血液回流阻力升高所引起。门静脉血管造影是确诊门静脉并发症的金标准。间接门静脉造影可在一定程度上反映门静脉通畅情况;直接门静脉造影(经皮肝穿刺或经皮脾穿刺)可清晰显示狭窄及充盈缺损,还可以测定狭窄两端压差,若跨狭窄压差>0.7kPa则诊断为有功能意义门静脉狭窄,需进一步临床处理。

(一)门静脉血栓形成

PVT发生率为1%~2%。一旦发生PVT可导致急性肝衰竭,往往需再次肝移植。但近来许多学者提出一些其他方法来治疗PVT,如经颈静脉肝内和经皮经肝穿刺门静脉行门静脉溶栓治疗、门静脉成型术、内支架植入及外科手术取栓等可使门静脉重新通畅。

(二)门静脉狭窄

PVS发生率约1%。门静脉的狭窄常位于门静脉吻合口附近,如不及时处理,可以导致继发PVT,最终导致门静脉闭塞和门静脉海绵样变性,甚至影响肝功能。PVS一般需采用球囊扩张术或内支架进行治疗。经皮球囊扩张成型术治疗近期及中期疗效较佳,治疗成功率75%~100%,门静脉高压症状可部分或完全缓解。大多数患者PVS可经球囊扩张治愈,但是对于弹性PVS则需要内支架植入术。内支架植入术后可明显改善门静脉血流,降低门静脉压力,减轻腹水症状。但内支架治疗后出现血栓的风险较高,且血栓难以用溶栓治疗来消除。因此,对PVS的治疗方法还需临床上积累病例进一步验证。总之,内支架植入治疗疗效优于单纯PTA。介入术后需要超声定期随访观察门静脉通畅情况,对于支架植入者需要常规抗凝治疗,PTA及支架治疗后需要口服华法林3~6个月。

三、下腔静脉和肝静脉并发症

1. 概述 下腔静脉(IVC)并发症主要有下腔静脉血栓形成(IVCT)或下腔静脉狭窄(IVCS)引起IVC完全或不完全的梗阻。由于IVC直径较大,所以并发症发生率较低(<1%)。肝移植术后肝静脉流出道梗阻(hepatic venous outflow obstruction,HVOO)的发生率因受体年龄及所用移植方式而异。对于公民捐献肝移植,术后IVC并发症的发生率成人约1%,儿童约2.5%,而活体肝移植(LDLT)的发生率较高,为

2%~4%。

2. **病因** IVC 并发症可分为移植术后的早期并发症和晚期并发症。早期并发症主要与吻合技术或手术方式相关，其原因是吻合口肿胀、血管外压迫或移植物旋转导致的 IVC 扭结。有研究表明，相比于经典式肝移植，PBLT 存在因移植物旋转和血管扭结而导致急性 IVC 流出道狭窄 / 闭塞的风险。但也有研究报道，经典式肝移植与 PBLT 后 IVCS 的发生率没有明显差异。晚期并发症可由血管内膜慢性增生、纤维化、血栓形成、血肿或局部腹水造成的血管外压迫引起。

3. **诊断** 彩色多普勒超声是评估 IVC 血流量的首选检查方式，由于来自右心房的压力传递，正常肝 IVC 的彩色多普勒超声图像为三相波形。当出现单相波形时，应警惕 IVCS 的发生，但该图像缺乏特异性，因为 IVC 外血肿或移植物水肿的外部压迫可导致假阳性。搏动指数能量化彩色多普勒超声波形的相位性，并与 IVCS 相关。搏动指数 <0.45 对诊断 IVCS 有 95% 的特异性。对比增强 CT 或 MRI 显示，IVC 随着入肝逐渐扩张且移植肝增大并不均匀强化。如 IVC 完全闭塞，彩色多普勒超声表现则为血流信号消失，对比增强 CT 或 MRI 对 IVC 不显示。

4. **治疗** IVC 并发症的治疗选择范围从保守监测到再移植。使用抗凝剂的保守治疗可用于亚临床狭窄患者的部分血栓形成或预防。介入治疗包括球囊扩张术及支架植入。对于 IVC 扭结迂曲及反复扩张但狭窄仍持续存在或复发的患者，单纯球囊扩张术无法获得理想效果。此类患者需植入血管内支架以保持 IVC 通畅，支架成型术后患者均可保持较高的中远期 IVC 通畅率，但血管成型术后狭窄复发很常见，可能需要重复进行介入手术。

导管介入溶栓是 IVCT 最常见的治疗形式。部分研究报道在并发症早期可进行上腔静脉吻合术，但移植物充血肿大，并且术中需要血管夹塞，这可能对移植物造成二次伤害，因此对手术技术要求很高。此外，手术方式还包括流出道重建、人工血管分流、体外循环下的重新吻合或再移植。体外循环下进行手术的围手术期并发症较少，首选经心房入路，以避免腹部大侧支和粘连的困难和危险。还有研究报道了在使用高呼气末正压通气的同时对肝脏尾部 IVC 中的血栓进行腔内切开术。

5. **病例介绍**

患者，男，52 岁。因"腹痛 2 月余"入院。既往有长期大量饮酒史，未戒酒；20 年前因十二指肠溃疡出血行胃部分切除术；有高血压病史 10 年余，自服降压药物控制血压尚可；乙型肝炎病史若干年，未行特殊治疗。入院体格检查：体温 36.8℃，脉搏 84 次 /min，呼吸 20 次 /min，血压 150/92mmHg。神志清楚，精神尚可，皮肤、巩膜黄染明显，未见出血点及瘀斑，浅表淋巴结未触及肿大；心、肺听诊未见异常；腹平软，未见胃肠型、蠕动波及明显腹壁静脉曲张，腹正中可见长约 10cm 手术切口，肝肋下未及，脾肋下 2cm，墨菲征（-）；双下肢不肿。

门诊及外院辅助检查结果：外院胃镜检查示肠胃肠炎伴胆汁反流；食管静脉曲张。超声检查示肝硬化，脾大；肝内占位性病变（肝癌？）。肝功能检查示总胆红素 22.2μmol/L。凝血功能示活化部分凝血活酶时间（APTT）42.8 秒。乙型肝炎表面抗原 >250IU/ml。

入院诊断：肝占位性病变（肝癌？），肝硬化；脾大。

治疗经过：入院后完善肝移植术前相关检查。PET/CT 示肝右叶巨块型肝癌并肝内子灶形成。无明确手术禁忌证，入院后 1 个月在全身麻醉下行同种异体原位 PBLT，无肝期 75 分钟。术后给予常规抗感染及抗排斥治疗方案，术后 1 周患者肝功能恢复正常。术后 2 周，移植肝彩色多普勒超声提示 IVC 内异常回声。急诊行 DSA，可见 IVC 心房入口处狭窄并血栓（L$_3$ 以上水平到心房入口处）形成（图 13-5-3），术毕以尿激酶 30 万 U/d 持续泵入溶栓 6 日，行 DSA 复查，提示腹腔干动脉、肝动脉主干及分支未见异常，吻合口正常，IVC L$_3$ 以上水平到心房入口处可见多发低密度影，对比剂明显减慢，侧支血管显影明显，低密度影范围同前（图 13-5-4）。溶栓第 8 日患者因消化道出血死亡。

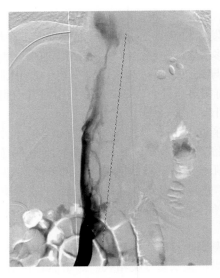

图 13-5-3　术后 2 周 DSA

下腔静脉心房入口处狭窄并血栓（L_3 以上水平到心房入口处）形成。

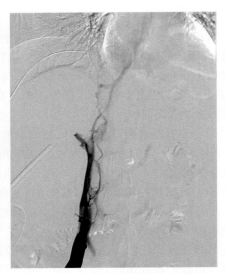

图 13-5-4　术后 3 周 DSA

腹腔干动脉、肝动脉主干及分支未见异常，吻合口正常，下腔静脉 L_3 以上水平到心房入口处可见多发充盈缺损影，对比剂明显减慢，侧支血管明显。

（叶啟发　范　林　何维阳）

推荐阅读资料

［1］KIVELÄ J M, KOSOLA S, KALAJOKI-HELMIÖ T, et al. Late hepatic artery thrombosis after pediatric liver transplantation：a cross-sectional study of 34 patients. Liver Transpl, 2014, 20（5）：591-600.

［2］PANARO F, RAMOS J, GALLIX B, et al. Hepatic artery complications following liver transplantation. Does preoperative chemoembolization impact the postoperative course? Clin Transplant, 2014, 28（5）：598-605.

［3］ACKERMANN O, BRANCHEREAU S, FRANCHI-ABELLA S, et al. The long-term outcome of hepatic artery thrombosis after liver transplantation in children：role of urgent revascularization. Am J Transplant, 2012, 12（6）：1496-1503.

［4］MA L, LU Q, LUO Y, et al. Vascular complications after adult living donor liver transplantation：Evaluation with ultrasonography. World J Gastroenterol, 2016, 22（4）：1617-1626.

［5］ZHONG J, C SMITH C, WALKER P, et al. Imaging post liver transplantation part Ⅰ：vascular complications. Clin Radiol, 2020, 75（11）：845-853.

第六节　胆道并发症及内镜下处理

一、概述

人类自 1963 年第一例肝移植术成功开展至今，经历了外科手术技能、器官保存、术后的监护、免疫抑制等方面的不断改善，肝移植的失败率和死亡率已然有了很明显的降低。但移植后的胆道并发症仍然十分普遍，早期文献报道高达 50%，目前为 5%~25%。随着肝移植数量的不断增加，对肝移植术后胆道并发症的认识不断深入,胆道并发症的发生率已经有了显著的下降,处理能力也得到了提高,但一旦发生将严重影响患者生活质量和远期生存率,目前仍然是受体术后最常见和最棘手的并发症,是移植医师和受体不可逾越的鸿沟。

有研究显示,约50%的胆道并发症于术后1个月内确诊,80%在6个月内确诊,而在1年以后,其每年的发生率都低于4%。这些并发症的发生时间各不相同,与肝移植术中的操作技术、免疫及血管因素有很大的关系,这些因素同时也直接导致了并发症的发生。导致并发症发生的其他原因包括供体的解剖结构、原发疾病的复发、移植器官的ABO血型不相容、病毒及细菌感染、排斥反应、胆管炎及缺血再灌注损伤等。肝移植术后胆道并发症多种多样,常见的有吻合口及非吻合口的胆道狭窄或梗阻及胆漏,约占2/3。其他较少见的并发症包括胆管炎、胆总管结石、胆泥形成、胆道出血、黏液性囊肿、Oddi括约肌功能障碍等(表13-6-1)。这些并发症常会引起急性胆汁性腹膜炎、急性胆管炎、梗阻性黄疸及移植肝功能损害,若不及时确诊与处理,均会严重影响肝移植疗效。吻合口狭窄、胆管缺血往往与手术密切相关,并与胆管结石形成是一个连续的发展过程,直接影响患者远期生存质量。胆管缺血性改变往往需要再次肝移植。乳头肌功能紊乱的诊断则较为困难。由于肝移植术后胆道并发症病因的多源性,处理需要多学科协作,包括肝移植外科医师、内科医师、放射介入科医师。内镜治疗起着主导作用。

表13-6-1 肝移植术后胆道并发症

晚期并发症	早期并发症	晚期并发症	早期并发症
胆漏①	吻合口处②	晚期狭窄	吻合口
	胆囊管		非吻合口
	副肝管	充盈缺损	胆总管结石
	T管瘘道		胆泥
	偶然的肝内损伤		铸型胆栓综合征
	肝切面③	壶腹部梗阻	Oddi括约肌功能障碍
	T管移位		狭窄
早期狭窄	胆管直径不匹配	胆道疾病复发	硬化性胆管炎复发
	技术错误		恶性肿瘤复发

注:① 脓性积液必须进行合适的处理。
② 需除外肝动脉血栓。
③ 仅在活体肝移植中。

二、胆道并发症诊断

T管经皮肝穿刺胆道造影(PTC)是识别肝移植术后早期胆道并发症最有效和最准确的方法,被视为诊断的金标准,由于T管应用越来越少,不完全性胆道梗阻的患者可能仅仅表现为碱性磷酸酶升高而胆红素正常。胆道梗阻部位的感染会导致白细胞升高并核左移。而上述检验结果经常与排斥反应相混淆,并有近半数的患者被当作排斥反应给予治疗,此时肝穿刺活检可以明确梗阻。移植后胆管疾病的诊断还是从临床症状、实验室检查、影像学检查、肝穿活检等方面综合考虑。

(一) 临床表现

肝移植术后胆道并发症患者的临床表现缺乏特异性。因为免疫抑制和肝脏已处于去神经支配状态,患者没有胆道疾病常有的典型右上腹痛,无发热或仅表现为低热、精神萎靡、腹水及肠麻痹等。偶有消化道症状、皮肤瘙痒和/或黄疸。肝功能异常(转氨酶、胆红素、碱性磷酸酶和/或谷氨酰转肽酶)升高有提示作用,血清胆红素和碱性磷酸酶的升高程度与胆道梗阻程度相关。

胆漏常见于术后早期或T管拔除后,患者可出现腹痛、腹胀、发热、呃逆、麻痹性肠梗阻,严重者腹腔引流或穿刺可见到胆汁。胆管狭窄发生较晚,主要以黄疸、血胆红素升高及肝功能其他指标异常为表现,但这些都是非特异性表现,有些患者(如胆泥形成)早期可以无任何症状,而是表现为阻塞性酶学检查指标上升。

（二）血生化检查

无症状的血清肝酶水平升高是肝移植后胆道并发症的早期线索,血清胆红素、AKP 和 γ-GT 等阻塞性酶学指标的升高是诊断胆道并发症的重要指标。

（三）影像学检查

1. **超声检查**　超声通常是用来检测胆道系统梗阻水平的第一步。一旦怀疑有胆道并发症一般先常规行超声检查,了解有无腹水、肝动脉栓塞及肝内外胆管扩张等情况。超声检查对于胆管并发症的敏感性和特异性较低。胆管不扩张并不表示胆汁排出通畅,即使在严重梗阻情况下,移植肝胆管也可能不扩张,这可能与胆管纤维化导致管壁较为僵硬有关。超声检查结果阴性并不能完全排除诊断,对于临床上可疑的患者,即使超声检查阴性仍有进一步检查的必要。彩色多普勒超声检测各项血流指标是其优势,可以对肝血管进行评价,是否有肝动脉狭窄也可以作为胆道并发症的一个佐证。彩色多普勒超声具有无创、价廉、容易获得等优点。

2. **CT 检查**　CT 通常在超声检查后,CT 的三维重建技术可以对肝血管及胆道解剖进行评估,不仅能分辨胆道系统梗阻的程度和层面,而且能提供更多的关于梗阻部位的信息,优于超声。

3. **磁共振胰胆管造影（MRCP）**　是一种非侵入性的能够提供非常有效的、准确的关于肝内外胆道系统信息的检查,这项检查能够与 ERCP 及 PTC 相媲美。现在被认为是最理想的无创性检查方法,对于ERCP 和 PTC 检查有风险的患者来说,MRCP 是首选的方法。MRCP 具有快速、非侵入性及能提供胆管三维重建图像等优点,对诊断胆管有无狭窄、扩张及其部位与程度、胆管结石等具有很高的敏感性和特异性。但仍有一定的局限性,它无法区分胆汁瘤和局限性的吻合口周围积液。在胆管狭窄时,可能因显影不清、伪影导致误诊。

4. **胆管造影**　T 管 PTC 及内镜逆行胆管造影术（ERC）是识别肝移植术后早期的胆道并发症最有效和最准确的方法,是诊断的金标准,其敏感性及特异性均较高。十二指肠内镜逆行胰胆管造影（ERCP）自 1968 年由 McCune 最早报道至今 50 余年,通过 PTC 和 ERC 不仅可以对胆道并发症进行明确的评估,也可进行治疗,因其疗效确切,创伤小,并发症少,可重复进行,成为肝移植术后胆管疾病的重要诊治手段,使肝移植术后胆道并发症的处理方式得到了丰富。但由于是侵入性的检查,具有一定的并发症。

（四）活检

肝脏活检显示胆汁淤积,胆道上皮增生或伴有胆管炎时,提示胆道狭窄的可能,但在考虑有胆道并发症的时候,肝穿刺活检主要是排除排斥反应的存在,以免误诊。

三、胆道并发症的治疗

外科手术曾是胆道并发症的主要处理方式,手术率高达 70%。由于肝移植术后胆道并发症病因的多源性,处理需要多学科协作,包括肝移植外科医师、内科医师、放射介入科医师。治疗从单纯的手术治疗为主向放射介入和内镜治疗等非手术治疗为主转变,内镜治疗起着主导作用。

ERCP 已由单纯的诊断技术衍生出许多治疗技术(如内镜下胆管引流术、鼻胆管引流术、内镜下十二指肠乳头括约肌切开术、胰管内引流术等),并因此成为微创治疗胆胰疾病的首选治疗手段。尤其近 10 年来,内镜和附件的研发和推广,使 ERCP 的诊疗范围得到不断拓展和深化。在过去只有塑料支架可以使用,现在可以选择不同的支架,包括塑料、裸金属、覆膜式或非覆膜式自膨式金属支架,药物洗脱支架及可吸收支架等。这些支架的出现给弥漫性胆道梗阻及一些晚期梗阻的治疗带来极大的福音。特别是在胆道并发症发生的不同阶段给予针对性处理,极大地缓解了患者的不适。而操作技术的更新和优化,也使其临床使用更为安全、越来越多的患者易于接受这种微创治疗,提高了患者的依从性。

关于胆道并发症的诊断和治疗的参考书籍很多,本部分主要对内镜在肝移植后胆道并发症中的应用加以阐述。

（一）内镜逆行胰胆管造影相关知识

ERCP 在我国由专门的内镜医师完成，但对于肝移植医师来说，选择在适当的时间进行 ERCP 或在禁忌及有其他诊断方法时避免实施 ERCP 及术后对患者的监护是非常重要的。

1. ERCP 适应证

（1）考虑为胆道梗阻造成的黄疸。

（2）临床、生化或影像学资料提示胆管疾病。

（3）Oddi 括约肌测压。

（4）内镜下乳头肌切开：①胆管结石；②乳头狭窄或 Oddi 括约肌功能障碍造成的排泄不畅；③协助胆道支架植入或球囊扩张；④不适宜外科切除的乳头疾病。

（5）经狭窄、窦道、术后胆漏或巨大胆总管结石放置支架。

（6）胆管狭窄的球囊扩张。

（7）鼻胆管引流。

（8）胆管活检。

（9）胆管插管以便取出移位支架，协助内镜放疗措施，明确（有时能治疗）胆道出血原因，取出絮状物等异物或进行胆管镜检查。

2. 禁忌证　对于 ERCP 禁忌证的讨论目的是通过减少患者风险提高安全性。ERCP 并发症众多，许多并发症非常严重乃至危及患者生命。禁忌证可根据情况分成相对禁忌证或绝对禁忌证。为了体现在某些极端情况下常规的禁忌证可以变成适应证，有的为了避免禁忌证的说法，代以"通常不适于"的说法。

一般情况下，禁忌行 ERCP 检查：①对患者健康及生命的危险超出操作带来的最大收益；②患者的配合和知情同意难以获取；③已知或怀疑脏器穿孔。

特定情况下，不建议行 ERCP：①不明原因腹痛且缺乏胆胰疾病的客观证据；②怀疑胆囊疾病而无胆道疾病；③已证实的胰腺恶性肿瘤，除非有可能改变治疗。

可能造成 ERCP 禁忌的情况：①对华法林抗凝及使用治疗剂量氯吡格雷患者进行的高风险操作，如胆道括约肌切开；②已知或怀疑消化道穿孔；③患者既往有 ERCP 对比剂的严重过敏反应；④无法进行适当的麻醉；⑤解剖学上难以接近十二指肠乳头；⑥患者处于急性胰腺炎发作中。

3. 术前准备　为了保证手术安全性及内镜视野清晰，患者术前禁食 6~8 小时，禁饮 1~2 小时。术前 1 小时静脉推注抗生素，术前肌内注射地西泮 5mg，静脉推注山莨菪碱 10mg，以镇静、解痉。

4. 并发症　ERCP 已经从单纯的诊断技术进展为胆胰疾病的首选治疗手段。ERCP 本身或与胆胰治疗相关的配件均可导致多种短期并发症，包括胰腺炎、出血、穿孔、胆管炎、胆囊炎、支架相关并发症、心肺不良事件等。

5. 常用手术方式

（1）十二指肠乳头球囊扩张术：不需要切开括约肌，同时保留部分括约肌功能。常用于胆管取石、多根胆管塑料支架植入和胆漏的治疗。目前已成为十二指肠乳头括约肌切开术的替代治疗方法。

（2）Oddi 括约肌测压术：括约肌功能紊乱时可引起上腹痛、胆管扩张、肝功能和淀粉酶异常。Oddi 括约肌压力测定可帮助诊断乳头括约肌功能紊乱。由于是侵入性检查，可发生急性胰腺炎等并发症。

（3）取石术：内镜下乳头括约肌切开或扩张后，采用取石网篮或球囊取出结石，并清理结石碎片和胆泥。对于直径 <1cm 的结石可以直接取出；直径 >1.5~2cm 的结石需要先碎石，然后再取出结石，对于无法取出的结石需要植入塑料支架或鼻胆管引流，以免发生胆管炎。

（4）内镜下乳头括约肌切开术：使 ERCP 从诊断技术转变为内镜治疗技术。乳头括约肌切开后扩大了乳头开口，便于取出胆管结石、插入 SPYGLASS 等胆道镜、多根胆管塑料支架的植入等操作。

（5）鼻胆管引流术：引流胆汁到体外，可以观察胆汁的引流量、颜色，行胆汁细菌学培养指导治疗，同时可以行胆道冲洗和造影。

（6）塑料支架引流术：胆管塑料支架可引流胆汁，持续扩张狭窄段胆管，可治疗胆管狭窄、感染和胆瘘。塑料支架往往被生物被膜、残渣、胆泥等堵塞管腔，需要每 3~4 个月更换，更换大直径的支架或同时植入多枚支架可延长通畅时间，提高扩张狭窄段的效果。

（7）胆管狭窄扩张支撑术：采用导管或气囊扩张狭窄段胆管，可使狭窄段部分缓解，如果不放置支架，复发率高。一般与支架联合治疗。

（8）联合应用：上述技术联合使用，狭窄扩张和支架植入联合常见，也可乳头括约肌小切开和球囊扩张术联合。

（9）胆道狭窄磁力再通术：2020 年 1 月中华医学会外科学分会外科手术学学组发布"关于利用磁力再通术治疗肝移植术后胆道吻合口狭窄的专家建议"。对胆道狭窄磁力再通术的适应证、禁忌证、磁体的选择与设计、操作步骤、注意事项及并发症防治等方面形成磁力再通术治疗肝移植术后胆道吻合口狭窄拟定了具体的专家建议。

胆道狭窄磁力再通术是指分别通过 PTC 和 ERC 方法于胆管狭窄处的上下端置入两个相吸的磁体，通过磁力压迫狭窄组织致缺血性坏死、脱落，磁体周围胆管上皮细胞增生修复，实现管腔再通。可应用于肝移植术后胆管吻合口严重狭窄和闭塞及肝移植术后胆管吻合口狭窄 ERCP 治疗失败的患者。

1）适应证：①胆道吻合口闭塞，如胆道端端吻合、胆肠端侧吻合；②胆道吻合口狭窄，多次 ERCP 或 PTCD 治疗失败；③狭窄两端胆管在接近同一轴线上。

2）禁忌证：①大量腹水、凝血功能严重障碍等无法建立有效的 PTCD 通道；②预计狭窄两端磁体空间距离 >20mm；③合并严重非吻合口胆道狭窄；④病程中因反复胆管炎致胆管扩张不明显，狭窄两端胆管存在明显成角；⑤体内存在受磁场影响的潜在风险，如心脏起搏器植入状态等。

（二）内镜逆行胰胆管造影在肝移植术后胆道并发症中的应用

肝移植术后胆道并发症严重影响患者的生存质量，是导致移植肝失功甚至患者死亡的重要因素。早期发现并内镜干预可以有效地避免肝移植术后再次手术，并且改善移植物和患者的长期存活率。ERCP 的应用受胆管重建方式、有无 T 管、有无皮下输入的影响（图 13-6-1）。因为内镜干预后胆管炎的风险增加

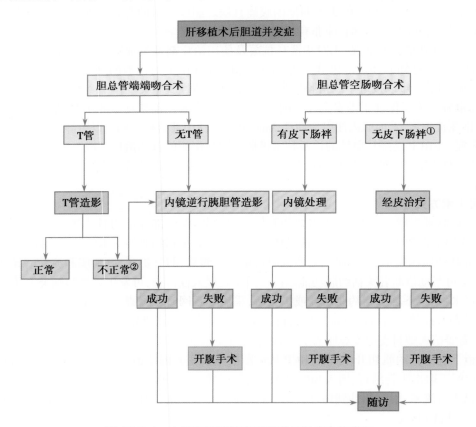

图 13-6-1　内镜在肝移植术后胆道并发症中的应用

①当经口能到达肝管空肠吻合口时，可尝试内镜治疗；②T 管造影出现异常，需要内镜逆行胰胆管造影（ERCP）干预，少量胆漏可留置 T 管，进行非手术处理。

了,所以肝移植术后 ERCP 之前应预防性使用抗生素。

（三）胆道狭窄

胆道狭窄是肝移植术后常见的并发症,发生率为 8%~17%,一般发生较晚,平均于术后 1 年左右发生。然而也会发生在术后 1~3 个月,主要是由于外科手术技术因素导致的吻合口狭窄;晚期出现的胆管狭窄则通常是动脉供血不足、微循环障碍、缺血再灌注损伤、排斥反应和组织纤维化愈合所致,这种表现为胆管树弥漫性或局限性狭窄、扩张或铸型,也称为缺血性胆管损害,是临床上最难处理的肝移植术后胆道并发症。胆道狭窄占全部胆道并发症的 40%,而且随存活时间的延长发生率上升。无论哪种胆道重建方式都可能发生胆道狭窄,胆道重建方式取决于术者的习惯、供肝的条件、受体的胆道条件等因素。目前在广泛应用的胆管胆管端端吻合及胆肠 Roux-en-Y 吻合两种方式中,研究发现后者更容易出现胆道并发症,可能与长期肠道内容物逆行刺激胆管、细菌逆行感染胆道等相关,另外该术式需要增加辅助的空肠吻合,也增加了肠道并发症(如肠道缺血、穿孔、吻合口瘘、出血等)发生的风险,且手术时间更长;术后难以为胆道系统的内镜检查提供入路,使术后发生并发症时,难以及时发现和处理,使并发症和死亡率变得更高。有些患者也预留了肠袢作为胆管微创入路。

胆肠 Roux-en-Y 吻合主要用于儿童及存在胆道系统固有疾病(如原发性硬化性胆管炎、胆道囊肿等)、供体 - 受体管腔口径差异较大或其他胆道条件较差(如胆管胆管吻合失败、再移植)的患者。胆管端端吻合由于操作简单,手术时间更短、更利于术后内镜到达胆管系统进行评估及治疗,同时保留了 Oddi 括约肌的功能完整,有效防止肠液及内容物反流减少了胆管炎的发生。因而符合人体生理解剖结构的胆管端端吻合更容易被广泛接受。

端端吻合口狭窄通常于肝移植后的 4~8 周出现,也可发生在 1 年甚至几年后。后者这种延迟性(晚期)吻合口狭窄可能是外科吻合技术、局部组织缺血和纤维化瘢痕愈合共同作用的结果。它常局限于胆总管的一段,当 T 管拔除后才显现出来。

有无放置 T 管也是胆管并发症发生的一个关键因素,放置 T 管是利用其支撑吻合口、引流减压、监测胆汁性状、判断肝脏功能和方便胆道造影等的作用,目前大多数中心都弃用,因为可以诱发胆泥、T 管移位和胆漏,更重要的是它不能改善预后。T 管造影是早期诊断胆管并发症最直接、最可靠的方法。对于留置有 T 管的患者,可以通过 T 管进行早期造影,以准确显示胆管树的情况和胆道病变的类型、部位和程度。T 管造影比其他的检查有更高的敏感性和特异性,能发现早期无症状的细小的胆漏和胆管狭窄,并可利用胆道镜早期干预从而将并发症控制在一定的范围。

90% 的胆道狭窄发生在吻合口,根据发生的部位可分为吻合口狭窄及非吻合口狭窄。吻合口狭窄往往较短,局限于吻合口位置;非吻合口狭窄因不同的成因而发生在肝门部或肝内外胆管,呈局限性、节段性、弥漫性的狭窄并常伴胆泥、结石及胆道铸型,处理十分棘手。目前,吻合口狭窄的发生率越来越少,但非吻合口狭窄因预后较差而备受关注。

1. **吻合口狭窄**　由于多种原因,肝移植术后发生胆道并发症的概率很高。狭窄可分为早期(≤60 日),中期(60 日 ~1 年)及晚期(≥1 年)。早期吻合口狭窄的地方常合并有胆漏,梗阻的部位有助于确定致病的原因。术后早期梗阻主要是由于技术失误或继发于炎症水肿一过性的吻合口狭窄。胆管冗长形成扭曲致管腔变细,胆汁引流不畅。而中期和晚期狭窄通常是供血不足的结果。另外值得外科医师重视的是,个别情况下供体和受体的胆管太细、口径相差较大的时候,需要术者有好的吻合口设计和纯熟的吻合技巧,否则也可能造成吻合口狭窄。

早期发生者可能与胆管吻合技术有关;晚期发生者可能与胆管缺血或慢性排斥反应有关。吻合口狭窄常与吻合技术相关;非吻合口狭窄可能与胆管缺血及免疫损伤相关。吻合口的治疗首选非手术治疗,即通过插入导丝通过狭窄段,注入足量对比剂行胆管造影,确认狭窄的部位,气囊扩张及随后塑料支架植入(图 13-6-2、图 13-6-3)。导丝通过狭窄段是治疗的关键。早期由于吻合重建时的技术原因造成端端吻合口的水肿和炎症所致的狭窄,对轻柔的球囊扩张和短期(3 个月)支架治疗反应良好,复发率低。中期吻合口狭窄也对短期(3~6 个月)支架反应良好,但几年后还可能会有狭窄复发,复发率可达 40%。长期的效果依赖反复进行 ERCP 介入治疗,需要多次进行球囊扩张及更换支架管行最大限度的支架支撑和更长的时间(12~24 个月)。

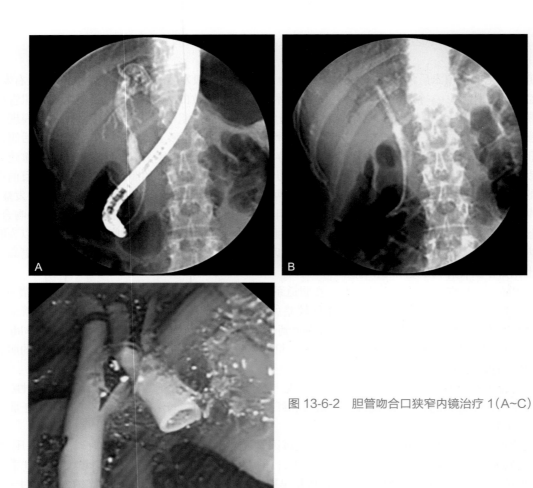

图 13-6-2　胆管吻合口狭窄内镜治疗 1（A~C）

Zoepf 等报道用内镜治疗胆道狭窄成功率达 88%，并比较了单纯球囊扩张与球囊扩张加用塑料支架的临床效果，发现前者最初成功率为 89%，而复发率为 62%；后者最初成功率为 87%，复发率仅为 31%。对于复发者常需要再次扩张，通常每 3 个月更换为更大口径支架，以防止支架堵塞、结石形成等并发症。双支架或多支架植入可提供最大的扩张直径，比单支架效果更好。这些支架在前 12 个月时应该每 2~3个月更换一次以免扩张后再狭窄。内镜下治疗的目的是使患者症状缓解，保持肝功能的持续正常。

近年来有报道称采用全覆膜自膨式金属支架（fully covered self-expandable metal stent，FCSEMS）替代塑料支架可减少 ERCP 治疗次数和应对严重的狭窄。但考虑到 FCSEMS 植入后仍然有再狭窄的风险，造成胆泥淤积、铸型堵塞、肉芽增生等，而且难以取出，一旦需要进行手术治疗或再次肝移植时，会增加再次手术时胆道重建的难度同时也大大地增加了术后胆道并发症发生的概率，因此 FCSEMS 和塑料支架的应用疗效还需要进一步研究。

当内镜不能到达吻合口处时，如 Roux-en-Y 吻合胆肠重建的患者，可采用 PTC 和内镜联合"会师"的方法到达胆管树。另外，常规 ERCP 内镜很难插入到位的 Roux-en-Y 吻合胆肠重建者，可使用结肠镜、双气囊小肠镜、单气囊或螺旋外管代替十二指肠镜往往能成功实施 ERCP。而来自匹兹堡大学医学中心的针对胆管空肠吻合患者的 PTC 递进检查经验值得借鉴：首次行 PTC 放置直径为 8F 或 10F 的胆道支架进行胆道引流；2~3 日后，进行扩张并植入 12F 的支架；2~3 周后，将胆道支架扩张至 14F 或行胆管成型术，随后每间隔 2 周进行一次扩张后置管，以 20F 为治疗终点；在进行 Amplatz Anchor 引流 1 周后，行胆道压力 Whitaker 试验，如果试验通过，可将支架移除，否则需要永久植入支架或手术。

对于少数内镜和 PTC 治疗不成功的严重胆管吻合口狭窄、闭塞的患者，可考虑使用磁力再通术。术

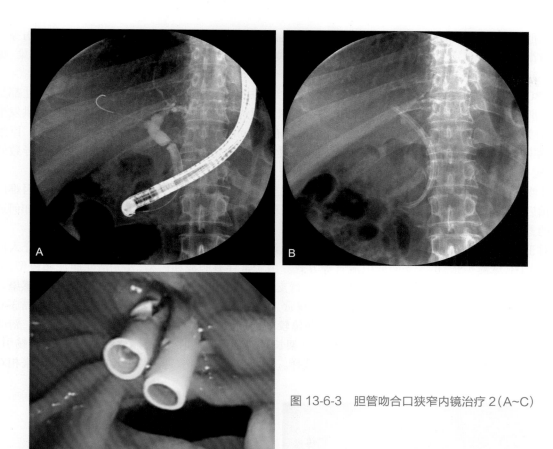

图 13-6-3　胆管吻合口狭窄内镜治疗 2（A~C）

前通过腹部彩色多普勒超声、磁共振胰胆管造影（MRCP）、PTC 及 ERC 评估，分别通过 PTC 通道和 ERC 方法将两个互相吸引的磁体放置在胆管狭窄段的上下方或近端和远端侧，完成两个磁体的互相吸引。术后第 1 日、第 3 日行腹部平片检查了解胆道内磁体相吸状态。术后需密切观察患者胆汁引流量及粪便颜色改变，当胆汁量明显减少或粪便颜色转黄时，需进行 PTCD 以确认胆道是否再通。再通时间一般为 7~50 日。确认胆道再通后，经 ERCP 或经皮胆道镜取出磁体。放置胆道支架或 PTCD 导管支撑再通的胆道，推荐支撑时间至少 6 个月。

　　总之，通过各种方法找到狭窄的位置，通过解除狭窄，通畅引流，减轻黄疸，减缓胆道并发症的进一步发展，恢复肝功能而达到救治的目的。无论是应用内镜还是经皮胆管穿刺，反复做球囊扩张或者支架植入治疗，成功率 75%~100%。但是，仍然有 12%~30% 的患者在多种治疗方法都不成功的情况下，必须将胆管端端吻合改为胆总管 - 空肠 Roux-en-Y 吻合，对于胆管冗长的，再次胆管端端吻合重建依然可行。

　　2. 非吻合口狭窄　非吻合口狭窄占肝移植术后胆管狭窄的 10% 左右，发生率为 1%~19%，可以发生于胆道系统的任何部位，既可发生于肝门部，也可弥漫发生于肝内。多伴有胆泥淤积、胆石和胆道铸型形成。

　　80% 的狭窄与肝动脉栓塞（hepatic artery embolism，HAT）相关，除了 HAT 引起的肝动脉灌注不足外，手术过程中切断了供应十二指肠上段胆管血流的胰十二指肠后上动脉，以致供体胆管的血供主要来自肝动脉或其分支，容易发生缺血性损伤。门静脉血供不足也不容忽视。肝动脉狭窄者胆管并发症率高，且多为非吻合口型胆管狭窄；原发性硬化性胆管炎患者肝移植后胆管狭窄多为非吻合口型胆管狭窄；单发性胆管狭窄预后较多发性胆管狭窄预后好。

其他非吻合口狭窄的相关预测因素包括 ABO 血型不相容、移植物保存时的缺血再灌注损伤等。其他导致微循环缺血最终发生的原因还包括年龄、免疫因素、慢性胆管性排斥反应、巨细胞病毒感染、免疫性肝炎和原发性硬化性胆管炎。

ABO 血型抗原同时在胆管上皮细胞和血管内皮细胞中表达,血型的不相容和移植物缺血灌注都是直接造成胆管上皮或胆道微血管系统的损伤,免疫因素是促进缺乏明显血管病变的胆道小血管血供发生继发性改变的原因之一。早期狭窄与缺血介导的机制有关,而晚期狭窄(≥1 年)与免疫机制有关。巨细胞病毒感染可能增加同种抗原表达,导致胆道树更易受到免疫攻击的影响。在开始治疗上述原因导致的狭窄前,需要对肝动脉及其分支血流和胆管树的走行进行全面评估。

非吻合口狭窄常为多发性,导致的原因众多,主要因缺血所致,治疗上首先要针对病因,病因难以解决者预后较差。实际上多达 50% 的患者需要再次肝移植。临床要关注在等待再次肝移植期间,如何通过介入的方法来缓解症状为手术赢得时间。

对于非吻合口狭窄的治疗,取决于狭窄的部位、涉及的范围及严重程度。早期治疗仍然是介入内镜治疗或 PTC、球囊扩张、植入支架或引流管等方式。由于常伴有胆泥和铸型,要先清除胆泥和铸型、多次气囊扩张所有尽可能达到的狭窄,留管引流并进行支撑,且时间要长,并用抗生素来预防和控制感染。因狭窄往往多发,胆管引流效果不满意,可以采用双管、三管、多管支撑进行肝管的深部引流,应间隔 3~6 个月进行更换(图 13-6-4、图 13-6-5)。如果狭窄部位较高,可通过 PTC 植入支撑管长期支撑治疗。新的可回收的全覆膜金属支架由于支撑力强、比塑料支架长且能延长通畅时间,更能达到改善梗阻、通畅引流、防止胆管炎频繁发作的目的,是另一种较好的选择。保留 T 管的病例,通过瘘管途径短,治疗起来相对方

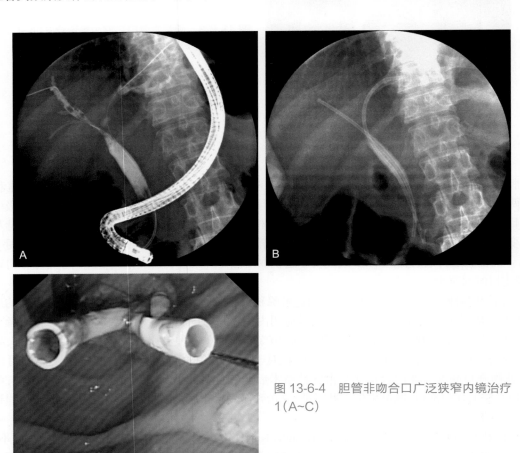

图 13-6-4　胆管非吻合口广泛狭窄内镜治疗 1(A~C)

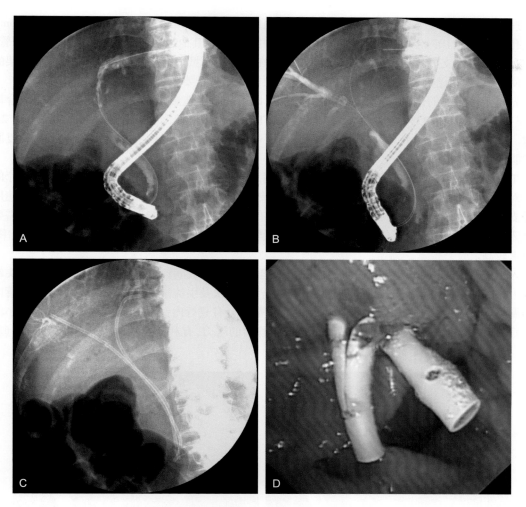

图 13-6-5　胆管非吻合口广泛狭窄内镜治疗 2（A~D）

便。由于无法改善疾病的进程，适时再次肝移植是唯一的有效治疗手段。

（四）胆漏

胆漏是肝移植术后胆道的另一个常见并发症，1%~25% 的肝移植患者，平均在术后 50 日发生胆漏。胆漏可发生在胆总管留置 T 管处、吻合口或非吻合口处。胆总管留置 T 管处的胆漏多在 T 管拔除时发生，为了减少这种并发症的发生，一些医学中心不推荐留置任何支撑管。不同的胆道重建方式的胆瘘发生率无差异。早期胆漏与晚期胆漏通常以术后 1~3 个月为界限来划分。早期胆漏往往与局部胆管缺血、坏死有关，可以发生在胆道系统的任何部位[吻合口处、T 管处，以及其他部位，如供体或受体的胆囊管、副肝管、肝切面（活体供肝）]，多为技术性失误造成。晚期胆漏多为拔除 T 管之后出现，可能与使用免疫抑制剂后组织修复差、T 管移位等有关。临床上常以腹腔引流出胆汁样液体为首要表现，或在影像学检查发现腹水可用锝 -99 标记亚氨基二乙酸进行肝胆管闪烁扫描术、MRCP、ERCP 来进行诊断。引流物检测胆红素定量远高于血液水平有助于诊断，鲜见腹痛等腹膜炎体征和发热。

1. 早期胆漏　吻合口瘘、T 管引出口处瘘、副肝管胆漏、肝脏切面胆漏的发生时间相对较早。吻合口瘘、T 管引出口处瘘可能是因为供肝切取时胆道过度骨骼化、移植时胆道吻合缝合过密、过紧等技术因素导致微循环障碍而出现管壁坏死，但需要排除肝动脉血栓形成的因素。其他非吻合口处胆漏（副肝管胆瘘、肝脏切面胆漏）很少危及移植肝和患者的生命安全，早期发现通过延长腹腔引流时间、增加负压吸引或经皮穿刺腹腔引流，有 T 管引流者，重新开放并持续负压吸引，大多都能逐步自愈。无效的情况下考虑内镜治疗，原则是降低胆道压力使胆汁不再经过胆漏部位、通畅引流、引流漏出胆汁促进瘘口愈合。

　　选择单纯的支架植入及组织胶注射,但不行胆道内镜下括约肌切开术(endoscopic sphincterotomy EST)植入大孔径的支架(10F)会增加胰腺炎的风险。当应用组织胶或其他封闭剂时,需造影将瘘口处胆管显影,然后在远端肝管分支开口处注入约 1.5ml 组织胶。在治疗胆漏量大的瘘口时,组织胶可作为支架的辅助或单独使用,其作用已被公认。治疗潜在的吻合口狭窄也非常重要。

　　首先要明确胆漏的位置、范围及周围的情况,可以通过 T 管造影了解。对在拔除 T 管后吻合口瘘的病例,早期发生率高达 33%,晚期为 7%。通常拔除 T 管后出现的胆漏症状较轻,30%~50% 可在 24 小时内自愈。如果症状较为严重,经 T 管窦道置入 1 根小的引流管引流胆汁,约 2 周后炎症消退,重复胆道造影证实胆管愈合后拔管。

　　无 T 管及上述方法不成功者,ERCP 是诊断胆漏及通过括约肌切开和植入胆道支架进行治疗的首选方法。对于胆漏量小者,一般选择内镜下放置胆管支架或鼻胆管(图 13-6-6、图 13-6-7),可同时使用多个大孔径支架或全覆膜自膨式金属支架(FCSEMS),但有造成新的狭窄可能。对于大的瘘口,往往需要多次内镜介入操作,推荐行鼻胆管外引流,也可同时与置管内引流联合使用,可以减少胆管狭窄的概率,但对技术要求较高。

　　植入引流管的方法一定要正确,将引流管植入胆漏同侧肝内胆管,肝外胆管必须置鼻胆管,头端位于胆漏的上方,外接负压吸引,这样既便于直接观察胆汁的性状及引流量,又可以随时造影了解胆管内的情况和胆漏愈合情况,无须取出支架,减少内镜操作次数。也有只行内镜下 Oddi 括约肌切开术对小的胆漏进行治疗,但争议较大。支持的理由是其可降低胆管内的压力,有利于胆汁的引流,促进瘘口的愈合;反

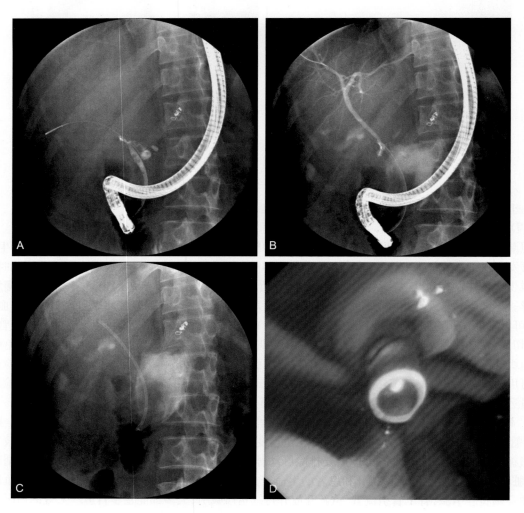

图 13-6-6　吻合口胆漏内镜治疗 1(A~D)

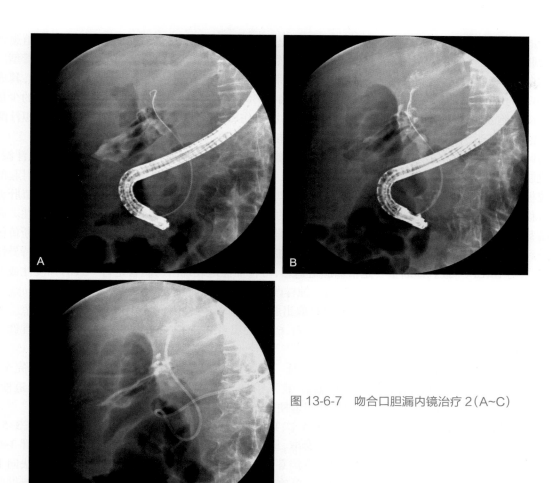

图 13-6-7　吻合口胆漏内镜治疗 2（A~C）

对的原因是其疗效不确切，而且增加肠穿孔、出血及肠源性胆管感染等风险，一般仅在胆道内放置支架引流和 / 或鼻胆管引流效果欠佳时才考虑应用。为克服 EST 的疗效不确定性，建议与鼻胆管或内置支架引流同时应用；对瘘口较大、胆管扩张或合并有胆管结石及化脓性胆管炎者三者同时联合应用就非常必要，在 EST 后及时用网篮或气囊取净结石解除梗阻，进一步通畅引流，并以气囊扩张胆管防止狭窄。内支架支撑时间不少于 6 个月，每 2~3 个月更换支架或植入自膨式金属支架。

　　胆肠 Rou-en-Y 吻合后胆漏也常发生于早期，由于吻合口难以定位，以往 ERCP 难以实施，只能选择经皮穿刺肝胆道成像（PTC）的方式进行内外引流治疗，应进行经皮引流积液、胆汁瘤或脓肿。待腹腔感染好转后需要进行一期修补或吻合口重建等手术，目前有报道双气囊小肠镜下 ERCP 避免了上述手术。

　　2. 晚期胆漏　比较少见，有时由于频发或持续性早期并发症迁延导致，或可能因 T 管拔除延迟。由于肝移植患者术后营养不良、长期使用免疫抑制剂导致组织愈合能力差，不易形成完整的 T 管窦道，故常术后 3 个月拔除 T 管，但少数患者仍发生胆漏，引发胆汁性腹膜炎，处理方式同早期拔除 T 管引起的胆漏，极少数需要手术治疗。

　　器官保存时间过长、继发肝动脉血栓形成或供体和受体血型不相容等也较容易造成胆漏，一般出现较晚，由于这些因素不可逆转，患者预后较差。晚期胆漏治疗的目的是为再次肝移植创造条件，一旦条件具备，则应选择手术，患者可长期存活。

　　（五）胆石、胆泥淤积及胆道铸型

　　有学者将胆石、胆泥淤积称为充盈缺损和胆管铸型综合征（biliary cast syndrome，BCS）。充盈缺损是影像学的表述,但胆石、胆泥是物质的本身,这种表述可能更为贴切。已证实 42%~60% 的肝移植患者可以产生胆泥淤积。浓稠不易流动的胆汁或脱落的胆管上皮浓缩及坏死物填充胆道,形成坚硬的管型。管型形态各异,有鹿角状、枯树枝状、块状、片状等,与胆管树的走行方向一致,以胶原纤维为支架,其成分10%~50% 为胆红素、胆汁酸占 10%~15%、胆管醇 5%~10%、蛋白占 5%~10%,同时还有坏死脱落的少量的胆管上皮细胞及细菌。胆道梗阻、胆管冗长扭转、黏膜损伤、局部缺血、感染、异物(T 管、支架)、胆汁酸胆固醇过饱和和 T 管外引流造成胆汁酸池损耗均为可能的发病原因。

钙调磷酸酶抑制剂也有造成胆管铸型作用,它被认为有助于抑制胆汁分泌和促进功能性胆汁淤积。具体机制不清,但往往是在狭窄的基础上形成管型,并逐渐增大,进而堵塞管道,这种胆道铸型引起的胆道系统梗阻和胆管炎等一系列症候群,称为胆道铸型综合征,发生率为 4%~18%。其多导致移植肝无功能而再移植。铸型均位于供肝的胆管,接近于肝门的左右肝管分叉处,早期质地较软,有一定弹性。胆道造影是鉴别胆石和胆泥淤积的方法。无创性磁共振胆胰管造影(MRCP)在胆道铸型综合征的诊断价值也日益受到重视。曾有人报道 MRCP 在诊断胆道并发症(包括胆道铸型综合征)的敏感性为 93%,特异性为92%,结果与 ERCP 一致。诊断主要是依靠胆道造影,可特征性地表现出与胆管走行一致的弥漫性或节段性充盈缺损,内可见片状或条索状影,有胆道虫蚀样改变,伴肝内外胆管的狭窄或扩张。

充盈缺损和胆管铸型综合征治疗的原则是取出胆道铸型、解除梗阻、引流胆汁、治疗胆管狭窄。治疗手段包括 ERCP 或 PTC 胆管球囊或网篮取出结石,65% 的患者通过 ERCP 而治愈,内镜治疗是首选。治疗分术后早期和晚期。

(1) 术后早期(术后 3 个月内)胆道铸型综合征一旦确诊,对留有 T 管的患者,因窦道形成不完全,行纤维胆道镜治疗不安全,此时往往合并胆道感染,宜先在 DSA 引导下置换 T 管疏通,紧急解除胆道梗阻,并支持引流治疗,可以初步控制铸型的增大和胆道梗阻、感染等症状。

(2) 术后晚期(超过 3 个月)应在 DSA 下进行分次 T 管瘘管扩张,然后用相应大小的引流管支撑 3~5 日,再行纤维胆道镜直视下套取治疗,也可用网篮套取,最终取出胆管铸型,取出后应即时放置支撑管 3~6 个月,否则往往因胆道上皮坏死的组织及胆道炎症肉芽组织增生而导致复发。如果经 T 管窦道无法向上通过导丝放置支撑管,可采用 PTC 向下放置导丝,再放置支撑管而达到支撑目的。支撑管粗细应与供肝胆道直径相适宜,一般为胆道直径的 2/3。如果胆管铸型较小,位于胆总管下段,可用篮网或胆道镜尖端将其向下推入十二指肠。

经 T 管纤维胆道镜网筛套取胆管铸型,每日 T 管冲洗、注射药物溶解结石,内镜下取石(同时进行狭窄扩张或支架植入),途径短、便于操作,可观察到胆管铸型是否取净及胆道上皮的受损情况,可反复多次操作,且不易诱发急性胰腺炎。

未留 T 管的患者,采用常规 ERCP 了解胆管内情况,一般都会伴有吻合口和胆管狭窄,如果肝移植时间 <3 个月,可经十二指肠镜以网篮套取出胆泥,同时气囊扩张狭窄的胆管;若造影提示为胆管铸型,常规先行乳头切开或乳头柱状气囊扩张术,用取石篮或球状气囊探查肝内外胆管,取净胆管铸型等异物,随后根据具体情况放置支架引流或鼻胆管引流(图 13-6-8、图 13-6-9)。

胆管铸型不同于胆泥,它是一些坏死物,一般与胆管壁有粘连,早期强行拖出可能造成更为严重的胆管上皮损伤,可采用球型气囊探查至肝内外胆管,然后留置通畅的胆道引流,待 1~2 个月再进行处理。当显示肝内胆管树清晰、管壁光整,胆管腔内有充盈缺损,则通过将取石篮插至含铸型以上的胆管内,用取石篮尽量取净胆管铸型。对于细小胆管内的片状铸型,可用球形气囊取出,在导丝引导下,将球形气囊插至梗阻以上胆管内,注入适量气体使气囊略粗于梗阻胆管的直径即可,缓慢拉出气囊至肝外胆管,带出胆道铸型至肠腔内。

全部清除铸型只是治疗的开始,促进胆管黏膜的修复才是关键,否则容易复发。因此要常规放置胆管支撑并进行药物冲洗,药物可用甲硝唑、庆大霉素、熊脱氧胆酸等,以控制胆管炎症、溶解结石、促进胆管上皮修复。直到胆管黏膜光滑、呈淡红色,有新鲜胆汁分泌,造影见胆道通畅方可逐步拔除引流管。

(六) Oddi 括约肌功能障碍

肝移植胆管端端吻合术后胆管轻度扩张是常见现象,发展较慢,逐渐演变为全程胆道扩张,并伴临床表现或肝酶的异常变化,但缺乏胆管造影的梗阻证据,被称为壶腹部或 Oddi 括约肌功能障碍(sphincter of

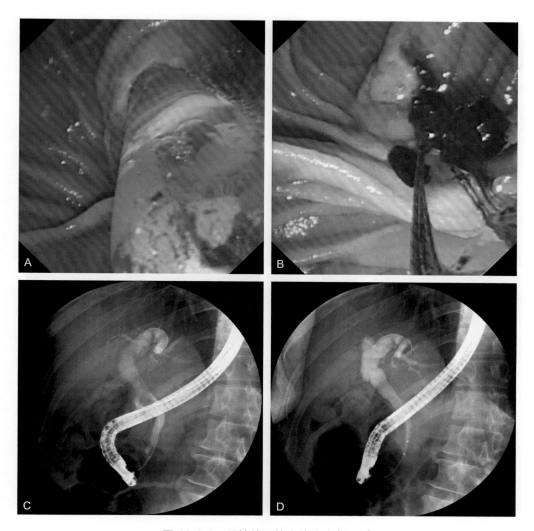

图 13-6-8　胆管结石的内镜治疗（A~D）

Oddi dysfunction,SOD)，或乳头运动障碍。其发生的主要原因为病肝切除时,括约肌的神经和血管被破坏,导致十二指肠乳头或壶腹部异常松弛。SOD 平均发病时间为 35 周,最早可于术后几日内出现。当然,患者接受移植前因胆管扩张而证明有乳头功能障碍,是术后发生 SOD 的危险因素。Oddi 括约肌测压是目前诊断 SOD 最有价值的检查方法,MRCP 和 EUS 可以帮助诊断。当确定要进行 Oddi 括约肌压力测定和 / 或内镜治疗时,ERCP 是最佳选择。可选择的治疗有乳头内支架植入术和括约肌切开术,或两者同时使用。由于诊断的复杂性、不确定性及严重的并发症,如仅考虑 SOD 上述治疗方法谨慎使用,利用肉毒杆菌直接注入 Oddi 括约肌抑制乳头肌的痉挛是有效的方法,缺点是每 4~6 个月要重复注射。

（七）其他少见并发症

黏液囊肿是发生在胆囊管的并发症,是胆囊管内皮持续分泌黏液造成的,可导致对胆管的压迫及梗阻。可通过影像学检查发现肝门处液体积聚来确诊。治疗上可以经皮穿刺引流减轻胆道梗阻症状,也可选择手术切除。

胆道出血罕见(约 0.1%),通常与经皮肝活检或 PTC 时造成动脉胆道瘘有关,通常会自行消失。大量出血可以导致胆道系统内血栓形成,出现胆道梗阻,可以用内镜来取出血块。

四、总结

5%~25% 的肝移植患者术后发生胆道并发症。因胆道并发症导致移植肝失去功能而失败的病例远

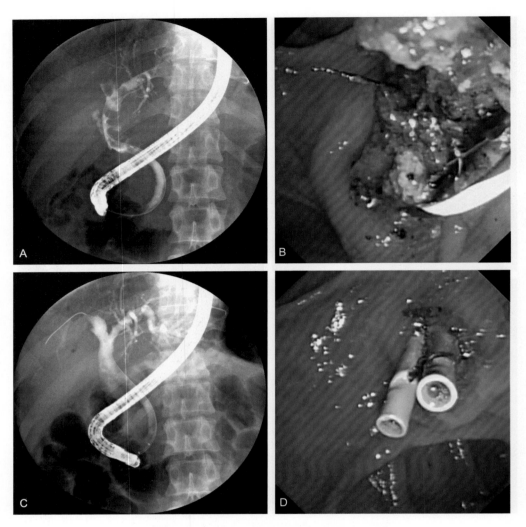

图 13-6-9　胆管结石和狭窄的内镜治疗（A～D）

多于因排斥反应而导致失败的病例。肝移植术后胆道并发症的处理需要多学科参与,包括移植科医师、内镜医师、放射介入科医师。内镜治疗胆道疾病,包括肝移植术后胆道并发症,在过去的几年里发生了巨大的变化,但依然有其局限性,这就要求医师综合各种治疗获益与并发症之间平衡来选择。目前肝移植术后胆道并发症内镜治疗后并发症的发生率鲜有报道,但胆道手术后并发症的内镜治疗并发症发生率≤1.5%,低于手术并发症的发生率,安全有效。而内镜治疗后的并发症主要为胰腺炎和十二指肠穿孔,均可以非手术治疗的方式而痊愈,鲜有死亡病例(<0.07%),且死亡多数与心肺意外有关。总之,经内镜处理肝移植术后胆道并发症安全、有效,可以使大多数患者避免开腹手术重建胆道和再次肝移植,应该作为治疗肝移植术后胆道并发症的首选方法。

五、病例介绍

患者,男,44 岁。因"肝移植术后 5 月余,发现肝功能异常 2 日"入院。肝移植术后 4 个月开始出现皮肤瘙痒,胆红素轻度升高(58.6μmol/L)。ERCP 示肝移植术后吻合口狭窄,左右肝管起始段狭窄。完成 ERCP+ 十二指肠乳头内镜下括约肌切开术(EST)+ 扩张探条扩张 + 内镜下胆管塑料支架引流术(endoscopic retrograde biliary drainage,ERBD),予以扩张胆总管、左肝管并给予抗感染、保肝、利胆等治疗后患者肝功能较前稍有恢复,皮肤瘙痒症状明显缓解。6 个月后患者仍诉皮肤瘙痒,复查腹部增强 CT 示肝左叶强化较肝右叶减低,肝左叶密度弥漫性减低伴肝动脉左支纤细;MRCP 示胆总管未见明显扩张,肝内

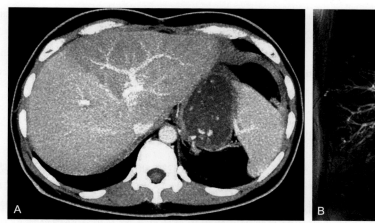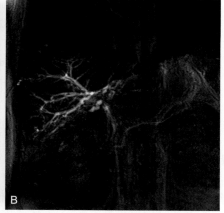

图 13-6-10　术后 ERCP 和 CT 检查

ERCP 示肝移植术后胆管吻合口狭窄(A);腹部增强 CT 示肝左叶密度弥漫性减低伴肝动脉左支纤细(B)。

胆管可见轻度扩张,以肝左叶稍著,胆道吻合口区稍窄;见图 13-6-10。予以再次扩张胆道并利胆,黄疸消退后出院定期复查。

(感谢华中科技大学同济医学院附属同济医院消化内科李德民教授、器官移植研究所王少发教授!)

（王炜煜　梁文进　邹永康）

||||||||　推荐阅读资料

[1] 蔡云石,刘雄威,肖衡,等.肝移植术后胆道并发症的诊治.中华肝脏外科手术学电子杂志,2018,7(5):391-395.

[2] 范林,涂强,乔兵兵,等.肝移植术后胆道并发症的病因及内镜治疗(附 32 例报道).中国普外基础与临床杂志,2014,21(1):82-84.

[3] 巴伦.内镜逆行胰胆管造影.2 版.郭学刚,吴开春,译.北京:人民军医出版社,2015.

[4] 蒋文涛,王洪海,范鹏飞,等.公民逝世后器官捐献供肝移植术后远期胆道并发症及生存分析.中华器官移植杂志,2017,38(11):644-648.

[5] 李弦,范林,李玲,等.肝移植术后胆道并发症的病因、诊断及治疗.中华肝胆外科杂志,2013,19(6):469-472.

[6] 彭贵主,王垒,王彦峰,等.经胆囊管胆道引流在 DCD 肝移植胆道并发症防治中的应用价值.武汉大学学报(医学版),2016,37(4):612-614,646.

[7] 彭贵主,叶啟发,曾承.肝移植术后胆道并发症的研究现状.肝胆胰外科杂志,2015,27(5):353-357.

[8] 王垒,彭贵主,叶啟发.经胆囊管胆道引流在肝移植胆道重建中的临床应用价值 Meta 分析.肝胆胰外科杂志,2018,30(1):31-36,65.

[9] JANG S,PARSI M A,LOPEZ R,et al. Efficacy and optimal duration of metallic stent in the management of refractory anastomotic stricture after liver transplantation. Clin Gastroenterol Hepatol,2017,15(11):1776-1781.

[10] KALDAS F M,KORAYEM I M,RUSSELL T A,et al. Assessment of anastomotic biliary complications in adult patients undergoing high-acuity liver transplant. JAMA Surg,2019,154(5):431-439.

[11] KHAN M A,BARON T H,KAMAL F,et al. Efficacy of self-expandable metal stents in

management of benign biliary strictures and comparison with multiple plastic stents：a meta-analysis. Endoscopy，2017，49(7)：682-694.

[12] OP DEN DRIES S，WESTERKAMP A C，KARIMIAN N，et al. Injury to peribiliary glands and vascular plexus before liver transplantation predicts formation of non-anastomotic biliary strictures. J Hepatol，2014，60(6)：1172-1179.

第七节　肾功能不全的诊断与处理

肾功能不全是肝移植术后常见的严重并发症之一,其发生率为 12%~90%,是影响受体手术成功率和术后生存率的重要因素。主要表现为急性肾损伤(AKI)(肾前性急性肾功能衰竭和急性肾小管坏死)和慢性肾功能不全(CRF)。肝移植术后肾功能不全不仅会延长受体住院时间,增加住院费用,同时会增加感染、内环境紊乱、贫血、营养不良、心血管疾病甚至多器官功能衰竭最终死亡等并发症的风险。肝移植术后肾功能不全是多种因素共同作用的结果,了解肝移植术后肾功能不全的病因、诊断,积极进行干预治疗对于改善受体预后,提高生存率,有积极作用,值得重视。

一、概述

肝移植术后肾功能不全是影响受体长期预后的因素之一。据文献报道,肝移植术后 AKI 的发生率为 17%~95%,CRF 的发生率为 17.6%~80%。与经典式肝移植相比,PBLT 在无肝期内不需要完全阻断受体的 IVC,受体 IVC 与供肝 IVC 间行侧侧吻合,可以维持血流动力学的稳定,改善术中肾灌注及术后肾功能,明显降低术后肾功能不全的发生率。但因肾功能不全仍是肝移植术后最常见的并发症之一,了解其病因及影响因素,术前对受体进行积极评估,围手术期针对各种高危因素进行干预,维持内环境稳定,制订合理的免疫抑制方案,对于提高移植受体近远期生存率非常重要。

二、病因

肝移植术后肾功能不全由多种因素引起。

(一)术前因素

肝肾综合征(hepatorenal syndrome,HRS)、终末期肝病模型(MELD)评分 >21 分、糖尿病、肾毒性药物的使用、感染、IgA 肾病、乙型病毒性肝炎肾病、供体类型为心脏死亡器官捐献等均是发生术后肾功能不全的相关危险因素。

(二)术中因素

1. **血流动力学改变**　术中血流动力学改变是术后发生肾功能不全的高危因素。当门静脉开放后,大量血液流入肝脏,使回心血量骤减,如处理不当可造成一过性严重低血压。此外,由于终末期肝病患者术前肝功能差、凝血功能异常、门静脉高压,尤其是既往有腹腔手术史导致腹腔粘连严重的患者,肝脏分离困难易致术中大量出血,引起有效循环血量不足,肾血流量减少,发生缺血缺氧,肾小管细胞坏死脱落,阻塞肾小管,导致肾小球滤过受损,并诱使肾素 - 血管紧张素系统激活,使肾小球血管收缩,进一步降低肾小球滤过率,最终可能变为不可逆的损伤。

2. **缺血再灌注损伤**　肝移植术中开放期,存在缺血再灌注损伤,不仅对肝脏及肠黏膜有较大损伤,也可对肾脏等远隔器官产生明显损害。缺血再灌注损伤可导致肠道黏膜屏障破坏及肠道微循环障碍,造成肠道内细菌移位及内毒素堆积,吸收入血形成内毒素血症或菌血症。内毒素可通过激活肝内单核巨噬细胞系统释放炎症因子,并损害内皮细胞,导致白细胞浸润,最后发生全身炎症反应综合征;加之氧自由基的作用,促使肾脏产生氧化应激损伤,导致肾脏功能和结构发生变化。

3. **术中输血**　术中失血过多会大量输血,输注库存血,一方面其中的浓缩红细胞溶解,使得体内铁、钾离子升高,导致细胞毒作用发生。另一方面输注库存血也会引起氧化应激反应,发生全身炎症反应,进一步加重缺血再灌注损伤。

4. **术中药物影响**　麻醉药多具有扩张血管、降低血压的作用,若术中患者低血容量持续时间过长,同时又使用具有肾毒性的药物,则容易出现永久性肾损伤。

（三）术后因素

他克莫司或环孢素等免疫抑制剂的肾毒性是肝移植术后肾功能不全的重要原因,占肝移植术后肾功能不全的40%。此外,术后血容量不足、低血压、感染、使用肾毒性药物、排斥反应、腹内高压、再次移植、延长机械通气时间等均是引起肝移植术后肾功能不全的危险因素。

三、诊断

目前对于肝移植术后肾功能不全尚缺乏统一的诊断标准,比较有代表性的是Rimola诊断标准:术前肾功能正常,术后血肌酐≥132μmol/L和/或血尿素氮≥18mmol/L;术前肾功能异常,术后血肌酐和/或血尿素氮增加50%以上。对于移植术后发生AKI,根据全球肾脏疾病预后组织（KDIGO）2012年AKI和CRF评估与管理临床实践指南,符合以下任意一条,可诊断为AKI:①48小时内血肌酐升高值≥26.5μmol/L;②7日内血肌酐上升至≥1.5倍基线值;③6小时尿量<0.5ml/（kg·h）。CRF的诊断:肾损伤（肾脏结构或功能异常）>3个月,伴或不伴肾小球滤过率（GFR）降低,表现为有下列异常之一:①组织病理学检查异常;②肾损伤指标,包括血、尿检查异常,或影像学检查异常;③GFR<60ml/（min·1.73m^2）,时间>3个月。肾损伤标志（满足以下一项或多项）:①蛋白尿,即尿白蛋白排泄率≥30mg/24h,或尿白蛋白与肌酐比值（albumin to creatinine ratio,ACR）≥30mg/g（≥3mg/mmol）;②尿沉渣检测异常;③肾小管功能紊乱导致的电解质及其他异常;④组织学检查异常;⑤影像学检查结构异常;⑥肾移植病史。

四、治疗

（一）术前治疗

术前血肌酐水平与术后患者的预后及生存率相关,血肌酐水平高则预后差。术前注意避免容量不足、低血压、大出血及升压药使用不当所导致的肾灌注不足,适当使用利尿药及脱水药以维持尿量。此外还要注意有效控制感染,纠正水、电解质紊乱。避免使用肾毒性药物,必要时行肾脏替代治疗（RRT）。

（二）术中治疗

术中出血是肝移植术后发生肾功能不全的一个重要危险因素,应尽量避免术中大出血,进行血流动力学监测,及时纠正低血压。

（三）术后治疗

1. **改善肾脏血液供应**　术后积极改善肾脏血液供应有助于防止移植后肾功能不全的发生。行血流动力学监测,定期监测肾脏血流情况,低剂量多巴胺[2~5μg/（kg·min）]可降低肾血管阻力,改善肾血流量,增加GFR;能抑制醛固酮分泌,保护肾功能。

2. **定期监测免疫抑制剂血药浓度**　肝移植术后根据受体具体情况制订免疫抑制方案并定期监测血药浓度尤为重要。免疫抑制剂钙调磷酸酶抑制剂（CNI）类如他克莫司、环孢素A等血药浓度与肾功能呈相关性。霉酚酸（mycophenolic acid,MPA）无明显肾毒性。糖皮质激素与移植术后糖尿病、高血压等代谢性疾病发生有关,无激素或快速撤除激素方案可有效降低术后糖尿病、高血压等代谢性疾病发生率,进而保护肾功能。哺乳动物雷帕霉素靶蛋白抑制剂如西罗莫司主要经肝脏代谢,很少经肾脏排泄。有研究表明,早期使用巴利昔单克隆抗体诱导,联合MPA类药物,可延迟CNI类药物的使用,或使CNI减量,进而降低AKI及CKD的发生率。若肾功能持续恶化,在《中国肝移植免疫抑制治疗与排斥反应诊疗规范指南（2019版）》中也指出,可考虑将CNI类药物换成西罗莫司,建议西罗莫司浓度达到稳定后再停用CNI。

3. **慎用肾毒性药物和经肾排泄的药物**　术后要注意避免应用具有肾毒性的药物及经肾脏排泄的药物,如非甾体抗炎药、二甲双胍、造影剂等。

4. **血液净化治疗**　能改善患者血流动力学及其他生理状态,纠正水、电解质紊乱及酸碱平衡失调;也可清除某些致病的细胞因子从而减轻患者的症状。治疗期间也可输入营养液与静脉用药物,为肾功能的恢复赢得时间。

5. **预防和治疗代谢病**　肾移植术后高血压、糖尿病等代谢性疾病会引起肾功能进一步恶化,应积极防治。

6. 肾移植 对于肝移植术后肾功能不全,若进展为终末期肾脏病(end-stage renal disease,ESRD)需依赖血液净化治疗,评估后建议行肾移植手术。

五、病例介绍

患者,男,54岁。因"乏力、纳差1年,加重伴皮肤、巩膜黄染1个月"入院。既往乙型肝炎病史10余年,8个月前行食管-胃底静脉套扎术,个人史无特殊。外院CT示肝硬化、腹水。入院体格检查:全身皮肤和巩膜轻度黄染,肝脏剑突下2横指,移动性浊音弱阳性,双下肢轻度水肿,余无阳性体征。

入院后完善相关检查,血常规三系(红细胞、白细胞及血小板)明显降低,凝血功能差,低蛋白血症,肌酐246.7μmol/L。CT示肝硬化,脾大,门静脉高压,食管-胃底静脉曲张。肾图示双肾血流灌注量明显降低。

予以降低门静脉压力、补充白蛋白、利尿、透析、纠正凝血功能、抗感染等治疗。患者病情稳定后于入院第15日全身麻醉下行APBLT。术后第2日,开始口服他克莫司+吗替麦考酚酯联合注射用甲泼尼龙琥珀酸钠抗排斥;术中及术后2日注射用甲泼尼龙琥珀酸钠500mg,每日一次,术后第3日250mg,每日一次;术后第4日改口服甲泼尼龙片20mg,每日一次,维持10日,之后改为10mg,每日一次,维持15日。

患者术后肝功能恢复正常但肌酐持续升高,每日尿量约1 500ml,他克莫司血药浓度约6ng/ml。结合患者术前合并有肝肾综合征,术后前列地尔+呋塞米+间断透析治疗,排除肾前性及肾后性因素后,肌酐仍升高,最高达413μmol/L,考虑可能与抗排斥药物的肾毒性有关,术后第14日开始加用西罗莫司,并减少他克莫司剂量,将他克莫司血药浓度降至2ng/ml左右,患者肌酐逐渐下降至110μmol/L,顺利出院。目前患者定期随访。

(胡晓燕)

推荐阅读资料

[1] 向丽,卢长江,吴胜东,等.肝移植术后急性肾损伤研究进展.实用器官移植电子杂志,2020,8(2):137-141.

[2] 张颖颖,彭晓春,吴若林,等.成人肝移植术后早期急性肾损伤危险因素分析.肝胆外科杂志,2020,28(6):427-430.

[3] 郑树森,沈恬,徐骁,等.中国肝移植受者肾损伤管理专家共识(2017版).中华移植杂志(电子版),2017,11(3):130-137.

[4] 中国医师协会器官移植医师分会,中华医学会器官移植学分会肝移植学组.中国肝移植受者代谢病管理专家共识(2019版).实用器官移植电子杂志,2019,7(6):409-416.

[5] 中华医学会器官移植学分会.中国肝移植免疫抑制治疗与排斥反应诊疗规范(2019版).中华移植杂志(电子版),2019,13(4):262-268.

[6] DE HAAN J E,HOORN E J,DE GEUSH R H. Acute kidney injury after liver transplantation:recent in sights and future perspectives. Best Pract Res Clin Gastroentero,2017,31(2):161-169.

[7] KDIGO Outcomes. KDIGO 2012 Clinical practice guideline for the evaluation and management of chronic kidney disease. Kidney Int Suppl,2013,3(1):1-150.

[8] TRINH E,ALAM A,JEAN TCHERVENKOV J,et al. Impact of acute kidney injury following liver transplantation on long-term outcomes. Clin Transplant,2017,31(1).

[9] KIM W H,OH HW,YANG SM,et al. Intraoperative hemodynamic parameters and acute kidney injury after living donor liver transplantation. Transplantation,2019,103(9):1877-1886.

第八节 脾动脉盗血综合征

脾动脉盗血综合征(splenic arterial steal syndrome,SASS)已经成为肝移植术后肝动脉低灌注和移植物缺血的主要原因之一。SASS是肝移植术后,扩张的脾动脉分流了原应通过肝动脉的血流,从而导致肝动脉血流的减少。SASS 可导致肝脏灌注不足,引起持续的肝细胞和胆道上皮损害,进而导致早期移植物功能障碍和胆道缺血性损伤,严重者需要再次肝移植。本节总结了 SASS 的病理生理学、流行病学、诊断和可用的治疗方案及可能的预防策略。

一、概述

肝移植术后 SASS 的发病率为 3.1%~5.9%。SASS 多发生在肝移植术前终末期肝病患者或移植术后出现内脏高血流动力学的患者,如肝硬化合并门静脉高压、脾大的受体和减体积移植物受体如劈裂式肝移植导致的小肝综合征。肝总动脉、脾动脉和胃左动脉均由腹腔干发出,其中肝总动脉分出胃十二指肠动脉和肝固有动脉。在肝硬化等病理情况下,由于脾功能亢进等原因,全身血流动力学发生改变,脾动脉血流量增加,"争夺"腹腔干血流,导致肝动脉血流量减少。

二、病因

门静脉高灌注是病理状况下的肝动脉缓冲反应(hepatic artery buffer response,HABR)表现。HABR 指肝动脉通过血流量的改变缓冲门静脉血流量变化所带来的影响,以维持肝脏总血流量的相对稳定,即当门静脉血流量减少时肝动脉代偿性扩张;反之,门静脉血流量增加时肝动脉血流量减少。研究证实,肝硬化患者门静脉内径增宽,平均血流速度减慢,血流量增加,且肝功能状态越差,门静脉血流量增加越明显。根据 HABR 原理,门静脉血流增加,肝动脉血流量减少。门静脉高灌注除会在肝硬化患者中出现外,移植肝相对于受体原肝脏的门静脉大小之间的差异,如在劈裂式肝移植导致的小肝综合征也存在门静脉高灌注。

当然 SASS 的发病机制仍然存在争议。例如:Saad 等认为原发性的肝动脉灌注不足是导致门静脉血流增加的原因。移植肝动脉的狭窄可能增加血液流入脾动脉或十二指肠动脉,因而对于一些胃十二指肠动脉盗血综合征,仅对胃十二指肠动脉处理即是有效的,且并未涉及门静脉灌注情况的变化。因此,虽然门静脉高灌注和 HABR 可能是 SASS 发展的部分原因,但没有研究 HABR 与 SASS 之间的因果关系,影响肝移植灌注的血流动力学是复杂和多因素的。

SASS 的发生机制尚未完全明确,研究认为门静脉高灌注是导致 SASS 的主要原因。

三、诊断

SASS 临床特征是非特异性的,且存在很大个体差异,从完全没有症状到急性移植物衰竭,因此诊断困难。当肝移植术后受体出现肝功能异常或胆管缺血性损伤症状时,在排除排斥反应、肝炎复发及急性肝动脉血栓形成等常见病因后,可考虑 SASS。SASS 患者可能出现升高的肝酶水平、胆汁淤积、缺血性胆道损伤或急性移植物衰竭,但是这些症状也可发生在与移植肝的动脉血供不足相关的其他血管并发症的患者,如肝动脉血栓形成和肝动脉狭窄等。复发性腹水可能是移植物功能障碍的主要表现,患者通常有中度至高度脾大,可进一步促进 SASS 的发生。此外,SASS 患者有症状性脾功能亢进还可表现为白细胞减少症和血小板减少症。如果进行移植活检,组织学分析通常显示 SASS 导致轻度炎症,而不是急性排斥反应的明显结果。

当接受肝移植的患者出现肝动脉和胆道相关并发症时,多普勒超声可作为一种有效的筛查工具用于排除其他原因的移植物缺血,包括肝动脉栓塞和狭窄。超声检查所示的肝动脉速度、波形,特别是血管阻力可评估灌注不足的原因。阻力指数有助于鉴别 SASS 与肝动脉狭窄。在肝动脉狭窄患者中,狭窄部位可表现为非常高的流速,在狭窄部位远端则表现为低阻力的"parvus tardus"波形。相反,SASS 患者的肝动脉可表现为低流速和高阻力指数。然而,短暂的移植物水肿、排斥或感染也可导致上述改变,因此上述改变为非特异性的。门静脉高灌注也可在 SASS 的超声图像中观察到,但升高的门静脉速度也可能是由于供体和受体门静脉不匹配所致,如小肝综合征。同时,脾门区脾动脉流速和脾动脉尺寸明显升高也可辅助诊断 SASS。但值得注意的是,多普勒超声有赖于检查者的经验,而超声造影可提高 SASS 的诊断率,并降低多普勒超声对 SASS 的漏诊率。

SASS 常规血管造影的结果包括肝动脉通畅,但肝动脉血流缓慢,肝内动脉延迟充盈,以及早期充盈性脾动脉(直径≥4mm或150%肝动脉直径)周围实质灌注差,动脉血流快速通过脾动脉使脾实质充盈提前;脾静脉和门静脉同时甚至先于肝动脉显影。虽然常规血管造影在SASS的诊断中是必要的,但是没有真正的金标准。因此,SASS的诊断主要是在排除了常见的移植物功能障碍的原因后,结合临床症状、实验室和影像学检查发现,同时通过脾动脉栓塞等干预使肝动脉灌注增加,进而在移植肝功能改善时,才可以确认SASS的诊断。

四、治疗

早期治疗SASS可以通过快速稳定肝功能。由于并发症发生率较低,介入治疗优于手术治疗,脾动脉栓塞是SASS最常见的介入治疗手段。栓塞的方式包括血管栓塞、球囊装置和微粒栓塞。在脾动脉栓塞术后可以通过血管造影和多普勒超声确认肝动脉灌注正常。但是如果介入治疗后肝动脉灌注未发生明显改善,必须重新考虑SASS的诊断,因为SASS通常只能在没有肝动脉解剖病变的情况下才能真正作出诊断。

手术治疗包括脾动脉结扎和脾切除术,但仅在介入治疗无效时才使用。脾动脉结扎术已被用于治疗SASS,但患者同样存在与脾动脉栓塞类似的术后并发症风险。脾切除术是确诊SASS患者的有效治疗方案。然而,手术后败血症和门静脉血栓形成(PVT)是潜在的并发症。目前的研究表明脾切除术仅适用于脾动脉瘤等附加病变。大多数SASS患者治疗后临床症状改善,表现为肝功能正常和肝动脉灌注改善。

预防性SASS治疗最常见的手段是术中脾动脉结扎和术前脾动脉栓塞。其他预防性治疗方案包括肝动脉旁路血管搭桥和弓形韧带分离术。有报道称,严重门静脉高压患者术前行近端脾动脉栓塞能够阻止移植后肝脏灌注不足,缩短手术时间和减少失血。Mogl等报道,相对于术后治疗SASS的患者,进行SASS预防的患者并发症发生风险降低。及时确诊和治疗SASS,预后治疗效果更好。值得注意的是,预防性治疗仍可能有并发症发生的风险,包括需要行脾切除术,败血症和与动脉结扎有关的出血再手术。如果需要进行预防性治疗,术中治疗通常优先于术前手术。选择适当的术中血管吻合方式取决于受体肝动脉的情况。如果肝动脉萎缩,则改良的血管吻合可能有助于预防SASS。通过供体的髂动脉或脾动脉搭桥,将受体肝动脉与主动脉吻合可有效预防SASS。

(何维阳　邹永康)

||||||||| 推荐阅读资料

[1] DOKMAK S,AUSSILHOU B,BELGHITI J. Liver transplantation and splenic artery steal syndrome:the diagnosis should be established preoperatively. Liver Transpl,2013,19(6):667-668.

[2] GRIESER C,DENECKE T,STEFFEN I G,et al. Multidetector computed tomography for preoperative assessment of hepatic vasculature and prediction of splenic artery steal syndrome in patients with liver cirrhosis before transplantation. Eur Radiol,2010,20(1):108-117.

[3] LI C,KAPOOR B,MOON E,et al. Current understanding and management of splenic steal syndrome after liver transplant:a systematic review. Transplant Rev(Orlando),2017,31(3):188-192.

[4] MOGL M T,NÜSSLER N C,PRESSER S J,et al. Evolving experience with prevention and treatment of splenic artery syndrome after orthotopic liver transplantation. Transpl Int,2010,23(8):831-841.

[5] PINTO S,REDDY S N,HORROW M M,et al. Splenic artery syndrome after orthotopic liver transplantation:a review. Int J Surg,2014,12(11):1228-1234.

[6] SAAD W E. Nonocclusive hepatic artery hypoperfusion syndrome (splenic steal syndrome) in liver transplant recipients. Semin Intervent Radiol,2012,29(2):140-146.

[7] SANYAL R,SHAH S N. Role of imaging in the management of splenic artery steal syndrome. J Ultrasound Med,2009,28(4):471-477.

［8］UMEDA Y,YAGI T,SADAMORI H,et al. Preoperative proximal splenic artery embolization：a safe and efficacious portal decompression technique that improves the outcome of live donor liver transplantation. Transpl Int,2007,20(11)：947-955.

［9］WOJCICKI M,PAKOSZ-GOLANOWSKA M,LUBIKOWSKI J,et al. Direct pressure measurement in the hepatic artery during liver transplantation：can it prevent the "steal" syndrome? Clin Transplant,2012,26(2)：223-228.

［10］ZHU X S,GAO Y H,WANG S S,et al. Contrast-enhanced ultrasound diagnosis of splenic artery steal syndrome after orthotopic liver transplantation. Liver Transpl,2012,18(8)：966-971.

第九节　布 - 加综合征的诊断与防治

背驮式肝移植(PBLT)具有不完全阻断腔静脉,可减轻肾功能损伤,减少游离腔静脉引起的出血等并发症,缩短手术时间等优势。然而,采用 PBLT 术式更易发生静脉流出道梗阻,从而并发术后布 - 加综合征(BCS)。本节针对 PBLT 术后 BCS 的临床特征,并结合武汉大学中南医院移植医学中心的相关临床病例进行简要概述。

一、概述

BCS 是指肝静脉和 / 或其开口以上的 IVC 阻塞所导致的门静脉和 / 或 IVC 高压临床症候群,病理生理学特征为从肝小静脉到 IVC 和右心房汇合处的任何部位的肝静脉流出道阻塞,但不包括由于某些心脏病如缩窄性心包炎、严重右心衰竭引起的肝脏充血或静脉闭塞性疾病(窦性阻塞综合征)。针对 BCS 的临床分型,目前比较公认的是肝静脉阻塞型、IVC 阻塞型和混合型三种类型。随着医学影像检查方法的不断改进和诊断水平的提高,BCS 的临床病例报道不断增多,BCS 的发生与多种因素有关,但确切病因至今仍不明确。

二、病因

肝移植术后静脉流出道梗阻是 BCS 的主要原因,根据 PBLT 术后肝静脉流出道梗阻(HVOO)发生时间不同,HVOO 可分为早发型与迟发型。早发型多与移植物体积不匹配直接压迫肝静脉或腔静脉、肝静脉吻合口狭窄或扭转成角、肝上 IVC(SIVC)吻合口狭窄等因素有关;迟发型多与吻合口内膜增生纤维化、移植肝生长位移导致肝静脉流出道受压及肝静脉血栓形成等相关。

武汉大学中南医院移植医学中心通过回顾性分析 PBLT 后发生 HVOO 的 38 例患者临床特征发现,HVOO 主要包括 SIVC 吻合口狭窄 2 例(5.26%)、肝静脉吻合口扭转成角 13 例(34.21%)、肝后段 IVC 狭窄 7 例(18.42%)、肝静脉流出道梗阻 16 例(42.11%)。上述患者通过手术治疗和介入治疗后大部分肝静脉回流受阻得到改善。而肝移植受体肝静脉解剖分型不同也会出现不同程度的 HVOO,肝静脉回流 IVC 分型Ⅰ型为肝左中静脉合干,肝右静脉单独回流 IVC;Ⅱ型为肝右中静脉合干,肝左静脉单独回流 IVC;Ⅲ型为3 支肝静脉合干回流 IVC。3 型之间出现不同类型 HVOO 的阳性率各不相同,本中心病例统计发现:Ⅰ型较为常见,术中易出现即期 HVOO;Ⅱ型可有少部分患者出现 HVOO;Ⅲ型较理想,HVOO 发生率较低。对于 PBLT 术后 BCS,应当在术前做好供受体肝脏匹配评估和肝静脉血管评估,术中谨慎规范操作以期降低其发生率。

三、诊断

1. 临床主要表现

(1) 肝静脉阻塞:主要表现为腹胀、腹痛、黄疸、肝脾肿大、顽固性腹水、脾功能亢进、消化道出血。

(2) IVC 阻塞:主要表现为双下肢肿胀、静脉曲张、色素沉着、单侧或双侧反复发作或难愈性溃疡,已排除单侧或双侧髂静脉阻塞和深静脉血栓形成者;躯干出现纵行走向、粗大的静脉曲张为 IVC 阻塞的特征性表现之一。

2. **影像学诊断** 推荐首选多普勒超声检查,其次为 CT 或 MRI,欲行介入治疗时,应行血管造影。

(1) 超声检查:①肝静脉和 IVC 血流方向;②IVC 近心段和肝静脉开口有无隔膜或管腔狭窄、闭塞;③肝静脉之间是否有交通支及交通支内血流方向。

(2) CT 或 MRI 检查:推荐肝脏平扫和增强扫描,在增强扫描后行肝静脉和 IVC 三维重组。

(3) 血管造影:是诊断 BCS 的金标准和进行介入治疗的依据。推荐方法有:①IVC 造影,通过经皮穿刺股静脉和 / 或颈静脉进行单向或双向造影;②肝静脉造影,通过经皮穿刺颈静脉或股静脉逆行插管,逆行插管失败时推荐经皮经肝穿刺。不推荐以单纯诊断为目的的 IVC 造影。

3. **肝脏穿刺活检** 对 BCS 的诊断具有重要价值。BCS 特征性的组织病理学变化主要为肝小叶中央区淤血,肝细胞萎陷、坏死和纤维化。

当前临床常用的成人 BCS 的诊断标准为:①术后出现突然血压下降,双下肢及会阴部水肿,尿少、肾功能受损,伴有肝功能延迟恢复临床表现且排除肝动脉、门静脉闭塞;②彩色多普勒超声提示移植肝肿大、肝静脉流速降低、腹腔内大量腹水等急性 BCS 的表现;③IVC 及肝静脉造影可清晰显示梗阻部位及狭窄程度,奇静脉侧支开放及梗阻部位两端静脉存在压差。临床多以右心房与肝静脉之间压差超过 3mmHg 为标准。

四、治疗

积极纠正肝静脉血栓形成的潜在危险因素,定期监测并改善移植术后患者血液高凝状态。

一线治疗方案主要包括抗凝治疗、基础疾病的治疗及对门静脉高压并发症的药物对症治疗。当患者对药物治疗无反应时,可采用血管成型术 / 支架植入术的二线治疗方案,或采用经颈静脉肝内门体分流术(TIPS)。虽然肝移植在 BCS 的治疗中取得了很好的效果,但影响 BCS 患者长期生存的直接因素是引起 BCS 的血液学方面的相关疾病,因此需注意肝移植术后 BCS 的高复发率,可能导致需要再次肝移植,对此类患者建议终身服用抗凝药物。

武汉大学中南医院移植医学中心通过总结发现,PBLT 后静脉流出道梗阻的发生主要与肝静脉吻合技术、手术方式选择及供体和受体肝体积不匹配有关。按照肝静脉分型选择合适的术式,发现流出道梗阻后正确治疗可以减少该并发症的发生,缩短住院时间,改善患者预后。

五、病例介绍

患者,男,71 岁。因"间断胸闷、气促伴腹胀 20 余日"入院。入院完善评估后行 PBLT。患者肝移植术后 1 周开始出现下肢水肿,随后进展为双下肢、阴囊水肿及腹胀等。术后 2 周,IVC 血管造影示 IVC 肝段呈术后改变,吻合处结构欠清晰,其内可见一类圆形充盈缺损,大小约 6mm×8mm,边界光滑。结合患者症状及辅助检查,提示肝后 IVC(RIVC)血栓形成。予以口服阿司匹林抗凝、利尿等对症治疗。但患者下肢及阴囊水肿症状未见明显改善。进一步行 IVC 血管造影,诊断为肝移植术后 BCS,遂行 RIVC 支架植入术,并继续给予抗凝、抗排斥反应等对症处理。术后 1 周患者症状明显缓解,出院后患者继续抗凝并定期复查提示预后良好。因此,术前充分评估肝移植供体和受体匹配程度及受体肝静脉解剖分型,早期发现 HVOO 并积极对症治疗,可以有效预防 PBLT 术后 BCS 的发生。

(梁文进)

|||||||||| **推荐阅读资料**

[1] 权太东,赵晓月,余宙耀,等. 床旁超声在肝移植术后早期并发症诊治中的价值. 中国超声诊断杂志,2006,7(2):96-99.

[2] 乔兵兵,范林,叶啟发. 肝静脉分型对背驼式肝移植术后静脉流出道梗阻的临床意义. 中华肝胆外科杂志,2016,22(7):437-440.

[3] 曾承,叶啟发,王彦峰,等. 背驼式肝移植术中、术后肝静脉回流梗阻的原因分析. 中华器官移植杂志,2016,37(10):601-605.

[4] 张建军,朱志军,郑虹,等.肝移植术后迟发性流出道梗阻的诊断和治疗.中华器官移植杂志,2008,29(8):483-485.

[5] 中华医学会放射学分会介入学组.布加综合征介入诊疗规范的专家共识.中华放射学杂志,2010,44(4):345-349.

[6] MAJNO P E,TOSO C,BERNEY T. Cutting the gordian knot of living-donor liver transplantation for Budd-Chiari syndrome. Ann Surg,2019,269(4):e46.

[7] MENON K V,SHAH V,KAMATH P S. The Budd-Chiari syndrome. N Engl J Med,2004,350(6):578-585.

[8] DARWISH MURAD S,PLESSIER A,HERNANDEZ-GUERRA M,et al. Etiology,management,and outcome of the Budd-Chiari syndrome. Ann Intern Med,2009,151(3):167-175.

[9] SEIJO S,PLESSIER A,HOEKSTRA J,et al. Good long-term outcome of Budd-Chiari syndrome with a step-wise management. Hepatology,2013,57(5):1962-1968.

[10] WANG Q,LI K,HE C,et al. Angioplasty with versus without routine stent placement for Budd-Chiari syndrome:a randomised controlled trial. Lancet Gastroenterol Hepatol,2019,4(9):686-697.

[11] ZANETTO A,PELLONE M,SENZOLO M. Milestones in the discovery of Budd-Chiari syndrome. Liver Int,2019,39(7):1180-1185.

第十节 噬血细胞综合征的诊断与处理

一、概述

噬血细胞综合征(haemophagocytic syndrome,HPS)又称为噬血细胞性淋巴组织细胞增多症(haemophagocytic lymphohistiocytosis,HLH),是一种免疫介导的危及生命的罕见疾病,由自然杀伤(NK)细胞和细胞毒性T细胞功能失调引起,1939年首次被描述,在欧美国家每年发病率仅为(1~10)/100万。HPS可以发生在任何年龄,但大多数临床指南、前瞻性研究和临床试验都集中在儿科患者,近年来报道成人HPS的发生率约为40%。

二、病因

HPS根据病因分为原发性和继发性,继发性原因中主要分为病毒感染相关、自身免疫相关或瘤形成相关,潜在的遗传缺陷在儿童HPS的发生发展中起主要作用,而感染和药物是成人HPS发生的主要外在因素。肝移植术后并发HPS多因病毒、细菌、真菌等感染所致。此外,大多数肝移植患者由于终末期肝病影响,机体一般情况较差,术后在ICU恢复期长,又大量使用免疫抑制剂,以及各种侵入性操作等因素,发生感染的风险明显增加。首例继发性HPS由Risdall等报道,他们描述了有活动性病毒感染的患者,其骨髓象显示伴嗜血性细胞增多的组织细胞增生,并提出HPS是"病毒相关的噬血细胞综合征"。但继发性HPS不仅与病毒有关,还可能与细菌、结核杆菌、真菌和寄生虫等感染相关。与感染相关的HPS称为感染相关性HPS(infection-associated HPS,IAHS)。尽管HPS最常见的病因是病毒,但是上述病例中的病原体是细菌,尽管乙型肝炎病毒(HBV)和丙型肝炎病毒(HCV)也可能有影响,即使在病肝去除后,也不能排除远期肝炎病毒肝细胞癌(HCC)触发HPS的可能性。

三、诊断

HPS被定义为骨髓、脾脏或淋巴结中巨噬细胞的增殖,临床表现主要为≥7日的发热,发热峰值≥38.5℃,血细胞减少(三系中至少两系)和脾大等。因此,HPS的诊断是基于临床和病理学。在病理生理学方面,急性期通常会有淋巴组织细胞浸润,最常见于脾脏、淋巴结和骨髓,此外,体循环中的T细胞因子和单核细胞因子水平升高,NK细胞和细胞毒性T细胞无法有效地终止免疫应答,导致淋巴细胞和巨噬细胞的持续活化,引起广泛的噬血现象和细胞因子如IFN-γ、TNF-α、IL-1和IL-6的过度产生。

四、治疗

HPS 主要临床表现为发热、肝脾肿大、血细胞减少及造血器官中巨噬细胞活化等，常不易鉴别，以致临床管理较为复杂，常需要重症监护、免疫抑制治疗、生物治疗及造血干细胞移植治疗。对 HPS 的了解不足可能导致患者预后不良，早期诊断对于及时进行适当治疗和改善患者生存率及生活质量至关重要。

在更好地了解 T 细胞和巨噬细胞在 HPS 中的可能作用后，CsA、类固醇和依托泊苷联合治疗成为非移植术后 HPS 的确定治疗方法。近年研究表明，抗细胞因子疗法联合英夫利昔单抗治疗对传统治疗无反应的 HPS 患者可能是一个新的选择。尽管有报道针对难治性病例进行了化疗及骨髓或干细胞移植，但这些疗法均未用于肝移植术后 HPS，治疗继发性 HPS 的根本措施是解决其原发病及高细胞因子状态，只有当病原体的感染受到控制，才能实现 HPS 的临床缓解。也有研究表明粒细胞集落刺激因子（granulocyte colony-stimulating factor，G-CSF）可用于治疗 HPS，因为它不仅影响粒细胞系，而且还影响其他细胞系，同样静脉注射免疫球蛋白（IVIg）也可以改善 HPS 的预后。基于既往的成功经验，Tothova 等建议采用 G-CSF 和 IVIg 联合治疗肝移植患者术后 HPS。

目前对于肝移植术后 HPS 的病例报道较少，患者总体存活率非常低，因此，迫切需要在非移植术后 HPS 患者已有治疗方案的基础上进行调整，为肝移植术后 HPS 的患者建立特定的治疗策略。肝移植术后患者常因各种原因引起血小板减少，如病毒感染、药物和其他因素，尽管全血细胞减少的原因往往不清楚，但是如果肝移植术后患者发热并发现有血小板减少，则应尽快进行骨髓穿刺，以排除 HPS，以改善患者的预后及总体存活率。

五、病例介绍

（一）病例特点

患者，男，51 岁。因"乏力、黄疸 1 月余"入院。既往银屑病病史 27 年余，在服中药治疗（具体不详）；乙型肝炎"小三阳"病史 18 年余，未行抗 HBV 治疗；18 年前曾因车祸出现左侧锁骨骨折行锁骨固定术；无高血压、糖尿病、肺气肿等病史，无肺结核等传染病病史，无药物及食物过敏史。入院体格检查：体温 36.3℃，脉搏 76 次/min，呼吸 20 次/min，血压 120/66mmHg，神志清楚，精神可，全身皮肤及巩膜黄染，全身皮肤有皮疹及脱皮，以腹部及四肢居多，未见明显出血点及瘀斑，未见肝掌、蜘蛛痣；浅表淋巴结无肿大；双肺呼吸音清，未闻及明显干湿啰音；听诊心音正常，心率 76 次/min，律齐，各瓣膜区未闻及明显病理性杂音；腹软，无压痛及反跳痛，肝肋下未及，脾肋下 5cm，墨菲征（-），移动性浊音（-）；肠鸣音正常，双下肢无水肿。

门诊及外院辅助检查结果：CT 示脂肪肝、肝硬化、脾大伴腹水；双下肺肺炎伴右侧少量胸腔积液。戊型肝炎病毒（HEV）抗体 IgM 阳性；HEV 抗体 IgG 阳性；甲胎蛋白 27.61ng/ml。肝胆彩色多普勒超声示慢性肝炎，胆囊炎。肝脏 MRI 平扫 + 增强示肝硬化，少量腹水；肝内多发小囊肿；胆囊炎改变。凝血功能检查示凝血酶原时间 35.7 秒；凝血酶原国际标准化比值（INR）3.7；活化部分凝血活酶时间（APTT）74.5 秒。肝功能检查示总胆红素 692.5μmol/L，直接胆红素 471.1μmol/L，间接胆红素 221.4μmol/L。

（二）入院诊断

慢性加急性重症肝炎；肝硬化；肝衰竭；乙型肝炎；戊型肝炎；脾大；腹水；银屑病。

（三）治疗经过

入院后完善肝移植术前相关检查，无明确手术禁忌证，给予人纤维蛋白原改善凝血功能及一般状况。入院后第 9 日在全身麻醉下行同种异体肝移植，手术方式为 OLT，无肝期 80 分钟。抗排斥治疗方案仅包括甲泼尼龙冲击治疗，术中 500mg，术后第 1 日 60mg（每 6 小时一次）；术后第 2 日 50mg（每 6 小时一次）；术后第 3 日 40mg（每 6 小时一次）；术后第 4 日 30mg（每 6 小时一次）；术后第 5 日开始 20mg/d，维持 10 日。患者术后持续高热，血压低，需用升压药维持。胸片提示双肺感染；血培养示革兰氏阳性球菌感染，应用万古霉素 + 伏立康唑 + 复方磺胺甲噁唑三联抗感染治疗。患者病情无明显好转，且有骨髓抑制表现，全血细胞减少，白细胞计数 1.55×10^9/L，红细胞计数 2.51×10^{12}/L，血小板计数 44×10^9/L。

经全院会诊讨论，将抗感染治疗方案调整为替加环素＋头孢哌酮钠舒巴坦钠，加强静脉营养支持，并行骨髓穿刺，结果提示患者粒细胞缺乏，巨核系受抑制，且骨髓象呈噬血现象（图 13-10-1）。血甘油三酯升高至 1.99mmol/L，铁蛋白显著升高至 1 919.32ng/ml，而 NK 细胞百分比处于正常低值，为 9.17%。根据 2004 年国际组织细胞协会制定的 HPS 指南及 2009 年美国血液病学会修改的新诊断标准，患者可以诊断为 HPS。在积极抗感染治疗的同时，予以大剂量 IVIg、胸腺素 α_1，并行升白细胞治疗，加强静脉营养支持，并使用低剂量甲泼尼龙（40mg，每日 2 次）连续冲击治疗，他克莫司 2mg/d 抗排斥治疗。患者痰培养提示鲍曼不动杆菌及铜绿假单胞菌感染，根据药敏试验结果调整抗生素使用。最终患者血培养和痰培养均转阴，住院 4 个月后，患者感染治愈，一般情况均好转后出院。

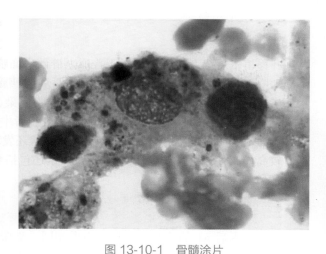

图 13-10-1　骨髓涂片

活化的巨噬细胞吞噬红细胞（瑞氏 - 吉姆萨染色，×1 000）

（四）结果和随访

截至 2020 年 3 月 8 日，患者术后健康存活，无后遗症。

（张秋艳）

‖‖‖‖‖‖ 推荐阅读资料

［1］WISEMAN D，LIN J，ROUTY J P，SAMOUKOVIC G. Haemophagocytic lymphohistiocytosis in an adult with postacute COVID-19 syndrome. BMJ Case Rep，2021，14（9）：e245031.

［2］AL-SAMKARI H，BERLINER N. Hemophagocytic lymphohistiocytosis. Annu Rev Pathol，2018，13：27-49.

［3］AHMED A，MERRILL S A，ALSAWAH F，et al. Ruxolitinib in adult patients with secondary haemophagocytic lymphohistiocytosis：an open-label，single-centre，pilot trial. Lancet Haematol，2019，6（12）：e630-e637.

第十一节　急性胰腺炎

急性胰腺炎（acute pancreatitis，AP）是多种病因导致胰腺组织自身消化所致的胰腺水肿、出血及坏死等炎症性损伤，是肝移植术后最严重的并发症之一。AP 发生率较低，为 3%~8%，但治疗困难，致死率高，可达 37.5%~63%。因此，积极预防 AP 的发生和发展是降低肝移植术后死亡率的主要途径。肝移植过程中对胰腺的直接损伤及对胰腺周围组织的过度分离均可能导致术后 AP。肝移植术中门静脉取栓、肝动脉重建及再次肝移植术等增加手术复杂性的因素均可能增加 AP 的发生风险。此外，感染（如 HBV、巨细胞病毒、带状疱疹病毒及结核杆菌感染）和药物（如咪唑硫嘌呤及阿德福韦）同样可能导致术后 AP。术后 ERCP 检查并发症（如胆漏及胆道狭窄）也是 AP 发生的重要诱因。

一、概述

自 Starlz 于 1964 年首次描述肾移植后 AP 以来，移植术后 AP 被认为是移植后早期的一种罕见且致命的并发症。据报道，肾移植术后 AP 发生率为 1%~7%，死亡率极高（60%~100%）。对于肝移植患者，术后胰腺炎发病率较肾移植低，但预后更差，常发生在移植术后早期，导致患者死亡。

二、病因

肝移植术后患者胰腺炎相对于普通人群而言面临着更为复杂的临床挑战,主要因患者的病因有所不同,并且常无法鉴别。据报道,肝移植术后引起胰腺炎的发病机制主要有免疫抑制药物的使用(尤其是糖皮质激素和/或硫唑嘌呤等)、未查明的病毒感染、术后甲状旁腺功能亢进、血管炎及术中胰腺外伤。Krokos 等通过系统回顾发现肝移植术后胰腺炎患者中有 1/3 为乙型肝炎肝硬化患者,表明乙型肝炎肝硬化可能为术后胰腺炎发作的重要诱因。该研究组还发现,肝移植术后胰腺炎在 30~40 岁的人群中发病率相对较高。此外,术后胰腺炎发生的相关因素还包括术中给予氯化钙,氯化钙引起胰腺炎的风险与剂量有关,但其具体机制尚不明确。

三、诊断

肝移植术后 AP 的诊断与非移植患者相同。临床上符合以下三项标准的两项即可诊断为 AP:①与 AP 符合的腹痛;②血清淀粉酶和/或脂肪酶活性至少高于正常值上限 3 倍;③腹部影像学检查符合 AP 影像学改变。肝移植术后 AP 需与单纯高淀粉酶血症相鉴别,后者仅表现为血淀粉酶的升高,无临床症状及影像学表现。

肝移植术后胰腺炎的临床表现与普通患者相同,主要的首发症状为剧烈腹痛,多位于左中上腹甚至全腹,部分患者腹痛向背部放射。患者最初可伴有恶心、呕吐、轻度发热。常见体征为中上腹压痛,肠鸣音减少,轻度脱水貌。在上述症状的基础上,腹痛持续不缓解、腹胀逐渐加重,可陆续出现循环、呼吸、肠、肾及肝衰竭。急性液体聚集、胰腺坏死、胰性腹水时,患者腹痛、腹胀明显,病情进展迅速,可伴有休克及腹腔间隔室综合征。大量胰源性胸腔积液时,患者呼吸困难。病程早期即出现胸腔积液时,提示患者易发展为重症 AP。胰腺坏死出血量大且持续出血时,除休克难以纠正,血性腹水可在胰酶的协助下渗至皮下,常可在两侧腹部或脐周出现 Grey-Turner 征或 Cullen 征。胰腺炎致胰管破裂,胰液从胰管漏出,含有胰内瘘的渗出液聚集,难以吸收的纤维组织增生形成囊壁,包裹形成胰腺假性囊肿,假性囊肿直径 <5cm 时,6 周内约 50% 可自行吸收;假性囊肿大时,可有明显腹胀及上中消化道梗阻等症状。

胰腺实质坏死可能会发生感染,感染通常发生在胰腺炎发作 2 周后,表现为:①体温 >38.5℃,白细胞计数 >16×10⁹/L;②腹膜刺激征的范围超过腹部两个象限,若腹膜后间隙有感染,可表现为腰部明显压痛,甚至可出现腰部丰满、皮肤发红或凹陷性水肿;③CT 发现胰腺坏死物聚集,出现气泡征;④胰腺脓肿患者除发热、腹痛外,因病程长,常有消瘦及营养不良的症状及体征。

此外,肝移植术后胰腺炎患者若为重症 AP,早期可发生左侧门静脉高压。一般来说,门静脉高压可随胰腺和胰周炎症消退而呈一过性。当胰腺和胰周的炎症迁延,伴假性囊肿和脓肿等并发症时,左侧门静脉高压常难以逆转。患者因胃底静脉曲张而出现黑便、呕血甚至致命性大出血。此外,肝移植术后应用免疫抑制剂,患者的早期临床症状较轻,使 AP 的早期诊断和确定严重程度较一般胰腺炎困难,目前对于肝移植术后胰腺炎更合适的治疗时间和策略尚未达成共识。

四、治疗

肝移植术后 AP 的治疗与非移植患者大致相同,主要包括:①解除病因,如控制感染、调整移植术后用药、停止酗酒等;②一般治疗,包括禁食、胃肠减压,药物治疗包括解痉、镇痛、蛋白酶抑制剂和胰酶抑制治疗,如生长抑素及其类似物;③液体复苏及重症监护治疗,液体复苏、维持水和电解质平衡、加强监护治疗是早期治疗的重点;④器官功能的维护治疗;⑤营养支持,长时间禁食的患者可酌情使用 PN;⑥手术治疗,胰腺局部并发症如有明显临床症状的胰腺假性囊肿、胰腺脓肿及左侧门静脉高压,可通过内镜或外科手术治疗。

五、病例介绍

(一)病例特点

患者,男,24 岁。因"自感乏力、食欲缺乏 10 日余"入院。既往有乙型肝炎病史 20 余年,当地医院行超声、CT 检查，肝实质内可见多个占位性病变，边缘欠清，最大位于肝右叶，大小 11.2cm×9.6cm，诊断为"肝内多发占位性病变，肝癌可疑；肝硬化、脾大"。无高血压、糖尿病、肺气肿等病史，无肺结核等传染病史，无药物及食物过敏史，无手术外伤史。入院体格检查：体温 36.8℃，脉搏 84 次 /min，呼吸 20 次 /min，血压 128/78mmHg，神志清楚，精神可，巩膜、皮肤、黏膜无黄染，未见出血点及瘀斑，胸前未见蜘蛛痣，浅表淋巴结未触及肿大；双肺呼吸音清，未闻及明显干湿啰音；听诊心音正常，心率 84 次 /min，律齐，各瓣膜区未闻及明显病理性杂音；腹软，未见胃肠型及蠕动波，腹壁未见静脉曲张，未触及肿块，无压痛、反跳痛，墨菲征(-)，肝肋下 5 横指，脾脏肋下未及，移动性浊音阴性，肠鸣音正常，无气过水声，双下肢无水肿。

外院辅助检查：超声示肝内多发是实性占位、肝癌可疑；肝硬化、脾大；腹部 CT 示肝脏多发占位性病变。

（二）入院诊断

肝恶性肿瘤；慢性乙型肝炎；肝硬化；脾大。

（三）诊疗经过

入院完善相关检查，明确诊断后，完善心肺相关功能评估，充分术前准备后于全身麻醉下行同种异体肝移植，术后采用免疫抑制、抗炎等治疗。术后第 1 日出现间断高热、全腹胀痛。急查：血淀粉酶 436U/L，尿淀粉酶 50 405U/L。复查 CT 示腹水，提示 AP，给予穿刺引流、抗炎、抑制胰酶分泌等治疗，出现坏死性胰腺炎，腹腔脓肿，持续引流冲洗坏死物较多，合并感染。行开腹探查术 + 胰腺周围脓肿清创引流术 + 脾切除术 + 空肠造瘘术。术后 2 个月时再次行胰腺周围脓肿清创引流术 + 伤口清创缝合术。术后采用抑制胰酶分泌、抗炎、充分冲洗引流、肠内营养等治疗，恢复可。术后 2 个半月腹部 CT 复查示少量腹水，较前减少，双肺多发结节，考虑转移灶。其间间断发热。超声引导下腹水穿刺置管引流出少量脓性液体。术后给予冲洗引流，患者无发热，饮食可，大小便正常，肝肾功能正常，予以出院。

（叶啟发　王志梁　钟自彪）

第十二节　移植物抗宿主病的诊断与处理

移植物抗宿主病（GVHD）多见于异基因造血干细胞移植（allogeneic hematopoietic stem cell transplantation，allo-HSCT）或小肠移植后，作为 allo-HSCT 的常见并发症，严重影响移植后受体的疗效与预后。1988 年，Burdick 等首次发现肝移植术后 GVHD。虽然 GVHD 发病率低，仅为 1%~2%，然而由于缺乏特异性的诊断和治疗方法，死亡率可达 80% 以上。根据发生时间，GVHD 分为急性（移植后 100 日以内）和慢性（移植后 100 日以上）。

一、概述

急性 GVHD 多在肝移植术后 2~8 周发生，首发症状包括不明原因的发热、骨髓抑制、皮肤红疹、呕吐、腹泻和便血，由于其表现与药物反应及细菌或病毒感染相似，急性 GVHD 的诊断常被延误。皮肤红疹是肝移植术后急性 GVHD 最早的临床症状，有一定的提示作用。同时，受体表皮可能出现非特异性的角化不良、苔藓样反应和凋亡现象，供体的淋巴细胞也可通过皮肤的真皮表皮交界处向上浸润从而达到表皮。由于淋巴细胞浸润肠道黏膜，肠道的吸收功能受到影响，导致腹泻，在急性 GVHD 患者的胃、十二指肠和结肠活组织检查中发现了供体淋巴细胞也证明了此观点。骨髓抑制是由于供体免疫细胞的过度增殖影响了受体正常的造血功能，常发生较迟，对粒细胞系的影响最为严重。一旦发生骨髓抑制，患者多出现难治性感染、胃肠道出血，最终多器官功能衰竭以致死亡，这也是肝移植术后急性 GVHD 死亡率较高的原因之一。

与骨髓移植后急性 GVHD 不同，肝移植术后急性 GVHD 患者肝脏不会受到供体免疫细胞的攻击，故肝功能多不受影响，血转氨酶和胆红素水平维持正常水平，也提示若肝移植术后患者出现"发热、腹泻、皮疹"三联征，且肝功能正常，应高度警惕急性 GVHD 的发生。

二、病因

肝脏是含有较多移行潜能淋巴细胞的器官，研究表明，在 OLT 手术中，有 10^9~10^{10} 个单核细胞、T 淋巴细胞和 NK 细胞进入受体,与一次外周血干细胞输注的量相似,输注的细胞通过供肝移行至受体的骨髓、脾、淋巴结及肺并发育成熟为不同的血细胞系,但因为供体造血细胞数量不足,且受体排斥反应的发生,大多数受体免疫系统会恢复平衡。Schoniger-Hekele 等在非肝移植术后急性 GVHD 患者的血液中也发现,供体来源的淋巴细胞在术后 2 日达到高峰,之后逐渐下降,但 3 周时仍有部分受体外周血和骨髓中可发现供体的淋巴细胞并以嵌合体的形式存在。若肝移植术后发生急性 GVHD,供体淋巴细胞数量会上升到较高水平。有报道称,急性 GVHD 患者外周血淋巴细胞有 96% 来源于供体,患者最终可因感染死亡。

三、诊断

肝移植术后 GVHD 的诊断标准可归纳为 3 项。

(1) 靶器官受累引起的症状和体征(如皮肤、消化道、骨髓等)。

(2) 受累靶器官的组织学检查结果:骨髓和肠道富含淋巴细胞,为供体淋巴细胞攻击的组织场所;皮肤活检镜下可见表皮松解、大疱形成,表皮细胞嗜酸性坏死、基底细胞空泡性变、棘细胞角化不良、真皮层内大量淋巴细胞浸润,并可见"木乃伊"细胞和卫星淋巴细胞等;骨髓抑制的患者可进行骨髓活检,以了解骨髓增殖状态和骨髓中细胞来源。

(3) 受累靶器官或外周血中供体 T 细胞存在的人类白细胞抗原(HLA)或 DNA 方面的证据,即嵌合体检测(即在受体内找到供体"犯罪"的证据),HLA 配型可检测供体来源的 T 细胞的嵌合情况,常用方法有 HLA 单克隆抗体法、序列特异性引物 PCR 法、扩增短片段串联重复序列 PCR 法及荧光原位杂交法,均有较高的敏感性和特异性。

四、肝移植术后急性移植物抗宿主病的治疗

由于人们对肝移植术后急性 GVHD 的机制未完全了解,故其治疗方案还存在一定的争议。因为免疫系统状态的变化可能会影响肝移植术后急性 GVHD 的发病机制,所以急性 GVHD 的治疗必须依据患者情况有针对性地用药。除常规皮质激素治疗外,其他治疗药物包括抗胸腺细胞球蛋白(ATG)和抗 T 细胞单克隆抗体等,如抗 IL-2 受体(interleukin-2 receptor,IL-2R)抗体、抗 CD3 抗体、巴利昔单抗。

(一) 皮质激素治疗

皮质激素是肝移植术后急性 GVHD 的一线用药,它通过介导淋巴细胞的凋亡并增强机体抗炎能力发挥作用。然而研究发现,高剂量的皮质激素不能带来更高的反应应答率,从而无法发挥更好的疗效,同时高剂量皮质激素还会使受体有更高的风险发生急性 GVHD,受体发生感染和多器官衰竭的概率也会增加。进行皮质激素治疗时,获得完全治疗效果后应逐渐减量,每周减量不超过 10%,同时根据个体耐受性和疗效调整用药剂量。对于肝移植术后急性 GVHD,由于激素抵抗发生率较高,故皮质激素的疗效会受到一定影响。然而因皮质激素不仅可以抑制淋巴细胞的活化增殖和炎症介质释放的能力,还能控制患者全身炎症反应,并降低体温,缓解腹泻和皮疹进展,故仍然是肝移植术后急性 GVHD 的首选治疗药物。

(二) 免疫抑制剂的应用

免疫抑制剂种类繁多,除皮质激素外,还包括抗代谢药、抗肿瘤药、抗 T/B 细胞抗体等。由于肝移植术后急性 GVHD 发病机制尚不清,所以免疫抑制剂的使用方式还存在一定争议。有学者认为,肝移植术后发生急性 GVHD,应减少或停用免疫抑制剂,认为急性 GVHD 的发生本身便意味着受体免疫力的缺乏,减少或停用免疫抑制剂有助于受体清除供体来源的淋巴细胞,重建体内的免疫功能,但这也会增加排斥反应发生的风险。与增强受体免疫力原理相似,在肝移植前供体使用 ATG,可减少供体来源的淋巴细胞,从而减少受体的免疫压力。然而,有学者认为,急性 GVHD 发生时应联用其他药物,增加免疫抑制剂的剂量,但值得注意的是,此种治疗方法应警惕感染的发生。

(三) 细胞因子抑制剂

细胞因子抑制剂作为治疗肝移植术后急性 GVHD 较常用的药物,一般靶点为 IL-2R 和 TNF-α。与单纯使用皮质激素治疗肝移植术后急性 GVHD 相比,抗 IL-2R 药物达珠单抗和巴利昔单抗与皮质激素合用表现出更好的疗效。有学者指出,英夫利昔单抗作为 TNF-α 抑制剂在皮质激素抵抗型急性 GVHD 的早

期就应该使用,它能通过减少受体感染的概率并降低发生恶性淋巴组织增生的可能性来提高患者的生存率。同样,Thin 等研究发现,肝移植术后急性 GVHD 患者连续 8 周使用 TNF-α 抑制剂依那西普后(每周两次,每次 25mg),其病情得到明显改善,皮肤红疹和腹泻等症状逐渐减轻,但该药的应用可能增加真菌感染的风险,故推荐与抗真菌药物合用治疗肝移植术后急性 GVHD。尽管诸多报道表明细胞因子抑制剂在肝移植术后急性 GVHD 治疗上有一定效果,但其广泛应用仍需进一步研究。

(四)间充质干细胞

间充质干细胞(mesenchymal stem cells,MSCs)主要通过抑制 T 细胞增殖发挥作用。MSCs 可来源于骨髓或脐血,与骨髓中的 MSCs 相比,脐血来源广泛、取材方便、生物性能稳定、不表达组织相容性复合体(MHC)-Ⅱ类分子、低表达 MHC-Ⅰ类分子,故免疫原性更低。临床报道,MSCs 通过诱导调节性 T 细胞(Treg 细胞)在 allo-HSCT 后急性 GVHD 的治疗中发挥作用,MSCs 的输注能够提高造血干细胞存活的概率并能够明显缩短植入和造血恢复的时间。

Xia 等在肝移植术后发生急性 GVHD 的大鼠实验中发现,在大鼠发生急性 GVHD 后输注 MSCs 并不能产生治疗效果,若在肝移植术后立即输注 MSCs,与未治疗组相比,进行 MSCs 治疗的大鼠有更长的存活时间,在其外周血中,Treg 细胞的数量也明显高于对照组。尽管动物实验提示 MSCs 在肝移植术后急性 GVHD 的治疗中有明显作用,但其临床应用尚未广泛开展,Le Blanc 等开展的二期临床试验,利用 MSCs 输注治疗糖皮质激素抵抗的急性 GVHD 重症患者,完全缓解率达 55%,与 MSCs 的供体和受体 HLA 配型无关,对 MSCs 治疗有应答的患者,其 1 年后移植相关死亡率明显低于无或弱应答者,表明 MSCs 对糖皮质激素抵抗的急性 GVHD 重症患者的治疗是有效且安全的。

(五)CD4+CD25+Foxp3+ 调节性 T 细胞

对于肝移植术后急性 GVHD 的发病机制,大多学者认为其与供肝携带的 T 细胞有明显关系。Whalen 等将肝移植术后急性 GVHD 患者的 T 细胞在体外扩增后回输给受体,明显降低了供肝携带的 T 细胞数量,同时有效治愈了急性 GVHD,表明造血干细胞移植也许可以作为治疗肝移植术后急性 GVHD 的新方法。不仅如此,CD4+CD25+Foxp3+Treg 细胞作为一个具有特殊功能的 T 细胞亚群也具有免疫调节作用,在肝移植术后可发现受体体内 CD4+CD25+Treg 细胞的数量与发生急性 GVHD 的概率呈相关性,同时,若将此类细胞输入发生自身免疫病的患者体内,自身免疫疾病患者病情可以得到改善,也再次验证 CD4+CD25+Treg 细胞的免疫调节作用,其增殖的异常与免疫疾病发病风险有关。

Xue 等通过建立大鼠肝移植术后急性 GVHD 模型,研究肝移植术后急性 GVHD 的发生率与 Treg 细胞数量的关系,发现肝移植术后急性 GVHD 组大鼠体内 Treg 细胞的数量逐渐下降,且随着时间的延长,下降程度明显,提示体外输注此类细胞可能对急性 GVHD 的治疗有一定作用。还有学者发现,西罗莫司在治疗大鼠肝移植术后急性 GVHD 效果优于他克莫司,原因是西罗莫司相比于他克莫司能诱导更多 CD4+CD25+Treg 细胞产生。由此可见,该类细胞的发现为临床治疗提供了新的思路。

(六)其他治疗

肝移植术后急性 GVHD 患者常因全血细胞减少而出现出血、感染等症状,最终导致多器官功能衰竭、死亡。故确诊早期就应该给予广谱抗生素和抗真菌及抗病毒的药物。对于骨髓抑制的患者,应及时对症治疗,集落刺激因子的应用可能会提高患者生存率。我国研究者也发现,中药朝鲜红参可能在改善肝移植术后急性 GVHD 预后方面有一定作用。

五、病例介绍

(一)病例特点

患者,男,44 岁。因"间断腹部隐痛 4 月余"入院。慢性乙型肝炎病史 16 年,口服中药治疗 14 年(具体药物不详)。体格检查:体温 36.5℃,呼吸 20 次/min,心率 78 次/min,血压 105/63mmHg;神志清楚,精神可,全身皮肤及巩膜未见明显黄染,浅表淋巴结未及明显肿大;心、肺听诊未及明显异常;腹软,无反跳痛,肝大,下缘至剑突下 5cm,有压痛,脾肋下未及,墨菲征(-),移动性浊音(-);肠鸣音可,双下肢无明显水肿。

外院辅助检查:甲胎蛋白(AFP)>3 450ng/ml,癌胚抗原(CEA)6.45ng/ml,HBV DNA 1.16×10^{4}IU/ml;

MRI提示肝占位，大小11.3cm×7.7cm×9.7cm。

（二）入院诊断

肝恶性肿瘤；慢性乙型肝炎。

（三）治疗经过

入院后完善肝移植术前相关检查。PET/CT示肝右叶下段稍低密度肿块及结节，代谢异常增高，考虑多为肝内恶性肿瘤性病变伴肝内子灶，大小约10.8cm×7.5cm×9.5cm，查血示：AFP>50 000ng/ml，HBV DNA高敏定量7.86×10³IU/ml。无明确手术禁忌证。先行肝动脉化疗栓塞术（载药微球），后行CPBLT。术后移植肝功能恢复良好，术后第13日恢复正常。术后第14日开始出现不明原因高热，降温效果差，发热5日后出现皮疹，为躯干弥漫性水肿性红斑，无明显瘙痒（图13-12-1）。皮肤科会诊高度怀疑GVHD。

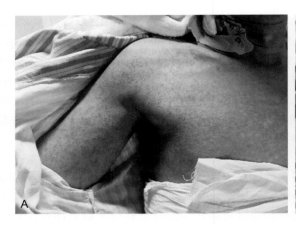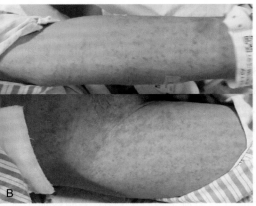

图13-12-1　弥漫性水肿性红斑(A、B)

对腹部皮疹行活检，病理结果显示：①表皮基底部鳞状上皮部分淋巴细胞浸润，浸润的淋巴细胞沿表皮基底部均匀分布；②部分淋巴细胞局部浸润进入鳞状上皮基底层后，少数基底细胞坏死或凋亡；③真皮层大量的胶原纤维组织内皮肤附属器包括小血管、汗腺等周围可见少量淋巴细胞围绕浸润。综合上述表现和临床特征，皮肤活检支持GVHD的诊断，分级Ⅰ级。术后第25日，皮疹颜色逐渐加深并融成片状，表皮松解剥脱，形成大疱性皮疹。术后1个月，患者因感染加重申请出院。

六、总结

随着对肝移植术后急性GVHD的发病机制、病理改变及临床表现的了解不断深入，新的治疗方法不断涌现，然而其发病机制尚未研究清晰，术前尚无可参考的标志物预测急性GVHD发生的风险，故尚无标准的治疗规范，治疗效果也不尽如人意。目前，降低肝移植术后急性GVHD的发病风险，及时诊断、尽早治疗、防治感染及对症支持治疗是提高患者生存率的关键措施。然而，肝移植术后急性GVHD患者极高的死亡率是各移植中心亟待解决的问题，探究该病的发病机制，降低其发病率，并寻找有效的治疗措施是今后的研究重点。

（叶少军　张秋艳）

┊┊┊┊┊┊┊┊ **推荐阅读文献**

［1］Fredricks D N. The gut microbiota and graft-versus-host disease. J Clin Invest, 2019, 129 (5): 1808-1817.

［2］HILL G R, KOYAMA M. Cytokines and costimulation in acute graft-versus-host disease. Blood, 2020, 136 (4): 418-428.

[3] LE BLANC K, FRASSONI F, BALL L, et al. Mesenchymal stem cells for treatment of steroid-resistant, severe, acute graft-versus-host disease: a phase Ⅱ study. Lancet, 2008, 371 (9624): 1579-1586.

[4] JIANG H, FU D, BIDGOLI A, PACZESNY S. T cell subsets in graft versus host disease and graft versus tumor. Front Immunol, 2021, 12: 761448.

[5] MURALI A R, CHANDRA S, STEWART Z, et al. Graft versus host disease after liver transplantation in adults: a case series, review of literature, and an approach to management. Transplantation, 2016, 100 (12): 2661-2670.

[6] RAMACHANDRAN V, KOLLI S S, STROWD L C. Review of graft-versus-host disease. Dermatol Clin, 2019, 37 (4): 569-582.

[7] SCHNEIDAWIND D, PIERINI A, ALVAREZ M, et al. CD4+ invariant natural killer T cells protect from murine GVHD lethality through expansion of donor CD4+CD25+FoxP3+ regulatory T cells. Blood, 2014, 124 (22): 3320-3328.

[8] SCHÖNIGER-HEKELE M, MÜLLER C, KRAMER L, et al. Graft versus host disease after orthotopic liver transplantation documented by analysis of short tandem repeat polymorphisms. Digestion, 2006, 74 (3-4): 169-173.

[9] THIN L, MACQUILLAN G, ADAMS L, et al. Acute graft-versus-host disease after liver transplant: novel use of etanercept and the role of tumor necrosis factor alpha inhibitors. Liver Transpl, 2009, 15 (4): 421-426.

[10] TOUBAI T, MAGENAU J. Immunopathology and biology-based treatment of steroid-refractory graft-versus-host disease. Blood, 2020, 136 (4): 429-440.

[11] WHALEN J G, JUKIC D M, ENGLISH J C 3rd. Rash and pancytopenia as initial manifestations of acute graft-versus-host disease after liver transplantation. J Am Acad Dermatol, 2005, 52 (5): 908-912.

[12] WHANGBO J S, ANTIN J H, KORETH J. The role of regulatory T cells in graft-versus-host disease management. Expert Rev Hematol, 2020, 13 (2): 141-154.

[13] XUE F, CHEN W, WANG X, et al. Regulatory T cells contribute to the immunoregulatory effect on graft versus host reaction after liver transplantation in donor-dominant one-way MHC matching rats. Transpl Immunol, 2009, 20 (4): 232-237.

[14] YU E, UETA H, KIMURA H, et al. Graft-versus-host disease following liver transplantation: development of a high-incidence rat model and a selective prevention method. Am J Transplant, 2017, 17 (4): 979-991.

[15] ZEISER R, BLAZAR B R. Pathophysiology of chronic graft-versus-host disease and therapeutic targets. N Engl J Med, 2017, 377 (26): 2565-2579.

第十三节　脾切除后凶险性败血症的原因与处理

一、概述

肝移植术后脾切除常见于门静脉高压、脾功能亢进、脾动脉瘤、脾肾分流、ABO 血型不相容的肝移植和预防小肝综合征等情况。但是，脾切除会显著增加患者出血、门静脉血栓形成（PVT）和术后感染的风险，严重影响肝移植预后。研究发现，背驮式肝移植（PBLT）合并脾切除可显著增加患者术后感染率，重度感染患者可同时并发肝脓肿、脑脓肿、脾窝脓肿，甚至出现败血症而危及生命。肝移植脾切除术后败血症是影响患者术后存活率的重要因素，因此，在实施肝移植时，应严格掌握患者脾切除适应证，同时在术前、术中、术后积极采取有效措施预防和治疗肝移植脾切除术后凶险性败血症。

二、病因

导致肝移植脾切除后败血症发生的危险因素众多（表 13-13-1），根据发生时间可分为术前、术中和术后的因素；根据感染来源又可分为供体来源、受体因素和手术操作关系密切的感染。败血症通常来源于感染，任何移植手术，特别是大脏器移植手术，供体和受体术前感染的筛查及有效控制很重要。受体的感染往往来源于长期抗生素的使用、呼吸机气管插管、自发性腹膜炎、出血、大量腹水及血性腹水等。供体源性的感染诊断简单但往往不易控制，如捐献者血行感染的细菌或真菌，可直接造成受体的败血症；冷缺血时间长、大量出血、凝血功能及内环境紊乱，也会增加败血症发生的风险。手术过程中，操作时间过长，胆管及血管吻合不恰当，引起梗阻、血栓、狭窄等并发症，肠道菌群异位、静脉置管、T 管置入等，均大大增加术后败血症的发生率。

表 13-13-1　肝移植脾切除后败血症的危险因素

时间	危险因素
术前	供体来源的危险因素；受体一般情况不佳，营养状况差；肺部及局部 / 系统性炎症；长时间使用抗生素；潜在感染风险：条件致病菌；巨细胞病毒、单纯疱疹病毒、带状疱疹病毒等病毒感染；真菌、结核及原虫感染
术中	手术时间长，手术操作、缺血及灌注损伤等因素；腹腔内出血及输血；肠管损伤等
术后	血管、胆道或膀胱留置导管；气管插管及呼吸机的使用；抗生素长期使用；二次手术；院内感染；免疫抑制剂的使用；血栓形成

三、诊断

尽早地明确败血症的诊断及其严重性，并给予强有力的针对性治疗，是肝移植围手术期手术成败的重中之重。通常需要对感染的来源和种类进行相应监测，除常规血常规和生化检测外，肺部 CT、腹部超声、MRI 及各种分泌物、体液及血培养等都是必需的，必要时甚至需取相关组织进行病理活检。

四、预防与治疗

肝移植脾切除后感染的预防是降低败血症发生率的重要手段，移植术后预防性使用广谱抗生素可有效预防感染；术后应充分保证引流通畅，可适当使用免疫增强剂提高机体免疫力；在进行肝移植时应严格掌握患者脾切除适应证。

肝移植脾切除后败血症的治疗应根据感染部位及病原菌来源及时给予针对性的治疗。对于感染后的治疗，免疫抑制剂的用量 / 用法调整是极为重要的；对细菌或真菌引起的败血症，在实验室检查或培养结果出来前应经验性给予广谱抗生素或抗真菌药，结果出来后需根据血培养及药敏试验结果针对性给予较强的窄谱抗生素或抗真菌药；对病毒引起的败血症，应及时给予抗病毒治疗；对原虫引起的感染，亦应给予相应的特异性治疗。

（叶啟发　王　伟）

||||||||| 推荐阅读资料

［1］叶啟发，钟自彪，明英姿，等 . 背驮式肝移植同步脾切除严重并发症与对策 . 中华肝胆外科杂志，2013，19（4）：252-254.

［2］HE C，LIU X，PENG W，et al. Evaluation the efficacy and safety of simultaneous splenectomy in liver transplantation patients：a meta-analysis. Medicine（Baltimore），2018，97（10）：e87.

［3］JOTHIMANI D，VENUGOPAL R，VIJ M，et al. Post liver transplant recurrent and de novo viral infections. Best Pract Res Clin Gastroenterol，2020，46-47：101689.

［4］KOTTON C N,KUMAR D,CALIENDO A M,et al. The third international consensus guidelines on the management of cytomegalovirus in solid-organ transplantation. Transplantation,2018, 102(6):900-931.

［5］MOSSAD S B. Management of infections in solid organ transplant recipients. Infect Dis Clin North Am,2018,32(3):xiii-xvii.

［6］RIGHI E. Management of bacterial and fungal infections in end stage liver disease and liver transplantation:current options and future directions. World J Gastroenterol,2018,24(38):4311-4329.

［7］SCOLARICI M,JORGRNSON M,SADDLER C,et al. Fungal infections in liver transplant recipients. J Fungi(Basel),2021,7(7):524-538.

［8］SHAFIEKHANI M,MIRJALILI M,VAZIN A. Prevalence,risk factors and treatment of the most common gram-negative bacterial infections in liver transplant recipients:a review. Infect Drug Resist,2019,12:3485-3495.

［9］TU Z,XIANG P,XU X,et al. DCD liver transplant infection:experience from a single centre in China. Int J Clin Pract,2016,70(Suppl 185):3-10.

［10］ZHANG M L,XU J,ZHANG W,et al. Microbial epidemiology and risk factors of infections in recipients after DCD liver transplantation. Int J Clin Pract,2016,70(Suppl 185):17-21.

第十四章

背驮式肝移植术后原发性疾病复发的预防与治疗

第一节 概 述

肝移植术后复发的原发性疾病主要包括乙型肝炎、丙型肝炎及肝癌。据世界卫生组织报道，全球约20亿人曾感染乙型肝炎病毒（HBV），其中2.4亿人为慢性HBV感染者，每年约有65万人死于HBV感染所致的肝衰竭、肝硬化和肝细胞癌（HCC）。我国肝硬化和HCC患者中，由HBV感染引起的比例分别为60%和80%。HBV感染可导致肝衰竭、失代偿性肝硬化、早期肝癌，是我国接受肝移植治疗患者的主要病因之一。在没有应用乙型肝炎免疫球蛋白（hepatitis B immunoglobulin，HBIG）和核苷（酸）类药物（NAs）预防和治疗HBV感染的时期，移植肝脏容易复发HBV感染，且常进展为暴发性肝炎、纤维化胆汁淤积性肝炎，患者预后较差。

目前，HBIG和NAs在移植术前、术中及术后的使用使得移植肝HBV感染率低于5%，因HBV所致肝病而接受肝移植的患者预后有显著改善。对于HBV相关疾病等待肝移植的患者，术前应尽早使用抑制HBV作用强且耐药发生率低的NAs治疗，以尽可能快速降低病毒载量，防止移植肝复发感染，部分患者可因用药后病毒得到抑制、肝功能好转、病情改善甚至可以避免肝移植治疗；肝移植术中无肝期应给予HBIG；移植后主要抗病毒方案为NAs联合低剂量HBIG，其中选择恩替卡韦（entecavir，ETV）或替诺福韦酯（tenofovir disoproxil fumarate，TDF）联合低剂量HBIG，能更好地抑制肝移植术后HBV感染的复发。有拉米夫定应用史的患者，体内可能有与ETV交叉耐药的HBV株，因此，ETV不能作为此类患者的首选药物。对于移植肝HBV再感染低风险患者，即移植前患者HBV DNA不可测，可在移植前行ETV或TDF治疗，术后短期使用或不使用HBIG。对于已经使用其他NAs的患者需密切监测耐药发生，及时调整治疗方案。HBV相关肝移植患者目前推荐终身应用抗病毒药物以预防乙型肝炎复发。HBsAg阴性患者接受HBV感染的供体肝脏时，因使用免疫抑制剂而有HBV感染复发危险，应长期接受NAs预防治疗。

丙型肝炎呈全球性流行，不同性别、年龄、种族人群均对HCV易感。据世界卫生组织估计，2015年全球有7 100万人有慢性HCV感染，39.9万人死于HCV感染引起的肝硬化和肝癌。目前，全口服、直接抗病毒药物（direct-acting antivirals，DAAs）治疗HCV慢性感染取得了巨大进步，治愈率可达90%以上。DAAs具有抗HCV治疗高效性、耐受性好、使用方便等特点，在肝移植术前和术后患者中常规使用，患者预后有显著改善。随着新的DAAs投入使用，临床效果将持续改善。肝移植前，使用DAAs清除HCV，可改善肝硬化失代偿患者终末期肝病模型（MELD）评分和病情，部分患者甚至免于肝移植治疗。HCV清除超过4周再行肝移植治疗，可以预防移植术后HCV感染复发。肝硬化失代偿（MELD评分<18~20分）患者抗HCV方案为口服来迪派韦/索磷布韦合剂（ledipasvir/sofosbuvir）（适用于HCV基因型1、4、5、6型）或维帕他韦/索磷布韦合剂（velpatasvir/sofosbuvir）或索磷布韦联用达拉他韦（daclatasvir）（适用于HCV所有基因型）。上述药物组合加用利巴韦林时，疗程为12周（HCV基因型3型需24周），不使用利巴韦林时疗程延长为24周。肝硬化失代偿（MELD评分≥18~20分）的肝移植等待患者清除HCV对病情影响的严重程度目前缺少相关的临床研究数据和预测办法，若预期等待肝移植时间超过6个月，应先行抗HCV治疗。

对于因HCC等待肝移植的患者，应在术前尽早完成抗HCV治疗。若肝移植手术时HCV RNA检测阳性，术后通常有HCV感染复发，HCV相关肝病常进展迅速，其中1/3术后5年内进展为肝硬化。术后1年内发生急性胆汁淤积性肝炎或中重度肝纤维化或门静脉高压的患者，具有移植肝失功能的高度危险，需紧急抗病毒治疗。肝移植术后，使用DAAs清除HCV，常可显著缓解病情，避免移植肝失功能。由于肝移植术后晚期肝病的抗HCV治疗持续病毒学应答（sustained virological response，SVR）明显变差，因此，所有HCV感染复发患者都尽早进行抗HCV治疗，治疗方案与肝移植术前类似，且一般不需调整免疫抑制剂的用量。

（戴永安　熊　勇）

∣∣∣∣∣∣∣∣ 推荐阅读资料

［1］中华医学会肝病学分会，中华医学会感染病学分会．丙型肝炎防治指南（2019年版）．中华传染病杂志，2020，38（1）：9-28.

［2］中华医学会肝病学分会，中华医学会感染病学分会．慢性乙型肝炎防治指南（2019年版）．临床肝胆病杂志，2019，35（12）：2648-2669.

［3］BELLI L S，BERENGUER M，CORTESI P A，et al. Delisting of liver transplant candidates with chronichepatitis C after viral eradication：a European study. J Hepatol，2016，65（3）：524-531.

［4］CHEUNG M C，WALKER A J，HUDSON B E，et al. Outcomes after successful direct-acting antiviral therapy for patients with chronic hepatitis C and decompensated cirrhosis. J Hepatol，2016，65（4）：741-747.

［5］CHOLONGITAS E，PAPATHEODORIDIS G V. High genetic barrier nucleos（t）ide analogue（s）for prophylaxis from hepatitis B virus recurrence after liver transplantation：a systematic review. Am J Transplant，2013，13（2）：353-362.

［6］CURRY M P，FORNS X，CHUNG R T，et al. Sofosbuvir and ribavirin prevent recurrence of HCV infection after liver transplantation：an open-label study. Gastroenterology，2015，148（1）：100-107.

［7］D'AMBROSIO R，DEGASPERI E，ANOLLI M，et al. Incidence of liver- and non-liver-related outcomes in patients with HCV-cirrhosis after SVR. J Hepatol，2022，76（2）：302-310.

［8］European Association for the Study of the Liver. EASL 2017 Clinical Practice Guidelines on the management of hepatitis B virus infection. J Hepatol，2017，67（2）：370-398.

［9］European Association for the Study of the Liver，Electronic address：easloffice@easloffice.eu，Clinical Practice Guidelines Panel：Chair，et al. EASL recommendations on treatment of hepatitis C：final update of the series. J Hepatol，2020，73（5）：1170-1218.

［10］European Association for the Study of the Liver. EASL recommendations on treatment of hepatitis C 2016. J Hepatol，2017，66（1）：153-194.

［11］HWANG J，FELD J，HAMMOND S，et al. Hepatitis B virus screening and management for

第十四章　背驮式肝移植术后原发性疾病复发的预防与治疗

patients with cancer prior to therapy: ASCO provisional clinical opinion update. J Clin Oncol, 2020, 38 (31): 3698-3715.

[12] LAI C L, YUEN M F. Prevention of hepatitis B virus-related hepatocellular carcinoma with antiviral therapy. Hepatology, 2013, 57 (1): 399-408.

[13] LOZANO R, NAGHAVI M, FOREMAN K, et al. Global and regional mortality from 235 causes of death for 20 age groups in 1990 and 2010: a systematic analysis for the Global Burden of Disease Study 2010. Lancet, 2012, 380 (9859): 2095-2128.

[14] MOHD HANAFIAH K, GROEGER J, FLAXMAN A D, et al. Global epidemiology of hepatitis C virus infection: new estimates of age-specific antibody to HCV seroprevalence. Hepatology, 2013, 57 (4): 1333-1342.

[15] OMATA M, KANDA T, WEI L, et al. APASL consensus statements and recommendation on treatment of hepatitis C. Hepatol Int, 2016, 10 (5): 702-726.

[16] OTT J J, STEVENS G A, GROEGER J, et al. Global epidemiology of hepatitis B virus infection: new estimates of age-specific HBsAg seroprevalence and endemicity. Vaccine, 2012, 30 (12): 2212-2219.

[17] TEPERMAN L W, POORDAD F, BZOWEJ N, et al. Randomized trial of emtricitabine/tenofovir disoproxil fumarate after hepatitis B immunoglobulin withdrawal after liver transplantation. Liver Transpl, 2013, 19 (6): 594-601.

[18] WANG F S, FAN J G, ZHANG Z, et al. The global burden of liver disease: the major impact of China. Hepatology, 2014, 60 (6): 2099-2108

[19] WELKER M W, ZEUZEM S. Pre- and post-transplant antiviral therapy (HBV, HCV). Visc Med, 2016, 32 (2): 105-109.

[20] World Health Organization. Guidelines for the screening, care and treatment of persons with hepatitis infection. Geneva: World Health Organization, 2014.

[21] YI N J, CHOI J Y, SUH K S, et al. Post-transplantation sequential entecavir monotherapy following 1-year combination therapy with hepatitis B immunoglobulin. J Gastroenterol, 2013, 48 (12): 1401-1410.

第二节　乙型肝炎复发的预防与治疗

一、移植肝乙型肝炎复发的现状

背驮式肝移植（PBLT）后乙型肝炎复发是导致移植肝失功能，降低患者远期生存率的重要因素之一。随着抗病毒治疗药物的不断更新与优化，以及移植术后移植肝肝炎防治措施的不断完善，HBV 相关的终末期肝病目前也逐渐成为 PBLT 的适应证。根据我国近年来肝移植注册系统年度报告统计显示，我国行肝移植的患者中约 80% 为乙型肝炎相关疾病。肝移植术后未行预防性治疗时 HBV 感染复发率高达 80%，而术后联合使用抗病毒药物及乙型肝炎免疫球蛋白（HBIG）可显著降低肝移植术后 5 年和 10 年乙型肝炎复发率。

二、移植肝乙型肝炎复发的原因及影响因素

肝移植术后乙型肝炎的复发受多种因素影响，主要包括以下几个方面。

1. **乙型肝炎病毒基因型**　HBV 包括 A~H 共 8 种基因型，我国以 B 型和 C 型为最常见。其中 HBV C 型基本核心启动子区 T1762/A1764 突变率较高，更易发生 HBV 感染复发。

2. **HBV DNA 载量**　患者 HBV DNA 载量越高提示再感染 HBV 的概率越高。

3. **HBV 突变株的产生**　在长期药物治疗 HBV 的过程中，HBV 会出现抵抗药物的相应区域的基因突变从而产生突变株。突变株的产生可以逃避抗病毒药物的特性，在移植术后机体低免疫状态下，更容易

乙型肝炎复发。

4. 供肝来源的隐性感染 供肝来源紧张促进了边缘供肝的使用，包括 HBV(+) 的供肝应用于 HBV(+) 受体，对于此种情况，即使应用了抗病毒药物及 HBIG，也仍有再感染 HBV 的风险。

5. 血液残留 HBV 受体术中或术后由于血液中残留 HBV 复制而感染供肝。

6. 免疫抑制剂的使用 术后大量免疫抑制药物的使用，导致 HBV 的复发率增加。

7. 再次肝移植 再次肝移植术后感染 HBV 的发生率高于初次移植患者。

三、移植肝乙型肝炎复发的诊断

肝移植术后乙型肝炎复发或 HBV 再感染的症状通常在移植后的 6~8 周出现，临床表现可从无症状到恶心、呕吐、食欲缺乏、黄疸及昏迷，临床确诊主要依靠血清学（包括 HBV 血清学标志物、HBV DNA、基因型和变异检测、血清酶学生化检查）、肝活检病理学检查、肝纤维化无创性检查（瞬时弹性成像等）。根据 2001 年 7 月中华医学会器官移植分会"肝脏移植术后预防乙型肝炎复发专题研讨会"制定的标准，HBV 再感染定义为术后病毒标记物 [乙型肝炎表面抗原（HBsAg）] 未能转阴，或转阴后又出现血清 HBsAg、血清 HBV DNA、肝组织 HBsAg、乙型肝炎核心抗原（HBcAg）、肝组织 HBV DNA 中任何一项阳性。必须符合以下标准才可诊断为肝移植术后乙型肝炎复发：①有以上 HBV 再感染的证据；②肝功能实验室检查异常，并可排除其他原因；③肝活检组织病理学符合病毒性肝炎改变。

四、移植肝乙型肝炎复发的预防及治疗方案

大量临床研究已经表明，抑制 HBV 复制和清除乙型肝炎 e 抗原（HBeAg）是治疗 HBV 并防止其复发的主要手段。临床疗效判断的主要指标和治疗终点包括：停药后获得持续的病毒学应答，丙氨酸转氨酶（ALT）恢复正常，并伴有 HBV DNA 转阴、HBeAg 转阴和血清转换及 HBsAg 转阴和血清转换。血清中肝酶指标如 ALT 正常说明肝内炎症得到控制，可作为治疗有效的指标并用于判断病情，但不能作为治疗的终点。必须指出，即使用最敏感方法检测到 HBV DNA 转阴，也不等于循环中病毒消失或病毒清除。由于 HBsAg 的血清水平不仅与 HBV DNA、ALT 相关，而且与肝内共价闭合环状 DNA（cccDNA，HBV 转录模板）相关，而肝内 HBV 感染细胞的消失意味着 HBV 清除。因而近年来提出，血清 HBsAg 转阴和血清转换才最接近慢性乙型肝炎治愈的标准，宜通过监测 HBsAg 的变化来预测治疗效果，并将 HBsAg 转阴和血清转换作为临床治疗终点。

《中国肝移植术后原发病复发诊疗规范（2019 版）》推荐预防乙型肝炎复发的具体方案为：①受体 HBsAg(+) 且供体血清学情况不明时，术中静脉输注 4 000 单位 HBIG，术后连续 6 日静脉输注 2 000 单位 HBIG，随后每 2 周肌内注射 800 单位 HBIG，至术后 3 个月；第 4 个月起每月肌内注射 400 单位 HBIG，至术后 1 年停药。②受体 HBsAg(−) 且供体抗 -HBc(+)，需口服恩替卡韦（0.5mg/d）。③受体 HBsAg(−) 且抗 -HBc(+)/抗 -HBs(−)，而供体抗 -Hbc(−)，需口服恩替卡韦（0.5mg/d）。④受体 HBsAg(−) 且抗 -HBc(+)/抗 -HBs(+)，而供体抗 -HBc(−)，不需口服抗病毒药物。

目前治疗乙型肝炎主要药物如下。

（一）替诺福韦酯

替诺福韦酯（tenofovir disoproxil fumarate，TDF）是一种新型的核苷酸类似物，口服后可水解为替诺福韦（tenofovir），替诺福韦磷酸化后生成替诺福韦二磷酸，通过与 5′- 三磷酸脱氧腺苷酸竞争参与病毒 DNA 合成，阻止病毒 DNA 的延长。三期临床试验表明，TDF 治疗 48 周时 HBeAg 阳性慢性乙型肝炎患者 HBV DNA 转阴率为 76%、HBeAg 血清学转换率为 21%、ALT 复常率为 68%。另一项 TDF 治疗 HBV 患者 8 年的回顾性分析显示，HBeAg 阳性患者的 HBV DNA 转阴率为 98%，HBeAg 血清学转换率为 31%；HBsAg 消失率为 13%；HBeAg 阴性患者的 HBV DNA 转阴率为 99.6%，且未检测到 TDF 相关耐药。

（二）恩替卡韦

恩替卡韦（entecavir，ETV）是环戊酰鸟苷类似物，可抑制 HBV 多聚酶，目前临床上已作为治疗乙型肝炎的一线药物。ETV 可磷酸化为有活性的三磷酸盐，与 HBV 多聚酶的天然底物三磷酸脱氧鸟嘌呤核苷竞争，抑制病毒多聚酶（逆转录酶）3 种形式的活性：①HBV 多聚酶的启动；②前基因组 mRNA 逆转录负链

的形成；③HBV DNA 正链的合成。成人每日口服 0.5mg 能有效抑制 HBV DNA 复制，对于 *YMDD*（拉米夫啶作用位点）变异者将剂量可提高至每日 1mg，对初始治疗者，治疗 5 年累计耐药发生率为 1.2%。

（三）乙型肝炎免疫球蛋白

乙型肝炎免疫球蛋白（HBIG）是由正常人的血浆经过超免疫后采集含有较高滴度的乙型肝炎表面抗体（抗 HBs）血浆，再用低温乙醇方法提纯而制得的血液制剂。HBIG 通过肌内注射或静脉滴注方式，中和并清除侵入人体的 HBV，使机体迅速获得被动性保护免疫。HBIG 是阻止 HBV 再感染和改善长期生存质量的有效方法。

（四）乙型肝炎疫苗

乙型肝炎疫苗主要分为基因工程蛋白疫苗、DNA 疫苗、树突状细胞（DC）疫苗等，临床上常用的为重组乙型肝炎疫苗。目前各研究中心采用的疫苗接种对象的纳入标准、接种成功与否的判定标准和疫苗种类及接种方案等尚未统一，还需进一步规范并进行疗效观察，但是因其可使移植术后机体获得主动免疫过程，因此应用前景广泛。

根据《慢性乙型肝炎防治指南（2019 年版）》中 HBV 相关疾病接受肝移植的患者治疗意见，患者因 HBV 相关疾病（包括肝衰竭、HCC）进行肝移植时，应合理选用抗 HBV 方案，减少移植肝再感染 HBV 的风险。其具体方案主要取决于再感染的主要风险因素，即移植前的 HBV DNA 定量水平。如移植前 HBV DNA 定量阴性，则意味着再感染风险低，可在术前尽早使用强效低耐药的 NAs，即恩替卡韦、TDF 或 TAF，预防 HBV 再激活，术后不须加用 HBIG。如移植前 HBV DNA 阳性，则意味着再感染风险高。术前尽早使用强效低耐药的 NAs 以降低 HBV DNA 水平；术中无肝期应静脉注射 HBIG；术后除了长期应用 NAs，还应联合应用低剂量 HBIG 持续 0.5~1.0 年，此后再继续单用 NAs。近年来，有研究发现在应用恩替卡韦治疗的患者中缩短 HBIG 疗程仍然有效。如果患者已经应用了其他 NAs 药物，需密切监测 HBV DNA，警惕耐药，并及时调整方案。此外也有肝移植术后接种乙型肝炎疫苗预防复发的报道，但其临床应用尚有争议。

（梁文进　戴永安）

┃┃┃┃┃┃┃┃┃ 推荐阅读资料

［1］冯丽娟，牛玉坚，贾继东，等．乙肝相关性肝病肝移植术后乙肝疫苗接种研究进展．中华医学杂志，2012，92（7）：499-501.

［2］申川．中国肝移植术后原发病复发诊疗规范（2019 版）．中华移植杂志（电子版），2019，13（4）：21-25.

［3］汪国营，杨卿，唐晖，等．恩替卡韦联合短期应用 HBIG 预防肝移植术后乙肝复发．中华肝脏外科手术学电子杂志，2016，5（6）：385-389.

［4］中华医学会器官移植学分会．中国肝癌肝移植临床实践指南．中华危重症医学杂志（电子版），2014，52（6）：497-501.

［5］中国医院协会器官获取与分配管理工作委员会，中国医师协会移植器官质量控制专业委员会．供体肝脏的质量控制标准（草案）．武汉大学学报（医学版），2017，38（6）：954-960.

［6］中华医学会感染病学分会，中华医学会肝病学分会．慢性乙型肝炎防治指南（2019 年版）．中华肝脏病杂志，2019，27（12）：938-961.

［7］ELMASRY S，WADHWA S，BANG B R，et al. Detection of occult hepatitis C virus infection in patients who achieved a sustained virologic response to direct-acting antiviral agents for recurrent infection after liver transplantation. Gastroenterology，2017，152（3）：550.

［8］CRESPO G，MARIÑO Z，NAVASA M，et al. Viral hepatitis in liver transplantation. Gastroenterology，2012，142（6）：1373-1383.

［9］RAKHI M，MANOJ K. Prevention and treatment of recurrent hepatitis B after liver transplantation. J Clin Transl Hepatol，2016，4（1）：54-65.

［10］WONG T，FUNG J，CUI T，et al. Liver transplantation using hepatitis B core positive grafts with antiviral monotherapy prophylaxis. J Hepatol,2019,70(6):1114-1122.

[11] HWANG J,FELD J,HAMMOND S,et al. Hepatitis B virus screening and management for patients with cancer prior to therapy:ASCO provisional clinical opinion update. J Clin Oncol, 2020,38(31):3698-3715.

[12] ORFANIDOU A,PAPATHEODORIDIS G,CHOLONGITAS E. Antiviral prophylaxis against hepatitis B recurrence after liver transplantation:current concepts. Liver Int,2021,41(7):1448-1461.

第三节 丙型肝炎复发的预防与治疗

一、移植肝丙型肝炎复发的现状

PBLT 术后丙型肝炎复发是影响肝移植术后长期存活的关键因素之一,其中丙型肝炎病毒(HCV)再感染的移植肝肝炎如果不采取积极有效的干预措施,20%~30% 的患者在 5~10 年内可以进展为移植肝肝硬化、肝衰竭。HCV 感染呈全球性流行,我国的 HCV 感染率也较高,2018 年一项关于中国 HCV 感染现状及防治对策研究报告显示,全国一般人群抗 HCV 阳性率为 0.60%(0.40%~0.79%),而感染 HCV 后 5 年内移植物功能丧失的发生率较其他原发病患者高 30%。

二、移植肝丙型肝炎复发的原因及影响因素

PBLT 术后丙型肝炎复发的原因比较复杂,而主要的影响因素包括年龄、性别、供体类型、病毒类型、免疫抑制剂和移植相关事件等。

1. **年龄** 肝移植患者年龄越大,越影响其对抗病毒药物的敏感性,同时移植肝感染 HCV 的发生率越高,进展越严重。

2. **性别** 有研究统计了肝移植术后丙型肝炎复发所致移植肝功能丧失的发生率,发现女性患者高于男性患者,因此需严密监测女性患者术后丙型肝炎复发,必要时及早行抗 HCV 治疗。

3. **供体类型** 与脑死亡供体相比,心脏死亡供体胆道和血管并发症的发生率更高,HCV 感染风险也随之升高。

4. **病毒因素** HCV 为单股正链 RNA,易产生变异,目前主要分为 6 个基因型及不同的亚型。目前 HCV 基因型 1 型感染发病率占 HCV 所有感染的 70% 以上,我国 HCV 感染以 1b 型为主,2a 型次之,2 型和 3 型混合感染也较多。不同基因型对抗病毒药物的应答反应不尽相同,1 型患者对 IFN 抗病毒应答率较低,而非 1 型患者则应答率较高。

5. **免疫抑制剂** 免疫抑制剂降低机体对 HCV 的免疫反应,导致 HCV 复制增多,因此是影响肝移植术后 HCV 感染复发和疾病进展的最关键因素之一。

6. **移植相关事件** 移植术后急性排斥反应的发生及巨细胞病毒感染等都可影响 HCV 的感染复发。

三、移植肝丙型肝炎复发的诊断

PBLT 术后丙型肝炎复发的定义为肝移植受体术后外周血中再次检测出 HCV RNA。一般在丙型肝炎肝移植术后第 4 日,患者血清 HCV RNA 浓度可达到移植前水平,并在术后 1~4 个月达到峰值。目前诊断 PBLT 术后丙型肝炎复发主要依靠流行病学史、血清学(包括 HCV 抗体和抗原检测、HCV RNA、基因型和变异检测、血清酶学生化检查)、肝活检病理学检查、肝纤维化无创性检查(瞬时弹性成像等)。有研究发现,抗 HCV 核心 IgM 可出现于 HCV 感染早期,其出现与是否使用免疫抑制剂无关,因此可作为肝移植术后丙型肝炎复发的早期证据。早期动态监测抗 HCV 核心 IgM 结合 HCV RNA 及肝脏病理组织学结果,可尽早了解肝移植术后丙型肝炎复发状况。

四、移植肝丙型肝炎复发的预防及治疗方案

肝移植术后丙型肝炎复发治疗的目标是清除 HCV,减轻肝损伤,逆转肝硬化,提高患者的存活率和远

期生活质量。由于 HCV 感染复发与病毒基因型及 HCV RNA 含量相关,因此,抗病毒治疗方案需具备个体化特征。

(一) 干扰素

干扰素(IFN)具有抗病毒及抗肝纤维化等多重效用,可明显改善肝功能,使 HCV RNA 转阴,但是长期应用可能促使人类白细胞抗原(HLA)的表达增多,通过促进细胞免疫应答介导移植肝的排斥反应。而使用聚乙二醇修饰 IFN,获得的聚乙二醇化干扰素(pegylated interferon,Peg IFN)可克服常规 IFN 的上述缺陷。目前对 HCV 有效的聚二乙醇衍生物主要有两种,包括 IFNa-2a 和 40kDa 支链聚乙二醇分子聚合形成的 Peg IFNa-2a 及 IFNa-2b 与 12kDa 直链聚乙二醇分子形成的 Peg IFNa-2b。它们通过提高蛋白的水溶性并降低其抗原性,延长药物在血液的半衰期,从而提高生物利用度,增强了药物治疗效果,并减少给药次数,达到每周给药 1 次。

(二) 利巴韦林

利巴韦林(ribavirin)属于鸟苷酸类似物,通过抑制 RNA 或 DNA 病毒的复制来发挥抗病毒作用。但利巴韦林不能彻底清除 HCV,因此表现为 HCV RNA 在服药期间可保持阳性状态,并且停药后 ALT 易出现反弹。此外,长期使用利巴韦林有多种副作用,包括溶血、致畸、白细胞和淋巴细胞计数下降等,故需和其他抗病毒药联合使用。

(三) 直接抗病毒药物

直接抗病毒药物(DAAs)是一种新型药物,能够特异性阻断 HCV 复制周期,从而发挥抗 HCV 作用。DAAs 主要包括 NS3/4A 抑制剂、NS5A 抑制剂和 NS5B 抑制剂三大类。

1. **NS3/4A 抑制剂**　NS3/4A 蛋白酶通过抑制内源性 IFN 的产生,诱导 HCV 病毒发生免疫逃逸。根据作用位点可将 NS3/4A 抑制剂分为两类,包括可逆共价结合抑制剂和非共价结合抑制剂。可逆共价结合抑制剂的代表性药物主要是特拉匹韦(telaprevir)、博赛匹韦(boceprevir,BCV);非共价结合抑制剂的代表性药物是西美普韦(simeprevir,SMV)。

2. **NS5A 抑制剂**　NS5A 是一种在病毒复制和组装合成中有关键作用的多功能蛋白质。其中最关键的是"干扰素敏感决定区",由 *NS5A* 基因编码的蛋白质 C 末端第 2209~2248 位氨基酸构成,该区域决定不同基因型的 HCV 对 IFN 的治疗敏感性。代表药物为达卡他韦(daclatasvir)和雷迪帕韦(ledipasvir)。

3. **NS5B 抑制剂**　NS5B 是 HCV 复制所需的 RNA 聚合酶。NS5B 抑制剂包括核苷酸类似物抑制剂(nucleotide analogue inhibitor,NI)和非核苷酸类似物抑制剂(non-nucleotide analogue inhibitor,NNI)两大类。非磷酸化的 NI 通过胞内磷酸激酶催化为有活性的三磷酸核苷(nucleoside triphosphate,NTP),与胞内 NTP 竞争,抑制 RNA 链的延伸,代表药物为索非布韦(sofosbuvir)。而 NNI 通过与 NS5B 聚合酶表面的变构位点结合,改变酶的空间构象,抑制 NS5B 聚合酶活性,代表药物为达拉他韦(dasabuvir)。

在肝移植术后免疫抑制剂长期应用的情况下,丙型肝炎复发可加快移植肝纤维化、肝衰竭的发生率。因此,肝移植的患者一旦出现 HCV RNA 阳性,应该及时有效地进行抗病毒治疗。首选无 IFN 的 DAAs 联合治疗方案。对于肝移植超过 3 个月的患者,推荐使用 PR(Peg IFN+RBV)方案,对于不能达到持续病毒学应答(SVR)或不能耐受的受体,可以使用 DAAs 方案。对于等待肝移植的患者,为防止移植肝 HCV 感染,至少应在移植前 30 日即开始抗病毒治疗。目前,丙型肝炎最佳治疗方案为索非布韦 + 达拉他韦,已获欧洲肝脏研究学会、美国食品药品管理局和中华医学会肝病学分会等重点推荐,适用于全基因型,安全性高,不良反应及与免疫抑制剂的相互作用小,SVR12 率达 95%,基因型 1 型可达 99%,是肝移植受体和肾透析患者首选的安全、有效方案。具体方案推荐:索非布韦 400mg、达拉他韦 60mg,均 1 次 /d;联用或不联用利巴韦林 600~100g,1 次 /d;疗程 12 周,评估后可重复至 24 周。一般认为 SVR12 率可确定是否成功清除 HCV,但鉴于肝移植术后复发丙型肝炎受体前期有治疗史,因此推荐进行为期 24 周的治疗。

(梁文进　戴永安)

推荐阅读资料

［1］申川. 中国肝移植术后原发病复发诊疗规范(2019版). 中华移植杂志(电子版),2019,13(4):21-25.

［2］庄辉. 中国丙型肝炎感染现状及防治对策研究报告. 北京:人民卫生出版社,2018.

［3］CAI H,YAO W,LI L,et al. Cell-death-inducing DFFA-like effector B contributes to the assembly of hepatitis C virus(HCV)particles and interacts with HCV NS5A. Sci Rep,2016,6:27778.

［4］CHARLTON M,GANE E,MANNS M P,et al. Sofosbuvir and ribavirin for treatment of compensated recurrent hepatitis C virus infection after liver transplantation. Gastroenterology,2015,148(1):108-117.

［5］ELMASRY S,WADHWA S,BANG B R,et al. Detection of occult hepatitis C virus infection in patients who achieved a sustained virologic response to direct-acting antiviral agents for recurrent infection after liver transplantation. Gastroenterology,2017,152(3):550.

［6］FELMLEE D J,COILLY A,CHUNG R T,et al. New perspectives for preventing hepatitis C virus liver graft infection. Lancet Infect Dis,2016,16(6):735.

［7］GAMBATO M,PÉREZ-DEL-PULGAR S,HEDSKOG C,et al. Hepatitis C virus RNA persists in liver explants of most patients awaiting liver transplantation treated with an interferon-free regimen. Gastroenterology,2016,151(4):633.

［8］KWO P Y,MANTRY P S,COAKLEY E,et al. An interferon-free antiviral regimen for HCV after liver transplantation. New Engl J Med,2014,371(25):2375-2382.

［9］LAI Q,VIVEIROS A,IESARI S,et al. Prognostic factors for 10-year survival in patients with hepatocellular cancer receiving liver transplantation. Front Oncol,2022,12:877107.

［10］MANNS M,SAMUEL D,GANE E J,et al. Ledipasvir and sofosbuvir plus ribavirin in patients with genotype 1 or 4 hepatitis C virus infection and advanced liver disease:a multicentre,open-label,randomised,phase 2 trial. Lancet Infect Dis,2016,16(6):685-697.

［11］Polaris Observatory HCV Collaborators. Global change in hepatitis C virus prevalence and cascade of care between 2015 and 2020:a modelling study. Lancet Gastroenterol Hepatol,2022,7(5):396-415.

［12］SULKOWSKI M S,GARDINER D F,RODRIGUEZ-TORRES M,et al. Daclatasvir plus sofosbuvir for previously treated or untreated chronic HCV infection. N Engl J Med,2014,370(3):211.

第四节　肝癌复发的预防与治疗

本节根据"中国肝癌肝移植临床实践指南(2021版)"探讨肝移植术后肝癌复发的预防与治疗。

一、肝移植术后肝癌复发的现状

肝癌是最常见的消化系统肿瘤之一,也是世界范围内第二大肿瘤致死原因。虽然近年来肝癌的诊断和治疗有了很大的进展,但全球范围内肝癌患者术后生存率和复发率仍无明显改善。目前肝切除术和肝移植仍然是治疗肝癌最有效的方案。肝移植既可根治性切除肿瘤,又消除了再发肝癌的肝脏微环境,是目前比较理想的治疗手段,若严格控制患者入选标准,5年生存率可达65%~80%。目前肝移植术式有很多种,其中PBLT是应用比较多的一种术式。有研究通过回顾性分析166例原发性肝癌患者实施改良式背驮式肝移植(APBLT)的临床疗效,结果显示APBLT术后1年、3年生存率分别为56.6%、37.9%;术后肿瘤复发率为45.8%,中位复发时间为(338±78)日,与其他移植中心所报道的大宗原发性肝癌的原位肝移植（OLT）病例随访数据相近，表明 APBLT 是治疗原发性肝癌的有效手段。肝癌肝移植术后复发常见的部位是肝、肺、骨和肾上腺，也有学者报道移植术后肝癌的复发以肝外首先复发多见，复发的时间大部分发生在术后 2 年内，确诊肿瘤复发患者中位生存时间一般不超过 1 年。移植术后肝癌复发严重影响患者预后，是制约肝移植技术发展的瓶颈。

二、肝移植术后肝癌复发的影响因素

影响肝移植术后肝癌复发的因素有很多，主要包括以下几个方面。

（一）乙型肝炎病毒基因型

乙型肝炎病毒（HBV）包括 A~H 共 8 种基因型，这 8 种基因型的分布呈地域差异性。其中 E、F、G、H 型少见，A 型多见于北欧国家，D 型多见于东欧、地中海和中东国家。B 型和 C 型主要见于远东和东南亚国家，包括中国、日本等。有研究发现感染 HBV C 型的肝癌患者肝切除术后复发风险高于 HBV B 型的患者，可能与 HBV C 型肝炎病毒基本核心启动子区 T1762/A1764 突变率较高相关。

（二）肝癌直径与癌结节数量

研究显示，肝癌直径 >7cm 及 5~7cm 移植后的 5 年生存率分别为 34% 和 55%，因此，肿瘤直径 >7cm 与肝癌复发明显相关。同时，肝内 1 个、2 个和 3 个癌结节的 5 年生存率分别是 68%、58% 和 42%，并且 1~3 个与 >7 个癌结节之间的 5 年生存率差异有统计学意义。因此，肝癌直径与癌结节数量对移植后肝癌复发存在相关性。

（三）肝癌肿瘤组织学分级

肝癌肿瘤组织学分级反映了肿瘤的恶性程度，同时也与肿瘤微血管浸润密切相关。有研究报道，高分化肿瘤的微血管浸润率为 12%，中分化和低分化肿瘤相应为 29% 和 50%。

（四）肿瘤细胞微转移

肿瘤微转移一般指非血液系统恶性肿瘤在发展过程中播散并存活于血液循环、骨髓、淋巴系统等循环组织器官的微小肿瘤细胞灶，患者常无明显临床症状，并且 CT、MRI、GBI 和普通病理检查等常规检查都难以发现。目前认为肝移植术后复发肿瘤来源于肝癌的微转移，微转移灶的形成包括术前已存在和术中因挤压、搬动肝脏或肿瘤的破裂造成肿瘤细胞的转移。

（五）免疫抑制剂的使用

肝移植术后长期大量免疫抑制剂的使用，使机体处于低免疫状态，促进移植术后肿瘤复发。有研究显示，移植术后与肝癌复发有关的免疫抑制剂主要是类固醇，并发现如果术后持续使用类固醇与 6 个月内停用者比较，肝癌复发的危险性前者几乎是后者的 4 倍。

（六）循环肿瘤细胞

循环肿瘤细胞（CTC）是指由原发部位的肿瘤细胞游离并释放到循环血液中的一类细胞。其可在原发灶之外转移种植，形成新的肿瘤病灶，同时其中含有 CTC DNA、RNA 及外泌体等多种成分，具有遗传信息量丰富、内源性、高特异性等特点，已受到越来越多的关注。同时，CTC 的存在也是导致肝癌复发的关键因素。因此，对 CTC 的动态监测可实时了解肝移植术后肝癌复发情况。

三、肝移植术后肝癌复发的早期预测

肝移植术后肝癌复发严重影响肝移植的长期疗效，寻找能够早期预测并诊断肝癌复发的分子标记物，用以指导临床治疗并反映患者预后，已成为目前亟待解决的问题。目前针对肝移植术后肝癌复发的早期预测主要有以下几方面。

（一）甲胎蛋白

甲胎蛋白（AFP）是一种糖蛋白，正常情况下由胚胎肝细胞合成，胎儿出生约 2 周后 AFP 从血液中消失。而在肝细胞癌（HCC）患者血清中，来自癌细胞分泌的 AFP 水平往往升高，国内报道阳性率为 75.8%~78.8%，是目前早期诊断 HCC 的可靠指标之一。有研究表明，术前 AFP>400ng/ml 患者的 1 年累积生存率为 43.5%，远远低于术前 AFP≤400ng/ml 患者（61.9%）。AFP 的检测敏感性及特异性较高，与肝癌患者肿瘤复发及生存率密切相关，因此常用于肝癌术后的疗效观察和随访。

（二）异常凝血酶原

异常凝血酶原被称为维生素 K 缺乏或拮抗剂 II 诱导的蛋白质（PIVKA-II），也被称为脱 -1- 羧基凝血酶原（DCP），于 1984 年首次被 Liebman 等报道在肝癌诊断方面具有高敏感性（91%）。凝血酶原即凝血因子 II，是由肝脏合成的维生素 K 依赖的凝血因子。生理条件下，凝血酶原中所有的谷氨酸残基在肝细胞内全部羧化为 γ - 羧基谷氨酸，转化为正常的凝血酶原。整个羧化过程需要维生素 K 作为辅酶参与其中。当机体缺乏维生素 K 或应用维生素 K 拮抗剂时，凝血酶原前体羧化不足，也会形成大量 PIVKA-II，原发性肝癌患者 PIVKA-II 也有明显的升高，具体机制尚未明确，有研究推测 PIVKA-II 的升高可能与 γ - 羧基凝血酶原转录后表达异常和过多的凝血酶原前体产生有关。有学者通过纳入 17 篇文献，累计 1 970 例关于 PIVKA-II 单独或联合 AFP 对原发性肝癌的诊断性研究，分析结果显示血清 PIVKA-II 单独检测诊断原发性肝癌具有较高特异性，与 AFP 联合检测可提高诊断敏感性和准确性。对于大多数人群，PIVKA-II 在原发性肝癌的诊断尤其是早期诊断中展现出较大的优势，诊断效能优于目前临床上最为常用的 AFP，同时 PIVKA-II 水平可以反映肿瘤发展进程，为临床肿瘤分期、诊疗计划的制订提供参考依据。临床上选择 PIVKA-II 进行肿瘤筛查时，注意首先排除维生素 K 缺乏、饮酒或服用华法林等抗凝剂的情况，以免造成误诊。

（三）糖类抗原

CA19-9 是一种低聚糖类肿瘤相关糖类抗原，常用作诊断胰腺癌和结直肠癌，也可用于鉴别诊断胆囊癌、肝癌和胃癌，研究表明 CA19-9 可以作为胆管细胞型肝癌的有效肿瘤标记物之一，并对监测病情治疗反应具有一定提示作用。CA125 是一种可被单克隆抗体 OC125 结合的一种糖蛋白，是上皮性卵巢癌和子宫内膜癌的标记物，但研究发现其在很多肿瘤患者血清中均为阳性，实验发现其在肝癌、肝脏疾病患者中浓度大幅升高，特别是当患者伴有胸腔积液和腹水时。血清 AFP、CA125、CA19-9 联合检测相对于单项检测对早期诊断肝癌有更高的敏感性及准确度，弥补了单项肿瘤标记物的不足，为临床精准诊断提供帮助。

（四）血管内皮生长因子

血管内皮生长因子（VEGF）通过刺激血管内皮细胞的分裂增殖，直接参与并诱导肿瘤血管生长。同时，VEGF 可作为一种血管渗透因子增加血管的通透性，促进肝癌细胞对血管的侵犯，有利于肿瘤细胞分泌的 VEGF 进入血管，提高血浆 VEGF 的水平。近年来，越来越多的研究集中于 VEGF 的表达与肝癌转移复发及预后的关系，这也说明 VEGF 对移植术后肝癌复发有一定的预测作用。

（五）液体活检

液体活检是指用体液进行病理生理或测序分析的检查方法，它能动态反映肿瘤细胞遗传信息特征，并且能够监测疾病治疗、患者预后、肿瘤复发及转移，因此液体活检技术越来越受到关注。循环肿瘤细胞（CTC）及循环肿瘤核酸检测的基础及临床研究目前已成为热点，并且具有广阔的应用前景。通过抽取肿瘤患者血浆中的 CTC、循环肿瘤 DNA（ctDNA）行液体活检，能够更便捷地寻找出相关突变序列，动态反映肿瘤细胞遗传信息特征，因此液体活检技术越来越受到关注。目前研究显示，液体活检已应用于乳腺癌、结直肠癌等肿瘤患者的 ctDNA 的动态监测以指导疾病诊治。而在 HCC 的诊治中研究较少，武汉大学中南医院移植医学中心通过动态检测肝癌肝移植围手术期及术后 CTC 计数，结果显示 CTC 与肝癌术后肿瘤复发及术后化疗敏感性均呈正相关。进一步针对 HCC 患者血清中 CTC 进行单细胞测序分析，发现与肿瘤侵袭转移相关的特征性基因存在异常突变序列。因此，通过结合患者临床病例资料定性及定量分析血液中 CTC 及 ctDNA，可以为 HCC 早期诊治、患者预后、肿瘤复发及转移提供有效的监测指标。

（六）CD34

CD34 是人类造血干细胞和内皮细胞的标记物，它表达于增生的毛细血管内皮层、肝脏毛细血管入口处的内皮细胞及硬化肝的纤维增生组织，其在肝癌结节周围的血管和结节内肝窦的表达更为广泛。对 136 例肝硬化肝癌的移植受体肝癌细胞微血管浸润的研究表明，CD34 表达水平的检测可反映微血管转移的特征，从而可以用于监测移植后肝癌复发情况。同时，有学者通过免疫组化检测 239 例原发性肝癌患者 CD34 表达情况发现，CD34 的异常表达与肿瘤大小、肿瘤 TNM 分期、肿瘤转移相关，并提示患者不良预后。

四、肝移植术后肝癌复发的治疗方案

由于肝移植术后肝癌复发临床特征多样化,针对不同肿瘤患者应积极制订个体化的综合抗癌治疗方案,以期提高疗效。目前治疗方案主要包括以下几方面。

(一)对于肝内复发病灶的治疗

如果病灶位于一侧肝叶,应根据肿瘤大小、位置、肝功能及全身状态等综合评估,如有手术切除适应证,最好选择手术切除病灶,以达到肿瘤根治性切除。如果没有手术适应证,则可行超声引导下消融治疗(射频、微波、氩氦刀、激光、高强聚焦超声)或无水乙醇注射(PEI)、经导管肝动脉化疗栓塞(TACE)、放疗(质子束、^{90}Y 微球、^{131}I 粒子植入、TOMO)、靶向药物治疗、系统性化疗或综合上述治疗方案,以延长受体生存期。如果肝内病灶多发,以上治疗方案疗效不佳时,排除远处脏器转移后,可以考虑再次肝移植。但是,再次肝移植风险大,无论是手术打击还是肿瘤转移复发,都是对再次肝移植的很大考验。有学者总结 9 例再次肝移植病例,结果显示再次肝移植更容易发生血管侵犯,且肿瘤复发出现时间较初次肝移植更早。因此,再次肝移植需慎重考虑。

(二)对于有肿瘤复发远处转移的治疗

对于肝内单结节病灶或单纯肺、肾上腺转移的局部病灶,可以行局部根治性切除或使用 TACE 等非手术治疗方式。对于广泛转移者主要采用全身放化疗。目前临床常用的肝移植术后全身辅助化疗药包括阿霉素、顺铂、5-氟尿嘧啶和吉西他滨、分子靶向及免疫药物等。有学者将超 Milan 标准的肝癌患者在肝移植术后分为两组,实验组每日口服 2 次索拉菲尼 400mg,对照组每日口服卡培他滨 1 500mg,每个疗程使用 14 日后休息 2 周。结果发现超 Milan 标准的肝癌患者在肝移植术后预防性应用索拉菲尼会减少或推迟肝癌复发,延长生存时间。全身化疗药物的协同使用可以抑制肿瘤细胞生长及新生血管形成,抑制肿瘤的发展,延缓病情进展,从而延长患者生存时间。同时,新型靶向药物的研发与应用为肝癌药物治疗带来了希望。但是全身化疗药物对肝癌患者也具有一定的毒副作用,因此,还需要进一步研究和临床观察来改善化疗药物的疗效。

(三)免疫抑制治疗

目前认为激素和钙调磷酸酶抑制剂(CNI)的使用可增加肝癌的复发率,把握好免疫抑制治疗在免疫排斥和肿瘤复发中的平衡,是目前临床治疗的难点。现有证据表明,应用 mTOR 抑制剂的肝癌肝移植受体肝癌复发率显著低于应用 CNI 的受体,其中应用基于依维莫司的免疫抑制方案可使肝癌肝移植受体获得更好的预后。对肿瘤侵袭性强、超越移植标准的受体应用依维莫司可能获益更大。一般可在术后 4~6 周转换为以 mTOR 抑制剂为基础,联合霉酚酸类药物或低剂量 CNI 的免疫抑制方案,该方案也有助于保护肾功能。对肝癌肝移植术后肿瘤复发的受体,建议应用以 mTOR 抑制剂为基础的免疫抑制方案。有研究将西罗莫司联用索拉菲尼的综合治疗方案应用于 12 例肝移植术后肝癌复发患者,结果显示肿瘤复发的中位生存期达 13.5 个月,两者的协同作用有望延长患者生存时间。目前也有多个临床中心采用纳武利尤单抗/纳武单抗(nivolumab)、特瑞普利单抗(toripalimab)等抗肿瘤免疫治疗及免疫细胞治疗方案,但是目前国内相关病例较少,其长期治疗效果仍待进一步验证和探讨。

(梁文进　李　玲　王彦峰)

‖‖‖‖‖‖‖‖ 推荐阅读资料

[1] 黄磊,朱继业,栗光明,等.索拉菲尼预防超米兰标准肝癌患者肝移植术后复发.中华普通外科杂志,2011,26(11):936-939.

[2] 李雪,丁艳,王念跃.血清异常凝血酶原对原发性肝癌诊断准确性荟萃分析.临床检验杂志,2017,35(5):390-395.

[3] 彭志海,孙红成.肝移植术后肝癌复发.中华消化外科杂志,2016,15(5):444-447.

[4] 吴迪,郑虹,朱志军,等.再次肝移植治疗首次肝移植术后肝癌肝内复发的效果分析.中华器官移植杂志,2013,34(1):20-23.

［5］中国医师协会器官移植医师分会,中华医学会器官移植学分会肝移植学组. 中国肝癌肝移植临床实践指南(2021版). 中华消化外科杂志,2022,21(4):433-443.

［6］中华人民共和国国家卫生健康委员会医政医管局. 原发性肝癌诊疗指南(2022年版). 中华肝脏病杂志,2022,30(4):22.

［7］BHOORI S,MAZZAFERRO V. Combined immunotherapy and VEGF-antagonist in hepatocellular carcinoma:a step forward. Lancet Oncol,2020,21(6):740-741.

［8］CASTELLI G,BURRA P,GIACOMIN A,et al. Sorafenib use in the transplant setting. Liver Transpl,2014,20(9):1021-1028.

［9］CHEN W,ZHENG R,BAADE P D,et al. Cancer statistics in China,2015. CA Cancer J Clin,2016,66(2):115-132.

［10］DING T,XU J,ZHANG Y,et al. Endothelium-coated tumor clusters are associated with poor prognosis and micrometastasis of hepatocellular carcinoma after resection. Cancer,2011,117(21):4878.

［11］GUO W,YANG X R,SUN Y F,et al. Clinical significance of EpCAM mRNA-positive circulating tumor cells in hepatocellular carcinoma by an optimized negative enrichment and qRT-PCR-based platform. Clin Cancer Res,2014,20(18):4794-4805.

［12］LLOVET JM,CASTET F,HEIKENWALDER M,et al. Immunotherapies for hepatocellular carcinoma. Nat Rev Clin Oncol,2022,19(3):151-172.

［13］ONO A,FUJIMOTO A,YAMAMOTO Y,et al. Circulating tumor DNA analysis for liver cancers and its usefulness as a liquid biopsy. Cell Mol Gastroenterol Hepatol,2015,1(5):516-534.

［14］SIA D,VILLANUEVA A,FRIEDMAN S L,et al. Liver cancer cell of origin,molecular class,and effects on patient prognosis. Gastroenterology,2017,152(4):745-761.

［15］SIEGEL R L,MILLER K D,JEMAL A. Cancer statistics,2017. CA Cancer J Clin,2017,67(1):7-30.

［16］SOLL C,CLAVIEN P A. Inhibition of mammalian target of rapamycin:two goals with one shot? J Hepatol,2011,54(1):182-183.

［17］SUN Y F,YANG X R,ZHOU J,et al. Circulating tumor cells:advances in detection methods,biological issues,and clinical relevance. J Cancer Res Clin Oncol,2011,137(8):1151-1173.

［18］SUN Y F,XU Y,YANG X R,et al. Circulating stem cell-like epithelial cell adhesion molecule-positive tumor cells indicate poor prognosis of hepatocellular carcinoma after curative resection. Hepatology,2013,57(4):1458-1468.

［19］XU J F,LIU X Y. PIVKA-Ⅱ is an independent prognostic factor for overall survival of HCC patients and maybe associated with epithelial-mesenchymal transition. J Hepatol,2015,63:1040-1041.

［20］ZHANG Y,LI J,CAO L,et al. Circulating tumor cells in hepatocellular carcinoma:detection techniques,clinical implications,and future perspectives. Semin Oncol,2012,39(4):449-460.

［21］ZHOU J,HUANG A,YANG X R. Liquid biopsy and its potential for management of hepatocellular carcinoma. J Gastrointest Cancer,2016,47(2):157.

第十五章

体外转流及人工肝在肝移植围手术期的应用

第一节 肝移植体外静脉转流

一、肝移植体外静脉转流的发展

1963 年,Starzl 成功地实施了第 1 例人体原位肝移植(OLT),经过 40 余年的发展,肝移植手术技术日臻完善,常用的 OLT 术式包括经典式、背驮式、改良背驮式、腔静脉成形式及右心房吻合式。经典 OLT 已是非常成熟的手术技术,在手术过程中需完全阻断肝上下腔静脉(SIVC)、肝下下腔静脉(IHVC)和门静脉,并将肝后腔静脉作为病肝的一部分一并切除,因而导致无肝期的血流动力学明显不稳,而且阻断了肾静脉的回流,对肾功能造成一定的影响。另外,门静脉和下腔静脉(IVC)的完全阻断和开放对患者的循环功能和体液、酸碱平衡干扰大,给内环境稳定和麻醉管理带来很大困难。其中移植肝恢复血流后,肝静脉血汇入体循环,是构成内环境紊乱的重要因素。

鉴于肝移植术中无肝期的血流动力学改变及病理生理变化,Starzl 将门 - 体静脉转流术(VVB)引入肝移植。随后,Griffiths 在 1983 年对转流术进行改进和完善,即将阻断的门静脉、IVC 的血液利用生物转流泵,经腋静脉转至上腔静脉,回输至心脏,使全身血液循环、血容量不至受过大的影响,同时也避免了因淤血造成腹腔脏器的功能损害。因此这种技术被国内外各大肝移植中心采用。但 Griffiths 的肝移植术中转流也有其缺陷:①终末期肝病患者往往病情危重,一般情况差,要求肝移植手术麻醉时间越短越好,而增加转流设施往往耗时过长;②整个转流过程的费用较高;③转流过程中可能发生空气栓塞、血肿、血栓或凝血功能障碍等并发症。

叶启发教授报道了简化的门 - 体静脉转流(simplified VVBP,SVVBP),即转流时采取股静脉及颈内静脉置管(标号 14F),体外血流管路可根据病情需要加装人工肾透析器或分子吸附再循环系统(molecular adsorbent recirculating system,MARS)人工肝系统,进行体外转流(转流血流速度 500~700ml/min)。该方法不用门静脉转流和传统转流泵,不实行全身肝素化,仅在转流前用肝素盐水预冲管道,如果加装了透析系统,则每隔 30 分钟用 200ml 生理盐水冲洗透析器一次;操作不费时,不需行门静脉插管,简化了手术操作,缩短了手术时间。特别是当肝静脉分离破裂或肝后下腔静脉(RIVC)分离失败后,可立即进行 SVVBP,

常规阻断 SIVC，进行破裂血管的修补，或将背驮式肝移植（PBLT）改行 OLT。与应用生物转流泵相比，SVVBP 术中出血量、术后 2 小时肝功能、术后重症监护病房（ICU）停留时间、术后肝功能恢复时间在统计学上无明显差异。同时术中加用人工肾透析器或 MARS，有益于清除蛋白结合毒素，特别是胆红素、内毒素、芳香氨基酸、尿素氮等，并且有利于减少体内的炎症细胞因子，如 IL-1、IL-6、NO 和 TNF-α；有利于术后全身状况的改善和恢复，也降低了各种毒性代谢产物对新植入肝的毒性损害，有利于移植肝早期功能恢复。

叶启发教授团队统计了 2003 年 3 月—2005 年 3 月共计 146 例良性终末期肝病施行 OLT 手术的患者，其中男性 96 例，女性 50 例，年龄 0.4~74 岁，平均 38.2 岁。乙型肝炎肝硬化 88 例，Wilson 病 9 例，其他包括肝内胆管结石并肝硬化、酒精性肝硬化、多囊肝多囊肾并乙型肝炎肝硬化等 49 例。肝功能按 Child 分级 C 级 100 例，B 级 46 例。60 例术中未采用 MARS 人工肝及 SVVBP，86 例均采用术中 MARS 人工肝及 SVVBP。结果表明，采用 SVVBP 并辅以术中 MARS 人工肝治疗后，手术时间、无肝期时程、术中血液制品用量、术后 ICU 停留时间、术后 1 个月生存率和 1 年生存率均显著优于未采用的病例。

与传统的方法比较，SVVBP 有以下优点：①明显减少手术野渗血，有利于手术操作；②不用全身肝素化，不会加重凝血功能紊乱，减少了术中出血、输血；③不增加手术步骤，只采用股静脉颈静脉插管转流，不用门静脉，转流医师和术者可同步操作，不会相互干扰，不延长手术时间；④不用传统转流泵，改用血液透析泵，方法简单、经济、实用；⑤可及时纠正酸中毒及高血钾；⑥进一步减轻了肾脏及下肢的淤血，保证了充足的回心血量，维持了中心静脉压的稳定，减轻了对肾脏的损伤；⑦转流流速较低，对血小板的损伤小；⑧操作时循环血液污染的可能性相对较小；⑨明显减少了经典式肝移植各种并发症，提高了手术成功率，缩短了手术时间和术后 ICU 停留时间。

二、转流在肝移植术中的应用

1. 转流在肝移植术中的作用　肝脏由肝动脉和门静脉双重供血。正常肝血流量占心排血量的 20%~40%，其中门静脉占肝血流的 60%~80%。OLT 期间要求对门静脉、肝动静脉、腔静脉进行阻断。这种阻断带来一系列病理生理变化，表现在：①IVC 血流阻断使大量回心血液淤积于腹腔脏器和下肢。②阻断门静脉时可出现高血压。有学者认为这种血压增高与神经性因素和激素释放有关。还有学者认为这种血压变化与门静脉、腔静脉，以及上腔静脉、IVC 间侧支循环有关，循环功能差，危险更大。③阻断肝血流期间滞留在腹腔脏器内的大量钾和酸性物质在恢复肝血流时，随血流涌入体循环。无肝期心排血量减少约 50%，通过增加血管阻力使血压得以勉强维持。如果患者既往有心功能不全或年龄过大，就可发展为心力衰竭、低血压或心律失常。此外，无肝期为维持血压而输入大量液体，可造成肝血流恢复期容量负荷急剧增加。为了缓解上述问题可应用转流技术。与常规手术对照，此方法可较好地维持术中血流动力学稳定，减轻术后肾功能损害，减少血液丢失量，提高患者术后生存率。

为了减轻无肝期阻断 IVC 和门静脉时的静脉淤血，经典方法是将导管插入门静脉和 IVC，将流出的血液经离心泵注入腋静脉，经右心房进入体循环。近几年也有学者提出使用附脐静脉代替门静脉进行 VVB 更为安全，避免了侧支循环大出血的风险。为了减少损伤，经皮插管越来越普遍。经皮插管方法在肝移植术中可维持 2L/min 血流量，临床效果良好。转流时不用肝素，但需要所有与血液接触的表面有很好的抗凝性。目前特制的管腔表面能与活性肝素以共价键结合，血液流经时，肝素和抗凝血酶Ⅲ、凝血酶结合达到局部抗凝。当血液离开管腔后，这种复合物解离，凝血酶恢复正常功能，血凝也随之恢复。用生理盐水白蛋白稀释液经供体肝脏的门静脉冲洗出保护液，拔出门静脉插管，进行门静脉吻合时，IVC 和腋静脉的转流仍在进行。当门静脉吻合完毕后，可终止转流，恢复正常血流。转流可稳定肝移植术中的血流动力学，纠正水、电解质紊乱，调节体温平衡，还可利用自体血回输。

2. 转流的适应证

（1）试验性血流阻断后血流动力学不稳定：有学者提出无肝期心排血量下降 50% 以上或平均动脉压（MAP）降低 30% 以上会使围手术期的并发症发生率和病死率增高。因此许多中心将此作为 VVB 的适应证，但标准不一。一项回顾性研究发现心排血量下降 50% 组与未下降 50% 组的并发症和死亡率无明显差异。由于各移植中心对心排血量和 MAP 的标准不一，很难得出统一的结论。此外，无肝期血流阻断前补充容量对血流阻断带来的生理变化也有很大影响。

（2）肾功能不全：无肝期由于腔静脉阻断导致肾脏血液回流障碍从而使肾功能受损，因此有许多移植中心对肾功能不全患者肝移植术中采用 VVB。术前的肾功能不全、术中血流动力学紊乱、应用免疫抑制剂和抗生素等肾毒性药物等原因导致术后容易出现肾功能不全。因此，术中通过 VVB 减轻血流动力学紊乱，维持 MAP，改善肾脏的灌注压有利于保护肾功能。然而也有学者报道，术中使用 VVB 也是术后肾功能不全的危险因素。

（3）暴发性肝衰竭（FLF）：有学者认为，FLF 患者行肝移植手术时，为了维持大脑的血液供应，应提倡经典 OLT 使用 VVB。FLF 患者由于缺乏足够的侧支循环，无肝期血流阻断可导致显著的血压下降，使大脑血流灌注减少。为了维持血流动力学的稳定大量输液加重了脑水肿。移植肝再灌注后产生大量的酸性代谢产物可使脑血管扩张，加重颅内高压。尽管如此，仍有学者认为在移植期间通过合理的麻醉管理，不使用 VVB 的情况下，同样可以维持大脑的血液供应。

（4）其他：对于一些特殊患者，如肿瘤侵犯 RIVC 与右心房，进行腔静脉心房吻合时需行 VVB。另外当受体行肝移植术后突发心脏骤停，可在有效心脏按压下迅速从股动脉、股静脉插管行 ECMO 复苏模式，在纠正诱发心脏停搏因素后帮助完成肝移植。

3. 转流后的并发症　VVB 并发症的总体发生率达 10%~30%。VVB 拔管时可导致空气血栓或血栓栓塞肺动脉等严重并发症。其他并发症还包括低体温、高血压、心律失常、淋巴囊肿、伤口感染、手术和热缺血时间延长等。VVB 在 OLT 中的积极作用尚未得到完全证实，关于 OLT 时是否应用 VVB 还需要深入研究。

三、转流在背驮式肝移植术中的应用

因 PBLT 不完全阻断患者 IVC，一定程度上维持了血流动力学的稳定，相比 OLT 较好地维持了肾脏等器官的血流灌注。早期有学者报道，PBLT 减少了 VVB 在肝移植术中的使用。由于 PBLT 术式发展推广及麻醉管理的日益成熟，VVB 从常规变成了选择性使用，越来越多的研究表明单独 PBLT 能很好地维持血流动力学稳定和组织灌注。Sakai 等在一项回顾性研究中报道，单独 PBLT 与 PBLT 联合 VVB 对比，前者术中输血量较少，术后肾衰竭发生率较低，患者及移植器官存活率较高。叶启发教授等认为单独 PBLT 患者术中血流动力学稳定，术中可以不需要使用门体分流或体外转流。有研究认为只有在极特殊的病例，如 FLF、严重肾功能不全或心功能不全患者，围手术期可以考虑使用 VVB。

四、总结

随着肝移植技术和麻醉管理技术的成熟，无论是 OLT 还是 PBLT，许多中心都能在没有 VVB 的辅助下较好地完成手术。VVB 技术在不断地创新发展，其临床使用适应证也在不断变化。因此，对于肝移植手术中 VVB 合理应用的适应证把握还需进一步探索。

（钟自彪　梁文进）

第二节　人工肝在肝移植围手术期的应用

一、概述

目前治疗肝衰竭最有效的手段除肝移植外就是人工肝脏支持系统（artificial liver support system, ALSS），即人工肝。这是因为肝脏有极强的代偿或再生能力，当患者肝脏受到严重损害而出现肝衰竭时，如果能给肝脏以暂时的人工支持或辅助治疗，则有可能为肝细胞的恢复提供时间，或为患者等待肝移植争取时间，从而达到抢救患者生命和提高治疗效果的目的。国外专家统计，急性肝衰竭患者出现IV级肝昏迷，如仅依靠一般对症治疗，其死亡率达 80%，年龄在 65 岁以上者死亡率可达 100%。各种原因引发的重症肝炎（简称"重肝"），由于肝细胞大量坏死，肝脏代谢、转化、合成和解毒功能严重障碍，致使病情重、发展快、并发症多、病死率高。

国内外学者经过长期的探索研究,揭示了提高重肝患者存活率必须解决的三大难题:①抑制肝细胞坏死,促进肝细胞再生;②有效清除重肝内大量的有害病理产物,纠正代谢紊乱和补充缺乏的必需物质;③调节和纠正严重免疫功能紊乱,防治并发症。临床研究表明,早期、中期重肝患者在内科综合治疗基础上加用 ALSS 治疗,能有效改善患者黄疸、腹胀等症状,增进食欲,促进肝细胞再生,提高重症肝炎患者存活率。因此,ALSS 至少具有以下几种功能:①解毒功能,清除体内的内源性毒物,如胆红素、血氨、肿瘤坏死因子、吲哚、醇类代谢产物;同时也可清除病理性免疫成分和外源性产物,如各种药物、蛇毒、鱼胆及重金属等毒物;②纠正体内平衡失调,如酸碱平衡失调、水中毒及某些内源性物质过多;③补充不足成分,如补充凝血因子、白蛋白、免疫球蛋白分子、促肝细胞再生因子等多种成分;④防止肝细胞死亡,促进肝细胞再生。

20 世纪 50 年代,人们就试图用人工肝来替代肝衰竭患者的肝功能,但受技术条件及方法的限制,加上肝脏功能的复杂性,早期解毒为主的人工肝装置及方法难以有效代偿肝功能、提高成活率。经过数十年不懈努力,特别是随着以培养肝细胞为核心的新型生物人工肝技术的成熟应用,ALSS 得以迅速发展。

根据 ALSS 组成部分的性质可将其分为非生物型、生物型和混合型三种。非生物型人工肝(non-bioartificial liver,NBAL)一般通过非生物作用清除毒素、补充物质达到替代肝脏的治疗效果。生物型人工肝(bioartificial liver,BAL)则是借助生物反应器中的肝细胞从而加强肝脏合成和代谢功能。二者的主要区别在于前者是"功能替代",而后者为"功能加强"。混合型人工肝是将生物型与非生物型集为一体,共同发挥治疗作用。

二、非生物型人工肝

近年来,随着新型生物医学材料和相关技术的发展和广泛应用,NBAL 发展迅速,各种新装置、新方法层出不穷,在临床获得广泛使用并被证明是行之有效的体外肝脏支持方法。NBAL 有很多种类,其中大多数都源于经典的血液净化技术。

1. **血液透析(hemodialysis,HD)** 是散布于血液中的各种可透过物质通过半透膜弥散、对流和超滤等作用,进行物质交换或排出,从而达到清除代谢物及治疗目的。HD 能清除肝衰竭中常见的低分子代谢废物及纠正水、电解质紊乱和酸碱平衡失调,改善肝昏迷,但对患者长期存活率影响不大,且对大分子物质、亲脂性物质和与血浆蛋白结合的毒性物质清除率较低。

新近研制了一种新型单纯白蛋白透析(simple albumin dialysis,SAD)的方法,根据白蛋白对胆红素等毒素具有强大结合能力的特性,可使血液中胆红素与蛋白质解离并转移至透析膜另一侧,达到清除血液中蛋白结合毒性物质的目的。SAD 利用连续血液净化设备,使用白蛋白碳酸氢盐透析液和不透白蛋白的普通合成膜高通量透析器,采用在线封闭循环方式直接行连续性 HD,可清除肝源性蛋白结合毒素,该方法简便易行,成本低廉。

随着血液透析水处理系统、透析器膜材料、透析机自动化控制系统不断发展更新,以及对肾衰竭机制的深入研究,HD 进入稳定发展时期,与肾移植一同成为治疗肾衰竭的两种最基本措施,并逐步应用于肝病合并肾功能不全的治疗。

2. **血液滤过(hemofiltration,HF)** 是模仿肾小球的滤过功能,利用一种孔径更大的滤过膜,靠跨膜压的作用从体内均匀超滤出水分,同时依靠输液装置同步输入与细胞外液成分相仿的平衡液,借此使血液中的毒性物质经膜滤过而清除,即通过对流的方式去除血液中的中分子物质和过多的液体的一种技术。在重型肝病患者中,HF 能有效减轻肝性脑病的进展。然而,长时间应用 HF 会导致机体蛋白质及小分子激素等丢失,从而引起耗减综合征。应用 HF 后,会有一定滤液的丢失,因此需人为补充置换液以维持机体内环境的稳定,但是大量的置换液补充会导致相关微量元素的堆积,从而引起中毒。

3. **血浆置换(plasma exchange,PE)** 是临床最常应用的人工肝治疗模式。PE 的原理是经过血浆分离器将患者的血浆从全血中分离出来,然后补充等量的新鲜冷冻血浆或人血白蛋白等置换液。PE 不仅可以清除体内中、小分子的代谢毒素,还可清除蛋白分子、免疫复合物等大分子物质,同时又可补充体内所缺乏的白蛋白、凝血因子等必需物质,较好地替代肝脏功能。但 PE 纠正电解质紊乱能力有限,且在去除毒素的同时可将血液中有益于肝再生的细胞因子一并除去。因此，PE 的治疗间隔不宜过短，以避免连续清除体内的肝细胞生长刺激因子而不利于自身肝细胞的再生。PE 治疗过程中需要消耗大量血浆，受血浆供给影响也较大。此外，PE 也不能有效清除水溶性中、小分子溶质。

由于传统的血浆分离器孔径较大，基本上所有的血浆物质都可以透过，在清除毒物的同时也丢弃了补体、纤维蛋白原、免疫球蛋白和凝血因子等对人体有益的活性物质，且分离器表面积小，生物相容性差。为了进一步优化 PE，开发了选择性 PE（specific PE，SPE）法。该方法采用 EVAL 膜作为 EC-4A 血浆分离器，其组织相容性好、截孔面积小、膜交换面积大、溶质通过性能介于普通血浆分离器和血液滤过器之间，进行 SPE 时能减少白蛋白、凝血因子、纤维蛋白原的丢失。与单纯 PE 相比，SPE 可节省血浆用量，同时减少肝素用量，降低了出血的风险。

高通量 PE（high volume PE，HVP）是 PE 的一种特殊类型，定义为每日置换 10L 以上的血浆。一项多中心前瞻性队列临床研究显示，HVP 可以通过调节细胞因子风暴、抑制炎症反应及改善多器官功能障碍来降低急性肝衰竭患者病死率。

4. 血液灌流　血液灌流是将血液中的有害物质吸附到具有丰富表面积的固态物质上借以清除血液中的毒素，达到治疗的目的。主要分为全血灌流（hemoperfusion，HP）和血浆灌流（plasmaperfusion，PP）两大类。

HP 可以有效清除芳香族氨基酸、短链脂肪酸、γ- 氨基丁酸、Na^+-K^+-ATP 酶抑制物等导致肝昏迷的中分子物质及蛋白结合毒素，但对水、电解质紊乱和酸碱平衡失调无纠正作用，并且由于血液中白细胞和血小板被吸附损伤，在治疗过程中易出现低血压及血小板减少。HP 时由于灌流器直接接触血细胞，容易激活血小板，引起低血压、血小板减少等不良反应，目前已不推荐在肝衰竭治疗中使用，目前临床上 HP 主要用于治疗急性药物中毒。PP 避免了灌流器吸附物质与血细胞的直接接触，避免了一系列的不良反应，但也会导致血浆中白蛋白和凝血因子的丢失。PP 对致病物质的清除具有特异性，因此临床多用于治疗重症感染性疾病和免疫相关性疾病。

5. 非生物型人工肝的联合应用　分子吸附再循环系统（MARS）是目前欧美国家应用最为广泛的人工肝技术。它包括三个循环，即血液循环、白蛋白循环和透析循环，其原理是患者血液流经透析膜时，其中的蛋白结合毒素和水溶性毒素被转运至白蛋白透析液中，白蛋白与毒素结合后流经活性炭和阴离子树脂，毒素被吸附而白蛋白被"解毒"，从而使白蛋白再生并循环使用，同时 MARS 还连有低通量透析器，用以清除水溶性毒素，维持水、电解质平衡。MARS 能同时清除血脂、水溶性及与白蛋白结合的大、中、小分子的毒素，并能调节水、电解质紊乱和酸碱平衡失调。MARS 在清除有毒物质的同时，体内有益的物质如红细胞、血小板、白蛋白、免疫球蛋白、补体 C3、支链氨基酸等在治疗前后均无明显变化，治疗过程中患者耐受性良好，未发生过严重的不良反应。

基于 MARS 白蛋白透析吸附的原理，采用高通量血滤器 PF-L200 代替 MARS 透析器，应用 HA330 灌流器或 BL300 胆红素吸附器代替 MARS 蛋白循环中的活性炭吸附器和阴离子交换吸附器，构建了连续白蛋白净化系统（continuous albumin purification system，CAPS）。根据 CAPS 白蛋白结合毒素交换量偏小而净化白蛋白的吸附容积较高的特性，在实际操作中可能要求要有较 MARS 更长的治疗时间。与 MARS 相比，CAPS 具有与其相似的效能，性价比高，但缺乏补充蛋白质、凝血因子等肝脏合成功能的作用，疗效受一定影响。

双重血浆分子吸附系统（double plasma molecular absorb system，DPMAS）是由国内自主研发的一种新型 NBAL 治疗模式，是在血浆胆红素吸附技术基础上增加了一个可以吸附中、大分子毒素的广谱树脂吸附剂，不仅能够吸附胆红素，还能清除炎症介质，且不耗费血浆。其主要用于伴有高胆红素血症及全身炎症反应综合征的重症疾病，如各种原因导致的肝衰竭、肝移植围手术期治疗、胆汁淤积性重型肝病、急性胰腺炎等。DPMAS 技术自问世以来，已在国内外近千个单位开展，是一种安全有效的 NBAL 治疗模式。

总之，NBAL 以其简便有效的特点成为治疗肝衰竭的重要方法。随着医用材料与技术的不断进步，各种 NBAL 技术将不断完善和改进，开发不同非生物型血液净化技术联合组装的组合型 NBAL 治疗模式是今后的发展方向。

三、生物型人工肝

1. 概念 由于肝衰竭时不仅肝脏解毒功能不全，其合成、分泌、转化功能也严重受损，后者难以单纯以 NBAL 治疗。机体在清除毒物的同时，一些有用的成分如促肝细胞生长因子也被清除，因而 NBAL 的疗效有限。与之相比，以体外培养的肝细胞为核心组成的 BAL 具有解毒、分泌、合成及转化等多种类似自然肝脏的功能，是更加理想的人工肝治疗方法，近年来也日益受到重视。BAL 是将肝细胞、生物反应器、体外循环装置相结合组装成某种形式的 ALSS，该系统将培养肝细胞置于体外循环装置，即生物反应器中，患者血液/血浆流经生物反应器时，通过半透膜或与之直接接触，与培养的肝细胞间进行物质交换，从而起到理想的人工肝支持作用。它不仅具有肝脏特异性的解毒功能，而且具有更高的生物转化功能，可清除毒性物质并分泌具有促进肝细胞生长活性的物质等。不同于 NBAL 治疗的特异性，BAL 借助于体外肝细胞的活性作用，从整体水平提高了患者肝脏功能，具有广谱性的治疗作用，是理想的人工肝治疗模式。

2. BAL 的肝细胞来源 肝细胞来源是 BAL 的核心。迄今已经使用的肝细胞主要包括以下几类（表 15-2-1）：①人肝细胞，理论上讲人肝细胞是最理想的来源。但人肝细胞离开体内环境后增殖能力差，功能低下，加之来源有限，目前已被弃用。②永生化肝细胞，利用基因改造技术将肿瘤的增生基因插入人肝细胞使其永生化，该技术理论上可行，但目前仍处于技术改进阶段，经改造的肝细胞增殖缓慢，无法满足大规模培养的要求。③猪肝细胞：美国和欧洲的四个研究中心利用猪肝细胞作为肝细胞来源，由于无法避免猪肝细胞携带猪腺体病毒感染人类的危险，已经被美国食品药品管理局（FDA）禁止应用于人。④肿瘤源性肝细胞，美国和欧洲两个研究中心使用了 HepG2 和 C3A 肝癌细胞系，其弊端是肝功能差，其中 HepG2 已弃用，基于 C3A 生物人工肝研发了十余年，但临床试验结果较差，仍未得到 FDA 批准。⑤干细胞来源肝细胞，干细胞是一类很有希望的生物人工肝细胞来源，目前干细胞来源的肝细胞仍处于探索阶段。

表 15-2-1 生物型人工肝肝细胞来源的优缺点比较

肝细胞来源	优点	缺点
人原代肝细胞	具备理想的肝细胞功能	活性低
猪肝细胞	来源丰富，容易获得	免疫问题，病毒感染
C3A 细胞	拥有一些肝细胞功能，如产生白蛋白	实际作用和安全性未知
永生化肝细胞系	无限繁殖能力	潜在的致瘤性，操作复杂
干细胞	可复制，可分化成多种细胞	诱导分化的微环境和时间复杂
共培养细胞	更大程度上保留了肝细胞的形态和功能	技术困难，进展缓慢

3. BAL 的临床应用

（1）HepatAssist 2000 肝脏支持系统：由 Cedars Sinai 医疗中心的 Demetriou 等在 20 世纪 90 年代初期建立，后来经过不断改进和完善，是目前唯一进行了多中心三期临床试验的 BAL 系统。该系统主要由血浆分离器、加热器、氧气发生装置、活性纤维素包覆的炭柱及一个中空纤维管组成。患者的血液在血浆分离装置中被分成血浆和细胞成分，两个活性炭过滤装置可以清除血液中的有毒物质。血浆通过含有肝细胞的生物反应器，其中的生物反应膜能阻止肝细胞通过，但可以让水溶性和蛋白结合的毒物及大分子量的蛋白质自由通过，这些物质在空心管外的肝细胞之间通过内部毛细管相互交换，进一步去除血氨、乳酸盐、胆汁酸，生成分泌白蛋白和葡萄糖，进而净化血浆。氧气发生器和加热器位于活性炭过滤和肝细胞反应器之间，可保持血浆和肝细胞的温度与体温相同。随后净化的血浆再与血细胞混合，重新回输给患者。

HepatAssist 2000 肝脏支持系统是体外 BAL 中研究最多的一个，该系统通过一期、二期临床试验证实了它的安全性，且经数据分析表明其在提升神经系统评分，降低血氨、胆红素和转氨酶水平方面有一定作用。而后一项为期 3 年的前瞻性、多中心、随机对照的三期临床试验中，来自美国 11 个和欧洲 9 个临床中心的 171 例肝衰竭患者被随机分为对照组和 BAL 组。结果表明,对照组与 BAL 组 30 日生存率无明显差异,但在采用 Cox 比例风险回归模型分析发现,排除了肝移植对两组患者生存率的影响后,BAL 组的急性 / 亚急性肝衰竭患者 30 日生存率明显高于对照组(RR=0156,P=01048);BAL 组血胆红素水平明显低于对照组,但两组患者在血氨、转氨酶、颅内压、神经系统评分方面无明显差异;两组患者在意外事件发生率上亦无明显差异。

(2) 体外肝脏支持系统(extracorporeal liver assist device, ELAD):是目前唯一采用人肝细胞株的 BAL 装置。该系统运用 HepC3A 肝细胞,这种肝细胞株由人肝癌细胞系 HepG2 演化而来,具有良好的分泌蛋白、参与尿素合成、糖原合成等肝细胞特异性功能,且增殖能力强。ELAD 在概念上与辅助肝脏相似,该装置包括 4 个中空纤维透析生物反应器,使用之前在每个反应器中放入少量肝细胞,经过 3 周的细胞增殖期,每个反应器含有约 200g 的肝细胞,通过静脉 - 静脉血滤机形成超过滤(400~900ml/h),这个过滤设计可以连续工作 10 日而不间断。

VTI-208 临床试验数据显示,与对照组相比,ELAD 组患者 1 年生存率明显提高,所有患者的血流动力学指标都得到不同程度的改善,肝性脑病的症状无明显恶化,血氨及乳酸盐的浓度在治疗前后无明显变化。大多患者能安全过渡至肝移植。ELAD 的缺陷是其易发生阻塞,因此需要使用大量肝素,可导致凝血时间从 200 秒延长至 250 秒。近年一项 ELAD 治疗酒精性肝炎的 VIT-308 临床试验结果显示,ELAD 组和对照组相比,患者 1 年生存率无明显差异。目前 ELAD 临床应用前景尚不明确。

(3) 生物人工肝脏支持系统(bioartificial liver support system, BLSS):由匹兹堡大学研制。该系统由血泵、热量交换器、氧合器、中空纤维型生物反应器及压力和流量报警装置构成,70~120g 的猪肝细胞与 20% 的胶原蛋白混合后生长在中空纤维管的外腔,患者的全血在加热后灌注于中空纤维管的内腔,通过醋酸中空纤维膜上分子截留值约 100kDa 的微孔实现内外腔的物质交换。BLSS 和 HepatAssist 2000 肝脏支持系统都是采用猪肝细胞作为细胞来源,区别是 BLSS 能够允许全血直接灌注入有网眼的中空纤维反应器。与 ELDA 相似,BLSS 不使用活性炭吸附系统来解毒而是优先注入反应器。一项早期一期临床试验结果显示,使用 BLSS 后,平均血氨浓度和总胆红素浓度较治疗前分别下降了 33% 和 6%,肾功能和神经系统症状在接受治疗后无明显改善,治疗过程中发生的低血糖和低血压较易被纠正,治疗结束 12 个月后多次行淋巴细胞检测未见有患者感染猪逆转录病毒。

(4) AMC-BAL(Amsterdam medical centre-bioartificial liver):该装置由阿姆斯特丹大学研制。AMC-BAL 的生物反应器采用一种亲水性的聚酯无织纺布(no woven fabric, NWF)构成,NWF 沿纵向螺旋状反复缠绕成圆柱状,各层 NWF 之间放置疏水性的聚丙烯中空纤维管用于输送氧气和清除二氧化碳,约 10×10^9 个猪肝细胞以较小的微聚(不超过 5 个)集体附着于 NWF 生长,血浆则在 NWF 与中空纤维管之间的间隙内灌注并与肝细胞直接接触。该装置充分实现了肝细胞的三维立体培养模式,避免了生物半透膜微孔因污物阻塞,而不能发挥物质交换的作用。AMC-BAL 生物反应器完全模拟正常肝脏的结构,每个肝细胞都能获得良好的灌流,保证了最佳的物质交换效率。意大利进行的一项一期临床试验中,肝衰竭患者接受了总共 8~35 小时的 AMC-BAL 治疗,平均血氨及胆红素浓度分别下降 44% 和 31%,所有的患者神经症状均有所好转并保持稳定的血流动力学指标,无与 AMC-BAL 治疗有关的副作用发生。

(5) 混合型 HLSS(hybrid liver support system HLSS)-MELS(modular extracorporeal liver support system, MELS):由 Humbolt 大学研制。该系统由两套聚醚砜中空纤维管束和一套疏水多层纤维管束组成,其中两套聚醚砜中空纤维管束用来进行血浆灌注,疏水的多层纤维管束则用来输送氧气和清除二氧化碳,这三束纤维管在反应器舱内彼此交织,400~600g 的肝实质细胞和肝非实质细胞生长于管外的三维空间,这些细胞自发聚集形成组织样结构,如胆小管、胆管样结构和窦状隙等。三个中空纤维管形成了一个三维毛细管网,具有高效率的营养物质和酶作用底物的交换。一期临床试验已证明了其的安全性。在一项一期临床试验中,8 例肝衰竭的患者接受了 MELS 治疗,治疗时间 7~144 小时,最终 6 例患者接受了肝移植,2 例慢性酒精性肝衰竭患者因持续嗜酒而未行肝移植,所有患者的神经症状和凝血功能均有所改善,无明显的副作用发生,该研究证明了混合型 HLSS- MELS 的安全性。

(6) RFB 反应器(radial flow bioreactor):由 Ferrara 大学研制。该装置反应器内的肝细胞呈三维、高密度生长,其原理主要是利用辐射流式水压几何工作模式。约 230g 的猪肝细胞被种植于厚约 6mm 的编织 -

非编织型聚酯纤维材料网眼,其两面被覆有编织型的聚酯胶片(该胶片可以防止肝细胞渗漏),患者的血浆从反应舱的中心灌注后流向四周并与猪肝细胞充分接触而作用。在该装置治疗过程中,反应器的功能可以通过检测其氧耗来评价,装置内肝细胞的氧耗下降则提示有肝细胞的耗损。该系统的一期临床试验结果令人满意,患者均可很好地耐受治疗并维持稳定的血流动力学指标,治疗前后肝性脑病症状及凝血酶原时间有所改善,平均血氨及胆红素浓度均明显下降,接受治疗后短期随访未发现猪逆转录病毒的传染。但该系统仍需要更进一步临床试验证实。

(7)混合型 ALSS(TECA hybrid ALSS,TECA-HALSS):由我国的研究团队研发。该系统与 HepatAssist 2000 肝脏支持系统有很多相似之处,包括 1 个空心纤维管反应器,1 个充氧器/加热器,1 个活性炭吸附操作杆;唯一区别是前者使用肝细胞悬浮液和生长因子,细胞悬浮液和营养液从中空纤维管反应器的外侧灌注,与管腔内经过活性炭吸附治疗后的血浆形成对流。每个生物反应器最大治疗时间达 6~7 小时,而血浆置换(PE)则需要 2~3L。与其他系统一样,TECA-HALSS 系统仍需要经过进一步非常严格的随机临床试验来评价其安全性和疗效。

应用于临床的各种 BAL 特点及体外肝支持系统的临床应用见表 15-2-2。

4. 生物型人工肝国内进展　我国对 BAL 的研究起步较晚,细胞组织工程技术相对缺乏,导致国内 BAL 研究较落后。截至 2022 年,只有几个研究中心报道过一些小样本的临床试验,绝大多数自主研发的 BAL 尚处于动物实验或一期临床试验水平。浙江大学附属第一医院报道 15 例急性肝衰竭患者行 BAL 治疗 4~6 小时,67% 的患者治愈;南京鼓楼医院报道 12 例急性肝衰竭患者行 BAL 治疗 6 小时,9 例转归良好,3 例死亡;陆军军医大学西南医院报道 5 例慢性肝衰竭患者行 BAL 治疗 5~8 小时,1 例接受肝移植,2 例治愈,2 例死亡。

武汉大学中南医院肝胆疾病研究院已完成 20 例 HepAssis2® 生物人工肝(图 15-2-1)的临床研究。该 BAL 装置采用的是人胚胎肝细胞系 HL2,繁殖能力强,已实现中等规模生产。HL2 细胞具有完整的肝细胞功能,含有与正常肝细胞一致的肝功能蛋白和基因,能够表达多种肝功能特异性因子,包括白蛋白、胆红素、葡萄糖醛酸转移酶、凝血因子和转氨酶等。此外,由于 HL2 源于人胚胎肝细胞,通过与 HepG2 对比,结果显示 HL2 完全无致瘤性,无人畜病毒传染风险。生物反应器采用中空纤维管式,经过材料和孔径率的改进,以及融合水浴设备和氧合器设备,显著降低了由于肝细胞在反应器中分布不均造成的细胞活力下降,提高了细胞的生理代谢的活性。

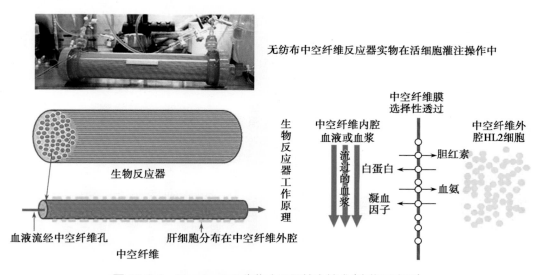

无纺布中空纤维反应器实物在活细胞灌注操作中

图 15-2-1　HepAssis2 生物人工肝核心技术(生物反应器)

该研究是评价 HepAssis2 生物人工肝治疗肝衰竭患者的安全性和有效性的前瞻性、随机对照临床研究。目前已得出阶段性结果:①疗效,BAL 疗效较好、稳定且持久。20 例入组行 BAL 治疗的患者中,男性 16 例,女性 4 例;平均年龄(49.2±11.9)岁;6 例在接受生物人工肝治疗 1~3 次后治愈出院,治愈率为

表 15-2-2 应用于临床的各种生物型人工肝的特点

生物型人工肝系统	细胞来源	生物反应器灌注液	生物反应器流量	生物反应器滤膜孔径	氧合器	供氧方式	额外解毒装置	隔紫外滤光片
体外肝脏支持系统 (ELAD)	人源性 C3A (400g 肝细胞)	改性前用血液 改性后用血液超滤液	改性前平均 150~200ml/min 改性后平均 500ml/min	改性前 70kDa 改性后 120kDa	外挂式	未报道	无	改性前 1μm, 改性后 0.45μm
HepatAssist 2000	猪源性 (5×10^9~7×10^9 个猪肝细胞) 冷冻保存	血浆	400ml/min	0.15~0.20μm	外挂式	未报道	活性炭柱	无
生物人工肝脏支持系统 (BLSS)	猪源性 (70~120g 猪肝细胞) 新鲜分离	血液	100~250ml/min	100kDa	外挂式	$O_2/CO_2/N_2$ 混合	无	无
AMC-BAL	猪源性 (10×10^9 个猪肝细胞) 新鲜分离	血浆	150ml/min	血浆利用细胞直接接触	一体式	95% 空气/5%CO_2 混合	无	0.4μm
MELS	猪/人源性混合 (400~600g 肝细胞) 新鲜分离	血浆	200~250ml/min	400kDa	一体式	未报道	单通道蛋白透析联合血液透析滤过	无
RFB	猪源性 (230g 猪肝细胞) 新鲜分离	血浆	200~300ml/min	1μm	外挂式	95% 空气/5%CO_2 混合	无	0.4μm
HBAL/TECA-HALSS	猪源性 (1×10^9~2×10^9 个猪肝细胞) 新鲜分离	血浆	未报道	100kDa	未报道	未报道	活性炭或胆红素吸附	无

30%；2例在接受生物人工肝治疗2次后好转出院，目前1例存活，1例死亡；4例在接受生物人工肝治疗1~4次后未愈出院，院外死亡；8例在进行生物人工肝治疗后接受肝移植。②安全性，17次治疗中患者出现4次短暂寒战发热反应，经激素抗敏治疗好转。1次血容量不足导致短时血压下降、血氧饱和度下降反应，补液升压后患者症状改善。根据目前已完成的临床试验评估结果显示，HepAssis2生物人工肝是一种安全、有效、持久的肝衰竭治疗手段。相比于传统PE和物理吸附人工肝疗法，其生物安全性好，可稳定改善肝衰竭患者高胆红素血症，同时也能改善肝功能异常及凝血功能异常，临床治疗效果显著，具备替代上述传统治疗方法的潜力。

四、总结

目前我国器官捐献仍处于供不应求的状态，人工肝在肝移植术前发挥了巨大作用。经过不断地创新和整合各类血液净化技术，至今NBAL已通过大量的临床实践，被认为是行之有效的人工肝治疗模式，但仍有诸多不足和缺陷。

BAL的生物安全性好，临床治疗效果显著，目前被认为是理想的人工肝治疗模式，作为肝移植过渡支持手段具有一定效果，对严重肝衰竭患者的肝脏功能修复也起到重要的作用。尽管如此，现有的BAL仍存在许多理论和临床实践上需要继续攻克的难题，如最佳细胞来源、体外细胞生长稳定性和活性、生物反应器重建肝脏的三维结构等。现有的生物反应器设计只体现肝实质细胞和细胞外基质的相互作用，缺乏非实质细胞参与，而肝细胞和非实质细胞的共培养可能是一个比较有前途的开拓领域。随着生物工程技术的不断创新，未来的生物反应器应该最大程度转化营养物质和氧气，这就需要发展一种称为三维立体的制造技术，来重建肝脏三维立体构象，并能精确定位细胞的位置，实现永久的肝脏替代作用。虽然BAL在细胞来源、细胞培养方式、生物反应器的设计上都取得了很大的进步，但活体肝脏结构和功能的复杂性远远超过了BAL，实现体外完全替代肝脏的功能仍具有很大的难度。将来需要将生物工程和临床研究紧密结合才有可能开发出更符合临床需要的BAL。

（叶啟发　陈彪　吴双泉　梁文进）

||||||||| **推荐阅读资料**

［1］叶啟发，明英姿，成柯，等.背驮式肝移植及其改良技术的临床应用.中华消化外科杂志，2019，18（4）：311-315.

［2］叶啟发，袁金忠，明英姿，等.MARS在PBLT术中的应用和简化的静脉转流的临床研究.中华肝胆外科杂志，2006，12（5）：348-349.

［3］中华医学会感染病学分会肝衰竭与人工肝学组.非生物型人工肝治疗肝衰竭指南（2016年版）.中华临床感染病杂志，2016，9（2）：97-103.

［4］中华医学会肝病学分会重型肝病与人工肝学组.人工肝血液净化技术临床应用专家共识（2022年版）.临床肝胆病杂志，2022，38（4）：767-775.

［5］中华医学会感染病学分会肝衰竭与人工肝学组，中华医学会肝病学分会重型肝病与人工肝学组.肝衰竭诊治指南（2018年版）.中华肝脏病杂志，2019，27（1）：18-26.

［6］BAÑARES R，CATALINA M，VAQUERO J. Molecular adsorbent recirculating system and bioartificial devices for liver failure. Clin Liver Dis，2014，18（4）：945-956.

［7］GURUSAMY K S，PAMECHA V，DAVIDSON B R. Piggy-back graft for liver transplantation. Cochrane Database Syst Rev，2011，（1）：CD008258.

［8］LARSEN F S，SCHMIDT L E，BERNSMEIER C，et al. High-volume plasma exchange in patients with acute liver failure：An open randomised controlled trial. J HEPATOL，2016，64（1）：69-78.

［9］LECKIE P，DAVENPORT A，JALAN R. Extracorporeal liver support. Blood Purificat，2012，34（2）：158-163.

［10］MAZARIEGOS G V，PATZER J F 2ND，LOPEZ R C，et al. First clinical use of a novel bioartificial liver support system (BLSS). Am J Transplant, 2002, 2(3): 260-266.

［11］REDDY K, MALLETT S, PEACHEY T. Venovenous bypass in orthotopic liver transplantation: time for a rethink? Liver Transplant, 2005, 11(7): 741-749.

［12］SALLOUM C, LIM C, LAHAT E, et al. The veno-venous bypass in liver transplantation: an unfinished product. Hepatobil Surg Nutr, 2016, 5(3): 269-272.

［13］SAUER I M, KARDASSIS D, ZEILLINGER K, et al. Clinical extracorporeal hybrid liver support-phase I study with primary porcine liver cells. Xenotransplantation, 2003, 10(5): 460-469.

［14］VAN WENUM M, CHAMULEAU R A, VAN GULIK T M, et al. Bioartificial liversin vitro and in vivo: tailoring biocomponents to the expanding variety of applications. Expert Opin Biol Th, 2014, 14(12): 1745-1760.

［15］YAMATO M, MINEMATSU Y, FUJII J, et al. Effective combination therapy of polymyxin-B direct hemoperfusion and recombinant thrombomodulin for septic shock accompanied by disseminated intravascular coagulation: a historical controlled trial. Ther Apher Dial, 2013, 17(5): 472-476.

［16］ZHAO L, PAN X, LI L. Key challenges to the development of extracorporeal bioartificial liver support systems. Hepatob Pancreat Dis, 2012, 11(3): 243-249.

第三节　天然高分子材料在人工肝中的应用与前景

一、天然高分子材料

目前,传统难以生物降解的合成高分子材料因会给生态环境带来巨大压力,其发展受到了严重制约。天然高分子材料来源于动物、植物、微生物等,且能被自然界微生物降解,是资源丰富、环境友好的可再生资源。由于其源自生物体,天然高分子材料具有良好的生物亲和性、生物可降解性、品种多样性,且来源丰富,结构和功能基团多样,易在温和简单的条件下通过物理或化学方法进行改性和活化,获得特定的结构或结合特定的抗体/配基,还可通过各种新兴技术获得高性能和特种功能的新材料,因此,逐渐在生物医学领域获得越来越多的重视。

天然高分子是指自然界中的动物、植物及微生物资源中的生物大分子,主要有纤维素、甲壳素、壳聚糖、胶原、海藻酸、果胶、木质素、淀粉、琼脂糖、丝素、透明质酸等(表 15-3-1),其结构见图 15-3-1、图 15-3-2,这些材料在医学中的应用将逐渐发挥越来越重要的作用。

表 15-3-1　主要天然高分子

天然高分子	天然高分子来源		
	植物	动物	微生物
多糖类	纤维素、淀粉、海藻酸盐、果胶、卡拉胶、瓜尔胶	甲壳素、壳聚糖、透明质酸、肝素、硫酸软骨素	细菌纤维素、葡聚糖、黄原胶、香菇多糖、木耳多糖、裂褶菌多糖
蛋白质类	大豆蛋白、玉米醇溶蛋白	干酪素、血清蛋白	胶原蛋白

(一) 纤维素

纤维素(cellulose)是地球上最丰富的天然高分子物质,主要来源于树木、棉花、竹、甘蔗、麻、谷类植物和其他高等植物,以及由细菌酶解过程产生的细菌纤维素。纤维素是由 β-(1→4)-链接的 D-葡萄糖组成,其结构中含有大量羟基,易形成分子内和分子间氢键,因此难溶、难熔,不能溶解或熔融加工。目前能大量生产的再生纤维素丝,如铜氨丝、粘胶丝、天丝等,其含有有害污染物,可损害人类身体健康,污染环境,且部分工艺的成本高昂。安全、无污染、价廉的纤维素新溶剂和再生纤维素丝生产新工艺是纤维素科学发展的未来方向。

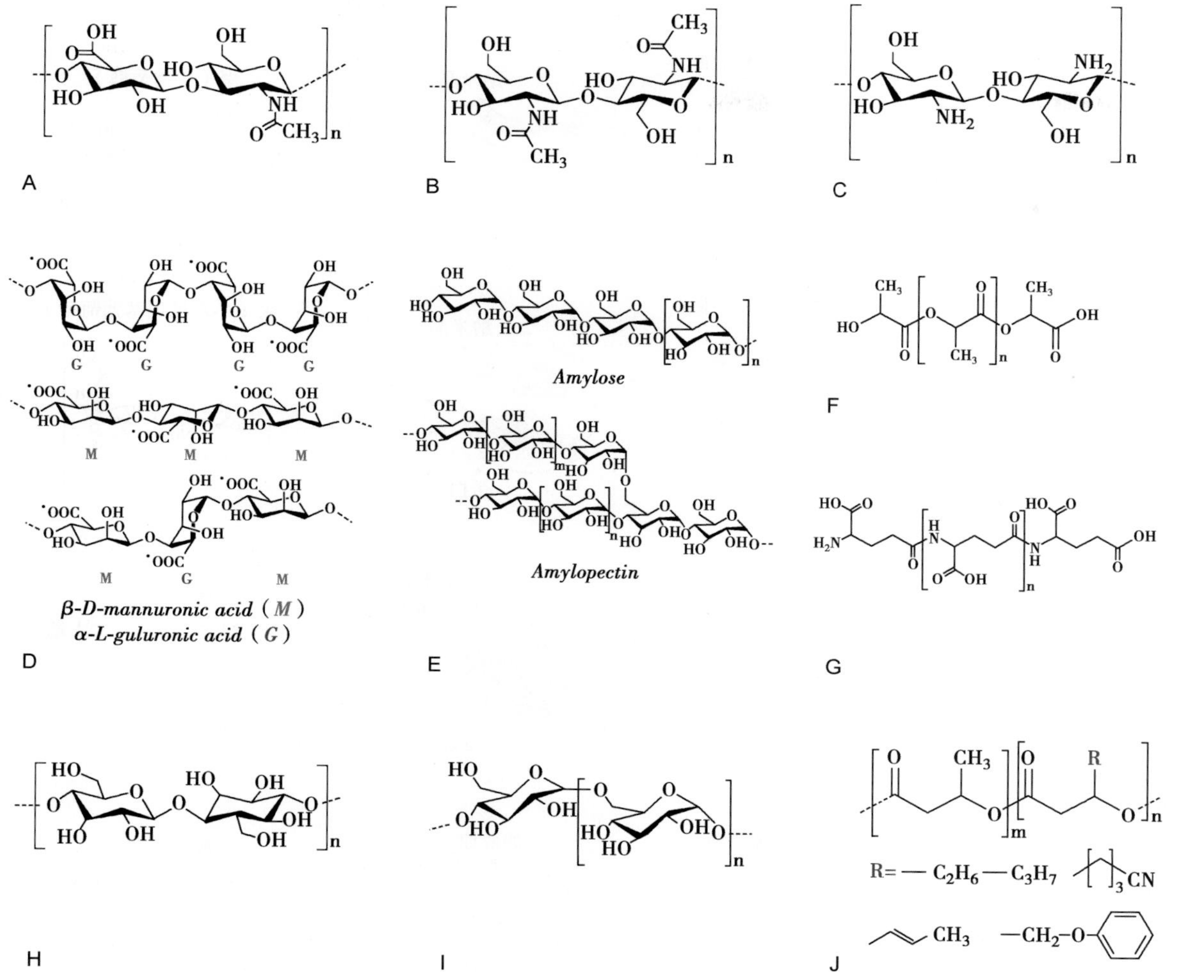

图 15-3-1　透明质酸（A）、甲壳素（B）、壳聚糖（C）、海藻酸盐（D）、淀粉（E）、聚乳酸（F）、聚谷氨酸（G）、细菌纤维素（H）、右旋糖酐（I）、聚羟基烷酸酯（J）的化学结构

　　纤维素可用于生产丝、薄膜、无纺布、填料及各种衍生物产品,在纸张、纺织品、净化装置、敷料、医疗防护品、药用薄膜、包衣、黏结剂、药物载体、微胶囊及人造组织等领域具有广泛应用。

（二）甲壳素/壳聚糖

　　甲壳素(chitin)是自然界中含量丰富的天然高分子物质,含量仅次于纤维素,是重要的海洋自然资源。广泛分布于低等植物、菌类、藻类的细胞壁,节肢动物(如虾、蟹、昆虫等甲壳动物)的外壳,以及软体动物、环节动物和原生动物。甲壳素在自然界中的主要分布见图 15-3-3。

　　甲壳素的化学结构为 β-(1,4)-2- 乙酰氨基 -2- 脱氧 -D- 吡喃葡萄糖和 β-(1,4)-2- 氨基 -2- 脱氧 -D- 吡喃葡萄糖以 -1,4 糖苷键缩合而成的二元线性共聚物,其分子式为 $(C_8H_{13}O_5N)_n$(n 为聚合度)(图 15-3-4)。由于甲壳素线性结构中含有羟基和乙酰氨基,使其具有较高的结晶度及很强的分子间氢键作用,因此很难溶于一般的溶剂。从原材料提取甲壳素时,会使用一定量的碱液,导致其发生部分脱乙酰反应,因此甲壳素分子结构中存在 5%~15% 的氨基。氨基含量增加有利于提高甲壳素的溶解性,因此开发利用甲壳素时,一般使用高浓度的碱液使甲壳素发生脱乙酰反应获得壳聚糖(chitosan)。一般认为分子链上乙酰度大于 60% 称为甲壳素,小于 60% 称为壳聚糖。壳聚糖是一种碱性天然高分子材料,具有良好的抗菌和抗氧化能力,且生物相容性好,结构中具有大量氨基和羟基活性基团,使其易溶于酸溶液,增加了其溶解性,但其溶解浓度低,所制备的材料力学性能不佳,且其性质已与甲壳素不同,不能体现生物体本身具备的各种性能。因此研究甲壳素的结构、溶解及其生物学性能对自然资源的开发和利用具有重要的意义。

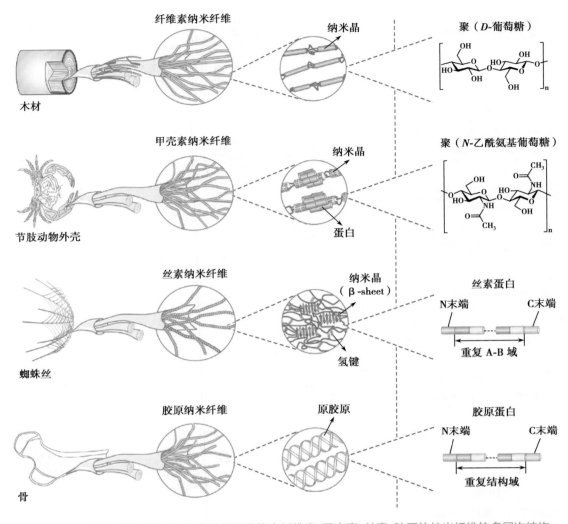

纤维素纳米纤维

纳米晶

聚（*D*-葡萄糖）

木材

甲壳素纳米纤维

纳米晶

聚（*N*-乙酰氨基葡萄糖）

蛋白

节肢动物外壳

丝素纳米纤维

纳米晶
（β-sheet）

丝素蛋白

N末端   C末端

重复 A-B 域

氢键

蜘蛛丝

胶原纳米纤维

原胶原

胶原蛋白

N末端   C末端

重复结构域

骨

图 15-3-2　木材、节肢动物外壳、蜘蛛丝和骨骼中纤维素、甲壳素、丝素、胶原的纳米纤维的多层次结构

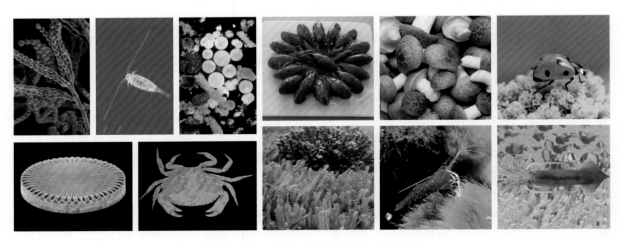

图 15-3-3　各种含甲壳素的生物体和材料

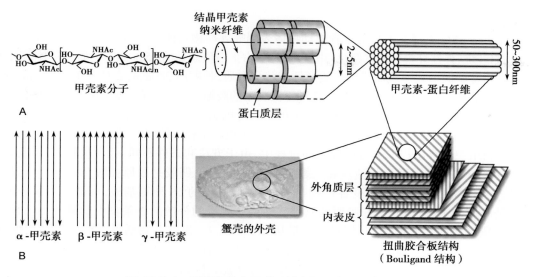

图 15-3-4 甲壳素的分子式及其多级形态结构（A、B）

甲壳素和壳聚糖具有良好的生物相容性、抗菌性、吸附性、生物可降解性及生物活性等,可用于食品和药品添加剂、食物包装材料、绷带、纱布、创伤敷料等医用纺织品及造纸添加剂、水处理离子交换树脂、药物缓释载体、抗菌纤维等。

由于纤维素和甲壳素都具有较高的结晶度且结构中有大量很强的分子间氢键,不能熔融和溶解,因此,给纤维素和甲壳素的提取和加工带来了困难,限制了其进一步应用。研究高效绿色环保型溶剂对天然可再生资源的开发利用具有重要的意义。张俐娜院士长期从事高分子物理和天然高分子的研究,致力于纤维素和甲壳素的研究,创新开发了无毒、低成本"绿色"低温溶解技术,在低温环境下利用碱/尿素/水体系成功解决了纤维素和甲壳素等因存在大量的氢键而难以溶解的难题(图 15-3-5)。其将农林废弃物中的大量纤维素,以及海产品加工废弃物中的甲壳素和壳聚糖等天然高分子甚至聚苯胺,转化为新的功能材料,为研制绿色经济的纤维素和甲壳素可再生新材料开发了一条绿色、环保和可持续发展的有效途径。其团队利用低温溶解技术,溶解纤维素、甲壳素、壳聚糖和聚苯胺等难溶性大分子,直接由溶液构建出一系列新型材料(纤维、薄膜、水凝胶、气凝胶、微球、塑料),并且初步实现了再生纤维素丝的小批量生产。这些新兴材料在纺织、生物医学、细胞培养支架、创口敷料、人造血管、仿生材料、高效催化、能源储存、污水处理和分离吸附材料方面具有良好的应用前景。

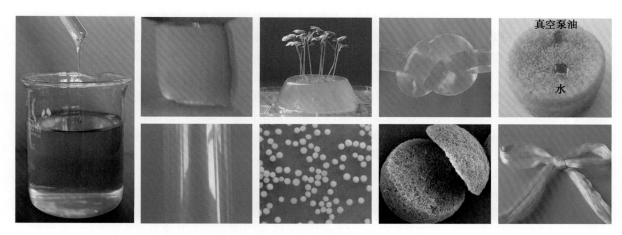

图 15-3-5 碱/尿素/水体系溶解甲壳素及该方法制备的甲壳素材料

（三）胶原

胶原（collagen）广泛存在于从低等脊椎动物体表到哺乳动物机体的一切组织，在成纤细胞生成的 3 种纤维（胶原纤维、弹性纤维和网状纤维）中含量最多，占蛋白质总量的 25%~30%。胶原单体是由 3 条多肽链彼此以超螺旋的形式缠绕而成的螺旋形纤维状蛋白质，长度约 280mm，直径为 1.4~1.5mm。根据构成胶原的不同蛋白质的结构，目前已发现 27 种不同类型的胶原。胶原具有紧密的结构和良好的韧性、优良的生物相容性、独特的生物活性及与机体相似的结构与机能，可完全被机体吸收，因此广泛应用于人造皮肤、人造隔膜、人造血管、人造支架、医疗修复产品、再生组织工程等领域。

在从动物组织器官中提取和分离胶原的过程中，由于方法和条件不同，会产生胶原、明胶、胶原蛋白三种产物。胶原是仍保留生物活性和三螺旋结构的蛋白质；明胶是胶原在酸、碱、酶或高温作用下产生的已失去生物活性的蛋白质变性产物，含有与胶原一样的 18 种氨基酸，可被蛋白酶分解利用；胶原蛋白是胶原的水解产物，由原胶原的三螺旋结构分解成的分散的 3 条自由肽链及由降解的多分散的肽链片段组成的多肽混合物，相对分子量从几千到几万，没有生物活性，能溶于冷水，可被蛋白酶分解利用。胶原类天然高分子材料具有良好的生物相容性、生物活性、修复性、保湿性、亲和性、机体可吸收性，并有改善机体功能和提高人体免疫力等功能，还有促进生长因子释放、刺激细胞增殖及保持细胞活性等独特优势，且易于加工成形，已广泛应用于生物医疗材料、医药品、化妆品、保健品和食品。

（四）海藻酸

海藻酸（alginic acid）是来源于褐藻细胞壁的一种天然酸性多糖，是储量丰富、天然可再生资源。其结构是由 β-D-甘露醛酸和 α-L-古罗糖醛酸通过 1,4-糖苷键构成的嵌段共聚物，分子量巨大（可达 12 万~19 万 Da），是一种天然存在的阴离子生物聚合物，具有良好的生物相容性、可完全降解性、吸湿性和抗菌性。海藻酸可溶于水，形成海藻酸溶液，并能在二价金属阳离子的溶液内凝固成形，获得所需要的纤维、膜、水凝胶、微球等形态的材料，广泛应用于高端纺织医用材料、功能膜材料、伤口敷料、保湿面膜、止血纱布、消毒湿巾、药物缓释体和微胶囊、人工血管支架等功能性医疗用品领域。

（五）果胶

果胶（pectin）主要来源于柑橘、柠檬和柚子等的果皮，是以 α-1,4 糖苷键连接的线性聚半乳糖醛酸，具有良好的生物相容性和生物活性，在人体胃和小肠生理环境内能保持结构的完整性，但是在结肠中可被真杆菌、梭杆菌和双歧杆菌等细菌降解，且降解产物对人体无毒，具有重要的医用价值。因此，果胶被广泛用于结肠靶向前药的载体材料，具有结肠定位释放药物的功能。

二、天然高分子材料在非生物型人工肝中的应用

（一）人工肝支持系统

肝脏在人体承担着合成、分泌、免疫、转化、代谢和解毒等极复杂且重要的生理功能，是人体维持正常生命活动、维护内环境稳定的重要器官。急性肝衰竭（acute liver failure）是由于先天或后天等原因造成肝组织或肝细胞不同程度的损伤，严重影响肝脏的正常功能，引起代谢紊乱和大量毒素蓄积，对各个器官产生毒性，导致多器官功能衰竭，并出现水和电解质等代谢紊乱、黄疸、血氨升高、凝血功能障碍、低蛋白血症、腹水、肾功能障碍、肝性脑病等一系列临床综合征。其发病率高、病情险恶，传统治疗的病死率高，有效治疗手段少，疗效差，严重危害人类健康，是临床上亟待解决的治疗难题。急性肝衰竭的治疗主要是通过各种方法为肝脏组织再生和肝脏功能恢复创造良好的环境。肝移植是目前该病唯一的治愈手段，但受限于供体短缺和免疫排斥反应，其治疗范围有限。

人工肝脏支持系统（ALSS）是通过化学、物理或生物等途径，暂时替代肝脏功能，直接清除患者血液中的病原或毒性物质，补充有益成分，快速显著减轻急性肝衰竭患者的临床症状，保护残留的正常肝细胞和器官组织，使患者度过危险期，为疾病的治疗、肝细胞功能的恢复及肝移植手术和术后恢复争取更多的时间，可用作肝功能障碍的辅助治疗装置和肝移植的过渡支持手段，成为目前治疗肝病的有效手段和重要措施。

（二）非生物型人工肝

非生物型人工肝是通过非生物学的方法（物理、化学等）分离及清除血液中的毒素，补充有益物质，替

代部分肝脏的功能,是最早开展并发展成熟的血液净化手段,该方法安全高效,被誉为继药物疗法、手术疗法后的"第三疗法",已成为治疗重大肝病的常规措施。

（三）血液透析

血液透析(HD)是根据半透膜原理,将血液引流至体外,经过透析器(内置无数根表面多孔的空心纤维),使血液与透析液(与机体浓度接近的电解质溶液)分别在每根空心纤维(透析膜)内外反向流动,通过弥散、对流、吸附、超滤等机制进行物质交换,清除体内过多的水分,去除血液中的中、小分子毒素,维持血液中电解质和酸碱平衡,再将净化的血液回输,起到净化血液、改善人体内环境的目的,主要应用于急性肾功能衰竭、急性中毒、急性肺水肿及急性肝衰竭等治疗。

HD 的核心技术是膜分离技术,是利用半透膜的选择透过性,通过浓度梯度的驱动力进行物质的分离和浓缩。该技术的核心是半透膜,其基本特征是选择透过性,因此透析膜的要求是需要具备合适的微孔结构,以保证其对物质的选择性和透过性。由于中空纤维膜(图 15-3-6)单位体积的膜面积大,可提供最大的分离表面积,密封结构简单易得,不需要支撑体等特点,在透析中已被广泛应用。HD 中使用的半透膜,需要直接与生物体及血液接触,因此,还需要具有良好的生物相容性、血液相容性、稳定的生理惰性及力学性能,且应对血液中的蛋白质截留率高,满足高纯无毒无杂质、易于消毒、价廉质优等要求。

用于透析膜的材料众多,临床已使用的可分为纤维素膜和合成膜。

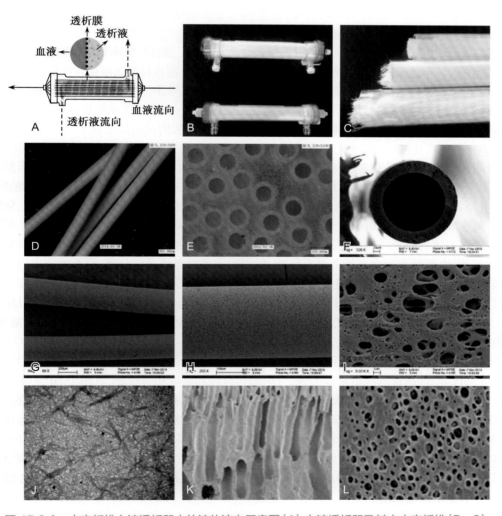

图 15-3-6　中空纤维血液透析器中的液体流向示意图(A);血液透析器及其中中空纤维(B、C);
中空纤维聚砜膜 3D 景深及其断面显微结构图(D~F);聚砜膜截面及表面结构图(G~I);纳米
纤维素纤维填充的聚砜膜截面和表面结构图(J~L)

（1）纤维素膜：主要有再生纤维素、醋酸纤维素、改性纤维素等，多为低通量膜（透析膜的孔径在1.3~2.5nm，膜孔相对较小，超滤系数相对较低）。纤维素膜的原料广泛、结构可控，易于加工、湿态力学性能适中、成本低廉，对小分子的选择透过率高，是血液透析的主要原料之一。

（2）合成膜：主要有聚砜膜（polysulfone，PS）、聚醚砜膜（poly ether sulfone）、PES、聚丙烯腈膜（polyacrylonitrile，PAN）、聚酰胺膜（polyamide，PA）、聚甲基丙烯酸酯膜（poly methyl methacrylate，PMMA）等，多为高通量透析膜，透析膜的孔径相对较大，通常为2.9~3.5nm，超滤系数一般大于20ml/（h·mmHg）。合成膜的特点是膜的孔径和孔径分布可控、可调整，对中分子毒素清除率高，化学、力学和热学性能稳定，但价格较昂贵。

（四）血液灌流

血液灌流（hemoperfusion）是人工肝技术的重要组成部分，属于非生物型人工肝中血液吸附类。血液灌流通过体外血液灌流器中具有特殊吸附功能的吸附剂和体外血液循环系统，直接清除血液中的毒素和致病因子（如胆红素、胆汁酸、内毒素或免疫性疾病等特定致病因子），快速有效净化血液，缓解病情，具有适应性广、安全性高、操作方便、可特定化设计、效果明显、价格相对较低的特点，是极具发展潜力的血液净化技术，已在人工肝、人工肾、免疫吸附治疗（系统性红斑狼疮、自身免疫性糖尿病、乙型肝炎、癌症、炎症因子风暴等）方面获得了较快的发展。该技术的关键在于选择和设计具有吸附能力强，选择性吸附效率高，生物相容性和血液相容性好的血液灌流吸附剂材料，而这仍然是亟待解决的一项技术难题，也是血液灌流吸附材料研究的重点和目标。根据与血液接触的成分不同，血液灌流可分为血浆灌流（PP）和全血灌流（HP）。

常用的血液灌流吸附剂有活性炭和吸附树脂。

（1）活性炭：主要是以椰子壳为原料通过高温碳化活化而得。该材料成本低廉，具有很高的比表面积，丰富的孔隙结构，对小分子的吸附效率高，是一种广谱类吸附剂。但该材料血液相容性差，在与血液中的有形成分如红细胞、白细胞、血小板等接触后，容易引起细胞结构破坏，同时容易破碎脱落并随体外循环系统进入体内血液循环造成血管微栓塞，导致生命危险。使用白蛋白-火棉胶等血液相容性好的材料包裹活性炭可以有效改善其血液相容性，且能防止其破碎脱落，使活性炭吸附剂应用于临床，但其特异性吸附能力差，对大、中分子毒素及白蛋白结合的毒素的吸附能力差，具有潜在安全隐患，临床应用受到极大的限制。

（2）吸附树脂：是一类具有多孔网络结构的高分子聚合物，包括合成高分子吸附材料和天然高分子吸附材料。由于吸附树脂的种类繁多，结构多样，可根据实际需要选择和设计吸附剂的材料和结构，且其生物安全性和血液安全性高，具有广阔的应用前景。吸附树脂有中性和阴/阳离子交换树脂，分别可通过多孔结构、疏水和亲水相互作用及离子相互作用，有效清除各类毒素物质，如胆红素、胆汁酸、游离脂肪酸等，清除内毒素和致病因子，显著改善患者的症状。但阴离子交换树脂由于具有强碱性基团，对血液中各种成分、血细胞、电解质和凝血系统等都有影响，使用时需要对血液进行分离，只对血液中的血浆部分进行灌流吸附，而不接触血液中的细胞成分，但这不仅增加治疗成本，而且安全性差，副作用多。中性树脂对血液成分的影响比较小，可用于HP，大孔结构有利于大分子毒素的扩散和吸附，因此，大孔中性树脂可用于HP来清除胆红素等中分子毒素，可降低整体治疗费用，减少操作风险，但其清除胆红素效果不明显，特异性吸附能力极低，实用价值低。

血液灌流作为疾病治疗的辅助手段，其疗效已经得到肯定，并逐渐获得市场的青睐。但目前尚没有一种吸附效果优异，选择性清除毒素能力强，且生物相容性和血液相容性好，可用于HP的吸附材料。临床急需这类高效友好型吸附材料来减轻患者的痛苦，降低整体治疗费用，增加治疗的疗效和安全性。

天然高分子材料（如纤维素、壳聚糖、甲壳素、海藻酸、琼脂糖等）由于其良好的生物相容性和生物可降解性，非常适用于血液灌流吸附材料，并且其来源丰富，结构多样，可根据所治疗病症的不同，以及所需清除的毒素不同，通过改性和修饰来设计不同结构的特异性天然高分子血液灌流吸附剂来高效清除各种特定毒素，以达到快速缓解病情的目的，近年来在疾病治疗中逐渐发挥越来越重要的作用。根据清除毒素的种类不同，血液灌流吸附剂可以分为以下几类。

（1）尿素/肌酐吸附剂：肾功能衰竭患者血液中的尿素、尿酸、肌酐等化学物质的浓度会急剧升高，引起多种并发症，因此，快速高效清除尿素、尿酸、肌酐等是治疗肾功能衰竭的关键。开发具有良好血液相容性、生物相容性、吸附能力强、选择性吸附能力高的尿素和肌酐吸附剂具有重要的临床应用价值。而主要靠疏水作用来吸附毒素的非极性或弱极性吸附树脂一般吸附效果有限。尿素酶（ureas）（含多价金属的金属酶）可吸附和分解尿素，其机制主要是基于镍离子与尿素分子的配位结合。同理，高分子的过渡金属化合物或络合物也可具有吸附和清除尿素的功能。海藻酸易与多价金属形成配合物，并通过多价金属与尿素之间的配位作用有效清除血液中的尿素，达到配位吸附尿素分子的目的。

海藻酸铜（Ⅱ）络合物微球可在 pH 7.0 和尿素浓度为 130mg/dl 的条件下与尿素分子进行配位结合，吸附量可以达到 57.4mg/g。海藻酸锌络合物清除率达 65.25% ± 4.33%。壳聚糖也易与金属离子形成配合物。大量研究表明，壳聚糖 - 锌、铁、锰、铜等壳聚糖金属配合物对尿素都具有较好的清除作用。另有研究发现，以壳聚糖为载体，以尿素、肌酐等为模板分子，可制备具有尿素、肌酐特异性吸附位点的壳聚糖印迹聚合物，与非印记聚合物相比，其吸附量明显提高。果胶的结构链中含有较多的活性基团，有利于结构和功能的多样化，采用铜等金属交联果胶可对尿素等具有良好的清除作用，吸附量可达 48.6mg/g。

（2）胆红素吸附剂：胆红素是肝脏病变的主要毒素，是一种带负电荷的亲脂性中分子毒素，极容易与细胞和组织结合而对其产生毒性，造成多器官功能衰竭，并出现一系列临床综合征。胆红素甚至能穿过血脑屏障，与大脑神经组织结合，引发肝性脑病。因此，安全有效清除肝脏疾病患者血液中过量的胆红素，对急性肝衰竭的治疗具有重要意义。胆红素虽属于中分子毒素，但其在人体内极易与血浆中的白蛋白结合，并以胆红素 / 白蛋白大分子结合物的形式存在，因此，常规的血液透析不能清除胆红素。血液灌流是通过吸附剂直接对毒素的吸附作用清除毒素，因此是一种有效且可便捷清除血液中过量胆红素的方法。

胆红素是由一个亚甲基桥和两个次甲基桥连接的链状四吡咯化合物，结构中还含有 2 个羧基、4 个亚氨基和 2 个酮基。基于胆红素分子结构的亲脂性链段和负电荷羧基，引入正离子基团，增加疏水结构，提高比表面积，调整孔径大小（大孔及多孔结构），接枝特异性活性配基等方法可有效提高血液灌流吸附剂的胆红素吸附能力。

目前，用于临床的胆红素吸附剂主要是聚苯乙烯阴离子交换树脂，如常用的 BRS-350 和 BL-300 吸附材料均为苯乙烯 - 二乙烯苯阴离子交换树脂，具有吸附量大和吸附速率高等优点。但其结构带有强碱性基团，极易吸附血液中的有益成分（如蛋白、凝血因子、氨基酸、一些肝细胞生长因子和激素等），并破坏血液中的电解质平衡和凝血系统的稳定，引起电解质紊乱、凝血功能障碍、低蛋白血症、食欲不振、皮肤瘙痒等副作用，而且细胞膜表面带负电荷，具有强碱性的大孔型阴离子交换树脂会严重破坏细胞膜的结构，造成溶血等问题。因此，该类树脂不能与血液中的细胞成分接触，只能将血液通过分离装置，分离出其中的血细胞成分和含毒素的血浆成分，并对血浆成分采用血浆灌流（PP）的方式清除毒素，再与分离出的血细胞成分汇合一起回流入体内，这一过程不仅增加治疗成本，还存在很多血液相容性问题，安全性差。特别是聚苯乙烯类材料使用后无法降解，会造成严重的环境污染，制备过程也极易产生污染环境的废弃物。因此，选择和设计吸附能力强、选择性吸附效率高、生物相容性和血液相容性好、环境友好、可再生，以及能用于全血灌流的吸附材料，是未来发展的趋势，也是现阶段研究的重点。

目前研究较多的可用于胆红素吸附的天然高分子材料有纤维素、琼脂糖、壳聚糖及 β- 环糊精等，然而这类材料中能与胆红素等毒素有直接作用的结构有限，使其对胆红素的吸附清除能力受到限制。通过对该类材料采用基团修饰、表面包膜、与活性物质共混等方法进行改性，可获得具有较高胆红素吸附能力的吸附材料。例如：在壳聚糖微球表面修饰聚左旋赖氨酸，可提高其胆红素的清除能力，且清除能力随聚赖氨酸含量的增加而增加。将含己二胺的 PAMAM 树枝状大分子接枝在壳聚糖微球上，并通过不断支化的方法获得表面具有更多氨基和短支链的表面修饰的壳聚糖微球，与未表面处理的壳聚糖微球相比，其胆红素吸附量大幅提高，而且在蛋白溶液中表现出较满意的竞争吸附能力。

甲壳素作为资源丰富的海洋天然高分子材料，具有良好的生物亲和性、降解性和生物活性，对血液各成分无副作用，对胆红素、乳酸盐、胆汁酸、胆固醇、尿酸、肌酐等具有较好的清除作用，在血液灌流吸附剂领域具有很好的发展前景。利用碱 / 尿素水体系低温溶解甲壳素，并通过乳化和热诱导法，合成甲壳素 / 碳纳米管复合纳米纤维微球，并同时在微球上，通过共价键结合赖氨酸，构建赖氨酸固定化甲壳素 / 碳纳米管复合微球（图 15-3-7），进一步证明它能在高胆红素血浆中高效选择性地吸附胆红素（图 15-3-8），且对血液中的细胞和蛋白等其他成分无影响，具有良好的生物相容性（图 15-3-9），可用作全血灌流（HP）吸附材料，治疗肝衰竭，保护重要脏器，提高治疗安全性，降低治疗费用。该材料是我国自主开发且具有自主知识产权的 HP 吸

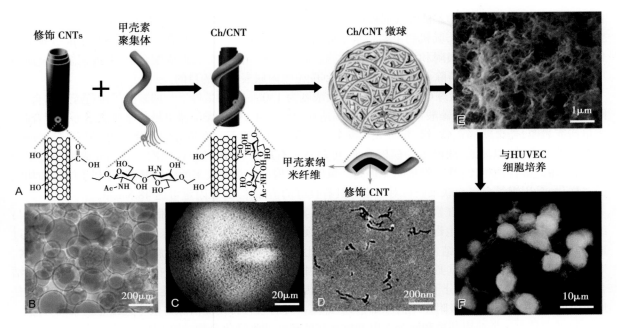

图 15-3-7　赖氨酸固定化甲壳素 / 碳纳米管复合纳米纤维微球的结构（A~F）

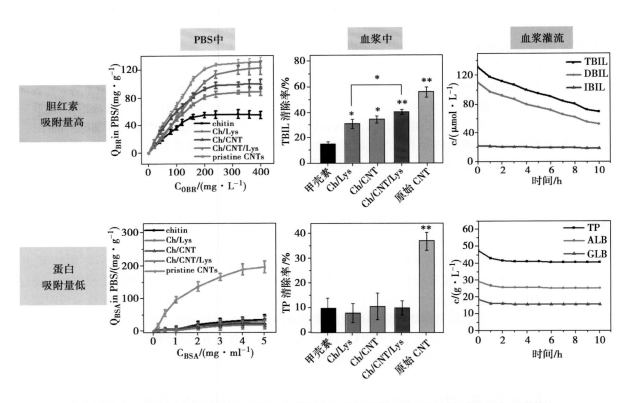

图 15-3-8　赖氨酸固定化甲壳素 / 碳纳米管复合纳米纤维微球的胆红素吸附和蛋白吸附能力

Ch. 甲壳素；Ch/Lys. 赖氨酸固定化甲壳素微球；CNT. 碳纳米管复合纳米纤维微球；Ch/CNT/Lys. 赖氨酸固定化甲壳素 /
碳纳米管复合纳米纤维微球；PBS. 磷酸盐缓冲液；TBIL. 总胆红素；DBIL. 直接胆红素；IBIL. 间接胆红素；C_{OBR}. 初始胆
红素浓度；C_{BSA}. 白蛋白浓度。

背驮式肝移植

382

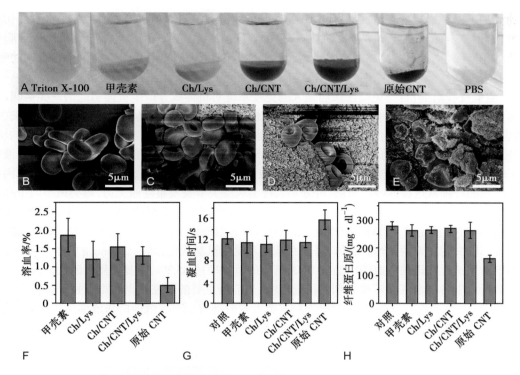

图 15-3-9　赖氨酸固定化甲壳素/碳纳米管复合纳米纤维微球的血液相容性

Triton X-100. 曲拉通 X-100；Ch. 甲壳素；Ch/Lys. 赖氨酸固定化甲壳素微球；CNT. 碳纳米管复合纳米纤维微球；Ch/CNT/Lys. 赖氨酸固定化甲壳素/碳纳米管复合纳米纤维微球；PBS. 磷酸盐缓冲液；Lys：赖氨酸。

附材料，可替代昂贵的进口血液灌流吸附材料，提高了国内血液灌流吸附材料的自主性。

（3）低密度脂蛋白吸附剂：胆固醇是一种广泛存在于动物体内各个组织器官的脂类物质，主要由肝脏合成，少量从食物中摄取。胆固醇需要脂蛋白的运载才能进入体内各个部位，以参与细胞膜的形成及胆汁酸等的合成。脂蛋白主要有低密度脂蛋白（low density lipoprotein，LDL）和高密度脂蛋白（high-density lipoprotein，HDL）两种形式。

LDL 是将胆固醇从血液中运输到身体各组织细胞的运载脂蛋白，可被氧化成氧化低密度脂蛋白（oxidized-LDL，OX-LDL）。当 LDL 含量过高时，其携带的胆固醇容易积存在血管动脉壁，逐渐形成粥样斑块，引起动脉粥样硬化等各种心脑血管疾病。

HDL 是由载脂蛋白、磷脂、胆固醇和少量脂肪酸组成的复杂脂蛋白，颗粒较小，能自由通过动脉血管壁，可将血液和周围组织中多余的胆固醇、LDL、甘油三酯等有害物质逆转运至肝脏进行分解排出体外，对脂质代谢和运输具有良性作用，是预防动脉粥样硬化的重要保护因子。

血液净化可通过采用特异性吸附 LDL 而对 HDL 非特异性吸附的吸附材料来选择性清除血液中的 LDL 而保留具有良性作用的 HDL，以治疗高脂血症（尤其是家族性高脂血症）。LDL 表面含有较多的赖氨酸、精氨酸残基，因此表面带正电荷。表面带有负电荷的高分子吸附剂可有效地吸附 LDL。如以戊二醛为交联剂，以聚乙烯醇和海藻酸钠为单体制备的多孔阴离子 LDL 亲和吸附剂，可对 LDL 具有较高的选择性吸附性能，而对 HDL 为非特异性吸附。在球形纤维素表面结合强电性的磺酸基团，同时引入疏水性胆固醇分子，这种带电性和疏水双重吸附作用显著提高了吸附剂对 LDL 的吸附能力，其对 LDL 的吸附率达 80%，对总胆固醇吸附率达 60%，对 HDL 几乎不吸附。

（4）内毒素吸附剂：内毒素是血液中的细菌或病变组织内的细菌所分泌的一种脂多糖。极微量（纳克级）的内毒素进入人体就会引起发热、微循环扩张、肾功能衰竭、肝脏损伤、神经系统症状及内毒素休克或死亡，致死率极高，目前尚无有效的治疗方法。寻找可有效清除内毒素的吸附材料，是血液灌流治疗内毒素血症的关键。以纤维素为载体,多黏菌素 B 为配基的内毒素吸附剂(Toray,PMX-20R),在对受伤所引起的内毒素血症(全身脓毒血症和多器官功能障碍)的临床治疗中显示出明显的治疗效果。以琼脂糖和纤维素为载体,经环氧化、胺化、戊二醛交联后结合赖氨酸等亲和配基,制备可去除血浆中内毒素的吸附剂,对血液中的内毒素具有高效清除率,且具有良好的血液相容性。

(5)其他免疫吸附剂:自身免疫性疾病是人的免疫系统对机体成分产生抗体引起的一类疾病,如自身免疫性溶血性贫血、血友病、血小板减少性紫癜、系统性红斑狼疮、家族性高胆固醇、类风湿关节炎、重症肌无力、器官移植排斥反应、重症肌炎等。免疫吸附剂是专门针对特定的致病因子,将高度特异性的抗原、抗体或有特定物理、化学亲和力的物质(配体)耦联到吸附材料(载体)表面,得到能够特异性去除血液中相应致病因子的一种吸附剂,广泛应用于泌尿系统疾病、血液系统疾病及肝脏病、心功能衰竭等。以苯丙氨酸或色氨酸为配基的纤维素选择性吸附树脂,可分别治疗类风湿关节炎及重症肌无力,对类风湿因子和乙酰胆碱受体抗体的清除率分别为 78% 和 44.3%;将丙氨酸或色氨酸固定在壳聚糖微球上可用于血液灌流分离免疫球蛋白;采用 DNA 固定的天然球形纤维素,对系统性红斑狼疮致病抗体的清除率达 72.5%,且具有良好的血液相容性。以交联壳聚糖微球为载体,经羟乙基化及溴化氰基活化,固定 27.4mg/g 的小牛胸腺 DNA,该免疫吸附剂对系统性红斑狼疮血清中的抗 DNA 抗体的清除率达 65.3%,重复使用吸附性能无明显改变。

综合分析以上各类血液灌流吸附剂的研究现状,当前最主要的研究热点和难点是平衡吸附剂的高效性、选择性和安全性三者的关系,以研制出针对各类毒素的高效、安全、低廉的血液灌流吸附剂,治疗各种疾病及并发症。各类毒素吸附剂的研究进展见表 15-3-2。

表 15-3-2　各类毒素吸附剂特性

毒素	材料	吸附量(吸附效率)
胆红素	赖氨酸固定化甲壳素 / 碳纳米管复合纳米纤维微球	水溶液中:107.2mg/g,血浆中:40.2%
胆红素	乙二胺修饰的 3D 打印聚丙烯腈纳米纤维海绵	血浆中:25.290mg/g
胆红素	氨基 / 甲基修饰的介孔分子筛	白蛋白中:51.4%
胆红素	甲壳素 / 氧化石墨烯复合气凝胶	水溶液中:484.1mg/g
胆红素	壳聚糖 / 氧化石墨烯复合气凝胶	水溶液中:178.25mg/g
胆红素	聚羧酸甜菜碱水凝胶包裹聚苯乙烯树脂	白蛋白中:20.75mg/g
胆红素	聚多巴胺修饰的有序介孔碳	白蛋白中:122.7mg/g
胆红素	三维多孔石墨烯	白蛋白中:126.1mg/g
肌酐	聚苯乙烯磺酸盐聚苯胺基活化碳	341.2mg/g
肌酐	静电纺丝聚丙烯腈 / 沸石纳米纤维膜	25.423mg/g
肌酐	氨基修饰的硝酸纤维素	2.04mg/g
内毒素	可接枝多黏菌素 B 的高分子刷	特异性吸附内毒素
内毒素	肝素修饰的聚苯乙烯苯丙氨酸微球	25.15EU/g
内毒素	多黏菌素 B 接枝的纤维素微球	72.3%
内毒素	聚乙烯醇 / 氨基化多壁碳纳米管复合纳米纤维微球	114EU/g
内毒素	硼酸功能化介孔硅包覆的磁微球	60.84EU/g
尿酸	氨基化的石墨烯纳米片	95%
尿酸	尿酸分子打印的复合晶胶	186.6mg/g
尿酸	蒙脱石	18.7mg/g
炎症因子	吸附膜	TNF-α 和 IL-8 显著下降
炎症因子	高流量树脂	TNF-α 吸附率达 79.2% IL 吸附率达 95.3%

三、天然高分子材料在生物型人工肝中的应用

(一)生物型人工肝

生物型人工肝(BAL)可泛指包含细胞、组织及器官等活性成分,能够发挥肝脏功能或修复肝脏的人工肝脏支持系统(ALSS)。

通常所说的 BAL 主要是指在细胞支架材料上生长的肝细胞所构建的生物反应器。生物反应器由大量的高分子纤维管(半透膜)构成,肝细胞置于管外,血液流经管内,通过半透膜的作用,血液中过量的毒素穿出管外,被肝细胞转化,而肝细胞合成的有益成分(白蛋白、凝血因子、酶及其他活性因子)透过半透膜进入血液,补充血液中因肝功能障碍而缺失的成分。因此,BAL 可同时具有肝脏解毒、代谢、合成的功能,是比非 BAL 更完善的人工肝,可暂时替代病变的肝脏,有利于肝病患者的康复,由于肝细胞来源的限制,细胞培养技术的难题,BAL 使用过程中的安全性和有效性等问题使其应用一直受到限制。

BAL 的关键技术之一是系统中的细胞培养支架材料,此类材料需要具备稳定的理化性质、良好的生物和组织相容性,具有适合细胞生长的微观结构及一定的亲水性,且能促进细胞的黏附生长,还能长时间维持肝细胞生长的高度活性和高密度。大部分合成类高分子的生物亲和性差且不易于细胞的黏附生长,而天然高分子材料来自活性生物体本身,具有优越的细胞和生物亲和性,因此在 BAL 系统中具有良好的应用前景。

(二)肝细胞微载体

细胞微载体培养是通过将细胞附着于微载体上进行体外生长,同时由于持续的搅动,负载有细胞的微载体可以在培养基中保持运动悬浮的状态,因此具有更大的生长面积,更加立体的生长空间,可以在有限的空间生长更多更密集的细胞,为获得大规模优质细胞的可行技术。

葡聚糖是已经商品化的细胞微载体,且已衍生出不同系列产品。如经过季胺基团修饰的葡聚糖具有能有效支持细胞生长的能力。纤维素基微载体也是早期开发的产品,并已商品化,该类材料原料丰富,制备方法简单,改性技术成熟,可适用于不同细胞的培养,已得到广泛的应用。明胶具有良好的生物亲和性和类似生物体形态的柔软性,具有良好的透光性,表面性质优良,易于与多种细胞相结合。特别是明胶可在胶原酶的消化作用下,完全消化溶解在消化液中,从而可以非常方便地直接收集游离出来的细胞,获得存活率高达 98% 的细胞。因此明胶是一种优良的细胞微载体材料,特别是培养具有贴壁依赖性和难以收集的细胞。近年来研发出的海藻酸钠夹心微囊显示出很好的透过性和生物亲和性,已在 BAL 领域得到广泛应用。将壳聚糖与 MAA-HEMA-MMA 三元共聚物在生理条件下发生凝胶反应,形成三维微胶囊具有良好的机械稳定性和渗透性,将该凝胶用于肝细胞培养,所培养的细胞比单层培养的细胞具有更好的功能(如 P450 活性、尿素生成和白蛋白释放等)。

通过低温溶解技术合成的甲壳素/碳纳米管复合水凝胶可促进肝细胞、神经细胞、成骨细胞等黏附和增殖。在此基础上构建的赖氨酸固定化甲壳素/碳纳米管复合纳米纤维微球(Ch/CNT/Lys)对 L-02 肝细胞表现出优异的生物相容性和细胞黏附性,对其黏附和增殖具有更好的促进作用(图 15-3-10),特别是肝细胞的伪足延伸并黏附在 Ch/CNT/Lys 上,该微载体的三维网络结构有利于营养物质等有机物质的运输和吸附。对微载体上培养的肝细胞的细胞活性进行检验,证实微载体 -L02 细胞复合物可在体外连续产生尿素和白蛋白。因此,这种新型复合纳米纤维微球可作为有潜力的 BAL 细胞微载体应用于 BAL 治疗急性肝衰竭。

(三)肝细胞移植

肝细胞移植是指将体外培养获得的肝细胞移植入体内,通过移植肝细胞的再生修复功能,恢复受体受损的肝脏组织的功能,逐渐改善肝功能水平,为患者创造良好的体内环境、争取更长的供体等待时间,甚至可能避免因肝移植而直接获得的疾病。肝细胞移植的关键技术之一是如何在体外获得高密度、高活性的优质肝细胞。细胞微载体三维细胞培养技术可满足肝细胞的大规模、高密度及优化培养的临床要求。半乳糖基是肝细胞的靶向配基,在天然高分子材料壳聚糖微球结构中引入丝素蛋白和半乳糖,并以此作为细胞微载体在体外培养大量肝细胞,将其引入肝衰竭动物体内,可靶向进入肝脏,并修复受损肝脏组织,从而逐渐减轻肝脏病变的症状,提高生存率。纳米材料可促进细胞的黏附和铺展生长,能促进细胞定

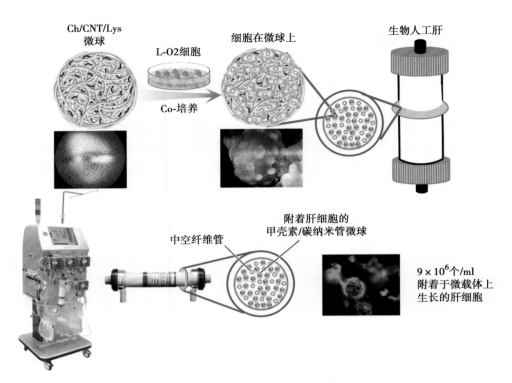

图 15-3-10　甲壳素 / 碳纳米管材料构建生物型人工肝示意图

向分化及活性细胞因子的表达,而且还具有抑制免疫排斥的作用,因此各种天然纳米生物材料负载有纳米活性物质、磁性物质、基因和因子等,可在肝细胞移植领域发挥重要的作用。采用天然高分子生物材料包覆肝细胞或干细胞进行细胞移植,可以有效减少免疫排斥反应,具有更好的肝细胞移植预后效果,其清除氨和胆红素的能力明显提高,移植成功率明显增加。

四、肝组织工程

肝组织工程是将肝细胞和生物材料有机结合,在合适的条件下培养,构建具有肝脏空间结构、完整肝脏功能及可移植的肝脏组织,以达到对病变组织的修复和替代。来源于生物质的天然高分子材料适合于肝组织工程。海藻酸 / 金属离子水凝胶配合物已在肝组织工程中得到广泛应用。将半乳糖基引入到具有良好生物亲和性的天然高分子材料(壳聚糖、丝素蛋白、海藻酸钠、甲壳素等)中,可获得具有肝细胞靶向性的半乳糖基化天然高分子复合物支架材料,用于体外肝细胞和组织培养的肝组织工程中。

五、展望

急性肝衰竭是临床亟待解决的治疗难题,人工肝支持疗法、肝细胞移植和肝组织工程等过渡和替代疗法逐渐显示了在该病治疗中重要的作用。由于这些疗法所使用的材料都需要与生物体或血液直接接触,甚至直接植入人体,因此必须具备良好的生物、组织和血液相容性,以及生物可降解性。特异性、高效性、相容性和经济性是人工肝类材料的未来发展趋势。来源于生物体的天然高分子材料在这些要求上具有其他材料无法比拟的优势,可在该领域发挥重要的作用。例如:甲壳素、纤维素、壳聚糖、海藻酸、琼脂、明胶等天然高分子材料已经在人工肝吸附材料、肝细胞培养载体领域发挥着重要作用。不断加快天然高分子材料在急性肝衰竭治疗中的开发、应用和临床试验,可推动急性肝衰竭治疗的快速发展和进步。此外,随着间充质干细胞被证实具有免疫调节功能,可将其用于生物人工肝以增加其调节免疫的功能,拓展传统生物人工肝的功能和内涵。另一方面,人工肝的仿生设计和研究可以最大化模拟肝脏的结构和功能,最大限度地发挥肝脏替代、支持和修复的功能,并将成为重大肝脏疾病治疗的可靠且有效的手段。

(张俐娜　吴双泉　叶啟发　陈彪)

［1］王辉. 生物基聚合物微孔膜的制备及吸附促进其透析性能的研究. 青岛科技大学, 2018.

［2］张俐娜. 天然高分子科学与材料北京：科学出版社, 2007.

［3］CABELLO-ALVARADO C, ANDRADE-GUEL M, PÉREZ-ALVAREZ M, et al. Graphene nanoplatelets modified with amino-groups by ultrasonic radiation of variable frequency for potential adsorption of uremic toxins. Nanomaterials-Basel, 2019, 9(9): 1261.

［4］DANG Q, LI C, JIN X, et al. Heparin as a molecular spacer immobilized on microspheres to improve blood compatibility in hemoperfusion. Carbohyd Polym, 2019, 205: 89-97.

［5］DUAN B, HUANG Y, LU A, et al. Recent advances in chitin based materials constructed via physical methods. Prog Polym Sci, 2018, 82: 1-33.

［6］HUANG S, ZHENG J, ZHANG Y, et al. Polydopamine decorated ordered mesoporous carbon for efficient removal of bilirubin under albumin-rich conditions. J Mater Chem B, 2020, 8(2): 290-297.

［7］LI Q, YANG J, CAI N, et al. Hemocompatible hemoadsorbent for effective removal of protein-bound toxin in serum. J Colloid Interf Sci, 2019, 555: 145-156.

［8］LING S, CHEN W, FAN Y, et al. Biopolymer nanofibrils: structure, modeling, preparation, and applications. Prog Polym Sci, 2018, 85: 1-56.

［9］LING S, KAPLAN D L, BUEHLER M J. Nanofibrils in nature and materials engineering. Nat Rev Mater, 2018, 3(4).

［10］JI Y, LI W, FU W, et al. Development of boronic acid-functionalized mesoporous silica-coated core/shell magnetic microspheres with large pores for endotoxin removal. J Chromatogr A, 2019, 1602: 91-99.

［11］OSMAN B, SAGDILEK E, GÜMRÜKÇÜ M, et al. Molecularly imprinted composite cryogel for extracorporeal removal of uric acid. Colloids Surf B Biointerfaces, 2019, 183: 110456.

［12］SONG X, HUANG X, LI Z, et al. Construction of blood compatible chitin/graphene oxide composite aerogel beads for the adsorption of bilirubin. Carbohydr Polym, 2019, 207: 704-712.

［13］VOROBII M, KOSTINA N Y, RAHIMI K, et al. Antifouling microparticles to scavenge lipopolysaccharide from human blood plasma. Biomacromolecules, 2019, 20(2): 959-968.

［14］WU K, LIU X, LI Z, et al. Fabrication of chitosan/graphene oxide composite aerogel microspheres with high bilirubin removal performance. Mater Sci Eng C Mater Biol Appl, 2020, 106: 110162.

［15］XU H, FANG Z, TIAN W, et al. Green fabrication of amphiphilic quaternized β-chitin derivatives with excellent biocompatibility and antibacterial activities for wound healing. Adv Mater, 2018, 30(29): e1801100.

［16］YUAN Z, LI Y, ZHAO D, et al. High efficiency 3D nanofiber sponge for bilirubin removal used in hemoperfusion. Colloids Surf B Biointerfaces, 2018, 172: 161-169.

［17］ZONG W, CHEN J, HAN W, et al. Preparation of PVA/amino multi-walled carbon nanotubes nanocomposite microspheres for endotoxin adsorption. Artifi Cells Nanomed Biotechnol, 2018, 46(1): 185-191.

第十六章

背驮式肝移植经验谈

第一节　为什么选择背驮式肝移植

2008 年 9 月,夏穗生教授亲自拟定了书写提纲,委托作者撰写背驮式肝移植(PBLT)专著,作者欣然受命。经过多年的实践积累并反复思量,尽管个人书写水平有限,但作者仍乐于将从事 30 多年 PBLT 的经验作为回顾性记录呈现给感兴趣的读者,或许可以裨益同道,以供借鉴。

令作者倍感荣幸的是,自 1995 年从德国获得器官移植博士学位归国以后,在时任华中科技大学同济医学院领导的带领下,在著名外科学家裘法祖、夏穗生二位教授的鼎力支持下,作者主刀完成了首例 PBLT。该例患者术后存活达 20 余年(1995—2014 年),保持了我国肝移植第二次浪潮中的最长存活纪录。

在外科生涯中,作者对肝移植和自体肝移植倾注了最大的热情。首先是建立 PBLT 的动物模型,这部分工作得益于在德国海德堡大学期间研修医学博士的经历,特别是德国 Herfath 教授和 Senninger 教授给予了很大帮助。回国后最初几年施行的每例 PBLT,均对供肝和病肝进行了肝外管道和肝静脉的解剖记录。在经典式 PBLT(CPBLT)应用 3 支肝静脉成形的基础上,特别是在肝静脉成形与供肝腔静脉重建后,出现回流受阻的并发症促使作者进行了供体、受体腔静脉成形的改良技术,并在数百例供体、受体肝解剖研究基础上,提出了肝静脉分型与肝移植技术的规范。因而本书尽可能记录了作者个人的经验,并以绘图方式呈现。

在论述 CPBLT 技术(包括肝左、中静脉成形,肝右、中静脉成形,3 支肝静脉成形,3 支合干技术)章节,重点论述了重建回流通道的技术缺陷而导致的手术即期、术后急性(1 周内)亚急性(1 周~1 个月)和慢性(1 个月以上)并发症的诊断、预防、处理经验。在 PBLT 改良技术中重点论述改良技术的适应证、手术技巧和疗效的相关经验。

至于为什么选择 PBLT 和进行 PBLT 改良技术的研究与应用,这也是夏穗生教授提出的一个问题,以下为作者的一些体会。

一、为什么选择背驮式肝移植技术

通过对上千例患者 PBLT 与改良式 PBLT（APBLT）的实践，体会如下。

（1）PBLT 需精细的切肝技术，保留肝后下腔静脉（RIVC）、保留 3 支肝静脉，这是切肝的核心技术。切肝具有挑战性，特别是分离第三肝门、第二肝门，呈现 RIVC 和 3 支肝静脉。如果出血少或不出血，手术成功率则可达到 90%。

（2）分离第一肝门 3 支管道（肝动脉、胆总管、门静脉）后不急于切断，待第三肝门与第二肝门彻底分离完毕，再阻断第一肝门切除病肝，可缩短胃肠淤血时间，保障无肝期的安全性。

（3）切除病肝后阻断 RIVC 近心端，检查第三肝门各肝短静脉断端无出血后，自肝静脉汇入下腔静脉（IVC）的根部阻断 3 支肝静脉，将肝静脉成形后与供肝肝上腔静脉吻合，保证了下半躯体血流回流通畅，缩短了无肝期。

（4）肝静脉与供肝吻合后可开放 IVC 血流入肝，缩短了肝脏再灌注时间；即使门静脉吻合后开放血流入肝，无肝期时间也明显缩短，保证了移植肝的安全性。

（5）由于移植肝时间短，保障了血流动力学和内环境的稳定，保证了手术的安全性。

（6）由于不需要使用体外转流，减少了转流的创伤与并发症，也节省了转流的昂贵机器设备与耗材费用。当然，切肝的复杂性和技术操作的困难性，对医师要求更高。

（7）当在切肝前阻断肝周管道血压低于正常 2/3 时，建议必须体外转流（急性重型肝炎尚未形成门静脉高压、侧支循环及代谢性肝病的患者常见）或直接应用经典式肝移植（即肝周管道全部切断与供肝同名管道端端吻合的 OLT）技术。

基于以上 7 点，作者推荐施行 PBLT。

二、改良背驮式肝移植的解剖病理基础

在 PBLT 实践中（经过近 400 例 PBLT 第一、第二、第三肝门的解剖），作者发现下述解剖问题。

（1）近 60% 的患者为肝左与肝中静脉合干，可行左中肝静脉成形与供肝 SIVC 端端吻合的 PBLT。

（2）近 25% 的患者系肝右与肝中静脉合干，也能施行 PBLT。

（3）尚有 5%~10% 的患者为 3 支肝静脉合干，是理想的 PBLT 术式的选择。

（4）若 3 支肝静脉在同一水平面（同轴面）汇入 IVC，需 3 支肝静脉成形后与供肝肝上腔静脉吻合，也能行 PBLT。

（5）若 3 支肝静脉不在同一水平面（非同轴面）汇入 RIVC，此类患者不能行 PBLT。

（6）极少数患者为各肝段有数支肝短静脉汇入 RIVC，没有 3 支粗大直径成形的肝静脉，也不能施行 PBLT。

（7）若肝脏尾状叶包绕 IVC（3‰），不能分离出被包裹的 RIVC，则也不能实施 PBLT。

（8）肝癌、肝包虫病及肝血管瘤侵犯或包绕 3 支肝静脉，也不能施行 PBLT。

鉴于上述原因，作者对 PBLT 进行了改良（改良技术见各章节）。

三、背驮式肝移植改良的核心技术

（一）Tzakis 施行背驮式肝移植的核心技术

1989 年 Tzakis、Todo 和 Starzl 发表了保留 RIVC 的 OLT 的相关文章，他们的核心技术是首先分离第一肝门 3 支管道（胆总管、肝动脉、门静脉）并分离肠系膜上静脉，分离肝下下腔静脉（IHVC），自肠系膜上静脉或门静脉至 IHVC 架桥，然后离断第一肝门，无肝期胃肠血流经架桥血流回至 IVC，因而下半躯体无淤血。实质上是门静脉 - 腔静脉分流术代替了体外转流。

（二）对背驮式肝移植改良的技术

弃用门 - 体静脉转流术（VVB）与肠系膜上静脉（superior mesenteric vein，SMV）或门静脉至 IVC 的架桥术，实质是门静脉 - 下腔静脉架桥（PV-IVCBP），该方法弃用了 1963 年 Starzl 的静脉 - 静脉转流术（VVBP）和 Tzakis 的肠系膜上静脉 - 下腔静脉架桥术（SMV-IVCBP）或门静脉 - 下腔静脉架桥术（PV-IVCBP）。

（三）改良的背驮式肝移植拓展了相关适应证

最早的 APBLT 技术为供体、受体腔静脉成形后吻合，供体腔静脉（供肝肝后 IVC）与受体（肝后 IVC）三角成形吻合，与作者施行的供肝 SIVC 与受体心房吻合。为便于区分改良式，作者将以 3 支肝静脉成形后与供肝腔静脉吻合的术式称为 CPBLT，而将保留的肝后 IVC 切开，并将其切开成形与供肝腔静脉吻合的诸多术式称为 APBLT，而弃用的 PV-IVCBP、VVBP、SMV-IVCBP 是作者 1995 年以来改良 PBLT 的核心技术。

（叶啟发）

第二节　早期实施背驮式肝移植的探索总结

作者 1989—1995 年于德国海德堡大学外科医院从事普外、腹部外科和腹部器官移植的研修。由于当时我国移植界的肝移植尚处于为突破 1 年存活期而探索的关键时期，作者选择了肝移植为重点研修方向，参加了该院的肝、胰腺移植的实验，完成了组织氧分压在供肝质量评估的大动物实验研究。在研修期间多次参与了临床肝移植、胰腺移植手术实践。其间重点探索和研究了临床肝移植，并对该院 1990—1992 年 135 例 OLT 进行了系统总结。回国后一直从事腹部外科，并以肝移植基础与临床研究为重点。本节对作者 1995—2000 年间施行的 PBLT 进行总结。

1995 年 8 月—2000 年 8 月，作者共实施 PBLT 50 例次，其中 3 例行再次肝移植术，50 例次手术技术方法见表 16-2-1。

表 16-2-1　1995 年 8 月—2000 年 8 月 50 例次背驮式肝移植技术方法统计

手术名称	静脉回流重建	吻合方法	例数	备注
经典式背驮式肝移植（SPBLT）	下腔静脉、肝静脉	端端吻合	17	
改良式背驮式肝移植（APBLT）	下腔静脉、下腔静脉	端侧吻合	13	
	下腔静脉、下腔静脉	侧侧吻合	11	半口 3~5cm 全口 5~7cm
	下腔静脉、右心房	端侧吻合	4	
其他	下腔静脉、下腔静脉	端侧吻合	5	

一、实现肝移植 1 年

第 1 例 PBLT 于 1995 年 8 月 26 日得以成功实施，且术后患者成活长达 20 余年，首次突破了 1 年存活期，实现了老一辈外科专家们的梦想，并保持着我国 PBLT 最长存活纪录。

二、严谨科学的态度

作者回国总结了 1990—1992 年在德国留学期间 135 例 OLT，并通过裘法祖教授与海德堡大学外科医院沟通，将论文内容征得对方审核同意，予以发表。在裘法祖和夏穗生教授的严格要求下，作者团队开展了 PBLT 的实验研究。由于实验动物为犬，其解剖与人类差异很大，为了模拟 PBLT 术中不用体外转流又保障血流动力学稳定的切肝过程，作者团队实施了肠系膜静脉与 IVC 分流术，分流后阻断门静脉，保证了切肝不出血，胃肠道不淤血，为 PBLT 临床应用奠定了血流动力学和内环境稳定的实验基础；也为首例 PBLT 的成功开展锻炼了手术团队，奠定了 PBLT 的手术流程和操作基础。这也是老一辈外科专家对手术团队技术的考验和严谨学风的训练，这种严谨科学态度和治学精神使我受益终身。

三、早期背驮式肝移植患者的选择

第 1 例 PBLT 患者选择 Wilson 病主要出于下列几个方面的考虑：①患者有严重肝硬化、肝功能失代偿，但经治疗腹水改善，凝血功能改善，治疗有效；②患者不能行走，言语不清，无吞咽、咳嗽反射，治疗依赖性强;③无乙型肝炎病毒携带,无肿瘤,考虑度过围手术期预后好。基于以上几点,手术讨论和手术方案得到大学和医院相关部门批准。最后手术取得成功且患者术后神经功能逐步恢复。早期手术病例选择见表16-2-2。

表16-2-2　1995年8月—2000年8月50例次背驮式肝移植适应证

疾病分类	手术分类	例数
Wilson 病	经典式背驮式肝移植	12
肝炎后肝硬化	经典式背驮式肝移植	8
硬化性胆管炎	经典式背驮式肝移植	6
肝硬化并肝癌	改良式背驮式肝移植,下腔静脉,侧侧吻合	6
急性肝衰竭	改良式背驮式肝移植,下腔静脉,侧侧吻合	5
肝肾功能衰竭	串簇肝肾联合移植,下腔静脉,侧侧吻合	3
布 - 加综合征	桥式背驮式肝移植、心房吻合	3
原发性无功能	改良式背驮式肝移植(再次)	2
门静脉血栓	改良式背驮式肝移植(再次)	1
糖原贮积综合征	心房吻合	1
家族性淀粉样变	改良式下腔静脉半口吻合	1
肝功能不全短肠综合征	辅助肝肠,下腔静脉,侧侧吻合	1
Wilson 并门静脉海绵样变	门静脉半转位	1

此阶段除50例次PBLT和APBLT以外,还施行了15例未行转流的经典式原位肝移植(OLT),即病肝周围管道全部切断,供肝周围管道与同名管道吻合的传统术式。按照Starzl经典方法必须施行无肝期的VVB,因医院当时尚无转流设备,15例非转流的经典式OLT患者为后续的手术积累了经验。与该术式相比,对PBLT技术各种优缺点通过临床实践得到充分认识;根据病肝病理状况、肝静脉解剖状况、门静脉变异情况、疾病进展等问题进行了APBLT的应用研究。

从早期PBLT的病例选择上可知,Wilson病、肝炎后肝硬化、硬化性胆管炎、急性肝衰竭、布 - 加综合征、糖原贮积综合征、家族性淀粉样变、肝肾功能衰竭等良性病变为适应证,可以取得较好的手术疗效。在手术时机的选择上,手术时机过晚是影响围手术期疗效的主要因素。夏穗生教授将这些患者分为门诊依赖期、住院依赖期、重症抢救期。作者认为门诊依赖期手术治疗时机过早,住院依赖期如没有合并症或并发症,手术治疗均可取得好的疗效,但患者和家属在此时段往往不会接受手术选择,而重症抢救期的患者(MELD评分>30分),均有合并症或其他脏器功能受损状况,尽管在此期间家属和患者选择手术的意愿强烈,但抢救成功率仅为50%~60%,而且会大大增加合并症及其他脏器受损的治疗费用,并增加手术的风险性。因而,住院依赖期手术时机的选择是增加手术成功率和改善手术预后的关键。

(叶启发)

第三节　早期实施背驮式肝移植的经验总结

一、概述

（一）第1例背驮式肝移植

作者进行的第1例Wilson病患者的肝移植技术难点是在肝硬化的情况下进行病肝切除手术,特别是第三肝门的解剖分离技术难度极大,国外学者为了解决这一困难采取的方法是:①首先建立门静脉与腔静脉絮桥术(PV-IVCBP),使分离第三肝门变得容易(图16-3-1);②应用肠系膜静脉与IVC建立分流

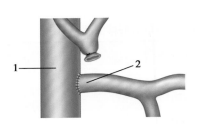

图 16-3-1　建立门静脉与腔静脉回流的转流

1. 下腔静脉;2. 肠系膜上静脉。

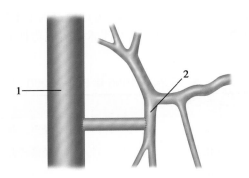

图 16-3-2　肠静脉 - 腔静脉架桥术(MV-VCB)

1. 下腔静脉;2. 肠系膜上静脉。

将肠系膜上静脉与肝下腔静脉行架桥术,故也称为 MV-VCB 术,即将肠系膜上静脉离断,行肠系膜上静脉和肝下下腔静脉端侧吻合

(图 16-3-2),然后阻断门静脉。两种方法均是先建立转流,再离断第一肝门,使分离第三肝门变得容易操作。

作者在动物实验的基础上,对 40 例成人公民捐献肝进行了第一、第二、第三肝门的解剖研究,发现采取左、右翻转法,先分离左、右肝为第一步骤;然后彻底游离第一肝门;再依次自肝下向肝上采用"蚕食法"逐步分离结扎、离断第三肝门汇入 IVC 的肝短静脉;最后游离第二肝门的 3 支肝静脉,因而保障了病肝切除手术的顺利实施,真正解决了不建立转流,第三肝门分离困难的技术问题。

1995 年 9 月—1997 年 8 月,作者顺利完成了 7 例 9 次肝移植,手术技术均采用 PBLT。早期 47 例 50 次 PBLT 和 15 例经典式 OLT 不转流技术为以后肝移植的顺利开展奠定了良好的基础和经验。一批良性病变患者手术后得以长期生存,改变了我国当时肝移植术后长期存活不理想的状况。长期存活的患者既给予了拟行肝移植手术患者生存希望,也为我国肝移植事业的发展起到了重要的推动作用。

（二）第 1 例背驮式肝移植的经验与体会

1. **患者不能咳痰,术者照护**　由于患者已处于语言不清、瘫痪、不能吞咽和无咳嗽反射状态,当时也无专门的重症监护病房（ICU）及成熟的医护队伍,作者身为主刀医师负责照护患者。由于患者痰液很多,采用气管切开插管,需每日用吸痰管吸痰,每日吸痰量多达 500~600ml。直到术后 24 日,患者出现咳痰反射,此后才终止插管吸痰治疗,避免了患者肺部感染的风险。此外,每日进行痰涂片和培养,以后均按培养的细菌种类合理使用抗生素。该患者肺部感染的预防和治疗是度过围手术期的关键。

2. **患者治疗顺应性差,T 管引流脱出**　该患者术后精神烦躁症状持续时间很长,加之语言不清配合困难,术后剧烈躁动,应用 50mg 地西泮仅 3~4 小时就开始狂动,需重点观察其术后有无胆汁。由于 T 管引出胆汁很少,胆汁也稀薄,难以明确胆汁,作者确定是苦味的胆汁才放心。因为 AST 和 ALT 在逐步好转,粪便也呈黄色,作者断定未发生排斥反应。但术后第 7 日,因患者突然躁动 T 管脱出,再置 T 管难以实现,当时有报道称一旦发生胆漏会致命,多数需再次手术。在此情况下,作者经引流管用吸引器每 30 分钟吸引一次,并采用温氏孔引流管、肝右引流管、肝左引流管分别吸引,每日引流 300~500ml 胆汁和渗出液,直至术后 18 日,引流液逐渐减少至引流不出液体,超声也未见积液,最后拔除引流管。经作者耐心、细致、定时冲洗和吸引,防止了胆漏聚积导致进一步感染及对腹腔脏器的腐蚀,使患者避免了腹腔感染。

3. **坚持医师的道德底线**　作者体会到,外科肝移植手术成功,技术仅占 1/3,更多的是细心、耐心、周密的病情观察和护理。生命体征的密切观察,呼吸道的护理,肺部和腹部并发症的处理,液体疗法的制订,电解质和内环境的稳定,感染与排斥反应的观察,血管及胆道并发症的预防和处理,以及医护的密切配合均是患者康复的关键。当然也需要医师坚定的信念和无私奉献。

二、背驮式肝移植技术实施与体验

(一)背驮式肝移植优点

通过早期 50 例 PBLT 和 15 例经典式 OLT 肝移植的实践,首先使作者认识到 PBLT 技术与经典式 OLT 技术的优缺点,两种技术均可不使用转流术,但 PBLT 技术的实施过程比较安全,其优点为:①采用左、右肝翻转法分离出左、右肝,并彻底游离出第一肝门,再分离第三肝门使技术操作变得简易;②第二肝门最后分离,再依次阻断第一、第二肝门切除病肝,缩短胃肠道淤血时间,手术技术熟练后仅 30 分钟内即可完成供肝 IVC 与受体成形肝静脉的端端吻合;③供肝 IHVC 不需吻合,缩短了植肝时间;④建立回流通道时阻断受体肝静脉根部,不影响下半躯体血液回流,即使阻断 IVC 也仅 30 分钟,对血流动力学和内环境的影响也不大,手术安全;⑤由于不进行 VVBP,节省了手术时间,减少了 VVBP 并发症,也可由于省略转流环节而节省了购置转流设备的费用,同时减轻了患者的费用负担。

(二)背驮式肝移植缺点

①需保留 RIVC,操作比较复杂,加之暴露第二肝门困难,助手几乎看不到第三肝门,容易撕破汇入 IVC 的肝短静脉致大出血或空气栓塞;②肝静脉以肝左静脉、肝中静脉汇入 IVC 居多,成形后吻合口偏左,易致肝静脉血流受阻,掌握肝静脉回流成形角度对初学者是困难的;③3 支肝静脉分别汇入 IVC 且又不在同一水平面(非同轴型),成形困难,PBLT 技术难以实施;④缺乏 3 支肝静脉的异常情况(各肝段数支肝短静脉分别汇入 IVC)或肝脏尾状叶包绕 IVC(3‰)也不能实施 PBLT 技术;⑤巴德 - 基亚里综合征(BCS)(布 - 加综合征)与肝肿瘤侵犯破坏 3 支肝静脉,也成为 PBLT 技术的禁忌。

(三)背驮式肝移植技术改良

经过早期 PBLT 技术的实践,作者发现诸多因素会使 PBLT 技术受限甚至成为禁忌,从而促使作者对 PBLT 技术进行改良。

1. **第 1 例供体、受体 SIVC 与 IVC 端侧吻合术**　该例患者为 Wilson 病,术中常规按 PBLT 分离病肝,结果自下而上分离切断共 28 支汇入 IVC 的肝短静脉,但未见到粗大的 3 支肝静脉。将病肝移除后检查也无 3 支肝静脉,随后决定将供肝 SIVC 修剪成约 120°,在受体 IVC 正中行梭形切口约 5cm,进行供肝 SIVC 与受体 IVC 端侧吻合,术毕见肝淤血,将供肝左倾后肝质地变软,最后将二个手术套袋充水填塞在右肝后,手术结束。术后 7~15 日分别吸出手术套袋内液体拔除充填物,患者恢复顺利。此后又进行了供体、受体 IVC 与 IVC 侧侧吻合。供体 SIVC 缝闭后在 SIVC 修剪成 3~5cm 梭形切口与受体 IVC 梭形切口成形。这种供体、受体 SIVC 的端侧吻合与侧侧吻合成形在 1997 年器官移植年会和相关医学杂志进行报道。

2. **供体、受体 RIVC 半口和全口吻合技术**　在施行供体、受体 SIVC 技术改良后,作者发现患者术中、术后不同时间出现肝淤血(作者称为手术即期 BCS),术后 1 周内大量腹水、腹胀,肝功恢复延迟(作者称为术后急性 BCS),还有上述症状持续达 1 个月才康复或需手术再矫正者(作者称为慢性 BCS)。其原因均为在手术过程中 SIVC 长度和角度掌握不当所致,因而进行了供体、受体 RIVC 与 IVC 的半口成型(体重 70kg 以内患者,吻合口 3~5cm)和全口成形(体重 70kg 以上超力型患者,吻合口 5~7cm),一般先将供肝置入肝床后,再于供体、受体 IVC 适当位置行切口成形吻合,这样可大大减少肝回流不畅所致的并发症,并取得满意的手术效果。这种技术的改良拓展了肝移植的适应证,对肿瘤侵犯 3 支肝静脉、非同轴 3 支肝静脉、3 支肝静脉分离失败、缺乏 3 支肝静脉等情况均适用。作者称该技术为 APBLT。

3. **桥式 PBLT 技术**　该技术首先应用于 BCS 患者。在 BCS 的肝移植技术实践中发现,其病变往往累及 3 支肝静脉及 SIVC,PBLT 不能实施,而施行经典式 OLT 也因 SIVC 病变继续蔓延至新的移植肝致 BCS 复发,因而作者采用了桥式 PBLT 的切肝方法,将供肝的 SIVC 与受体的右心房直接端侧吻合,取得了较好的疗效。因供肝的 SIVC、IHVC 分别与心房和 IHVC 吻合,形同架桥,避开了病变段的 IVC,因而命名为桥式 PBLT(该命名分别征得裘法祖、夏穗生和张应天教授同意)。

4. **原旁位悬吊式半肝移植**　采用公民捐献肝劈离技术,左半肝用于辅助肝移植,治疗 Wilson 病获得成功。因患者仅处于中度肝硬化,肝功能正常,故切除左半肝为辅助肝建立空间,由于患儿肝左静脉与肝中静脉合干,其肝上无合适 IVC,将供肝左半肝 SIVC 与心房行吻合,术毕左半肝如同悬吊于右心房,故名悬吊式肝移植,而实际上该例手术也可命名为劈离、原旁位悬吊式辅助左半肝移植。经征求裘法祖和夏穗生教授的意见,最终以"原旁位悬吊式半肝移植"命名。

5. 串簇背驮式肝肾联合移植 针对急性肝肾功能衰竭可施行串簇背驮式肝肾联合移植。常规方式是施行肝移植术后再行肾移植,但增加了手术步骤和手术创伤。作者采用 PBLT 技术切除病肝,而供肝和肾保留了与腹主动脉和 IVC 的连续性,供体 IVC 自右肾静脉平面下端缝闭,近心端与受体 IVC 行端侧吻合或侧侧吻合;腹主动脉近心端缝闭,远端与髂总动脉行端侧吻合或侧侧吻合;供体、受体门静脉行端端吻合;供体、受体胆总管行端端吻合;供体输尿管与膀胱吻合。这样简化了手术步骤,也节约了手术时间,并减少了手术创伤,取得了良好的手术疗效。

6. 辅助肝肠移植 1 例全小肠坏死行肠切除患者,由于严重营养不良,并有肝硬化,患者极度衰竭,经术前讨论决定行辅助肝(减体积肝)小肠移植(保留小肠约 1.8m),供肝修整保留肝动脉至腹主动脉的连续性;小肠血供保留肠系膜上动脉与腹主动脉的连续性;供肝减体积后其 SIVC 与受体 IHVC 行端侧吻合,供肝 IHVC 缝闭;腹主动脉近心端缝闭、远心端与髂总动脉和受体髂总动脉端侧吻合;供肝门静脉保留与回流静脉连续性不需吻合,供肝胆总管保留在十二指肠不需吻合;供体十二指肠近端与受体十二指肠(约 20cm)行端端吻合,供体小肠与受体残留的回肠行端侧吻合。该例患者生存 1 个月,因受体十二指肠穿孔、应激性溃疡出血、气管食管瘘(气管置管时间长)、肺部频发哮喘,死于肺部感染和心功能衰竭。

7. 辅助肝肾移植 因患者肝肾功能衰竭,评估肝功能尚有部分代偿,无脾功能亢进及食管静脉曲张,经术前讨论决定行辅助肝(劈离右半肝)肝移植,修肝保留肝动脉至腹主动脉 patch 瓣,将 patch 瓣与受体腹主动脉吻合,供肝 SIVC 与 IHVC 行端侧吻合,供肝门静脉与受体 IVC 行端侧吻合,供肝胆总管与受体小肠重建;右肾常规移植于右髂窝。术后恢复顺利。

8. 门静脉半转位肝移植 首例患者为门静脉海绵样变。因患者的门静脉至肠系膜静脉均为海绵样变,常规 PBLT 切除病肝后,供肝门静脉无法与受体门静脉吻合,采用供肝门静脉与受体 IVC 的端侧吻合或端端吻合,供体、受体 IVC 采用端侧吻合或侧侧吻合,供体、受体肝动脉与胆总管常规端端吻合,手术近期疗效好,共施行 6 例(1995—2015 年),4 例随访 9~18 个月,2 例截至成稿时仍存活。

9. 活体劈离式左外侧叶肝移植 患者为 Wilson 病,在检查母亲无代偿性疾病及肝功能正常的情况下,于 2001 年施行母亲左外侧叶肝切取术。患者左半肝切除,将供肝左肝静脉与患者左肝静脉行端端吻合,供肝门静脉左支与受体门静脉左支端端吻合,供肝左肝动脉与受体左肝动脉吻合,供肝左肝管与受体空肠吻合,术后 4 周康复出院。

10. 保留胆囊的 PBLT 针对肝肿瘤肝门区广泛转移或门静脉有癌栓及胆总管癌的患者,为了防止肝门区肿瘤复发致胆管梗阻,进行了保留供肝胆囊的肝移植。手术其他步骤均与 PBLT 或 APBLT 相同,核心技术是保留的胆囊与空肠吻合,胆囊开口缝合包埋在受体空肠内,胆囊壁形成活瓣,胆汁顺利进入空肠,而反流的肠液因胆囊活瓣起到抗逆流作用。共施行 28 例,取得了良好的近期疗效。肿瘤复发但未累及胆囊空肠吻合口。但这种术式不能作为常规手术。

系列 APBLT 技术的开展,拓展了 PBLT 技术的适应证,也为某些疾病拓展了外科技术路径。

11. 与心房重建的肝移植用于罕见病例 与右心房吻合的肝移植始于 1996 年,作者率先为布 - 加综合征患者施行了桥式 PBLT,以后又为 RIVC 纤维化、IVC 海绵样变、IVC 血栓、癌栓和右心房癌栓罕见病例实施了与右心房重建的肝移植。

(叶启发)

第四节 初学背驮式肝移植的启示

自 20 世纪 60 年代 Starzl 施行首例原位肝移植(OLT)以来,经过半个多世纪的发展,OLT 已被公认为是治疗终末期肝病和先天性与代谢性肝病的最有效治疗方法。至 21 世纪初期不完全统计,全世界肝移植逾 19 万例。

20 世纪的 80~90 年代,Tzakis 报道了 PBLT,由于切除病肝时保留了 RIVC,使得肝移植术中血流动力学和内环境稳定。这一手术技术的重大变革很快得到了全世界移植界专家们的青睐。PBLT 技术在此阶段很快得到普及,PBLT 技术占同时期肝移植技术 50% 以上。PBLT 最初仅限于全肝移植,在后续的发展过程中在保留受体 RIVC 的基础上很快演变出了许多术式。以 PBLT 切肝技术为基础的改良术式不断出现。特别是减体肝移植（RSLT）、活体亲属肝移植（LRLT）、劈离式肝移植（SLT）、辅助性肝移植（ALT）、辅助性原旁位部分肝移植（APOLT）、多器官联合移植（MOCT）等。这些技术的切肝步骤均是以 PBLT 技术为基础。

OLT 技术作为肝移植原创技术的标志，其作为常规治疗各种终末期肝病的手段已远远不能适应各种疾病和各种肝脏病理改变的要求，20 世纪 80~90 年代和 21 世纪以来各种改良技术的发展正是为适应各种肝病不同病理状况的需求所拓展的技术。肝移植技术的不断改良和创新，新术式的出现进一步拓展和完善了治疗不同肝脏病变的适应证。

然而，作为治疗各种终末期、先天性、代谢性肝病的肝移植技术，其单纯是外科技术，也涵盖了解剖学、病理生理学、器官缺血再灌注损伤系列的分子生物学、蛋白组学、基因组学、器官维护学，以及器官保存学、移植免疫学、麻醉学、血流动力学、内环境学、重症监护学及医学伦理学和社会关系学等。器官移植迅速发展到今天，是上述诸多学科综合发展的硕果，更是医学学科发展中的佼佼者。正如郑树森院士所述"学以广才，志以成学"，要想成就肝移植事业，必须博学、广纳与移植相关综合学科的知识和技术，才能真正成为一名合格的移植学者，才能成就移植事业。

当然，一个成熟的外科医师必须从外科缝合、止血、打结等基本功练起；熟悉正常的解剖知识应是外科医师的基础；熟练掌握显微外科血管缝合技术是初学者必备技能；顺利实施大鼠 OLT 必须自供肝获取的基本技术开始学习，肝门和胆管处理、肝周血管分离与断离、肝脏灌注、静脉血管套管的制作与安置；模拟病肝切除的技术操作必须以不出血为基本要求；修整的供肝在植入后必须以不出血才能达到修肝的技术标准；供肝植入术对于初学者必须掌握 SIVC、IHVC 的吻合精细操作，门静脉的套袖连接，结束无肝期肝脏再冲洗，再完成 IHVC 的套袖连接，最后进行显微镜下的肝动脉吻合、胆总管吻合。全肝植入必须规范而循序进行。

对于肝移植的初学者而言，完成大鼠全肝切除（按 PBLT）、全肝获取、供肝植入是最基本的要求，技术难度比较大，也具有挑战性。当动物手术顺利、术后存活时，说明手术基本功达到肝移植技术要求。而进一步的强化训练是进行供体半肝获取的技术训练和半肝植入技术的训练，如果植入半肝后动物存活，标志着肝移植基本功、基本外科技能达标，可以作为临床肝移植手术者的助手进一步完善自己的临床技能。

因此，要想成为一名合格的肝移植外科医师，首先必须训练肝移植外科的基本功。而掌握与肝移植相关的综合学科知识和技能是一名肝移植外科医师最基本的素养。更需要了解的是，腔镜下的微创切肝和植肝技术、机器人切肝和植肝技术的时代已经到来，并日趋成为更具挑战的外科前沿和尖端技术。每位肝移植医师都需要不断学习成长，在不断的理论知识更新和实践探索中寻找成功之路。

（叶啟发）

▎▎▎▎▎▎▎▎ 推荐阅读资料

叶啟发，OTOT G，SENNINGER N. 原位肝移植的临床探讨. 中华器官移植杂志，1998，19（2）：66-68.

附录1
解剖名称中英文对照

手术名称	英文全称	英文缩写
肝上下腔静脉	suprahepatic inferior vena cava	SIVC
肝左静脉	left hepatic vein	LHV
肝中静脉	middle hepatic vein	MHV
肝右静脉	right hepatic vein	RHV
肝后下腔静脉	retrohepatic inferior vena cava	RIVC
肝下下腔静脉	infraheparic inferior vena cava	IHVC
门静脉	portal vein	PV
门静脉左支	left branch of portal vein	LBPV
3 支肝静脉汇合	three hepatic veins converge	THVC
右心房	right atrium	RA
腹主动脉	abdominal aorta	AA
髂总动脉	common iliac artery	CIA
左肾静脉	left renal vein	LRV
肝动脉左支	left branch of hepatic artery	LBHA

手术名称	英文全称	英文缩写
经典式背驮式肝移植	classic piggyback liver transplantation	CPBLT
侧侧吻合术	side to side anastomosis	SSAT
串簇肝肾移植	cluster liver and kidney transplantation	CLKT
端侧吻合术	end to side anastomosis	ESAT
端端吻合术	end to end anastomosis	EEAT
多器官移植	multiple organ transplantation	MOT
辅助右肝小肠移植	assist right liver and intestine transplantation	ARLIT
辅助左外侧叶肝移植	assit ectopic left lateral liver transplantation	AELLLT
改良式背驮式肝移植	ameliorated piggyback liver transplantation	APBLT
肝动脉化疗栓塞术后	post hepatic arterial chemoembolization	PHACE
肝管胆囊成形	hepatic duct gallbadderplasty	HDGBP
肝上腔静脉结扎	ligation of superior hepatic vena cava	LSHVC
肝右、中静脉成形	right middle hepatic venoplasty	RMHVP
肝左、中静脉成形	left middle hepatic venoplasty	LMHVP
供体动脉间置	donor artery interposition	DAI
结肠癌切除背驮式肝移植	resection of colon cancer piggyback liver transplantation	RCCPBLT
空肠 -Roux-Y 吻合术	jejunum-Roux-Y	J-Roux-Y
门静脉、肝下腔静脉端侧吻合术	portal vein infrahepatic vena cava end to side anastomosis	PIVCESA
门静脉半转位肝移植	portal vein semi-transposition liver transplantation	PVSTLT
桥式心房悬吊肝移植	bridge atrial suspension liver transplantation	BASLT
人造血管间置	artificial vasular interposition	AVI
3 支肝静脉成形	three hepatic veno plasty	THVP
胃切除	gastrectomy	GT
心房癌栓取出	atrial cancer embolus extracted	ACEE
心房架桥	atrium bridge	ABG
心房架桥肝移植	atrial bridging liver transplantation	ABLT

手术名称	英文全称	英文缩写
心房悬吊式肝移植	atrial suspension liver transplantation	ASLT
血管搭桥	vascular bypass	VBP
血管架桥	vascular bridge	VBG
胰腺切除术	pancreatic resection	PR
原旁位心房悬吊式部分肝移植	paratopic suspension partial liver transplantation	PSPLT
再次背驮式肝移植	retransplantation of liver with piggyback	RTLPB
自体肝移植	autologous liver transplantation	ALT
活体肝移植	live donor liver transplantation	LDLT

适应证	英文全称	英文缩写
糖原贮积症	glycogen storage disease	GSD
高草酸尿症	hyperoxaluria disease	HOD
肝豆状核变性（Wilson 病）	hepatolenticular degeneration	HLD
巴德 - 基亚里综合征（布 - 加综合征）	Budd-Chiari synndrome	BCS
肝硬化合并肝细胞癌	cirrhosis with hepatocellular carcinoma	LCHCC
肝移植术后原发性无功能	primary nonfunction prosthetic transplantation	PNFPHT
短肠综合征合并肝功能失代偿	short bowel syndrome with liver decompensation	SBSLDC
乙型肝炎后肝硬化	post hepatitis cirrhosis	PHBC
肝肾功能衰竭	liver and kidney failure	LKF
肝囊肿合并功能失代偿	hepatic cysts with decompensated	HCDC
肾移植后肝衰竭	liver failure post-kidney transplantation	LFPKT
原因不明性黄疸	jaundice of unknown cause	JUC
肝硬化并门静脉海绵样变	liver cirrhosis with portal cavernous transformation	LCPCT
肝细胞癌切除术后复发	hepatocellular carcinoma recurred after resection	HCCRR
原因不明性肝硬化合并门静脉海绵样变	liver cirrhosis of unknown cause with porta cavernous transformation	LCUCPCT
肝门胆管癌肝内转移	intrahepatic metastasis of hilar bile duct adenocarcinoma	IHMHBDA
丙型肝炎病毒性肝硬化	hepatitis C virus cirrhosis	HCVC
下腔静脉海绵样变	cavernous transformation of vena cava	CTVC
腔静脉易脱落性血栓	exfoliating thrombus of vena cava	ETVC
腔静脉血栓机化	thrombus organization of vena cava	TOVC
家族性淀粉样变	familial amyloidosis	FA
原发性胆汁性肝硬化并门静脉血栓机化	primary biliary cirrhosis with thrombus organization of portal vein	PBCTOPV
硬化性胰腺炎、肝硬化、糖尿病	sclerosing pancreatitis，hepatic cirrhosis，diabetes mellitus	SP，HC，DM
胰腺神经母细胞癌肝转移	hepatic metastasis of pancreatic neuroblastoma	HMPN

适应证	英文全称	英文缩写
血吸虫性肝硬化并结肠癌肝转移	schistosomiasis cirrhosis of liver with hepatic metastasis of colon cancer	SCLHMCC
外伤性肝破裂	trsumatic liver rupture	TLR
肝癌合并腔静脉、心房癌栓、胃转移癌	gastric metastasis of hepatocellular carcinoma with right atrium and vena cava tumor thrombus	GMHC, TTRAVC TTRAVC
肝动脉化疗栓塞术后	post hepatic arterial chemoembolization	PHACE
肝细胞癌合并肝后腔静脉癌栓	hepatocellular carcinoma with cancer thrombus of the retrohapatic inferior vena cava	HCCTRIVC
硬化性胆管炎合并门静脉海绵样变	sclerosing cholangitis with portal vein cavernous transformation	SCPVCT
自身免疫性肝炎合并门静脉海绵样变	autoimmune hepatitis with portal vein cavernous transformation	AHPVCT

背驮式肝移植

叶启发教授实施背驮式肝移植创新技术统计
（1995—2020 年）

实施年	性别	年龄 / 岁	适应证	供体血管	受体血管	吻合方法	手术名称
1995	男	16	HLD	SIVC	LMHV	EEAT	CPBLT
1996	男	18	HOD	SIVC	RIVC	ESAT	APBLT
1996	男	12	GSD	LHV, AVI	RA	ESAT	OPASLHLT
1996	男	43	BCS	SIVC	RA	ESAT	BPBLT
				IIVC	IIVC	ESAT	
1997	男	40	LCHCC	SIVC	RIVC	SSAT	APBLT
1997	男	44	LCHCC	SIVC	SIVC	ESAT	APBLT
1997	男	42	PNFPHT	RIVC	RIVC	SSAT	RTLPB
1997	男	53	SBSLDC	SIVC	IIVC	ESAT	ARLIT
				AA	CIA	ESAT	
1997	女	47	PHBC	SIVC	RHV	EEAT	CPBLT
1998	女	44	LKF	SIVC	SIVC	SSAT	CLKT
				AA	CIA	ESAT	
1999	女	46	HLD	SIVC	THVC	EEAT	CPBLT
1999	男	19	HCDC	SIVC	THVP	EEAT	CPBLT
2000	男	44	FA	RIVC	RIVC	SSAT	APBLT
				后壁正中切口	前壁正中切口	半口(3-5cm)	
2001	男	52	HRCDC	SIVC	RMHVP	EEAT	CLKT
				AA	CIA	ESAT	
2001	女	14	LKF	RIVC	LMHVP	EEAT	CLKT
				AA	CIA	ESAT	
2001	男	47	LFPKT	RIVC	RIVC	ESAT	APBLT
2002	女	0.3	JUC	LHV	IIVC	ESAT	AELLLT
				LBPV	PV	ESAT	
				DAI			
2003	男	16	HLD	LHV	RA	ESA	OPASLLT
				DAI			

实施年	性别	年龄／岁	适应证	供体血管	受体血管	吻合方法	手术名称
2004	男	58	LCPCT	RIVC	RIVC	SSAT	APBLT
				后壁正中切口		全口(5-7cm)	
2005	女	30	HCCRR	AVI	SIVC	EEAT	ALT
2005	男	17	LCUCPCT	SIVC	RIVC	ESAT	PSTLT
				PV	IIVC	ESAT	PIESAT
2006	男	22	PHACE	SIVC	LMHVP	EEAT	APBLT
				AA, AVI	CIA	ESAT	
2006	男	58	IHMHBDA	RIVC	RIVC	SSAT	APBLT
				后壁正半切口	前壁正中切口		
				HDGBP	J-Roux-y	SSAT	
2007	男	59	HCVC	SIVC	RA	ESAT	ASLT
			CTVC				
2007	女	63	BCS	SIVC	RA	ESAT	LSHVC
			ETVC				ASLT
2008	男	57	BCS	SIVC	RA	ESAT	BASLT
			TOVC	IIVC	IIVC	ESAT	
2009	男	56	HCCTRIVC	SIVC	RA	ESAT	
				IIVC	IIVC	EEAT	ASLT
							RHVCR
2009	男	47	SP.HC.DM	SIVC	RMHVP	EEAT	PR-MOT
				AA	CIA	ESAT	
2009	男	66	SCPVCT	SIVC	RMHVP	EEAT	PSTLT
				PV	IIVC	EEAT	
2010	女	43	AHPVCT	SIVC	LMHVP	EEAT	PSTLT
				PV	LRV	AVI	
2010	女	54	PBCTOPV	SIVC	RIVC	SSAT	PSTLT
				PV	IIVC	ESAT	
2011	男	48	HMPN	AVI	LMHVP	EEAT	PE, ALT
2012	男	54	SCLHMCC	SIVC	RIVC	SSAT	RCC
							APBLT
2018	男	21	TLR		LBPV	EEAT	
					LBHV	EEAT	ALT
2019	男	47	GMHC, TTRAVC	SIVC	RA	ESAT	GT
2020				IIVC	IIVC	EEAT	ECMO, ACEE